HANDBUCH DER MIKROSKOPISCHEN ANATOMIE DES MENSCHEN

HERAUSGEGEBEN VON

WILHELM v. MÖLLENDORFF

ZÜRICH

SECHSTER BAND

BLUTGEFÄSS- UND LYMPHGEFÄSSAPPARAT INNERSEKRETORISCHE DRÜSEN

DRITTER TEIL

INNERSEKRETORISCHE DRÜSEN II

HYPOPHYSE

SPRINGER-VERLAG BERLIN HEIDELBERG GMBH
1940

BLUTGEFÄSS- UND LYMPHGEFÄSSAPPARAT INNERSEKRETORISCHE DRÜSEN

DRITTER TEIL

INNERSEKRETORISCHE DRÜSEN II
HYPOPHYSE

BEARBEITET VON

DR. B. ROMEIS
PROFESSOR AN DER UNIVERSITÄT MÜNCHEN

MIT 339 ZUM GROSSEN TEIL FARBIGEN
ABBILDUNGEN

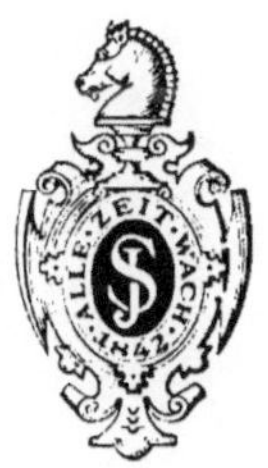

SPRINGER-VERLAG BERLIN HEIDELBERG GMBH

1940

ISBN 978-3-642-47833-8   ISBN 978-3-642-47832-1 (eBook)
DOI 10.1007/978-3-642-47832-1

ALLE RECHTE, INSBESONDERE DAS DER ÜBERSETZUNG
IN FREMDE SPRACHEN, VORBEHALTEN.

COPYRIGHT 1940 BY SPRINGER-VERLAG BERLIN HEIDELBERG
URSPRÜNGLICH ERSCHIENEN BEI JULIUS SPRINGER IN BERLIN 1940
SOFTCOVER REPRINT OF THE HARDCOVER 1ST EDITION 1940

Inhaltsverzeichnis.

Vorbemerkung.

Die außerordentliche Verschiedenheit, die der Aufbau wie die feinere Struktur der Hypophyse selbst bei ganz nahe verwandten Arten zeigt, bringt es mit sich, daß die Darstellung dieses Organes in einem Handbuch der mikroskopischen Anatomie des Menschen in erster Linie von dem Organ des Menschen auszugehen hat. Manche Unstimmigkeiten in den Ergebnissen der Hypophysisforschung sind darin begründet, daß man morphologische Befunde, die an der Hypophyse irgendeiner Tierart gewonnen wurden, ohne Bedenken und ohne hinreichende Nachprüfung auch auf die des Menschen übertrug.

Da eine Handbuchdarstellung meines Erachtens nicht nur eine zusammenfassende Darstellung des vorliegenden Schrifttums, sondern, soweit möglich, auch eine Klärung strittiger Punkte auf Grund eigener Kenntnis der Materie bringen soll, so wurden von mir im Laufe der Bearbeitung auch ausgedehnte Untersuchungen an neuem Material durchgeführt. Ihre Ergebnisse wurden im Nachfolgenden verwertet, ohne daß dabei, wie es heute vielfach üblich ist, jeweils eine Etikettierung als „bisher unveröffentlicht" vorgenommen wurde. Neben tierischem Material standen mir 17 Hypophysen von Hingerichteten zwischen 18—69 Jahren (15 ♂, 2 ♀), die ich selbst fixieren konnte, zur Verfügung; dazu kommen etwa 350 Hypophysen von Sektionsfällen zwischen 0—96 Jahren. Für die Überlassung der menschlichen Organe habe ich den Herren Professoren E. Beck, J. Erdheim, S. Mollier, A. Schmincke, H. Spatz, F. Stieve und W. Vogt zu danken.

Die Abbildungen wurden zum überwiegenden Teil nach eigenen, neu hergestellten Präparaten angefertigt. Die Zeichnungen verdanke ich der bewährten Hilfe meiner langjährigen technischen Assistentin, Fräulein Else Schmidt. Die Mikrophotographien wurden von mir mit meiner bei Reichert (Wien) hergestellten Mikrocamera aufgenommen. Sie sind durchgehends unretuschiert.

I. Einleitung.

A. Die Entdeckung der funktionellen Bedeutung des Hirnanhanges.

Bei wenigen Organen des menschlichen Körpers spielte die Phantasie bei der Beantwortung der Frage, wozu nun eigentlich das Organ da sei, eine so große Rolle wie bei der Hypophyse. Und bei keinem wurden diese Vorstellungen über die Bedeutung des Organes durch die Wirklichkeit in so phantastischer Weise übertroffen.

Wie es um das Wissen noch vor rund 100 Jahren bestellt war, lehrt ein kleiner, reizvoller Überblick, der in einer 1839 erschienenen Arbeit von Engel, eines Schülers Rokitanskys, zu finden ist. Nach ihm zeigten schon die ursprünglichen Bezeichnungen des Hirnanhanges und seines Stieles als Schleimdrüse und Trichter, welche Ansicht man anfänglich vom Bau und der Funktion dieser Teile hegte. So galt die Hypophyse lange Zeit als das

Aufnahmeorgan der aus dem Großhirn austretenden Flüssigkeiten und nur hinsichtlich deren Bestimmung und über die Art der Aufnahme war man geteilter Meinung.

„VESAL ließ allen Unrat aus dem Unterhorn und dem Balken, WHARTON aus dem 4. Ventrikel, WILLIS aus allen Hirnhöhlen, VIEUSSENS das Zirbel- und Adergeflechtssekret dorthin gelangen. Dies geschah entweder durch den Trichter (nach ORIBASIUS, CARPINS, WHARTON, BRUNNER, WILLIS, VIEUSSENS, LITTRE, LOWER u. a.) oder sie sollte dieselben wie ein Schwamm durch kleine Schweißlöcher aufsaugen (WHARTON, VIEUSSENS, BARTHOLIN). Als Beweis hierzu führte man an, daß der Trichter hohl, mithin allerdings ein Aufnahmeorgan sei, daß er Lymphe (WILLIS, VIEUSSENS) oder Serum (MURRAY) führe, daß beim Druck auf den Hirnanhang durch viele kleine Öffnungen eine weißliche Flüssigkeit heraustrete (MANGETUS, MORGAGNI, SANTORINI und später CHAUSSIER). Letztere Beobachtung verleitete auch zu der Ansicht, daß der Hirnanhang selbst ein sezernierendes Organ sei; und zwar sollte er nach WILLIS, VIEUSSENS das Blut vom überflüssigen Serum befreien; nach DIEMERBROECK das Blut für die Bildung tierischer Geister reinigen, nach TREVIRANUS das zu einer gewissen Tätigkeit im Hirne erforderliche Blut vorbereiten. LITTRE läßt eine geistige Flüssigkeit im vorderen Lappen sezernieren, die dem im Sinus ellipticus und cavernosus enthaltenen Blute zur Wiederbelebung beigemischt wird, die aber nach WHARTON zu den Nervengeflechten des fünften Paares gelangt. — Auch WENZEL scheint ihn als umwandelndes Organ betrachtet zu haben, indem er seine Struktur für zellig und die Zellwände im Trichter so geordnet hält, daß Feuchtigkeiten in das Gehirn gelangen könnten. Nicht minder gehört hierher MECKELS Ansicht, der in der Hypophyse ein Analogon des Dotterganges und der Harnschnur erblickt und in jener eine Ernährungsflüssigkeit für das Gehirn bereiten läßt. AUTENRIETHs Meinung, daß der Hirnanhang in Beziehung zur Hirnhöhlensekretion stehe, und DÖLLINGERs Ansicht, daß sein vorderer Lappen eine Drüse des Großhirns, sein Hinterlappen dessen Nebendrüse sei, sind im Grunde nur Modifikationen dieser einen Grundidee."

„Für die in der sog. Schleimdrüse angesammelten Flüssigkeiten suchte man nun verschiedene Abzugswege. Sie werden dort von den Lymphgefäßen aufgesaugt (BRUNNER) oder gelangen von dort zu ihrer endlichen Bestimmung unter Gestalt des Dampfes (RIDLEY), sie werden in der Drüse selbst verzehrt (ROLFINK) oder gelangen in die Blutbahn zurück durch den Sinus cavernosus (LITTRE, VIEUSSENS, TARIN, MURRAY), durch den Sinus ellipticus (MAYER), durch die Blutadern, welche das Keilbein durchbohren (VIEUSSENS, LOWER, WILLIS). Man ließ sie zu anderen Zwecken verwenden und durch die Löcher der Nerven und Gefäße, oder durch die Augengrubenspalte (VESAL) und das Foramen opticum (BAUHIN) als Quellen der Tränenflüssigkeit fortziehen, als Schleim zur Nase und zum Mund hinfließen (SYLVIUS, DUBOIS), durch das Keilbein zum Gaumen gelangen (GALEN, MONDINI, RIOLAN, ORIBASIUS, CARPUS), um diesen zu befeuchten, oder zum Rachen und Schlund (BARTHOLIN) oder zu den Speicheldrüsen (WHARTON u. a.), um als Speichel weiteren Verrichtungen zu dienen."

DIEMERBROECK ließ Flüssigkeiten durch den Trichter zurück in die Hirnhöhlen „und von diesen durch die Riechkolben als Schleim in die Nase sich ergießen, nach MECKEL nimmt die Ernährungsflüssigkeit des Hirnes diesen Weg, auch die WENZEL glaubten den Trichter für Feuchtigkeit permeabel, die zum Hirne zurückkehre".

„Man bedachte sich selbst nicht, dem Hirnanhange eine rein mechanische Funktion zuzuschreiben, indem er den aus den Hirnhöhlen auszutreten versuchenden Lebensgeistern den Ausweg versperren sollte."

Entgegen den Annahmen von VESAL, DUBOIS, RIOLAN, BARTHOLIN, WARTHON u. a. wies SCHNEIDER aber nach, daß „der Zwischenraum zwischen dem Keilbein und Felsenbein beim Lebenden durch Knorpelmasse und die Kanäle durch den schwammigen Keilknochen ganz von ihren Blutgefäßen ausgefüllt seien; daß der Hirnanhang keine Höhle und keine Feuchtigkeit enthalte, daß er beim *Menschen* zu klein sei und in keinem beständigen Verhältnis zum Gehirn stehe, um in einer Beziehung zu dessen Sekretion sich zu befinden und endlich, daß der Trichter solide sei und keine Flüssigkeit führen könne, da in ihm in gefrorenem Zustand kein Eis zu finden sei. Seinen Gründen pflichteten STENSON, GIRARDI, HALLER, GENNARI bei. Die Flüssigkeit, welche beim Druck auf die Drüse zum Vorschein kommt und welche man für ein eigentliches Drüsensekret zu halten geneigt war, erklärte schon MORGAGNI für den eigenen Bestandteil der Drüse, wodurch mithin nichts bewiesen werden kann, da nach BURDACH jeder Teil des Nervensystems beim Druck flüssiges Mark austreten läßt und in allen Interstitien eine sezernierende Flüssigkeit sich ansammeln kann. — HALLER erklärt auf das Bestimmteste den Übertritt von Venen aus dem Sphenoidalsinus in eine Höhle der Hypophyse für unrichtig und die Ausführungsgänge, welche LITTRE zur Stütze seiner Theorie, im Hirnanhange mit Luft aufgeblasen haben wollte, für aufgeblasene Blutadern."

Als besonders gewagt erscheint ENGEL die Ansicht, „welche RATHKE in neuester Zeit aufgestellt hat, daß der Hirnanhang, vermöge seiner Hervorbildung durch Ausstülpung des Schleimblattes der Keimhaut, eine Blutdrüse sei". „Wollten wir den Hirnanhang nach DÖLLINGER für eine Drüse oder nach RATHKE für eine Blutdrüse ansehen, so dürfen wir uns, abgesehen von dem nicht drüsenähnlichen Bau, eben nicht zur näheren Erkenntnis seiner Funktion Glück wünschen."

Diese ablehnende Stellungnahme erklärt sich daraus, daß ENGEL jener Gruppe von Autoren zugehört, die die Hypophyse als Teil des Gehirnes betrachteten. „GALL war der erste, welcher der Hypophyse eine Stelle im Nervensystem anwies, indem er sie die freilich etwas dunkle Rolle eines Gangliums bekleiden läßt. CARUS scheint diese Meinung aufgenommen zu haben und betrachtete jenes Organ gleichsam als das untere (unter der Speiseröhre gelegene) Ganglion des Halsnervenringes der Avertebraten, das bei den Wirbeltieren in die Schädelhöhle zurückgezogen und das Kopfende des N. sympathicus sei. — Nach SCHÖNLEIN wurzelt die Hypophyse in der vorderen Commissur, ist beim Menschen degeneriert und gleichsam untergehend, hat ihre einzige Bedeutung in ihrer Beziehung zum Geruchssinn und zeigt in der Sattelbildung eine Nachbildung des Zirbelsandes."

„Nach BURDACH ist der Hirnanhang das oberste scheibenförmige Ende des Rückenmarks und bildet so den entschiedenen Gegensatz zum Endfaden desselben. Beide sind Degenerationen der sensiblen Substanz, sein vorderer und hinterer Lappen sei eine unvollkommene Wiederholung der vorderen und hinteren Rückenmarksstränge. Seine Einwirkung auf das übrige Gehirn könne bei seiner unvollkommenen Entwicklung nur eine geringe und vage Stimmung sein, die mit der, welche das Kleinhirn gibt, keinen Vergleich aushält. Wo die psychische Tätigkeit dunkler und geringer, wie bei den niederen Tieren und beim Embryo, dort sei der Anhang größer und selbst hohl, als ein Beweis seiner vorherrschenden Entwicklung. BURDACH glaubt, aus FODERAS, MAGENDIEs und LORRYs Versuchen schließen zu können, daß der graue Rückenmarkstrang und mithin auch dessen Endstrahlung — der Hirnanhang — weniger der Bewegung, mehr dem Gemeingefühl diene. Er nimmt mit STENSON, WENZEL, CARUS, DÖLLINGER, SCHÖNLEIN u. a. eine Übereinstimmung zwischen Zirbel und Hypophyse an, hebt den Gegensatz zwischen dieser und dem Balken — als dem untern zum oberen — heraus, findet eine besondere Beziehung zwischen ihr und dem rete mirabile, nennt sie den Gegensatz zum gemeinschaftlichen Gehirnstamm."

ENGEL selbst erblickt in der Hypophyse eine Nachbildung des Kleinhirns in sehr verjüngtem Maßstabe. Die Deduktion, daß analoge Bildung auf analoge Funktion schließen läßt, führt ihn dazu, der Hypophyse gleich dem Kleinhirn einen vorherrschenden Einfluß auf die Bewegung zuzuschreiben. Wie das Kleinhirn die Bewegung nach vorwärts bestimmt, so die Hypophyse jene nach rückwärts. Schließlich bezeichnet er sie als ein Organ für produktive Geistestätigkeit, welche sich zunächst auf die somatische Seite des Lebens, auf Lust und Unlust hinrichtet, ein Organ, welches Bewegungen erzeugt und die vom kleinen Gehirn veranlaßten Bewegungen regelt; ein Organ endlich, welches vermöge des Zuges seines Leiters am Boden der 3. und 4. Gehirnkammer auf die übrige Hirntätigkeit einwirkt, sich aber auch von diesen bestimmen läßt.

Den Stand der Frage um die Mitte des 19. Jahrhunderts beleuchtet die Darstellung ECKERs im Handwörterbuch der Physiologie (1853). Nach ihr ist nur der vordere, sehr gefäßreiche Lappen der Hypophyse drüsiger Natur, während der hintere eine ganz abweichende Struktur zeigt und nichts mit einer Drüse gemein hat. Der mikroskopische Bau des vorderen Lappens veranlaßt ECKER, die Hypophyse zusammen mit Schilddrüse, Thymus, Milz und Nebenniere in die Gruppe der Blutgefäßdrüsen (s. Blutdrüsen, Gefäßdrüsen, Drüsen ohne Ausführungsgang, Blutgefäßknoten) einzureihen. Dabei ist jedoch zu berücksichtigen, daß sich die Vorstellung, die ECKER damals ebenso wie HENLE und KOELLIKER mit dieser Bezeichnung verknüpfte, von der jetzigen erst auf BROWN-SÉQUARD (1889) zurückgehenden in wesentlichen Punkten unterschied. Als Charakteristikum dieser Gruppe von „Drüsen ohne Ausführungsgang" gibt ECKER an, daß sich in ihnen „abgeschlossene Drüsenbläschen finden, in welche aus dem Blute Flüssigkeiten abgeschieden werden, von denen wir annehmen

müssen, daß sie auf dem Wege der Aufsaugung wieder ins Blut zurückkehren".
„Sie entziehen dem Blut Stoffe und geben sie ihm verändert wieder zurück."
Als „Nutzen der Blutgefäßdrüsen" vermutet Ecker, daß das von ihnen bereitete
Sekret als ein „konzentriertes Plasma", als eine „Ernährungsessenz" zu be-
trachten sei, die zur Zeit der Aufnahme neuer Stoffe ins Blut aus diesen ab-
geschieden und nachher allmählich wieder ins Blut aufgenommen und zur
Ernährung verbraucht werde. Ob diese Funktion aber auch einem so kleinen
Organ wie der Hypophyse zugeschrieben werden könne, bezweifelt Ecker.
„Ich unterlasse, einen Versuch der Deutung dieses rätselhaften Organes und
der Ermittlung seiner Funktion zu machen, da alle Anhaltspunkte fehlen und
bekenne lieber meine völlige Unwissenheit in dieser Beziehung." Gegenüber
den zahlreichen Spekulationen der vorausgehenden Zeiten bedeutete es aber
ohne Zweifel einen wesentlichen Fortschritt, daß Ecker erkannte, im Grunde
genommen über die Bedeutung des Organes nichts zu wissen.

Trotz der klaren Ausführungen Eckers erhielt sich jedoch noch längere
Zeit die Auffassung Burdachs, wonach die Hypophyse das vordere Ende des
Rückenmarks darstellt. So bezeichnete auch Huschke (1854) den Hirnanhang
als das blinde, zu einem Knoten angeschwollene Ende des Rückenmarks und
selbst Luschka (1860) betrachtet Infundibulum und Neurohypophyse als das
obere Ende des ursprünglichen Medullarrohres, wobei er jedoch bestreitet, daß
die Neurohypophyse einen Hirnteil von nennenswerter funktioneller Bedeutung
darstellt. „Vielmehr spricht alles dafür, daß derselbe eine in Verödung und
Entartung begriffene Hirnformation darstellt und insofern mit dem Filum
terminale des Rückenmarks in Parallele gesetzt werden kann." Luschka faßt
daher Hirnanhang und Steißdrüse als „Nervendrüsen" zu einer Klasse von
Organen zusammen.

Neue Gesichtspunkte bringt v. Mihalkovicz (1874) in die Diskussion. Nach
ihm könnte man die Hypophyse als ein „Ahnenstück" betrachten, als eine Drüse,
die ursprünglich in die Mundhöhle mündete. „Später wurde die Drüse als ein
in die Mundhöhle sezernierendes Gebilde überflüssig, der Gang von seiten der
massig sich anlagernden Schädelbasis komprimiert und die Drüse gab inzwischen ihre ursprüngliche physiologische Funktion auf." Bemerkenswerterweise betont aber v. Mihalkovicz, daß die Hypophyse auch jetzt noch eine
Bedeutung haben müsse; das gehe schon daraus hervor, daß das Organ bei
höheren Wirbeltieren im Vergleich zu niederen nicht nur nicht reduziert werde,
sondern im Gegenteil an Größe sogar zunehme.

Diese letztere wichtige Feststellung wurde nur zu sehr vergessen, als eine
Zeitlang, zumal bei Vertretern der vergleichenden Anatomie und Entwicklungs-
lehre, die Auffassung Platz griff, daß die Hypophyse ein rudimentäres, im Untergang befindliches Organ darstelle. Für sie galt es folgerichtig mehr die phyletische
Entwicklung als die Funktion des Organes zu klären. Einen besonderen Antrieb
erhielten diese Bestrebungen, als Julin (1881) und van Beneden und Julin
(1884) in der Neuraldrüse der Ascidien ein Homologon der Hypophyse gefunden
zu haben glaubten. In jenen Zeiten erklärte Dohrn (1875) die Hypophyse
als den Rest einer früheren Durchbohrung des Hirns durch den Darm, der in
einer oesophagusartigen Einstülpung zwischen den Crura cerebelli geendet habe.
Später (1882) bringt Dohrn sie mit einer vor dem Munde liegenden, nicht zum
Durchbruch gekommenen Kiemenspalte in Verbindung. Balfour (1881) hält es
für möglich, daß die Hypophyse, als sie noch funktionierte, ein in den Mund sich
öffnendes Sinnesorgan war. Noch 1894 bezeichnet v. Kupffer die Hypophyse
als einen Komplex rudimentärer oder reduzierter Organe. Daß der knopf-
förmige hintere Lappen des menschlichen Hirnanhanges als verödete Infundi-

bulardrüse aufzufassen ist, bedarf nach v. KUPFFER keiner weiteren Auseinander-
setzung. Er glaubt, daß der Hirnanhang unter den Rudimenten insofern eine
sehr bedeutungsvolle Stelle einnimmt, als in ihm ein wichtiger Schlüssel für die
noch dunkle Phylogenie des Wirbeltierkopfes stecke.

Demgegenüber hielten alle Autoren, die sich eingehender mit der Histologie
des Hirnanhanges befaßten, an seiner Bedeutung als vollfunktionierendes Organ
fest. So schrieb FLESCH schon 1885: „Die Hypophyse darf nicht als ein rudimentäres oder im Untergang befindliches Gebilde angesehen werden; es ist
vielmehr zu hoffen, daß ebenso wie für die Schilddrüse durch die Erfahrungen
der Pathologie für die Hypophyse durch Fortsetzung der Untersuchungen auf
anatomischem und namentlich auf chemischem Wege deren Funktion im Organismus ermittelt werden kann.“

Worin diese jedoch besteht, darüber gingen die Meinungen namentlich bei
Zoologen und Histologen noch lange Zeit irre. So erscheint z. B. HALLER (1898)
hinsichtlich der physiologischen Bedeutung des Hirnanhanges nur die einzige
Annahme möglich, daß sich sein Sekret an den Hirnhäuten in sehr langsamer
Weise ausbreitet und sie gewissermaßen schlüpfrig hält. Nach GEMELLI (1907)
übt der Vorderlappen eine antitoxische Tätigkeit gegen eine Reihe von Giften
aus, die im Organismus zirkulieren. Unter dem Einfluß der toxischen Stoffe
reizt die Neurohypophyse den Zwischenlappen, dieser sezerniert in die Hypophysenhöhle eine besondere Substanz, die wiederum im Vorderlappen die Ausarbeitung eines spezifischen Sekretes veranlaßt. Noch 1912 schreibt SOYER
der Hypophyse selbstverdauende und assimilatorische Funktionen zu.

Und doch hatte sich schon Jahrzehnte vorher in der Erkenntnis der Funktion
der Hypophyse eine entscheidende Wendung angebahnt, als PIERRE MARIE 1886
auf Grund zweier von ihm selbst beobachteter und einiger ähnlicher sich in
der Literatur vorfindenden Fälle das Krankheitsbild der Akromegalie aufstellte, zunächst allerdings ohne die Hypophyse auch nur mit einem Wort zu
erwähnen. Es war vielmehr MINKOWSKI, der im folgenden Jahre (1887) an Hand
eines weiteren Falles von Akromegalie darauf hinwies, „daß in allen bis jetzt
sezierten und genauer untersuchten Fällen .... eine besonders auffallende
Vergrößerung der Hypophyse notiert ist“. Auch bei dem von ihm beobachteten
Kranken vermutet er in Anbetracht der bestehenden Sehstörungen eine Vergrößerung der Hypophyse. Dieselbe sei möglicherweise auch insofern nicht ganz
bedeutungslos, als zwischen Hypophyse und Schilddrüse, der ein besonderer
Einfluß auf trophische Vorgänge im Organismus zugeschrieben werde, Beziehungen bestünden. Dieser wichtige Hinweis MINKOWSKIs auf die Hypophyse
blieb jedoch vorerst völlig unberücksichtigt. Noch 1890 schreibt PIERRE MARIE,
der in der Zwischenzeit (1888, 1889) noch eine Reihe weiterer Mitteilungen
über die Akromegalie veröffentlicht hatte: "As for the etiology of this disease,
we must indeed confess that we have scarcely any precise data on this subject
in several patients however syphilis could be blamed. In every case I think I
can affirm that heredity does not play any part; acromegaly is not a family
disease; it is not hereditarily transmitted."

Erst 1891 folgert P. MARIE gemeinsam mit MARINESCO aus einem Sektionsbefunde, bei dem sich eine stark vergrößerte, adenomatös entartete Hypophyse
vorfand, daß die ständig vorhandene Hypertrophie der Hypophyse, wie auch
aus neuen klinischen Fällen wieder hervorgehe, ein in der Krankheitsgeschichte
der Akromegalie erworbener Befund zu sein scheint[1]. P. MARIE führt dann
die Hypothese von ROGOWITSCH an, daß Schilddrüse und Hypophyse die

---

[1] «L'hypertrophie constante de la glande pituitaire, ainsi qu'il résulte de nouveaux
cas cliniques parait être un fait acquis dans l'histoire pathologique de l'acromégalie.»

Aufgaben haben, gewisse Substanzen, deren Retention eine toxische Wirkung auf das Nervensystem hätte, zu neutralisieren. „Wenn diese Hypothese richtig ist, so wäre man auf dem Wege, die Pathogenese der Akromegalie aufzuklären. Man könnte annehmen, daß die Anhäufung dieser Substanz in den äußersten Enden, die auf Grund einer besonderen Veranlagung erfolgt, eine ständige Reizung hervorruft, deren Folgeerscheinung die Hyperplasie des Knochengewebes und der anderen Arten des Bindegewebes ist. Diese Hypothese, die aus der Akromegalie eine Art Autointoxikation macht, entbehrt jedoch, wenn sie auch strenggenommen recht verführerisch ist, noch jeder gesicherten Grundlage und wir beschränken uns darauf, sie aufzustellen[1]."

Danach schreibt P. MARIE die akromegalen Veränderungen einer Unterfunktion der geschwulstig entarteten Hypophyse zu. Erst TAMBURINI (1894) und vor allem BENDA (1901, 1903) erkannten, daß die Akromegalie nicht durch eine verminderte Tätigkeit, sondern im Gegenteil durch eine gesteigerte Funktion, eine Hypersekretion der Hypophyse zustande kommt, wobei BENDA schon zu jener Zeit die hyperplastischen Wucherungen der eosinophilen Zellen als wesentlichen Faktor hervorhob. Folgerichtig bezeichnete BENDA auch die damals übliche Behandlung der Akromegalie mit Verfütterung von Hypophysensubstanz als zwecklos, wenn nicht schädlich und bemerkte, daß nur von einer operativen Entfernung der erkrankten Drüse Heilung zu erhoffen sei, eine intuitive Erkenntnis, deren Richtigkeit mehrere Jahre später von SCHLOFFER (1907) durch die erste und erfolgreiche Exstirpation eines Hypophysentumors bei Akromegalie bestätigt wurde.

Diesem Wagnis beim Menschen waren bereits zahlreiche Exstirpationsversuche am Tier vorausgegangen. Die ersten wurden von HORSLEY (1886) vorgenommen, um die Folgen der Wegnahme des Hirnanhanges mit jenen der Thyreoidektomie zu vergleichen; sie verliefen wegen der hohen Mortalität der operierten Tiere ergebnislos. Den folgenden Forschern, wie MARINESCO, VASSALE und SACCHI und anderen schwebte dagegen das Ziel vor, durch Wegnahme der Hypophyse entsprechend der PIERRE MARIEschen Theorie experimentell das Krankheitsbild der Akromegalie zu erzeugen. Die große Sterblichkeit der Versuchstiere wie die Widersprüche in den Folgeerscheinungen des schwierigen Eingriffes führten dabei zur Streitfrage um die Lebensnotwendigkeit der Drüse, eine Fragestellung, die in der Folge lange Zeit das Feld beherrschte und je nach den wechselnden Versuchsergebnissen bald bejaht (so von VASSALE und SACCHI, GATTA, CASELLI, PIRRONE, PAULESCO, CUSHING u. a.) oder verneint (z. B. FRIEDMANN und MAAS, ASCHNER) wurde.

Neue Gesichtspunkte brachten die 1909 veröffentlichten Versuche von CUSHING und ASCHNER. Ersterer berichtet über erfolgreiche Teilexstirpationen beim *Hund*, die zu Fettansatz und Atrophie der Geschlechtsorgane führten, ASCHNER aber glückten Totalexstirpationen bei gleichzeitiger monate- und jahrelanger Erhaltung des Lebens. Bei diesen Tieren kam es zu einer vollständigen Hemmung des Wachstums mit Offenbleiben der Epiphysenfugen, zu Persistenz des Milchgebisses und der Lanugobehaarung, Verfettung der Haut und der inneren Organe, Infantilismus des Genitales, Herabsetzung der Körpertemperatur und zu charakteristischen Stoffwechselstörungen. Gleichzeitig erkannte ASCHNER die hohe Bedeutung, die dem Boden

---

[1] «Si cette hypothèse était exacte, la pathogénie de cette intéressante maladie serait en voie d'être élucidée. En effet, on pourrait admettre que l'accumulation de ces substances dans les extrémités, en raison d'une prédisposition spéciale, produisait une irritation continuelle, dont l'équivalent serait cette hyperplasie du tissu osseux et des autres espèces du tissu conjonctif. Cette hypothèse, qui fait de l'acromégalie une espèce d'auto-intoxication, quoiqu 'elle soit à la rigueur assez séduisante, est d'ailleurs privée de tout fondement solide, et nous nous bornons à la signaler ici.» S. 564.

des Zwischenhirns für den Ausfall der Folgeerscheinungen einer Hypophysektomie zukommt. Werden größere Verletzungen am Tuber cinereum und dessen Umgebung vermieden, so bleibt auch nach vollständiger Wegnahme der Hypophyse eine Kachexie aus, während es andernfalls, wie die Ergebnisse der meisten Autoren lehrten, sehr rasch zum Tode der Versuchstiere kommt. Diese und andere Beobachtungen bei Verletzungen am Zwischenhirnboden führten ASCHNER (1912 b) zur Annahme eines „Eingeweide- und Stoffwechselzentrums" im Zwischenhirn. ASCHNERs Versuche brachten den experimentellen Beweis für die hypophysäre Genese der von PALTAUF (1891) aufgestellten Form des echten menschlichen Zwergwuchses. Weiterhin lag es nahe, die von CUSHING wie ASCHNER beobachtete Hemmung der Geschlechtsentwicklung wie die abnorme Verfettung mit dem von FRÖHLICH (1901) erkannten Krankheitsbild der Dystrophia adiposogenitalis in Verbindung zu bringen, dessen hypophysärer Ursprung bemerkenswerterweise schon von FRÖHLICH angenommen wurde.

Unabhängig von dieser kurz skizzierten Forschungsrichtung entwickelte sich eine zweite, die sich mit der Wirkung der sog. Hinterlappenextrakte befaßte. Sie beginnt 1894 mit der Entdeckung von OLIVER und SCHÄFER, daß Extrakte aus der Gesamthypophyse bei intravenöser Einspritzung eine rasch einsetzende, hochgradige Steigerung des Blutdruckes hervorrufen. Einige Jahre später wies HOWELL (1898) nach, daß die blutdrucksteigernde Substanz in erster Linie in Extrakten des Hinterlappens vorhanden ist. 1901 konnten MAGNUS und SCHÄFER durch intravenöse Einspritzung von Hinterlappenextrakten beim narkotisierten Tier eine Steigerung der Diurese herbeiführen. Überaus wichtig erwies sich die Beobachtung DALES (1906), daß Hinterlappenauszüge eine starke kontraktionserregende Wirkung auf die glatte Muskulatur des Uterus und des Darmes ausüben. Die therapeutische Auswertung dieser Eigenschaft wurde erstmals von BLAIR BELL (1909) empfohlen. Sie erfolgte durch FOGES und HOFSTÄTTER (1910) zur Stillung von Nachgeburtsblutungen und durch HOFBAUER (1011) zur Anregung der Wehentätigkeit. 1913 schließlich fand VAN DEN VELDEN die diuresehemmende Wirkung des Hinterlappenextraktes beim Gesunden wie Diabetes insipidus-Kranken, die gewöhnlich auch mit einer Steigerung der Chlorausscheidung verbunden ist.

Auf Grund dieser Ergebnisse, die schon damals durch zahlreiche Untersuchungen in den Einzelheiten ergänzt wurden — mit Absicht wurden hier nur die Marksteine der Entwicklung hervorgehoben —, konnte BIEDL in seinem berühmten Werk eine Synthese der vielen Einzelbefunde zu einem einheitlichen Bilde versuchen. Mochte die Darstellung, die BIEDL (1. Aufl. 1910, 2. 1913) von den Funktionen der Hypophyse gab, zu jener Zeit manchem Skeptiker als übertrieben erscheinen, sie wurde noch weit übertroffen durch die Ergebnisse der Forschungen, die namentlich seit 1920 in fortschreitendem Maße das Wissen über das in seiner Wirkung fast unergründliche Organ erweitern. Unter Hinweis auf die zusammenfassenden Darstellungen über die Physiologie der Hypophyse von TRENDELENBURG (1929), LAQUER (1934), ASHER (1936), JORES (1937), der Glandular Physiology and Therapy der American Medical Association (1937) beschränke ich mich hier auf eine Zusammenstellung der bis jetzt isolierten Wirkstoffe, um dabei gleichzeitig die Geschichte ihrer Entdeckung zu Ende zu führen.

1. Die Hormone des Vorderlappens.

Wachstumshormon. 1921 gelang EVANS und LONG die Abtrennung einer das Wachstumshormon enthaltenden Vorderlappenextraktfraktion, durch deren intraperitoneale Verabreichung das Wachstum junger *Ratten* und später auch von *Hunden* stark gesteigert werden konnte. Die Beweiskette wurde geschlossen durch den von P. E. SMITH (1926a, 1933) erbrachten Nachweis, daß der Wachstumsstillstand hypophysektomierter Tiere durch Vorderlappentransplantate oder durch Injektion der obengenannten Extraktfraktion wieder ausgeglichen werden kann. Schließlich gelang es, durch übermäßige Zufuhr von Wachstumshormon bei normalen *Hunden* auch typische Symptome der Akromegalie zu erzeugen (PUTNAM, BENEDICT und TEEL 1929).

Gonadotrope Hormone. Neben der oben erwähnten Wirkung auf das Wachstum beobachteten EVANS und LONG (1921), daß die Injektion ihres Vorderlappenextraktes bei normalen Ratten auch eine außerordentlich starke Luteinisierung der Ovarien zur Folge hatte. Die Deutung dieser Beobachtung glückte erst einige Jahre später, als es ZONDEK und ASCHHEIM (1926), SMITH (1926b) sowie SMITH und ENGLE (1927) gelang, die Ovarien infantiler *Mäuse* und *Ratten* durch Implantation von Hypophysenvorderlappen zu frühzeitiger Reife zu bringen. Weiterhin vermochte SMITH (1926a, 1927) die Entwicklungshemmung der Keimdrüsen hypophysektomierter Tiere durch Vorderlappenimplantate wieder auszugleichen. Damit war eine neue hormonale Wirkung der Hypophyse, ein spezifischer Einfluß auf die Keimdrüse, erwiesen. Die Versuche führten im weiteren Verlaufe zur Isolierung des gonadotropen Hormons, das sehr bald in das Follikelreifungshormon und das Luteinisierungshormon geschieden wurde (FEVOLD und Mitarbeiter 1933), ähnlich wie vorher das von ZONDEK und ASCHHEIM im Harn nachgewiesene Prolan von diesen in ein Prolan A und B zerlegt wurde. Zu den obengenannten gonadotropen Hormonen gesellt sich vielleicht noch ein drittes, das seine Wirkung auf die interstitiellen Zellen der Keimdrüse entfaltet (EVANS und Mitarbeiter 1936).

Thyreotropes Hormon. Beziehungen zwischen Hypophyse und Schilddrüse wurden seit ROGOWITSCH (1889) namentlich von Pathologen vermutet. Auch experimentelle Befunde wie die Atrophie der Schilddrüse bei Exstirpation der Hypophyse (ASCOLI und LEGNANI, Kolloidatrophie 1911, ADLER 1914, ALLEN 1919), sprachen für sie. Des weiteren konnten P. E. und I. P. SMITH (1922) die unterentwickelte Schilddrüse hypophysektomierter *Kaulquappen* durch intraperitoneale Zufuhr von Vorderlappensubstanz zu normaler Entwicklung bringen. In gleicher Weise vermochte E. P. SMITH (1927) bei *Ratten* die durch Hypophysektomie hervorgerufene Atrophie der Schilddrüse auszugleichen. Der letzte Schritt geschah dann 1929 gleichzeitig durch LOEB und BASETT sowie ARON, als sie beim normalen *Meerschweinchen* durch eine Extraktfraktion des Vorderlappens eine charakteristische Hyperplasie der Schilddrüse mit Kolloidentleerung der Follikel, Sekretionssteigerung und Wucherung der Drüsenzellen („Basedowifizierung" der Schilddrüse) erzeugten. Die Isolierung des Wirkstoffes, der von WIESNER und CREW als thyreotropes Hormon bezeichnet wurde, erfolgte 1932 durch JUNKMANN und SCHOELLER sowie durch LOESER.

Prolactin. Schon OTT und SCOTT (1910) entdeckten, daß sich die Milchabsonderung der lactierenden Brustdrüse durch Hypophysenextrakte steigern läßt. Die Beobachtungen wurden mehrfach bestätigt, ohne daß jedoch der Nachweis einer für die Hypophyse spezifischen Wirkung erbracht wurde. Man arbeitete damals vorwiegend mit Hinterlappenextrakten. 1928 konnten GRUETER und STRICKER die Milchsekretion bei verschiedenen Tierarten durch Extrakte des Vorderlappens auslösen und in günstigem Sinne beeinflussen. Nachprüfungen von CORNER, EVANS und SIMPSON, NELSON und PFIFFNER und anderen bestätigten die Beobachtungen. Eine entscheidende Klärung der Frage erfolgte durch RIDDLE, BATES und DYKSHORN (1932) mit der Isolierung des lactogenen Faktors gegenüber anderen Vorderlappenhormonen. Das als Prolactin bezeichnete Hormon löst die Sekretion der Milchdrüsen aus, die jedoch vorher durch Hormoneinflüsse des Ovariums vorbereitet sein müssen. Nach RIDDLE enthält das Prolactin auch die Wirkung des Wachstumshormons, dessen gesonderte Existenz RIDDLE bezweifelt.

Corticotropes Hormon. 1920 beobachtete P. E. SMITH, daß die Nebennierenrinde hypophysektomierter *Kaulquappen* in ihrer Größe deutlich verkleinert ist. Später (1930) wies SMITH auch bei hypophysektomierten *Ratten* eine Rindenatrophie nach, die er durch Implantation von frischem Hypophysenvorderlappen wieder beseitigen konnte. EVANS, MEYER und SIMPSON (1932) erzielten den gleichen Erfolg durch Injektion von Vorderlappenextrakten. 1933 gelang es COLLIP, ANDERSON und THOMPSON die auf die Nebennierenrinde hypophysektomierter Tiere wirkende Extraktfraktion von anderen Wirkstoffen des Vorderlappens abzutrennen (adrenotropes oder interrenotropes Hormon). Kurz darauf berichteten ANSELMINO, HOFFMANN und HEROLD (1933) über einen später (1934) als corticotropes Hormon bezeichneten Wirkstoff, der bei der infantilen *Maus* eine beträchtliche Größenzunahme der Nebennierenrinde hervorruft und vermutlich mit dem interrenotropen Hormon identisch ist.

Adrenalotrope Substanz. In einer späteren Arbeit teilen ANSELMINO, HEROLD und HOFFMANN (1934) mit, daß sie aus Vorderlappenextrakten außerdem eine adrenalotrope Substanz abtrennen konnten, die mit dem corticotropen Hormon nicht identisch ist und eine Reizwirkung auf das Nebennierenmark ausüben soll. Bei den damit behandelten Tieren tritt nach den Verfassern ein fast völliger Schwund der Chromierbarkeit des Nebennierenmarkes ein, der zusammen mit einer vermehrten Vakuolenbildung der Markzellen als Zeichen einer Adrenalinausschüttung gedeutet wird.

Pankreatropes Hormon. 1933 berichten ANSELMINO, HEROLD und HOFFMANN, daß sie bei Ratten durch Injektion von Vorderlappenextrakt deutliche morphologische Veränderungen am Pankreas erzielen konnten. Sie bestehen in einer Vergrößerung der LANGERHANSschen Inseln, die zum Teil zu umfangreichen Inselkomplexen verschmelzen, und einem vermehrten Auftreten von jungen neugebildeten Inseln. In einer weiteren Arbeit konnten ANSELMINO und HOFFMANN (1933) die pankreatrope Substanz durch Ultrafiltration bei schwach saurer Reaktion abtrennen. Ihre Zufuhr bewirkt neben den morphologischen Veränderungen eine gesteigerte Insulinausschüttung mit entsprechender Blutzuckersenkung (HOFFMANN und ANSELMINO 1933). Die morphologische Wirkung wurde von BIERRING (1934) und CHRZANOWSKI und GRZYCKI (1937) in den wesentlichen Punkten bestätigt.

Parathyreotrope Substanz. SMITH (1920) stellte fest, daß die Epithelkörper hypophysenloser *Kaulquappen* in ihrer Gesamtmenge deutlich vermindert sind. Ähnliches beobachtete er nach Wegnahme der Hypophyse bei *Ratten*, KOSTER und GEESINK (1928) bei *Hunden*. Weiterhin wurde festgestellt, daß der Blutkalkspiegel hypophysektomierter Tiere, die an Knochen und Zähnen auch Ossifikationsstörungen zeigen, erniedrigt ist. ANSELMINO, HOFFMANN und HEROLD (1933, 1934) fanden nach Zufuhr von Vorderlappenextrakten eine Vergrößerung der Epithelkörper auf das 2—3fache; die morphologischen Veränderungen sind ferner durch ein Überwiegen der hellen Hauptzellen über die dunklen, durch das Fehlen der oxyphilen Zellen und das Verschwinden der intracellulären Fetttröpfchen gekennzeichnet. Gleichzeitig fanden die Autoren ein Ansteigen des Blutkalkspiegels. Sie führen diese Erscheinungen auf die Wirkung einer im Vorderlappen vorhandenen parathyreotropen Substanz zurück.

Fettstoffwechselhormon (ketogenes Hormon, Orophysin). 1929 zeigten BURN und LING, daß die Verabreichung von Vorderlappenextrakten bei *Ratten* eine starke Erhöhung der Acetonkörperausscheidung im Harn (Ketonurie) zur Folge hat. 1931 berichten ANSELMINO und HOFFMANN über ein von ihnen aus Vorderlappenextrakten abgetrenntes Fettstoffwechselhormon, das den 'Acetonkörpergehalt im Blut von *Ratten* wie Menschen in charakteristischer Weise steigert. Das Hormon vermehrt die ungesättigten Fettsäuren der Leber, erhöht die spezifisch-dynamische Wirkung der Proteine und setzt, im Gegensatz zum thyreotropen Hormon, den Grundumsatz herab. Seine Ausschüttung erfolgt, wenn im Körper Fett verbrennt (HOFFMANN und ANSELMINO 1931). Die Beobachtungen wurden durch eine Reihe von Autoren (BOENHEIM und HEIMANN 1932, MAGISTRIS 1933 u. a.) bestätigt.

Das Fettstoffwechselhormon soll mit dem von RAAB (1926) aus Hypophysenextrakten gewonnenen Lipoitrin, das den Blutfettgehalt senkt und den Fettgehalt der Leber vermehrt, nicht identisch sein.

Kohlehydratstoffwechselhormon (blutzuckersteigerndes Hormon). Schon BORCHARDT (1908) untersuchte, von der Feststellung ausgehend, daß Akromegalie sehr häufig mit Glykosurie verbunden ist, die Wirkung wässeriger Extrakte der Gesamthypophyse auf den Zuckerstoffwechsel. Er wies dabei nach, daß die subcutane Injektion derartiger Extrakte bei *Kaninchen* regelmäßig Hyperglykämie und Glykosurie zur Folge hat. In der Folge wurden namentlich von Klinikern noch öfters Beziehungen zwischen Hypophyse und Kohlehydratstoffwechsel angenommen. Aber erst die grundlegenden Versuche von HOUSSAY und seinen Mitarbeitern (1929 und folgende Jahre) brachten für die hormonale Basis dieser Beziehungen unumstößliche Beweise. HOUSSAY wies nach, daß der Diabetes pankreatektomierter *Kröten* und *Hunde* durch Exstirpation der Hypophyse wesentlich gebessert wird. Werden aber einem derartigen pankreas- und hypophysenlosen Tier auch nur geringe Mengen von Vorderlappengesamtextrakt injiziert, so treten sofort wieder die Symptome des Diabetes wie Hyperglykämie, gesteigerte Glykosurie und Ketonurie auf. Die den Diabetes bewirkende Substanz des Vorderlappenextraktes bezeichnet HOUSSAY als „diabetogene Substanz". Beim normalen Tier injiziert, ruft sie langsamen Anstieg des Blutzuckers und Glykosurie hervor (Höhepunkt 6 Tage nach der Injektion). Gegen Insulin wirkt sie antagonistisch. Das letztere ist auch bei dem von LUCKE (1933) beschriebenen „kontrainsulären Hormon" der Fall, das aber im Gegensatze zu HOUSSAYs diabetogener Substanz eine kurzfristig verlaufende, flüchtige Blutzuckersteigerung (Höhepunkt nach 20 bis 60 Minuten) veranlaßt. Nach ANSELMINO und HOFFMANN (1935) verdankt die von LUCKE gefundene Substanz ihre Wirkungen jedoch Verunreinigungen mit kleinen Mengen von Hinterlappensubstanz, über deren Spezifität sich noch nichts aussagen läßt. ANSELMINO und HOFFMANN selbst trennten aus dem Gesamtextrakt des Vorderlappens, der blutzuckersteigernd wirkt, durch Ultrafiltration eine blutzuckersenkende Fraktion ab, die das pankreatrope Hormon enthält. Nach Abtrennung des pankreatropen Hormons durch Erhitzen konnte in dem Ultrafiltrat eine zweite Substanz festgestellt werden, die blutzuckersteigernd wirkt („Kohlehydratstoffwechselhormon"). Im Gegensatz zur diabetogenen Substanz von HOUSSAY wird bei dieser das (nicht sehr hohe) Maximum der Wirkung schon nach 5 Stunden erreicht.

2. Die Hormone des Zwischen- und Hinterlappens.

Pigmenthormon (Chromatophorenhormon). Die expandierende Wirkung von Hinterlappenextrakten auf die Melanophoren des *Frosches* wurde zum erstenmal wohl von BORBERG (1912) beschrieben. Die Entdeckung eines spezifischen, auf die Chromatophoren wirkenden Hormons nimmt ihren Ausgang jedoch erst von den Beobachtungen von ATWELL (1919) und P. E. SMITH (1919, 1920) an hypophysektomierten *Kaulquappen*. Beide Autoren stellten bei diesen Tieren einen auffallenden Albinismus fest, der auf einer durch Hormonmangel bedingten Ballung ihrer Melanophoren beruht. Die Pigmentzellen dieser Tiere lassen sich aber, wie ALLEN und SMITH zeigten, sehr leicht durch die Einwirkung eines im Zwischenlappen vorhandenen Wirkstoffes zur Expansion bringen. Übereinstimmend mit diesen Beobachtungen konnten HOGBEN und WINTON (1922, 1924) das helle Farbkleid normaler belichteter *Frösche* durch Einspritzen von sog. Hinterlappenextrakt verdunkeln. 1930 wies GIERSBERG darauf hin, daß der funktionelle Zustand der Erythrophoren der *Elritze* nicht durch nervöse Reize, sondern durch ein Hormon der Hypophyse bestimmt wird. 1932 isolierten ZONDEK und KROHN die die Erythrophoren der *Elritze* expandierende Substanz, die sie als Intermedin bezeichneten. Mit Hilfe des sehr spezifischen Erythrophorentestes fanden sie, daß das Intermedin am reichlichsten im Zwischenlappen vorhanden ist, daß es ein selbständiges Hormon und mit den Hinterlappenhormonen Oxytocin und Vasopressin nicht identisch ist. Auch die menschliche Hypophyse enthält reichlich Intermedin. JORES (1933) unterscheidet zwischen dem auf die Melanophoren wirkenden Melanophorenhormon und dem Erythrophorenhormon (Intermedin) ZONDEKs, das mit ersterem nicht völlig identisch sein soll. Nach BÖTTGER (1936) gehen Intermedin wie Melanophorenhormon aus dem höher konstituierten Adiuretin durch Abbau mit Alkali hervor.

Hinterlappenhormone. S. 7 wurde in Kürze über die Entdeckung der Wirkungen berichtet, die Hinterlappenextrakte (gewöhnlich als Pituitrin bezeichnet) auf Gefäßsystem, glatte Muskulatur und Diurese ausüben. 1928 gelang es KAMM und seinen Mitarbeitern das relativ ungereinigte Pituitrin in zwei in ihren Wirkungen sehr verschiedene Fraktionen zu trennen, in Oxytocin und Vasopressin. Von der letztgenannten Fraktion vermochte BÖTTGER (1936) noch eine antidiuretisch wirkende Substanz, das Adiuretin, abzutrennen.

Oxytocin (Pitocin) wirkt nur auf die glatte Muskulatur des Uterus. Es löst hier starke wehenartige Kontraktionen aus, am heftigsten gegen Ende der Schwangerschaft.

Vasopressin (Pitressin) bewirkt ein starkes Ansteigen des Blutdruckes infolge Kontraktion der kleinen Arterien und Capillaren, Kontraktion der glatten Muskulatur des Darmes, der Gallenblase und der Harnblase.

Adiuretin hat am nicht narkotisierten Tier wie beim Menschen antidiuretische Wirkung; es bewirkt Wasserretention und Kochsalzausschüttung. Weiterhin wirkt es auf Erythrophoren wie Melanophoren stark expandierend. Bei Abbau mit Hilfe von Alkali geht die antidiuretische Wirkung verloren, während die Chromatophorenwirkung erhalten bleibt (s. oben bei Pigmenthormon).

Auch zu Thymus, Zirbeldrüse, Milz und Blutbildungsstätten soll die Hypophyse hormonale Beziehungen haben, ohne daß sie bis jetzt aber erwiesen wären. Ebensowenig steht fest, ob alle oben aufgezählten Wirkstoffe, die durch Extraktion, fraktionierte Fällung, Ultrafiltration u. dgl. aus der Hypophyse abgetrennt wurden, auch intra vitam in der Drüse vorhanden sind und abgesondert werden. Keiner dieser Wirkstoffe konnte bis jetzt in chemisch reinem Zustand gewonnen werden. Es ist nicht unwahrscheinlich, daß sich die Zahl der grundsätzlich verschiedenen Hypophysenhormone mit dem Fortschreiten der Forschung vermindert und daß sich die Wirkungen auf differente Organe aus relativ geringfügigen Änderungen im Bau des Moleküls eines Gruppenhormons ergeben.

B. Die Bezeichnungen des Hirnanhanges und seiner Teile.

Die zahlreichen synonymen Bezeichnungen, die im Schrifttum für die einzelnen Teile des Hirnanhanges gebräuchlich sind, lassen es als zweckmäßig erscheinen, eine Zusammenstellung der häufigsten Benennungen vorauszuschicken. Dabei werden die im vorliegenden Beitrag gebrauchten Benennungen im Druck hervorgehoben.

Hirnanhang (**Hypophyse**, Hypophysis cerebri, Glandula pituitaria)[1].

A. **Drüsenteil** (Pars buccalis), Adenohypophyse, Darmteil (TRAUTMANN, STENDELL), Drüsenlappen, Epithelialteil (LOTHRINGER), Orohypophyse (RETZIUS), Pars buccalis (TILNEY), Pars epithelialis, Pars glandularis (LUBBERHUIZEN).

1. **Vorderlappen** (Pars anterior). Adenohypophyse, chromophiler Teil (STERZI, GENTES), Epithelkörper (LOTHRINGER), Hauptlappen (STENDELL), Körper (BOLK), Korkschicht (PEREMESCHKO), Marginalteil, Prähypophyse, Pars anterior propria (HERRING), Pars distalis (TILNEY), vorderer Lappen (HALLER).
2. **Trichterlappen** (Pars tuberalis). Fortsatz des Epithelsaumes auf den Trichter (LOTHRINGER), Lobulus peduncularis (JORIS), Lobulus bifurcatus (BOLK, WOERDEMAN), Lobus chiasmaticus und Lobulus praemamillaris (STADERINI), Lobus infundibularis, Pars infundibularis, Pars pedunculotuberalis (BENDA), Pars tuberalis der Pars juxtaneuralis (TILNEY), Processus infundibularis (ERDHEIM, HOCHSTETTER), Processus lingualis (BJÖRKMAN), vorderer Fortsatz (B. HALLER), zungenförmiger Fortsatz (W. MÜLLER, v. MIHALKOVICZ) (vgl. dazu auch S. 250).
3. **Zwischenzone**[2] (**Zona intermedia**). Chromophober Teil (STERZI, GENTES), Epithelsaum (LOTHRINGER), Lobulus paranervosus (JORIS), Markschicht (PEREMESCHKO), Markteil, Mittellappen, Pars chromophoba (STERZI, GENTES), Pars infundibularis der Pars juxtaneuralis (TILNEY), Pars intermedia, RATHKEsche Cysten (ERDHEIM), Zwischenlappen.

B. **Hirnteil** (Processus infundibularis)[3], Pars neuralis (TILNEY).

1. **Hinterlappen** [Pars posterior, Neurohypophyse (RETZIUS)]. Hirnteil (LOTHRINGER), Infundibularlappen, kleiner Lappen des Hirnanhanges (KOELLIKER), Lobus infundibuli, L. nervosus, L. posterior, Pars nervosa, Pars neuralis, Processus infundibuli (TILNEY), Trichterlappen.
2. **Hypophysenstiel** (**Infundibulum**), Hypophysengang, Pars infundibularis, Trichter (vgl. dazu auch S. 456 f.).

---

[1] Die Bezeichnungen „Hirnanhang" und „Hypophysis" stammen von SÖMMERING. Ältere Benennungen waren ἀδήν (GALEN), Colatorium (MONDINI), Glans, qua cerebri pituita excipitur (VESAL), Glandula in sphenoidis sella posita (COLUMBUS), Glans pituitaria (DULAURENS), Glandula sphenoides s. cunearis (WHARTON), Appendix cerebri (A. v. HALLER), Satteldrüse (GÜNTHER), Schleimdrüse (MAYER).
Die Zusammensetzung der Hypophyse aus 2 Lappen wurde schon von RIOLAN und DRELINCOURT erkannt, indem jener 2 Drüsen auf dem Sattel, dieser einen doppelten Hirnanhang beschreibt. MORGAGNI nannte den hinteren Lappen „Appendix", SANTORINI den vorderen „Glandula pituitaria potior", den hinteren „Appendix glandulae pituitariae". A. v. HALLER spricht von einem „Lobus anterior und posterior".
[2] Ich gebrauche diese Bezeichnungen aus den auf S. 295 näher dargelegten Gründen beim Menschen und bei Anthropoiden an Stelle von „Zwischenlappen" oder „Pars intermedia". Bei tierischen Hypophysen und ebenso während der Embryonalentwicklung des Menschen verwende ich dagegen die letztgenannten Bezeichnungen.
[3] Vor allem entwicklungsgeschichtlich gebraucht.

II. Die Entwicklung der Hypophyse des Menschen.

1. Die primäre Anlage der Hypophyse.
Die Entstehung der Hypophysentasche.

Entwicklungsgeschichtlich wird die Hypophyse gewöhnlich auf 2 Anlagen zurückgeführt, eine Pars buccalis und eine Pars neuralis. Man hat dabei jenes relativ späte Entwicklungsstadium im Auge, in welchem sich die RATHKEsche Tasche bereits an die zapfenartige Ausbuchtung des Zwischenhirnbodens anlegt. In den letzten Jahren ist es gelungen, die Herkunft dieses Anlagematerials in wesentlich frühere Entwicklungsperioden zurückzuverfolgen. Für die menschliche Hypophyse geschah dies vor allem durch die Untersuchungen von M. S. GILBERT (1935), die sich auf die sehr jungen menschlichen Embryonen von INGALLS, BARTELMEZ und EVANS, PAYNE und CORNER stützen.

Auf dem frühesten, von GILBERT untersuchten Stadium (s. Abb. 1a, 2 Somiten) kann das Ektoderm der Kopffalte noch nicht in Neuralplatte und Mundbuchtektoderm getrennt werden. Das rostrale Ende der Neuralplatte ist nicht abgrenzbar, während ihre seitlichen Begrenzungen deutlich sind. Beim Fortschreiten der Entwicklung (4—7 Somiten) tritt rostral vom Kopfdarm eine vorspringende Zellmasse auf (s. Abb. 1b), die als Torus opticus die seitlichen Neuralfalten quer über die Mittellinie verbindet. Nach GILBERT besteht dieser Wulst auch beim Embryo PAYNE (7 Somiten) noch aus einer einheitlichen Zellmasse, in welcher weder ein neurales noch ein ektodermales Blatt unterschieden werden kann. Dadurch, daß sich aber bei diesem Embryo zu beiden Seiten der neuroektodermalen Platte zwischen Neuralplatte und Ektoderm Mesenchym einschiebt, entsteht ein flaches, median gelegenes Grübchen, das PAYNE als die Anlage der oralen Hypophyse bezeichnet. Diese Benennung ist nach den GILBERTschen Untersuchungen dahin zu erweitern, daß aus dieser noch einheitlichen neuroektodermalen Zellplatte, die vielleicht besser als Hypophysenfeld zu bezeichnen ist, im Laufe der Entwicklung die Gesamthypophyse hervorgeht.

Die Trennung in Neuroepithel und Ektoderm setzt frühestens bei einem Entwicklungsstadium von 8 Somiten ein; wenigstens findet GILBERT die Zellmasse des Torus opticus bei dem Embryo DANDY im caudalen Abschnitt in 2 Epithelblätter geschieden, während der vordere Abschnitt noch verschmolzen ist (s. Abb. 1c). Der Beginn der Trennung zeigt jedoch individuelle Schwankungen: so ist sie bei dem Embryo CORNER (s. Abb. 1d) noch nicht sichtbar, obwohl dieser bereits 10 Somiten zählt. Auch bei dem 13 Somiten-Embryo von WALLIN (s. Abb. 1e) liegt der Boden des Neuralrohres vom vorderen Neuroporus bis zur Höhe der Prächordalplatte dem Ektoderm dicht an; in der Medianebene fand GILBERT die Epithelplatten noch verschmolzen. Selbst bei dem 14 Somiten-Embryo ATHEY konfluieren die beiden Blätter im Bereich des Hypophysenfeldes noch immer, während der in Abb. 1f wiedergegebene Embryo (16 Somiten) nun auch innerhalb des Hypophysenfeldes eine völlige Trennung, wenn auch dichte Aneinanderlagerung der beiden Epithelblätter zeigt.

Die primäre Anlage der Hypophyse besteht demnach aus einer neuroektodermalen Zellplatte, deren ektodermale Komponente im weiteren Verlauf die Pars buccalis liefert, während die Pars neuralis aus dem caudalen Abschnitt der neuralen Schicht hervorgeht. Eine scharfe Abgrenzung der Anlage gegen die Umgebung ist um diese Zeit jedoch noch nicht möglich, da die enge Aneinanderlagerung von Boden des primären Hirnbläschens und Ektoderm der primären Mundbucht noch weit über die Zone der Organanlage hinausreicht. Der erste, der darauf hinwies, daß in der Gegend, in der sich die Hypophyse entwickelt,

Hirnboden und Mundbucht fest miteinander verbunden sind, war wohl MINOT (1897). Er betont, daß sich die Anlage der Hypophyse dadurch deutlich erkennen läßt, lange bevor RATHKESche Tasche und Processus infundibularis entstehen. Ähnlich wie beim Menschen verläuft die frühe Entwicklung bei *Katze* und *Ratte* (GILBERT 1934, 1935).

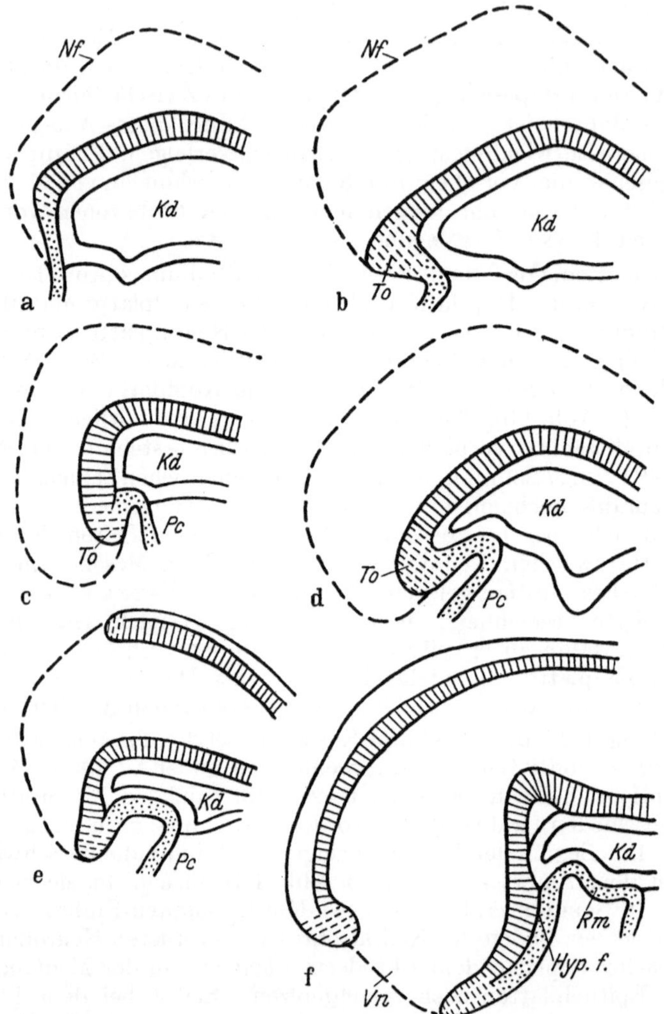

Abb. 1. Schematische Zeichnungen medianer Sagittalschnitte durch das vordere Ende junger menschlicher Embryonen. Neuralplatte schraffiert, Oberflächenektoderm punktiert, neuroektodermale Verschmelzungszone gestrichelt. a: 2 Somiten; b: 7 Somiten; c: 8 Somiten; d: 10 Somiten; e: 13 Somiten; f: 16 Somiten; *Hyp.f.* Hypophysenfeld; *Kd* Kopfdarm; *Nf* Neuralfalten; *Pc* Pericardialregion; *Rm* Rachenmembran; *To* Torus opticus; *Vn* Vorderer Neuroporus. (Nach GILBERT 1935.)

Die weitere Entwicklung wird nun zunächst vor allem durch das Wachstum des Vorderhirnbläschens und das Auftreten der Kopfbeuge bestimmt. Es kommt dadurch zur Ausbildung eines Winkels, an dessen Scheitelpunkt das Ektoderm des Hypophysenfeldes in das Ektoderm der Rachenhaut umbiegt. Diese Stelle bezeichnete v. MIHALKOVICZ als Hypophysenwinkel[1]. Das für dieses Entwick-

---

[1] v. MIHALKOVICZ unterscheidet klar zwischen Hypophysenwinkel, Hypophysenbucht und Hypophysentasche, während in der neueren Literatur diese Dinge nicht selten im gleichen Sinne gebraucht werden. So setzt z. B. BRAHMS Hypophysenwinkel = Hypophysentasche.

lungsstadium der menschlichen Hypophyse vorliegende Material ist spärlich, so daß hier eine Lücke besteht. Namentlich fehlt es an guten Sagittalschnittserien. Auch der von RUDEL veröffentlichte mediane Sagittalschnitt eines menschlichen Embryos von 2,5 mm gr. L. (s. Abb. 2) ist durch projektive Rekonstruktion aus einer Querschnittsserie gewonnen und, wie sich z. B. an dem intra vitam sicher nicht vorhandenem Spaltraum zwischen Neuroepithel und Mundbuchtektoderm[1] erkennen läßt, in Einzelheiten nicht ganz zuverlässig. RUDEL beschreibt die Anlage der Pars buccalis dieses Embryo als flaches Grübchen, das in dem vom Dach der Mundbucht und vom Ansatz der Rachenhaut gebildeten Winkel gelegen ist. Die etwa 30 μ tiefe Einsenkung, die er als RATHKEsche Tasche bezeichnet, liegt mit ihrer aus einem dreischichtigen Epithel bestehenden Vorderwand dem Boden des primären Vorderhirnbläschens

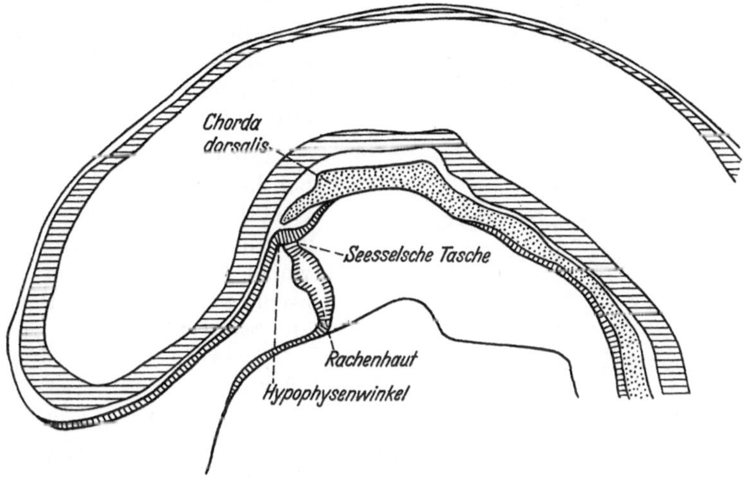

Abb. 2. Projektive Rekonstruktion eines medianen Sagittalschnittes durch einen menschlichen Embryo von 2,5 mm größte Länge. Vergr. 1:100. (Nach RUDEL 1918.)

dicht an. Die Chorda dorsalis endet in unmittelbarer Nähe der Anlage, ohne daß es jedoch zu einer Berührung der beiden Gebilde kommt. Hinter der Rachenhaut ist auf der Rekonstruktion RUDELs die SEESSELsche Tasche als kleines, mehr spitzes, von Entoderm ausgekleidetes Grübchen zu sehen. Bei einem zweiten, 2,7 mm langen Embryo fand RUDEL die Rachenhaut bis auf einige spärliche Reste verschwunden; die Hypophysenbucht ist etwas deutlicher geworden, die SEESSELsche Tasche dagegen nicht mehr sichtbar.

Die Veränderung, die unmittelbar nach dem Durchreißen der Rachenhaut mit deren oberem Stumpf vor sich geht, wurde bei menschlichen Embryonen bis jetzt anscheinend nicht genau beobachtet. Nach v. MIHALKOVICZ geht der Stumpf (beim *Kaninchen*) nicht zugrunde, ändert aber seine bisherige Richtung und nähert sich dem Dach der Mundbucht. Dadurch wird der ursprüngliche Winkel in eine kleine Bucht, die Hypophysenbucht, umgewandelt. HOCHSTETTER findet bei seinem jüngsten Embryo (3,34 mm gr. L.), der keine Rachenhautreste mehr zeigt, eine seichte querrinnenförmige Bucht vor. Eine scharfe Abgrenzung der Rinne war HOCHSTETTER weder in frontaler Richtung noch nach den Seiten hin möglich. Von einer Anlage eines Processus infundibularis ist auf diesem Stadium noch nichts zu sehen; die leichte Ausladung, die der

---

[1] Der Spaltraum fehlt auch bei dem von POLITZER und STERNBERG (1930) abgebildeten Embryo B mit 18 Urwirbelpaaren (Abb. 5 der Arbeit), der aber ebenso wie ähnliche Stadien dieser Arbeit gleichfalls aus einer Querschnittsserie rekonstruiert ist.

Zwischenhirnboden im Bereich der Hypophysenbucht zeigt und die Rudel bei einem Embryo der 5. Embryonalwoche als Trichterfortsatz deutete, entspricht, wie Hochstetter überzeugend darlegt, der Anlage des Mamillarhöckers. Das gleiche trifft für die von I Chuan Wen (1928) bei einem Embryo von 23 Somiten als Infundibulum bezeichnete Ausbuchtung des Zwischenhirnbodens zu.

Die weitere gestaltliche Entwicklung der menschlichen Hypophyse ist durch die Arbeiten von Rudel (1918), W. J. Atwell (1926), Waterston (1926) und namentlich durch die sehr eingehenden vortrefflichen Untersuchungen von Hochstetter (1924) klargelegt.

Bei 4—5 mm langen Embryonen hat die Hypophysenbucht die Gestalt einer queren parabolisch gekrümmten Furche angenommen, wobei der Scheitelpunkt des frontal offenen Bogens als tiefster und am weitesten nach rückwärts gelegener Punkt der Furche erscheint.

Auf dem in Abb. 3 wiedergegebenen sagittalen Medianschnitt eines 6,5 mm langen Embryos hat die Anlage schon Taschenform gewonnen. Die vordere Wand

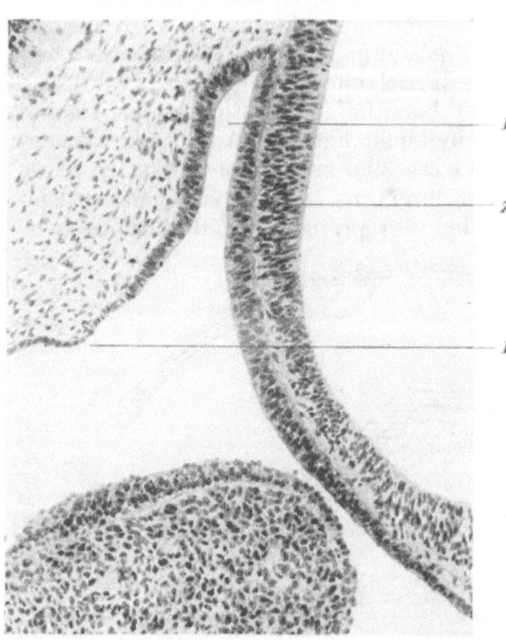

Abb. 3. Sagittaler Medianschnitt durch die Hypophysentasche eines menschlichen Embryo von 6,5 mm größter Länge (M.E. 46). *R* Rathkesche Tasche; *Z* Zwischenhirnboden, ihm anliegend die vordere Taschenwand; *L* querverlaufende Leiste. Fix. Bouin. Paraffin. 10 μ; Hämalaun-Eosin. Vergr. 1:117.

der Tasche liegt, nur hier und da durch vereinzelte platte mesodermale Zellen davon getrennt, noch immer dem Zwischenhirnboden unmittelbar an.

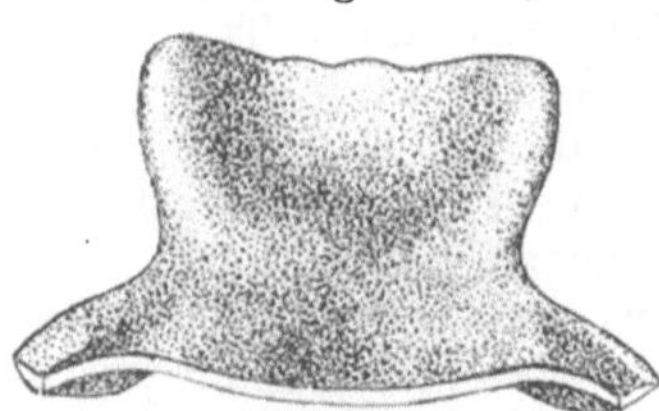

Abb. 4. Hypophysentasche eines Embryo von 7,42 mm größter Länge in der Ansicht von frontal. Nach einem Plattenmodell. Vergr. 1:50.
(Nach Hochstetter.)

An Frontalschnitten erscheint die Vorderwand der Tasche infolge dieser innigen Lagebeziehung in ihrem Querdurchmesser schwach konvex vorgewölbt. Die hintere Wand der Tasche ist gegen die Rachenhöhle zu durch eine kantig vorspringende Leiste (L) scharf und deutlich abgegrenzt. Von einer Anlage des Infundibulums ist auch jetzt noch nichts zu sehen[1]. Die von Rudel irrtümlich als solche gedeutete Ausbuchtung befindet sich nun scheitelwärts verschoben in ziemlicher Entfernung vom tiefsten Punkt der Hypophysentasche.

Bei 7—8 mm langen Embryonen besitzt die Anlage der Pars buccalis die charakteristische Gestalt einer mit engem, beinahe spaltförmigem Lumen versehenen Tasche, die zu beiden Seiten dort, wo sie an das Mundhöhlendach anschließt, eine leichte Verschmälerung aufweist (s. Abb. 4). Die Ausmündung selbst, der sog. Hypophysenmund, ist halbmondförmig gestaltet; ihre dorsale

---

[1] Das gleiche ist bei dem von Politzer und Sternberg (1930) abgebildeten Sagittalschnitt aus einem Embryo von 7 mm größter Länge (Abb. 24 der Arbeit) der Fall.

Begrenzung bildet ein bogenförmiger, konkaver Wulst, während die frontale Wand ohne morphologisch erkennbare Abgrenzung allmählich in die Epithelplatte des Mundhöhlendaches übergeht.

a) Entwicklungsmechanisches zur Entstehung der Hypophysentasche.

Die Frage, welche mechanischen Faktoren zur Bildung der Hypophysentasche führen, wurde im Laufe der Jahre sehr verschieden beantwortet. RATHKE, der Entdecker der Hypophysentasche, beschreibt dieselbe als „kleine unregelmäßig rundliche Vertiefung, die der Schleimhaut des Mundes angehörte und offenbar eine dünne Aussackung desselben war". Sie „bildet sich unter dem hintersten Teil des Hirntrichters, dringt darauf, indem sie an Tiefe zunimmt, durch das Bildungsgewebe ..... schräge nach oben und etwas nach hinten hindurch und stellt zu einer gewissen Zeit eine kurze blinde Röhre mit einem verhältnismäßig recht weiten Eingang dar". Daraus geht hervor, daß sich RATHKE die Tasche durch aktive, vom Epithel der Mundhöhle ausgehende Proliferation entstanden dachte, eine Vorstellung, die lange Zeit, namentlich in den Lehrbüchern, die vorherrschende blieb, obwohl schon W. MÜLLER (1871) betonte, daß der Vorgang nicht auf einer „Wucherung", sondern darauf beruht, daß das blinde Ende der Tasche an Ort und Stelle unter der Zwischenhirnbasis verbleibt.

Eine andere Auffassung ging dahin, daß die Bildung der Tasche unter dem Einfluß einer Zugwirkung der Chorda erfolgt. Ihr trat v. MIHALKOVICZ (1874) unter Hinweis auf das sehr wechselnde Verhalten der Chorda zur Tasche entgegen, um seinerseits vor allem „die Beugung des oberen Stumpfes der durchrissenen Rachenhaut gegen den Spheno-ethmoidalteil des Schädels" als ursächliches Moment in den Vordergrund zu stellen.

MINOT (1897) erkannte die entwicklungsmechanische Bedeutung, die der engen Verbindung von Hirnboden und Mundbuchtdach für die frühe Formung der Hypophyse zukommt. Er erblickt in ihr die mechanische Bedingung für die Entstehung der RATHKEschen Tasche wie auch des Processus infundibularis.

Nicht minder wichtig als diese feste neuroektodermale Verbindung sind die Wachstumsvorgänge, die sich in der Umgebung der Anlage abspielen. Schon TOURNEUX (1912) beschreibt das Einwachsen des Kopfmesenchyms und seine Verdichtung zum Chondrocranium als einen Hauptfaktor, der die Hypophysenanlage zur geschlossenen Tasche umbildet. Nach HOCHSTETTER (1924) bildet sich die Hypophysentasche dadurch, daß sich die dorsale und die seitlichen Begrenzungen der Hypophysenfurche immer stärker aufrichten und gegen die Anlage der vorderen Wand vorschieben. Beim Tieferwerden und bei der Umgestaltung zur Tasche scheint HOCHSTETTER „auch das Wachstum des Zwischenhirnbodens in seinem zwischen Chiasmaplatte und Mamillarhöcker gelegenen Teile eine nicht unwichtige Rolle zu spielen", da die frontale Wand dem Zwischenhirnboden unmittelbar anliegt. Ob dabei das Wachstum der vorderen Wand mit dem des Zwischenhirnbodens gleichen Schritt hält oder der letztere rascher wächst und sich an der Anlage der Vorderwand scheitelwärts vorschiebt, vermag HOCHSTETTER nicht zu entscheiden. Eine Vertiefung der Tasche kommt auch dadurch zustande, „daß das von den Seiten her vorwachsende Mesodermgewebe das Epithel des Mundhöhlendaches an der vorderen Begrenzung des Hypophysenmundes von der Hirnwand ablöst und so eine Verlagerung des Hypophysenmundes in caudaler Richtung herbeiführt". Die Höhle der Hypophysentasche stellt daher nach HOCHSTETTER keine Neubildung im landläufigen Sinn dar. „Sie erscheint vielmehr als ein Teil der primitiven Mundbucht, der von vorwachsenden Abschnitten der Wand dieser Höhle umwachsen und so zu einer Bucht der Mundhöhle umgestaltet wird, wobei natürlich auch das Eigenwachstum der einmal angelegten Bucht eine Vertiefung der Bucht bedingen muß. Aber diese Vertiefung hält wenigstens ziemlich gleichen Schritt mit dem Wachstum der an die epitheliale Wand der Bucht oder Tasche anschließenden Teile".

KINGSBURY und ADELMANN (1924) bezeichnen die Bildung des Hypophysenwinkels als Ergebnis der Kopfbeugung; seine Umwandlung zur Tasche ist nach ihnen durch Entwicklungsvorgänge bedingt, die sich im Mesenchym des Kopfes abspielen. Die Bildung der Pars buccalis der Hypophyse kann daher

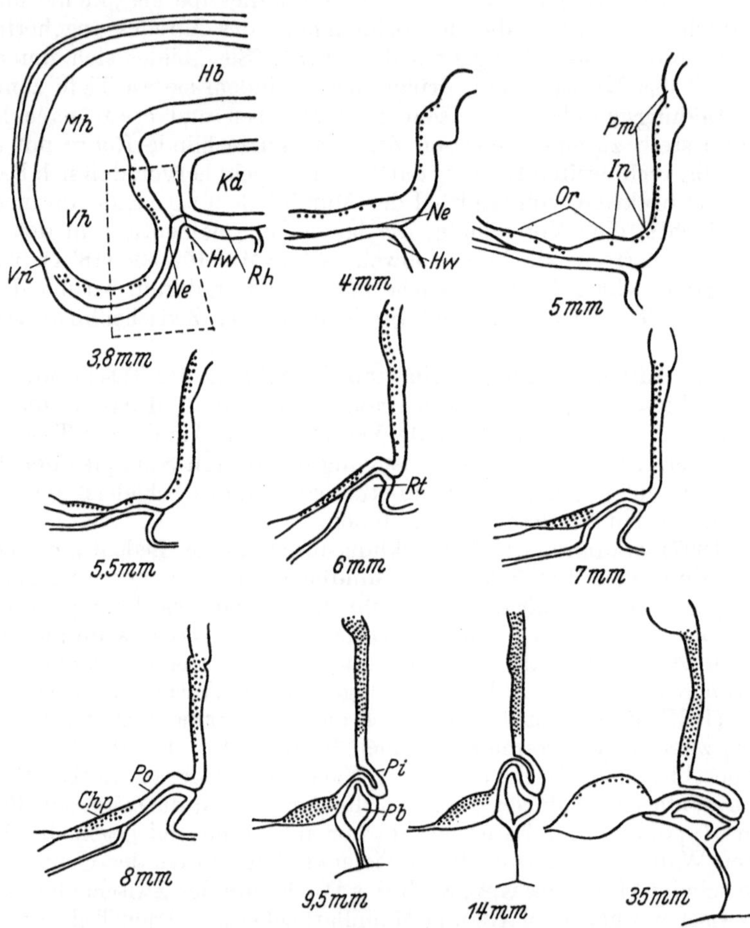

Abb. 5. Mediane Sagittalschnitte durch den Boden des Zwischenhirns von Katzenembryonen. Die Verteilung der Mitosen ist dadurch sichtbar gemacht, daß für jede Mitose ein Punkt eingesetzt ist. Abkürzungen: *Chp* Chiasmaplatte; *Hw* Hypophysenwinkel; *In* Infundibularregion; *Kd* Kopfdarm; *Mh* Mittelhirn; *Ne* Neuroektodermalplatte; *Or* Opticusregion; *Pb* Pars buccalis; *Pi* Processus infundibularis; *Pm* Prämamillarregion; *Po* Postopticusplatte; *Rh* Rachenhaut; *Rt* RATHKEsche Tasche; *Vh* Vorderhirn; *Vn* Vorderer Neuroporus. (Aus GILBERT 1934.)

als das mechanische Ergebnis der Cephalisation betrachtet werden. Diese Gedankengänge wurden dann in den letzten Jahren namentlich von SCHWIND (1928), BRAHMS (1932) und GILBERT (s. unten) (1934, 1935) in Einzelheiten weiter ausgebaut. Wachstumsvorgänge der Umgebung der Anlage werden auch von HALLER und MORI (1925) als wesentliche Faktoren für die Bildung und Abschnürung der RATHKEschen Tasche verantwortlich gemacht. Nach den genannten Autoren entsteht die RATHKEsche Tasche durch Verwachsung der kranialsten Teile der Spalte zwischen dem primitiven Kieferring und Auge, der Kieferaugenspalte, und durch die seitliche Einengung der so entstandenen ektodermalen Bucht durch die Prämandibularhöhlen. Bei der Abschnürung der Tasche spielt das Wachstum des Restes der Rachenhaut, das der Oberkieferfortsätze und des mittleren Stirnfortsatzes eine wichtige Rolle. „Aus dem Rest der Rachenhaut entsteht ein dickes Polster, das ‚Hypophysenpolster‘, und zwar dadurch, daß Mesoderm zwischen die beiden Epithelplatten, die die Rachenhaut bilden, von hinten und von oben hineinwächst. Die Kieferfortsätze schieben sich vor und schließen damit das Säckchen seitlich ab. Zwischen die beiden Oberkieferfortsätze wächst von vorn vom mittleren Stirnfortsatz Mesodermgewebe ein und schließt so das Säckchen von vorn ab. Diese Masse bildet auf Medianschnitten die vordere, während das Polster die hintere Lippe des Hypophysenrachenganges bildet.“

Sehr eingehend hat sich GILBERT mit der Analyse der Faktoren befaßt, die zur Bildung der RATHKEschen Tasche führen. Nach ihr ist der primäre Faktor gegeben durch das Vorhandensein einer mesenchymfreien Zone, in der sich relativ lange Zeit Mundbuchtektoderm und Neuralepithel des Hirnbodens unmittelbar berühren; sie stellt bis zu einem gewissen Grade dessen Fixpunkt dar, um den sich die weiteren Entwicklungsvorgänge abspielen. Bei einem Vergleich der in Abb. 5 wiedergegebenen 4 Sagittalschnitte tritt die Bedeutung dieser Vereinigung sehr klar hervor, ebenso aber auch die Wirkung des zweiten Faktors, der in der nach ventral erfolgenden Biegung des Vorderhirns gelegen ist. Durch sie wird das Ektoderm eingezogen und zur Tasche vertieft. Dazu kommen dann schließlich die Wachstumsvorgänge in der Umgebung der Anlage, die mit der ganzen Kopfbildung in Zusammenhang stehen. Schon an den Sagittalschnitten der Abb. 5 läßt sich die Wirkung verfolgen, die, wie ja auch schon HOCHSTETTER u. a. hervorhoben, der Ausbreitung des zwischen Hirnboden und Mundbucht sich einschiebenden Mesenchyms für die Vertiefung der Tasche zukommt.

Somit ergibt sich, daß die Hypophysentasche keineswegs durch einen aktiven Ausstülpungsvorgang des Mundbuchtepithels entsteht. Der primäre Faktor in der Entwicklung ist gegeben durch das Vorhandensein einer mesenchymfreien Zone, in der sich relativ lange Zeit Mundbuchtektoderm und Neuralepithel des Hirnbodens unmittelbar berühren. Dazu gesellen sich als weitere wichtige Faktoren die Entwicklungs- und Wachstumsvorgänge, die sich bei der Kopfbildung in der näheren und weiteren Umgebung dieser Zone abspielen.

b) Die Herkunft des Drüsenteiles (Pars buccalis).

Bezüglich der Herkunft des Drüsenteiles der Hypophyse stehen sich die Auffassungen noch immer scharf gegenüber, obwohl man die Frage bei unvoreingenommener Betrachtung eigentlich als entschieden bezeichnen muß. Die ersten Autoren, wie RATHKE, W. MÜLLER waren der Meinung, daß sich die Hypophysentasche aus dem abgeschnürten blinden Ende des Vorderdarms entwickelt, also entodermalen Ursprungs sei. REICHERT, HIS betrachteten sie als einen Abkömmling des mittleren Keimblattes, da sie sich aus dem verkümmerten Ende der Chorda oder aus einer Wucherung der weichen Hirnhaut bildet (REICHERTs spätere Ansicht). DURSY versuchte eine Vereinigung beider Ansichten: das Epithel der Hypophyse soll sich aus dem blinden Ende des Vorderdarms, das gefäßhaltige Stroma aus dem Chordakopf bilden.

Demgegenüber stellte schon GOETTE (1873) bei höheren *Wirbeltieren* und BALFOUR (1874) bei *Selachiern* fest, daß die buccale Anlage ektodermaler Herkunft ist. Auch v. MIHALKOVICZ (1875, *Kaninchen, Gans*) kommt zum gleichen Ergebnis, ebenso KÖLLIKER (1879), RABL-RÜCKHARD (1880, 1883), BALFOUR

(1880), Todaro (1881), Scott (1883), Dohrn (1882), Kraushaar (1883), His (1886), Waldschmidt (1887), Minot (1887), Saint-Remy (1895), Prenant (1896), Haller (1898), Salzer (1898) u. a. Trotzdem wurde immer wieder eine rein entodermale [z. B. Hoffmann (1896), Ostroumoff (1888), Prather (1900)] oder eine gemischt entoektodermale Herkunft [z. B. v. Kupffer (1893), Saint Remy (1897), Valenti (1895, 1897), Gregory (1902), Nussbaum (1896)] angenommen. In neuerer Zeit traten namentlich Bruni (1915, 1916) und Miller (1916) für eine Mitbeteiligung entodermalen Materials ein, während Lups (1929) für die *Ente* angibt, daß die Grenze zwischen Ekto-, Ento- und Mesoderm bei Durchbruch der Rachenhaut so unscharf wird, daß es ihm nicht möglich war, mit Sicherheit zu bestimmen, aus welchem Keimblatt sich die Hinterwand der Pars buccalis bildet. Bruni (1915) unterscheidet im allgemeinen außer der ektodermalen Hauptanlage, die in der Rathkeschen Tasche gegeben ist, noch drei entodermale Anlagen, nämlich 1. die Seesselsche Tasche, 2. das sog. „mittlere Divertikel", das zwischen Rathkescher Tasche und Seesselscher Tasche liegt und 3. eine solide Knospe, die am Gipfel der Seesselschen Tasche auftritt („gemma dalla tasca di Seessel"). Bei der Entwicklung der menschlichen Hypophyse trennt Bruni (1916) zwischen zwei ektodermalen und zwei entodermalen Anlagen, nämlich der dem „Vorraum" Woerdemans entsprechenden Bucht und der Rathkeschen Tasche einerseits, dem mittleren Divertikel und der Seesselschen Tasche andererseits, ohne daß er jedoch das Vorhandensein dieser Teile auch wirklich bewiesen hätte (s. unten). Auch Miller nimmt (beim *Schweine*embryo) die Beteiligung einer entodermalen, dem Rachenepithel entstammenden Anlage an. Eine weitere wichtige Rolle spielt nach ihm ferner die Chorda, die mit der Rückwand der Hypophysentasche verschmolzen sein soll und ihr entodermales Material zuführt. Miller beschreibt dann auch Unterschiede zwischen den Zellen der vorderen und hinteren Wand der Rathkeschen Tasche, die er ähnlich wie v. Kupffer (1894) mit deren ektodermaler bzw. entodermaler Herkunft in Verbindung bringt, derart, daß die chromophilen Zellen von der entodermalen, die chromophoben dagegen von der ektodermalen Komponente der Rathkeschen Tasche abstammen sollen. Demgegenüber stellt Nelson (1933a) auf Grund seiner Untersuchungen am gleichen Tiermaterial *(Schwein)* eine Mitbeteiligung von Entoderm (Seesselsche Tasche, Pharynxepithel) in Abrede. Eine Berührung von Hypophysisanlage und Chorda ist inkonstant und wahrscheinlich ohne Bedeutung. Sekundäre Kontakte zwischen Chorda und Pharynxepithel sind zufälliger Natur. Mit Recht verwirft Nelson ferner auch die von Miller behaupteten Unterschiede zwischen den Epithelzellen der vorderen und hinteren Taschenwand.

Auch Atwell (*Kaninchen*, 1918a) stellt in Abrede, daß sich das Entoderm an der Bildung der Adenohypophyse beteiligt. In einer weiteren, die Entwicklung der menschlichen Hypophyse betreffenden Arbeit hebt Atwell (1926) sehr richtig hervor, daß der jüngste von Bruni untersuchte menschliche Embryo (7 mm) schon zu alt war, um eine Abgrenzung von Entoderm und Ektoderm zu gestatten, da Reste der Rachenmembran, die beim Fehlen sonstiger Unterschiede eine Trennung zwischen Ektoderm und Entoderm ermöglichen würden, gewöhnlich schon viel frühzeitiger verschwinden. So konnte Atwell selbst beim jüngsten seiner Embryonen nichts mehr von derartigen Resten auffinden, obwohl dieser Keimling mit 4,68 mm wesentlich jünger war als das jüngste Stadium Brunis. Auch Rudel (1918) traf bei einem Embryo von 2,7 mm gr. L. nur noch spärliche Reste an. Bezüglich der von Bruni beschriebenen Divertikel bemerkt Atwell, daß er wohl ab und zu an der Hinterwand der Rathkeschen Tasche solche Gebilde vorfand. Lage und Auftreten derselben war aber so wechselnd, daß ihnen keine wesentliche Bedeutung zugesprochen werden kann.

Als weitere Verfechter einer ektodermalen Herkunft seien von neueren Autoren noch genannt: Smith (1914, *Amia calva*), Baumgartner (1915, *Squalus acanthias*, 1916, *Reptilien*), Atwell (1918b, 1921, *Amphibien*), Lubberhuizen (1927, 1931, *Schaf*), Schwind (1928, *Ratte*), Rae (1930, *Meerschweinchen*), Brahms (1932, *Katze*), Watanabe (1934, 1935, *Vögel*).

Auf Grund dieser Arbeiten wie auch eigener Beobachtungen komme ich zú dem Ergebnis, daß die Prähypophyse zum mindesten beim *Menschen* und beim *Säugetier* rein ektodermaler Herkunft ist. Es liegt kein Beweis dafür vor, daß sich bei der Entstehung des Drüsenteiles, etwa durch die Einbeziehung der Seesselschen Tasche, wie manche Autoren glaubten, auch entodermales Material beteiligt. Ebensowenig wurde eine Mitwirkung der Chorda bewiesen.

2. Die Ablösung der Hypophysentasche vom Zwischenhirnboden. Das Auftreten des Processus infundibularis.

Im vorausgehenden kam die allmähliche Entstehung der Hypophysentasche zur Darstellung. Der nächste Schritt in der Entwicklung des Organes besteht in der Ablösung der Hypophysentasche vom Zwischenhirnboden.

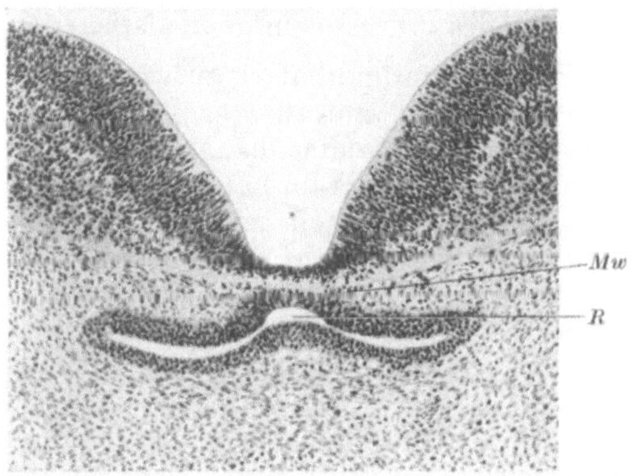

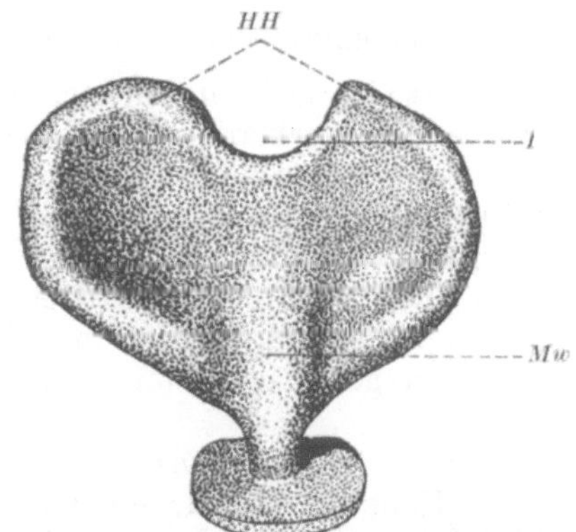

Abb. 6. Frontalschnitt durch die Hypophysentasche eines menschlichen Embryo von 12,3 mm S.S.L. (MR 35); *Mw* Mittelwulst; *R* Hypophysentaschenrinne. Fix. Bouin. Paraffin 10 μ. Hämalaun-Eosin. Vergr. 1:73.

Abb. 7. Hypophysentasche eines menschlichen Embryo von 12,5 mm S.S.L. in der Ansicht von frontal; *HH* Hörner des Vorderlappens; *I* Incisur für den Hirnteil; *Mw* Mittelwulst. Nach einem Plattenmodell. Vergr. 1:50. (Nach Hochstetter.)

Sie beginnt bei Embryonen von 8 mm gr. L. und erfolgt in der Weise, daß sich das Mesenchym von den Seiten her keilförmig zwischen frontaler Wand der Tasche und Zwischenhirnboden vorschiebt, ein Vorgang, der sich am schönsten an Querschnittsserien durch die Anlage verfolgen läßt. Wie Abb. 6 zeigt, bleibt dabei der Zusammenhang zwischen Hirnboden und frontaler Taschenwand am längsten im medianen Teil erhalten, wodurch es auf der Vorderwand der Tasche allmählich zur Ausbildung eines medianen sagittal verlaufenden Wulstes, des sog. „Mittelwulstes" (Hochstetter) kommt, der namentlich im oralen Teil der Tasche deutlich hervortritt (s. Abb. 7). Der Vorwölbung nach außen entspricht die auf Abb. 6 im Querschnitt sichtbare, sagittal verlaufende Rinne im Innern (Hypophysentaschenrinne).

Der „Mittelwulst" wurde von Woerdemann (1915) bei Embryonen vom *Menschen* und von *Macacus* als „medianer Kamm", von Atwell (1926) als „Anterior chamber" beschrieben. Er ist auch bei *Fledermaus, Katze, Hund* gut ausgebildet, während er beim

Kaninchen, Meerschweinchen, Eichhörnchen, Maulwurf, Igel nur schwach entwickelt ist und bei der *Ratte* zu fehlen scheint (HOCHSTETTER).

Auf dem in Rede stehenden Entwicklungsstadium wird zum erstenmal die Anlage des Hirnteiles der Hypophyse sichtbar, und zwar nach HOCHSTETTER bei Embryonen von etwa 9 mm Gesamtlänge zunächst als Verdickung des Zwischenhirnbodens, von der aus kurze Zeit später (10,4 mm) eine Ausbuchtung, der sog. Processus infundibularis, ihren Ursprung nimmt (s. Abb. 8). Die Ausbuchtung liegt normalerweise am Grunde des Hypophysensäckchens dessen Rückwand dicht an und ruft dadurch an der Berührungsstelle sehr bald eine entsprechende Eindellung hervor. An dieser Stelle wird dann das Wachstum des Hypophysensäckchens durch den sich weiter vergrößernden Processus infundibularis gehemmt, während es zu beiden Seiten desselben fortschreitet. So kommt es zur Ausbildung einer mehr oder weniger tiefen Incisur und zweier seitlich davon gelegener Hörner (s. Abb. 7, *I* und *H*). Der dem Processus infundibularis anliegende Wandteil des Hypophysensäckchens stellt die Anlage des späteren Mittellappens dar.

Der Zeitpunkt, zu dem die Ausbuchtung des Proc. infundibularis erstmals sichtbar wird, schwankt etwas. HOCHSTETTER gibt 10,4 mm an, WATERSTON 8 mm, GILBERT 9 mm.

Entwicklungsmechanisches zur Entstehung des Processus infundibularis.

Der erste Versuch, die Entstehung des Processus infundibularis entwicklungsmechanisch zu erklären, wurde von DURSY (1869) unternommen. Er wie W. MÜLLER leiten seine Bildung von dem angeblichen Zusammenhang des Chordaendes mit der Vorderhirnbasis ab. Dadurch, daß die Chorda im Längenwachstum im Verhältnis zur Medullarröhre zurückbleibt, wird die Anheftungsstelle zu einer kleinen Falte, eben dem Processus infundibularis, ausgezogen. Später wird der Zusammenhang von Vorderhirn und Chordaende durch dazwischen wachsendes Mesenchym gelöst und das weitere Auswachsen des Trichters geht spontan vor sich.

Schon v. MIHALKOVICZ widerlegte diese Annahme durch die Feststellung, daß das Ende der Chorda niemals mit dem Vorderhirnbläschen in Verbindung steht, infolgedessen auf dieses auch keine Zugwirkung ausüben kann. Nach seiner Auffassung drückt vielmehr die Wand der entstehenden Hypophysentasche die Basis des Vorderhirnbläschens ein, wodurch zwischen Tasche und mittlerem Schädelbalken durch Einknicken eine Falte, eben der Processus infundibularis, entsteht.

HOCHSTETTER (1924) geht bei seiner Erklärung davon aus, daß die Entwicklungspotenz für die Neurohypophyse sehr wahrscheinlich in jenem Teil des Zwischenhirnbodens lokalisiert ist, der in Berührung mit dem oberen Abschnitt der frontalen Wand der Hypophysentasche steht. Dadurch, daß der zwischen Chiasmaplatte und diesem Zellkomplex gelegene Abschnitt des Zwischenhirnbodens stärker wächst als die frontale Wand der Hypophysentasche, wird der Zellkomplex über den Gipfelrand der Hypophysentasche vorgeschoben. Wenn sich dann der Trichterfortsatz aus diesem Anlagematerial bildet, so kommt er auf die Rückwand der Tasche zu liegen. Lageanomalien der Neurohypophyse, derart, daß die Anlage auf der Frontalseite der Tasche bleibt, erklärt HOCHSTETTER mit einem verminderten Wachstum des obengenannten Abschnittes des Zwischenhirnbodens.

Wiederum verschieden davon und zum Teil gegensätzlich ist die Auffassung, die GILBERT über die entwicklungsmechanischen Faktoren entwickelt. Nach ihr erfolgt die Bildung der Neurohypophyse weder durch Wachstum noch durch aktive Ausstülpung des Hirnbodens. GILBERT stützt sich dabei auf die Beobachtung, daß Mitosen zur fraglichen Zeit gerade in der Infundibularregion praktisch fehlen, während sie sowohl in der Gegend des Chiasmas wie in der prämamillaren Region sehr zahlreich sind (s. Abb. 5, in der die Mitosen in den

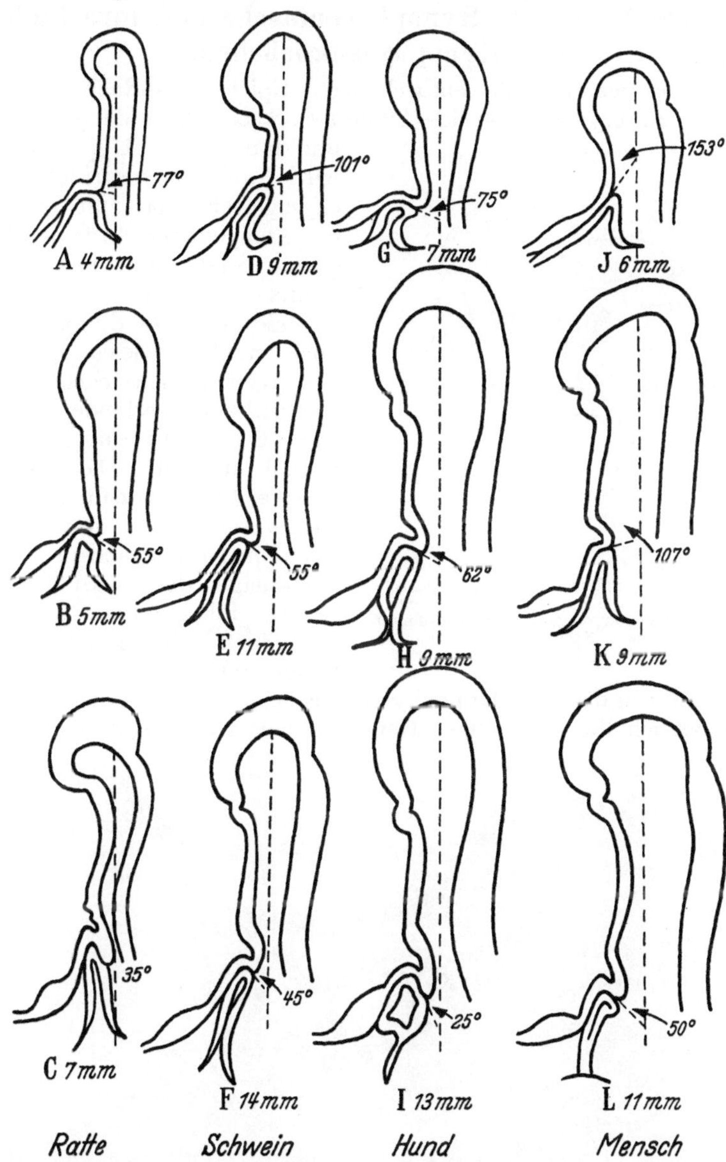

Abb. 8. Mediane Sagittalschnitte durch Zwischenhirnboden und Hypophysis von *Ratten-* (A—C), *Schweine-* (D—F), *Hunde-* (G—I) und *Menschen*embryonen (J—L). Bei jeder Zeichnung ist der Winkel eingetragen, den die Neuroektodermalplatte der Hypophysenanlage mit der Achse der Ventralfalte bildet. Die Drehung der Neuralplatte während der Bildung des Proc. infundibularis wird dadurch bei jeder Species gut sichtbar. (Nach GILBERT 1935.)

fraglichen Regionen des Zwischenhirnbodens durch Punkte gekennzeichnet sind). Das starke Wachstum dieser wie auch der seitlich davon gelegenen Regionen führt nicht nur zu einer Verstärkung der kranialen Flexur des Hirnbodens, sondern auch zu einer Lageveränderung der Neuroektodermplatte. Nach GILBERT kommt es dabei aber zu keinem Gleiten des Hirnbodens über die

Spitze der Tasche im Sinne HOCHSTETTERs, sondern zu einer Knickung der Neuroektodermplatte, wobei die Spitze der Tasche vom dorsalen Ende in der Richtung nach rostral zu verschoben wird (s. Abb. 8).

3. Die Abschnürung der Hypophysentasche und ihre Umbildung zum Hypophysenkörbchen.

Die Ablösung der Hypophysentasche vom Epithel des Rachendaches vollzieht sich bei Embryonen von 12—20 mm S. S. L. Die anfangs breite Ausmündung der Hypophysentasche wird durch das vordringende Mesenchymgewebe, das zum größten Teil das Anlagematerial für den Schädelgrund liefert, immer weiter eingeschnürt, so daß es schließlich zur Ausbildung eines dünnen, zunächst noch hohlen Stieles kommt, der das Hypophysensäckchen mit der Rachenhöhle verbindet (Stielung des Hypophysenganges, siehe Abb. 9 und 10). Die (aktive und passive) Längenzunahme des Ganges hält vorerst noch gleichen Schritt mit dem Dickenwachstum der Keilbeinanlage, doch wird der Epithelstrang dabei immer dünner, um schließlich seine Lichtung zu verlieren und in einzelne Teilstücke zu zerfallen.

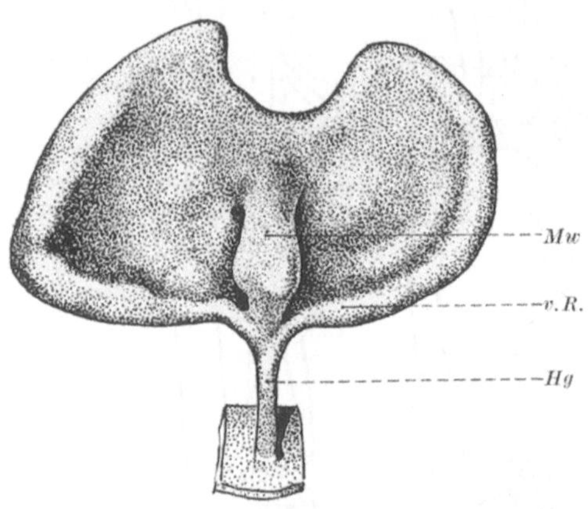

Abb. 9. Anlage der Adenohypophyse eines menschlichen Embryo von 16 mm S.S.L. von frontal gesehen. *Mw* Mittelwulst; *Hg* Hypophysengang; *v. R.* verdünnter Rand des Hypophysensackes. Nach einem Plattenmodell. Vergr. 1 : 50. (Nach HOCHSTETTER.)

zerfallen. Häufig ist dann der Hypophysengang schon bei Embryonen von 20 mm S. S. L. im Bereich der knorpeligen Keilbeinanlage völlig verschwunden, wobei

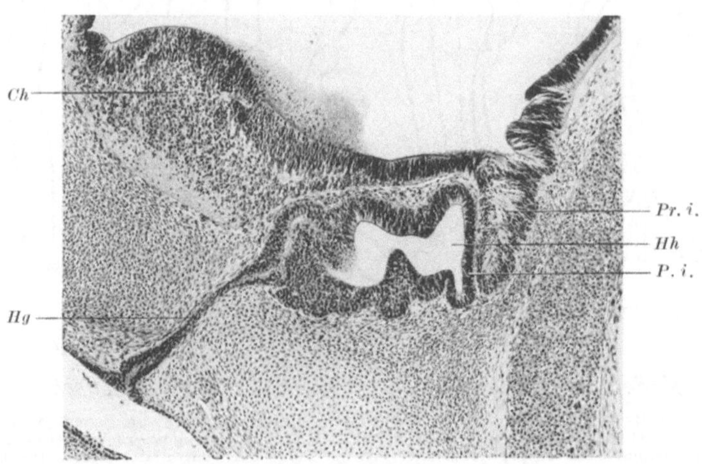

Abb. 10. Sagittalschnitt durch die Hypophysenanlage eines menschlichen Embryo von 16,9 mm S.S.L. (ME. 33). Der Hypophysengang wird in seinem mittleren Abschnitt durch die knorpelige Anlage des Keilbeins eingeschnürt. *Ch* Chiasmaplatte; *Pr. i.* Processus infundibularis; *Hh* Hypophysenhöhle; *Hg* Hypophysengang; *P. i.* Anlage des Zwischenlappens. Fix. Bouin; Paraffin 10 μ. Hämalaun-Eosin. Vergr. 1:70.

seine Verlaufsrichtung noch einige Zeit an einem mit Mesenchym gefüllten, die Knorpelplatte durchsetzenden Kanal (Canalis craniopharyngeus) erkennbar ist. An der Anlage der Pars buccalis selbst erhält sich vom Hypophysengang noch für einige Zeit ein kleiner, spitzkonischer Fortsatz. An ihm läßt sich erkennen, wie weit diese ursprünglich am meisten caudal gelegene Stelle im Laufe der Entwicklung vor- und emporgeschoben wurde (HOCHSTETTER). Auf Reste dieses Stummels werden seit ERDHEIM die späteren Plattenepithelnester der Pars tuberalis zurückgeleitet (weiteres s. S. 272).

Anders verhält sich der mit dem Epithel des Rachendaches verbundene, unter dem Keilbeinkörper gelegene Teil des Hypophysenganges, von dem beim Menschen sehr häufig größere und kleinere Reste noch für längere Zeit erhalten bleiben, während sie bei Tieren meist einer raschen Rückbildung anheim fallen. Abb. 11 zeigt einen derartigen, noch mit dem Rachenepithel verbundenen Rest des Hypophysenstieles. Bei älteren Embryonen (60—100 mm S. S. L.) lassen sich fast immer deutliche Anzeichen einer Weiterentwicklung dieser Keime durch

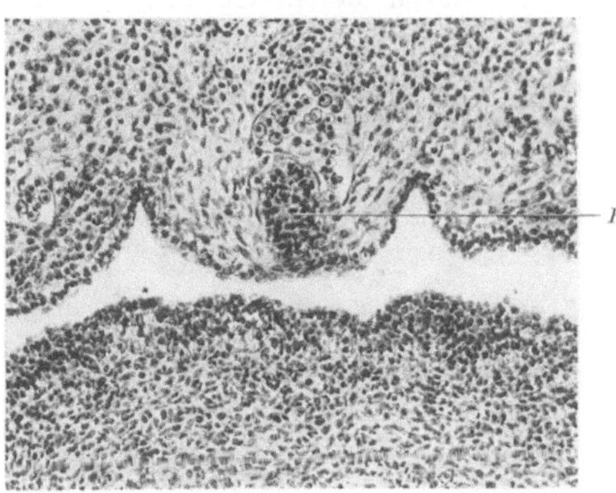

Abb. 11. Rest des Hypophysenganges (*R*) an der Ausmündung in die Rachenhöhle. Aus ihm entsteht die Rachendachhypophyse. Menschlicher Embryo von 25 mm S.S.L. (ME. 4). Fix. Bouin. Paraffin 10 μ. Hämalaun-Eosin. Vergr. 1:125.

Ausbildung epithelialer Drüsenbälkchen beobachten, die zur Entstehung der Rachendachhypophyse führen.

Während RUDEL angibt, daß Reste letztgenannter Art nur ausnahmsweise bestehen bleiben, traf sie HOCHSTETTER bei der Untersuchung der Schnittserien

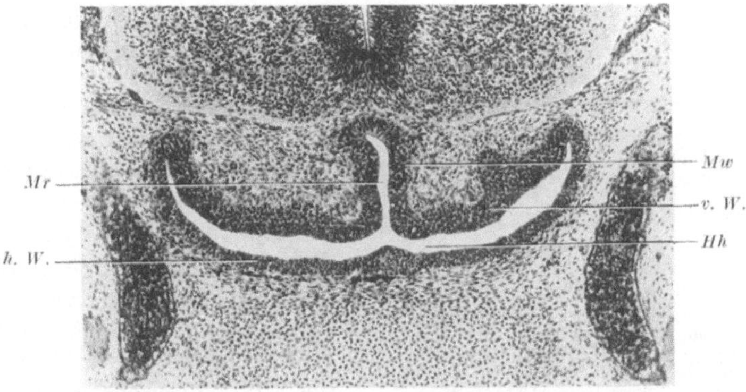

Abb. 12. Querschnitt durch das Hypophysensäckchen eines menschlichen Embryo von 25 mm S.S.L. (ME. 4). *v. W.* vordere Wand des Hypophysensäckchens mit epithelialen Knospen; *Mw* Mittelwulst; *Mr* Mittelwulstrinne; *Hh* Hypophysenhöhle; *h. W.* hintere Wand des Hypophysensäckchens. Fix. Susa. Paraffin 10 μ. Hämalaun-Eosin. Vergr. 1:63.

von mehr als 35 Embryonen zwischen 30 und 105 mm S. S. L. ohne Ausnahme an. Das gleiche berichtet ATWELL (1926). Auch in 57 von mir untersuchten menschlichen Embryonen waren immer Reste nachzuweisen. Dementsprechend findet man auch bei Neugeborenen in der Regel eine gut entwickelte Rachendachhypophyse vor.

Die Weiterentwicklung der in Abschnürung begriffenen oder eben abgeschnürten Hypophysenanlage vollzieht sich in der Weise, daß sich zunächst die Seitenränder wie der caudale Rand des abgeplatteten Säckchens hirnwärts umbiegen. Dadurch bekommt die Anlage, von frontal gesehen, die Form einer flachen Schale, die durch den schon früher erwähnten Mittelwulst in eine rechte und linke Hälfte geteilt wird (s. Abb. 9). Ein Frontalschnitt durch die Anlage läßt die Größe des Mittelwulstes, die Vertiefung der in ihm gelegenen Hypophysenrinne, wie die Aufbiegung der Seitenränder des Säckchens gut erkennen (vgl. Abb. 12). Das Epithel der frontalen Wand ist deutlich verbreitert und bildet epitheliale Knospen, die gegen das Mesenchym vordringen und das Einsetzen proliferativen Wachstums der Anlage anzeigen. Die bis vor kurzem noch enge Aneinanderlagerung von Mittelwulst und Zwischenhirnboden beginnt sich durch Einschieben von Mesenchym zu lösen.

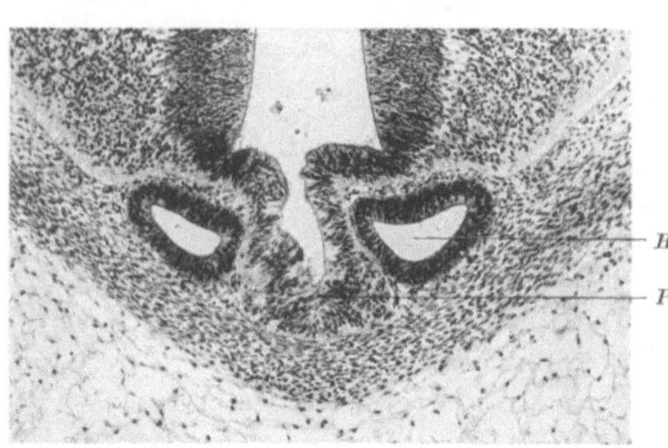

Abb. 13. Querschnitt durch die Hypophysenanlage eines menschlichen Embryo von 25 mm S.S.L. (ME. 4) in der Höhe des Hirnteils. *Hh* Hypophysenhorn; *Pr. i.* Processus infundibularis. Fix. Susa. Paraffin 10 μ. Hämalaun-Eosin. Vergr. 1:63.

Die Anlage des Hirnteils, der Processus infundibularis, hat um diese Zeit der Entwicklung die Form eines hohlen rundlichen oder meist keulenförmigen Zapfens. Die eigenartigen Zellverschiebungen, die zur Ausbildung sekundärer Buchten und Cysten führen, sind in Abb. 13, die einen Frontalschnitt durch die Anlage des Hirnteils zeigt, gut sichtbar. Die rechts und links vom Zapfen gelegenen blasenartigen Gebilde sind Durchschnitte durch die Hörner der Adenohypophyse, die auf dem in Abb. 9 wiedergegebenen Wachsmodell deutlich hervortreten; ihre Lichtung steht in unmittelbarem Zusammenhang mit der Hypophysenhöhle.

Schließlich erfordern noch die in Abb. 9 zu beiden Seiten des Hypophysenstieles sichtbaren mit v. R. bezeichneten Vorwölbungen, die HOCHSTETTER „verdünnten Rand des Hypophysensackes" benennt, einige Aufmerksamkeit. Sie entsprechen kleinen, an den Modellen von ATWELL (1926) sichtbaren Vorsprüngen,

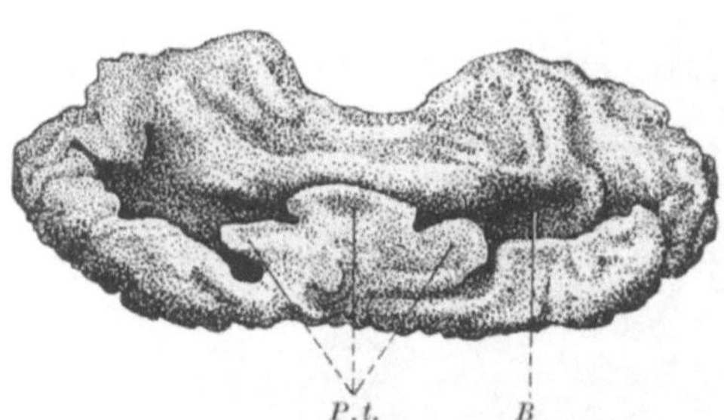

Abb. 14. Hypophysenkörbchen eines menschlichen Embryo von 26 mm S.S.L. von frontal und oben gesehen. *P. t.* Anlage der Pars tuberalis. *B* seitlicher Binnenraum des Körbchens. Nach einem Plattenmodell. Vergr. 1:50. (Nach ATWELL 1926.)

werden von ATWELL als „paarige Seitenlappen" („paired lateral lobes") benannt und als Anlage des Trichterlappens der Adenohypophyse („Pars tuberalis") gedeutet. Auch ATWELLs Beschreibung dieser Stellen als "epithelial shelves, thinner than any other part of the margin of the epithelial hypophysis" zeigt, daß es sich um die gleichen Gebilde wie bei HOCHSTETTER handelt.

ATWELL fand die Anlagen frühestens bei Embryonen von 10,5 mm S. S. L. Sehr bald nach dem Verschwinden des Hypophysenganges vereinigen sich diese beiden Seitenlappen durch ein Mittelstück zu einer einheitlichen Anlage, wie sie auf dem in Abb. 14 wiedergegebenen Plattenmodell sichtbar ist.

Die paarigen Seitenlappen Atwells entsprechen den von Gaupp (1893) bei *Eidechsen* gefundenen „Lateralknospen", den von Chiarugi (1894) beim *Meerschweinchen* und von Atwell (1918) beim *Kaninchen* beschriebenen „Seitenlappen", den „Lobuli laterali" von Rossi (1896) und Bruni (1915, 1916), den „Bourrelets lateraux" von Weber (1898), den „Seitensprossen" von v. Economo (1904), dem „Processus tuberalis" von Tilney (1913), dem „Lobulus bifurcatus" von Bolk (1910, 1917) und Woerdeman (1915).

Bei der in Abb. 14 wiedergegebenen Hypophysenanlage hat auch die von den aufgebogenen Seitenrändern ausgehende epitheliale Wucherung große Fortschritte gemacht. Durch sie gewinnt die vorher schalenförmige Anlage allmählich die Gestalt eines dickwandigen, quergestellten Körbchens, dessen Öffnung gegen den Boden des Zwischenhirns gerichtet ist [Hilus der Adenohypophyse (Hochstetter)]. Der Binnenraum des Körbchens, der von

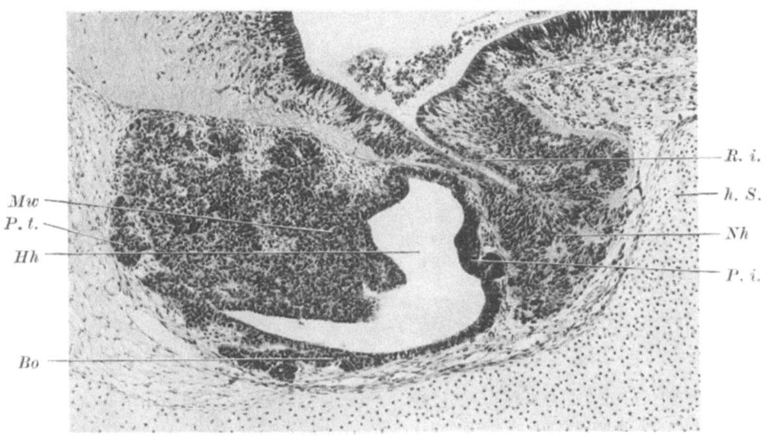

Abb. 15. Sagittaler Medianschnitt durch die Hypophyse eines menschlichen Embryo von 44 mm S.S.L. (ME. 39). Die Mittelwulstplatte ist voll getroffen. Sie hat sich nach vorne mit den Wucherungen der frontalen Korbwand vereinigt. Im Bereich der Anlage der Pars intermedia beginnende Proliferation. Im Bereich des Processus infundibularis starke Zellwucherung. Bezeichnungen: *Bo* Boden der Hypophysenhöhle; *h. S.* hintere Sattellehne; *Hh* Hypophysenhöhle; *Mw* Mittelwulstplatte; *Nh* Neurohypophyse; *P. i.* Pars intermedia; *P. t.* Anlage der Pars tuberalis; *R. i.* Recessus infundibularis Bouin. Paraffin 10 μ. Hämalaun-Eosin. Vergr. 1:75.

gefäßreichem, lockerem Mesenchymgewebe ausgefüllt ist, wird durch eine vom Mittelwulst gebildete Zellplatte, die in Abb. 14 nicht sichtbar ist, in eine rechte und linke Hälfte geschieden.

Sehr deutlich tritt diese „Mittelwulstplatte" (Hochstetter) auf dem in Abb. 15 dargestellten medianen Sagittalschnitt durch die Hypophysenanlage eines 10wöchigen Embryos hervor. Die vom Mittelwulst aussprossenden Epithelstränge reichen hier nach oben bis gegen das Zwischenhirn, nach vorne bis zu den von der umgebogenen Frontalwand ausgehenden Wucherungen, mit denen sie zu einer einheitlichen Platte verschmelzen. Ganz anders ist das Bild, das ein seitlich durch das Hypophysenkörbchen geführter Sagittalschnitt bietet (s. Abb. 16), der den mesenchymatösen, nach oben offenen Binnenraum des Körbchens zeigt.

Die am vorderen Rand des Körbchens gelegene Anlage der Pars tuberalis, die nach den Untersuchungen Atwells aus den paarigen Seitenlappen hervorgeht, ist nun bis in die Nähe der Chiasmaplatte emporgehoben (s. Abb. 15 und 16). Auf paramedianen Schnitten wie Abb. 16 findet man im Bereich der Anlage konstant rechts wie links ein gestrecktes, mit Hohlraum versehenes Kanälchen, das in seinem Aussehen gewisse Ähnlichkeit mit den Aussprossungen der Hypophysenhöhle besitzt, aber mit diesen weder durch Ursprung noch Verschmelzung zusammenhängt.

HOCHSTETTER erwähnt die Anlage der Pars tuberalis (als „Processus infundibularis") erstmals bei einem Embryo von 41,6 mm S. S. L.; er schildert sie an dieser Stelle (S. 68) als Drüsenbalken, die „am vorderen Rand des Adenohypophysenhilus von der frontalen Wand des Hypophysenkorbes" „in der Richtung gegen die Chiasmaplatte zu auszuwachsen beginnen". Bei einem Embryo von 44 mm beschreibt HOCHSTETTER (S. 69) „den Durchschnitt der aus dem umgebogenen und chiasmawärts emporgewachsenen, früher caudalen Rande des Hypophysensackes entstandenen Platte von Drüsenschläuchen oder Balken, von denen aber nur ein dem Chiasma opticum zunächst liegender Schlauch ein deutliches Lumen zeigt". „Dieser Drüsenschlauch stellt die Anlage jenes Teiles der Adenohypophyse dar, der sich später an der vorderen Wand des Infundibulums chiasmawärts emporzieht und den ich ‚Processus infundibularis' nenne."

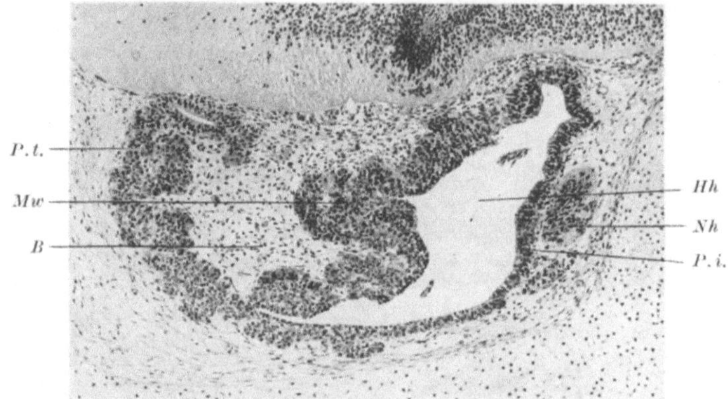

Abb. 16. Paramedianer Sagittalschnitt durch die Hypophysenanlage des gleichen Embryo. Man sieht den von lockerem Mesenchym ausgefüllten Binnenraum (B) des Hypophysenkörbchens. Die übrigen Bezeichnungen sowie Technik usw. wie in Abb. 15.

Auch BENDA (1932) fielen die mit relativ weitem Lumen versehenen Schläuche der Tuberalisanlage auf. Ihre Ähnlichkeit mit den „Kanalaussprossungen aus dem kranialen und lateralen Umschlagsrand der Hypophysenhöhle", wie die übereinstimmende Verlaufsrichtung ließen ihn vermuten, „daß der Tuberalisteil auch von den Aussprossungen der RATHKEschen Höhle abstammt". BENDA hält daher die Frage nach der Herkunft des Tuberalisteiles noch nicht für endgültig geklärt. Die Ausführungen BENDAs gaben mir Veranlassung an einer Reihe menschlicher Embryonen das Verhalten der Tuberaliskanälchen auf einen etwaigen genetischen Zusammenhang mit den genannten Aussprossungen der Hypophysenhöhle sorgfältig zu prüfen, mit dem Ergebnis, daß sich ein solcher niemals feststellen ließ.

Um die gleiche Zeit beginnt auch die dem Hirnteil anliegende Wand des Hypophysensackes, die Anlage des Zwischenlappens zu proliferieren. Das Epithel besitzt im Bereich dieses Abschnittes den Charakter eines breiten, mehrzeiligen Zylinderepithels, das sich durch seine Höhe deutlich von dem viel niedrigeren Epithel der Vorderwand unterscheidet. Zwischen ihm und der Neurohypophyse befindet sich ein Streifen von Mesenchymgewebe, der auch in Abb. 15 gut zu erkennen ist. In diese schmale Bindegewebsschicht werden nun vom Epithel der Anlage die ersten schlauchartigen Ausstülpungen und kompakten Zapfen vorgetrieben.

Die Hypophysenhöhle erstreckt sich auf dem abgebildeten Stadium noch ziemlich weit nasalwärts. Ihr Boden wird von jenem Teil der ursprünglich dorsalen Taschenwand gebildet, der außerhalb des Bereiches des Hirnteiles liegt. Auch er treibt, wenn auch in viel geringerem Ausmaß, Sprossen, die Drüsengewebe liefern (s. Abb. 15, *Bo*).

An der Anlage des Hirnteiles ist der Beginn einer Trennung in den zumeist keulenförmigen, höckerigen Teil der Neurohypophyse und das vorerst noch kurze, gedrungene Infundibulum zu erkennen, das vom Recessus infundibularis durchzogen wird, während im Bereich der Neurohypophyse die ehemalige Lichtung schon verschwunden ist. Das Gewebe der Neurohypophyse ist noch außerordentlich zellreich. Es besteht aus dichtgedrängten Neuroepithelzellen, die häufig zu rosettenartigen Zellgruppen angeordnet sind. Sie leiten sich, wie auch das oft noch nachweisbare zentrale Lumen zeigt, auf abgeschnürte sekundäre Ausbuchtungen der ursprünglich vorhandenen Höhlung zurück. Neuroepithelcysten dieser Art bleiben namentlich am caudalen Ende der Neurohypophyse häufig noch längere Zeit erhalten. Man kann sie selbst zur Zeit der Geburt noch antreffen. Sie können dank ihrer hohen, schmalen, dichtgedrängten Zellen von den „tubulösen Drüsen" (s. S. 338) leicht unterschieden werden.

Joris (1907) läßt aus diesen Wucherungen der Ependymzellen den Zwischenlappen entstehen, den er als „lobule paranerveux" bezeichnet. Seine Entwicklung erfolgt nach der Vorstellung von Joris in der Weise, daß die gewucherten Ependymzellen auswandern und auf der Oberfläche des Processus infundibularis eine mehr oder weniger breite Zellschicht bilden. Die Wände der Rathkeschen Tasche sollen sich dagegen zurückbilden und sich nur wenig oder gar nicht an der Bildung des Zwischenlappens beteiligen. „Wenn man im erwachsenen Organ eine gut entwickelte Zellschicht findet, so ist das eine ependymäre Bildung, die persistiert und nicht die hintere Wand der Rathkeschen Tasche." Nach dem oben Gesagten bedarf es wohl keiner weiteren Widerlegung dieser unhaltbaren Deutung.

4. Die Entwicklung des geschlossenen Drüsenkörpers und der Trennung in Hypophysenstiel und Hinterlappen.

Auf dem in Abb. 17 wiedergegebenen medianen Sagittalschnitt durch die Hypophyse eines Embryos von 88 mm S. S. L. hat die Entwicklung weitere wesentliche Fortschritte gemacht. Vor allem kommt nun die Trennung zwischen Neurohypophyse und Hypophysenstiel deutlich zum Ausdruck. Der Zwischenhirnboden hat sich von der Hypophyse beträchtlich entfernt, der Hypophysenstiel, in dem nun ebenso wie in der Neurohypophyse Gliafasern wie marklose Nervenfasern bemerkbar werden, ist bedeutend verlängert. Am caudalen Ende der Neurohypophyse liegen einige Neuroepithelcysten, die auch insofern von Interesse sind, als sich bei ihnen deutlich zwei verschiedene Kerntypen feststellen lassen: längliche, chromatinreiche, dunkle und bläschenförmige, chromatinarme, helle (s. Abb. 18). Es liegt nahe, in letzteren Neuroblasten zu erblicken, die dank der Entstehung des Processus infundibularis als neuroepitheliale Ausstülpung des Mittelhirnbodens zusammen mit den Spongioblasten in die Anlage gelangen. Man findet sie auf dem vorliegenden Entwicklungsstadium im übrigen nicht nur im Bereich der Epithelcysten, sie sind vielmehr, wenn auch spärlicher, auch in den anderen Teilen der Neurohypophyse aufzufinden. Bemerkenswerterweise zeigen viele dieser rundlichen hellen Kerne deutliche Merkmale der Auflösung, die sich häufig unter zunehmendem Dahinschwinden des Chromatins vollzieht. Auch pyknotischer Kernzerfall ist zu beobachten. Allem Anschein nach werden auf diese Weise die in der Neurohypophysenanlage anfänglich vorhandenen, für die spätere Entwicklung aber überflüssigen Neuroblasten ausgeschieden.

Der Vorderlappen hat auf dem abgebildeten Stadium an Parenchymmenge bedeutend zugenommen; die beiden seitlichen „Binnenräume" des Hypophysenkörbchens sind dank der allseitigen lebhaften Proliferation der Korbwandung wie des Mittelwulstes bis auf die definitiven seitlichen Gefäßbindegewebsstränge mit Drüsengewebe ausgefüllt. Die Epithelstränge liegen aber zu dieser Zeit im ganzen Bereich des Vorderlappens noch sehr locker. Zwischen ihnen ziehen breite Straßen von jugendlichem, gefäßreichem Mesenchymgewebe (s. Abb. 19).

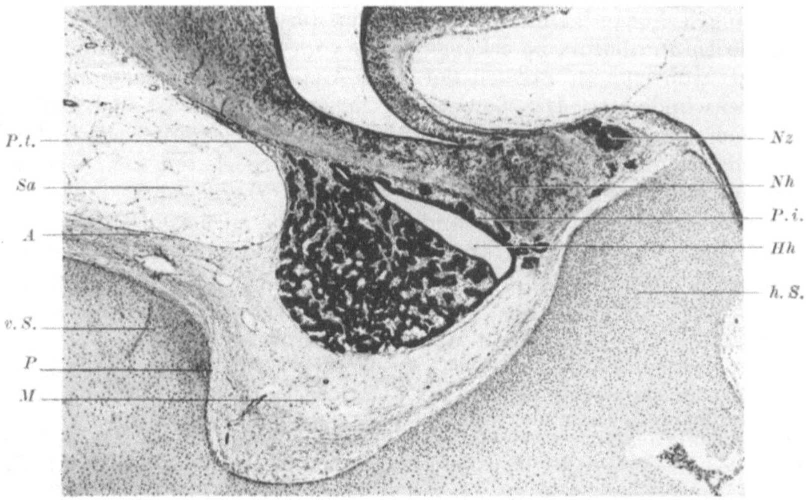

Abb. 17. Sagittaler Medianschnitt durch die Hypophysenregion eines menschlichen Embryo von 88 mm S.S.L. (ME. 15). Bezeichnungen: *A* Arachnoidea; *Hh* Hypophysenhöhle; *h. S.* hintere Sattellehne; *M* lockeres Mesenchymgewebe des Sattels; *Nh* Neurohypophyse; *Nz* Neuroepithelcyste; *P* Perichondrium = späteres Periost; *P. i.* Pars intermedia; *P. t.* Pars tuberalis; *Sa* Subarachnoidealraum; *v. S.* vordere Sattellehne. Fix. Bouin. Paraffin 10 μ Hämalaun-Eosin. Vergr. 1:30.

Sehr klar ist auf diesem Stadium der Zusammenhang der Anlage der Pars tuberalis mit der Vorderwand des Hypophysenkorbes zu beobachten (s. Abb. 19).

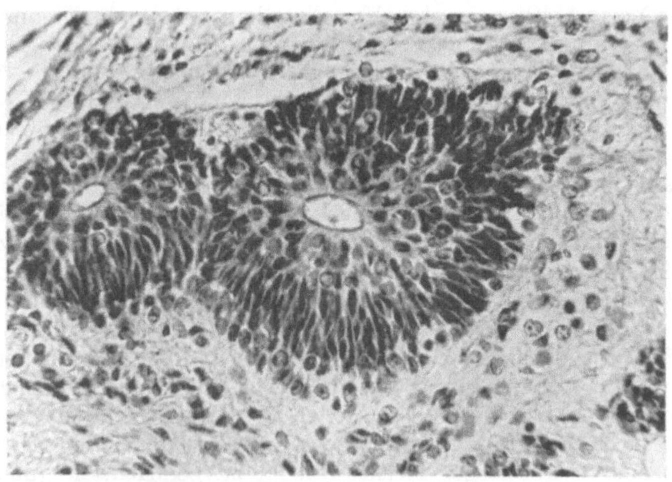

Abb. 18. Neuroepithelcysten vom caudalen Ende der Neurohypophyse. Menschlicher Embryo von 88 mm S.S.L. (ME. 15). Fix. Bouin. Paraffin 10 μ. Hämalaun-Eosin. Vergr. 1:320.

Auf dem abgebildeten, etwas paramedian gelegenen Schnitt ist eines der am Hypophysenstiel emporziehenden Kanälchen getroffen, das im Bereich des Trichters eine verhältnismäßig weite Lichtung zeigt, während es gegen den Vorderlappen zu in einen kompakten Epithelstrang übergeht. Hier tritt die

Unabhängigkeit der eigentlichen Pars tuberalis von den Ausstülpungen des oberen Umschlagrandes der Hypophysenhöhle (gegen BENDA 1932) und von der Pars

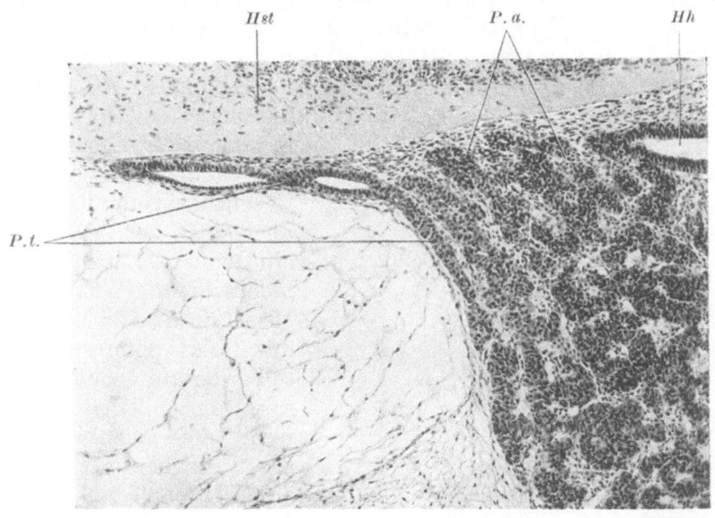

Abb. 19. Paramedianer Sagittalschnitt durch die Anlage der Pars tuberalis (*P. t.*) eines menschlichen Embryo von 88 mm S.S.L. (ME. 15). *U. Hh* oberer Umschlagsrand der Hypophysenhöhle; *Hst* Hypophysenstiel; *P. a.* Drüsenstränge der Pars anterior, aus der Mittelwulstplatte entstanden. Fix. Bouin. Paraffin 10 μ. Hämalaun-Eosin. Vergr. 1:77.

intermedia (gegen CAMERON 1929) besonders deutlich vor Augen. Die Pars tuberalis-Anlage ist auf beiden Seiten schon gut entwickelt, während sie median noch zurück ist und hauptsächlich aus Mesenchym und Gefäßen besteht (s. Abb. 17).

Zwischen die auf Abb. 19 sichtbare, aus der frontalen Körbchenwand hervorgehende Anlage der Pars tuberalis und den oberen Umschlagsrand des Hypophysensackes schieben sich an der Frontalseite des Stieles bei *P. a.* Drüsenstränge ein, die aus der Mittelwulstplatte ihren Ursprung nehmen und dem Vorderlappen zuzurechnen sind. Sie bilden später die sog. chromophobe Zone des Vorderlappens (s. S. 312). Dazu kommen in der Nähe des oberen Umschlagrandes noch Gruppen von schlauchförmigen Parenchymsträngen (s. Abb. 17), die sich auf Aussprossungen und Abschnürungen des Hypophysensackes zurückleiten.

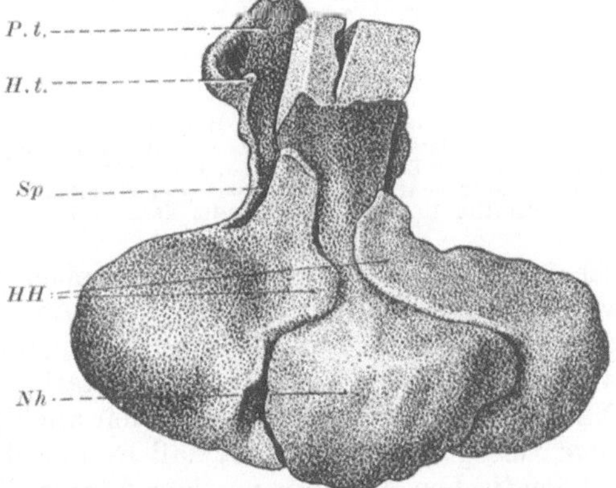

Abb. 20. Wachsplattenrekonstruktion der Hypophyse eines menschlichen Embryo von 102 mm S.S.L. in der Ansicht von hinten und oben. *HH* Hörner des Vorderlappens; *H. t.* caudalgerichtetes Horn der Pars tuberalis; *Nh* Neurohypophyse; *P. t.* Pars tuberalis; *Sp* mit Bindegewebe ausgefüllter Spalt. Vergr. 1:35. (Nach ATWELL 1926.)

Die Hypophysenhöhle hat sich gegenüber dem auf Abb. 15 gezeigten Stadium namentlich im ventralen Teil stark verkleinert, die Mesenchymschicht, die die Anlage des Zwischenlappens von der Neurohypophyse trennt, ist dagegen um das 2—4fache breiter geworden. In gleicher Weise haben auch die Aussprossungen der Pars intermedia zugenommen.

Zu Beginn der 15. Schwangerschaftswoche zeigt die Hypophyse von rückwärts gesehen die in Abb. 20 wiedergegebene Gestalt. Die Walzenform des Vorderlappens wie die Keulenform des Hinterlappens kommen nun deutlich zum Ausdruck. Der Hypophysenstiel wird am Übergang in die Neurohypophyse auf der Rückseite von zwei sog. „Hörnern" fast völlig umschlossen. Es handelt sich dabei um die zwei vom Hypophysensack ausgehenden Aussackungen, die in der Anlage schon in Abb. 7 sichtbar sind und dort als „Hörner der Adenohypophyse" bezeichnet wurden. Ihre Struktur hat sich noch nicht wesentlich verändert, so daß sich auch jetzt noch eine äußere und eine innere aus einem ein- bis mehrschichtigen Epithel gebildete Wand unterscheiden läßt, die den mit der Hypophysenhöhle unmittelbar zusammenhängenden Hohlraum umschließt. Aus den „Hörnern" entwickelt sich später der sog. „Nackenteil" der ausgebildeten Hypophyse, der sich auf der Dorsalseite des Organs zwischen Hinterseite des Stieles und Neurohypophyse einschmiegt. Dabei entsteht aus dem äußeren Epithel im weiteren Verlauf typisches Vorderlappengewebe, während das innere, soweit es Stiel und Neurohypophyse anliegt, noch längere Zeit einen undifferenzierten Charakter bewahrt und dadurch dem Epithel der embryonalen Pars intermedia gleicht. Die Entwicklung der Hörner ist im übrigen individuell sehr unterschiedlich; während sie beim einen Embryo

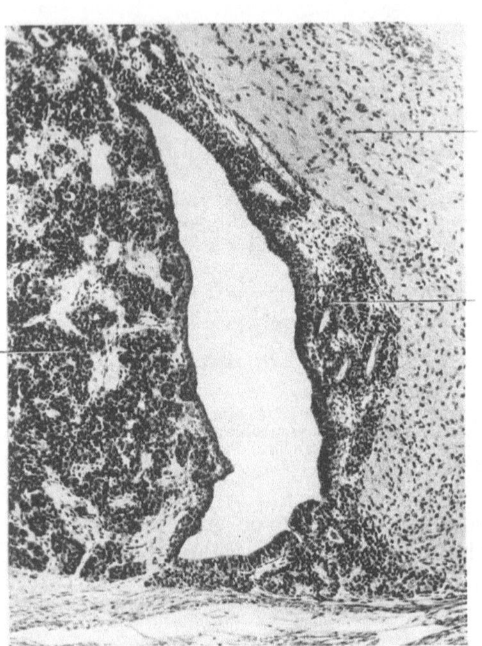

Abb. 21. Sagittalschnitt durch die Hypophysenhöhle und die Anlage der Pars intermedia eines menschlichen Embryo von 143 mm S.S.L. (ME. 45). *P. a.* Pars anterior; *P. i.* Pars intermedia; *Nh.* Neurohypophyse. Fix. Bouin. Paraffin 10 μ. Hämalaun-Eosin. Vergr. 1:77.

schon um die Mitte der Embryonalzeit den Hypophysenstiel mehr oder weniger vollständig umfassen, sind sie beim anderen selbst zur Zeit der Geburt noch durch eine breite Zwischenzone voneinander getrennt. Dementsprechend sind auch später beim fertigen Organ starke Unterschiede in der Ausbildung des Nackenteiles, der unter Umständen auch ganz fehlen kann, festzustellen. Aus dem Gesagten geht hervor, daß es unrichtig ist, wenn BENDA (1932) in seinen schematischen Abbildungen zur fetalen Entwicklung der menschlichen Hypophyse den aus den Hörnern des Vorderlappens hervorgehenden Nackenteil durch die Art der Schraffierung als Teil der Pars tuberalis kennzeichnet (s. auch S. 255).

Die eben beschriebenen Hörner sind durch einen tiefen, von Bindegewebe ausgefüllten Spalt von der Pars tuberalis getrennt (s. Abb. 20, *Sp*). Dieses Bindegewebssseptum gestattet, wie HOCHSTETTER und ATWELL darlegten, auch die Abgrenzung des nasalen Endes der Pars intermedia vom caudalen Ende der Pars tuberalis. Die letztere bedeckt im vorliegenden Entwicklungsstadium schon als dünne Gewebsplatte die Vorderseite des Stieles (s. Abb. 20, *P.t.*). Auch an ihr sind zwei nach rückwärts gerichtete Hörnchen (s. Abb. 20, *H.t.*) zu erkennen, die in einem Teil der Fälle allmählich den ganzen Stiel umfassen.

Von diesem Stadium an beginnt die Pars tuberalis nach ATWELL (1926) den Namen eines „Lobus bifurcatus" im Sinne von BOLK und WOERDEMANN zu verdienen.

Während der nächsten Wochen nimmt die proliferative Tätigkeit der hinteren Wand des Hypophysensackes sichtlich zu. Dementsprechend findet man bei dem in Abb. 21 wiedergegebenen Übersichtsbild der Pars intermedia eines Embryos von 143 mm S. S. L. zwischen Epithel und Neurohypophyse zahlreiche mit Lichtung versehene Epithelschläuche, aus denen sich später ein Teil der „tubulösen Drüsen" der Zwischenzone entwickelt (s. S. 338). Sehr oft stehen dieselben, wie die Untersuchung von Serienschnitten ergibt, noch in unmittelbarer Verbindung mit der Hypophysenhöhle. Auch in Abb. 17 sind im caudalen Abschnitt der Höhle Einmündungen von Schläuchen zu sehen. Die Schläuche werden vorwiegend von einschichtigem Zylinderepithel gebildet. Namentlich im caudalen Bereich der Anlage trifft man häufig auch dichotomische Verzweigungen der Drüsenschläuche an. Daneben treten auch kompakte Zellstränge und Zellgruppen auf. Sehr lebhaft ist die Bildung hohler Sprossen am oberen Umschlagsrand der Hypophysenhöhle (s. Abb. 22); es sind das die sog. Evaginationen, auf die S. 307 ff. noch näher eingegangen wird. Aus ihnen geht ein Teil der Cysten hervor, die später, wenn sich der Stiel der Hypophyse abbiegt, in den an der Frontalseite gelegenen Winkel zwischen Neurohypophyse und Stiel wie auch vor den Stiel zu liegen kommen; die Gegend entspricht der späteren „Umschlagszone" der Zwischenzone (s. S. 297). Auf der Rück-

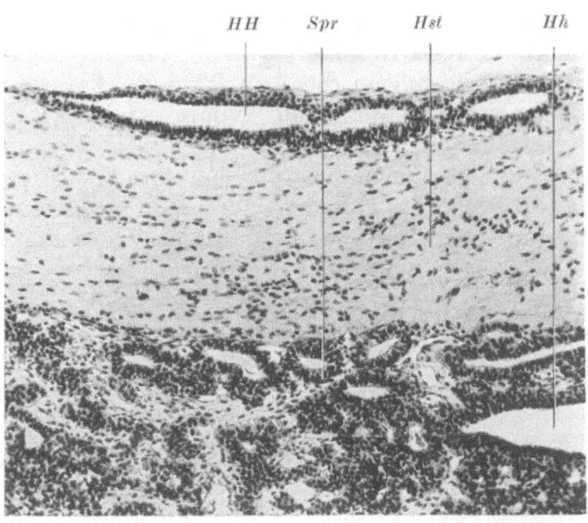

Abb. 22. Sagittalschnitt durch den oberen Umschlagsrand der Hypophysenhöhle (*Hh*) eines menschlichen Embryo von 143 mm S.S.L. (ME. 45). *Spr* hohle Aussprossungen des Umschlagsrandes der Hypophysenhöhle; *Hst* Hypophysenstiel; *HH* Hypophysenhorn. Fix. Bouin. Paraffin 10 μ. Hämalaun-Eosin. Vergr. 1:90.

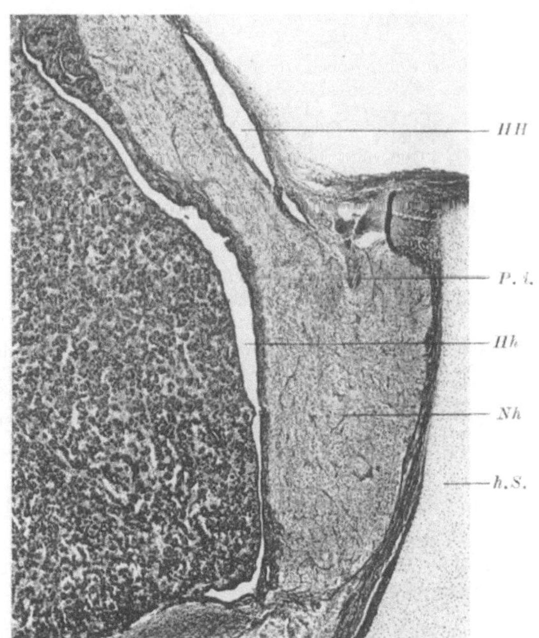

Abb. 23. Sagittalschnitt durch Pars anterior, intermedia und posterior der Hypophyse eines menschlichen Embryo von 23 cm S.S.L. (ME. 47). Die Hypophysenhöhle (*Hh*) reicht bis weit an den Stiel hinauf. Der Epithelsaum der Pars intermedia (*P. i.*) ist noch sehr gut entwickelt. Die Lage der Neurohypophyse ist sehr steil. *HH* Hypophysenhorn. *h. S.* hintere Sattellehne. Fix. Bouin. Paraffin 10 μ. Hämalaun-Eosin. Vergr. 1:28.

seite des Stieles ist in Abb. 22 die Spitze eines Vorderlappenhornes getroffen; man sieht den Beginn einer Abschnürung kleinerer Komplexe; im übrigen ist aber hier die proliferative Tätigkeit des Epithels noch immer sehr gering.

Das weitere Verhalten der Hypophysenhöhle wie der Pars intermedia ist schon während des Embryonallebens ungemein wechselnd. Als Beispiele extremer Fälle mögen die Abb. 23 und 24 dienen, die bei gleicher Vergrößerung Sagittalschnitte durch die Hypophysenhöhle eines Embryos von 23 bzw. 28 cm S. S. L. zeigen. In Abb. 23 reicht die Hypophysenhöhle als schmaler Spalt von der Bodenfläche bis weit hinauf an den Stiel. Der Vorderlappen ist in diesem Falle durch die Höhle vollkommen abgetrennt. Neurohypophyse und Stiel sind auf ihrer Vorderfläche, ähnlich wie bei einer *Hunde*hypophyse, von einem relativ breiten Parenchymsaum bedeckt, der sich aus dem Epithel der Hypophysenhöhle und darunter liegenden Strängen und Schläuchen von Drüsengewebe zusammensetzt. Ganz anders der Befund auf Abb. 24. Hier finden sich im Bereich der Neurohypophyse nur noch einige relativ kleine, von einschichtigem Epithel ausgekleidete Spalten. Das Parenchym der Pars intermedia beschränkt sich auf den zwischen Spalten und Neurohypophyse gelegenen, verhältnismäßig kleinen Bezirk. Die im oberen Teil der Abbildung vor der Neurohypophyse sichtbaren Spalten gehen auf Ausstülpungen des kranialen Umschlagsrandes der Hypophysenhöhle zurück. Die Abbildungen bieten auch ein Beispiel für die sehr unterschiedliche Entwicklung der Hörner des Vorderlappens. Während sich in Abb. 23 auf der Rückseite des Stieles ein großer, epithelausgekleideter Hohlraum vorfindet, der sich auf sagittalen Serienschnitten von der rechten zur linken Seite durch-

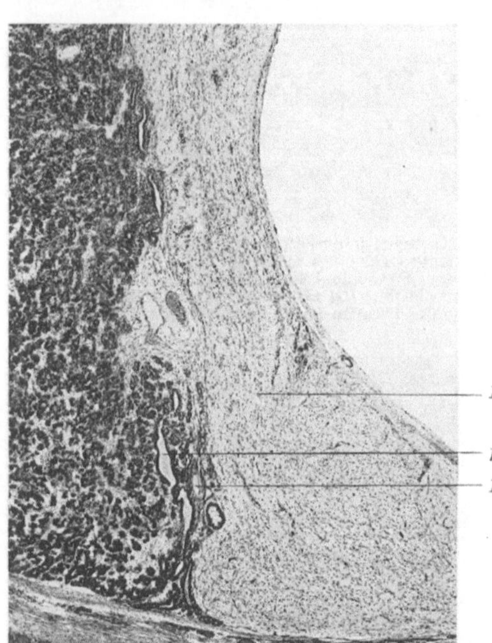

Abb. 24. Sagittalschnitt durch Pars anterior, intermedia und posterior der Hypophyse eines menschlichen Embryo von 28 cm S.S.L. (ME. 48). Die Hypophysenhöhle ist in kleinere, spaltförmige Hohlräume zerteilt. Der zwischen diesen und der Neurohypophyse (*Nh*) gelegene Zwischenlappen (*P. i.*) ist relativ klein. Fix. Bouin. Paraffin 10 μ. Hämalaun-Eosin. Vergr. 1:28.

verfolgen läßt, fehlen die Hörner bei Abb. 24 auf der Rückseite des Stieles vollkommen. Zu bemerken ist noch, daß die in Abb. 23 wiedergegebene Hypophyse insofern vom normalen Durchschnittsbefund abweicht, als sie in einer außergewöhnlich engen Sella gelegen ist. Das hatte eine starke Kompression der Drüse zur Folge, die sich auch in der steilen Stellung und Abplattung der Neurohypophyse auswirkt.

Zur Zeit der Geburt zeigt der Hypophysenstiel zumeist noch den gestreckten von frontal oben nach dorsal unten gerichteten Verlauf. Erst allmählich rückt der Zwischenhirnboden mit Tuber cinereum weiter dorsal, wodurch es dann zu der für die menschliche Hypophyse so charakteristischen Abknickung des Stieles kommt.

5. Das Wachstum der Hypophyse während der Embryonalzeit.

Das Gewichtswachstum der Hypophyse ist während der Embryonalzeit sehr schnell (vgl. Tabelle 1).

Wie COVELL (1927) in sorgfältigen Untersuchungen fand, verläuft es in Gestalt einer flach konkaven Kurve, die von der 11.—14. Woche an (50—100 mm S. S. L.) steil ansteigt. Die Wachstumskurve der Hypophyse entspricht während der Embryonalzeit weitgehend der Wachstumskurve des Gesamtkörpers wie einzelner Organe. Die Gewichtszunahme von Gesamtkörper, Pars anterior und intermedia zeigt ähnlichen Verlauf wie die Volumenzunahme von Augapfel, Mittelhirn und Rückenmark; das Gewichtswachstum der Pars posterior verläuft ähnlich wie die Zunahme des Volumens beim N. opticus und Kleinhirn.

Das Gesamtgewicht der Hypophyse beträgt zur Zeit der Geburt um 107 mg. Davon treffen 83,4 mg (78%) auf die Pars anterior, 2,05 mg (2%) auf die Pars intermedia und 20,7 mg (20%) auf die Pars posterior. Diese Zahlen gleichen den von RASMUSSEN für die Hypophyse des Erwachsenen ermittelten Verhältniszahlen, wenn man dabei die auf die Kapsel treffenden 8% ausschaltet und lediglich die relativen Werte der drei Parenchymanteile vergleicht.

Die Durchmesser des Organes wachsen während der Fetalzeit verhältnismäßig langsam. Der anteriorposteriore und der vertikale verdoppelt sich etwa, der transversale nimmt etwas weniger zu. Der anterior-posteriore, vertikale und transversale Durchmesser der Hypophyse mißt beim Neugeborenen durchschnittlich 57, 49 bzw. 79 mm.

Tabelle 1.
Gewichtszunahme der Hypophyse während der Embryonalzeit (nach COVELL, relative Werte von LUCIEN, PARISOT, RICHARD).

Alter in Monaten	Absolutes Gewicht in mg	Relatives Gewicht (Hypophyse : Körpergewicht)
2	2	1 : 2800
3	5	1 : 6600
4	15	1 : 10500
5	26	1 : 15300
6	44	1 : 16000
7	57	1 : 22000
8	80	1 : 25000
9	95	1 : 31500

Das relative Volumen der drei Parenchymanteile erfährt während des Embryonallebens eine allmähliche Verschiebung, insofern sich das relative Volumen von Vorderlappen und Zwischenlappen gegen die Geburt zu vermindert, während das relative Volumen des Hinterlappens langsam zunimmt.

III. Gestalt, Größe und Gewicht der menschlichen Hypophyse.

Im vollentwickelten Zustand liegen Drüsenteil und Hirnteil der menschlichen Hypophyse so innig aneinander gefügt, daß sie makroskopisch als einheitliches Organ erscheinen, um so mehr, als sie auch von einer gemeinsamen Kapsel umschlossen sind. Durch die Anlagerung des Hinterlappens an den Drüsenteil erfährt die Umrißkontur der Hypophyse eine nach rückwärts vorspringende Vorwölbung, die je nach der Dicke des Hinterlappens und je nach der Tiefe der Einkerbung des Drüsenlappens bald stärker, bald schwächer hervortritt. Im extremen Fall gewinnt dadurch das Gesamtorgan in der Ansicht von oben her einen fast herzförmigen Umriß (s. Abb. 25b). Das andere Extrem ist die Gestalt einer langgestreckten, nur mit einem flachen Buckel versehenen Walze (s. Abb. 25a). Zwischen beiden Formen sind zahlreiche Zwischenstufen festzustellen, ohne daß sich bis jetzt, abgesehen von einer im Alter oft zunehmenden Neigung zur Abrundung, die auch bei der in Abb. 25b abgebildeten Drüse hervortritt, eine konstante Beziehung zwischen Form und Geschlecht, Rasse, Funktionszustand oder dergleichen hätte aufdecken lassen.

LUCIEN, PARISOT und RICHARD (1934) unterscheiden 3 Haupttypen, zwischen denen zahlreiche Zwischenstufen bestehen: 1. einen langen Typus, bei dem der transversale Durchmesser bei weitem am größten ist, 2. einen abgerundeten und abgeplatteten Typus; transversaler und sagittaler Durchmesser werden mehr oder weniger gleich, 3. einen rundlichen Typus; bei ihm sind die drei Durchmesser annähernd gleich. Diese allgemeinen Formtypen sollen parallelen Veränderungen (Modifikationen) der Sella turcica entsprechen.

Die obere Fläche des Hirnanhanges macht mit den Lebensjahren gewisse Formveränderungen durch, auf die schon C. und K. WENZEL (1810, 1812) aufmerksam machten. Bei Neugeborenen ragt sie oft kegelförmig in die Höhe, doch bemerkt ERDHEIM (1904), daß auch flache Formen vorkommen. In den Jahren der Mannbarkeit mindert sich die Konvexität der oberen Fläche, so daß sie weniger stark hervortritt. Gegen das 40. Jahr wird sie flach und eben; noch später bemerkt man an der Stelle, an der sich der Stiel einsenkt, häufig eine kesselförmige Vertiefung, die anfänglich klein ist, mit den Jahren aber zunimmt, so daß es schließlich zu recht beträchtlichen Einsenkungen der Oberfläche kommen kann (vgl. Abb. 25 c).

Nach Ablösen der Kapsel findet man den Hinterlappen seitlich und an der Unterfläche vom Drüsenteil durch eine seichte Furche abgesetzt, in der ständig Äste der Aa. hypophyseos inferiores verlaufen. Bei sorgfältiger Präparation gelingt es auch noch beim Erwachsenen am frischen Präparat von dieser Furche aus beide Anteile der Hypophyse makroskopisch zu isolieren.

Die Gestalt des Drüsenteiles gleicht nach Ablösen des Hinterlappens einer Walze, deren Rückseite im mittleren Drittel eine mehr oder weniger tiefe Eindellung aufweist (s. Abb. 26 a). Durch sie erklärt es sich, daß der Drüsenteil auf sagittalen Medianschnitten oft verhältnismäßig klein erscheint. Der Längsdurchmesser des Drüsenteiles verläuft in situ in transversaler (frontaler) Richtung; seine Länge beträgt meist das 2—2$\frac{1}{2}$fache des größten Sagittaldurchmessers.

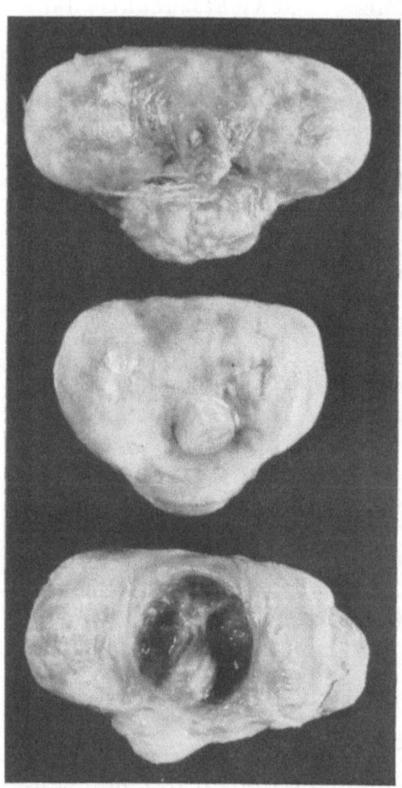

Abb. 25. Menschliche Hypophysen in der Ansicht von oben. a Hypophyse eines 27jährigen, durch Unglücksfall plötzlich verstorbenen Mannes; b Hypophyse eines 71jährigen, durch Unglücksfall verstorbenen Mannes; c Hypophyse eines 74jährigen, an Pneumonie verstorbenen Mannes. Fix. Formol. Vergr. 1:25.

Ganz anders ist die Gestalt des Hinterlappens geformt, der für sich isoliert, einer an einem Stiele hängenden Beere gleicht (s. Abb. 26 b und c). Seine Größe entspricht etwa der einer Erbse, seine Form ist aber wechselnd, insofern sie bald rundlich oder keulenartig, bald flach und abgeplattet erscheint, Unterschiede, die auch in den schematischen Sagittalschnitten der Abb. 27 zum Ausdruck kommen. Die Oberfläche des Hinterlappens ist zumal an den freien, nach außen gekehrten Seiten von höckeriger Beschaffenheit. Nicht selten sind auch einzelne stärker vorspringende Buckel zu beobachten, die gelegentlich sogar beträchtliche Vertiefungen in der angrenzenden Knochenlamelle der hinteren Sattellehne verursachen. Die verschiedenartige Gestalt des Hinterlappens kommt auch in den Sagittalschnitten der Abb. 27 sehr deutlich zum Ausdruck.

Ähnlich wie der Hinterlappen weist auch der Stiel der menschlichen Hypophyse hinsichtlich seiner Gestalt beträchtliche individuelle Unterschiede auf. Namentlich Länge und Dicke des Stieles können stark variieren (ERDHEIM 1904). Neben sehr kurzen dicken Formen wie in Abb. 27c findet man auch lange, dünne wie in Abb. 27a und b.

Charakteristische Unterschiede lassen sich ferner beim Übergang vom Hinterlappen in den Stiel feststellen. Man kann hier zwischen zwei extremen Typen unterscheiden, die durch Zwischenstufen verbunden sind. Beim infantilen Typus geht der Stiel, wie es noch zur Zeit der Geburt meist die Regel ist, in gestrecktem Verlauf in den

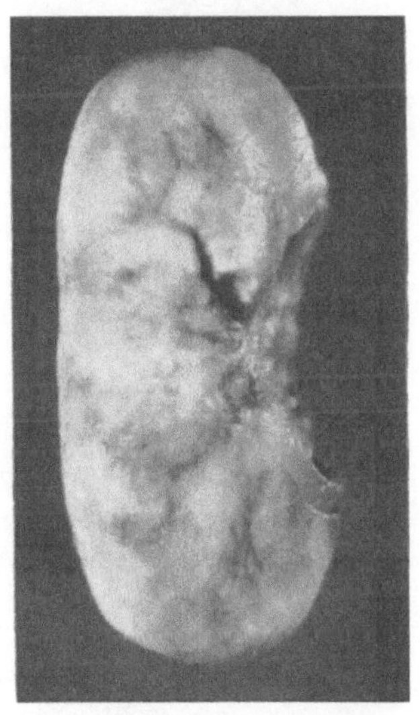

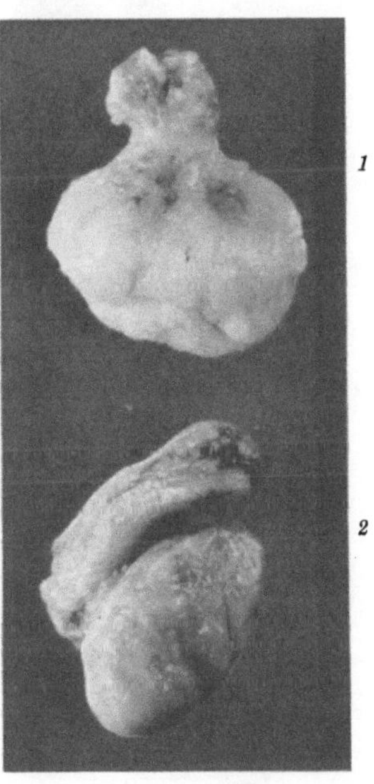

a   b

Abb. 26. a Vorderlappen einer menschlichen Hypophyse nach Ablösen der Neurohypophyse. Ansicht von oben her; b Hinterlappen und Hypophysenstiel des gleichen Organes; *1* Ansicht von dorsal; *2* Ansicht von der Seite her. Vergr. 1:4.

Hinterlappen über (s. Abb. 27e). Beim adulten Typus findet dagegen eine starke Abknickung statt. So beginnt der Stiel der in Abb. 26c wiedergegebenen Hypohyse an der Frontalseite des Hinterlappens zwischen dessen oberem und mittlerem Drittel, zieht dann zunächst innerhalb der Drüsenmasse des Vorderlappens ein Stück weit frontalwärts und biegt schließlich, aus dem Organ austretend, in scharfem Knick nach rückwärts um. In extremer Ausbildung tritt dieser Typus auch in Abb. 31 hervor, bei der die Besonderheit hinzukommt, daß die Hypophysenhöhle noch vollständig erhalten und sehr stark mit Kolloid gefüllt ist.

Bei der in Abb. 26c, 27d wie 31 wiedergegebenen Drüse ist der Anfangsteil des Stieles dorsal von einer mehr oder weniger breiten Spange von Drüsengewebe, dem sog. „Nackenteil“ des Vorderlappens, überlagert. Derselbe leitet sich, wie bei der Darstellung der Entwicklung näher ausgeführt wurde, auf Aussackungen der Hypophysenhöhle, die sog. „Hörner der Adenohypophyse“, zurück. Bei Vorhandensein des Nackenteiles kann man demnach makroskopisch zwischen einem intra- und einem extraglandulären Abschnitt des Hypophysenstieles unterscheiden. Der Nackenteil ist nicht immer ausgebildet; so zeigen z. B. die Abb. 27a und b den adulten Typus des Stieles

bei fehlendem Nackenteil. Bei Abb. 27b liegt im Bereich der Pars tuberalis
eine größere Cyste.

Die Überlagerung des intraglandulären Abschnittes des Stieles mit Drüsengewebe hat
zur Folge, daß man bei makroskopischer Betrachtung des unverletzten Organes häufig den
Eindruck gewinnt, als träte der Stiel mit dem Drüsenteil der Hypophyse in Verbindung.
Tatsächlich waren sich auch die älteren Anatomen lange darüber im unklaren, mit welchem
Teil der Hypophyse der Stiel nun eigentlich zusammenhänge. Während die einen lehrten,
daß er sich nur mit dem vorderen Teil verbinde, behaupteten andere, wie BRUNNER, LITTRE,

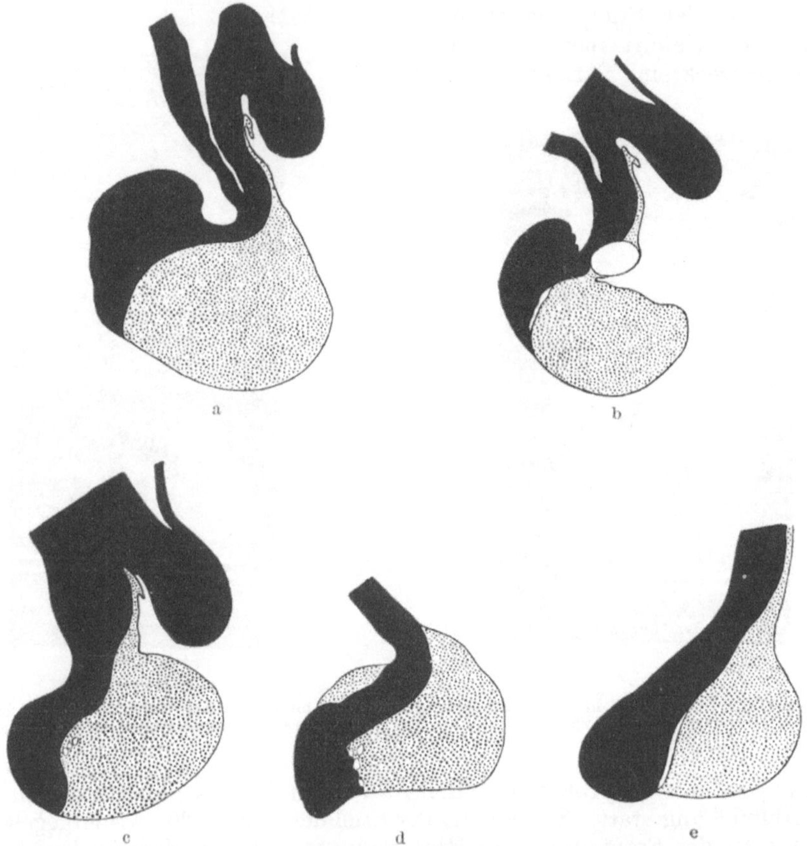

Abb. 27. Mediane Sagittalschnitte durch menschliche Hypophysen, a—d schematisch gezeichnet unter Benützung von 4 mikroskopischen Zeichnungen von ERDHEIM (1904); e nach eigenem Präparat; a von einem
49jährigen; b von einem 54jährigen; c von einem 64jährigen; d und e von 20jährigen Individuen.
Vergr. bei allen 1:3.

SANTORINI, daß er ausschließlich in den hinteren Lappen einträte. A. v. HALLER nahm,
beide Auffassungen vermittelnd, an, der Stiel setze sich entweder in den hinteren Abschnitt
des Vorderlappens oder in den Hinterlappen selbst fort. Noch LUSCHKA (1860), der den
Zusammenhang richtig geklärt und auch auf die Ursache der Täuschung hingewiesen hat,
schreibt von seiner Zeit: „Die meisten Anatomen, namentlich diejenigen der Gegenwart,
entscheiden sich für einen Zusammenhang des Trichters mit beiden Lappen der Hypophyse."
Dabei mag manchmal auch der Übergang der Pars tuberalis und ihrer Gefäße in den
Vorderlappen Anlaß zu Täuschungen gegeben haben.

Bemerkenswert ist die Verjüngung des Stieles gegen den Hinterlappen
zu, die besonders auffallend beim adulten Typus hervortritt. Sie ist, wie die
Abbildungen 27a und b, sowie 31 erkennen lassen, gänzlich unabhängig vom
Recessus infundibuli, der gewöhnlich schon ein beträchtliches Stück oberhalb
der Verjüngung des Stieles aufhört.

Nur schwer läßt sich bei makroskopischer Präparation der als Trichter-lappen (Pars tuberalis) bezeichnete Abschnitt erkennen, der vorwiegend an der Vorderfläche des Hypophysenstieles in Gestalt einer dünnen, fest aufsitzenden, gefäßreichen Gewebsplatte gegen das Chiasma in die Höhe zieht. Der in einem Teil der Fälle sich auf die Rückseite des Stieles erstreckende Abschnitt, der von STADERINI als Lobulus praemamillaris, von JORIS als Lobulus peduncularis unterschieden wurde, ist makroskopisch kaum zu erkennen.

Die Farbe der frischen Hypophyse wird natürlich von der jeweiligen Blutfüllung der Gefäße stark beeinflußt, ist aber doch im allgemeinen bei beiden Hauptteilen des Organes so different, daß sie sich gut voneinander abgrenzen lassen. Bei dem frisch entnommenen Organ des Hingerichteten fand ich die Farbe des Vorderlappens weißlich, die des Hinterlappens graurötlich, auch bei jugendlichen Individuen. Bei Sektionsmaterial zeigt der Drüsenteil meist eine grauweißliche oder graurötliche Färbung, von der sich die dunklere, graubräunliche Farbe des Hirnteiles deutlich abhebt. Weißliche Flecken im Vorderlappen, wie sie sich namentlich in dessen seitlichen Teilen vorfinden, entsprechen größeren Ansammlungen von eosinophilen Zellen. Die Konsistenz des Hinterlappens ist weicher als die des Vorderlappens.

Die Farbunterschiede der frischen Hypophyse wurden von LUSCHKA auf unterschiedliche Blutverteilung, von DOSTOIEWSKY auf ungleiche Pigmentierung, von VIRCHOW auf ungleichmäßige Fettverteilung zurückgeführt. ERDHEIM (1903) erkannte als erster den Einfluß der eosinophilen Zellen auf das Farbbild der frischen Schnittfläche. Die durch den Vorderlappen einiger Tierarten wie Rind, Schwein, Schaf, Ziege ziehenden dunkelgrauen, speckig erscheinenden Züge sind nach TRAUTMANN (1909) durch die Anwesenheit chromophober Elemente bedingt.

Die Größe des menschlichen Hirnanhanges ist ziemlich beträchtlichen individuellen Schwankungen unterworfen, die schon in den von einzelnen Autoren mitgeteilten Durchmessern zum Ausdruck kommen. So gibt ZANDER den transversalen (frontalen) Durchmesser mit 10,5—14,5 mm, den sagittalen mit 6,0—10,5 mm, den vertikalen mit 5,6—9,75 mm an. BENDA hält diese Zahlen für zu niedrig; er sah nicht selten transversale Durchmesser von 16—17 mm und sagittale von 15 mm; ein vertikaler Durchmesser von durchschnittlich 9,75 mm erscheint ihm dagegen als zu hoch. Zu diesen Erfahrungen BENDAs stimmen gut die von ERDHEIM und STUMME gewonnenen Durchschnittswerte: transversal 14,4 mm, sagittal 12,5 mm, vertikal 5,5 mm.

Bei französischen Autoren finden sich für den transversalen $\times$ sagittalen $\times$ vertikalen Durchmesser folgende Maße: TESTUT: 12—15 $\times$ 8 $\times$ 5 mm. CHARPY: 15 $\times$ 5 — 7 $\times$ 5 — 7 mm. THAON: 12 $\times$ 6,8 $\times$ 6 mm. PAULESCO: 12—15 $\times$ 8 $\times$ 6 mm. LIVON: 15 $\times$ 10 $\times$ 5,5 mm. Wie LUCIEN, PARISOT und RICHARD (1934) hervorheben, ist bei Aufstellung von Zahlenwerten zu berücksichtigen, daß starke individuelle Unterschiede bestehen. Die von ihnen an einer „sehr großen" Zahl von menschlichen Hypophysen für die verschiedenen Altersstufen ermittelten Werte sind in Tabelle 2 zusammengestellt.

Tabelle 2 (nach LUCIEN, PARISOT und RICHARD 1935). Der transversale, sagittale und vertikale Durchmesser der menschlichen Hypophyse zu verschiedenen Lebensaltern.

Alter	Durchmesser	Alter	Durchmesser	Alter	Durchmesser
n	1 $\times$ 0,6 $\times$ 0,4	30	1,6 $\times$ 1 $\times$ 0,6	60	1,5 $\times$ 1,3 $\times$ 0,6
5	1,3 $\times$ 1 $\times$ 0,5	35	1,5 $\times$ 1,1 $\times$ 0,6	65	1,6 $\times$ 1,3 $\times$ 0,5
10	1,4 $\times$ 1 $\times$ 0,6	40	1,6 $\times$ 1,3 $\times$ 0,7	70	1,7 $\times$ 1,2 $\times$ 0,6
15	1,6 $\times$ 1 $\times$ 0,6	45	1,5 $\times$ 1,2 $\times$ 0,7	75	1,6 $\times$ 1,3 $\times$ 0,6
20	1,5 $\times$ 1 $\times$ 0,6	50	1,5 $\times$ 1,1 $\times$ 0,6	80	1,3 $\times$ 1,1 $\times$ 0,6
25	1,6 $\times$ 1,1 $\times$ 0,6	55	1,5 $\times$ 1,1 $\times$ 0,7	85	1,3 $\times$ 1,1 $\times$ 0,6

Es geht daraus hervor, daß der transversale Durchmesser im Laufe des Lebens um durchschnittlich 6—8 mm, der sagittale um 5—7 mm, der vertikale nur um 2—3 mm zunimmt. Der letztere bleibt vom 10. Lebensjahr an ziemlich unverändert. Als Mittelwert geben Lucien, Parisot und Richard 16 × 11 × 6 mm an.

Ebenso schwankend wie die Angaben über die Größe der Hypophyse sind jene, die für das Gewicht des Organes mitgeteilt werden. Im groben läßt sich für die Hypophyse des Erwachsenen ein Durchschnittsgewicht von 0,60—0,65 g annehmen (= 1/70 000 des Körpergewichts, Lucien).

Schon bald erkannte man, daß das Gewicht der Hypophyse nicht unerheblich durch Alter und Geschlecht beeinflußt wird (Erdheim und Stumme 1909, Lucien 1911, Simmonds 1914, Petersilie 1920, Rasmussen 1928, 1931, 1933, 1934, Scheele 1929, Berblinger 1932). Tabelle 3 gibt eine Zusammenstellung der von diesen Autoren * an einem zum Teil sehr umfangreichen Material ermittelten Durchschnittsgewichte, nach Alter und Geschlecht geordnet, wieder.

Tabelle 3. Durchschnittsgewicht der menschlichen Hypophyse.

Alter nach Jahrzehnten	Männliches Geschlecht						Weibliches Geschlecht				
	Rasmussen	Petersilie	Simmonds	Erdheim Stumme	Berblinger	Scheele	Rasmussen	Simmonds	Erdheim Stumme	Berblinger	Scheele
0—10					0,291					0,360	
11—20		0,570		0,563	0,571				0,600	0,649	
21—30	0,527	0,637	0,733	0,593	0,663	0,60		0,801	0,713	0,777	0,69
31—40	0,575	0,628	0,741	0,643	0,649	0,60	0,611[1]	0,814	0,746	0,711	0,67
41—50	0,560	0,634	0,687	0,614	0,656	0,56		0,775	0,689	0,715	0,65
51—60	0,472	0,600	0,666	0,600	0,642	0,57		0,798	0,755	0,733	0,68
61—70	0,505	0,634	0,660	0,612	0,617	0,53	0,620[2]	0,754	0,757	0,731	0,63
71—80		0,633	0,697		0,606	0,56		0,730		0,707	0,58
81—90			0,599		0,586	0,56		0,755	0,715	0,700	0,60

[1] 16—49 Jahre.   [2] 50—84 Jahre.

Danach weisen die absoluten Werte bei den einzelnen Autoren nicht unbeträchtliche Unterschiede auf, die sich sicher zum großen Teil aus der differenten Methodik erklären, die bei der Vorbereitung des Organes zur Wägung befolgt wurde. Sowohl die nicht einheitlich festgelegte Abtrennungsstelle der Hypophyse vom Stiel, wie ganz besonders die unterschiedlich durchgeführte, mehr oder weniger sorgfältige Beseitigung von Kapsel und Diaphragma wird das Gewicht merklich beeinflußt haben.

Wie beträchtlich der Anteil des Kapselgewichtes am Gesamtgewicht ist, ergibt sich aus der Feststellung Rasmussens, daß das Gewicht der Drüse ohne Entfernung der Hüllen etwa um ein Drittel höher ist. Aber selbst dann, wenn er die anhaftenden Hüllen bis zur innersten Schicht aufs Sorgfältigste ablöste, schwankte der Anteil des zurückbleibenden Bindegewebes noch zwischen 7,7 bis 117,3 mg (d. i. 1,5—21,4%, durchschnittlich 7,8% des Gesamtgewichtes des sorgfältig auspräparierten Organes). Da bei den in Tabelle 3 angeführten Werten Rasmussens das Gewicht jeglicher Kapsel abgezogen wurde, so ist es erklärlich, daß sie niedriger sind als die der anderen Autoren, in deren Zahlen auch das Gewicht der Kapsel enthalten ist.

Trotz dieser Differenzen im einzelnen geht aber aus den Zusammenstellungen übereinstimmend hervor, daß das Durchschnittsgewicht der Hypophyse

* Von der Einordnung der von Lucien mitgeteilten Werte wurde Abstand genommen, da sie nicht nach Geschlecht geschieden sind.

für das weibliche Geschlecht etwas höher liegt. Dieser Unterschied ist auch dann noch bemerkbar, wenn, wie bei den Wägungen von Rasmussen und von Berblinger die Graviditätshypophyse, die ja infolge ihrer physiologischen Größenzunahme besondere Verhältnisse aufweist, ausgeschlossen bleibt (s. auch S. 43). Bei einem Vergleich des Durchschnittsgewichtes von 111 Männern (Durchschnittsalter 45 Jahre) und von 93 nicht schwangeren Frauen (Durchschnittsalter 41 Jahre) fand Rasmussen (1934) für den Vorderlappen der letzteren ein Übergewicht von mehr als 100 mg; der Unterschied wird dadurch noch größer, daß die durchschnittliche Körpergröße der Frauen um 9 cm kleiner war. Auch Förtig (1920) fand an einem allerdings nicht sehr großen Material das Durchschnittsgewicht der weiblichen Hypophysen in allen Lebensaltern höher als das der männlichen. Übereinstimmend gibt Miyazaki (1928) das durchschnittliche Gewicht der Hypophyse von Japanern mit 0,588 g, das von Japanerinnen mit 0,655 g an. Ob die weitere Beobachtung Miyazakis, daß das Übergewicht der weiblichen Hypophyse erst nach Eintritt der Pubertät auftritt, der Wirklichkeit entspricht, steht in Anbetracht der Zahlen Berblingers nicht fest. Bokelmann (1934) findet den Durchschnittswert für Gewicht und Volumen bei den Frauen aller Altersklassen größer als bei den Männern. Gegen den Einwand, daß dies Folge der Schwangerschaftshypertrophie ist, führt Bokelmann an, daß bei seinem Material keine auch nur angenäherte Proportion zwischen Gewicht der Hypophyse und Zahl der Schwangerschaften ersichtlich ist. Er kommt daher zu der Schlußfolgerung, daß ,,die Hypophyse beim weiblichen Geschlecht eine an sich größere Anlage darstellt als beim männlichen''.

Recht deutlich tritt der Geschlechtsunterschied im Gewicht der Hypophyse auch in einer Tabelle von Scheele hervor, in der das Gewicht der Hypophyse der Körpergröße entsprechend geordnet ist (vgl. Tabelle 4). In dieser Zusammenstellung ergibt sich für das Organ bei der Gruppe der größten Männer das gleiche Durchschnittsgewicht wie bei jener der kleinsten Frauen.

Trotz allem ist es noch nicht ganz gesichert, ob das höhere Durchschnittsgewicht der weiblichen Hypophyse als ein primärer Geschlechtsunterschied zu werten ist. Denn das Übergewicht der weiblichen Drüsen könnte auch dadurch zustande kommen, daß bei den Zahlen von Berblinger, Rasmussen, Scheele u. a. zwar die Hypophysen von Schwangeren ausgeschaltet wurden, nicht aber die Hypophysen solcher Frauen, die früher eine oder mehrere Schwangerschaften durchgemacht haben. Da aber von jeder Schwangerschaft für lange Zeit eine gewisse Vergrößerung des Vorderlappens zurückbleiben soll, so ist es sehr wohl möglich, daß sich bei einem derartigen Material noch die Nachwirkung früherer Schwangerschaften geltend macht. Auch Rasmussen (1924) erörtert diese Möglichkeit. In Übereinstimmung damit steht, daß das Übergewicht der weiblichen Hypophysen in Tabelle 3 einzig und allein durch den auf Schwangerschaft reagierenden Vorderlappen bedingt ist, der im Durchschnitt um 100 mg schwerer ist als bei Männern, während Zwischenzone und Hinterlappen im Durchschnitt sogar etwas kleiner sind. So wäre die Auffassung von Benda (1932), daß die erwachsene nullipare Frau etwa das gleiche absolute Hypophysengewicht hat wie der Mann, nur dann einwandfrei zu widerlegen, wenn zu Vergleichszwecken eine genügend große Zahl von Hypophysen Nulliparer zur Verfügung stünde. Das ist bis jetzt nicht der Fall.

Tabelle 4 (nach Scheele). Durchschnittsgewicht der menschlichen Hypophyse nach Körperlänge und Geschlecht geordnet.

Körperlänge in cm	Gewicht der Hypophyse in g	
	männlich	weiblich
140—150	—	0,60
151—160	0,54	0,66
161—170	0,58	0,74
171—180	0,60	—

Sehr eindeutig soll das Übergewicht der weiblichen Hypophyse nach LUCIEN, PARISOT und RICHARD (1934) dann hervortreten, wenn nicht das absolute, sondern das relative Gewicht von weiblichen und männlichen Hypophysen verglichen wird. Auch die genannten Autoren erhielten bei einer Gegenüberstellung der absoluten Zahlen kein brauchbares Ergebnis; bei einem Vergleich der relativen Werte (Hypophyse: Körpergewicht) dagegen lagen diese bei der Frau durchgehends höher, und zwar während des ganzen Lebens, im Kindesalter so gut wie bei der Erwachsenen oder im Greisenalter.

Für die tierische Hypophyse wurde von HATAI (1913) ein Geschlechtsunterschied im Gewicht festgestellt; er fand, daß bei gleichem Körpergewicht die Hypophyse des Rattenweibchens schwerer ist. Der Unterschied tritt schon bei 50 g schweren Tieren auf. JACKSON (1917) fand, daß der Gewichtsunterschied hauptsächlich durch den größeren Vorderlappen des Weibchens bedingt wird. Nach ADDISON und ADAMS (1926) ist die Hypophyse des Rattenweibchens fast doppelt so schwer wie die des Männchens (7,75 mg gegen 4,02 mg). Davon treffen 6,71 mg bzw. 3,14 mg auf den Vorderlappen. Pars intermedia und neuralis sind nur um Geringes schwerer.

Zwischen Körpergröße und Hypophysengewicht scheinen gewisse Zusammenhänge zu bestehen. Besonders wichtig sind in dieser Frage wieder die Untersuchungen von RASMUSSEN (1928, 1934), der bei statistischer Auswertung seines Materials bei männlichem wie weiblichem Geschlecht ein bemerkenswertes Parallellaufen von Körperlänge und Hypophysengewicht aufdeckte (s. Tabelle 5). In Anbetracht der Bedeutung des Vorderlappens als Ursprungsort des Wachstumshormons ist es dabei von besonderem Interesse, daß gerade dieser das höhere Gewicht des Organes bei den längeren Individuen bedingt, während sich bei den übrigen Anteilen des Hirnanhanges keine gesetzmäßige Beziehung zur Körperlänge ergibt. Ein Gleichlauf von Hypophysendurchschnittsgewicht und Körperlänge tritt auch in der obigen Tabelle 4 von SCHEELE zutage. MIYAZAKI kommt gleichfalls zu einem ähnlichen Ergebnis, ebenso BOKELMANN (1934). Daß die Beziehung von Körperlänge und Hypophysendurchschnittsgewicht nicht auch für das Körpergewicht gilt, liegt auf der Hand.

Tabelle 5. Durchschnittsgewicht der Hypophyse und ihrer einzelnen Anteile, nach der Körpergröße geordnet (in mg).

Körpergröße	Zahl der Fälle	Vorderlappen	Zwischenzone Parenchym	Zwischenzone Kolloid	Hinterlappen	Gesamtorgan ohne Kapsel
			Männer			
152—170	43	367,7 ± 7,58	4,1 ± 0,33	7,5 ± 1,04	111,9 ± 3,30	491,2 ± 9,00
170—175	33	394,1 ± 8,98	4,8 ± 0,54	6,9 ± 1,02	130,5 ± 4,16	536,2 ± 11,05
175—192	33	431,2 ± 10,9	5,1 ± 0,60	4,6 ± 0,70	119,9 ± 4,29	560,8 ± 11,71
			Frauen			
136—162	48	481,4 ± 8,9	3,7 ± 0,3	3,6 ± 0,4	109,8 ± 2,2	599,9 ± 9,2
163—178	45	513,1 ± 8,3	3,0 ± 0,2	8,7 ± 1,4	110,4 ± 2,3	637,9 ± 9,0

Was den Einfluß des Alters auf das Gesamtgewicht der Hypophyse betrifft, so ist Tabelle 3 zu entnehmen, daß beim männlichen Geschlecht schon im 4. Jahrzehnt ein leichter Gewichtsrückgang einsetzt. Ein neuerlicher geringer Anstieg im 6. und 7. Jahrzehnt, wie er bei den Zahlen von ERDHEIM und STUMME, PETERSILIE und RASMUSSEN zum Ausdruck kommt, fehlt bei den sich auf die zahlreichsten Wägungen stützenden Zahlen BERBLINGERs. Er dürfte sich also aus Zufälligkeiten des für das Greisenalter bei den erstgenannten Autoren recht kleinen Materials erklären. Aufschlußreicher als das Gesamtgewicht sind die aus Tabelle 6 zu ersehenden Werte der einzelnen Drüsenanteile. Nach ihnen erreicht der Vorderlappen beim Mann im 3. Jahrzehnt den Höhepunkt

Tabelle 6. Absolutes Gewicht der Anteile der menschlichen Hypophysis (in mg) in verschiedenen Lebensaltern. (Zusammengestellt nach RASMUSSEN 1928, 1934.)

Drüsenteil	Alter	Zahl der Fälle	Minimum	Maximum	Durchschnitt	Mittelwert + wahrscheinlicher Fehler	σ	v
Männliches Geschlecht								
Vorderlappen	20—30	17	307,1	598,0	403,1	408,9 ± 10,57	62,67	15,33
	30—40	19	333,8	570,5	429,4	439,1 ± 11,86	74,61	16,99
	40—50	28	245,4	610,8	405,6	408,4 ± 10,84	85,33	20,89
	50—60	25	277,0	589,0	346,9	360,3 ± 8,97	66,42	18,43
	60—76	22	224,0	580,6	346,1	363,9 ± 14,99	101,96	28,02
	20—76	111	224,0	610,8	387,6	394,1 ± 5,41	84,48	21,44
Zwischenzone: Parenchym	20—30	17	0,9	14,5	2,0	2,9 ± 0,55	3,28	113,10
	30—40	19	1,1	14,8	3,2	4,1 ± 0,60	3,75	91,46
	40—50	28	0,8	20,1	3,2	4,5 ± 0,60	4,76	105,78
	50—60	25	0,5	18,9	3,7	4,8 ± 0,56	4,16	86,67
	60—76	22	0,8	17,3	4,1	5,6 ± 0,72	4,93	88,04
	20—76	111	0,5	20,1	3,1	4,6 ± 0,28	4,32	93,93
Zwischenzone: Kolloid	20—30	17	0,1	51,1	2,9	8,5 ± 2,36	14,01	164,82
	30—40	19	0,2	24,2	3,2	5,0 ± 0,94	5,93	118,60
	40—50	28	0,1	35,8	3,8	6,6 ± 1,00	7,89	119,55
	50—60	25	0,2	33,1	3,6	5,6 ± 0,93	6,90	123,21
	60—76	22	0,6	33,1	3,4	6,3 ± 1,21	8,24	130,79
	20—76	111	0,1	51,1	3,3	6,3 ± 0,55	8,63	136,95
Hinterlappen	20—30	17	36,7	166,0	112,0	108,5 ± 5,13	30,41	28,03
	30—40	19	52,5	166,7	115,0	115,3 ± 4,94	31,05	26,93
	40—50	28	75,0	188,7	118,3	123,0 ± 3,55	27,91	22,69
	50—60	25	27,1	245,8	105,0	114,3 ± 5,93	43,93	38,43
	60—76	22	59,7	228,9	137,7	138,5 ± 5,41	36,82	26,59
	20—76	111	27,1	245,8	117,3	120,6 ± 2,29	35,74	29,06
Weibliches Geschlecht, nicht schwanger								
Vorderlappen	16—49	60	359,9	835,6	498,7	503,4 ± 7,0	80,5	16,0
	50—84	33	334,7	738,7	500,0	490,9 ± 11,9	101,4	20,7
	16—84	93	334,7	835,6	500,0	499,0 ± 6,2	88,7	17,8
Zwischenzone: Parenchym	16—49	60	0,3	19,5	2,3	3,0 ± 0,3	3,0	100,0
	50—84	33	0,5	10,6	3,5	4,1 ± 0,3	2,6	63,4
	16—84	93	0,3	19,5	2,6	3,4 ± 0,2	2,9	85,3
Zwischenzone: Kolloid	16—49	60	0,0	61,7	2,2	6,6 ± 1,0	11,8	178,8
	50—84	33	0,1	42,3	3,7	5,1 ± 0,9	7,3	143,1
	16—84	93	0,0	61,7	2,7	6,1 ± 0,7	10,5	172,1
Hinterlappen	16—49	60	66,5	160,9	102,8	104,4 ± 1,9	21,6	20,7
	50—84	33	67,2	175,7	118,7	120,3 ± 2,5	21,6	18,0
	16—84	93	66,5	175,7	109,3	110,1 ± 1,6	22,9	20,8
Weibliches Geschlecht, schwanger								
Vorderlappen	27	24	419,4	1040,7	598,3	614,9 ± 18,2	131,9	21,5
Zwischenzone: Parenchym	27	24	0,7	7,0	2,4	2,7 ± 0,2	1,4	51,9
Zwischenzone: Kolloid	27	24	0,2	15,9	3,7	3,8 ± 0,4	3,0	79,0
Hinterlappen	27	24	75,6	159,4	103,8	108,2 ± 3,0	21,9	20,2

seiner Ausbildung, um im 4. und 5. Jahrzehnt deutlich abzufallen, während der Hinterlappen im höheren Alter an Gewicht eher etwas zunimmt, was übrigens

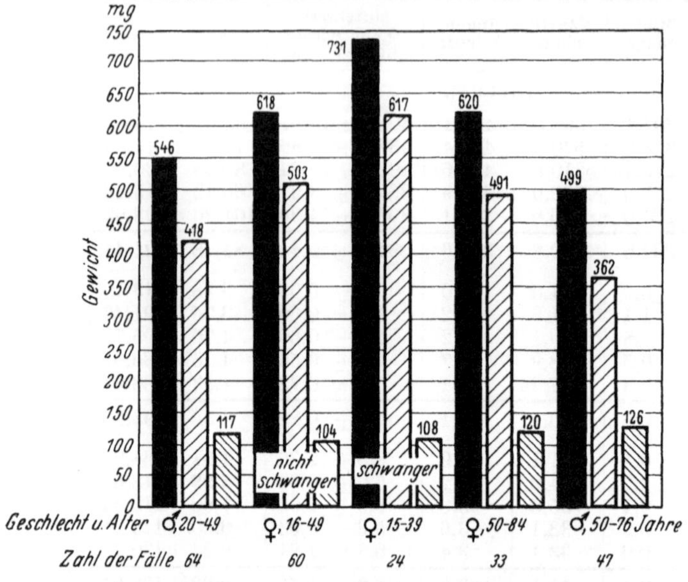

Abb. 28. Graphischer Vergleich des Durchschnittsgewichtes der ganzen Hypophyse (ohne Kapsel, Hypophysenstiel und Trichterlappen), des Vorderlappens und Hinterlappens vom Mann und von der nichtschwangeren, unter 50 Jahre alten Frau mit jenen der über 50 Jahre alten und der schwangeren Frau. (Nach RASMUSSEN 1934.)

nicht selten in Verbindung mit der Altersatrophie des Vorderlappens schon an seiner äußeren Form zum Ausdruck kommt. Der als Zwischenzone bezeichnete Bezirk zeigt im Alter eine nicht sehr ausgesprochene und daher unsichere Zunahme seines Parenchyms, während die in der Gegend der Zwischenzone abgelagerte Kolloidmenge überraschenderweise sogar eine Verminderung erfährt.

Beim weiblichen Geschlecht vergleicht RASMUSSEN (1934) mit Rücksicht auf den einschneidenden Wendepunkt der Menopause das Durchschnittsgewicht der Drüsen vor und nach dem 50. Lebensjahr (16—49, bzw. 50—84 Jahre). Dabei ergibt sich (s. Tabelle 3) im Alter für die Gesamtdrüse eine allerdings nur sehr geringe Gewichtszunahme. Dieselbe ist, wie Tabelle 6 zeigt, zur Hauptsache durch einen leichten Gewichtsanstieg des Hinterlappens bedingt, während das Gewicht des Vorderlappens im Gegensatze zu dem beim Manne zu beobachtenden Rückgang fast unverändert bleibt. Auch nach den Zahlen der übrigen Autoren hält die Hypophyse im Alter ihr Gewicht beim Weib besser als beim Mann. Das Parenchym der Zwischenzone zeigt eine geringe, statistisch ungesicherte Zunahme, das Kolloid eine ähnliche Abnahme.

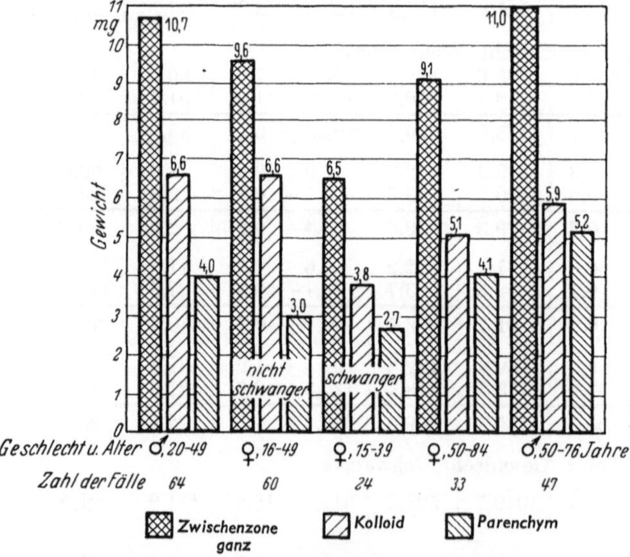

Abb. 29. Graphischer Vergleich des Durchschnittsgewichtes der Zwischenzone vom Mann und von der nichtschwangeren unter 50 Jahre alten Frau mit dem der über 50 Jahre alten und der schwangeren Frau. (Nach RASMUSSEN 1934.)

Das relative Gewicht der einzelnen Anteile der Hypophyse verhält sich nach den Untersuchungen von RASMUSSEN (1934) bei männlichem und weiblichem Geschlecht etwas verschieden. Die Durchschnittswerte sind für den Vorderlappen 74,80 (♂) bzw. 80,49% (♀); für den Hinterlappen 23,10 bzw. 17,99%; für das Parenchym der Zwischenzone 0,85 bzw. 0,56%; für das Kolloid 1,20 bzw. 0,95%. Der Vorderlappen ist also bei der nichtschwangeren Frau um annähernd 6% größer als beim Mann, der Hinterlappen dagegen um über 5% kleiner. Auch die Werte für Zwischenzone und Kolloid sind bei der Frau etwas niedriger (s. auch Abb. 28—30). Der Anteil der Zwischenzone an der Gesamtdrüse ist auch bei Zurechnung des Kolloids nur sehr gering. Dazu kommt noch, daß diese Anteile bei beiden Geschlechtern eine sehr große Variabilität zeigen, durch welche Aussagen über Vermehrung oder Verminderung sehr unsicher werden.

Über absolutes und relatives Gewicht des Trichterlappens liegen nur sehr dürftige Angaben vor. RASMUSSEN, der die Pars tuberalis bei seinen Wägungen nicht näher berücksichtigte, da er den Stiel jeweils dicht an der Drüse abtrennte, schätzt ihre absolute Menge auf etwa 5 mg. COVELL (1926) gibt für die Pars tuberalis des Erwachsenen 3,3—6,1 mg an (3 Fälle). Nach ATWELL und WOODWORTH (1926) treffen auf die Pars tuberalis durchschnittlich 2,65% der Drüse (4 Fälle).

Sehr wenig bekannt ist über Rassenunterschiede der Hypophyse. Die Angabe von OPPENHEIM (1925), daß die Hypophyse des erwachsenen Chinesen, mit dem deutschen Durchschnitt verglichen, größer und schwerer sei, ist noch wenig gestützt. Das von MIYAZAKI für Japaner ermittelte Durchschnittsgewicht weicht von unseren Werten nicht ab.

Über das Gewichtsverhalten tierischer Hypophysen liegen eine Reihe von Untersuchungen vor, so von WITTEK (1913, *Rind*), HATAI (1913, 1914, *Ratte*), BJÖRKMAN (1915, *Kaninchen*), JACKSON (1917, *Ratte*), SCHÖNBERG und SAKAGUCHI (1917, *Rind*), ADDISON und ADAMS (1926, *Ratte*), ATWELL und WOODWORTH (1926, *Amphibien, Katze*), ALLANSON (1932, *Kaninchen*, SALLER (1933, *Hausmaus*), SAITO (1923, *Stute*). Letzterer untersuchte an einem größeren Material nicht trächtiger *Stuten* die Gewichtsverhältnisse in den einzelnen Monaten des Jahres. Dabei ergab sich für die Monate Juni und Juli ein geringes Mehrgewicht.

Beim *Kaninchen* beträgt der Vorderlappen durchschnittlich 66,2—73,5%, der Zwischenlappen 10,0—15,1%, der Hinterlappen 14,1—19,0% des Gesamtorgans. Bei dieser *Tier*art tritt präpuberal und puberal in den Größenverhältnissen der einzelnen Lappen keine wesentliche Geschlechtsdifferenz hervor, postpuberal dagegen bieten die Weibchen ein Übergewicht dar, das für den Vorderlappen als erwiesen, für den Zwischenlappen als wahrscheinlich bezeichnet werden kann (HAMMAR 1933). Auch bei *Rind, Ratte* und *Hausmaus* ist die Hypophyse (insbesondere der Vorderlappen) nach den obengenannten Untersuchungen beim geschlechtsreifen weiblichen *Tier* relativ größer als beim männlichen.

Beim *Kaninchen* scheint der Zwischenlappen im puberalen und postpuberalen Alter in seinen Größenverhältnissen den anderen Hypophysenlappen gegenüber eine beträchtliche Selbständigkeit behaupten zu können. Geschwisterähnlichkeiten fehlen bei dieser *Tier*art zwar nicht ganz, das Vorkommen einer Familienähnlichkeit im Hypophysenbau ist dagegen dem BJÖRKMANschen Material nicht zu entnehmen (HAMMAR), während sie bei der *Hausmaus* anscheinend deutlicher hervortritt (SALLER). Interessant ist in Anbetracht der Körpergrößenverhältnisse und Verwandtschaft, daß die *Ratte* prozentual einen größeren Vorderlappen besitzt als die *Maus*, während Zwischen- und Hinterlappen bei der *Ratte* im Vergleich zur *Maus* stark zurücktreten (SALLER).

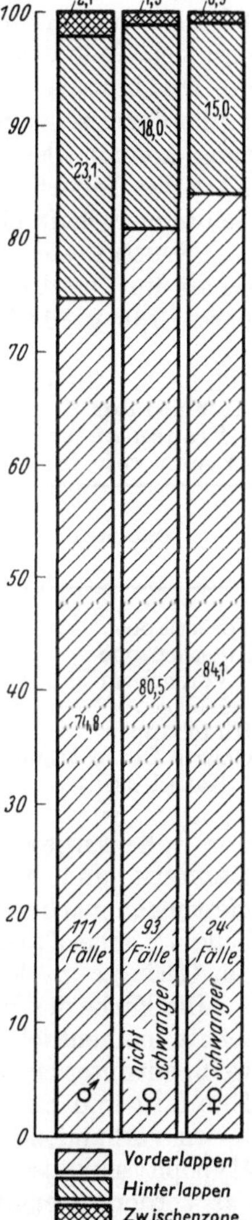

Abb. 30. Prozentanteil von Vorderlappen, Hinterlappen und Zwischenzone beim Mann sowie bei der nichtschwangeren und schwangeren Frau. (Nach RASMUSSEN 1934.)

Eine gesonderte Betrachtung erfordert die Größenveränderung der Schwangerschaftshypophyse, deren strukturelle Unterschiede später noch ausführlicher zu besprechen sind. Wie Comte (1898) und dann vor allem Erdheim und Stumme (1909) nachwiesen, kommt es beim *Menschen* während der Gravidität regelmäßig zu einer merklichen Vergrößerung der Hypophyse. Dieselbe ist öfters schon an der noch in situ befindlichen Drüse daran zu erkennen, daß sich Teile des Vorderlappens vor dem Hypophysenstiel durch die Öffnung des Diaphragmas vorwölben. Die Größe des Organes, das meist eine abgerundete pralle Form zeigt, nimmt mit der Zahl der Schwangerschaften zu, die Vergrößerung kommt also bei Pluriparen stärker zum Ausdruck als bei Primiparen. Nach der Geburt geht die Größenzunahme wieder zurück, doch scheint von jeder Schwangerschaft ein gewisses Plus jahrelang zurückzubleiben. Nach Erdheim und Stumme wiegt die Hypophyse bei Erstgebärenden am Ende der Schwangerschaft im Durchschnitt 0,83 g (Minimum 0,65 — Maximum 1,10 g), bei Pluriparen 1,06 g (0,81—1,65). Berblinger fand bei 55 Graviditätshypophysen Schwankungen von 0,7 bis 1,25 g; Rasmussen bei 24 Schwangerschaftshypophysen ein Durchschnittsgewicht von 0,762 g (0,560 bis 1,220 g). Vergleicht man diese Werte mit jenen, die die gleichen Autoren für die Drüsen nichtschwangerer Frauen angeben (s. Tabelle 3), so kann man beim *Menschen* die Größenzunahme des Organes unter dem Einfluß

Tabelle 7. Unterschied im mittleren absoluten Gewicht der Hypophyse von 60 nichtschwangeren Frauen unter 50 Jahren und 24 schwangeren Frauen von 15—39 Jahren (nach Rasmussen 1934).

Drüsenteil	Differenz	Wahrscheinlicher Fehler	Ratio of Difference to the probable error of difference
Vorderlappen	+ 113,3	19,49	5,8
Zwischenzone			
Parenchym	— 0,3	0,36	0,1
Kolloid.	— 2,8	1,07	2,6
Hinterlappen	+ 3,8	3,55	1,1
Ganzes Organ (ohne			
Kapsel usw.) . . .	+ 113,9	21,42	5,3

der Schwangerschaft als gesichert betrachten. Dieselbe ist, wie schon Erdheim und Stumme erkannten und Rasmussen (1934) durch genaue Messungen nachwies, in erster Linie an den Vorderlappen gebunden (s. Tabelle 7). Die Zwischenzone ist im Durchschnitt kleiner, der Hinterlappen nur um Geringes größer als bei Nichtschwangeren.

Die Farbe des Vorderlappengewebes ist in der zweiten Hälfte der Schwangerschaft, namentlich auf der Höhe derselben, auffallend licht, rötlichgrau, grauweiß, mitunter fast rein weiß, dabei ist die Konsistenz des Gewebes herabgesetzt. Erdheim und Stumme führen die helle Farbe darauf zurück, daß die zu Lebzeiten vorhandene Hyperämie nach dem Tode infolge erhöhter Spannung der Hypophysenkapsel rasch verschwindet. Etwa 1 Monat nach der Geburt gewinnt das Vorderlappengewebe mit der zunehmenden Involution wieder seine rotgraue bis rötlichbraune, weißgefleckte Farbe.

Ob die beim *Menschen* festgestellte Größenzunahme der Schwangerschaftshypophyse auch beim trächtigen *Tier* eintritt, ist noch nicht für alle *Tier*arten gesichert. So folgert Wittek (1913) aus seinen an einem ziemlich umfangreichen Material von *Rinder*hypophysen durchgeführten Wägungen, daß bei dieser *Tier*art die Trächtigkeit weder auf das Gewicht noch auf die Form des Hirnanhanges einen nachweisbaren Einfluß ausübt. Auch Rosta (1931) stellt einen solchen in Abrede. Blickenstaff (1934) dagegen fand bei trächtigen *Kühen* ein Durchschnittsgewicht von 3,111 g, bei *Ochsen* und *Bullen* ein solches von 2,505 g. Beim *Kaninchen* konnte Allanson (1932) keine gesicherten Größenveränderungen erkennen. Stein (1934) fand die Hypophyse der schwangeren

Ratte weder im ganzen noch in einem ihrer Teile vergrößert, während Naegeli (1911) von einer Größenzunahme des Organes spricht. Beim *Meerschweinchen* ist die Hypophyse in der Schwangerschaft nach Naegeli, Watrin (1922), Weis (1934) deutlich vergrößert, ebenso bei der *Katze* (Pende 1913). Auch für das *Pferd* wurde von Saito (1923) eine Vergrößerung festgestellt (nicht trächtige *Stute*: Durchschnittsgewicht 1,84 g; Vl. 1,20 g, Hl. 0,64 g; trächtige *Stute* im 10. und 11. Schwangerschaftsmonat: 2,06 g; Vl. 1,50 g, Hl. 0,56 g). Die Vergrößerung betrifft nur den Vorderlappen. Beim Schwein kommt es in der Schwangerschaft unter Abrundung des Organs zu einer erheblichen Vergrößerung der Hypophyse, die dabei das Doppelte ihres Normalgewichtes erreichen kann (Kostner 1931).

Das postnatale Wachstum der Hypophyse.

Über das extrauterine Wachstum der menschlichen Hypophyse ist nur sehr wenig bekannt. Die im Schrifttum vorliegenden Zahlen betreffen meist nur einzelne Individualfälle; das Material ist daher ganz uneinheitlich, nach differenter, meist nur lückenhaft angegebener Methodik untersucht und schon zahlenmäßig völlig unzureichend. Ein die gesamte Wachstumsperiode von Geburt bis zum 20. Lebensjahr umfassendes, nach einheitlichen Gesichtspunkten vorbereitetes Material fehlt zur Zeit noch vollständig. Selbst wenn man alle von Comte, Cutore, Erdheim und Stumme, Fertik, Majans und Monossohn, Lucien, Parski, Peter, Schönemann, Simmonds und Uemura veröffentlichten Zahlen zusammennimmt, reichen sie, wie die Zusammenstellungen von Peter zeigen, auch nicht entfernt aus, um über den Verlauf der Wachstumskurve irgendwelche bindende Aussagen zu gestatten.

Ziemlich gesichert erscheint nur das Gewicht der Hypophyse des Neugeborenen, das mit 0,10—0,107 g angegeben wird (Lucien, Covell). Etwas höher (0,12 g; für ♂, 0,05—0,20 g, für ♀ 0,07—0,25 g) ist das von Cruishank und Miller (1924) ermittelte Durchschnittsgewicht. Dieser Wert ändert sich nach Lucien während der ersten Lebensjahre nur wenig. Auch in den folgenden scheint das Wachstum noch gering zu sein. Für das erste Jahr gibt Lucien ein Durchschnittsgewicht von 0,13 g, für das zweite ein solches von 0,15 g und für das dritte 0,19 g an. Dann scheint stärkeres Wachstum einzusetzen. So wird für das 6.—10. Lebensjahr ein Durchschnittsgewicht von 0,37 g (Lucien) oder 0,385 (Simmonds) angegeben, für das 11.—15. ein solches von 0,42 bzw. 0,50. Damit ist beinahe schon die Größe des erwachsenen Organes erreicht. Zweifellos sind aber die Zeitspannen viel zu groß, um näheren Einblick in die Wachstumskurve der Hypophyse zu gewähren. Nach Fertik-Majans-Monossohn setzt das Wachstum der Hypophyse (insgesamt nur 50 Fälle) am Ende des 2. Jahres ein und erreicht zwischen dem 4. und 5. Jahre sein Maximum. Dann soll die Größe des Organes bis zum 11. Jahr unverändert bleiben. Ein Blick auf Fertiks Tabelle zeigt jedoch, daß diese Annahmen noch gänzlich unbewiesen sind.

Im Vergleich zum Körpergewicht genommen ist das Gewicht der Hypophyse zur Zeit der Geburt und des ersten Lebensjahres am höchsten. Es beträgt nach Lucien im Mittel 1: 31 421. Dann geht das relative Gewicht der Hypophyse fortschreitend zurück: 1.—5. Jahr 1: 38 569; 6.—10. Jahr 1: 43 430; 11. bis 15. Jahr 1: 57 911; 16.—20. Jahr 1: 70 633. In den folgenden Jahrzehnten bleibt es ziemlich stabil. Um das 50. Jahr setzt dann eine schwache Abnahme ein: 1: 79 202; 55.—60. Jahr 1: 84 598; 60.—65. Jahr 1: 85 992. Über das extrauterine Wachstum der tierischen Hypophyse liegen Untersuchungen von Hatai (1913, 1914 *Ratte*) Jackson (1917, *Ratte*), Björkman (1915, *Kaninchen*), Allanson (1932, *Kaninchen*) und Saller (1933, *Maus*) vor.

IV. Die mikroskopische Anatomie der Hypophyse.

A. Die Lagebeziehungen der menschlichen Hypophyse.

Die menschliche Hypophyse liegt völlig eingeschlossen in der Knochenschale des Türkensattels. Vordere, untere und hintere Fläche des Organes grenzen dabei, nur durch bindegewebe Hüllen und Gefäße davon getrennt, an Vorderwand, Basis und Dorsum der Sella turcica, während die obere Fläche vom Diaphragma

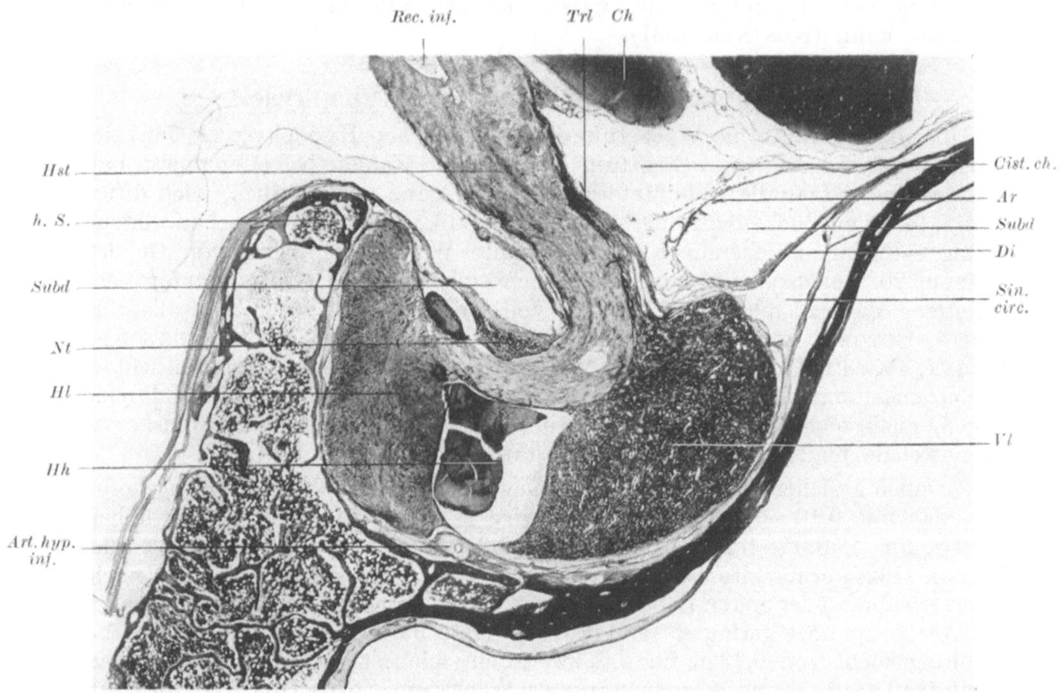

Abb. 31. Medianer Sagittalschnitt durch Türkensattel, Hypophyse und Hypophysenstiel eines 30jährigen Mannes. Bezeichnungen: *Ar* Arachnoidea; *Art. hyp. inf.* Ast der Art. hypophys. infer.; *Ch* Chiasma nerv. opt.; *Cist. ch.* Cisterna chiasmatis; *Di* Diaphragma; *Hh* Hypophysenhöhle; *Hl* Hinterlappen; *Hst* Hypophysenstiel; *h. S.* hintere Sattellehne; *Nt* Nackenteil; *Rec. inf.* Recessus infundibuli, *Sin. circ.* Sinus circularis; *Subd* Subduralraum; *Trl* Trichterlappen, *Vl* Vorderlappen. Fix.: Alkohol-Formol; entkalkt in HNO₃; Paraffin 15 μ. Hämalaun-Eosin. Vergr. 1:6,5.

überdeckt ist. Zu beiden Seiten ist die Hypophyse von der Wandung des Sinus cavernosus begrenzt. Dank dieser Lage wird die Hypophyse allseitig von Blut umflutet (Sinus cavernosus, Sinus circularis, Sinusnetz der Kapsel, Art. carotis interna, Circulus arteriosus Willisii). Ob dieser eigenartigen Lage im Zentrum großer Bluträume außer den gesteigerten Zufluß- und Abflußmöglichkeiten auch noch weitere funktionelle Bedeutung zukommt, ist unbekannt.

Die Lagebeziehungen zur Knochenschale des Sattels tritt auf dem in Abb. 31 wiedergegebenen sagittalen Medianschnitt klar hervor. Die Hypophyse füllt hier die Aushöhlung weitgehend aus, so daß zwischen Organoberfläche und Knochen nur eine relativ schmale, von Bindegewebe und Gefäßen eingenommene Zwischenzone bleibt. Besonders innig ist die Verbindung zwischen der Rückseite der Neurohypophyse und dem Dorsum, die sich auch dadurch bemerkbar macht, daß sich der Hinterlappen viel schwieriger unverletzt aus seinem Bett schälen läßt als der Vorderlappen. Die Corticalis des Dorsums, dessen Inneres aus feinen, spongiösen Knochenbälkchen aufgebaut wird, ist zumeist sehr dünn. Kräftiger ist die Knochenlamelle am Boden und an der

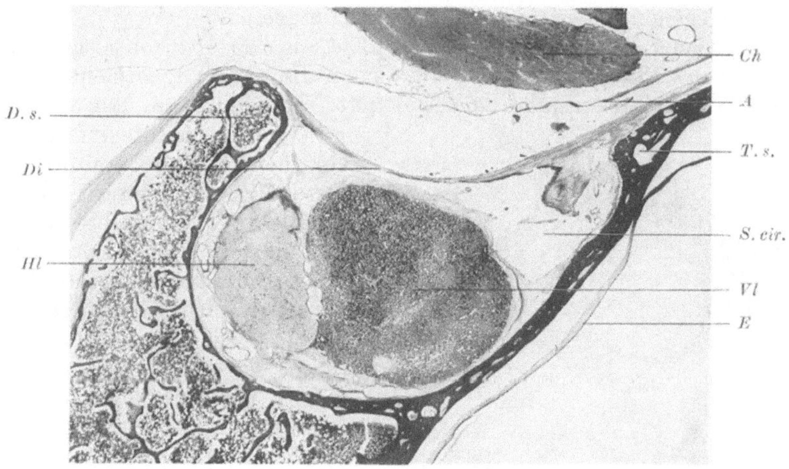

Abb. 32. Paramedianer Sagittalschnitt durch Türkensattel und Hypophyse. *A* Arachnoidea; *Ch* Chiasma; *D. s.* Dorsum sellae; *E* Schleimhaut der Keilbeinhöhle (künstlich abgehoben); *Hl* Hinterlappen; *S. cir.* Sinus circularis; *T. s.* Tuberculum sellae; *Vl* Vorderlappen. Hinger. Alkohol-Formol. HNO₃. Paraffin. 15 μ. Hämalaun-Eosin. Vergr. 1:5.

Vorderwand des Türkensattels gebaut, zumal soweit sie von der Keilbeinhöhle unterlagert ist. Nach den Seiten zu wird die zwischen Hypophyse und Knochenoberfläche gelegene Bindegewebszone merklich breiter, so daß an paramedianen

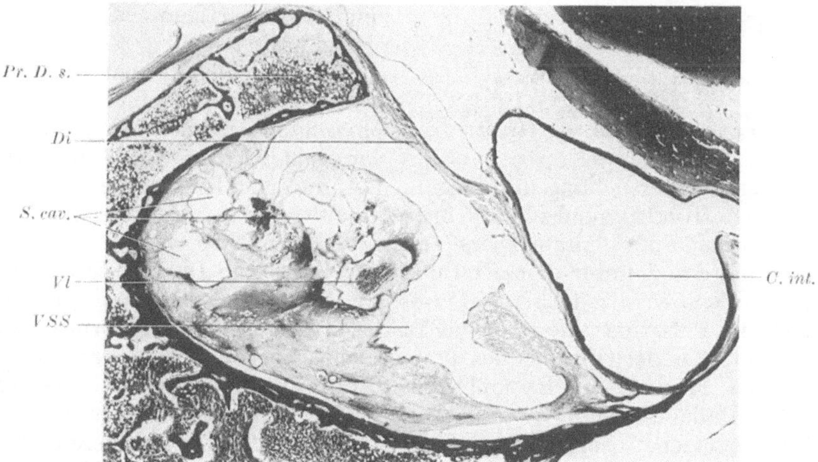

Abb. 33. Seitlicher Sagittalschnitt durch den Türkensattel. *C. int.* Carotis interna; *S. cav.* Sinus cavernosus; *Vl* Anschnitt des Vorderlappens von Kapselgewebe umgeben. *VSS* Verbindung zwischen Sinus cavernosus und Sinus circularis. Die übrigen Bezeichnungen sowie Technik und Vergr. wie Abb. 32.

Sagittalschnitten (s. Abb. 32) die Umrisse von Hypophyse und Sattel beträchtlich differieren, ein Befund, der sich in den Seitenteilen nach Aufhören der Neurohypophyse gewöhnlich noch verstärkt.

Die Lagebeziehungen der Hypophyse zum Sinus cavernosus und zur Art. carotis interna werden durch die Abb. 33—35 zur Darstellung gebracht. Abb. 33 zeigt einen seitlichen Sagittalschnitt durch die Sella, auf dem gerade noch die äußerste Seitenfläche des Vorderlappens getroffen ist. Rings um den von einer dünnen Kapsel umgebenen Drüsenanschnitt sind die dünnwandigen Bluträume des Sinus cavernosus sichtbar, die mit dem unter dem Diaphragma gelegenen Ringsinus in Verbindung stehen.

In Ergänzung dazu bringen die Abb. 34 und 35 Horizontalschnitte durch die Gegend des Sinus cavernosus, auf denen die enge Lagebeziehung zwischen Sinus und Vorderlappen sehr klar hervortritt. Ebenso wie auf dem vorhergehend gezeigten Präparate sind auch hier die Gefäße nach Durchspülung in erweitertem Zustand fixiert. In Abb. 34 taucht die vorgewölbte Seitenfläche des Vorderlappens, nur durch eine dünne Bindegewebsschicht davon getrennt, förmlich in den Blutsinus ein. Die gegenüberliegende Wand des Sinus bedeckt die Art. carotis interna, die auf dem abgebildeten Schnitt zweimal getroffen ist. Der hintere Durchschnitt entspricht dem hinteren oberen Knie, der vordere, dem Keilbein anliegende Durchschnitt dem aufsteigenden vorderen Schenkel der Arterie. Auf dem in Abb. 35 wiedergegebenen Horizontalschnitt ist der horizontale Abschnitt der Art. carotis interna längsgetroffen. In den anliegenden Sinus cavernosus mündet eine der sinusartigen Venen der Hypophysenkapsel ein.

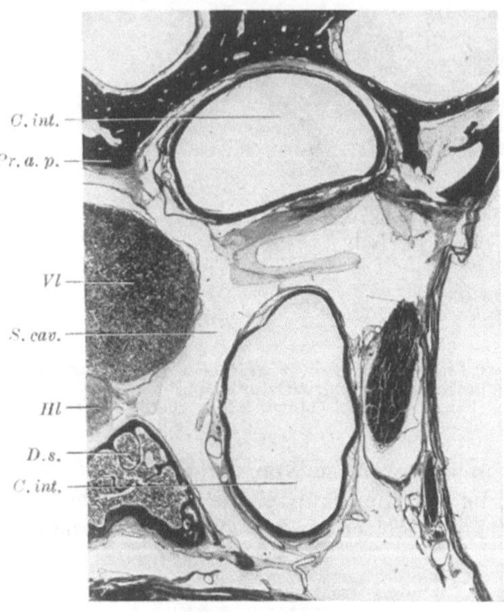

Abb. 34. Horizontalschnitt durch Sella, Sinus cavernosus und Carotis interna; *D. s.* Dorsum sellae; *Pr. a. p.* Processus alae parvae (=Proc. clin. ant.); die übrigen Bezeichnungen sowie Technik wie Abb. 32.

Die im allgemeinen wenig beachteten Lagebeziehungen des Hypophysenvorderlappens zum Sinus cavernosus wurden von POPA (1934) einer genaueren Untersuchung unterzogen. Der Autor stellte bei der operativen Freilegung der Hundehypophyse auf buccalem Wege eine Pulsation der Hypophysenregion fest. Er glaubte zuerst, daß die Hypophyse selbst sich wie ein Hirnteil verhalte und unter dem Einfluß von Systole und Diastole ihr Volumen verändere. Wenn man jedoch das Periost an der Seite der Hypophyse ablöst, dann hört die Pulsation auf und die Drüse dringt unter dem Druck, unter dem sie steht, aus der Öffnung des Periostloches hervor. Wird dann schrittweise mit der Pinzette die Hypophysensubstanz fortgenommen, so schwellen im gleichen Maße die Sinus cavernosi an, indem sie mehr oder weniger die Hypophyse ersetzen. Gleichzeitig fahren die Sinus fort zu pulsieren. Diese Beobachtungen zeigen, daß beide Gebilde (Sinus cavernosi und Hypophyse) unter gegenseitigem funktionellem Einfluß stehen. Beide stehen unter einem gewissen Druck, der sowohl seitens der Hypophyse wie seitens des Sinus beeinflußt werden kann. Ich halte es sehr wohl für möglich, daß diese vom Gefäßsystem aus regulierten Druckwirkungen Einfluß auf die Sekretbewegung der Drüse besitzen.

Die Lage der Hypophyse zur Knochenlamelle der Sella turcica hat praktische Bedeutung vor allem dadurch bekommen, daß sich deren Knochenschatten auf Röntgenbildern deutlich erkennen läßt und so bis zu einem gewissen Grade schon beim Lebenden Rückschlüsse auf die Größe der Hypophyse zu gestatten scheint. In Wirklichkeit beschränkt sich diese Möglichkeit vorwiegend auf jene Fälle, bei denen eine die Norm überschreitende Vergrößerung des Organes zu einer Ausweitung oder einer destruktiven Veränderung des Sattels führte. Schon gegenüber einer Atrophie der Drüse versagt das Röntgenbild, da der Türkensattel dabei unverändert bleibt. Selbst bei einer Unterentwicklung der Hypophyse ist das Röntgenbild des Sattels für sich allein oft nicht beweisend.

Noch bedingter ist der Wert des Röntgenbildes für die Ermittlung der Größe normaler Hypophysen, da sich aus ihm im günstigsten Falle ja nur mit Annäherung ein Rückschluß auf den sagittalen und vertikalen Durchmesser des Organes ziehen läßt, während der nicht minder wichtige transversale Durchmesser unbekannt bleibt. So kann eine stark walzenförmig gestaltete Hypophyse im Röntgenbild nach dem Umriß der Sella unter Umständen als klein erscheinen, in Wirklichkeit aber größer sein, als eine rundliche Hypophyse, die einen wesentlich größeren Sagittaldurchmesser der Sattelgrube bedingt. Die Unsicherheit in der Beurteilung der Hypophysengröße aus dem Röntgenbild wurde gerade von röntgenologischer Seite mehrfach hervorgehoben.

Auch die stereoskopische Schätzung der Sellagröße führt zu keinen sicheren Ergebnissen. Denn nach den Untersuchungen von BOKELMANN (1934) besteht

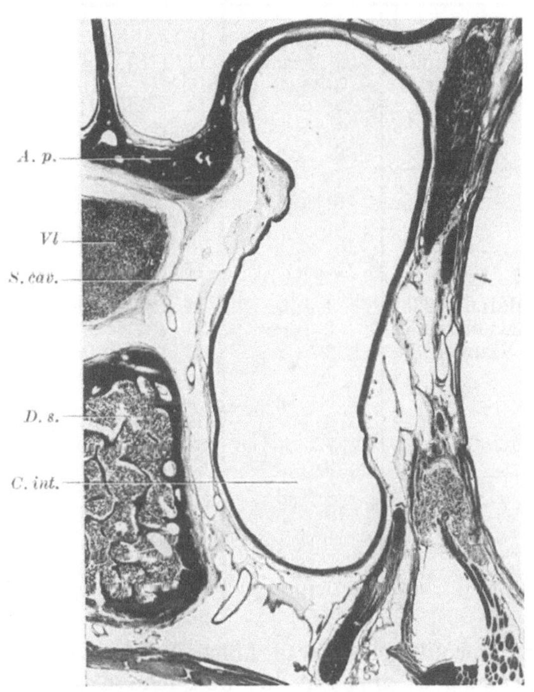

Abb. 35. Horizontalschnitt durch Sella, Sinus cavernosus und Carotis interna, weiter dem Sattelboden zu als Abb. 34. *A. p.* Ala parva; die übrigen Bezeichnungen sowie Technik und Vergr. wie Abb. 32.

zwischen dem Gewicht und Volumen der Hypophyse und dem Rauminhalt (Kapazität) der frischen Sella keine direkte Proportion. Ebensowenig weist die Kapazität der knöchernen Sella ein direktes Verhältnis zur Größe der zugehörigen Hypophyse auf.

Selbst die Sellagröße läßt sich, wie HAAS in einer ausführlichen Arbeit darlegte, mittels Längs- und Tiefendurchmesser des Röntgenbildes nur sehr unsicher bestimmen. HAAS hält es daher für zweckmäßiger, den Flächeninhalt der Projektionsfläche der Sella („mittleres Sellaprofil" nach BOKELMANN) zu ermitteln. Er paust dazu die Sellakonturen auf der Rückfläche der Röntgenplatte ab, legt ein Millimeterpauspapier auf und zählt die auf die Sellafläche entfallenden Quadratmillimeter. Vorbedingung für Vergleiche ist natürlich übereinstimmende Aufnahmetechnik (genau gezielter frontaler Strahlengang, gleicher Fokusabstand). Eine Fehlerquelle besteht auch bei dieser Methode in der unsicheren Bestimmung der oberen, nicht knöchernen Grenze der Sella. HAAS schlägt hierfür eine Gerade vor, die den untersten Punkt der Tuberculumwandung mit dem innersten Punkt der Dorsumspitze verbindet.

4*

Nach dieser Methode wurden von Haas durch zahlreiche Messungen die Durchschnittswerte für normale Sättel ermittelt, die dann von Sartorius (1929), Schulze (1931), Brill (1933) für das Kindes- und Säuglingsalter ergänzt wurden (s. Tabelle 8 und 9). Bei all diesen nach Röntgenbildern des Lebenden vorgenommenen Messungen blieb die Größe der Hypophyse selbst unbekannt. Für die Sellagröße ergibt sich aus der Tabelle 8 ein starker Anstieg in den ersten 6 Lebensmonaten; ob die dann folgende Verflachung bis zum Ende des 1. Lebensjahres wirklich vorhanden ist, erscheint nach den Zahlen der Tabelle 9 fraglich. Von da ab kommt es zu einem gleichmäßigen Anstieg der Kurve, der sich dem Anstieg der Kurve des Körperlängenwachstums vergleichen läßt. Vom 6. Lebensjahr an bleibt das Wachstum der Sella hinter dem Längenwachstum zurück (Brill). Ein weiterer, stärkerer Anstieg ist anscheinend bei Eintritt der Geschlechtsreife zu beobachten. Bemerkenswert ist ferner, daß in Tabelle 9 vom 6.—23. Jahr die Werte für die weibliche Sellaprofilfläche etwas höher liegen als für die männliche. Auch Sartorius (Tabelle 8) gibt für das weibliche Geschlecht etwas höhere Zahlen an.

Auffallend sind die Werte von Steiert, die bis zum 4. Lebensjahr eine weit stärkere Wachstumszunahme zeigten als bei Sartorius und Brill, um

Tabelle 8. Flächeninhalt der Projektionsfläche der Sella (Sellaprofilfläche).

Autor	Alter	Sellagröße	
		männlich	weiblich
Brill (1933) eingeklammert E. Schulze	1 Monat	15	—
	2 Monate	17 (16)	—
	3 „	17	19
	4 „	18	21
	5 „	22 (20)	23
	6 „	22	23
	7 „	22	24
	8 „	22 (22)	24
	9 „	22	24
	10 „	23	24
	11 „	24 (23)	25
Brill (1933) eingeklammert Sartorius	1 Jahr	24 (22)	25 (25)
	2 Jahre	33 (37)	35 (40)
	3 „	41 (46)	43 (51)
	4 „	48 (50)	49 (53)
	5 „	55 (53)	56 (57)
	6 „	58 (56)	57 (60)
	7 „	62 (59)	60 (62)
	8 „	63 (62)	62 (64)
	9 „	66 (65)	65 (66)
	10 „	70 (68)	69 (69)
Haas	8.—11. Jahr	59,9	61
	12.—15. „	69	69,8
	16.—19. „	79	78,5
	20.—50. „	96,3	88,1

Tabelle 9. Schwankungsbreite der Normalwerte der Sellaprofilfläche. (Nach Kovásc.)

Monate		Jahre	♂	♀	Jahre	♂	♀
Neugeboren	7—13	3	39—56	26—44	14	45— 85	50— 87
III.	9—18	4	40—60	36—56	15	48— 88	51— 91
VI.	12—22	5	41—64	42—62	16	50— 91	53— 94
IX.	16—27	6	42—67	45—65	17	53— 94	56— 98
XII.	19—30	7	42—69	45—68	18	56— 97	58—101
XV.	21—35	8	42—70	45—71	19	59—100	61—105
XVIII.	23—39	9	42—70	45—74	20	62—103	63—107
XXI.	25—42	10	42—70	46—76	21	65—106	66—109
XXIV.	27—45	11	42—70	47—79	22	68—109	69—111
		12	42—76	48—82	23	70—112	70—113
		13	42—82	49—82	24	74—115	74—115

dann im Wachstumstempo abzunehmen. Da die Messungen Steierts an Schweizerkindern vorgenommen wurden, wirft Brill die Frage auf, ob dieses eigentümliche Verhalten mit den Beziehungen zur Schilddrüse (Kropfhäufigkeit) zusammenhängt.

Die Frage, wieweit sich aus der Größe der medianen Sellaprofilfläche Schlüsse auf die Größe der Hypophyse ziehen lassen, wurde von BOKELMANN auf Grund seiner Untersuchungen dahin beantwortet, daß zwischen beiden Maßen gewisse direkte Beziehungen bestehen. Unter Berücksichtigung der nachfolgenden Gesichtspunkte gestatten sie auch unter physiologischen Verhältnissen klinisch verwertbare Schlußfolgerungen: a) kleine Sellaprofilflächen entsprechen bei Frauen durchwegs kleinen, bei Männern kleinen oder mittelgroßen Hypophysen; b) ausgesprochen kleine Profilflächen entsprechen in 60% der Fälle kleinen Hypophysen, sonst mittelgroßen, niemals großen; c) ausgesprochen große Profilflächen entsprechen großen Hypophysen, ausnahmsweise mittelgroßen, niemals kleinen; d) mittelgroße Profilflächen kann man bei allen Hypophysengrößen antreffen.

Etwa vom 56. Lebensjahr an lassen sich aus der Größe des medianen Sellaprofiles nur mehr sehr unsichere Schlüsse auf die Hypophysengröße ziehen. Die Schätzung der Hypophysengröße nach der Größe der medianen Sellaprofilfläche ist nur erlaubt, wenn sich das mediane und laterale Türkensattelprofil voneinander differenzieren lassen oder mit Sicherheit beide Profile übereinstimmen. Eine Ausnahmestellung nehmen jene Fälle ein, in welchen sich eine abnorm starke Annäherung oder Verschmelzung der vorderen und hinteren Processus clinoidei feststellen läßt (sog. Brückenbildung). In diesen Fällen sind meist kleine Hypophysen vorhanden, auch wenn das mediane Sellaprofil groß ist. BOKELMANN traf die Brückenbildung bei Personen, welche an Störungen der Genitalfunktion litten oder unterentwickelte Geschlechtsorgane besaßen in 50% der Fälle.

Die Beobachtung, daß abnorm große Hypophysen oder Tumoren des Organes eine Vergrößerung der Sattelgrube verursachen, könnte dazu verleiten, auch die Größe der normalen Sattelgrube gewissermaßen als eine Funktion der Hypophyse zu betrachten. Schon die Betrachtung einer größeren Anzahl embryonaler Hypophysen lehrt indessen, daß sich die Gestalt der Sättel von der Form der in ihnen liegenden Hypophyse häufig stark unterscheidet. Dazu kommt, daß zur Embryonalzeit zwischen Hypophyse und Sattel eine breite lockere Mesenchymschicht liegt, durch die jegliche Druckwirkung seitens des Organes auf die knorpelige und knöcherne Anlage des Sattels verhindert wird. Die Größe und Tiefe des Sattels wird demnach während der Entwicklung in erster Linie durch außerhalb der Hypophyse gelegene Faktoren maßgebend beeinflußt. Einer derselben ist nach SCHÜLLER (1926) in der sehr wechselnden Ausdehnung der Keilbeinhöhle zu suchen. Eine weit nach hinten reichende Keilbeinhöhle flacht den Sattel meist ab, so daß er in der Seitenansicht halbrund oder oval erscheint. Runde Formen finden sich nach SCHÜLLER dagegen vor allem bei kleiner Keilbeinhöhle. JOLY (1927) schreibt im Gegensatz zu BURI und BALLI auch der Kopfform einen gewissen Einfluß zu. Er findet die Form des Sattelbodens bei Dolichocephalen länglich und dünn; bei Brachycephalen ist die Grube dagegen eng mit kurzem sagittalem Durchmesser. Eine Verdickung und Verbreiterung der hinteren Sattellehne kann sich auch bei Gesunden finden, ebenso wie sich im Alter infolge Knochenresorption eine starke Aufhellung der Processus clinoidei posteriores ausbilden kann. O. MAIER (1935) gibt auf Grund von Messungen an Röntgenfilmen an, daß die mesocephalen Schädel durchschnittlich das größte, die dolichocephalen das kleinste Sellaprofil aufweisen. Die brachycephalen Schädel besitzen im Verhältnis zu ihrer Größe auch eine relativ große Sella. Zwischen der Form der Sella hingegen und der Schädelform konnte MAIER keine erkennbaren Beziehungen ermitteln. Bei Kindern fand JOLY die Sattelgrube sehr wenig tief; die Proc. clinoidei beginnen im Röntgenbild erst im 2. Lebensjahr sichtbar zu werden. Im 4. fangen sie an nach und nach ihre definitive Form anzunehmen.

Die Lagebeziehungen zwischen Hypophyse und Chiasma Nervi optici werden durch die in Abb. 27 und 31 wiedergegebenen Sagittalschnitte zur Darstellung gebracht. Für gewöhnlich liegt das Chiasma mit der Hauptmasse seiner Fasern derart über der Hypophyse, daß es von ihr nur durch das dazwischen geschobene Diaphragma sellae turcicae und die weichen Hirnhäute getrennt wird. Die namentlich in Lehrbüchern noch öfters anzutreffende Darstellung, wonach das Chiasma zur Hauptsache dem Sulcus chiasmaticus (s. fascic. optic.) aufliegt und höchstens mit seinem hinteren Abschnitt über das Diaphragma reicht, ist nur für seltene Ausnahmefälle richtig.

Der erste Hinweis auf die Bedeutung der Lagebeziehungen von Hirnanhang und Chiasma für die Erkennung einer Hypophysengeschwulst findet sich bei Minkowsky (1887). Ausführlicher wurden die Verhältnisse in ihrer pathologisch-anatomischen Bedeutung von Zander (1897) gewürdigt. Auch Fawcett (1896) und Lawrence (1904) erwähnen die Lageverhältnisse, die aber erst durch J. Parsons Schaeffer (1924) an einem größeren Material eingehend auf ihre Variabilität untersucht wurden (s. Abb. 36). Nach den Ergebnissen des letztgenannten Autors liegt das Chiasma in 96% der untersuchten Fälle ganz oder teilweise über dem Diaphragma und dem darunter befindlichen Hirnanhang. In 79% dieser Fälle liegt der vordere und größere Teil des

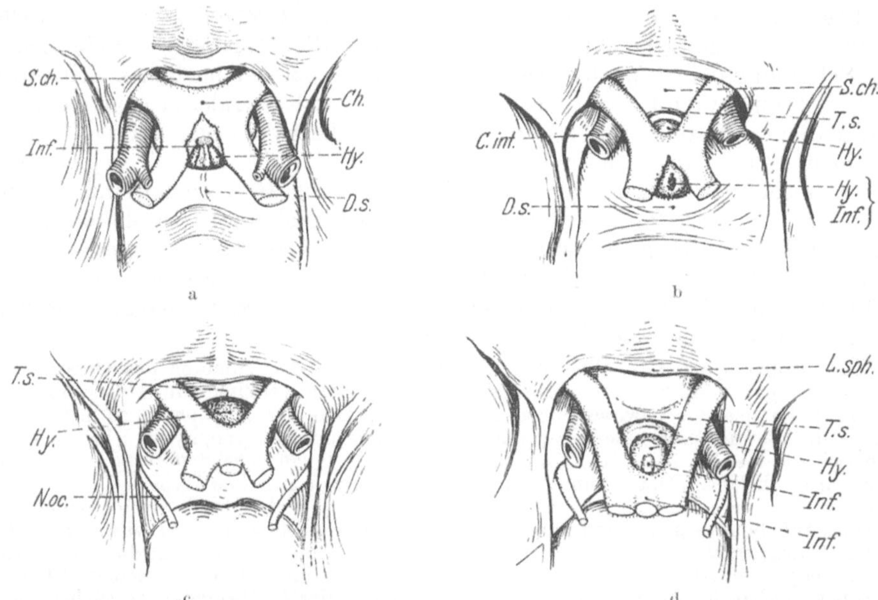

Abb. 36a—d. Die Lagebeziehungen zwischen Hypophyse und Chiasma nerv. optic. a Das Chiasma liegt zum Teil auf dem Sulcus chiasmatis, der Rest auf dem Diaphragma sellae (5%); b das Chiasma liegt ganz über dem Diaphragma (12%); c das Chiasma liegt größtenteils über dem Diaphragma, ein kleiner Teil über dem Dorsum sellae (79%); d das Chiasma liegt auf oder hinter dem Dorsum sellae (4%). Abkürzungen: *Ch.* Chiasma nerv. optic.; *C. int.* Carotis interna; *Ds.* Dorsum sellae; *Hy.* Hypophyse; *Inf.* Infundibulum; *L. sph.* Limbus sphenoidalis; *N. oc.* Nervus oculo-motorius; *S. ch.* Sulcus chiasmatis; *T. s.* Tuberculum sellae. (Nach P. Schaeffer 1924.)

Chiasmas über dem Diaphragma, während sich der hintere Abschnitt über oder hinter das Dorsum sellae projiziert, in 12% kommt das Chiasma ausschließlich über das Diaphragma zu liegen. Nur in 5% reicht lediglich der hintere Abschnitt des Chiasmas über das Diaphragma, während der vordere Teil im Sulcus chiasmaticus verläuft. Sehr selten (4%) fand Schaeffer das Chiasma über oder hinter dem Dorsum sellae. Wieweit diese Verhältnisse durch die Lage des Schädels zur Zeit des Todes beeinflußt werden, ist unbekannt.

In der überwiegenden Mehrzahl der Fälle ist demnach das Chiasma so gelegen, daß es bei einer tumorartigen Vergrößerung der Hypophyse nach oben früher oder später zu einer Druckwirkung auf die Fasern der Nn. optici kommen muß. Dabei werden gewöhnlich zuerst die mittleren sich kreuzenden Fasern in Mitleidenschaft gezogen, was sich im Auftreten einer bitemporalen Hemianopsie auswirkt.

Zwischen der Vorderfläche von Chiasma, Hypophysenstiel und Diaphragma befindet sich eine oberflächliche, seichte Zisterne, die sog. Cisterna chiasmatis, die sich seitlich bis zu den divergierenden Nervi optici erstreckt. Sie ist reichlich von Balken und durchbrochenen Häutchen des Subarachnoidealgewebes durchzogen, die in der Mittellinie oft so dicht stehen, daß sie eine Scheidewand bilden und dadurch die kleine Zisterne in zwei seitliche Abteilungen zerlegen. Nach den Seiten hin hängt diese Zisterne hauptsächlich hinter dem Opticus, zwischen diesem und der Carotis, sowie hinter der letzteren mit den lateralwärts gelegenen Cisternae fossae Sylvii zusammen (KEY und RETZIUS 1875). Die Tiefe der Cisterna chiasmatis wird weitgehend von der Stellung des Chiasmas beeinflußt. Liegt dieses dem Diaphragma dicht auf, so findet sich nur ein schmaler Spalt, steht das Chiasma steil wie in Abb. 31, so kann die Zisterne einen beträchtlichen vertikalen Durchmesser (bis 10 mm und mehr) erreichen. Der Zwischenraum kann insofern von praktischer Bedeutung sein, als sich die Hypophyse bei gut ausgebildetem Spaltraum bis auf das Doppelte vergrößern kann, ohne Kompressionserscheinungen an den Sehnerven hervorzurufen (SCHAEFFER).

Auf der Rückseite des Hypophysenstieles beschreiben KEY und RETZIUS eine Cisterna intercruralis profunda. Sie breitet sich zwischen den Crura cerebri, Tractus optici und Chiasma aus und nimmt das Trigonum intercrurale mit seinen verschiedenen Gebilden (Hinterfläche des Hypophysenstieles, Tuber cinereum, Corpora mamillaria, Lamina perforata posterior) ein. Sie hängt wiederum mit der oberflächlich gelegenen Cisterna intercruralis superficialis zusammen, da die vom Infundibulum bis zum Pons ausgespannte Begrenzungsmembran, die beide Zisternen trennt, meist durchlöchert oder selbst mehr oder weniger defekt ist.

B. Das Diaphragma sellae und die bindegewebigen Hüllen der Hypophyse.

Der Eingang zum Türkensattel wird beim *Menschen* normalerweise von einer straffen bindegewebigen Membran, dem Diaphragma sellae turcicae, verschlossen. Das Diaphragma spannt sich in Fortsetzung der Dura mater von den Processus clinoid. anter. und dem Tuberculum sellae über die Hypophyse hinweg zum Dorsum sellae und den Processus clinoid. poster. Nach den Seiten zu zieht die Membran über den Sinus cavernosus und die ihm anliegenden Gefäße und Nerven hinweg zur Plica petroclinoidea lateralis. In der Mitte ist das Diaphragma von einer rundlichen Öffnung durchbrochen, die dem Hypophysenstiel zum Durchtritt dient. Die Weite dieses Foramen diaphragmatis ist sehr wechselnd. Im einen Extremfall ist es so eng, daß es dem Stiel und seiner Bedeckung gerade Platz zum Durchtritt gewährt. Nicht selten ist es weiter, so daß neben dem Hypophysenstiel noch ein kleinerer oder größerer Teil der Drüsenoberfläche sichtbar wird und das lockere Gewebe der Arachnoidea durch die Lücke eindringen kann. Namentlich im Alter trifft man in der Regel den letztbeschriebenen Zustand an. In extremen Fällen kann das Diaphragma bis auf einen schmalen Randreifen zurückgebildet sein. P. SCHAEFFER hat auch gefensterte oder netzartig gebaute Diaphragmen beobachtet.

Der Verlauf der Faserzüge im Diaphragma sellae und den angrenzenden Durabezirken läßt nach den Untersuchungen von POPA (1934) eine regelmäßig wiederkehrende Anordnung erkennen, die in Abb. 37 schematisch dargestellt ist. Am Diaphragma selbst unterscheidet POPA zwei Abschnitte: einen dicken peripheren Teil (Abb. 37, a_1 und a_2), der aus groben Faserbündeln besteht und einen zarten zentralen (s. Abb. 37, b), der sich bis an den Hypophysenstiel fortsetzt. Die Fasern der dicken äußeren Schicht kommen beiderseits von den Proc. clinoid. post.; ein Teil derselben verläuft kreisförmig (s. Abb. 37, a_1), ein anderer Teil überkreuzt sich vorne und zieht zum hinteren Rand des Foramen fasciculi optici, um schließlich durch den Opticuskanal in die Orbita auszustrahlen (s. Abb. 37, a_2). Ein weiteres vom Proc. clinoid. post. ausgehendes Faserbündel verläuft seitlich, umschließt die Austrittsstelle der Carotis interna (s. Abb. 37, *Car. int.*) und strahlt gegen die Proc. clinoid. anter. und in die Fissura orbitalis superior aus. Weitere Faserzüge kommen vom tiefen Blatt des Clivus (Abb. 37, *c*); ein Teil derselben umkreist die Durchtrittsstelle des Hypophysenstieles. Zu diesen gesellen sich auch noch die feinen Fasern, die die dünne Partie des Diaphragmas bilden (s. Abb. 37, *b*). Demnach wird der Vorderlappen vor allem durch den dicken, der Hinterlappen durch den dünnen Abschnitt des Diaphragmas bedeckt. Immer bleibt aber zwischen dem derben Teil des Diaphragmas und dem Hypophysenstiel eine schwache Stelle, an der Hypophysentumoren in die Schädelhöhle vordringen können.

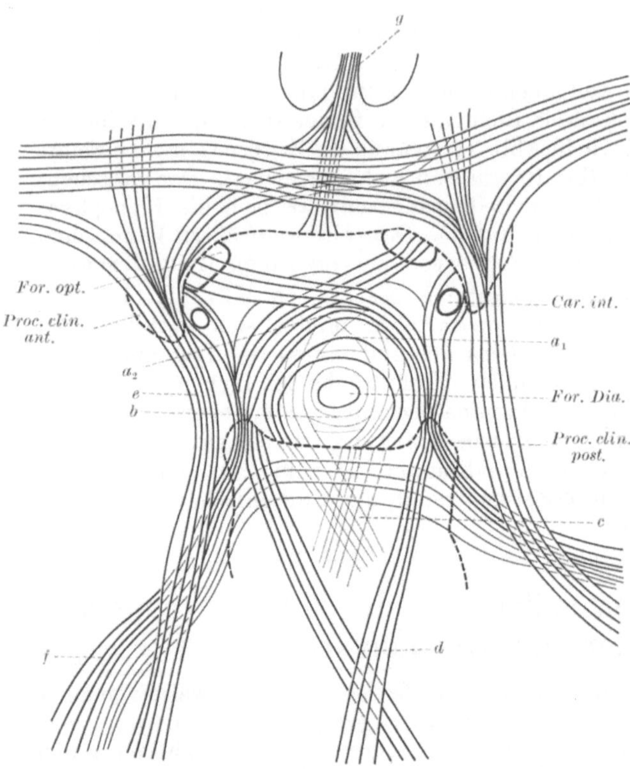

Abb. 37. Schematische Darstellung des Verlaufes der Faserzüge im Diaphragma sellae turcicae und den angrenzenden Bezirken der Dura. *Car. int.* Austrittsstelle der Carotis interna; *For. opt.* Foramen fasciculi optici; *For. Dia.* Foramen diaphragmatis, Durchtrittsöffnung für den Hypophysenstiel; *Proc. clin. ant.* Processus clinoideus anterior; *Proc. clin. post.* Processus clinoideus posterior; a_1 circuläre Fasern, a_2 überkreuzende Fasern im dicken peripheren Teil des Diaphragmas; *b* zentraler, dünner Teil des Diaphragmas; *c* feine gekreuzte Faserzüge vom tiefen Durablatt des Clivus; *d* gekreuzte Faserzüge vom oberflächlichen Blatt; *e* Fasern, die von der Falx cerebri kommen, die Oberfläche des Tentoriums durchlaufen und gegen den Proc. clin. ant. ziehen, wo sie sich in drei Richtungen aufsplittern; *f* Fasern, die von der Falx cerebelli kommen, die untere Fläche des Tentoriums durchlaufen und sich gegen den Proc. clin. post. richten, wo sie sich gegen das Diaphragma und die Orbita zu aufsplittern; *g* Fasern, die von der Falx cerebri kommen und bis zum Limbus sphenoidalis ausstrahlen. (Nach Popa 1934.)

Seiner Struktur nach besteht das Diaphragma in gut entwickeltem Zustand aus derben parallelfasrigen kollagenen Faserbündeln, die auf dem Schnittbild in mehrfacher Lage übereinander geschichtet erscheinen. Die Verlaufsrichtung der Faserbündel ist in den einzelnen Schichtlagen, die ihrerseits wieder ineinander übergehen, verschieden; längs verlaufende Züge wechseln mit schräg, quer und bogenförmig verlaufenden und bedingen dadurch die kräftige, widerstandsfähige Beschaffenheit der Membran. Namentlich in der äußeren Zone des Diaphragmas findet man zahlreiche, übereinanderliegende, in verschiedener Richtung verlaufende Faserzüge (s. Abb. 38a). Die abgebildete Stelle entstammt dem vorderen Drittel eines paramedianen Sagittalschnittes; sie liegt noch im Bereich des Vorderlappens. Die Faserplatte des Diaphragmas besitzt hier eine Dicke von 250 μ und besteht aus 7—8 übereinanderliegenden Fasersträngen. Abb. 38b zeigt dagegen einen Ausschnitt aus dem mittleren, dünneren Drittel des Diaphragmas (130 μ), seitlich von der Öffnung des Diaphragmas gelegen. Die Verlaufsrichtung der Faserstränge erscheint hier mehr nach einer Richtung orientiert.

Im Flächenpräparat lassen sich an der Öffnung des Diaphragmas auch zirkulär und radiär verlaufende Faserzüge beobachten.

Zwischen den kollagenen Bündeln liegen feine elastische Fasernetze;

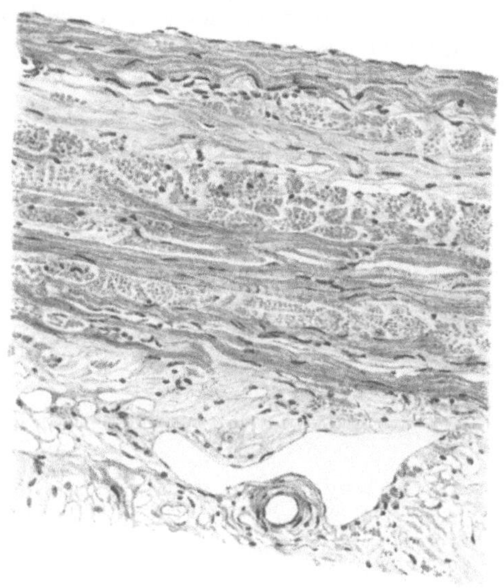
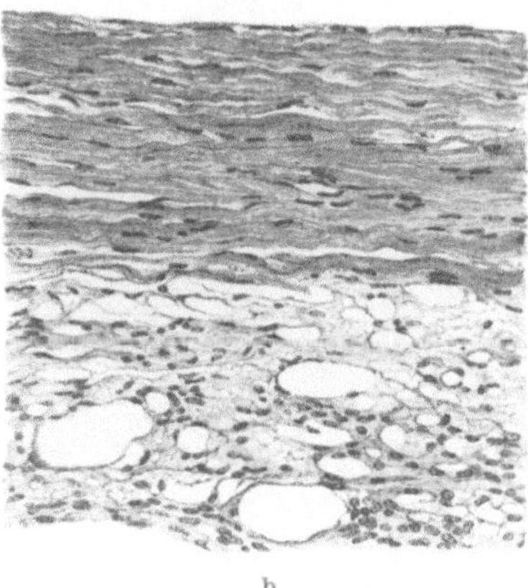

Abb. 38 a und b. Sagittalschnitte durch das Diaphragma sellae. a Im äußeren Drittel; b im inneren Drittel. Hinger. Alkohol-Formol. Paraffin 10 μ. Hämalaun-Eosin. Vergr. 1:68.

zum Teil sind dieselben im Sinne der Verlaufsrichtung der kollagenen Fasern orientiert, so daß man sie bei längs getroffenen Kollagenfasern häufig auf größere Strecken hin der Länge nach verfolgen kann, während sie bei quer oder schräg geschnittenen Faserbündeln ebenfalls quer getroffen sind und nur als feine Punkte oder Striche hervortreten. An anderen Stellen wieder bilden sie mehr gleichmäßig der Fläche nach ausgespannte feine Netze, wie sie in Abb. 39 wiedergegeben sind.

Die Oberfläche des Diaphragmas ist von einem einschichtigen platten Mesothel überkleidet; an der Unterfläche geht das Fasergewebe in das lockere Bindegewebe über, das

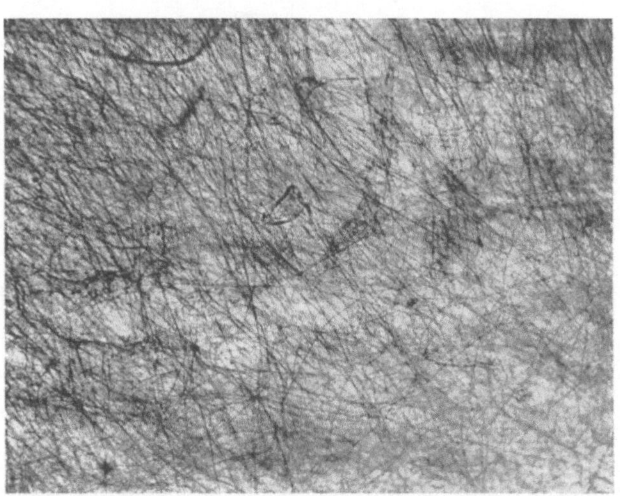

Abb. 39. Häutchenpräparat aus dem Diaphragma eines 20jährigen. Die elastischen Fasernetze sind durch Resorcinfuchsin gefärbt. Vergr. 1:77.

den Zwischenraum zwischen Diaphragma und der eigentlichen Organkapsel ausfüllt. Das Gewebe des Diaphragmas ist im Gegensatze zu dieser darunter liegenden Bindegewebszone außerordentlich gefäßarm

(s. Abb. 38). Im ganzen ergibt sich, daß das Diaphragma sellae beim Menschen den typischen Bau der Dura mater besitzt.

Gegen das Foramen zu nimmt die Gewebsplatte des Diaphragmas an Dicke immer mehr ab, bis sie meist in Gestalt eines scharf ausgezogenen Randes endigt (s. Abb. 40). Die Angabe von Koller, daß sich das Diaphragma dorsalwärts

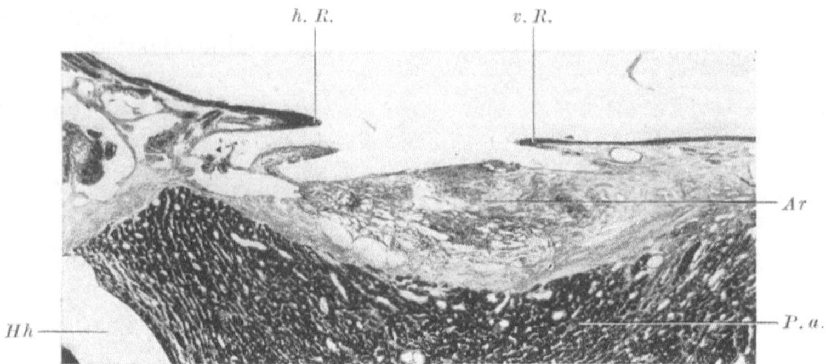

Abb. 40. Seitlicher Sagittalschnitt durch Diaphragma und Foramen diaphragmatis. *Ar* Arachnoidalgewebe; *Hh* Hypophysenhöhle; *P. a.* Pars anterior der Hypophyse; *v. R., h. R.* vorderer, hinterer Rand des Diaphragmas. Hinger. 30 Jahre. Alkohol-Formol. Paraffin 10 μ. Hämalaun-Eosin. Vergr. 1:16.

eine Strecke weit auf den Trichter fortsetzt, fand ich bei Präparaten vom erwachsenen Menschen nicht bestätigt. Das in Abb. 40 auf der Oberfläche des Vorderlappens sich ausbreitende lockere Gewebe ist gefäßreiches Arachnoidalgewebe, das den Hypophysenstiel bei seinem Durchtritt durch das Foramen

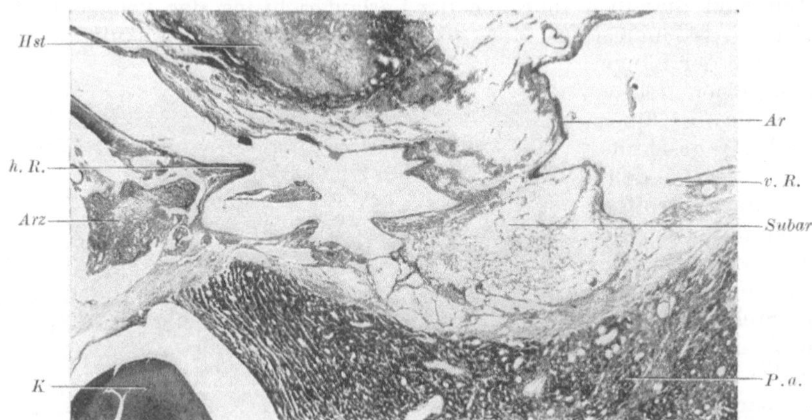

Abb. 41. Paramedianer Sagittalschnitt durch Diaphragma und Foramen diaphragmatis. *Arz* Arachnoidalzotte; *Hst* Hypophysenstiel; *K* Kolloid (in der Hypophysenhöhle liegend); *Subar* Subarachnoidalgewebe. Die übrigen Bezeichnungen sowie Technik und Vergrößerung wie Abb. 40.

begleitet. Der etwas mehr gegen die Medianebene zu gelegene, in Abb. 41 wiedergegebene Sagittalschnitt läßt das Eindringen der Arachnoidea durch das Foramen und ihren Zusammenhang mit dem Bindegewebe, das die Oberfläche der Hypophyse bedeckt, gut erkennen. Dieses Verhalten der Arachnoidea wurde schon von Key und Retzius (1875) beobachtet. Nach ihnen wird hier von der Arachnoidea gleichsam ein Divertikel gebildet und die Oberseite der Hypophyse von einem kleinen subarachnoidealen Raum oder einer Cisterna umgeben, die sich bei Subarachnoidealinjektion mit Farbstoff füllt. Auch

Lewis und Knavel (1913) wiesen darauf hin, daß die Arachnoidea gelegentlich durch das Diaphragma tritt. Auf die Schlußfolgerungen, die Hughson (1924) aus ähnlichen Beobachtungen für die Deutung der Hypophysenhüllen zieht, werde ich später noch eingehender zurückkommen (s. S. 62).

Erdheim (1904) beschreibt einige Fälle, in welchen der Hypophysenstiel die Arachnoidea durchbohrt, so daß die obere Hälfte des Stieles im Subarachnoidealraum, die untere dagegen nackt, d. h. nur vom Trichterlappen bedeckt, im Subduralraum liegt. In anderen Fällen findet aber auch Erdheim, daß die Arachnoidea bis auf die obere Fläche des Hypophysenkörpers herabreicht. Die Verhältnisse können für die Ausbreitung von Eitermassen u. dgl. von Bedeutung sein.

Die bindegewebigen Hüllen der Hypophyse. Hebt man die Hypophyse nach Umschneiden des Diaphragmas und vorsichtiger Ablösung ihrer

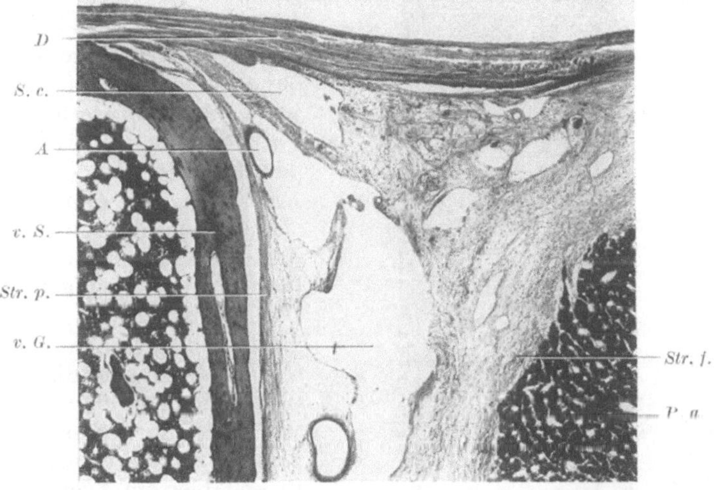

Abb. 42. Sagittalschnitt durch die vordere Wand des Sellaeinganges mit Diaphragma und Vorderlappen. *A* Arterie; *D* Diaphragma; *P. a.* Pars anterior; *S. c.* Sinus circularis; *Str. f.* Stratum fibrosum; *Str. p.* Stratum periostale; *v. G.* venöser Gefäßraum des Stratum vasculare; *v. S.* vordere Sellawand. Hinger. Formol-Alkohol. Paraffin 15 μ. Hämalaun-Eosin. Vergr. 1:28.

Hinter- und Unterfläche aus dem Sattel, so findet man sie allseitig von einer fibrösen Hülle umschlossen, die gewöhnlich als „Kapsel der Hypophyse" bezeichnet wird. Schon durch makroskopische Präparation läßt sich jedoch feststellen, daß es sich dabei um keine einheitlich strukturierte Hülle handeln kann, da sich verschiedene, wenn auch nur unvollständig zu trennende Blätter ablösen lassen. Am mikroskopischen Schnittpräparat vollends erkennt man ohne weiteres, daß sich die „Kapsel", die den zwischen Knochen und Parenchym gelegenen Raum ausfüllt, im allgemeinen in drei strukturell verschiedene Schichten trennen läßt: in eine Außenschicht, die dem Periost (Stratum periostale) entspricht, in eine von venösen Gefäßräumen reich durchzogene Mittelschicht (Stratum vasculare) und die eigentliche Organkapsel (Stratum fibrosum), die unmittelbar dem Parenchym der Hypophyse anliegt. Die Verhältnisse treten weitaus am besten an Präparaten hervor, die blutleer gespült, durch Injektion in die Blutbahn fixiert und in situ mit der ganzen Umgebung geschnitten wurden.

Das Stratum periostale besteht im Bereich der Sella aus einem dünnen Faserhäutchen, dem streckenweise als Rest der Cambiumschicht noch eine Lage von platten, wenig tätigen Osteoblasten aufliegt. Die Ausbildung des Fasergewebes wechselt. Am vorderen Eingang in die Sella, in der Gegend des

Tuberculum, ist die Faserschicht gewöhnlich etwas dichter (s. Abb. 42); sie ist hier auch stärker mit elastischen Fasernetzen durchsetzt. Weiter nach abwärts wird das Periost streckenweise oft nur von lockerem, feinfaserigem kollagenen Bindegewebe gebildet (Abb. 43), das einer Fibroelastica entbehrt. Hier ist die Verbindung des Periosts mit dem Knochengewebe auch besonders locker, so daß es sich leicht von der knöchernen Unterlage ablösen läßt. Am Boden der Sella, in der Nähe der Vorder- und Hinterlappengrenze ist das Periost häufig durch einen quer verlaufenden Streifen von sehnigen kollagenen Fasern verstärkt. Am Dorsum des Sattels sind die elastischen Fasergeflechte wieder stärker ausgebildet. Gelegentlich findet man zwischen die Faserhaut des Periosts und die Knochenoberfläche kleine Inseln von Fettgewebe eingeschlossen (s. Abb. 44).

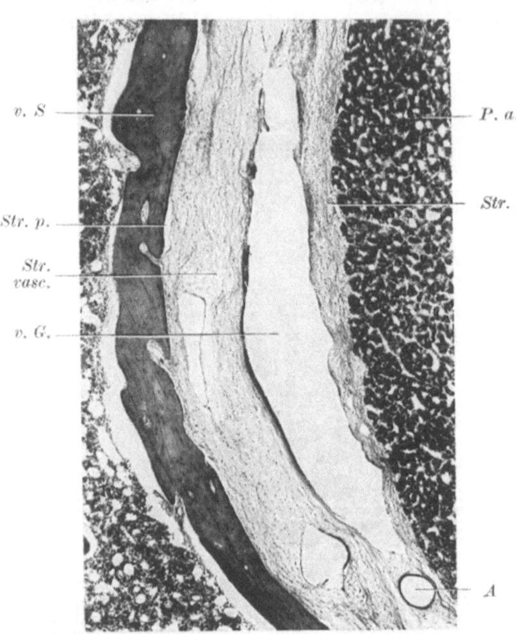

Abb. 43. Schnitt durch die frontale Kapselwand der Hypophyse. *Str. vasc.* Stratum vasculare; die übrigen Bezeichnungen, Technik und Vergr. wie Abb. 42.

Nach innen zu geht das Periost ohne Grenze in das feinfaserige Gewebe des Stratum vasculare über, das von sinusartigen Venen, den Kapselvenen, durchzogen ist. Die Venen sind sehr dünnwandig; sie bestehen nur aus Endothel und feinen aufgelagerten Bindegewebsfasern, die mit einigen elastischen Fasern untermischt sind, während glatte Muskelzellen fehlen. Die Venen umschließen die ganze Hypophyse mit einem engmaschigen Netz von Bluträumen. Sie sind auf Abb. 42 und 43 in erweitertem, auf Abb. 44 in kollabiertem Zustand zu sehen. Weit spärlicher sind die an ihrer Elastica interna und ihrer Muscularis gut erkennbaren Arterien vorhanden. Das Fasergewebe wird von feinen, nach verschiedenen Richtungen ziehenden kollagenen Fasern gebildet, zwischen welchen in wechselnder Menge auch elastische Netze vorhanden sind. Auch in dieser Mittelschicht ist das Fasergewebe am Boden und Dorsum meist stärker und dichter entwickelt als in der vorderen und oberen Region des Vorderlappens.

Das Stratum fibrosum endlich, die eigentliche Organkapsel, stellt eine schmale gefäßarme Hülle aus kollagenem und elastischem Fasergewebe dar (s. Abb. 42—43). Zwischen Stratum vasculare und Stratum fibrosum besteht keine scharfe Abgrenzung; ganz allmählich schließen sich die Faserbündel dichter, ganz allmählich werden die Gefäße spärlicher. Im mikroskopischen Schnitt erscheint diese innerste Schicht oft mehr durch angrenzende Bluträume als durch eine besondere strukturelle Beschaffenheit abgesetzt. Der den Vorderlappen bedeckende Teil der Kapsel ist im allgemeinen lockerer und zarter gebaut als der den Hinterlappen umhüllende Abschnitt, in dessen Bereich sie aus dickeren, gekreuzt verlaufenden Faserbündeln besteht, die auch stärker mit elastischen Fasergeflechten durchsetzt sind. Auch im Stratum fibrosum finden sich an der Grenze von Vorder- und Hinterlappen wieder besonders stark entwickelte, in vorwiegend transversaler Richtung verlaufende sehnige Faserstreifen. Sie ziehen

auch an den Seitenflächen der Hypophyse zwischen Vorderlappen und Hinterlappen in die Höhe. An Horizontalschnitten durch das Organ läßt sich beobachten, wie sie keilartig eine Strecke weit zwischen den beiden Anteilen eindringen
(s. Abb. 46, S. 65).

Nach POPA (1934) ist die Orientierung der Bindegewebsstränge in der Hypophysenkapsel ziemlich regelmäßig. Sie bilden ovaläre Schleifen, die die Drüse von oben bis unten
und von hinten bis vorn umgehen. Zu diesen eigenen Fasern mischen sich andere, die vom
tiefen Durablatt des Clivus kommen und der gleichen Art sind wie die Fasern der inneren
dünnen Zone des Diaphragmas (s. S. 56 und Abb. 37, c). Auf diese Weise steckt die Hypophyse in einer Faserhülle (Trikot), die sich ihrer Oberfläche vollständig anschmiegt. Die
Hypophyse kann ihr Volumen in dem Maße
vermehren als es die Faserhülle zuläßt; in
dem gleichen Maße, in dem die Hülle ge-
dehnt wird, steigt im Innern der Drüse
der Druck.

In welcher Beziehung stehen
nun diese einzelnen Hüllen der
Hypophyse zu den Hirnhäuten?
Die Frage erfährt in der Literatur
eine sehr verschiedene Beantwortung,
wobei man sich des öfteren nicht des
Eindrucks erwehren kann, daß den
Ausführungen mancher Autoren mehr
theoretische Spekulation als objektive Beobachtung am Präparat zugrunde liegt. So läßt sich STENDEL
(1914) durch die Überlegung, daß sich
Drüsenteil und Hirnteil erst sekundär
im Laufe der Entwicklung zusammen-
legen, zu der Annahme verleiten,
daß der Hirnteil von der Dura mater
überzogen sein muß, während das
ganze Organ knochenwärts vom
Endocranium umscheidet wird. Diese
Verhältnisse sollen sich dann meistens
durch verschiedene Um- und Rück-
bildungen verwischen, z. B. dadurch,
daß sich die Dura zwischen Hirnteil und

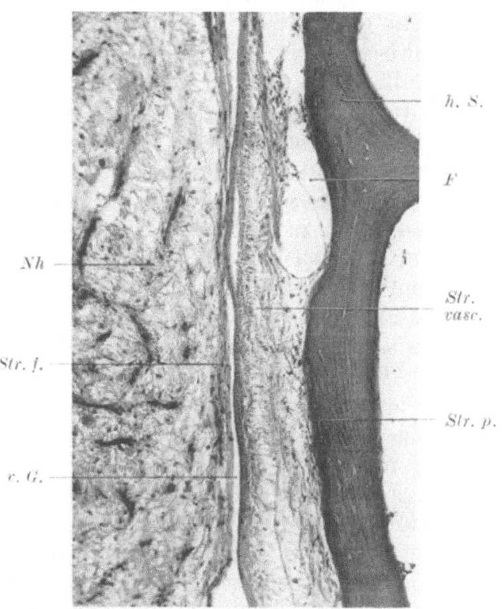

Abb. 44. Sagittalschnitt durch die hintere Wand der
Sella im Bereich der Neurohypophyse. *F* Fettgewebe;
h. S. Knochenlamelle des Dorsum sellae; *Nh* Neurohypophyse; *v. G.* venöser Gefäßraum (kollabiert). Die
übrigen Bezeichnungen sowie Technik wie bei Abb. 42.
Vergr. 1:78.

Zwischenlappen mehr oder weniger zurückbildet. Das Diaphragma führt STEN-
DELL auf „Wucherungen und Falten“ der Dura zurück. Die Pia mater zieht
nach STENDELL nicht über den Hypophysenkomplex hinweg, sondern wird
vom „Ansatz des Hirnteils“ durchbrochen. TRAUTMANN (1909) hingegen findet
beide Lappen zusammen von einer festen fibrösen, gemeinsamen, von der Dura
mater entstammenden Hülle umgeben; sie erscheinen ihm als ein Ganzes und
nicht, wie LUSCHKA beim *Menschen* annimmt, durch die Pia voneinander getrennt.
Nach KOLLER (1922) spaltet sich die Dura beim *Menschen* in zwei ungleich
große Anteile, von denen der weitaus dickere als Periost und Kapsel die
Hypophyse ventral bekleidet, während das dorsale Blatt vorerst als Diaphragma
horizontal zieht, um sich dann am Trichter dorsalwärts anzulagern.

Der Werdegang des Hypophysendura-Durchbruches spielt sich nach KOLLER in folgenden
Stadien ab: Stadium I. Ursprünglich liegt zwischen Hirnboden und der zur RATHKEschen
Tasche ausgebuchteten Mundwand mesodermales Gewebe. Stadium II. Die RATHKEsche
Tasche wird zum Hypophysenbläschen und ist vom Hirnteil durch gleichmäßig breite
Bindegewebsschichten getrennt. Stadium III. Noch bevor der Hirnteil den unmittelbaren
Kontakt mit dem Drüsenteil gefunden hat, kann das zur Dura verdichtete Bindegewebe
an der künftigen Berührungsstelle zu einer dünnen Lamelle werden. Stadium IV. Die

dünne Lamelle öffnet sich zu einer oder mehreren Öffnungen und läßt dadurch die Verschmelzung zu. Zwischen Hirnteil und Drüsenlappen ist zum Teil, wenn auch nicht in
continuo, Duragewebe (primäre Dura) vorhanden. Stadium V und VI. Zwischenlappen
und Hirnteil sind durchwegs innig verwachsen. Eine deutliche Kapsel zieht einheitlich um
das ganze Organ.

Diese Auffassung KOLLERs ist nicht haltbar; sie wurde schon von VAN GEL-
DEREN (1926) durch den Hinweis widerlegt, daß die beiden Teile der Hypophyse
einander schon eng anliegen, bevor es auch nur andeutungsweise eine Dura-
anlage gibt. „Ontogenetisch durchbricht die Pars neuralis die Dura ebensowenig,
als die Pars oralis den Schädelgrund und das Endocranium durchbricht. Dura
und Schädelbasis entstehen erst, wenn die beiden Hypophysenanteile (zusammen)
schon an definitiver Stelle (in der lokal breiteren, dichteren Ectomeninx) liegen.
Das zwischen den beiden Hypophysenteilen vorhandene spärliche Bindegewebe
(im Falle einer überdachten Hypophyse) ist, dem Obigen entsprechend, nicht
Dura (primitiva, KOLLER), auch nicht etwa Pia oder Arachnoidea zu nennen.
Es ist zwischengelagertes Mesenchym der früh embryonalen Meninx primitiva;
höchstens dichteres Ektomeninx-Zwischengewebe (= peridurales Gewebe), das
auch die gesamte Hypophyse (Orohypophyse inbegriffen) umhüllt. Alle anderen
Namen sagen zu viel oder sind direkt falsch."

HUGHSON (1922, 1924) kommt auf Grund von Injektionsversuchen, in
welchen er bei erhöhtem Druck den Übertritt von Farbstoff aus den Subarachnoidealräumen in die Spalträume der Hypophysenkapsel beobachtete, zu der Ansicht, daß die Sella turcica von den drei Hirnhäuten umkleidet ist. Nach ATWELL
(1926) dagegen wird die Sella nur von Dura bedeckt, während Arachnoidea
und Pia nur die Pars tuberalis einhüllen und am Diaphragma Halt machen.
BAILEY (1932) dagegen ändert das ATWELLsche Schema dahin ab, daß er den
Sattel mit Dura mater auskleidet und außerdem die ganze Hypophyse mit
Pia bedeckt, die er auch noch zwischen Mittellappen und Hinterlappen einzeichnet.
Zwischen Dura und Pia befinden sich nach BAILEY Subarachnoidealräume, die
sich nach überall hin ausbreiten, ausgenommen den hintersten Abschnitt der
Neurohypophyse, in welchem Blutgefäße in den Hinterlappen eindringen. Auch
BUCY (1932) spricht von den drei Hirnhäuten, die die Hypophyse umhüllen.

Nach WISLOCKI (1937) wird der Körper der Hypophyse bei den von ihm
untersuchten *Säugetieren (Rhesusaffe, Katze, Kaninchen, Ratte)* weder von
einem Subdural- noch von einem Subarachnoidealraum umgeben. Der letztere
umschließt den Hypophysenstiel und ist auf diese Region beschränkt. Dagegen
kleidet die Dura nach WISLOCKI die ganze Wandung der Sella aus, wobei sie einerseits mit der Oberfläche des Hypophysenkörpers, andererseits mit dem Periost
verschmilzt.

So weit die Auffassungen, die in der Literatur über die Beziehungen von
Hypophysenkapsel und Hirnhäuten vorliegen. Wenn ich nun auf Grund meiner
Präparate dazu Stellung nehme, so komme ich zu folgenden Ergebnissen. Was
zunächst die Beziehungen von Diaphragma und Dura betrifft, so lassen Sagittalschnitte durch die Sattellehne klar erkennen, daß sich die Faserzüge der Dura
unmittelbar in das Diaphragma fortsetzen (s. Abb. 42). Nur die äußerste, dem
Knochen aufliegende schmale Schicht, das Periost (oder Endocranium nach
VAN GELDEREN) trennt sich ab und zieht als solches auf der Knochenoberfläche
des Sattels weiter. Ein Blick auf die Abb. 42—44 zeigt ohne weiteres, daß sich
die Struktur dieser, als Stratum periostale bezeichneten Schicht im ganzen
Bereich des Sattels weitgehend von der derben, grobfaserigen Bauart einer
Dura unterscheidet, während das Diaphragma die typische histologische Struktur
der Dura besitzt. Die Auskleidung der Sattelgrube des *Menschen* kann
demnach histologisch niemals als Dura bezeichnet werden; sie ist
einfaches Periost.

Ebensowenig ist es möglich, das Stratum vasculare als Arachnoidea und Subarachnoidealgewebe aufzufassen, da ihm die dafür charakteristische Struktur völlig abgeht. Es handelt sich um eine aus dem Mesenchym des Sattels hervorgegangene Bindegewebsschicht, die den speziellen Aufgaben des venösen Kapselgeflechtes entsprechend gebaut ist und die auch entwicklungsgeschichtlich mit der Arachnoidea nichts zu tun hat. Das geht auch aus dem in Abb. 17 (S. 30) wiedergegebenen Sagittalschnitt durch die Hypophysenregion eines Embryos von 88 mm S. S. L., der den Verlauf der Arachnoidea sehr deutlich erkennen läßt, einwandfrei hervor. Arachnoidealer Natur ist lediglich die durch das Foramen des Diaphragmas auf die Oberfläche der Hypophyse vordringende Ausstülpung der Arachnoidea (s. Abb. 40 und 41), die zwar sehr häufig, aber nicht konstant vorhanden ist. Der Injektionsversuch Hughsons ist für die arachnoideale Beschaffenheit des Stratum vasculare nicht beweisend. Hughson gibt selbst an, daß sich die Spaträume der Kapsel, die er für Subarachnoidealräume hält, die in Wirklichkeit aber venöse Bluträume sind, erst bei höherem Druck mit Farbstoff füllen. Es ist naheliegend anzunehmen, daß in diesem Falle dann eben zwischen den unter dem Diaphragma gelegenen Subarachnoidealräumen und den Venen des Sinus circularis usw. artifizielle Kommunikationen geschaffen werden, was bei der dünnen Wandung dieser Gefäße und dem Vorkommen von Arachnoidealzotten im Randsinus (s. Abb. 41, *Arz*) gut möglich ist. Das von Hughson beschriebene weitere Vordringen

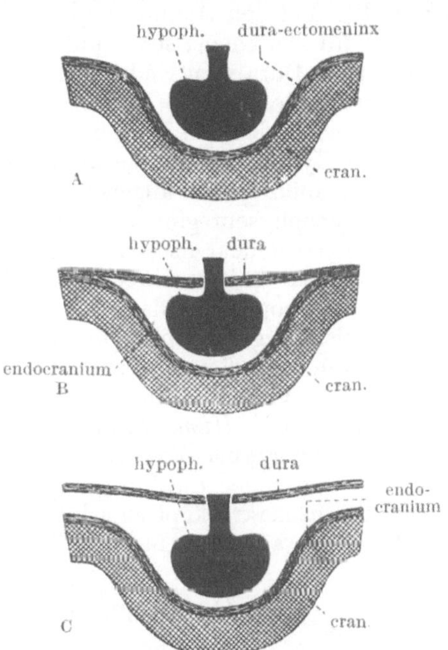

Abb. 45. Schematische Darstellung des Verhaltens von Hypophyse und Meningen. (Nach van Gelderen 1926.)

des Farbstoffes aus den „Subarachnoidealräumen" der Kapsel (= Kapselvenen) in die Hypophyse selbst ist bei deren zahlreichen Verbindungen mit den Abflußvenen des Vorderlappens nicht verwunderlich. Wie anfechtbar die experimentelle Unterlage der Hughsonschen Arbeit ist, geht auch aus den Untersuchungen von Schwartz (1936) hervor, der durch Injektion von Tusche in die Cerebrospinalflüssigkeit nachwies, daß sich beim *Hund* die Subarachnoidealräume nicht um den Körper der Hypophyse erstrecken. Die Ausbreitung der Tuscheteilchen hält sich vielmehr genau an die auch histologisch an Serienschnitten erkennbaren Grenzen der Subarachnoidea. Die subarachnoideale Zisterne umgibt lediglich den Hypophysenstiel.

In gleicher Weise möchte ich es ablehnen, die innerste Hülle, das Stratum fibrosum, als Pia zu bezeichnen, da sie sich in ihrer Struktur sowohl im Bereich des Vorderlappens wie des Hinterlappens wesentlich von der Bauart einer echten Pia mater unterscheidet und im Bereich des Vorderlappens auch entwicklungsgeschichtlich damit nichts zu tun hat.

Vergleichend-anatomisch wurde das Verhalten von Hypophyse und Hirnhäuten durch van Gelderen (1926) eingehend untersucht. Danach haben die *Cyclostomi* und *Elasmobranchier* eine Hypophyse mit pialem Überzug; das Organ ist hier vom Gehirn durch kein von der harten Hirnhaut gebildetes Dach abgetrennt (s. Abb. 45 A). Unter der Hypophyse befindet sich die „Ektomeninx" = Dura mater, die zugleich inneres Perichondrium der Schädelbasis ist. Die Hypophyse liegt also intermeningeal, wie die Venen aller *Fische* intermeningeal sind. Die Hypophyse der *Teleostomi*, der *Urodelen* und *Amnioten* liegt innerhalb einer lokalen Verdoppelung der Dura mater. Die Membran, die die Hypophyse überdacht, ist eine lokal vom „Endocranium" (= Periost) freie Dura mater. Unter der Hypophyse befindet sich nur das „Endocranium". Die ganze Hypophyse liegt also im ektomeningealen (= periduralen) Zwischengewebe (siehe Abb. 45 B). Bei den *Amnioten* ging diesem adulten Zustande die Organisation der Abb. 45 C ontogenetisch voran: überall, auch außerhalb der Hypophysenregion, ist die Dura vom Endocranium frei; die Hypophyse liegt in einer lokalen Verbreiterung des ektomeningealen (periduralen) Zwischengewebes. Ein derartiger Zustand findet sich noch bei der adulten Anurenhypophyse: die Membran, welche die Hypophyse überdeckt, ist an der Peripherie der Hypophysenregion dem Endocranium nicht angeheftet, sondern setzt sich in die hier auch außerhalb der Hypophysenregion vom Endocranium freie Dura mater fort. Van Gelderen unterscheidet also, von sonstigen Meningenverhältnissen abgesehen, zwischen einem intermeningealen und einem periduralen (ektomeningealen) Typus der Hypophysenanlage.

Ein vollständiges Diaphragma wie beim *Menschen* findet sich nur noch bei den Primaten. Bei den anderen *Säugetier*arten ist die Ausbildung des Diaphragmas wie das Verhalten der Fossa hypophyseos außerordentlich wechselnd. *Rind, Ziege, Schaf, Hund, Schwein* und *Katze* haben nach Koller ein unvollständiges Diaphragma, das vom Dorsum des Sattels ausgeht. Ähnlich wird der Hinterlappen der *Kaninchen*hypophyse vom Dorsum her überdacht. Beim *Pferd* fehlt ein makroskopisch erkennbares Diaphragma; mikroskopisch aber ist ein dünner Duraüberzug festzustellen (Koller).

C. Der Drüsenteil der Hypophyse.

1. Der Vorderlappen.

a) Der Aufbau des Vorderlappens.

Der Vorderlappen der menschlichen Hypophyse besteht im vollentwickelten Zustand zum überwiegenden Teil aus Parenchymgewebe. Nur an zwei, am besten auf dem Horizontalschnitt hervortretenden Stellen findet sich ständig je ein von Blutgefäßen durchsetzter größerer Bindegewebsstrang (s. Abb. 46), dessen Verlauf und Struktur später noch eingehender dargestellt wird (s. S. 224). Auch entlang der Grenze von Drüsenteil und Hirnteil, im Bereich der Zwischenzone, macht sich das Bindegewebe etwas stärker bemerkbar. Der Drüsenteil selbst ist auf dem abgebildeten Horizontalschnitt, der aus der Mitte der Hypophysenhöhe stammt, durch den vorspringenden Hirnteil leicht eingebuchtet.

Der Aufbau des Drüsenparenchyms ist in Abb. 46 noch nicht zu erkennen; es tritt lediglich eine durch die wechselnde Gruppierung der verschiedenen Zellarten bedingte, leichte Fleckung hervor. Erst bei stärkerer Vergrößerung löst sich die Zellmasse in Stränge und Nester auf, die aus zahllosen cytoplasmareichen Drüsenzellen aufgebaut werden (Abb. 47). Die letzteren sind nicht einheitlicher Natur, sondern zeigen den Farbstoffen gegenüber verschiedene Affinität, so daß sich schon nach einfacher Hämalaun-Eosinfärbung zwischen rot-, violett- und blaßgefärbten Zellen unterscheiden läßt. Noch viel kontrastreicher treten diese Unterschiede bei Anwendung stärker differenzierender Methoden, wie z. B. der Azanmethode, hervor, bei der die Zellstränge von einer regellos durcheinandergewürfelten Menge von blaßviolett, leuchtendrot und intensiv blau gefärbten Zellen zusammengesetzt erscheinen. Schon im Schwarz-Weißbild der Abb. 47a läßt sich das differente Verhalten der Drüsenzellen gegenüber den Farbstoffen deutlich erkennen. In dieser Abbildung, die auf eine panchromatische Platte unter Vorschalten eines Grünfilters aufgenommen wurde, treten die rotgefärbten esoinophilen Zellen schwarz, die hellgefärbten Chromophoben nur in blassem Grau hervor, während sich die blaugefärbten basophilen Zellen infolge ihres dunkelgrauen Tones von den eosinophilen nicht abtrennen lassen. Die Aufnahme bringt also die Gesamtmasse der Chromophilen gegenüber den Chromophoben zur Darstellung. Zur Trennung der Basophilen von den

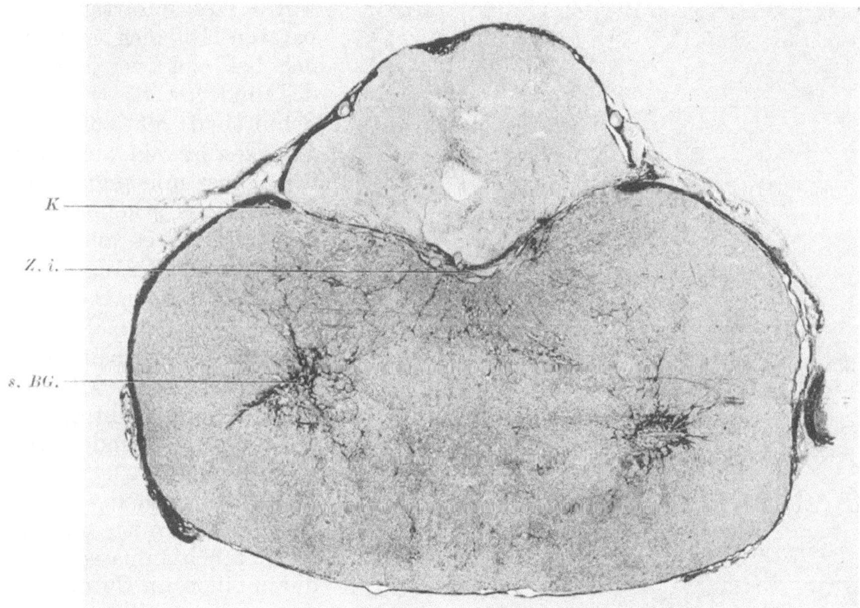

Abb. 46. Horizontalschnitt durch die Hypophyse eines 25jährigen Mannes. *K* keilartiges Eindringen des Kapselbindegewebes zwischen Vorder- und Hinterlappen; *s. BG.* seitlicher Bindegewebe-Gefäßstrang; *Z. i.* Zona intermedia. Fix. Bouin. Paraffin 10 μ. Azan. Vergr. 1:7,5.

Eosinophilen wurde die gleiche Stelle des Präparates ein zweites Mal mit Rotfilter aufgenommen (s. Abb. 47b); in dieser sind nun die Basophilen, ebenso wie kleine im Innern einzelner Zellstränge befindliche Kolloidablagerungen, sehr deutlich erkennbar, während Eosinophile und Chromophobe nun ganz zurücktreten. Es ergibt sich hier nebenbei bemerkt ein Weg, um besser und objektiver als es durch Auszählung einiger Gesichtsfelder am Präparat möglich ist, die Menge der einzelnen Zellarten zur Darstellung zu bringen; die Methode kann noch mit photogrammetrischer Auswertung verbunden werden. In einer kürzlich erschienenen Arbeit verwendet auch ZAHL (1938) die Vorschaltung von Rot- und Grünfilter zur Auszählung der Zellen.

Ebenso deutlich wie die basophilen Zellen kommen in Abb. 47b auch die blaugefärbten Bindegewebszüge zum Vorschein. Die Abbildung zeigt die Zellstränge durchgehends von einer zarten bindegewebigen Hülle umschlossen, die die Masse der Drüsenzellen zusammenhält und von den anliegenden dünnwandigen Blutgefäßen trennt. Durch die Darstellung des Bindegewebes wird auch der Aufbau des Drüsengewebes, der in Abb. 47a infolge des Hervortretens der chromophilen Zellen nur schlecht erkennbar ist, deutlicher sichtbar.

Man erkennt unschwer, daß die landläufige Annahme von isoliert liegenden, rundlichen oder auch sackförmigen Zellnestern oder von netzig verzweigten zylindrischen Zellsträngen wenigstens für den überwiegenden Teil des Drüsengewebes nicht zutrifft. In Wirklichkeit besteht das Parenchym aus zusammenhängenden, gewulsteten, unregelmäßig geformten Zellmassen, die von einem engmaschigen Netz von Blutgefäßen umsponnen werden.

Recht deutlich ist dieser Aufbau an Hypophysen zu erkennen, deren Gefäßnetz von der Art. carotis commun. aus blutleer gespült und dann auf dem gleichen Wege durch Injektion in erweitertem Zustand fixiert wurde. An derartigen Präparaten läßt sich, namentlich bei elektiver Färbung des Bindegewebes, auch am Schnittbild oft auf große Strecken hin ein weitgehender Zusammenhang des Parenchyms erkennen, wie er, bestände es aus zylindrischen Zellsträngen, im Schnittbild niemals möglich wäre. Als Beispiel ist in Abb. 48 die Mikroaufnahme eines Schnittes wiedergeben, dessen interparenchymatöses Bindegewebe mit Hilfe der BIELSCHOWSKY-MARESCH-Methode scharf hervorgehoben ist, während die Parenchymmasse selbst durch einen im Cytoplasma der Drüsenzellen zutage tretenden Silberniederschlag schwach grau gefärbt erscheint und sich dadurch von den hellen Durchschnitten der sinusartigen Blutcapillaren unterscheiden. Verfolgt man die hier abgebildeten Parenchymzüge, so

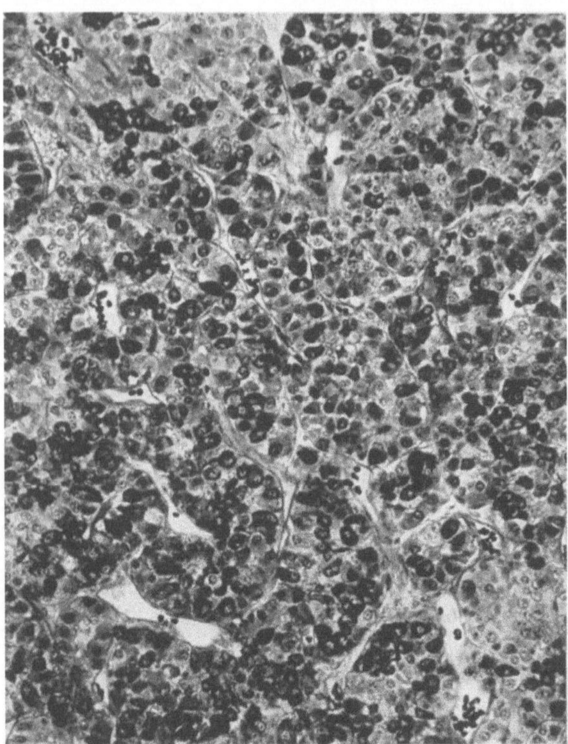

Abb. 47 a.

Abb. 47 a und b. Übersichtsbild aus dem Vorderlappen eines gesunden 25jährigen Mannes. Hinger. Susa. Paraffin. 7 μ. Azan. a) Aufnahme auf panchromatischer Platte mit Grünfilter, b) mit Rotfilter. Weitere Erklärung im Text. Vergr. 1 : 180.

wird man mit Überraschung feststellen, daß sich von a bis b, c, d und e ein zusammenhängendes Zellgebiet erkennen läßt, also ein Komplex, der beinahe die ganze Fläche der Abbildung einnimmt, ohne daß nur auch entfernt seine ganze flächige, geschweige denn dreidimensionale Ausdehnung erfaßt wäre. Dies um so mehr, als zahlreiche Stellen, die auf diesem Schnitt durch ein zartes Bindegewebsseptum von der Hauptmasse abgetrennt erscheinen, auf dem vorausgehenden oder folgenden Schnitt mit ihr ebenfalls zusammenhängen.

Sehr deutlich kommt dieses Verhalten des Parenchyms auch in Abb. 49 zum Ausdruck, in der Bindegewebe und Gefäße weiß ausgespart sind, wodurch die eigenartig gewulstete, zusammenhängende Zellmasse des Drüsengewebes noch sinnfälliger hervortritt als in Abb. 48. Ähnliche Bilder können in jeder normalen menschlichen Hypophyse aufgefunden werden, namentlich in den inneren Abschnitten des Vorderlappens.

Etwas anders gestaltet sich des öfteren das Aussehen in der Randzone. Hier erweckt das Schnittbild häufig den Eindruck, als sei die Drüsenmasse in größere und kleinere, rundliche und sackartige Einzelkomplexe zerteilt (s. Abb. 50). Betrachtet man aber die Abbildung genauer, so wird man auch hier in vielen Fällen einen unmittelbaren Zusammenhang erkennen können; in andern liegen die Durchschnitte zwar getrennt, aber so aneinander gefügt, daß sich ohne weiteres auf einen im nächsten oder übernächsten Schnitt erfolgenden Zusammenhang schließen läßt, der sich bei der Untersuchung der Serienschnitte dann auch tatsächlich ergibt.

Es soll damit nicht in Abrede gestellt werden, daß auch einzelne isoliert liegende rundliche oder sackartige Gebilde vorkommen. Namentlich im höheren Lebensalter ist mit der Vermehrung des Bindegewebes eine zunehmende Abschnürung von Zellkomplexen festzustellen. Schon LUSCHKA (1860) hat derartige, von Bindegewebe umhüllte „Blasen" abgebildet, dabei aber den Fehler begangen, das Präparat, das einer älteren, mit übermäßig stark entwickeltem Bindegewebe versehenen Hypophyse entstammte, als Beispiel für den normalen Aufbau des gesamten Vorderlappens hinzustellen. In der vorliegenden Literatur ist der Aufbau des Vorderlappenparenchyms sehr verschiedenartig dargestellt. So spricht PEREMESCHKO (1867) von Drü-

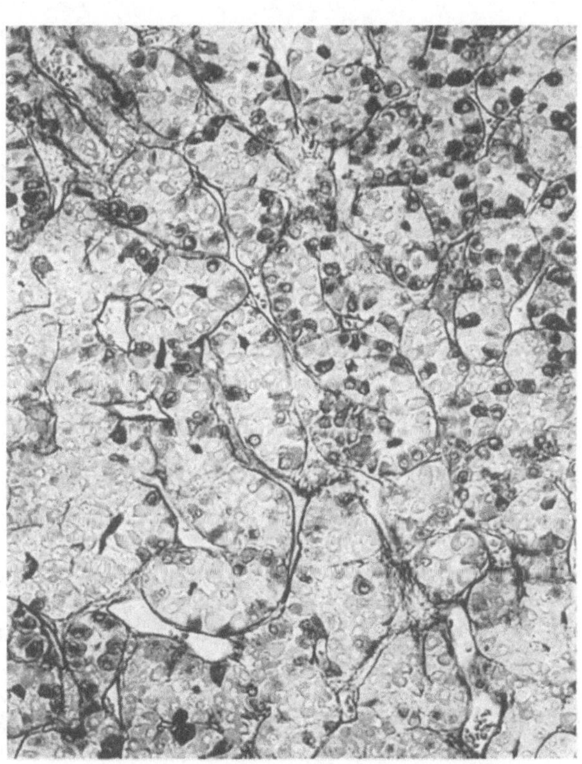

Abb. 47 b. Erklärung siehe S. 66.

senbläschen, deren Form vorzugsweise rund, gelegentlich auch oval und ausgezogen ist, während FLESCH (1884, 1885) der Auffassung ist, daß der ganze Vorderlappen aus „netzartig verbundenen Schläuchen und Strängen" oder besser „Zellketten" besteht. SCHÖNEMANN (1892) stellt im Verhalten des menschlichen Hypophysenvorderlappens hinsichtlich seines Aufbaues Unterschiede fest. In den von ihm als normal betrachteten Drüsen beobachtete er „überall ziemlich gleich dicke Zellstränge", in andern erscheinen die Zellmassen mehr „in Form von rundlichen Haufen" von sehr wechselndem Durchmesser. BENDA (1903) spricht von verzweigten epithelialen Zellsträngen, die vielfach anastomosieren. Ihr Kaliber ist stets ungleichmäßig, manche sind reichlich doppelt so dick wie andere; den Durchmesser der schmalsten gibt BENDA mit 0,06 mm an. GEMELLI (1907) spricht von einer Läppchenbildung (Lobulation) des Parenchyms, die lediglich durch die Gefäße bedingt ist, während nach ERDHEIM und STUMME (1909) die bindegewebige Grundsubstanz des Vorderlappens „verschieden große, bald längliche, bald mehr rundliche oder polygonale alveoläre

Räume bildet, die mit spezifischen Drüsenzellen der Hypophyse ausgefüllt sind". Nach CREUTZFELD (1908) liegen die epithelialen Elemente zu langen Schläuchen geordnet, die in der Hauptsache nach hinten zu konvergierend verlaufen. Werden sie quer getroffen, so stellen sie runde Alveolen dar, die mit Epithelien besetzt sind und ein Lumen besitzen. SOYER (1912) findet den Vorderlappen aus einer gewissen Zahl von strangartigen Systemen zusammengesetzt, die mehr oder weniger konzentrisch in Blättern und Schalen gelagert sind. Nach ERDHEIM (1926) besteht der Vorderlappen aus dicht gedrängten epithelialen Alveolen, zwischen denen das äußerst spärliche Stroma mit einer erstaunlich großen Menge von Blutcapillaren ausgestattet ist. Auch nach BUCY sind die Zellen zu Alveolen geordnet, deren jede vollständig von einer bindegewebigen Kapsel umschlossen ist.

BENDA (1932) kommt in seiner letzten Darstellung zu dem Ergebnis, daß „die Durchschnitte des Hauptlappens, gleichviel in welcher Richtung sie geführt sind, ein solches Durcheinander von rundlichen und länglichen größeren und kleineren Durchschnitten der von Bindegewebe eingescheideten Zellmassen" bieten, daß es ihm „unmöglich erscheint, objektive Merkmale ihrer Zusammengehörigkeit zu erkennen". „An aufgehellten Dickschnitten gewinnt man den Eindruck, daß es sich um dicht ineinander verflochtene, verzweigte und vielfach anastomosierende lumenlose Zellstränge von sehr ungleichem Kaliber handelt."

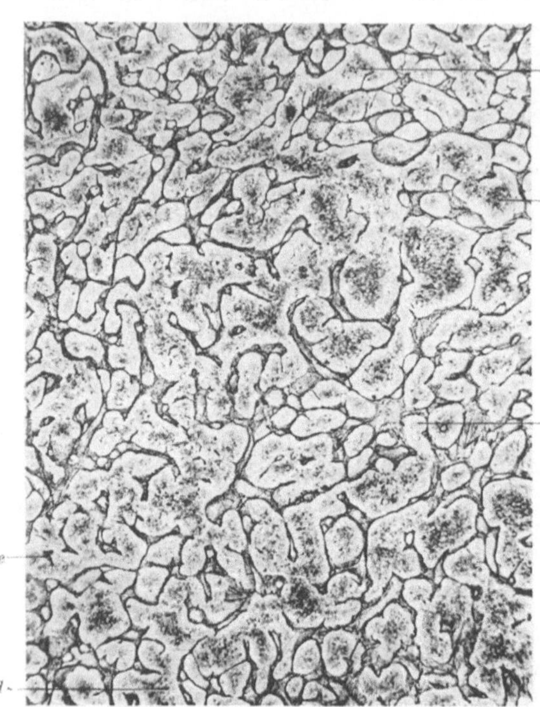

Abb. 48. Zusammenhängende Parenchymstränge aus dem Vorderlappen einer menschlichen Hypophyse. Das interstitielle Bindegewebe ist nach BIELSCHOWSKY-MARESCH schwarz imprägniert. Weitere Erklärung im Text. Hinger. 25 Jahre alt. Fixierung auf dem Gefäßweg mit Susa. Vergr. 1:80.

Gegenüber diesen sich vielfach widersprechenden Angaben glaube ich durch die vorausgehende Darstellung und die beigegebenen Bilder die Frage dahin geklärt zu haben, daß große Teile des Vorderlappens der menschlichen Hypophyse aus unregelmäßig gestalteten, schwammartig miteinander zusammenhängenden Zellsträngen bestehen.

In dem der Zwischenzone benachbarten Teil des Vorderlappens, aber auch an anderen Stellen erweckt das Parenchym gelegentlich den Eindruck von langgestreckten zylindrischen Strängen. Auch hier zeigt jedoch die Untersuchung von Serienschnitten, daß es sich mehr um netzig zusammenhängende Zellkomplexe als um isolierte, gleichmäßige Zellstränge handelt. Eine gewisse Abweichung vom Bautypus der Hauptmasse des Vorderlappens zeigt die sog. chromophobe Zone, die zwischen Zona intermedia und Pars tuberalis eingeschaltet ist und dem Hinterlappen bzw. dem intraglandulären Abschnitt des Hypophysenstieles anliegt (s. Abb. 189a, S. 296). Ihre Eigenart wird später genauer besprochen (s. S. 312).

Der Aufbau des vollentwickelten Vorderlappengewebes wird verständlicher, wenn man auf Schnitten durch embryonale Drüsen die Entstehung der Zellstränge verfolgt. Ihre Bildung beginnt damit, daß an der Innenseite der epithelialen Hypophysenschale, wie auch auf Abb. 12 zu erkennen ist, Knospen auftreten, die gegen das die Schale ausfüllende Mesenchym vordringen; der gleiche Vorgang ist an der Vorderwand des Hypophysenbläschens und an der Mittelwulstplatte zu beobachten. Ein weiter fortgeschrittenes Stadium zeigt Abb. 51. Auf ihr ist bei R ein Teil der Wandung des Hypophysenkörbchens zu erkennen. Die von ihr ausgehenden Knospen sind zum Teil schon zu längeren Trieben ausgewachsen, die den mit gefäßreichem Mesenchym ausgefüllten Binnenraum des Hypophysensäckchens durchziehen.

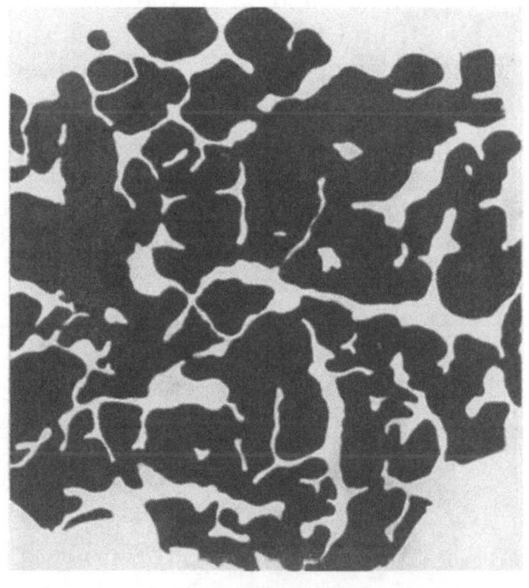

Abb. 49. Zusammenhängende Zellstränge aus dem Vorderlappen einer menschlichen Hypophyse. Das Parenchym ist im Schattenriß gezeichnet. Das interstitielle Gefäßbindegewebe ist weiß ausgespart. Vergr. 1:100.

Bei diesem Vorwachsen entstehen ebenso wie auch in der Randzone immer wieder neue Knospen, die sich einander nähern, bis es zu einer Berührung ihrer Scheitelpunkte kommt. An den frischen Berührungsstellen läßt sich noch deutlich das dazwischen gelagerte Mesenchym erkennen, das dann im weiteren Verlaufe immer dünner wird, bis es gänzlich verschwindet. Auch dann ist die Nahtstelle noch einige Zeit an der noch unausgeglichenen Stellung der Kerne in den beiden vereinigten Knospen erkennbar; erst allmählich kommt es unter Umordnung der Zellen zu einer völligen Verschmelzung. In dieser Weise werden die im Mesenchym verlaufenden Gefäße, die späteren Sinuscapillaren, mehr und mehr von Drüsengewebe umschlossen.

Der Durchmesser der Zellstränge von Oberfläche zu Oberfläche ist im Schnittbild überaus wechselnd: man findet Maße zwischen 20 und 180 μ. Zum Teil erklärt sich dieser große Schwankungsbereich daraus, daß die Zellstränge und Zellplatten bei ihrer starken Krümmung und Faltung häufig auch im Anschnitt und Flachschnitt getroffen sind. Zum Teil sind die Dickenunterschiede der Zellstränge auch tatsächlich vorhanden.

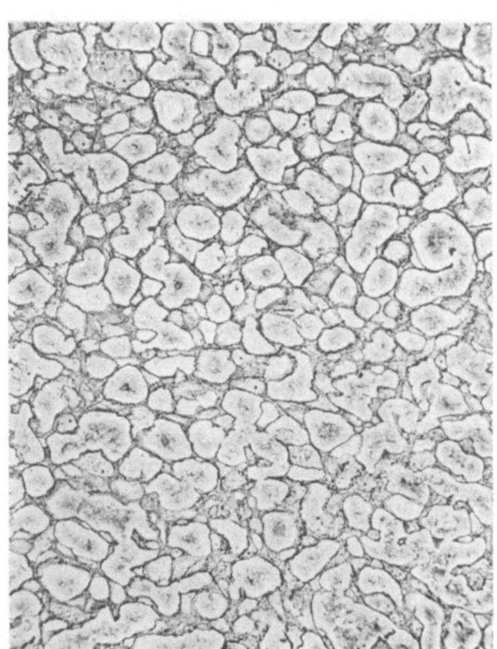

Abb. 50. Vorderlappengewebe aus der gleichen Hypophyse wie Abb. 48. Das Parenchym ist hier in rundliche und sackartige Zellkomplexe zerteilt, deren Isolierung aber vielfach nur vorgetäuscht ist. Technik und Vergr. wie Abb. 48.

Man vergleiche dazu z. B. die von der gleichen Drüse stammenden Zellstränge in Abb. 87 und 88. Im Mittel schwankt die Breite nach meinen Messungen in Übereinstimmung mit den Angaben von BENDA (1903, 1932) zwischen 60 und 120 μ. Die Zahlen von E. J. KRAUS (1926), der eine Durchschnittsbreite von 50—70μ angibt, sind für normale Drüsen wohl sicher zu niedrig.

Die Zellstränge des Vorderlappens sind zum überwiegenden Teil kompakt gebaut. Schon FLESCH (1885) wendet sich aus diesem Grunde gegen die damals wie auch späterhin noch vielgebrauchte Bezeichnung „Zellschläuche". Doch wird auch die von FLESCH vorgeschlagene Benennung als „Zellketten", wie die vorausgehende Darstellung zeigt, dem tatsächlichen Befund nicht gerecht. Das gleiche gilt von der sehr gebräuchlichen Bezeichnung als „Aveolen". Nur bei einem Teil der Zellstränge trifft man im Innern eine von den Parenchymzellen umschlossene kleine Lichtung an. Zum Teil handelt es sich in diesen Fällen um rundliche, bläschenförmige Hohlräume, zum Teil um kanälchenartige Gänge, deren blind endigende Lichtung nur über kurze Strecken hin zu verfolgen ist. Gewöhnlich ist der Hohlraum mit einer kolloidartigen Substanz

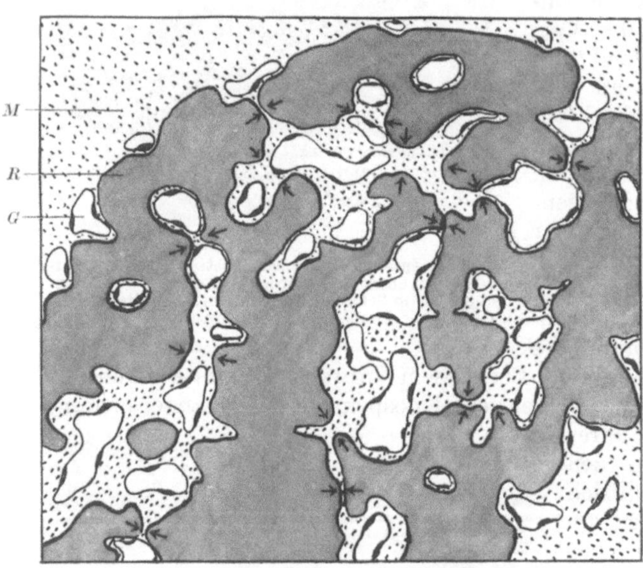

Abb. 51. Schematische Zeichnung nach einem Schnitt aus der Vorderlappenanlage eines menschlichen Embryos von 88 mm S.S.L. *G* Blutgefäße; *M* Mesenchym; *R* Randzone des Hypophysenkörbchens. Die eingezeichneten Pfeile sollen die Wachstumsrichtung der Knospen anzeigen. Vergr. 1 : 290.

ausgefüllt, die bei Azanfärbung durch ihre dunkelblaue Färbung deutlich hervortritt. Die den Binnenraum begrenzenden Drüsenzellen sind an der Oberfläche durch ein deutliches Kittleistennetz verbunden, das sich durch Eisenhämatoxylin ohne Schwierigkeit darstellen läßt. Es wurde erstmals von ZIMMERMANN (1898) beschrieben. Das Netzwerk liegt, wie gewöhnlich, ganz oberflächlich und bildet ziemlich gleichmäßige, meist sechseckige Maschen.

Die gegenseitigen Lagebeziehungen der Drüsenzellen innerhalb der Zellstränge lassen sich nur an gut und frisch fixierten Präparaten erkennen. Schon kurz nach dem Tode scheint es leicht zu einer starken Dissoziation der Zellen zu kommen, die zum Auftreten übermäßig breiter intercellulärer Spalten führt, wie sie, um nur einige Beispiele zu nennen, in den Abbildungen von STENDELL (1914, Abb. 80), F. J. KRAUS (1926, Abb. 5 und 6), BENDA (1932, Abb. 3), POPA und FIELDING (1935, Abb. 33—35, 41, 42), CLAUBERG (1936, Abb. 133) hervortreten. Sie lassen den schlechten Erhaltungszustand der Präparate, die diesen Abbildungen zur Vorlage dienten, deutlich erkennen. In Wirklichkeit grenzt, wie die Mikrophotographien des vorliegenden Beitrages zeigen, eine Zelle unmittelbar an die andere, wobei sie sich durch Druckwirkung in ihrer Form vielfach gegenseitig beeinflussen. Die an der Oberfläche der Zellstränge gelegenen Zellen sitzen einer zarten bindegewebigen Basalmembran auf, von der das gesamte

Parenchymgewebe eingehüllt wird. Bezüglich der feineren Struktur des Häutchens sei auf später verwiesen (s. S. 228f.). Die zarte, geschlossene Bindegewebshülle ist zweifellos auch für den Zusammenhalt der ohne Verkittung aneinanderliegenden Parenchymzellen von Bedeutung. BENDA (1932) vermutet, „daß in der Regel alle Zellen der Drüsenstränge mit schmäleren oder breiteren Füßen der Basalmembran eingepflanzt sind" und stützt sich dabei auf die Beobachtung, daß in der fetalen Drüse wie auch unter pathologischen Verhältnissen öfters eine regelmäßigere, zylinderepithelartige Anordnung anzutreffen ist. Der Autor gibt aber zu, daß er es nicht ausschließen kann, „daß auch Zellen von der Wand in den Binnenraum des Haufens abgedrängt werden".

Die Annahme BENDAs trifft für die schmäleren Zellstränge, deren Breite 2—4 Zellreihen beträgt, das Richtige. Man kann an ihnen in der Tat sehr oft beobachten, wie sich die im Inneren des Zellstranges liegenden Zellen mit schmalen, gestreckten Protoplasmafüßchen zwischen den an der Oberfläche liegenden Zellen hindurchzwängen, um sich in dieser Weise an der Basalmembran anzuheften (s. z. B. Abb. 72, S. 98). Histogenetisch betrachtet handelt es sich in diesen Fällen meist um Zellen, die ursprünglich oberflächlich lagen, im weiteren Wachstumsverlauf aber durch die Größenzunahme benachbarter Zellen bis auf den schmalen Verbindungsstrang ins Innere des Epithelstranges abgedrängt wurden.

Bei dickeren Zellsträngen läßt sich aber sehr oft feststellen, daß die Mehrzahl der im Innern gelegenen Zellen jeden direkten Zusammenhang mit der Basalmembran verloren hat (s. z. B. Abb. 80). Eine Täuschung durch Flachschnitt läßt sich durch Untersuchung mehrerer aufeinanderfolgender Schnitte mit Sicherheit ausschließen.

b) Die Drüsenzellen des Vorderlappens der Hypophyse.

α) Historisches. Die Entdeckung der Zellarten des Vorderlappens.

Beobachtungen über die Verschiedenartigkeit der Zellen des Vorderlappens finden sich schon bei HANNOVER (1844), ECKER (1853), VIRCHOW (1857), LUSCHKA (1860), LANGEN (1864), HENLE (1865), PEREMESCHKO (1867), MÜLLER (1871), KRAUSE (1876), doch kam keiner dieser Autoren zur Aufstellung genau charakterisierter Zelltypen. Die Angaben beschränken sich vielmehr auf die Erwähnung von Unterschieden in der Größe und Lage der Zellen, von Körnchen und Kolloidsubstanz und dergleichen. Ein weiteres Eindringen in die cytologische Struktur war bei dem damaligen Stand der Mikrotechnik in Anbetracht der schwierigen Strukturverhältnisse des Organes auch gar nicht möglich. Erst in langer, mühsamer Arbeit gelang die Aufstellung charakteristischer Merkmale, durch die sich die Masse der Drüsenzellen in bestimmte Zelltypen scheiden läßt. Eine kurze Betrachtung dieses Weges gibt auch Aufschluß über den Wandel der Benennungen die in manchem Falle ursprünglich in einem von ihrer jetzigen Bedeutung ganz abweichenden Sinne gebraucht wurden.

Die erste grundlegende Beobachtung machte FLESCH (1884), als er den späterhin so bedeutungsvollen Unterschied im färberischen Verhalten der Vorderlappenzellen auffand. Der Autor unterscheidet in der Prähypophyse vom *Pferd, Hund* und *Menschen* zwei Zellarten: große grobkörnige Zellen, die durch Osmiumsäure, Eosin, Indigo, vor allem aber durch den WEIGERTschen Chrom-Hämatoxylinlack intensiv gefärbt werden, und kleinere, wenig deutlich abgegrenzte Zellen, die jene Reaktionen nicht zeigen. FLESCH vergleicht die erstgenannten Zellen in ihrem färberischen Verhalten mit den Belegzellen, die letzteren mit den Hauptzellen der Magendrüsen, ein Vergleich, der später LOTHRINGER Veranlassung gab, die schlecht färbbaren Zellen des Vorderlappens als Hauptzellen zu bezeichnen. Als Ursache der differenten Färbung vermutet

FLESCH ein verschiedenes mikrochemisches Verhalten beider Zellformen. Fast gleichzeitig mit FLESCH kam DOSTOIEWSKY (1884, 1886) bei menschlichen und tierischen Hypophysen *(Rind, Hund, Katze, Kaninchen, Ratte)* zu übereinstimmenden Ergebnissen. DOSTOIEWSKY spricht dabei von „körnigen" und „hellen" Zellen, die färberisch das gleiche Verhalten zeigen, wie es FLESCH schildert. 1886 berichtet FLESCHs Schüler LOTHRINGER ausführlich über die an der Hypophyse des *Menschen* und von *Säugetieren (Hund, Katze, Pferd, Schwein, Kaninchen)* erhobenen Befunde. In dieser Arbeit werden die „körnigen, dunklen, sich stark färbenden Zellen" zum erstenmal als „chromophil" bezeichnet. LOTHRINGER geht bei der Wahl dieser Benennung allerdings von der irrigen Auffassung aus, daß bei der Färbung der Zellen, namentlich bei der Anwendung der WEIGERTschen Hämatoxylinmethode, die Fixierung oder Vorbehandlung mit Chromsäure oder chromsauren Salzen von wesentlicher Bedeutung sei. Der ursprünglichen Bezeichnung „chromophile Zelle" liegt demnach eine andere Vorstellung zugrunde, als in späteren Zeiten, wo sie lediglich als Umschreibung des Begriffes leicht oder stark „färbbar" dient.

In letzterem Sinne wird die Bezeichnung zuerst von ROGOWITSCH (1889) gebraucht, der den Einfluß der Entfernung der Schilddrüse auf die Hypophyse des *Kaninchens* untersuchte. Auch die Bezeichnung „Hauptzellen" wird von ROGOWITSCH zwar für die gleiche Zellart wie bei LOTHRINGER, aber in anderm Sinne angewandt; er belegt die hellen und blassen Zellen des Vorderlappens deshalb mit ihr, da sie „die Hauptmasse aller Zellen der Drüse ausmachen". Diesen beiden Zellarten fügt ROGOWITSCH noch eine dritte hinzu, die sogenannten „Kernhaufen", die er weder bei LOTHRINGER noch DOSTOIEWSKY, wohl aber bei LUSCHKA und PEREMESCHKO beschrieben findet. ROGOWITSCH trifft sie namentlich im sog. „dreieckigen Raum" des *Kaninchen*-Vorderlappens, in dem er „eigentlich nur Kernhaufen" sieht. Er betrachtet diese als „unfertiges, embryonales Gewebe, d. h. in einer mehr oder weniger gleichmäßigen Grundsubstanz sieht man Kern an Kern".

STIEDA (1890) kommt dagegen zu dem Ergebnis, daß die Hauptmasse des „dreieckigen Raumes" „aus wohldifferenzierten Zellen besteht, welche die Merkmale der Hauptzellen aufweisen. Von einer nicht differenzierten Substanz ist nichts nachzuweisen". STIEDA erkennt dementsprechend die Kernhaufen auch nicht als besondere Zellart der Hypophyse an.

Einen wichtigen Fortschritt in der Trennung der Zellarten brachte die Arbeit von SCHÖNEMANN (1892), der in seinen mit BÖHMERschen Alaunhämatoxylin und Eosin gefärbten Präparaten rot und blau gefärbte Zellen unterscheidet, die er als eosinophile und cyanophile Zellen bezeichnet. Beide Zellarten zusammen bilden die Gruppe der chromophilen Zellen. Bei dem Vergleich der Hypophysen von *Menschen* mit normalen und strumös entarteten Schilddrüsen kommt SCHÖNEMANN dann allerdings zu der irrigen Annahme, daß die chromophilen Zellen normalerweise nur in sehr geringer Zahl vorhanden sind, reichlich dagegen, wenn gleichzeitig Kropf besteht. Es erscheint ihm daher wahrscheinlich, „daß die Entwicklung chromophiler Zellen eher als ein Degenerationsvorgang des ganzen Organes aufzufassen ist".

Damit hat sich die Zahl der als gesonderte Zellarten betrachteten Formen auf drei vermehrt. Demgegenüber ist SAINT RÉMY (1892) der Auffassung, daß chromophile Zellen und Hauptzellen nur verschiedene Zustände ein und derselben Zellart sind.

Eine Gegenüberstellung von chromophilen und chromophoben Zellen findet sich erstmals bei BENDA (1900 a, b), der diese Bezeichnungen auf FLESCH zurückführt, ohne daß sie sich jedoch in dessen Veröffentlichungen nachweisen lassen. In seiner ersten Mitteilung reserviert BENDA die Bezeichnung chromophil

für die gekörnten (eosinophilen) Zellen FLESCHs. Die Hauptmasse der übrigen
Zellen des Vorderlappens reiht er in die Gruppe der chromophoben Zellen
ein. Er charakterisiert sie als kleine, unregelmäßig zylindrische Zellen mit un-
scharfer Begrenzung, deren Zelleib sich nur leicht, vorwiegend mit der basischen
Farbe färbt. Auch basophile Brocken gleich den NISSL-Körperchen trifft er
in ihnen an. Als dritte „wohl charakterisierte" Zellart beschreibt BENDA Elemente, die meist etwas größer sind als die chromophilen Zellen. Die blasse Färbbarkeit soll es bedingen, „daß, wenn mehrere dieser Zellen nebeneinanderliegen
und sich dicht aneinanderschmiegen, ihre Grenzen undeutlich erscheinen, so
daß wir in ihnen wohl die Kernhaufen ROGOWITSCHs wieder finden dürfen".
Andererseits soll der Zelleib bei dieser Gruppe „eine gleichmäßige, äußerst feine,
staubartige Körnung besitzen, die morphologisch etwa der neutrophilen der
Leukocyten entspricht". Die Zelleiber färben sich bald mit der sauren, bald
mit der basischen Farbe; wegen letzterer Eigenschaft glaubt BENDA, daß
sie den von SCHÖNEMANN beobachteten cyanophilen Zellen entsprechen. An
anderer Stelle der gleichen Arbeit bezeichnet sie BENDA als amphophil. Wie
man sieht, wirft BENDA in dieser Veröffentlichung Hauptzellen, Kernhaufen
und cyanophile Zellen völlig durcheinander. In einer zweiten Mitteilung des
gleichen Jahres spricht BENDA (1900 b) weder von chromophilen noch chromophoben, acidophilen oder cyanophilen Zellen, sondern unterscheidet zwischen
kleinen Zellen mit unregelmäßigem, blassen Zelleib, der nur wenige Körnchen
enthält, größeren, vorwiegend rundlichen Zellen, die dicht mit Körnchen vollgepfropft sind, und großen Zellen mit dunklem, etwas unregelmäßigem Zelleib,
die wieder nur vereinzelte färbbare Körnchen enthalten. Wie SAINT RÉMY
betrachtet auch BENDA all diese Zelltypen als Funktionsstadien ein und derselben Zellart.

Eine neue Einteilung der Zellen bringt THOM (1901). Er trennt zunächst
zwischen eosinophilen und basophilen Zellen, die den von SCHÖNEMANN aufgestellten eosinophilen und cyanophilen Typen entsprechen. Außerdem teilt er
aber die früher als Hauptzellen bezeichneten Gebilde in schwach basophile,
schwach eosinophile und ungefärbte Zellen; nur für letztere schlägt er den
Namen „chromophobe Zellen" vor. Die Kernhaufen betrachtet THOM als chromophobe Zellen, die sich im Stadium der Ruhe befinden. ERDHEIM (1903) unterscheidet zwischen granulierten und nichtgranulierten Zellen. Zu den ersteren,
den chromophilen, zählen die eosinophilen und basophilen Zellen, die als
weiteres Merkmal eine scharfe Begrenzung ihres Cytoplasmas zeigen; die nicht
granulierten Zellen, chromophobe oder Hauptzellen genannt, sind in der Minder-
heit. Ihr Cytoplasma färbt sich nur sehr blaßrot oder gar nicht, zeigt keine
besondere Struktur. Zellgrenzen sind nur schwer oder gar nicht sichtbar. Wie
THOM rechnet auch ERDHEIM die Kernhaufen zur Kategorie der Hauptzellen.
1903 beobachtet BENDA in den „blassen Zellen" FLESCHs eine geringe Menge
acidophiler Körnchen und eine spärliche Anzahl basophiler Schollen; die cyanophilen Zellen SCHÖNEMANNs findet er vorwiegend mit schwach basophilen oder
amphophilen Körnchen gefüllt. Sie bilden die größten Elemente und sind sehr
wenig scharf begrenzt. Die Kernhaufen von ROGOWITSCH vermag er nicht
recht zu identifizieren.

SCAFFIDI (1904) spricht von basophilen Elementen, die sich mit Orange G
färben und acidophilen, die Säurefuchsin annehmen und daher auch als fuchsino-
phil bezeichnet werden. Aus den fuchsinophilen Zellen sollen durch Plasma-
körnerelimination große, unregelmäßig begrenzte Zellen entstehen, Übergangsformen, die SCAFFIDI den cyanophilen Zellen SCHÖNEMANNs gleichsetzt. Das
Endstadium dieser Entwicklung sollen dann die Kernhaufen darstellen. Eine
Betrachtung der Abbildungen ergibt, daß die basophilen Zellen SCAFFIDIs den

eosinophilen der früheren Autoren, die fuchsinophilen dagegen den cyanophilen SCHÖNEMANNs entsprechen.

LAUNOIS (1904) sowie LAUNOIS und MULON (1904) trennen beim Menschen zwischen drei Arten von Zellen: 1. eosinophile Zellen, die zylindrisch sind, senkrecht auf dem Bindegewebe stehen und eosinrot gefärbt sind. 2. Nicht granulierte Cyanophile, die bis auf die violette Färbung des Cytoplasmas den Eosinophilen vollkommen ähneln; in der Schwangerschaft kommt zu diesem ungranulierten Typus der Cyanophilen noch ein zweiter granulierter. 3. Siderophile Zellen, die sich mit HEIDENHAINschem Eisenhämatoxylin schwarz, in Eosin-Hämalaun nur leicht rosa färben. Von ihnen gibt es drei Arten: a) Kern rund, dunkel, Cytoplasma gut abgrenzbar, schon in Hämalaun-Eosinpräparaten gut sichtbar, nach Eisenhämatoxylin dicht granuliert. b) Kern klein, rund, dunkel, Cytoplasma spärlich und arm an Granula. c) Kern groß, blaß, oft unregelmäßig. Cytoplasma unregelmäßig, ohne Kontur, durch Plastizität deformiert, die einzelnen Zellen miteinander verbacken, granuliert.

GEMELLI (1907) unterscheidet unter den Chromophilen drei verschiedene Zelltypen, nämlich acidophile Zellen, die er auch als chromophile im engeren Sinne bezeichnet, cyanophile, deren Cytoplasma sich stark mit Hämatoxylin färbt, und Übergangszellen. Die letzteren werden als sehr große Zellen charakterisiert, von unregelmäßiger Form, mit großem, manchmal zentral, meist exzentrisch liegendem Kern. Ihr Cytoplasma färbt sich mit basischen Farbstoffen, doch kann man in ihnen häufig genug auch eosinophile, schollige Körnchen antreffen. Unter den eosinophilen Zellen unterscheidet GEMELLI wiederum drei Formen: große Zellen, voll von kleinen, rundlichen, stark gefärbten Körnchen, die den ganzen Zelleib ausfüllen, ferner Zellen, die ebenfalls sehr kleine, aber nur schwach gefärbte Körnchen enthalten und schließlich eine dritte Art, bei der nur ein, zwei oder wenige Granula zu beobachten sind. Weiterhin sind alle Übergänge von typischen chromophilen Zellen zu hypertrophischen oder vakuolisierten Zellen zu beobachten. In ersteren sind die Granulationen verschwunden, in letzteren das Cytoplasma vakuolisiert. Die chromophoben Zellen werden als klein, schlecht abgrenzbar, wenig färbbar gekennzeichnet.

TRAUTMANN (1909) teilt die Drüsenzellen in stark chromophile Zellen, schwach chromophile Zellen und chromophobe Zellen. Die beiden ersten Arten sind wieder zu trennen in acidophile und basophile Zellen. Die Kernhaufen sind den chromophoben zuzurechnen. Keine weitere Nachahmung fand das Vorgehen von SOYER (1912), der im Vorderlappen „Cordons vermiculés orangeophiles, c. basophiles, c. eosinophiles und c. chromophobes" und dementsprechende Zellarten unterscheidet, die in den cordons compliqués auch vereint vorkommen können.

In der Folgezeit schließt sich die Mehrzahl der Autoren der Trennung in Hauptzellen, acidophile, bzw. eosinophile und basophile Zellen an [LÖWENSTEIN (1907), CREUTZFELD (1908), ERDHEIM und STUMME (1909), STENDELL (1913), BIEDL (1912), KRAUS (1914) u. a.]. Die ursprüngliche, rein färberische Bezeichnung „cyanophil" wird immer mehr durch die schon von THOM gebrauchte Benennung „basophil" verdrängt.

In Ergänzung der genannten Zellarten werden von einzelnen Autoren noch bis in die letzte Zeit gesonderte Zelltypen aufgestellt; es handelt sich dabei meist um Zellarten, die von anderen in der Sammelgruppe der Hauptzellen oder Chromophoben untergebracht wurden. So spricht E. J. KRAUS (1914) von „Übergangszellen", die nach ihm eine ungranulierte Zwischenform zwischen Hauptzellen und basophilen Zellen darstellen. Eine Zwischenform, die nach KRAUS bei der Rückbildung eosinophiler bzw. basophiler Zellen zu Hauptzellen auftritt, wird von dem Autor als „entgranulierte Zelle" bezeichnet. Hauptzellen, Übergangszellen und entgranulierte Zellen zusammengenommen bilden die Gruppe der ungranulierten Zellen, denen als granulierte Zellen die basophilen, eosinophilen und, als Abart der letzteren, die Schwangerschaftszellen gegenüberstehen.

Maurer und Lewis (1922) unterscheiden im Vorderlappen des *Schweines* 5 Zelltypen, 3 chromophile und 2 chromophobe. Die 3 ersten sind: eosinophile und basophile Zellen, ferner eine bis dahin unbeschriebene Zellart, die die Hauptmasse des dunkleren Gewebsstranges bildet, der sich vom Stiel zur Vorderfläche des Vorderlappens erstreckt. Unter den Chromophoben trennen sie zwischen Zellen, die nach Zenker-Formol und Chromsublimatfixierung, und solchen, die nach Formolfixierung sichtbar sind. Sie bezeichnen es allerdings als unsicher, ob sie morphologisch verschieden sind. Die ersteren sind dadurch charakterisiert, daß das Cytoplasma keine Sekretgranula enthält und sich schwächer färbt als das der Chromophilen. Der zweite Zelltyp ist groß und hat das Bestreben sich abzurunden. Das Cytoplasma ist schwach, aber etwas stärker gefärbt als bei den kleinen Chromophoben und kann einige große violett gefärbte Granula enthalten.

Nach Collin (1924) sind die Bezeichnungen Hauptzelle und chromophobe Zelle einander nicht gleich zu setzen. Unter Hauptzelle versteht Collin die jüngste und ontogenetisch primitivste Form der Hypophysenzelle. Ihr gleichzusetzen ist auch die verjüngte Zelle (cellule rajeunie). Von „chromophober Zelle" spricht Collin dagegen, wenn es sich um eine Endform der granulierten Zelle (der Eosinophilen oder Basophilen) handelt, deren letztes Stadium die „erschöpfte Zelle" (cellule épuisée) darstellt. Bei der Gruppe der Eosinophilen scheidet Collin zwischen typischen, kleinen, hyper- und hypoeosinophilen Formen; die gleiche Einteilung stellt er für die Gruppe der Cyanophilen auf.

Cooper (1925) trennt zwischen undifferenzierten, ungranulierten Zellen und chromophilen Zellen, die wieder in oxy- und basophile zerfallen. Eine vierte, als chromophob bezeichnete Gruppe umfaßt granulierte, neutrophile Zellen.

Die Bezeichnungen acidophil und basophile vermeiden Bailey und Davidoff (1925) dadurch, daß sie statt dessen von α- und β-Granula sprechen.

Wolfe, Cleveland und Campbell (1932, 1933) unterscheiden im Vorderlappen der *Hunde*hypophyse zwischen drei granulierten und einem nicht granulierten Zelltypus. Typus I ist nach den Verfassern identisch mit den eosinophilen, Typus IV mit den chromophoben Zellen. Typus II und III gehören beide ihrer Natur nach zu den Basophilen, stimmen aber beim *Hund* nicht völlig mit den Zellen, die gemeiniglich als Basophile beschrieben werden, überein. Beim *Schwein* und bei der *Ratte* finden Wolfe und seine Mitarbeiter für gewöhnlich nur einen basophilen Typus, der bei der erstgenannten *Tier*art Merkmale von Typus II und III zeigt, bei der letzteren dagegen dem Typus III ähnlich ist. Auch beim *Meerschweinchen, Kaninchen, Opossum* und *Menschen* ist nach den genannten Autoren neben den Eosinophilen nur ein basophiler Typus vorhanden.

β) Vorbemerkung zur Einteilung und Benennung der Zellen des Vorderlappens.

Nach dem üblichen Schema werden die Drüsenzellen der Prähypophyse in Chromophobe und Chromophile, letztere aber wieder in Eosinophile (= Acidophile) und Cyanophile (= Basophile) geschieden. Diese Vielheit von Drüsenzellen verursachte früheren Untersuchern oft sichtliches Unbehagen. Was sollte man damals, als man der Prähypophyse bestenfalls einen inkretorischen Einfluß auf das Wachstum zuzuschreiben wagte, mit diesen, in ihrem färberischen Verhalten so verschiedenen Zellen anfangen? Es ist verständlich, daß daher eine Reihe von Autoren bestrebt war, sie zueinander in genetische Beziehung

zu bringen und sie als die verschiedenen Erscheinungsformen eines geschlossenen
Sekretionszyklus, als die einzelnen Reifungsstadien einer einzigen Zellart, eben
der „Hypophysenvorderlappenzelle", zu betrachten. Aber auch heute wird von
verschiedenen Forschern, wie COLLIN, FRANK u. a. an dieser Auffassung noch
festgehalten (s. S. 127).

Inzwischen erweiterte sich gerade in den letzten Jahren in ungeahnter
Weise unser Wissen um die Bedeutung des vor kurzem noch so rätselhaften
Organes; zu dem Wachstumshormon gesellte sich eine Vielzahl anderer Hormone — die gonadotropen Hormone, das thyreotrope, interrenotrope, pankreatrope Hormon, das Prolactin und andere — sie alle sollen ihren Ursprungsort
in den Zellen des Vorderlappens haben. Damit entwickelte sich die Kenntnis
über die Physiologie der Prähypophyse binnen kurzem weit über jene hinaus,
die wir über die Cytologie des Organes besitzen. So hat sich die Schwierigkeit,
der sich der Morphologe einst gegenübergestellt sah, jetzt ins Gegenteil gekehrt:
selbst wenn wir nur jene Vorderlappen-Hormone berücksichtigen, deren Vorhandensein und deren Individualität heute als gesichert gelten kann, reicht die
Zahl der oben genannten drei Zelltypen nicht aus, um die Inkrete auf sie zu
verteilen, zumal von vielen Autoren die Chromophoben nur als „undifferenzierte
Stammzellen" der Chromophilen und nicht als selbständig sezernierende Zellart anerkannt werden. Das führt notgedrungen zu der ebenfalls nicht voll be-
friedigenden Annahme, daß eine Zellart mehrerer Hormone sezernieren kann.

Sind nun aber mit der Unterscheidung von eosinophilen, basophilen und
chromophoben Zellen wirklich alle morphologisch charakterisierbaren Zelltypen
erfaßt ? Ich glaube nicht. Das eingehende Studium von vielen Hunderten von
Präparaten brachte mich vielmehr zur Überzeugung, daß diese Einteilung die
tatsächlich erkennbaren Unterschiede nicht restlos auswertet und daß zum
mindesten bei der menschlichen Hypophyse, aber auch bei einer Reihe von
tierischen Hypophysen die Unterscheidung weiterer Zellarten möglich ist.

Was zunächst die bisherige Abgrenzung des Typus der chromophoben
Zelle betrifft, so ist diese teilweise recht unklar, um so mehr als diese Zellgruppe
von jeher das Sammelbecken für alle Zellarten darstellt, deren Einreihung bei
den eosinophilen oder basophilen Zellen Schwierigkeiten bereitet. Die schwankende Charakterisierung dieser Gruppe ist ja auch in der Übersicht über den
historischen Werdegang der Cytologie des Vorderlappens klar zutage getreten.
Vor allem sind es jene Zellen, die sich mit der für diese Zwecke gänzlich unzu-
länglichen Alaunhämatoxylin-Eosin-Färbung nur schwach rötlich oder bläulich
färben, deren Zugehörigkeit immer wieder zur Diskussion gestellt wird und die
bald den chromophilen (z. B. von TRAUTMANN), bald den Hauptzellen (z. B. von
THOM) zugerechnet werden. Dazu gesellen sich Unterschiede in der Bedeutung
der Bezeichnungen „chromophob" und „Hauptzelle": Während die Mehrzahl
der Autoren beide Benennungen gleichsinnig, ja sogar abwechselnd gebrauchen,
verstehen andere wie z. B. THOM, unter „chromophoben" Zellen nur eine Unter-
abteilung der größeren Gruppe der Hauptzellen. Andere, wie COLLIN, trennen
die Chromophoben völlig von den Hauptzellen und verstehen darunter nur
entgranulierte Endformen der Basophilen. Wieder andere fassen Hauptzellen,
Chromophobe, „Übergangszellen" und „entgranulierte Zellen" (z. B. KRAUS)
zu einer großen Gruppe der „ungranulierten" Zellen zusammen. Dabei stimmt
der Typus der KRAUSschen Übergangszelle nicht überein mit einer von GEMELLI
als „cellules de transition" bezeichneten granulierten Zellart. Die „hypertrophischen" und die „vakuolisierten Zellen" GEMELLIs werden dagegen von diesem
zur Gruppe der Chromophoben gerechnet; sie sind wohl den „cellules épuisées"
COLLINs gleichzusetzen. Schließlich werden auch die „Kernhaufen", die ROGO-
WITSCH als eigenen Zelltypus aufstellte, seit STIEDA ziemlich allgemein den

Hauptzellen zugezählt, von den einen als Anfangs-, von den andern als End-stadium des zugehörigen Zellzyklus.

So zeigt sich, daß der vielgebrauchte Begriff „Hauptzelle" oder „chromo-phobe" Zelle nichts weniger als eindeutig und klar ist. Zum Teil ist diese Un-stimmigkeit auch in der technischen Schwierigkeit ihrer Darstellung begründet: die „chromophoben" Zellen sind außerordentlich labil und daher schwer zu fixieren. Ganz besonders empfindlich sind sie in der Hypophyse des Menschen. So waren sie in sehr zahlreichen Hypophysen, die ich von Sektionsmaterial bekam, nur sehr selten gut erhalten, obwohl die Organe oft schon $1^1/_2$—2 Stunden nach dem Tode in die Fixierungsflüssigkeit gebracht waren. Einwandfrei er-halten fand ich die Zellen beim Menschen nur in Drüsen von Hingerichteten, die ich unmittelbar nach dem Tode, am besten durch Injektion auf dem Gefäß-weg, fixiert hatte. In Anbetracht dieser Erfahrungen glaube ich, daß gerade bei den chromophoben Zellen gegenüber Beschreibungen, die sich nur auf Sek-tionsmaterial stützen, das älter als 2 Stunden war — und das ist meistens der Fall — große Skepsis geboten ist[1].

An guten Präparaten aber läßt sich meines Erachtens erkennen, daß die Auffassung, die in den „Chromophoben" nur undifferenzierte Vorstufen von granulierten Zellen sieht, ebenso unhaltbar ist, wie jene, die sie lediglich als Endformen der Granulierten betrachtet. Die reifen Chromophoben, in deren Cytoplasma sich bei gutem Erhaltungszustand durch die Azanmethode blaßviolett gefärbte Körnchen darstellen lassen, sind vollentwickelte Zellen mit spezifischer Tätigkeit, ebensogut wie die eosinophilen oder basophilen es sind. Sie stehen vollwertig neben diesen Zelltypen und haben wie diese ihre Jugend-, Reife-, Alters- und Untergangsformen. Sie sind nicht lediglich Übergangsstadien der Chromophilen, sondern stellen einen eigenen Zelltypus der Prähypophyse dar, dem vermutlich auch eine eigene Hor-monproduktion zukommt[2]. Um diese Stellung der Zellen klar zum Ausdruck zu bringen, möchte ich die bisher gebrauchten Benennungen vermeiden und die differenzierten Formen der Chromophoben als γ-Zellen von den undif-ferenzierten Zellen, wie auch von den in Entgranulierung begriffenen Zellarten und den entdifferenzierten Endformen abtrennen. Die erstgenannten, die „undifferenzierten Drüsenzellen oder Stammzellen" leiten sich auf die undifferenzierten Zellen der embryonalen Drüse zurück. Sie bleiben während des ganzen Lebens erhalten und stellen das Reservematerial dar, von dem aus — allerdings nicht ausschließlich — der Nachschub für die differen-zierten Zellarten erfolgt. Den „undifferenzierten Zellen" sind auch die sog. „Kernhaufen" zuzurechnen. Die in Entgranulierung begriffenen Formen gehören nicht zur Gruppe der γ-Zellen; sie sind durch die im Cytoplasma nach-weisbaren α-, β- oder δ-Granula als hypochromatische Formen dieser Zellarten charakterisiert. Die entgranulierten, vakuolisierten Zellen und die er-schöpften Zellen endlich stellen Endformen dar, die unter Verlust der spezi-fischen Merkmale aus jeder der differenzierten Zellarten hervorgehen können.

---

[1] Die Charakterisierung der Chromophoben geht vielfach auf ältere Arbeiten zurück, welchen viel zu spät fixiertes Material zugrunde liegt. Einige Angaben über den Zeitpunkt der Fixierung mögen das beleuchten; sie erfolgte im günstigsten Fall bei SCHÖNEMANN, SCAFFIDI, LAUNOIS, THAON 24 Stunden nach dem Tode; bei LOTHRINGER 5—7 Stunden, THOM 5—21 Stunden, JORIS 6—30 Stunden usw.

[2] Als Beweis dafür, daß die „Chromophoben" keine hormonale Tätigkeit ausüben, wird häufig angeführt, daß Adenome von chromophoben Zellen keinerlei Erscheinungen verursachen. Der Einwand ist wenig überzeugend. Es ist noch nicht lange her, daß er auch gegenüber Adenomen der basophilen Zellen erhoben werden konnte. Im übrigen liegen aus den letzten Jahren verschiedene experimentelle Beobachtungen vor, die auf eine hormonale Tätigkeit der sog. chromophoben Zellen hinweisen (so z. B. auf S. 201 die Beobachtungen von GAILLARD). Auch Befunde an Selachierhypophysen sprechen dafür (s. S. 244).

Wie sich bei den Chromophoben eine Trennung in verschiedene Zelltypen als notwendig erweist, so scheint mir auch bei der Gruppe der Basophilen eine klare Scheidung in zwei verschiedene Zellstämme angezeigt. Die Berechtigung hierzu ergibt sich aus der Möglichkeit, sie färberisch gegeneinander abzugrenzen. Das gelingt durch eine Verbindung einer etwas abgeänderten Azanmethode, mit der schon von ERDHEIM und STUMME zur Färbung der Basophilen empfohlenen Kresofuchsinlösung von WEIGERT. Auch die von BERBLINGER und BURGDORF angegebene Färbemethode gestattet die Unterscheidung. Nach beiden Verfahren tingieren sich die typischen Basophilen mit Resorcinfuchsin in blau- bis rotviolettem Ton, während die Granulationen einer zweiten kleineren Gruppe von Zellen den lichten ultramarinblauen Farbton des Anilinblaus annehmen (s. Abb. 92). Übergangsformen zwischen beiden Typen konnte ich nicht auffinden; diese Feststellung wie das Vorkommen geschlossener Entwicklungsreihen bestärkte mich in der Auffassung, daß es sich bei der zweiten Gruppe nicht um Vorstufen oder Endstufen der ersten handelt; es sind getrennte Stämme, denen vermutlich auch verschiedene Hormonproduktion zukommt.

Dazu gesellt sich noch eine weitere Zellart, deren Stellung als gesonderter Zellstamm allerdings noch nicht so gesichert ist. In sorgfältig fixierten und mit der Azanmethode gefärbten Präparaten findet man neben den carminrot gefärbten typischen eosinophilen Zellen noch eine zweite Art mit deutlich orangegelb tingierten Granulationen. Die Körnchen sind viel spärlicher im Cytoplasma verstreut als bei den typischen Eosinophilen. Die nicht sehr reichlich vorhandenen Zellen gehen in solche mit eigentümlich isoliert liegenden scharfkantigen Körnchen über, die im weiteren Verlauf zu gröberen, sich intensiv rot färbenden Tropfen zusammenfließen. Schließlich gehen die Zellen samt ihren Kernen zugrunde. Welche Bedeutung ihnen zukommt, ist noch gänzlich unbekannt. Betrachtet man aber die in den Abb. 96 wiedergegebenen Zellen, so wird man jedenfalls zugeben, daß sie sich von gewöhnlichen eosinophilen Zellen wesentlich unterscheiden, obwohl sie, vermutlich dank ihrer Eigenschaft sich mit Eosin zu färben, bisher nicht besonders beachtet, sondern einfach den Eosinophilen zugerechnet wurden. Es zeigt sich aber, daß sie sich von letzteren nicht nur morphologisch, sondern auch ihrer Entstehung nach deutlich unterscheiden.

Mit dieser Abtrennung besonderer Zelltypen ergibt sich aber auch die Notwendigkeit einer eigenen Nomenklatur. Von BAILEY und DAVIDOFF wurde in zweckmäßiger Weise vorgeschlagen, die Granula der Eosinophilen als α-Granula, die der Basophilen als β-Granula zu bezeichnen und von α- und β-Zellen zu sprechen. Ich möchte dementsprechend die sich mit Azocarmin färbenden Eosinophilen als α-Zellen, die sich mit Kresofuchsin oder Resorcinfuchsin färbenden Basophilen als β-Zellen benennen. Dazu kommen die im vorausgehenden charakterisierten differenzierten Formen der Chromophoben als γ-Zellen. Die bei Kresofuchsin-Anilinblaukombination sich hellblau färbenden Zellen benenne ich als δ-Zellen, die im Azanpräparat orangegelb gefärbten Zellen als ε-Zellen. In all diesen Zellarten ist die besondere Färbbarkeit an besondere Granula gebunden; eine eingehende Charakterisierung der Zellarten wird bei ihrer Beschreibung gegeben.

Nicht zu verwechseln mit diesen verschiedenen Arten von Granulationen sind die Kolloidtröpfchen, die im Cytoplasma der Drüsenzellen erscheinen können, bis jetzt aber merkwürdig wenig Beachtung fanden. Sie treten in Azanpräparaten als blaugefärbte Kugeln wechselnder Größe hervor und lassen sich dank ihrer charakteristischen Form, ihres färberischen Verhaltens und der Art ihrer Verteilung von den Einlagerungen der β- und δ-Zellen deutlich unterscheiden (s. Abb. 86, 97 und 130). Die Kolloidtröpfchen können in gleicher Weise in jungen, in vollentwickelten, wie in alternden Zellen auftreten; nach ihrem

Verhalten sind sie als ein Produkt aktiver, sekretorischer Zelltätigkeit und nicht etwa als Merkmal einer degenerierenden, im Absterben begriffenen Zelle zu werten. Ihr Auftreten ist im übrigen nicht auf eine Zellart beschränkt: sie können in jedem der oben beschriebenen Zelltypen vorkommen, selbst in den undifferenzierten Zellen. Gelegentlich trifft man die blau gefärbten Kolloidkugeln auch zwischen den α-Granula von Eosinophilen an. Vermutlich erklärt sich daraus die irrtümliche Annahme einiger Autoren, daß sich die α-Granula in β-Granula verwandeln können. Am häufigsten kommen die Kolloidkugeln in γ-Zellen vor. Die Fähigkeit der Kolloidsekretion scheint aber eine Grundeigenschaft aller Vorderlappenzellen zu sein.

γ) Bemerkungen zur Darstellung der Drüsenzellen des Vorderlappens.

Es liegt mir fern, hier eine Zusammenstellung der zur histologischen Untersuchung des Vorderlappens empfohlenen Methoden zu geben; die gebräuchlichsten derselben finden sich bis 1932 in meinem Taschenbuch und bei BENOIT (1935). Ich möchte mich vielmehr darauf beschränken in Kürze jene Methoden anzuführen, die mir im nachfolgenden für die Trennung der Zelltypen von besonderem Nutzen waren. An erster Stelle steht hierfür die HEIDENHAINsche Azanmethode. Sie ermöglicht namentlich nach Fixierung in Susa (Zusammensetzung nach HEIDENHAIN) oder Sublimat-Formol-Eisessig (Zusammensetzung nach STIEVE) eine ausgezeichnete Differenzierung der α-, β-, γ- und ε-Zellen; nur für die Trennung von β- und δ-Zellen ist sie ungeeignet. Eine solche gelang mir dagegen durch eine Verbindung der Kresofuchsinfärbung mit Azan, eine Kombination, die ich später unter Verwertung einer unterdessen von BERBLINGER und BURGDORFF (1935) veröffentlichten Methode noch etwas veränderte. Ich bezeichne diese noch unveröffentlichte Methode, die sich gut bewährte, abgekürzt als Kresazanfärbung. Sie hat vor der Methode von BERBLINGER-BURGDORF den Vorzug, daß die α-Granula intensiv rot gefärbt und dadurch besser sichtbar sind. Auch der Wegfall der oft unsicheren Carminfärbung ist von Vorteil. Ihre Ausführung geschieht nach folgender Vorschrift.

Vorbehandlung. Fixierung in Formol, Susa oder Sublimat-Formol-Eisessig. Einbettung über Methylbenzoat-Celloidin in Paraffin, oder über Äther-Alkohol in Celloidin-Paraffin. Schnittdicke 5 μ. Celloidin-Paraffinschnitte müssen nach Lösung des Paraffins in üblicher Weise mit Äther-Alkohol vom Celloidin befreit werden. Schnitte von Sublimatmaterial werden wie gewöhnlich mit Jodalkohol behandelt.

Die Angabe von BENOIT, daß durch die Jodierung das Material für elektive Granulafärbung unbrauchbar wird, kann ich für die Azan- und Kresazanmethode nicht bestätigen. Selbstverständlich muß nach der Jodierung das Jod durch Fixiernatron und Auswaschen sorgfältig entfernt werden.

Färbung. 1. Die Schnitte kommen aus destilliertem Wasser über 80%igen Alkohol in Kresofuchsinlösung. Man beläßt sie so lange in der Farblösung, bis die β-Zellen intensiv schwarzblau oder schwarzbraun gefärbt sind.

Die Färbedauer wechselt je nach Fixierung der Präparate, wie auch Alter des Farbstoffes und der Farblösung. Im günstigsten Fall ist die Färbung schon nach 1 Stunde hinreichend; in anderen Fällen muß die Färbedauer auf mehrere Stunden oder über Nacht verlängert werden. Zur Prüfung der Färbung wird der Schnitt in 96%igem Alkohol abgespült. Bei zu langer Färbung nehmen auch die übrigen Zellen einen grauen, mißfarbigen Ton an; das soll vermieden werden, da dann die nachfolgenden Farbstoffe unreine Farbtöne geben. Das gleiche ist der Fall nach ungeeigneter Fixierung. Zur Herstellung der Farblösung werden 0,2 g Kresofuchsin-Hollborn in 100 ccm 80%igen Alkohol heiß gelöst. Nach Erkalten Zusatz von 2 ccm offizin. Salzsäure; filtrieren (s. auch Nachtrag am Ende des Buches).

2. Differenzieren in 3 Portionen 96%igen Alkohol, wobei sich der Untergrund entfärbt, während die β-Zellen klar hervortreten. Im letzten reinen Alkohol bleiben die Schnitte 15 Minuten stehen.

3. Einstellen in Anilin-Alkohol (0,1 ccm Anilinöl : 100 ccm 90% Alkohol) 15 Minuten.

4. Azocarmin: $^3/_4$—1 Stunde im Paraffinschrank (etwa 58° C) in gut verschlossenem Glas; dann $^1/_2$ Stunde abkühlen lassen.

Zur Herstellung der Farblösung wird, entsprechend der Vorschrift von HEIDENHAIN, eine 0,1%ige wäßrige Aufschwemmung von Azocarmin G-Hollborn aufgekocht, nach Erkalten mit 1 ccm Eisessig versetzt und filtriert.

5. Differenzieren in Anilin-Alkohol (s. N. 3), bis die α-Zellen klar hervortreten und das Bindegewebe entfärbt ist.

6. Kurzes Auswaschen des Anilins in essigsaurem Alkohol (1 ccm Eisessig auf 100 ccm 96%igen Alkohol) $^1/_2$ Minute.

7. Abspülen in destilliertem Wasser.

8. 5%ige wäßrige Phosphormolybdänsäure 4 Minuten.

9. Abtrocknen mit Filtrierpapier.

10. Anilinblaulösung nach BERBLINGER-BURGDORF 40 Minuten.

Herstellung: 0,5 g Anilinblau werden mit 100 ccm destilliertem Wasser und 8 ccm Eisessig versetzt; das Gemisch wird aufgekocht und nach Erkalten filtriert. Zur Färbung verdünnt man 1 Teil dieser Stammlösung mit 2 Teilen destilliertem Wasser.

11. Kurz abspülen in destilliertem Wasser.

12. Differenzieren in 96%igen Alkohol bis keine groben Farbwolken mehr abgehen.

13. Absoluter Alkohol, Xylol, Balsam.

Ergebnis. α-Granula leuchtend rot, β-Granula intensiv braunviolett-blauviolett; γ-Granula hellviolett, δ-Granula Kobaltblau (s. Abb. 92).

Für manche Zwecke ist noch das Hinzufügen einer Orangefärbung erwünscht; in diesem Falle werden die Präparate zuerst wie in obiger Vorschrift mit Kresofuchsin und Azocarmin gefärbt. Nach dem Abspülen in Nr. 7 kommen sie

7a. in Orange-G Lösung 5 Minuten. Herstellung: 2 g Orange G werden in 100 ccm 1%iger Phosphormolybdänsäure gelöst. Die Lösung wurde von CLEVELAND und WOLFE angegeben und auch von BERBLINGER und BURGDORF bei ihrer Methode verwendet.

7b. Kurz abspülen in destilliertem Wasser.

8. 5%ige Phosphormolybdänsäure 2 Minuten usw. wie bei der Kresazanmethode.

Das Ergebnis dieser Kresazan-Orangefärbung ist ähnlich wie bei der Kresazan-methode; nur treten manche Strukturen noch in orangerotem Farbton hervor; so werden z. B. die feinen Granulationen der Schwangerschaftszellen gut zur Darstellung gebracht (s. Abb. 137 und 138, S. 208 f.).

Zur Untersuchung der Plastosomen und des Golgiapparates verwandte ich vor allem die bekannten Fixierungen nach REGAUD, CHAMPY, KOLATSCHEV, sowie die Färbemethoden von REGAUD, ALTMANN und KULL, ferner das von SEVERINGHAUS (1932) angegebene Verfahren. Von den in den letzten Jahren empfohlenen Methoden nenne ich noch die von RASMUSSEN (s. S. 188) und von CLEVELAND und WOLFE (1932) (s. S. 193).

δ) Die Drüsenzellen des Vorderlappens.

$\alpha\alpha$) *Die undifferenzierte Drüsenzelle (Stammzelle).*

Untersucht man den Vorderlappen eines etwa 5—6 Monate alten menschlichen Embryos, so findet man die Hauptmasse des Parenchyms von Zellen gebildet, deren Cytoplasma bei Anwendung der üblichen Färbemethoden kaum oder nur ganz schwach gefärbt erscheint. In gut fixierten Präparaten sind die Grenzen bei einem großen Teil dieser häufig polygonal gestalteten Zellen gewöhnlich deutlich erkennbar, in schlecht erhaltenen ist es dagegen vielfach schwer, wenn nicht unmöglich, die Zellen gegeneinander abzugrenzen. Der Kern ist bläschenförmig, nicht sehr chromatinreich, der Zelleib zeigt Reste von flockig niedergeschlagenem Cytoplasma. Es sind embryonale undifferenzierte Drüsen-zellen, von denen sich im weiteren Verlauf ein großer Teil zu typischen, mit spezifischen Granulationen versehenen Drüsenzellen differenzieren.

Den prinzipiell gleichen Zelltypus trifft man in der Hypophyse des Neugeborenen, des Kindes und des Erwachsenen an. Mit der Zunahme der spezifisch differenzierten Zellstämme treten die undifferenzierten Zellen aber mehr und mehr zurück; trotz allem bleiben sie jedoch bis ins höchste Greisenalter erhalten, zum Teil liegen sie einzeln zwischen differenzierten Drüsenzellen, zum Teil bilden sie kleinere oder größere Nester und Zellbalken.

In die Gruppe der undifferenzierten Drüsenzellen sind auch die ungranulierten sog. Kernhaufen des Vorderlappens einzureihen. Diese Gebilde stellen in Wirklichkeit teils kernreiche Plasmodien dar, teils Ansammlungen cytoplasmaarmer Zellen, deren Zellgrenzen bei mangelhafter Fixierung nicht sichtbar sind. Sie finden sich oft als kleinere Inseln im Innern chromophiler Zellverbände, können sich aber verschiedentlich, wie in Abb. 52, auch über größere Bezirke des Parenchyms erstrecken.

Namentlich in Sektionsmaterial erwecken die dicht aneinander gedrängten Kerne eines „Kernhaufens" oft den Eindruck, als lägen sie nackt im Gewebe. Über-

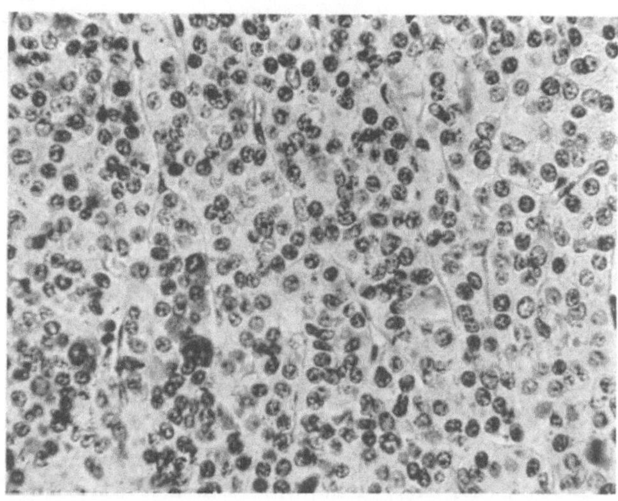

Abb. 52. Umfangreiche „Kernhaufen" in der Hypophyse eines 25-Jährigen. Dazwischen zahlreiche undifferenzierte Drüsenzellen. Nur ganz vereinzelt, z. B. in der linken unteren Ecke des Bildes, finden sich chromophile Zellen, die an ihrer dunkleren Tönung erkennbar sind. Hinger. Fix. Susa. Paraffin 5 μ. Hämalaun-Eosin. Vergr. 1:355.

einstimmend damit geben ERDHEIM und STUMME an, daß sie in einem Teil ihrer Präparate keine Spur von Protoplasma entdecken konnten. TRAUTMANN berichtet von „freien Kernen, die scheinbar ohne jedes Protoplasmavorkommen". Auch nach COLLIN sollen die Kerne des öfteren frei, d. h. jeglicher Protoplasmahülle beraubt sein. An frisch und gut fixierten Präparaten läßt sich indessen der Nachweis führen, daß die Kerne stets von einer, wenn auch oft nur dünnen Cytoplasmahülle umgeben sind, die bei Azanfärbung einen hellgrauen Ton annimmt. In einzelnen Kernhaufen liegen die Kerne so dicht aneinander gepreßt, daß das Cytoplasma auf einen schmalen trennenden Saum beschränkt ist. Des öfteren ist es unmöglich, zwischen den Kernen noch Zellgrenzen zu entdecken. Für diese Fälle besteht die alte Darstellung von ROGOWITSCH, wonach die Kerne der Kernhaufen in einer mehr oder weniger gleichmäßigen „Grundsubstanz" liegen und von Zellgrenzen nicht das Geringste wahrzunehmen ist, zu Recht, unter der Voraussetzung, daß unter der „Grundsubstanz" ROGOWITSCHS die gemeinsame Cytoplasmamasse eines Plasmodiums zu verstehen ist.

Meist sind derartig plasmodial gebaute Kernhaufen nicht sehr umfangreich, da schon in ihrer Randzone häufig das Auftreten von Zellgrenzen zu beobachten ist. Die in die gemeinsame ungranulierte Cytoplasmamasse eingebetteten Kerne sind oft von sehr wechselnder Gestalt (s. Abb. 53). Teils sind sie rundlich, teils eiförmig oder länglich; auch eckige und gelappte Formen kommen vor. Ebenso wechselnd wie ihre Gestalt ist ihre Größe. Neben Kernen von 8—12 μ Durchmesser finden sich auch solche von nur 3—4 μ. Ein Teil der letzteren erklärt sich als Querschnittsbild länglicher oder als Anschnitte größerer nicht voll getroffener Kerne, in anderen Fällen handelt es sich aber tatsächlich um kleine runde Kerne, die wohl durch rasch aufeinander folgende amitotische Teilungen entstanden sind.

Das Strukturbild der fixierten Kerne ist hell. Das Chromatin ist in feinen Körnchen über den Kernraum verteilt. Dazu kommen noch 1—2 acidophile Nukleolen. Hyperchromatische oder pyknotische Kerne finden sich in den Kernhaufen normaler Drüsen nur äußerst selten.

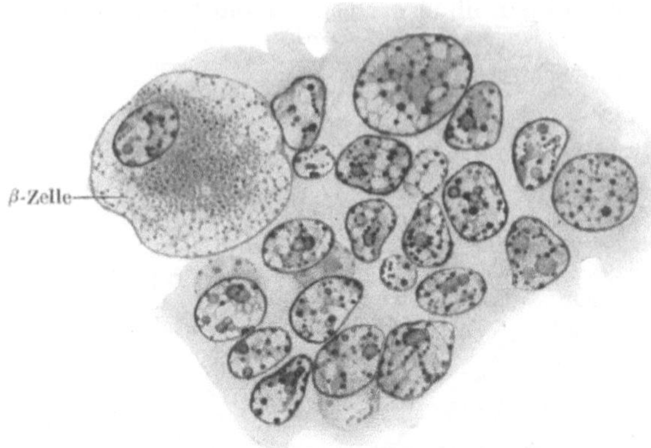

Abb. 53. Vielkerniges Plasmodium („Kernhaufen") aus dem Vorderlappen. Hinger. 25 Jahre. Fix. Susa. Paraffin 7 μ. Kresazan. Vergr. 1:1250.

Es ist nicht daran zu zweifeln, daß die Kernhaufen Vermehrungsherde von undifferenzierten Drüsenzellen darstellen, wobei die Kernteilung beim Erwachsenen in der Regel auf amitotischem Wege vor sich geht. Dementsprechend sind in den Kernhaufen auch die verschiedensten Stadien der Amitose anzutreffen. Sie vollzieht sich entweder durch eine einseitig beginnende und sich dann mehr und mehr vertiefende Einschnürung oder durch eine längs verlaufende Einfaltung der Kernmembran. Die entstandenen Tochterkerne sind für eine gewisse Zeit an ihrer Ähnlichkeit in Größe und Struktur, wie durch ihre enge Lagebeziehung gut zu erkennen.

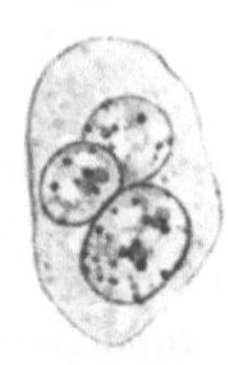

Abb. 54. Undifferenzierte Drüsenzelle mit 3 Kernen. Hinger. Fix. Susa. Paraffin 7 μ. Azan. Vergr. 1 : 1250.

S. FRANCK (1935 b) betrachtet die Kernhaufen in der Hypophyse des Meerschweinchens als im Zerfall begriffene Zellen, die nach Abgabe des von ihnen ausgearbeiteten Sekretmaterials durch die anderen volltätigen Zellen in das Innere des Zellstranges zusammengedrängt werden und hier zugrunde gehen.

Als Ausgangsstadien von Kernhaufen sind undifferenzierte, granulafreie Zellen zu betrachten, deren Kern sich wie in der in Abb. 54 wiedergegebenen Zelle ohne gleichzeitige Zellteilung amitotisch in mehrere Tochterkerne geteilt hat.

SEVERINGHAUS (1934) scheint das Vorkommen von Plasmodien (bei der *Ratte*) in Abrede zu stellen, denn er gibt an, daß Gruppen von chromophoben Zellen zwar den Eindruck eines kompakten, in einem Plasmodium gelegenen Haufens von Kernen erwecken können, daß aber nach Fixierung nach CHAMPY oder REGAUD und nach entsprechender Färbung die Zellgrenzen deutlich werden. Für die menschliche Hypophyse bin ich jedoch in Übereinstimmung mit COLLIN (1924) und anderen Autoren zur Überzeugung gekommen, daß die Kernhaufen, namentlich zu Beginn ihrer Bildung, tatsächlich einen plasmodialen Bau besitzen können, um dann erst im weiteren Verlauf der Entwicklung in Einzelzellen zu zerfallen. Allerdings sind derartige Plasmodien in guten Präparaten viel seltener aufzufinden, als man es nach den gewöhnlichen Sektionspräparaten erwarten möchte.

Die Kernhaufen wurden erstmals von ROGOWITSCH beim *Kaninchen* genauer beschrieben und später von anderen Autoren auch beim *Menschen* und bei einer Reihe von *Tierarten* aufgefunden. So schildert sie z. B. TRAUTMANN (1909) bei *Pferd, Schwein* und *Schaf,* SEVERINGHAUS bei der *Ratte.*

Die Entstehung undifferenzierter Drüsenzellen aus den Kernhaufen. Mit dem Heranwachsen der neu entstandenen Kerne eines Kernhaufens löst sich das anfänglich vorhandene Plasmodium in eine Vielzahl von einzelnen Zellen auf. Auch jetzt ist die Menge des Cytoplasmas zunächst noch sehr gering, bei sorgfältiger Untersuchung sind aber die eckig verlaufenden Trennungslinien zwischen den dicht aneinander liegenden Zellen deutlich sichtbar (s. Abb. 55). Sie haben vielfach polygonale Form und nehmen gegen die Oberfläche des Kernhaufens sichtlich an Umfang zu. Die Form und Größe der Kerne ist nun, namentlich bei den peripher liegenden Zellen, meist gleichmäßiger als auf dem vorausgehenden Stadium der Vermehrung. In Präparaten von Sektionsmaterial erwecken die Kernhaufen infolge postmortaler Veränderungen des sehr empfindlichen, sehr wasserreichen Cytoplasmas auch jetzt noch den Eindruck einer Ansammlung von nackten, cytoplasmafreien Kernen.

Die größeren peripher gelegenen Zellen der Abb. 55 gleichen weitgehend den strangartig angeord-

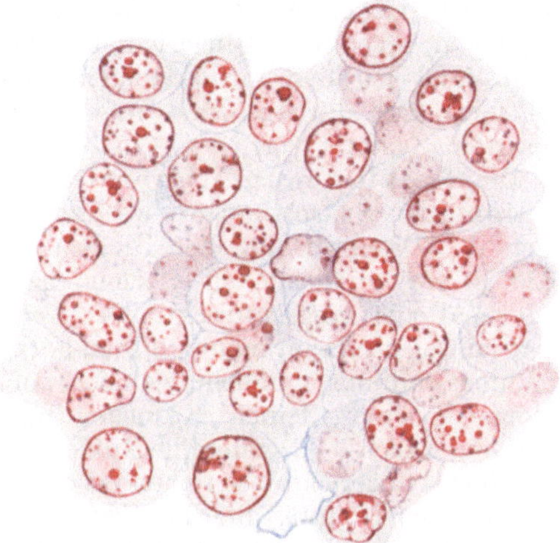

Abb. 55. Auftreten von Zellgrenzen zwischen den Kernen eines Plasmodiums. Entstehung von einzelnen undifferenzierten Drüsenzellen, Stammzellen. Hinger. Fix. Susa. Paraffin 5 μ. Azan. Vergr. 1:1250.

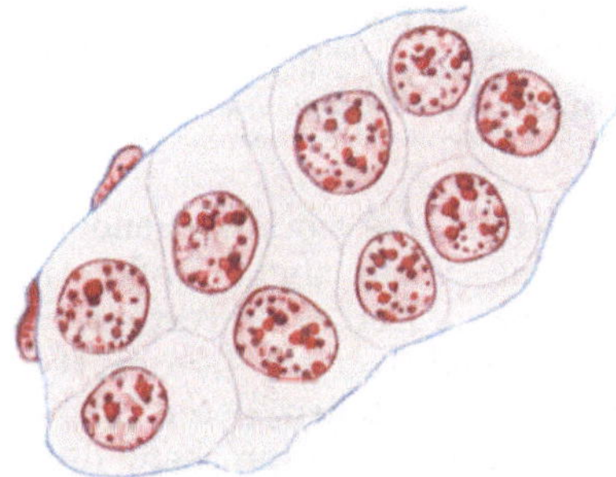

Abb. 56. Ein kleiner Zellstrang aus undifferenzierten Drüsenzellen aus dem Vorderlappen. Hinger. Fix. Susa. Paraffin 5 μ. Azan. Vergr. 1:1250.

neten Drüsenzellen der Abb. 56, die den Typus der undifferenzierten Drüsenzelle oder Stammzelle wiedergibt. Die Zellen bilden, wie auch Abb. 52 zeigt, zum Teil größere Haufen, Stränge und Platten, in die nur ab und zu einzelne chromophile Zellen eingestreut sind, zum Teil liegen sie als kleinere Gruppen im Innern chromophiler Zellstränge. Aber auch einzeln eingestreut in Gruppen von chromophilen Zellen sind sie anzutreffen.

Es ist nicht zu bezweifeln, daß die eben beschriebenen undifferenzierten Zellen einem Teil der Hauptzellen oder chromophoben Zellen anderer Autoren entsprechen, trotzdem ihnen ein Merkmal abgeht, das im Schrifttum neben der geringen oder fehlenden Färbbarkeit ihres Cytoplasmas ziemlich allgemein als charakteristisch hervorgehoben wird: die Unschärfe oder sogar das Fehlen jeglicher Zellgrenzen. So bezeichnet schon FLESCH die Hauptzellen als wenig deutlich abgegrenzt. Nach SCHÖNEMANN macht ein aus Hauptzellen bestehender Strang „den Eindruck einer nicht differenzierten Protoplasmamasse mit eingelagerten Kernen". ERDHEIM und STUMME beschreiben sie als Zellen, „deren Protoplasma mit unsern gewöhnlichen Fixierungsmitteln in der Regel gar nicht darstellbar ist oder höchstens in Form verschrumpfter Bröckelchen sich darstellt, die sich nur blau färben und keinerlei Granulastruktur aufweisen. Zellgrenzen gibt es hier nicht". Auch BIEDL (1915) hebt die undeutlichen Zellgrenzen als Merkmal hervor. Nach TRAUTMANN zeigt das Cytoplasma oft deutlich zackige

Grenzen oder breitet sich zu einer unbegrenzten Masse aus. Von Autoren der letzten Zeit seien WOLFE, CLEVELAND und CAMPBELL (1933) angeführt, die die Chromophoben des *Hundes* als ungranulierte Zellen schildern, deren Kerne nackt erscheinen, während das Cytoplasma ungefärbt und die Zellgrenze unsichtbar ist. Ähnlich verhalten sich nach WOLFE und CLEVELAND (1933a) die Chromophoben der *Ratten*hypophyse.

Dieser Unterschied zwischen den undifferenzierten Zellen der Abb. 55 und 56 und den Hauptzellen (bzw. chromophoben Zellen) des Schrifttums erklärt sich zum Teil aus der Schwierigkeit der Abgrenzung gegenüber entgranulierten vakuolisierten Zellen (s. S. 122), zum Teil aus der Empfindlichkeit der Zellen gegen postmortale Veränderungen und schädigende Einflüsse der Fixierung. In Präparaten von Sektionsmaterial konnte auch ich von den Zellgrenzen zumeist nicht viel erkennen. In frisch fixierten Hypophysen von Hingerichteten dagegen fand ich den in Rede stehenden Zelltypus fast durchgehends in wohlbegrenztem Zustand vor.

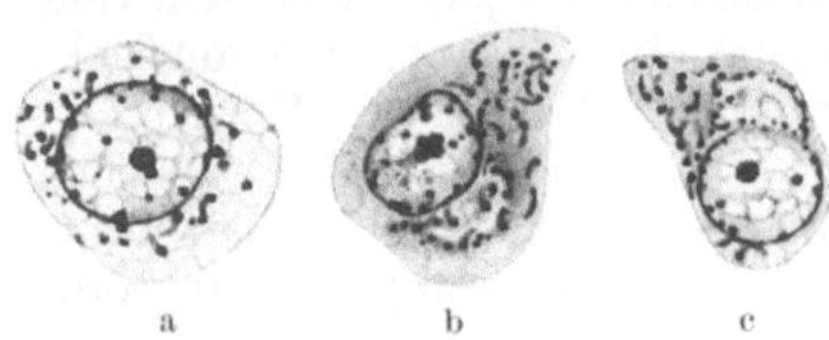

Abb. 57. Undifferenzierte Drüsenzellen aus dem Vorderlappen mit Darstellung der Mitochondrien. In den Zellen b und c ist auch der Golgiapparat im Negativbild sichtbar. Hinger. Fix. und Färb. nach REGAUD. Vergr. 1:1600.

Die Gestalt der undifferenzierten Zellen oder Stammzellen wechselt je nach der Druckwirkung der Umgebung; bald ist sie rundlich oder eiförmig, bald polygonal oder längsgestreckt. Der Kern zeigt im Gegensatz zur mannigfachen Form der Kerne des vorausgehenden Entwicklungsstadiums nunmehr ziemlich einheitliche Form und Größe. Das Chromatin ist in feinen Körnchen und Schollen im Kernraum verteilt, dazwischen finden sich 1—2 acidophile Nukleolen. Nur einmal traf ich in der Hypophyse eines Hingerichteten reihenweise undifferenzierte Zellen, deren Kerne sich im typischen Leptotän-Stadium befanden. Das würde dafür sprechen, daß bei ihnen unter Umständen auch mitotische Teilungen vorkommen können. Zur Charakterisierung der Größenordnung der undifferenzierten Drüsenzellen mögen einige Messungen an der unteren und oberen Grenze der Zellgruppe dienen: $6:7,5\mu$; $6:9\mu$; $7:7\mu$; $9:12\mu$; $10:11\mu$; $8:14\mu$.

Das Cytoplasma der undifferenzierten Zellen ist nur schwach gefärbt. Es zeigt in fixiertem Zustand häufig eine verschwommene grobe Flockung, die sich in Azanpräparaten, ähnlich wie das Cytoplasma selbst, nur in einem ganz hellgrauen oder hellvioletten Tone färbt. In diesem Verhalten des Cytoplasmas wie in der beschränkten Zellgröße liegt das Typische für die undifferenzierte Zelle (vgl. dazu auch Abb. 131f., S. 170).

Wie Präparate, die nach REGAUD oder CHAMPY behandelt sind, zeigen, finden sich im Cytoplasma der undifferenzierten Zellen kugelige und stäbchenförmige Mitochondrien (s. Abb. 57). Neben dem Kern ist in Abb. 54b und c im Negativbild ein kleiner knäuelartiger Netzapparat sichtbar. URASOV (1927, *Maus*) schildert den Golgiapparat als sehr klein. Er findet ihn in Form gekrümmter Stäbchen oder eines mehr kompakten Gebildes neben dem Kern. Nach SEVERINGHAUS (1933, *Ratte*) tritt das Binnennetz entweder in Gestalt eines schmalen, länglichen Netzes auf, das sich einer Seite des Kernes dicht anschmiegt oder als kompakte kugelige Masse, die frei im Cytoplasma liegt. Aus kleinen undifferenzierten Zellen mit der erstgenannten Form sollen nach SEVERINGHAUS Eosinophile, aus den anderen dagegen Basophile entstehen.

Undifferenzierte Drüsenzellen, wie sie Abb. 56 zeigt, dürften den „Übergangszellen" von E. J. KRAUS (1914) entsprechen. Die „Hauptzellen" dagegen charakterisiert dieser Autor als teils nackte, teils von spärlichem Cytoplasma umgebenen Kerne, versteht darunter also offensichtlich nur die auf S. 81f. beschriebenen jüngsten Stadien, die gewöhnlich als

„Kernhaufen" bezeichnet werden. Aus ihnen entstehen nach KRAUS die „Übergangszellen", „wobei sich das Protoplasma dieser vergrößert und scharf abgrenzt". Aus diesen Zellen, die „kleiner als reife Basophile sind und ein homogenes oder fast homogenes, scharf begrenztes granulafreies Protoplasma besitzen", entwickeln sich nach KRAUS im weiteren Verlauf typische basophile Zellen (s. auch S. 109).

Im Cytoplasma der undifferenzierten Drüsenzellen können im Laufe ihrer weiteren Entwicklung nach meinen Beobachtungen sowohl α-, β-, γ- oder δ-Granula auftreten, zuerst nur in Gestalt einiger weniger feiner Körnchen, die sich aber bereits durch ihre besondere Färbbarkeit als solche erkennen lassen. Die Zelle hat damit ihren undifferenzierten Charakter aufgegeben. Schwierig ist die Abgrenzung gegenüber den γ-Zellen (s. auch S. 111f.).

Die Angabe von SEVERINGHAUS (1933), daß die Mutterzellen der Eosinophilen und Basophilen schon vor dem Auftreten spezifischer Granula an der Gestalt ihres Golgiapparates unterscheidbar sind (s. o.), würde darauf hindeuten, daß die Zellen schon vor dem Sichtbarwerden spezifischer Granulationen determiniert sind. Über die Faktoren, die die Differenzierung der Stammzellen zu α-, β-, γ- usw. Zellen bewirken, ist zur Zeit noch nichts bekannt.

ββ) *Die α-Zelle (eosinophile Zelle, acidophile Zelle).*

Als α-Zelle bezeichne ich jene Zellart des Vorderlappens, in deren Cytoplasma bei Anwendung der HEIDENHAINschen Azanfärbung carminrot gefärbte Granulationen hervortreten. Die Zellen lassen sich dadurch ohne Schwierigkeit von allen anderen Zelltypen des Vorderlappens unterscheiden, was bei der vielfach gebrauchten Alaunhämatoxylin-Eosinfärbung durchaus nicht immer der Fall ist. Die α-Zelle entspricht im allgemeinen der eosinophilen oder acidophilen Zelle des Schrifttums. Die Charakterisierung ist aber bei Zugrundelegung des Azanpräparates namentlich gegenüber den sog. hypoeosinophilen Formen schärfer als bei Eosinfärbung.

Im frischen Präparat stellt die typische α-Zelle[1] eine scharf begrenzte, meist ovoide oder rundliche Zelle dar, deren Cytoplasma bis an den Zellrand mit kleinen Rundkörnern gefüllt ist. Da die Körnchen ein vermindertes Lichtbrechungsvermögen besitzen, so ist die Zelle schon im frischen ungefärbten Zustand durch ihr dunkleres Aussehen von andern Zellen des Drüsenparenchyms unschwer zu unterscheiden. Daraus erklärt sich auch die Tatsache, daß die Zellen schon lange vor dem Nachweis ihrer besonderen Färbbarkeit beobachtet und beschrieben wurden.

Als erster erwähnt HANNOVER (1844) im Vorderlappen der menschlichen Hypophyse neben isolierten Kernen verschiedener Größe dunkle Zellen mit grober Körnelung, die zweifellos den eosinophilen entsprechen. Ebenso unterscheidet HANNOVER in der *Fisch-* und *Frosch*hypophyse dunkle grobgranulierte und sehr blasse, feingranulierte Zellen.

Was das Vorkommen der α-Zellen betrifft, so wurden sie bis jetzt in den Hypophysen aller *Tier*arten, die daraufhin untersucht wurden, nachgewiesen. Doch treten sie nicht bei allen gleich gut hervor. Ebenso klar und deutlich wie beim *Menschen* sind sie bei *Affen, Einhufern, Fleischfressern, Wiederkäuern* und manchen *Nagern*, wie z. B. *Kaninchen*. Bei den kleineren *Nagern* dagegen, bei vielen *Vogel*arten, *Reptilien* ist das Farbbild, namentlich bei Anwendung einfacher Hämalaun-Eosinfärbung, häufig weniger kontrastreich. Gute Färbbarkeit besitzen dagegen die eosinophilen Zellen bei *Amphibien* und *Fischen*.

---

[1] Als „typisch" werden jene α- und β-Zellen bezeichnet, deren Zelleib dicht mit Granulationen angefüllt ist. Sie werden von verschiedenen Autoren auch als „reife" Zellen benannt; es ist jedoch fraglich, ob die Anfüllung mit Granula schon den Höhepunkt der Sekretbereitung darstellt. Manche Beobachtungen sprechen dafür, daß die volle Reife, d. h. der Zustand unmittelbar vor der Sekretentleerung, erst im nachfolgenden, vakuolisierten Stadium erreicht ist. Insofern ist die neutrale Bezeichnung „typisch" vorzuziehen.

Die Größe der typischen eosinophilen Zelle ist beim *Menschen* beträchtlichen Schwankungen unterworfen, die das Aufstellen von genauen Werten schwierig machen. So sprechen auch ERDHEIM und STUMME von kleinen, mittelgroßen und großen Zellen. Bei eigenen Messungen an einer größeren Zahl von typischen α-Zellen fand ich für die mittelgroßen Formen einen Durchmesser von $12:14\,\mu$, für die großen einen solchen von $13:18\,\mu$—$14:19\,\mu$. Nach unten finden sich fließende Übergänge zu den sog. kleinen α-Zellen (s. S. 94). LOTHRINGER hat für den *Menschen* als Durchschnittsmaß der reifen Zelle $18:5\,\mu$ angegeben.

Auch unter den einzelnen *Tier*arten finden sich beträchtliche Größenunterschiede. TRAUTMANN gibt bei einer Reihe von Haussäugetieren als Durchschnittswert für die eosinophilen Zellen an: *Schaf* $12\,\mu$; *Hund, Pferd, Ziege*: $14\,\mu$; *Esel, Katze, Rind*: $15\,\mu$; *Schwein*: $17\,\mu$. LOTHRINGER findet folgende Werte: *Hund*: $19:11\,\mu$; *Pferd*: $16:8\,\mu$; *Katze*: $19:8\,\mu$; *Schwein*: $18:6\,\mu$; *Kaninchen*: $18:8\,\mu$. Kleiner sind die eosinophilen Zellen bei *Maus, Ratte, Meerschweinchen, Taube,* um nur einige der gebräuchlichsten Versuch*tiere* zu nennen. Für das *Meerschweinchen* gibt CHADWICK (1936) einen Durchschnittswert von $6:13\,\mu$ an, FRANCK (1935a) dagegen nur 5—$6\,\mu$.

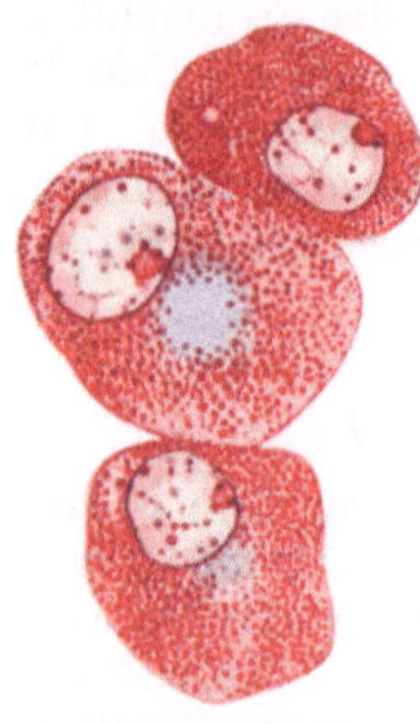

Abb. 58. Typische α-Zellen aus dem Vorderlappen; in der mittleren Zelle tritt das bläulich gefärbte Zentroplasma („juxtanuclealer Fleck", „macula") sehr deutlich hervor. Hinger. Fix. Susa. Paraffin 3 μ. Azan. Vergr. 1:1250.

Der Kern der typischen α-Zelle ist rundlich oder leicht ovoid, seine Membran prall gespannt, ohne Falten (s. Abb. 58). Seine Lage ist zumeist etwas exzentrisch. In seinem Innern finden sich 1—2 acidophile Kernkörperchen wechselnder Größe. Ab und zu traf ich im Kerninnern ein großes Bläschen, das in seltenen Fällen den Kern bis auf eine schmale Zone ausfüllte und an die in Pinealzellen oft vorkommenden „Kernkugeln" erinnerte (s. Abb. 134 m).

Bei der Ratte ist nach SEVERINGHAUS (1934) außer einem acidophilen Nucleolus gewöhnlich noch ein zweiter mit basophilem Charakter vorhanden.

Der Chromatingehalt der Kerne wechselt. Häufig ist das Farbbild des Kernes einer typischen α-Zelle bei den üblichen Kernfärbungen mit Hämalaun, Gallocyanin, Methylgrün und dergleichen ziemlich hell. In diesem Fall erscheint das Chromatin im fixierten Präparat in Form feiner Stäubchen und Körnchen auf einem ziemlich grobmaschigen Liningerüst verteilt. Ein anderer Teil der α-Zellen besitzt dagegen außerordentlich dichte Kerne, die in den Präparaten durch ihre intensive Färbung hervortreten. Sie sind unter der Bezeichnung „dunkle Kerne" bekannt (s. Abb. 59a—g). Die Unterschiede sind auch bei Anwendung der Nuclealreaktion sichtbar.

Das Vorkommen dunkler Kerne wurde erstmals von SCHÖNEMANN beschrieben. Er erwähnt sie als „auffallend kleine Kerne, rund, sehr dunkel gefärbt, entweder ganz gleichmäßig oder die Chromatinkörner sehr dicht gelagert". SCHÖNEMANN bezeichnet es als möglich, daß es sich um degenerierende, zugrunde gehende Kerne handelt. Auch TRAUTMANN, SOYER, STENDELL, DE BEER u. a. beschreiben helle und dunkle Kerne; nach DE BEER sollen die eosinophilen Zellen sogar häufiger einen dichten als einen hellen Kern haben. ERDHEIM und STUMME vollends berichten von Schwangerenhypophysen, in welchen der Kern der Eosinophilen durchweg klein, rund und dunkel gefärbt war. SOYER glaubt, daß die dunklen Kerne mit einer pulverförmigen Substanz imprägniert sind. Wenn diese sich löst, und ins Cytoplasma austritt, sollen die Kerne wieder hell werden.

Nach meinen Erfahrungen ist die Zahl der mit dunklen Kernen versehenen α-Zellen sehr wechselnd; in manchen Hypophysen fehlen sie fast ganz, in anderen wieder sind sie sehr reichlich vorhanden. In derartiger Menge, wie ERDHEIM und STUMME angeben, habe ich sie in frisch fixierten Drüsen von Hingerichteten allerdings niemals angetroffen, wohl aber in Sektionsmaterial. Das kann Zufall sein; es ist aber auch möglich, daß bei der Entstehung überreichlicher Mengen von dunklen Kernen Krankheitseinfluß oder autolytische Einwirkungen eine

Rolle spielen. Es wäre aber gänzlich verfehlt, die dunklen Kerne in Bausch und Bogen als postmortale Veränderungen oder als Fixierungsartefakte abzutun. Im Gegenteil, es besteht kein Zweifel, daß ein großer Teil der dunklen Kerne intravital vorhandenen Zustandsveränderungen entspricht, denen irgendeine physiologische Bedeutung zukommen muß.

Im einzelnen sind unter den dunklen Kernen ihrer Form nach zwei Gruppen zu unterscheiden: kleine, kugelrunde und unregelmäßige, zerknitterte (s. Abb. 59 c, d und e—g). Die Gestalt der letzteren läßt sich einer zusammengeknüllten Papierkugel vergleichen. Beide Kernarten zeigen gegenüber den hellen, bläschenartigen Kernen eine ganz beträchtliche Größenabnahme. So messen die kleinen Kugelkerne 4,2—5,4 μ, die bläschenförmigen 7—8 μ. In kräftig gefärbten Präparaten erwecken beide einen völlig kompakten, strukturlosen pyknotischen Eindruck. Eine elektive Färbung des Chromatins läßt jedoch deutlich erkennen, daß es sich um keine echte Pyknose, sondern um eine eigenartige, vielfach reversible Kondensation des Chromatins handelt. So werden bei Färbung mit Gallocyanin zahlreiche gröbere, feine und feinste Chromatinkörnchen sichtbar, die mit der Größenabnahme des Kernes immer dichter auseinanderrücken (s. Abb. 59). Die kugelrunde Form fand ich in frisch fixiertem Material seltener als die zerknitterte.

Die runden, dunklen Kerne besitzen ebenso wie die hellen, bläschenförmigen eine gut sichtbare, glatt verlaufende, gespannte Kernmembran. Das Chromatin ist in gröberen und kleineren Teilchen im Innern des Kernes verteilt oder an der Innenfläche der Kernmembran niedergeschlagen, wobei die Körnchen dicht beeinanderliegen. Im Gegensatze dazu weisen die Knitterkerne eine überaus unregelmäßig verlaufende Begrenzung durch eine kaum wahrnehmbare, feine Membran auf, die zahlreiche Ausbuchtungen und Einfurchungen bildet und mit dicht aneinanderliegenden Chromatinkörnchen verschiedener Größe besetzt ist. Finden sich die dunklen Kerne in größerer Zahl, so bereitet es weder bei der einen noch der anderen Kernart Schwierigkeiten, geschlossene Entwicklungsreihen vom typischen Bläschenkern zu ihnen aufzustellen.

Ohne Zweifel geht ein Teil dieser Kugel- und Knitterkerne zugrunde. Dazu gehört besonders eine große Zahl jener dunklen Kerne, die sich in hyperchromatischen Zellen vorfinden (s. S. 96). Ein anderer Teil aber scheint sich nach der Kondensation in umgekehrter Richtung wieder zu bläschenartigen Kernen zu regenerieren, so daß dem eigentümlichen Vorgang, der vermutlich mit einer starken Flüssigkeitsabgabe in das Cytoplasma verbunden ist, die Bedeutung eines Verjüngungsprozesses zukommt („Renovationskerne" BOCK). Die Angabe von TRAUTMANN, daß sich die dunklen Kerne immer in den stärker eosinophilen Zellen finden, kann ich für die menschliche Hypophyse ebensowenig bestätigen wie STENDELL. Sie sind auch in jungen wie in typischen α-Zellen anzutreffen.

Dunkle, bisweilen auch „fast ganz pyknotische Kerne" wurden (im Zwischenlappen der Hypophyse) auch von STENDELL gesehen. Nach seiner Annahme „handelt es sich jedoch sicherlich vielfach um schrumpfende Einflüsse von Reagenzien, zum Teil auch um pathologische Zustände", die diese Form bedingen. Auch „zerbeulte oder gequetschte oder zerknitterte Kerne" findet STENDELL im Zwischenlappen, spärlicher im Vorderlappen. STENDELL erwägt auch die Möglichkeit, daß lichte Zonen um den kondensierten Kern mit dem Austritt von Kernsaft oder umgekehrt mit einer Ansammlung von Substanz zur Restaurierung und Neuaufblähung des Kernes" in Verbindung stehen, kommt aber zu keiner klaren Schlußfolgerung.

In neuerer Zeit wurde das Auftreten von Knitterkernen von BOCK in der Hypophyse des Stichlings beschrieben. Hier finden sich in sekreterfüllten Zellen bläschenförmige helle Kerne, zur Zeit des Sekretminimums dagegen zusammengeschrumpfte, zerknitterte. BOCK bringt die Veränderungen mit der nucleären Bildung und Abgabe von basophilem Prosekret in Verbindung und deutet den Vorgang als einen „Erneuerungsprozeß des Kernes, über dessen eigentliches Wesen wir allerdings noch nicht die geringste Aufklärung besitzen".

Das Cytoplasma der typischen α-Zelle ist durch die Granulationen zumeist so überdeckt, daß man es im Bereich der Körnung nur an sehr dünnen Schnitten (1—3 μ) zu Gesicht bekommt. Es färbt sich in solchen Präparaten schwach mit sauren Farbstoffen. An dickeren Schnitten (z. B. 5 μ) findet man einzig neben dem Kern bei günstiger Schnittrichtung einen hellen, fast körnchenfreien rundlichen Fleck (im Schrifttum auch als „juxtanuclealer Fleck" bezeichnet). Er hebt sich bei Azanfärbung durch seine bläuliche Tönung sehr deutlich gegen die intensiv rot gefärbten α-Granula ab (s. Abb. 58, Abb. 131). F. Kraus (1914) beschrieb die Zone, ohne sie deuten zu können, als „korallenroten Fleck".

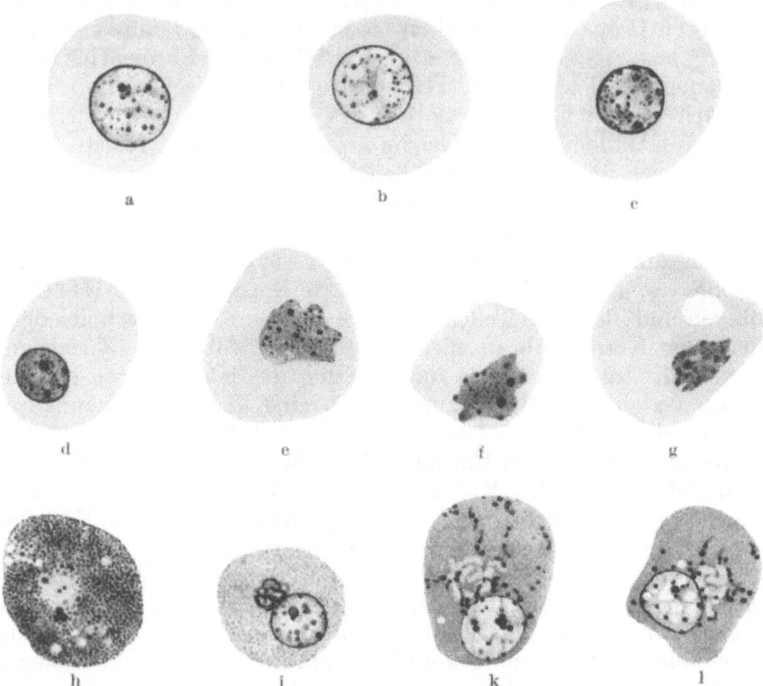

Abb. 59 a—l. Typische α-Zellen aus dem menschlichen Vorderlappen. a, b Helle, bläschenförmige Kerne; c, d dunkle, kugelförmige Kerne; e—g dunkle, zerknitterte Kerne („Knitterkerne"); Hinger. Fix. nach Zenker, Färbung mit Gallocyanin; h im Inneren des hellen Centroplasmas tritt deutlich ein Diplosom hervor. Der Kern der Zelle ist nicht getroffen. Zwischen den α-Granula sind einige kleine (Lipoid-) Vakuolen sichtbar. Fix. Helly. Färbg. Eisenhämatoxylin; i Golgiapparat durch Osmierung nach Kolatschev dargestellt; k und l Mitochondrien und (im Negativbild sichtbar) Golgiapparat. Fix. und Färbg. nach Regaud. Vergr. bei a—g 1:1660; bei h, k, l 1:1600, bei i 1:1250. In a—g sind die α-Granula nicht mitgezeichnet.

Sie entspricht dem Centroplasma. In ihrem Innern läßt sich, am besten mit Eisenhämatoxylin, ein Diplosoma zur Darstellung bringen (s. Abb. 59h).

Centrosomen wurden in Hypophysiszellen zum erstenmal von K. W. Zimmermann (1898) aufgefunden. Aus der Beschreibung und der beigegebenen Abbildung geht allerdings hervor, daß sie Zimmermann nur in basophilen und chromophoben Zellen beobachtet hat (s. auch S. 101). In den eosinophilen Zellen entging ihm infolge der intensiveren Färbung der Granulationen Centroplasma wie Centriol. Dagegen gibt Benda (1900a) an, daß er bisweilen auch in den eosinophilen Zellen innerhalb eines körnchenfreien Bezirkes ein Diplosoma erkennen konnte. Atwell (1933) berichtet, daß er das Centrosom im Innern des Netzapparates, und zwar gewöhnlich als Diplosom antraf. Aber auch die von Atwell mit Centrosom abgebildete Zelle ist keine acidophile Zelle.

Für den juxtanuclealen Fleck, der auch als „macula" bekannt ist, gebrauchen Schooly und Riddle (1938) die zweckmäßige Bezeichnung „metabolic center" („Stoffwechselzentrum"). Sie wollen damit den hier befindlichen Komplex von Strukturen aber nicht als ein bestimmtes Zellorgan betrachtet wissen, sondern lediglich als eine Anhäufung von labilen Substanzen, die mit den Vorgängen des Zellstoffwechsels in enger Beziehung stehen. In seinem Bereich liegt auch das Binnennetz, das in den typischen α-Zellen der menschlichen Hypophyse die Gestalt eines rundlichen, dichten Knäuels besitzen kann, der hinter der Größe des Zellkernes gewöhnlich zurückbleibt (s. Abb. 59i, 59k und die Mikroaufnahme Abb. 60). Nicht immer liegt das Binnennetz in Gestalt eines kleinen runden Knäuels isoliert neben dem Kern; recht oft sitzt es kappenartig dem Kern auf (s. Abb. 59l);

in wieder anderen α-Zellen hat sich die Golgisubstanz in einzelne isolierte Körner und Fragmente aufgelöst, die sich über eine größere Zone des Cytoplasmas verteilen. Der Golgiapparat der α-Zellen stellt also keine stabile Struktur dar, sondern zeigt periodische Veränderungen seiner Form, wie sie durch die Untersuchungen von HIRSCH, RIES und anderen Autoren von verschiedenen Drüsenzellen her bekannt sind und auf die für die Drüsenzellen des Vorderlappens auch von GATZ (1937a, Basophile) und ZAHL (1938) hingewiesen wurde. Trotz dieser Schwankungen trifft man aber in den typischen α-Zellen niemals jene große Form des Binnennetzes an, die in den basophilen Zellen, namentlich in den großen Formen derselben so häufig zu beobachten ist (vgl. dazu S. 102).

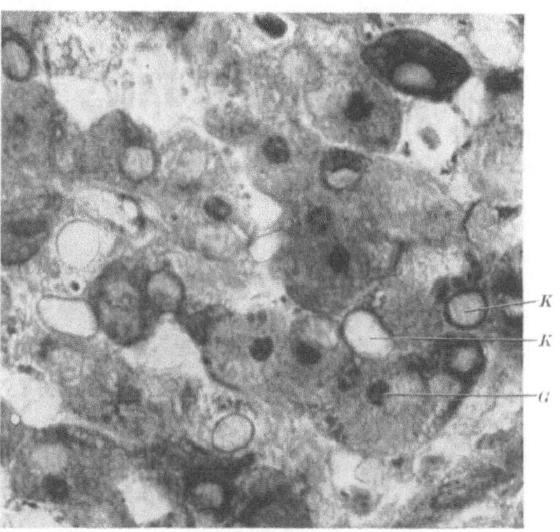

Abb. 60. Gruppe von α-Zellen, in deren Cytoplasma die Gulgisubstanz in Gestalt eines kleinen kugeligen Netzwerkes (*G*) sichtbar ist. Die Kerne (*K*) treten in der Aufnahme als helle ungefärbte Scheiben hervor, während das Cytoplasma getönt erscheint. In einzelnen Zellen findet sich an Stelle des kugeligen Netzapparates eine mehr diffuse Schwärzung. Hinger. Fix. nach KOLATSCHEV. Mikroaufnahme des ungefärbten Schnittes unter Benützung des LEITZschen Monochromators bei 500 $\mu\mu$. Vergr. 1:950.

Kleinste osmierbare Tröpfchen, die in einem Teil der α-Zellen in der Nähe des Golgiapparates sichtbar sind, entsprechen vermutlich den Lipochondrien, die RIES für verschiedene exokrine Drüsenzellen beschrieben hat.

Das Binnennetz wurde in Hypophysiszellen erstmals von GEMELLI (1900) nachgewiesen. Nach DE BEER (1926) variiert das Aussehen des Golgiapparates; gewöhnlich stellt er eine große kompakte Masse von Golgikörpern dar, die dicht dem Kern anliegen. In anderen Zellen findet er ihn kleiner, aus kleinen getrennten Elementen bestehend, die mehr verstreut liegen. Zwischen dem Zustand des Kernes und des Golgiapparates soll keine strenge Beziehung bestehen, doch beobachtet DE BEER, daß der große kompakte Typus des Binnennetzes namentlich in den eosinophilen Zellen in Verbindung mit dem dichten Kerntypus vorkommt. Beim *Hund* beschreibt SATWORNITZKAJA (1926) den Golgiapparat der eosinophilen Zellen als kompakten Knäuel dicht verflochtener Fäden. Sehr eingehend wurde sein Verhalten von ATWELL (1929a, 1933) untersucht (Material: *Katze*). Der Autor stellt fest, daß das Binnennetz in den eosinophilen Zellen stets kleiner und in der Anordnung kompakter ist als in den basophilen oder chromophoben. Es ist hier auch gewöhnlich kleiner als der Kern (Durchschnitt 3,65 × 2,58 μ). Die Gestalt des Netzes, das dicht am Kern liegt, ist in den eosinophilen Zellen etwas mehr abgeplattet als in den chromophoben. In Silberpräparaten ist das Netz oft so dicht, daß sich über seine innere Struktur nichts aussagen läßt. Nach URASOV *(Maus)* ist das Binnennetz der Eosinophilen bedeutend kleiner als in entsprechenden Stadien der Basophilen. In Zellen mit wenigen α-Granula hat es die Gestalt eines fast kompakten kugelförmigen Körpers; während der maximalen Anspeicherung des Sekretes ist er schmal, netzförmig, mit deutlich wahrnehmbaren Maschen versehen. Zwischen diesen Extremfällen gibt es Übergangsstadien, die nach URASOV auf den Zusammenhang zwischen der Sekretansammlung in der Zelle und der Volumenzunahme und Netzgestalt des Apparates hinweisen. Doch erreicht der Golgiapparat auch in den größten α-Zellen nur die Dimensionen des Apparates in den kleinsten basophilen Elementen. Im höchsten Sekretionsstadium soll der Apparat das Bestreben haben, sich zwischen Kern und Blutcapillaren zu legen. SEVERINGHAUS (1934) schildert das Binnennetz in den eosinophilen Zellen der *Ratte* als kleines korbartiges Netzwerk, das kappenartig einer Seite des Kernes anliegt. Die Lage des Golgiapparates zu angrenzenden Blutcapillaren fand SEVERINGHAUS sehr wechselnd, so daß er die Angabe von URASOW (1928), daß das Binnennetz in den eosinophilen Zellen der *Mäuse*hypophyse gegen die Lichtung anliegender Blutcapillaren orientiert sei, zum mindesten bei der *Ratte* nicht bestätigen konnte. Auch SATWORNITZKAJA (1926) stellt eine derartige Lagebeziehung im Gegensatz zu REISS in Abrede. Beim *Meerschweinchen* tritt der Golgiapparat nach KIRKMAN (1937) in den eosinophilen Zellen im allgemeinen in Gestalt eines Netzwerkes auf, das auf einer Seite des Kernes kappenartig aufsitzs. Doch sind Ausnahmen leicht zu finden. So ist namentlich in den kleinen Eosinophilen auch ein geschlossener bläschenartiger Typus anzutreffen. Bei einigen Zellen findet KIRKMAN in die osmierte Substanz des Golgiapparates zahlreiche feine Bläschen verschiedener Größe eingelagert.

Die Mitochondrien (Plastosomen) der typischen α-Zelle sind sehr schwer darzustellen, da sie gewöhnlich von α-Granula, die sich meist mit den gleichen Farbstoffen intensiv färben, verdeckt werden. Eine differente Darstellung gelingt, wenn auch nicht regelmäßig, mit Hilfe der Methode von CHAMPY-KULL-NASSONOW (URASOV 1927, ATWELL 1933), ferner mit einer von SEVERINGHAUS (1932) angegebenen Modifikation dieser Methode. Auch in einzelnen günstig differenzierten Regaudpräparaten fand ich sie gut sichtbar dargestellt. Nach all diesen Methoden treten die Mitochondrien in den α-Zellen als rundliche Körner, kurze Körnerketten und gebogene kurze Stäbchen hervor, die in nicht sehr reichlicher Zahl zwischen den α-Granula über den ganzen Zelleib verstreut liegen (s. Abb. 59k, l). In der Nähe von Kern und Binnennetz sind sie des öfteren etwas reichlicher.

Die im Schrifttum über das Verhalten der Mitochondrien der α-Zellen vorliegenden Angaben sind wenig einheitlich. BAILEY (1921) beschreibt die Mitochondrien als feine Körnchen, selten als kurze Stäbchen, die über das ganze Cytoplasma verteilt sind. In der von ATWELL abgebildeten α-Zelle *(Katze)* sind die Mitochondrien als spärliche ovoide Körnchen eingezeichnet, die in der Nähe des Kernes und des Binnennetzes etwas zahlreicher sind als im Randteil der Zelle. URASOV *(Maus)* bildet sie als runde Körner ab. SEVERINGHAUS *(Ratte)* stellt sie als relativ große plumpe Körner dar, die nur spärlich sind und häufig in das Maschenwerk des Binnennetzes eingelagert sind. Sie sollen sich als große fuchsinrote Körner von den feineren orangeroten α-Granula deutlich unterscheiden. KIRKMAN (1937) endlich findet beim *Meerschweinchen* zwischen den α-Granula eine kleine Zahl rundlicher, selten fadenförmiger Mitochondrien.

COLLIN (1922) faßt die α-Granula als mitochondrale Struktur auf und unterscheidet zwischen eosinophilen Zellen, deren Zelleib mit außerordentlich feinen, staubartigen

Mitochondrien gefüllt ist und solchen mit größeren, körnchenartigen Mitochondrien. Bei einer dritten Zellart, die COLLIN zwischen der letztgenannten und den Chromophoben einreiht, liegen die Mitochondrien weniger dicht. Nach COLLIN läßt sich in diesen Zellen beobachten, wie das Mitochondrium anschwillt und zu einer kleinen Kugel wird, deren Inneres hell und deren Mantel dunkel gefärbt erscheint. Aus ihnen werden ungefärbte Sekrettropfen, die in den Vakuolen des Cytoplasmas eingeschlossen liegen. In einer späteren Arbeit (1924) drückt sich COLLIN hinsichtlich der Identifizierung von α-Granulationen und Mitochondrien vorsichtiger aus („la cellule éosinophile est un élément bourré de mitochondries ou moins des granulations présentant les réactions histologiques des mitochondries"). COLLIN vergißt dabei die große Resistenz der typischen α-Granula gegen säurehaltige Fixierungsflüssigkeiten, wie z. B. gegen Carnoy, Susa, Zenker usw., Flüssigkeiten, in welchen mitochondrale Strukturen gar nicht oder nur sehr schlecht erhalten bleiben. Auch die außerordentliche Widerstandsfähigkeit der α-Granula gegen postmortale Veränderungen spricht gegen eine Gleichsetzung von Mitochondrien und α-Granula.

Die α-Granula können in frisch angefertigten Zupfpräparaten in ungeheurer Menge in isoliertem Zustand beobachtet werden, stellen also kein durch die Einwirkung der Fixierungsflüssigkeit erzeugtes Kunstprodukt dar. Sie lassen sich durch leichten Druck auf eine Zelle in Freiheit setzen und schwimmen dann frei in der Beobachtungsflüssigkeit umher. In isotonischer Ringerlösung oder in Serum erscheinen sie als blasse, verschieden große Kügelchen, die etwas weniger lichtbrechend sind als Fetttröpfchen. In polarisiertem Licht betrachtet, zeigen sie keine Doppelbrechung. Bei Einwirkung von Osmiumsäure tritt, wie schon FLESCH und LOTHRINGER beobachteten, Bräunung ein. Durch Alkohol, Äther, Xylol, Benzol, Chloroform, Aceton werden sie nicht gelöst.

Ihre Form wird durch Osmiumsäure, Formol, sowie durch chromhaltige Flüssigkeiten wie die Fixierungsgemische nach FLEMMING, ALTMANN, CHAMPY, KOPSCH, REGAUD vortrefflich fixiert; aber auch in essigsäurehaltigen Flüssigkeiten, wie z. B. Susa, Subtrie, Sublimat-Formol-Eisessig und dergleichen bleiben sie sehr gut erhalten. In BOUINscher Flüssigkeit scheinen mir die α-Granula oft zu verklumpen, so daß diese Fixierungsmethode namentlich für den Nachweis feiner α-Granula weniger zweckmäßig ist. Zum Teil abweichend von diesen Erfahrungen finden BAILEY und DAVIDOFF (1925) Alkohol-, Säure- und Sublimatgemische für die Fixierung der α-Granula ungeeignet. Alkohol und Säuren (mit Ausnahme der Osmiumsäure) lassen die α-Granula, die nach den genannten Autoren lipoidartiger Natur sind, verkleben und verhindern die Darstellung der feinsten Körnchen. Sie empfehlen vor allem Fixierung in REGAUDscher Flüssigkeit oder in Formol, in letzterem Fall mit nachfolgender mehrtägiger Beizung in 3%iger Kaliumbichromatlösung.

Die Färbbarkeit der α-Granula ist ausgezeichnet. Seit den Untersuchungen von FLESCH und von DOSTOIEWSKY ist bekannt, daß sie sich durch Eosin, Indigo oder Chromhämatoxylin intensiv in rotem, blauem oder schwarzem Farbton färben lassen. Seither wurde zu ihrer Darstellung noch eine große Anzahl weiterer Färbemethoden angegeben.

Säurefuchsin, Kongorot, Azocarmin färben die α-Granula leuchtend dunkelrot, Orange, Aurantia orangegelb, Pikrinsäure hellgelb, Lichtgrün grün, Säureviolett, saures Anilinblau, Indigocarmin blau. In Kernechtrot bleiben sie ungefärbt. Schon lange ist ihre ausgezeichnete Färbbarkeit mit Chrom- oder Eisenhämatoxylinlacken bekannt, so daß die Chromhämatoxylinfärbung von J. KRAUS nichts Neues ist. RASMUSSEN (1936) empfiehlt ein Kupferhämatoxylin. Zahlreich sind die Farbstoffgemische, die zur Darstellung der α-Zellen (und der übrigen Zelltypen) empfohlen wurden. Nur kurz sei darauf hingewiesen, daß die vielgebrauchte Hämalaun-Eosinfärbung für feinere, die Cytologie der Hypophysiszellen betreffende Untersuchungen unbrauchbar ist, da bei ihr die Unterschiede zwischen den einzelnen Zellarten nur sehr unvollständig, vielfach auch gar nicht sichtbar werden. An erster Stelle ist dagegen die Azanfärbung nach HEIDENHAIN zu nennen, mit der sich die α-Zellen leuchtend carminrot färben. Das Säurefuchsin-Anilinblau-Orangegemisch nach MALLORY färbt sie gelb, Methylblau-Eosin nach MANN rot. BAILEY und DAVIDOFF, sowie BUCY (1932) empfehlen für die α-Granula als beste Färbemethode BAILEYS Neutral-Äthylviolett-Orange G. CLEVELAND und WOLFE (1932) verwenden nach starker Chromierung eine Färbung mit Hämatoxylin-Eosin-Orange G und Anilinblau, wobei sich die α-Granula gelb färben. Auch bei Anwendung der von BERBLINGER und BURGDORF (1935) angegebene Methode werden sie gelb gefärbt. Für die Feststellung geringerer Granulamengen ist die gelbe Farbe ungünstig und dem Rotwert unterlegen. Im übrigen sei auf die Zusammenstellung der Methoden bei BENOIT (1935) und auf S. 79 f. verwiesen.

Um Einzelheiten zu erkennen, ist es nötig, die Untersuchungen an sehr dünnen, intensiv gefärbten Schnitten (1—3 μ) vorzunehmen. Schon an 5 μ dicken Schnitten ist bei der geringen Größe und Dichtenlagerung der Strukturen die gegenseitige Überdeckung so stark, daß Feinheiten nicht mehr erkennbar sind.

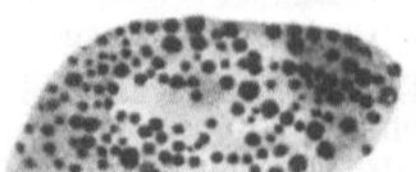

Abb. 61. Anschnitt einer α-Zelle. Die Größenunterschiede der einzelnen α-Granula sind hier besonders ausgesprochen. Mensch. Fix. Helly. Paraffin. 1 μ. Eisenhämatoxylin. Vergr. 1:2350.

An 2—3 μ dicken, elektiv gefärbten Präparaten läßt sich unschwer feststellen, daß die Größe der α-Granula in den verschiedenen eosinophilen Zellen selbst ein und desselben Schnittes großen Schwankungen unterworfen ist. Von Zellen mit feinsten staubförmigen Körnchen bis zu Zellen mit relativ groben Kugeln finden sich alle denkbaren Übergänge. Die Unterschiede sind auch bei dicht nebeneinanderliegenden Zellen wie in Abb. 58 wahrzunehmen, sind also nicht etwa durch ungleiche Wirkung der Fixierungsflüssigkeit bedingt. Aber auch in der einzelnen Zelle selbst können die Granula, entgegen den Angaben, die sich in der Literatur finden (z. B. bei BENDA 1900), von recht verschiedener Größe sein. Die Unterschiede treten auch in Abb. 59 h

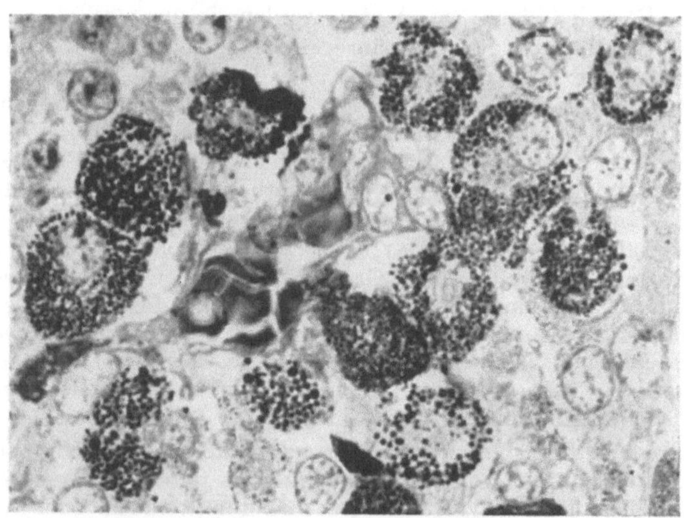

Abb. 62. Gruppe von α-Zellen. Die Unterschiede in der Größe der α-Granula sowohl innerhalb ein und derselben Zelle, wie unter den einzelnen α-Zellen treten deutlich hervor. Hypophyse eines 29jährigen Mannes. Fix. REGAUD. Paraffin. 2 μ. Eisenhämatoxylin. Vergr. 1:1220.

und noch deutlicher in dem in Abb. 61 bei sehr starker Vergrößerung wiedergegebenen Anschnitt einer eosinophilen Zelle deutlich hervor (s. auch die Mikroaufnahme Abb. 62). Die Variationsbreite in der Größe der Körnchen innerhalb ein- und derselben Zelle ist wechselnd. Es gibt Zellen, in welchen die Größenunterschiede stärker und solche, in welchen sie schwächer hervortreten.

Die α-Granula zeigen überwiegend Kugelform, gelegentlich läßt sich beobachten, daß sich das Innere eines Kornes, dessen Größe einen gewissen Durchmesser überschreitet, aufhellt, bis schließlich an Stelle eines Vollkornes ein kleines, mit dunkelgefärbter Schale und ungefärbtem Inhalt versehenes Bläschen vorliegt. Die dunkle Färbung der Rinde mit acidophilen Farbstoffen beugt einer Verwechslung mit Fettvakuolen vor.

Die einzelnen Körner liegen, wie schon GEMELLI beobachtete, frei isoliert im Cytoplasma. Hierfür spricht auch ihre leichte Isolierbarkeit im frischen Zupfpräparat. Bei den allerkleinsten Granula hat man dagegen öfters den Eindruck, als seien sie durch feine, nur schwach gefärbte Fädchen miteinander verbunden, doch liegen diese Wahrnehmungen an der Grenze der Auflösung des Mikroskopes.

CREUTZFELD (1908) beschreibt Unterschiede in der Anordnung der α-Granula: „Während im allgemeinen die Granula gleichmäßig im Zelleib verteilt zu sein scheinen, sieht man bei den dem Lumen (einer Alveole) zunächstliegenden ein allmähliches Zurückweichen der Granulierung vom Kern an die Peripherie, so daß der Kern in blasser Substanz liegt, oder es treten auch diffuse Lücken in der Granulierung auf, denen dann eine mehr oder minder starke marginale Granulavermehrung entspricht." In meinen Präparaten konnte ich derartige Veränderungen in der Lage der α-Granula nicht feststellen und vermute, daß die von CREUTZFELDT beobachtete körnchenfreie Zone dem Centroplasma (s. S. 88) entspricht. Nach FRANCK (1935a) sind die α-Granula beim *Meerschweinchen* in dem einer Sinuscapillare anliegenden Zellabschnitt staubförmig, am entgegengesetzten Pol dagegen gröber und weniger zahlreich. Beim Menschen läßt sich ein solcher Unterschied nicht erkennen.

Daß die Tierart Einfluß auf die Durchschnittsgröße der α-Granula hat, wird schon von GEMELLI (1907) erwähnt. Beim *Menschen, Hund, Katze, Pferd* sind sie, um nur einige Beispiele zu nennen, verhältnismäßig groß, beim *Meerschweinchen, Maus, Taube* sehr fein, so daß sie hier bei weniger sorgfältiger Beobachtung oft eine diffuse Färbung des Cytoplasmas vortäuschen.

Nach neueren Versuchen bedürfen die α-Zellen zur Ausbildung ihrer Granula des Schilddrüsenhormons. Thyreoidektomie führt zu einer Degranulation der α-Zellen, nach Implantation von Schilddrüsengewebe treten die Granula wieder auf. Die Feststellung ist von großem Interesse, da sie einen die Differenzierung und spezifische Tätigkeit der α-Zellen leitenden Faktor isoliert erkennen läßt. Folgerichtig müßte es möglich sein, entgranulierte Kulturen von Vorderlappengewebe durch thyroxinhaltige Nährsubstanz zur Ausarbeitung von α-Granula zu bringen.

Die Lipoidtröpfchen der α-Zellen sind infolge ihrer Feinheit nur bei spezifischer Fettfärbung sichtbar. Im Paraffinschnitt treten wie in Abb. 59h nur die größeren als Vakuolen hervor. Weiteres s. S. 173ff. und Abb. 133—135.

Die Erscheinungsformen der *α*-Zelle. Schon ein flüchtiger Blick auf ein gut fixiertes und gefärbtes Azanpräparat zeigt überzeugend, daß nur ein Teil der rot gefärbten α-Zellen dem eben beschriebenen Typus der reifen Zelle gleicht. Sowohl in Zellgröße wie Zellform, im Chromatingehalt des Kernes wie im Verhalten der Granulationen lassen sich erhebliche Unterschiede feststellen.

Die Formunterschiede innerhalb der „chromophilen" Zellen werden schon von LOTHRINGER hervorgehoben. „Abgeplattete, unter Umständen je nach ihrer Lage spindelförmig erscheinende Zellen auf der einen, kubische und kugelförmige Zellen auf der anderen Seite bilden die Extreme; zackige, halbmondförmige Formen finden sich je nach der Abhängigkeit vom Drucke benachbarter Zellen." SCHÖNEMANN weist auf Unterschiede im Verhalten der Kerne hin. Er beobachtet vereinzelt „besonders große bläschenförmige Kerne vom doppelten Durchmesser der andern. Die Chromatinkörner in weiten Distanzen, der ganze Kern wie aufgebläht, und im Gegensatze hierzu an den gleichen Objekten auffallend kleine Kerne, rund, sehr dunkel gefärbt, entweder ganz gleichmäßig oder die Chromatinkörner wenigstens sehr dicht gelagert". TRAUTMANN (1909) trennt zwischen stark und schwach eosinophilen Zellen. In neuerer Zeit befaßte sich COLLIN (1924) eingehend mit den verschiedenen Erscheinungsformen. Er unterscheidet neben der typischen Form noch die kleine eosinophile Zelle, die hypereosinophile und endlich die hypoeosinophile Zelle. Der Zelleib der erstgenannten Art ist kleiner als bei der typischen Zelle; die äußerst feinen Granulationen sind nach COLLIN oft unsichtbar, derart, daß das Cytoplasma als homogen erscheint. Bei der zweiten Art ist das Cytoplasma sehr stark eosinophil. Die

Granulationen fehlen oder haben die gleiche Lichtbrechung wie der Untergrund, der Kern ist pyknotisch, einfach oder geteilt. Bei der dritten Art beschreibt COLLIN das Cytoplasma als fast ungefärbt, von Vakuolen durchsetzt, die durch schmale Stränge getrennt werden, in welchen noch eosinophile Granula verstreut sind. Der Kern ist arm an Chromatin.

Jeder Unterteilung der α-Zellen in verschiedene Gruppen haftet natürlich der Nachteil der Schematisierung an, zumal die einzelnen Typen nichts Starres darstellen, sondern durch zahlreiche Zwischenformen miteinander verbunden sind. Doch ist es die einzige Möglichkeit, um von den in der menschlichen Hypophyse vorkommenden Formen ein klares Bild zu geben.

1. Die kleine α - Zelle. Bei sorgfältigem Suchen wird man in jeder menschlichen Hypophyse kleine, rundliche, scharf begrenzte Zellen auffinden, die sich von typischen α - Zellen vor allem durch ihre wesentlich geringere Größe unterscheiden (s. Abb. 63). Die untere Grenze des Durchmessers liegt in der Hypophyse der Erwachsenen etwa bei 7—8 μ. Im embryonalen Organ kommen noch kleinere Formen vor. Bei der Feststellung des kleinen Zelltypus ist natürlich durch Untersuchung aufeinanderfolgender Schnitte auszuschließen, daß es sich nur um Anschnitte nicht vollgetroffener reifer Zellen handelt. Im einzelnen Schnitt ist eine Täuschung durch die exzentrische Lage des Kernes reifer Zellen an und für sich leicht möglich. Das Cytoplasma der kleinen

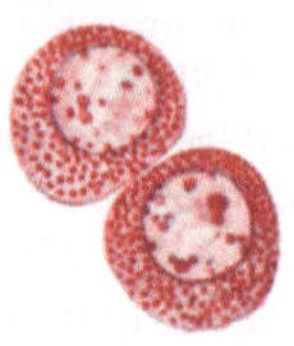

Abb. 63. Kleine α-Zellen mit zahlreichen α-Granula. Hinger. Fix. Susa. Paraffin 5 μ. Azan. Vergr. 1:1250.

Eosinophilen beschränkt sich auf eine schmale Zone, erscheint aber dank der eingelagerten Granula als intensiv mit sauren Farbstoffen gefärbt. Bei einfacher Eosinfärbung erweckt es oft einen homogenen Eindruck, an Azan- oder Eisenhämatoxylinpräparaten läßt sich indessen die Anwesenheit feiner Granula gut erkennen. Der Kern liegt auch in den kleinen Zellen häufig schon etwas exzentrisch. In seinem Aussehen gleicht er weitgehend dem der typischen Zelle, ist aber meist kleiner und etwas chromatinreicher. Fast immer trifft man die kleinen Eosinophilen in Gruppen zu zwei oder mehreren Zellen an.

Die herdweise Aneinanderlagerung kleinerer und größerer Formen, wie sie in Abb. 64 zu sehen ist, weist deut-

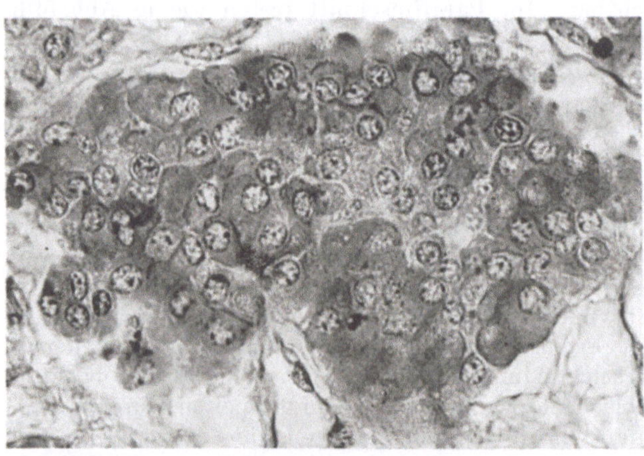

Abb. 64. Gruppe von zahlreichen kleinen und größeren α-Zellen aus dem Vorderlappen. Hinger. Susa. Paraffin 7 μ. Azan. Vergr. 1:530.

lich darauf hin, daß die kleinen Eosinophilen als Vermehrungsform der eosinophilen Zellen aufzufassen sind. Aus ihnen wachsen unter Zunahme des Zellleibes und Vermehrung der Granulationen die typischen großen Formen heran. Außer Abb. 64 zeigt auch die Abb. 65 eine Reihe von Zwischenformen, doch kommt hier die Besonderheit hinzu, daß die Gruppe von verschieden weit entwickelten α-Zellen in den riesigen Cytoplasmaleib einer blau granulierten Zelle eingebettet zu sein scheint.

Während die oben beschriebenen und in Abb. 63 wiedergegebenen kleinen α-Zellen, die von Anfang an dicht mit Granula beladen sind, zweifellos durch amitotische Teilung unmittelbar aus einer vollentwickelten, typischen α-Zelle entstehen, läßt sich bei einer zweiten Gruppe von kleinen α-Zellen ein anderer Entwicklungsgang verfolgen. Sie leiten sich zurück auf undifferenzierte Drüsenzellen (Stammzellen), in deren Cytoplasma zuerst nur einige wenige verstreut liegende feine α-Granula sichtbar werden (s. Abb. 66a und b). Zu ihnen gesellen sich allmählich weitere Körnchen (s. Abb. 66b, obere Zelle, Abb. 66c), wobei mit zunehmender Beladung die Granula freie Zone des Centroplasmas immer deutlicher hervortritt (s. Abb. 66d). In dieser Weise erfolgt auch beim Erwachsenen noch ein steter Nachschub an α-Zellen durch allmähliche Differenzierung undifferenzierter Drüsenzellen.

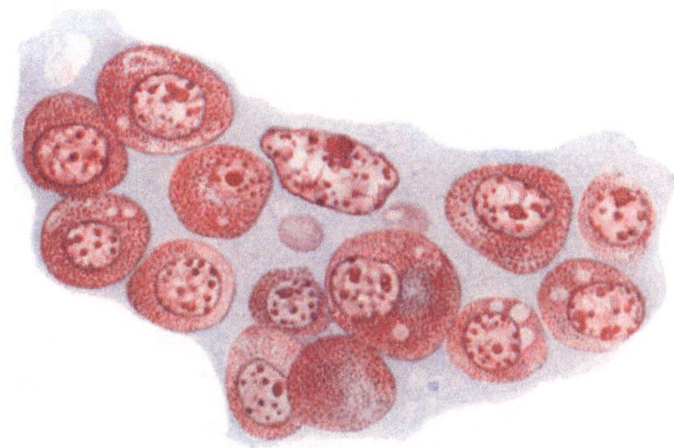

Abb. 65. Gruppe von α-Zellen verschiedener Größe, die in das Cytoplasma einer sehr großen basophilen Zelle eingebettet erscheinen. Der Kern der basophilen Zelle (in der Mitte oben) zeigt degenerative Veränderungen. Hinger. Susa. Paraffin 10 μ. Azan. Vergr. 1:1100.

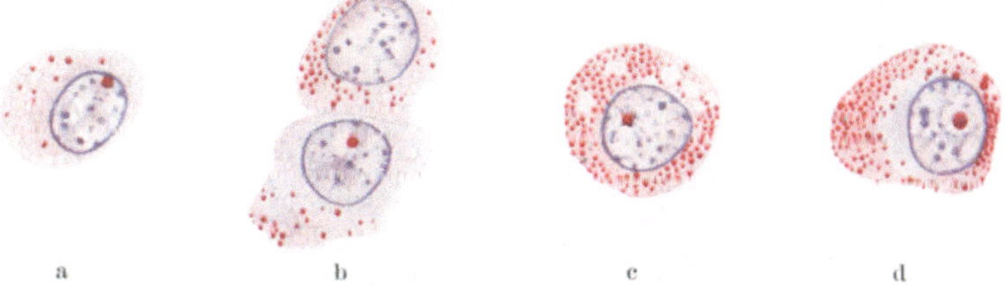

Abb. 66 a—d. Auftreten von α-Granula im Cytoplasma von undifferenzierten Drüsenzellen. Differenzierung zu typischen α-Zellen. Hinger. Fix. nach STIEVE. Paraffin 5 μ. Kresazan. Vergr. 1:1250.

Der Typus der kleinen eosinophilen Zelle wurde, wie erwähnt, auch von COLLIN beobachtet und beschrieben. Er faßt sie als verjüngte, aus chromophoben Zellen entstandene Formen auf, aus welchen durch „Vermehrung der Mitochondrien", wie COLLIN irrtümlich die α-Granula bezeichnet, wieder reife granulierte Zellen entstehen. FRANCK (1935b) läßt die kleinen α-Zellen, wie sie Abb. 63 zeigt, beim *Meerschweinchen* nicht durch Amitose entstehen, sondern aus typischen Eosinophilen durch Verkleinerung des Zelleibes und Homogenisierung der Granulationen hervorgehen.

2. Das eosinophile Plasmodium. Sehr häufig läßt sich beobachten, daß

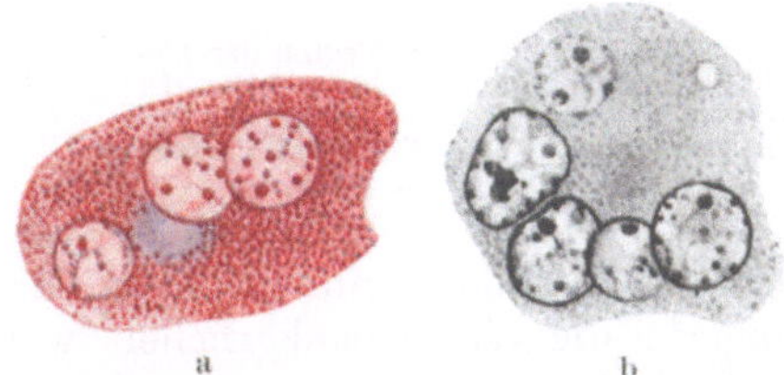

Abb. 67 a und b. Eosinophile Plasmodien aus dem Vorderlappen. Bei dem in Abb. 67b wiedergegebenen Plasmodium sind im Schnitt 5 Kerne von unterschiedlicher Größe getroffen. Hinger. Fix. Helly. Paraffin 7 μ. Azan. Vergr. 1:1250.

kleine α-Zellen durch Zerfall von eosinophilen Plasmodien entstehen, die sich ihrerseits wieder auf reife oder teilweise entgranulierte eosinophile Zellen zurückleiten lassen. Der Vorgang beginnt damit, daß der Kern einer großen reifen Eosinophilen durch amitotische Teilung in 2, 4 und mehr Teilkerne

zerfällt, ohne daß es zu einer Teilung des Zelleibes kommt. So zeigt Abb. 67a
ein mit 3 Kernen und Cytozentrum versehenes Plasmodium — ein weiterer
Kern liegt im nachfolgenden Schnitt —, das ohne Zweifel durch Amitose aus
einer typischen α-Zelle entstanden ist.
Die Kerne sind anfänglich zumeist kleiner als in einer kleinen α-Zelle, wachsen
aber dann heran, wobei sie sich unter
wiederholter Amitose über die sich
ebenfalls vergrößernde Cytoplasmamasse verteilen. Auf diese Weise können
umfangreiche, mit zahlreichen gleichartigen, dicht beisammenliegenden Kernen versehene Plasmodien entstehen,
deren Cytoplasma mit feinsten α-Granu-
lationen übersät ist (s. Abb. 68). Sie
zerfallen schließlich unter Auftreten
feiner Zellgrenzen in isoliert liegende
kleinere oder größere α-Zellen, die
wiederum zu typischen reifen α-Zellen
heranwachsen (s. Abb. 64).

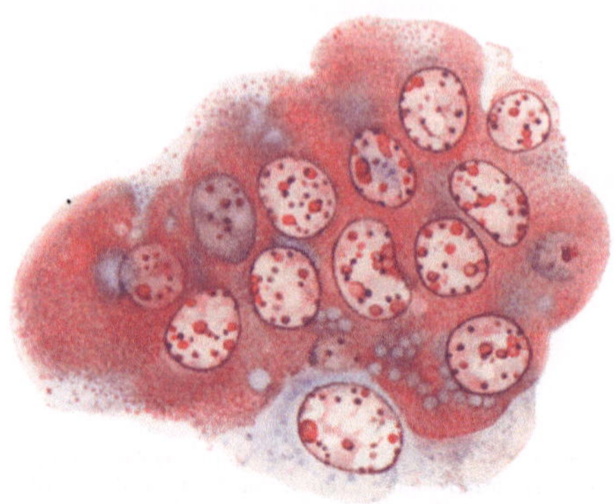

Abb. 68. Großes vielkerniges eosinophiles Plasmodium. Hinger. Fix. Susa. Paraffin 7 μ. Azan.
Vergr. 1:1250.

3. Die hyperchromatische α-Zelle (dunkle α-Zelle, hypereosinophile Zelle). Neben den oben geschilderten reifen α-Zellen, die normalerweise in der Überzahl sind, finden sich auch solche, deren Zelleib sich durch
eine besonders intensive Färbung auszeichnet. Diese letztgenannten sollen als
„hyperchromatische oder dunkle α-Zellen" zusammengefaßt werden.

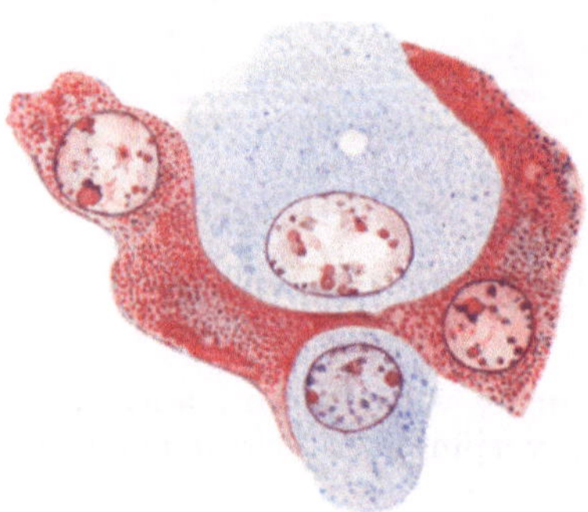

Abb. 69. Zwei α-Zellen im Beginn der Umbildung zu hyperchromatischen α-Zellen. Die
Kerne sind noch hell, die α-Granula zum
Teil verklumpt. Hinger. Fix. Susa. Paraffin.
7 μ. Azan. Vergr. 1:1250.

Die erhöhte Färbbarkeit der Zellen,
die auch von TRAUTMANN (1909, „dunkle
eosinophile Zellen"), COLLIN (1924, „cellule
hyperéosinophile, trouble"), URASOV und zahlreichen anderen Untersuchern hervorgehoben
wird, beruht zum Teil auf einer Vergröberung
der Granula, zum Teil auf einer gesteigerten
Farbstoffaufnahme durch Granula wie Cytoplasma. Auch die dichtere Lagerung der
Granulationen, die möglicherweise mit einer
Eindickung des Cytoplasmas verknüpft ist und
schließlich zu einer Einschmelzung des gesamten cytoplasmatischen Inhalts zu einer kolloidartigen Substanz führt, dürfte beim Zustande-
kommen des Färbeeffekts eine Rolle spielen.
Gleichzeitig machen sich bei diesen
Zellen auch Veränderungen am Kern
bemerkbar. Sie beginnen damit, daß sich der Durchmesser des Kernes verringert; die Chromatinkörnchen werden gröber, stärker färbbar. Weiterhin
verliert der Kern seinen rundlichen, prallen Umriß, die Kernmembran wird
runzelig, faltig und zackig. An Stelle des hellen Kernbläschens der typischen
α-Zelle findet sich ein dunkel gefärbter, hyperchromatischer, kompakt aus-
sehender Kern (s. Abb. 70).
Die Gestalt der hyperchromatischen α-Zellen ist sehr wechselnd.
Während bei den typischen Zellen die rundliche, ovoide oder kubische Form
vorherrscht, zeichnen sich die dunklen Zellen durch ihre außerordentliche Viel-
gestaltigkeit aus. Von der einfachen langgestreckten, zylindrischen bis zur
zusammengepreßten vielzackigen, von der rundlichen bis zur sternartigen Zell-

form finden sich alle Zwischenstufen. Die Abb. 69—73 führen diese Vielheit von Zellformen klar vor Augen. Abb. 70 zeigt längsgestreckte, aber noch verhältnismäßig gleichmäßig begrenzte hyperchromatische α-Zellen mit dunklem, chromatinreichem Kern. In Abb. 69 sind zwei Zellen wiedergegeben, deren Zelleib einen gekrümmten, zackigen Umriß darbietet. Im übrigen stehen sie erst am Anfang der Veränderung; in beiden ist noch der bläulich gefärbte juxtanucleale Fleck zu erkennen, in der einen Zelle noch dicht neben dem Kern, in der anderen beträchtlich vorlagert. Die Kerne bieten in diesen Zellen noch das gleiche Bild wie in den typischen reifen Zellen. Die Granulationen dagegen sind intensiv gefärbt und stellenweise sehr dicht gelagert, so daß sie an einzelnen Stellen den Eindruck einer Verschmelzung erwecken.

Aus diesen Zellen entwickeln sich dann vielgestaltige Formen, wie sie in den Mikroaufnahmen Abb. 71 und 72 mehrfach zu sehen sind. Die Kerne sind nunmehr verklumpt, ihr Umriß oft unregelmäßig, gezackt. Man kann wohl mit Sicherheit annehmen, daß die Gestalt dieser Zellen unter dem Einfluß einer Druckwirkung benachbarter Zellen zustande kommt. Vermutlich bedarf es aber auch einer gewissen Zustandsänderung im Innern der Zelle — man könnte z. B. an eine Herabsetzung des Zellturgors durch Abgabe flüssiger Sekretstoffe denken — um die pralle, abgerundete Form der typischen Zelle in die polymorphe der eben beschriebenen hyperchromatischen Zellen überzuführen.

In völlig abweichender Weise deutet SOYER (1912) die polymorphe Gestalt dieser Zellen als Zeichen einer amöboiden Bewegungsfähigkeit, die SOYER übrigens auch allen anderen Parenchymzellen zuerkennt; er charakterisiert sie wiederholt als „mobiles" oder „protéiformes". Die

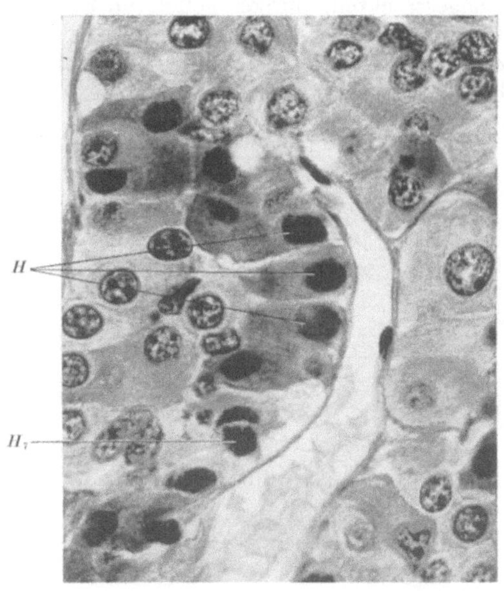

Abb. 70. Gruppe von hyperchromatischen α-Zellen mit dunklen, pyknotischen Kernen (*H*). Der Zelleib ist noch ziemlich regelmäßig zylindrisch geformt. Die hyperchromatischen Zellen unterscheiden sich in dieser wie in den Abb. 71—73 durch die dunklere Tönung des Zelleibes deutlich von den helleren Zellen der Umgebung. *H₇* Kernreste. Die Abb. 70—73 sind auf orthochromatische Platte unter Vorschalten eines Gelbfilters aufgenommen, um eine zu dunkle, detaillose Wiedergabe der hyperchromatischen α-Zellen zu vermeiden. Hinger. Fix. Helly. Paraffin. 7 μ. Azan. Vergr. 1:760

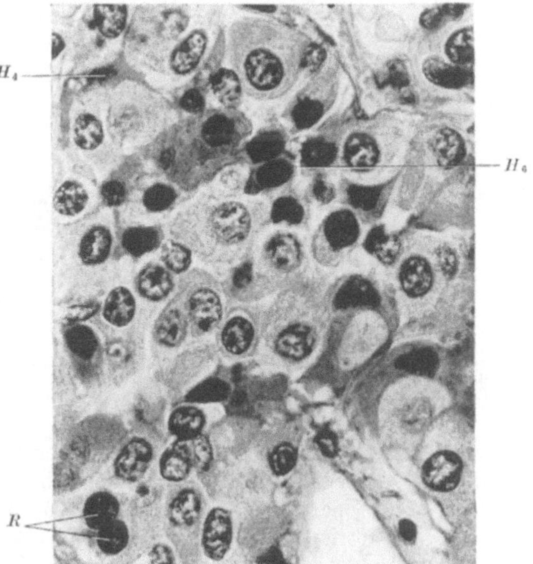

Abb. 71. Polymorphe, hyperchromatische α-Zellen mit verklumpten Kernen. *R* Renovationskerne. Erklärung der übrigen Hinweislinien im Text. Technik und Vergrößerung wie Abb. 70.

langgestreckten, dunkel gefärbten Zellen, wie sie in Abb. 73, H_1 oder Abb. 72, H_2 zu sehen sind, bezeichnet SOYER als „cellule de couloir" („Verbindungszelle"). Er findet sie häufig in die Zellreihe eines Pseudoalveolus eingefügt. Die Zellen haben nach SOYER die Aufgabe, unter allmählicher Degeneration einen Verbindungsweg zwischen der Kolloid gefüllten Höhle des Alveolus und dem an dessen Oberfläche gelegenen Bindegewebe und Gefäßnetz herzustellen. Auch in Abb. 72 verläuft die Zelle zwischen dem kolloidhaltigen Binnenraum und der Oberfläche eines Pseudoalveolus. Der Deutung SOYERs, die übrigens erstmals schon von THOM (1901) ausgesprochen wurde, vermag ich mich aber nicht anzuschließen, da ich niemals beobachten konnte, daß auf diese Weise ein sekretabführendes Kanälchen entsteht. Je weiter vielmehr die „Verbindungszelle" degeneriert, desto mehr nähern sich die benachbarten Zellen, bis sie sich nach Resorption oder Ausstoßung des Zellrestes berühren (s. auch S. 169).

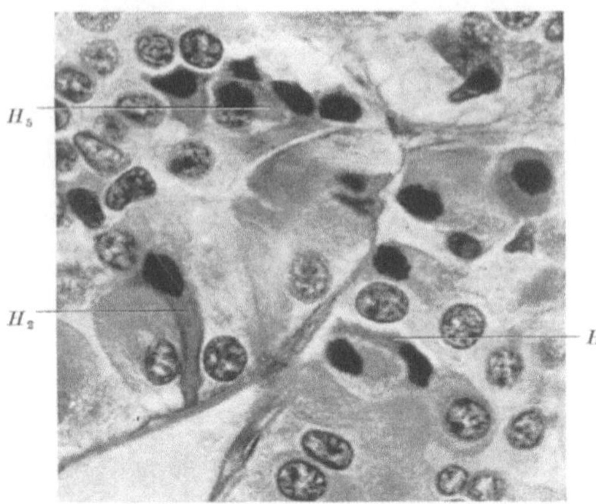

Abb. 72. Langgestreckte, hyperchromatische α-Zellen (H_2, H_3). Bei H_5 einige bis auf die Kernreste eingeschmolzene, hyperchromatische α-Zellen. Technik und Vergrößerung wie Abb. 70.

Der Verlauf der degenerativen Veränderungen, denen die hyperchromatischen α-Zellen allmählich anheimfallen, läßt sich durch einen Vergleich der Zellen H_1 (Abb. 73), H_2 und H_3 (Abb. 72) und H_4 (Abb. 71) sehr gut schrittweise verfolgen. Schließlich finden sich nur noch kleine, zackige, zusammengeschmolzene Reste von Zellen (s. Abb. 72, H_5, Abb. 71, H_6, Abb. 70, H_7), die dem völligen Untergang geweiht sind. In Azanpräparaten zeigt das Cytoplasma dieser Spätstadien häufig einen violettroten Ton (s. Abb. 74). Ebenso wie der Zellleib schrumpft auch der Kern der hyperchromatischen α-Zellen immer mehr zu unregelmäßigen scholligen, zackigen oder tropfenförmigen Gebilden zusammen, die allmählich der Auflösung verfallen. Schließlich findet sich nur noch ein mehr oder

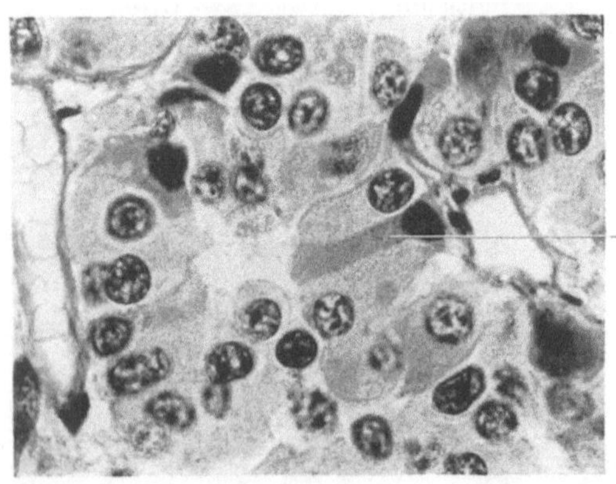

Abb. 73. Hyperchromatische α-Zelle (H_1), die von der Oberfläche des Pseudofollikels bis zum kolloidhaltigen Binnenraum reicht („cellule de couloir" SOYER) Technik und Vergr. wie Abb. 70.

weniger strukturloser, intensiv färbbarer, kolloidartiger Überrest vor, der entweder an Ort und Stelle intercellulär liegenbleibt, um langsam resorbiert zu werden oder in die Spalten des interstitiellen Bindegewebes ausgestoßen wird. In Abb. 73 sind neben der mit H_1 bezeichneten Zelle einige Reste dieser Art sichtbar.

Die Einschmelzung der eosinophilen Zellen wurde verschiedentlich auch mit der Entstehung des Kolloids der Pseudofollikel in Verbindung gebracht. Wie später noch gezeigt wird, liegt der Bildung der Pseudofollikel jedoch ein anderer Vorgang zugrunde (s. S. 160 ff.).

Nach allem scheint mir festzustehen, daß ein Teil der α-Zellen über das Stadium der hyperchromatischen Zelle in der geschilderten Weise unter allmählicher Einschmelzung zugrunde geht.

Andererseits darf man aber nicht so weit gehen und jede hyperchromatische, mit einem dunklen Kern versehene α-Zelle als dem Untergang geweiht betrachten. Manche Beobachtungen machen es vielmehr wahrscheinlich, daß sich hyperchromatische Zellen, bei denen die Erscheinungen noch nicht zu weit fortgeschritten sind, der hyperchromatischen Substanz entledigen und unter „Renovation" ihres Kernes (s. S. 87) zu typischen α-Zellen zurückbilden können.

4. Die hypochromatische α-Zelle (helle α-Zelle, hypoeosinophile Zelle).

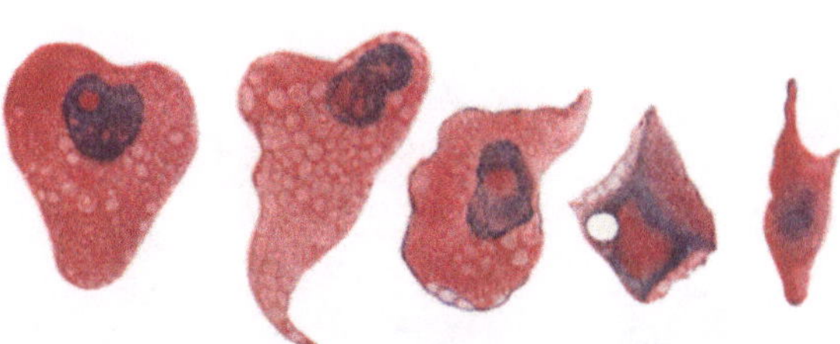

Abb. 74. Zugrunde gehende, der Einschmelzung anheimfallende hyperchromatische α-Zellen. Hinger. Fix. Susa. Paraffin. 5 μ. Kresazan. Vergr. 1:1250.

Neben den dicht mit Granula beladenen typischen α-Zellen trifft man stets auch einzelne, deren Granula unverkennbar spärlicher geworden sind, so daß diese jetzt ohne Schwierigkeit als isolierte Körnchen hervortreten. Zumeist handelt es sich um große cytoplasmareiche Zellen mit bläschenförmigem Kern, dessen Chromatingehalt sichtlich vermindert ist. Einzelne dieser hypochromatischen α-Zellen findet man in Abb. 80 zwischen β-Zellen, in Abb. 131 zwischen γ-Zellen eingeschaltet vor. Die Zahl der α-Granula nimmt in diesen Zellen unter zunehmender Vakuolisierung des Zelleibes immer weiter ab, bis schließlich nur noch einige wenige in den Wabenwänden gelegene Körnchen Aufschluß über den ursprünglichen Charakter der Zelle geben. Das Endstadium der Reihe ist eine entgranulierte, vakuolisierte Zelle.

Die Zellform entspricht wohl einem Teil der schwach eosinophilen Zellen von Thom oder schwach acidophilen Zellen von Trautmann. Doch ist zu berücksichtigen, daß bei einfacher Eosinfärbung sehr leicht Verwechslungen mit γ-Zellen, wie auch mit hypochromatischen β-Zellen unterlaufen können. Weiterhin ist sie der hypoeosinophilen Zelle von Collin gleichzusetzen.

γγ) Die β-Zelle (cyanophile Zelle, basophile Zelle).

Als β-Zelle bezeichne ich nur jene Zellen des Hypophysenvorderlappens, deren Granula sich in Resorcinfuchsin oder Kresofuchsin je nach der vorausgehenden Fixierung intensiv blauviolett bis braun- oder rotviolett färben. Die β-Zelle entspricht im großen ganzen der cyanophilen Zelle Schönemanns, die dieser als erster in seinen mit Böhmerschen Alaunhämatoxylin und Eosin gefärbten Schnitten als violett gefärbte Zellen entdeckte. Die Gruppe der β-Zellen umfaßt aber nicht alle jener granulaarmen Zellen, die im Schrifttum unter der Bezeichnung „blasse Basophile", „helle Basophile" oder „hypocyanophile Zellen" bekannt sind. Die Granula dieser Zellen färben sich zwar bei Azanfärbung ähnlich blau wie die der typischen, granulareichen β-Zellen; färbt man jedoch mit Kresofuchsin, so bleibt ein Teil dieser Zellen ungefärbt oder nimmt erst bei sehr lang dauernder Färbung einen blaßgrauen Farbton an, der sich deutlich von dem intensiv violetten der β-Granula unterscheidet. Nur jene „hellen Basophilen", deren Granula sich intensiv mit Kresofuchsin färben, werden im nachfolgenden den β-Zellen zugerechnet.

Die Form der β-Zellen ist sehr wechselnd. Neben rundlichen und ovoiden Formen finden sich häufig auch Zellen mit eckigen oder gelappten Umrissen (s. Abb. 75), namentlich dann, wenn das Organ sehr bald nach dem Tode fixiert werden konnte. Je länger die Zeit ist, die zwischen Tod und Fixierung verstreicht, desto mehr scheint es zu einer Abrundung der Zellen zu kommen. Die Ursache hierfür dürfte in einer Lockerung des Zellverbandes zu suchen sein, die ihrerseits wieder durch postmortale Veränderungen namentlich der undifferenzierten Zellen und der γ-Zellen bedingt ist.

Die Angaben von DE BEER (1926), daß die cyanophilen Zellen, rundlicher seien als die eosinophilen, trifft zum mindesten bei der menschlichen Hypophyse nicht zu. Im übrigen wird die Zellform auch bei den β-Zellen weitgehend durch die gegenseitige Druckwirkung benachbarter Zellen beeinflußt. Die Begrenzung der Zellen ist in gut fixierten Präparaten zumeist sehr deutlich zu erkennen.

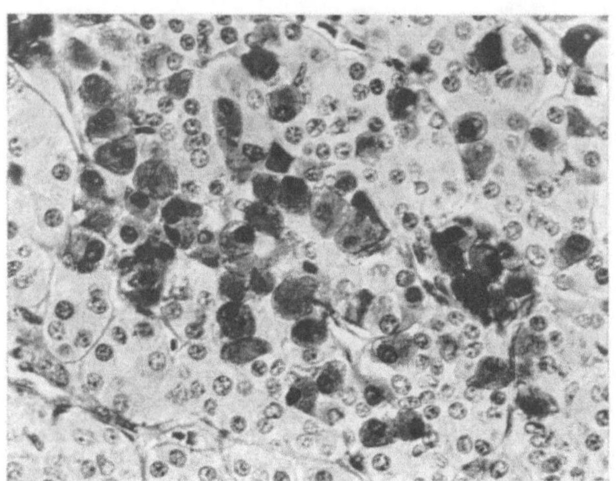

Abb. 75. Gruppe von β-Zellen in der Prähypophyse eines 25jährigen. Zwischen den dunklen β-Zellen sind zahlreiche undifferenzierte Zellen und γ-Zellen sichtbar. Hinger. Fix. Susa. Paraffin 7 μ. Kresazan. Vergr. 1 : 340.

Die Größe der β-Zellen schwankt innerhalb weiter Grenzen. Von kleinen etwa $8 \times 9 \mu$ messenden Zellen, deren Kern wie in Abb. 82 nur von einem schmalen Cytoplasmasaum umgeben ist, bis zu den in Abb. 79, 80 und 81 wiedergegebenen umfangreichen Zellen mit Durchmessern von 20×25 oder $19 \times 26 \mu$ und mehr finden sich alle Zwischenstufen. Im allgemeinen sind mittelgroße und große Zellen häufiger als kleine.

Im Schrifttum sind die Angaben über die Größe der basophilen Zellen recht widersprechend. So findet GEMELLI (1907) die basophilen Zellen größer als die eosinophilen. Auch nach ERDHEIM und STUMME ist „die Größe der Basophilen eine weit bedeutendere". Das gleiche stellt TRAUTMANN (1909) für verschiedene *Säugetier*hypophysen und SEVERINGHAUS (1933) für die *Ratte* fest. Auch CHADWICK (1936) gibt für die Basophilen des *Meerschweinchens* ein höheres Durchschnittsmaß an als für die Eosinophilen ($18 : 17 \mu$). Nach CREUTZFELDT (1908) und DE BEER dagegen sind die Basophilen meist etwas kleiner. Die Unstimmigkeit in diesen Angaben erklärt sich zum Teil wohl daraus, daß eine Reihe von Autoren die großen „hypocyanophilen Zellen" noch den basophilen Zellen zuzählen, während andere diese Zellen zu den „Chromophoben" rechnen.

Der Kern der typischen β-Zelle liegt fast ausnahmslos exzentrisch im Zelleib. In der heranwachsenden und in der typischen Zelle ist er rundlich oder ovoid, bläschenförmig, seine Kernmembran prall gespannt. In seinem Innern zeigt er das Strukturbild des sog. Ruhekernes: das Chromatin ist im fixierten Zustand in Körnchen, Kugeln und Schollen, die häufig etwas gröber und zahlreicher sind als bei den α-Zellen über das Innere verteilt. Außerdem finden sich ein bis zwei acidophile Nukleolen; bisweilen kann die Zahl der Nukleolen auch größer sein.

Wenn CREUTZFELDT angibt, daß die Kerne der Basophilen nicht den Chromatinreichtum der Eosinophilen erreichen und auch ERDHEIM und STUMME den Kern der Basophilen als größer und lichter bezeichnen, so ist bei diesen Angaben zu berücksichtigen, daß dabei gewöhnlich auch noch die „blassen Basophilen" mit eingeschlossen sind und daß die Autoren dem Vergleich offensichtlich die hyperchromatische Kernform der Eosinophilen zugrunde legen, die aber, wie auf S. 86 f. näher ausgeführt wurde, nur einem Teil der Eosinophilen zukommt. Im übrigen finden sich auch bei den β-Zellen zweierlei Kerntypen: der eben beschriebene, relativ helle, bläschenförmige und ein dunkler, mehr oder weniger kondensierter. Zwischen beiden bestehen Übergangsformen.

Das Cytoplasma der β-Zelle ist häufig weniger stark mit Körnchen beladen als das der typischen α-Zellen und tritt daher deutlicher hervor. Es färbt sich bei der Panchrom-Methode hellviolett. In gut fixierten Präparaten erscheint es teils fein geflockt, teils fein wabig, wobei die mit einer sich nur schwach färbenden Substanz durchtränkten Maschenräume gegen die Zelloberfläche zu häufig größer werden (s. Abb. 53, 73 und 76b). Diese feinwabige Struktur

des Cytoplasmas ist nicht zu verwechseln mit den Lipoidvakuolen, die sehr deutlich hervortreten und scharf ausgestanzten Löchern gleichen (s. Abb. 79). Sie sind in den β-Zellen größer als in den α-Zellen; beim Erwachsenen wird man namentlich im höheren Alter beinahe in jeder typischen β-Zelle einige dieser Lipoidvakuolen antreffen (s. S. 176). Im Alter ist dem Lipoid noch ein bräunlich-gelblicher Farbstoff beigemengt, der in Paraffinschnitten gelegentlich als gelblich gefärbter Rostkörper zurückbleibt.

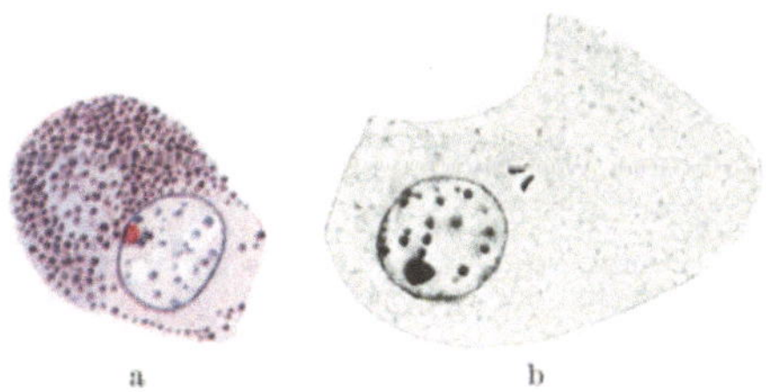

Abb. 76 a und b. a Junge, noch nicht vollbeladene β-Zelle. Links neben dem Korn scheint, von einigen β-Granula überlagert, das bläulich getönte Centroplasma durch. Hinger. Fix. Sublimat-Formol-Eisessig. Paraffin 5 μ. Kresazan. Vergr. 1:1250. b Große β-Zelle mit zwei stäbchenförmigen Diplosomen. Hinger. Fix. Susa. Paraffin 5 μ. Eisenhämatoxylin. Vergr. 1:1600.

Neben dem Kern trifft man bei günstiger Schnittrichtung eine verdichtete, äußerst fein granulierte Zone an, die besonders bei granulaärmeren Zellen deutlich hervortritt, während sie bei vollbeladenen durch die β-Granula oft verdeckt ist. Sie entspricht dem Centroplasma. Bei Kresazanfärbung nimmt das Centroplasma einen hellbläulichen Ton an und unterscheidet sich dadurch von dem mehr rötlichviolett gefärbten übrigen Cytoplasma (vgl. Abb. 76a). In der Mitte des Centroplasmas liegt, namentlich in Eisenhämatoxylinpräparaten gut sichtbar, ein Diplosoma, meist in Gestalt zweier schlanker Stäbchen (siehe Abb. 76b). Sie stehen gewöhnlich in V-förmiger Winkelstellung; manchmal liegen sie auch spitzwinklig gekreuzt.

Die Stäbchenform der Diplosomen der „basophilen" Zellen wurde zuerst von BENDA (1900 a) beschrieben. BENDA hebt dabei hervor, daß die Diplosomen in den andern Hypophysenzellen nicht Stäbchen, sondern Körnchenform besitzen. Zu berücksichtigen ist hierbei, daß sich BENDAs Angabe auch auf die sog. hellen basophilen Zellen bezieht.

In Silberpräparaten (BIELSCHOWSKY-Stückimprägnierung) fand ich das Centroplasma gelegentlich dicht angefüllt mit feinsten schwarz imprägnierten Körnchen, während der übrige Zelleib mehr oder weniger frei davon war. Der Befund erinnert an die Beobachtung von SEVERINGHAUS (1934), daß sich in der *Ratten*hypophyse das vom Binnennetz umschlossene Cytoplasma basophiler Zellen bei Färbung mit Säurefuchsin-Methylviolett-Methylgrün dunkler und mehr violett färbt, im Gegensatz zur blaßblauen Färbung des übrigen Cytoplasmas. Die violette Färbung ist dadurch bedingt, daß in das blau gefärbte Centroplasma feinste fuchsinrote Granula eingelagert sind.

Das Binnennetz der β-Zelle besteht zumeist aus einem etwas flach gedrückten Netz locker verlaufender Fäden, das den dichteren kleineren Knäuel der α-Zelle gewöhnlich an Größe übertrifft und, getrennt vom Kern, frei im Cytoplasma liegt. Mit dem Wachstum der Zelle nimmt auch der Golgiapparat an Umfang zu. In den großen β-Zellen bildet die Golgisubstanz häufig einen sehr umfangreichen abgeplatteten Knäuel anastomosierender Fäden (s. Abb. 77 b, c und Abb. 78), der auf der dem Kern zugekehrten Seite gewöhnlich schalenförmig eingebuchtet ist. Der Netzapparat der β-Zellen stellt jedoch nichts Starres dar; denn neben β-Zellen mit gut ausgebildetem Knäuel trifft man auch solche, in denen das Netz in größere oder kleinere Teilstücke aufgelöst ist.

Im Schrifttum liegt eine Reihe von Angaben über das Binnennetz der basophilen Zellen vor, die sich aber durchgehends auf tierisches Zellmaterial gründen.

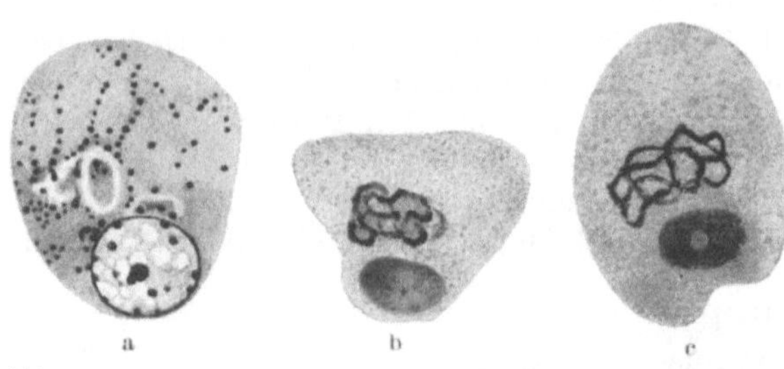

Abb. 77 a—c. Große β-Zellen aus dem menschlichen Vorderlappen. a Die Mitochondrien sind als feine Körnchen sichtbar. Der Netzapparat ist im Negativbild erkennbar. Fix. und Färbung nach REGAUD. Vergr. 1 : 1600. b und c Die Golgisubstanz ist in Gestalt eines großen weitmaschigen Netzes zur Darstellung gebracht. Die β-Granula sind nur blaß gefärbt. Hinger. Fix. nach KOLATSCHEV. Vergr. 1 : 1600.

Sie beziehen sich meist auf das Binnennetz der sog. hellen, großen basophilen Zellen, deren Zugehörigkeit zur Gruppe der β-Zellen nicht in allen Fällen feststeht. All dies muß bei den nachfolgenden Ausführungen berücksichtigt werden.

Die ersten Beobachtungen über das Binnennetz der basophilen Zellen wurden an stark chromierten Präparaten gewonnen, in welchen an der Grenze des Centroplasmas „basophiler Zellen" helle Gänge hervortraten, die dem Negativbild des Golgiapparates entsprechen. Es wurde von NUKARIYA (1925), SCHENCK (1927) und LEHMANN (1928) in tierischen Kastratenhypophysen als „heller Ring" beschrieben und abgebildet, wobei diese „Ringbildung" mit den durch die Kastration hervorgerufenen Veränderungen in Zusammenhang gebracht wurde; zu Unrecht, wie man jetzt weiß, da das Binnennetz sich in ähnlich entwickelter Weise auch bei normalen Basophilen beobachten läßt (s. z. B. Abb. 77a).

Auch REESE und McQUEEN-WILLIAMS stellen den Golgiapparat in Wort und Bild so dar, als ob er in den Basophilen der normalen *Ratte* nur selten vorkäme, nach Kastration aber immer auftrete. SEVERINGHAUS bezeichnet diese Darstellung mit Recht als unzutreffend, da das Binnennetz auch bei normalen

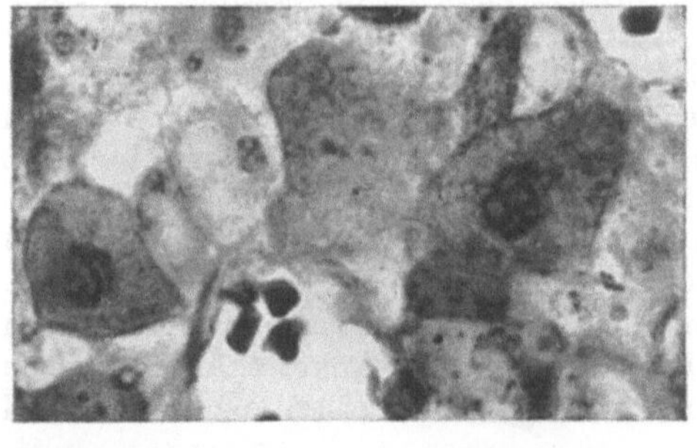

Abb. 78. β-Zellen, in deren Cytoplasma die Golgisubstanz in Gestalt eines großen Netzes sichtbar ist. Hinger. Fix. nach KOLATSCHEV. Mikroaufnahme des ungefärbten Schnittes unter Benützung des LEITZschen Monochromators bei 680 $\mu\mu$. Vergr. 1 : 950.

Tieren stets gut ausgebildet ist. Nach URASOV (1927, *Maus*) ist der Golgiapparat selbst in den kleinen basophilen Zellen stets umfangreicher und großmaschiger als in den Eosinophilen. Während der Volumzunahme der Zelle vergrößert sich auch der Apparat. Ganz ähnlich beschreibt ATWELL (1929, 1933) den Golgiapparat in den basophilen Zellen der *Katze*; auch hier ist er lockerer und größer wie in den Eosinophilen (durchschnittlich 5,48 μ × 3,87 μ, gegen 3,68 μ × 2,58 μ). Bei den kleineren Basophilen der *Ratte* schildert SEVERINGHAUS (1932, 1933) das Binnennetz als hohle Kugel mit 1—2 Einstülpungen. Mit dem Wachstum der Zelle vergrößert sich auch der Golgiapparat, wobei sich seine Wandung in ein System anastomosierender Stränge auflöst, die ihr das Aussehen einer gefensterten Membran verleihen. Das Binnennetz liegt in den Basophilen immer getrennt vom Kern. Beim *Meerschweinchen* bildet das Binnennetz in den granulareichen Basophilen gewöhnlich ein umfangreiches Netzwerk von verästelten, anastomosierenden ungleich dicken Fäden, das zumeist in Schalenform neben dem Kern liegt (KIRKMAN). Wie in anderen Zellen zeigt auch der Golgiapparat der Basophilen Veränderungen an Größe und Form, die mit dem Sekretionszyklus der Zelle Hand in Hand gehen. Sie wurden für die Basophilen der *Ratte* von GATZ (1937a) beschrieben.

Beim *Frosch* konnte ZAHL (1938) abweichend von den Beobachtungen am *Säugetier* den namentlich von SEVERINGHAUS betonten Dimorphismus des Golgiapparates nicht auffinden. Hier verhält sich der Golgiapparat in den granulierten Eosinophilen ebenso wie in den granulierten Basophilen. Dagegen traf ZAHL qualitative und quantitative Unterschiede zwischen der Gruppe der granulierten Zellen einerseits und der granulafreien andererseits. Auch jahreszeitliche Veränderungen konnte er am Golgimaterial feststellen.

Mitochondrien sind in den typischen, granulagefüllten β-Zellen in Gestalt von feinen Körnchen vorhanden (s. Abb. 77a). Sie finden sich in der den Kern umgebenden Cytoplasmazone und um den Golgiapparat gewöhnlich etwas reichlicher, sind aber auch zwischen den β-Granula über den übrigen Teil der Zelle verstreut. In den großen, granulaarmen Zellformen sind die Mitochondrien reichlicher vorhanden; sie treten hier auch in Gestalt kurzer Fäden auf. In stark vakuolisierten Zellen liegen sie reihenweise zusammengedrängt in den vom Kern zur Zelloberfläche ziehenden Cytoplasmasträngen.

In übereinstimmender Weise wird das Verhalten der Mitochondrien von SATWORNITZKAJA in den Basophilen des *Hundes* beschrieben. In den Basophilen der *Ratte* schildert sie SEVERINGHAUS als leuchtend fuchsinrote Körnchen, deren Größe von winzigen Stäubchen bis zu Kugeln vom Anfang eines Kernkörperchens schwankt. Eine aktive Beteiligung der Mitochondrien an der Ausarbeitung von Zellsekreten stellt SEVERINGHAUS im Gegensatz zu URASOV (1927) in Abrede. Nach diesem ist bei der *Maus* „das Chondriom der basophilen Zellen netzartig und aus Chondriokonten zusammengesetzt. Mit dem Heranwachsen der Zelle vergrößert sich das Chondriom, welches nun ein dichtes Flechtwerk bildet und fast den ganzen Zellkörper einnimmt. Beim Auftreten der Vakuolen zerfällt ein Teil des Chondrioms in Körner und umgibt die Vakuolen allseitig. In den späteren Sekretionsstadien nimmt die Zahl der Chondriosomen wieder ab." In den stark granulierten Basophilen des *Meerschweinchens* findet KIRKMAN die Mitochondrien in Gestalt einiger kleiner Körnchen über das Cytoplasma verteilt. Zum Teil sind sie leicht angeschwollen. In den hellen Basophilen sind sie etwas zahlreicher.

Das charakteristische Kennzeichen der β-Zellen sind in erster Linie ihre Granulationen. Die β-Granula (im Schrifttum gewöhnlich als cyanophile oder basophile Granula bezeichnet) unterscheiden sich in ihrer Farbreaktion wie auch in ihrem sonstigen Verhalten deutlich von den Granulationen der α-Zellen. Die verschiedene Farbreaktion der α- und β-Granula ist keine durch mikrotechnische Vorbehandlung bedingte Zufälligkeit; ebensowenig können die beiden Granulaarten als verschiedene Reifestadien ein und desselben Substrates betrachtet werden. Eine sukzessive Veränderung der Färbbarkeit in dem Ausmaß wie es für die reifenden Sekretkörnchen mancher exokriner Drüsenzellen bekannt ist, tritt bei den Granulationen der Hypophysenzellen nicht ein. Die α- und β-Granula sind somit als zwei voneinander verschiedene spezifische Produkte der zugehörigen Zellarten zu werten.

Bei der Darstellung der β-Granula spielt ihre Färbbarkeit mit Alaunhämatoxylin namentlich in Untersuchungen von Klinikern und Pathologen noch immer eine große Rolle, obwohl sich die Granula damit nur ziemlich verwaschen violett färben, die Methode also für eine scharfe Hervorhebung der β-Granula nur wenig geeignet ist. Zum großen Teil erklären sich schon allein aus der Anwendung dieser unzweckmäßigen Methode die großen Unstimmigkeiten, die über Auftreten und Menge der basophilen Zellen bestehen.

Die beste elektive Färbung der β-Granula gelingt, wie ERDHEIM und STUMME als erste fanden, mit Kresofuchsin oder Resorcinfuchsin. In derartigen Präparaten sind außer dem elastischen Fasergewebe (und einem Teil des Kolloids) nur die β-Granula dunkelblau bis schwarz gefärbt. Von Wichtigkeit ist dabei die vorhergehende Fixierung. Es gibt nach meinen Erfahrungen Fixierungsflüssigkeiten, nach deren Anwendung die β-Granula trotz ausgezeichneter Erhaltung mit Resorcinfuchsin nicht oder nur sehr schlecht färbbar sind (z. B. ZENKERsche Flüssigkeit), während sie sich nach anderen, wie Subtrie, Susa, Sublimat-Formol-Eisessig, Formol-Alkohol, Formol ausgezeichnet färben. Die von Soos und CZISEK (1932) angegebene Methode kombiniert die Resorcinfuchsinfärbung mit dem MAY-GRÜNWALD- und ROMANOWSKY-GIEMSA-Gemisch. Auch die Methode von BERBLINGER und BURGDORF (1935), sowie die von mir angegebene Kresazanfärbung (s. S. 79f.) verwenden die Elektivität des Kresofuchsins bzw. Resorcinfuchsins zur Darstellung der β-Zellen (s. auch Nachtrag).

Sehr klar und deutlich färben sich die β-Granula auch bei Anwendung der Azan- oder Mallorymethode mit Anilinblau, besonders nach Fixierung in Susa, Subtrie, Sublimat-Formol-Eisessig, Formol, weniger leuchtend nach HELLY oder ZENKER. Dabei kommen im Blau der gefärbten Granula Abstufungen von Lichtblau bis Dunkelblau und Violett zur Geltung, Unterschiede, die zum Teil auch in Abb. 80 sichtbar sind. Analoge Beispiele für die eigentümlich violette Färbung der Granula einiger Zellen geben auch die Abb. 204 und 207 (S. 314f.). Die Beobachtung, daß diese Tonabstufungen unter gleichen Fixierungs- und Färbebedingungen konstant auftreten, spricht dafür, daß sie eine Bedeutung haben und nicht zufälliger Natur sind. Möglicherweise hängen sie mit dem Reifezustand der Granula zusammen.

So vortrefflich die Azanmethode auch ist, so steht sie, wie schon auf S. 78 erwähnt wurde, doch der Kresazanfärbung an Spezifität nach, da durch das Anilinblau neben den β-Granula auch jene der δ-Zellen gefärbt werden, so daß am Azanpräparat eine sichere Trennung beider Typen nicht möglich ist. Die Zahl der „basophilen" Zellen ist also im Mallory- oder Azanpräparat unter Umständen größer als bei Kresofuchsinfärbung (vgl. auch S. 119, Absatz 3).

Nur kurz sei erwähnt, daß die β-Granula in Eisenhämatoxylinpräparaten nur verschwommen grau gefärbt sind, da sie sich im Gegensatze zu den α-Granula bei der Differenzierung viel rascher entfärben. Der Zelleib nimmt dabei einen trüben, grauen Farbton an. Bei Anwendung der KRAUSschen Kolloidfärbung tingieren sie sich rötlich; bei Färbung mit Methylblau-Eosin nach MANN treten sie intensiv blau gefärbt hervor.

Bemerkenswert ist die elektive Färbbarkeit der β-Zellen der menschlichen Hypophyse mit dem auch zur Schleimfärbung gebräuchlichen Mucicarmin. Es handelt sich aber dabei, im Gegensatz zu anderen Färbungen, wie z. B. mit Anilinblau oder Methylblau, um keine reine Granulafärbung: bei Untersuchungen mit starken Systemen läßt sich vielmehr erkennen, daß sich außer den β-Körnchen auch das Cytoplasma, in das die Granula eingebettet sind, in ziemlich intensivem carminrotem Ton anfärbt. Dadurch treten die zahllosen mit ungefärbtem Inhalt versehenen feinen Vakuolen, von denen das Cytoplasma namentlich gegen die Zelloberfläche zu durchsetzt ist, deutlich hervor. Von Interesse ist, daß die starke Färbbarkeit der β-Zellen mit Mucicarmin, wie sie beim Menschen hervortritt, in ähnlicher Weise bis jetzt nur in der Schweinehypophyse beobachtet wurde, während sie bei anderen Tierarten schwankend, ja häufig überhaupt nicht nachweisbar ist.

Zur Methodik der Färbung sei bemerkt, daß man an die Mucicarminfärbung zweckmäßig eine Nachfärbung der Kerne mit Hämalaun oder polychromem Methylenblau anschließt. Die Methode gibt namentlich nach Fixierung in sublimathaltigen Flüssigkeiten wie Susa, Subtrie, Sublimat-Formol-Eisessig, sehr klare schöne Bilder. Weniger günstig ist die Fixierung in Formol, wonach die Färbung zwar ebenfalls positiv, aber flau und wenig kontrastreich ausfällt.

Mucicarmin wurde zur Färbung von Hypophysiszellen zum erstenmal von COMTE (1898) benützt. Kurz darauf teilte auch NEUMAYER (1900) mit, daß sich die „chromophilen" Zellen der menschlichen Hypophyse mit Mucicarmin und Muchämatin spezifisch färben. NEUMAYER machte dabei zwischen eosinophilen und basophilen Zellen keinen Unterschied. Erst TRAUTMANN (1909) stellte fest, daß in der *Schweine*hypophyse durch Mucicarmin nur die basophilen Zellen gefärbt werden.

Es war naheliegend, den positiven Ausfall der Mucicarminfärbung im Sinne einer Schleimreaktion zu deuten; so schreibt NEUMAYER der sich in den Vorderlappenzellen färbenden Substanz wie auch dem Kolloid, welch beide er als das Sekret der Hypophyse betrachtet, mucinartigen Charakter zu. Auch v. Soós (1934) faßt basophile Granula wie Kolloid als „Schleimstoffe" auf und wertet sie als Produkt der erhalten gebliebenen „phylogenetischen Funktion der basophilen Zellen". Das identische färberische Verhalten von Kolloid und basophilen Granula weise darauf hin, daß sie beide Folgen des gleichen Prozesses, nämlich der Schleimproduktion, sind.

Dieser von NEUMAYER und v. Soós vertretenen Auffassung gegenüber ist festzustellen, daß der positive Ausfall der Mucicarminfärbung allein noch kein Beweis für die mucinartige Beschaffenheit der sich färbenden Substanz ist. Prüft man das Verhalten der β-Granula gegenüber den sog. Schleimfarben Thionin, Toluidinblau oder Safranin an Gefrierschnitten von frischem Formolmaterial, so läßt sich vielmehr feststellen, daß keine einzige β-Zelle die typische Metachromasie des Mucins zeigt. Die Charakterisierung der β-Granula als mucinartige Substanz ist demnach, so lange dafür keine anderen Beweisgründe beigebracht werden können, als der Ausfall der Mucicarminfärbung, unhaltbar.

Ebenso unrichtig ist es, das Kolloid des Vorderlappens aus den Granulationen der basophilen Zellen hervorgehen zu lassen, wie es außer von den oben genannten Autoren auch von BLAIR BELL und anderen geschieht. Denn es läßt sich leicht feststellen, daß das in den Zellsträngen, Pseudofollikeln und Cysten des Vorderlappens abgelagerte Kolloid im Gegensatz zu den β-Granula in Mucicarmin ungefärbt bleibt, oder höchstens einen ganz blassen graurötlichen Farbton annimmt. Über die Mucinreaktion des Kolloids der Zwischenzone s. S. 354f.

Für gewöhnlich werden die β-Granula als basophil bezeichnet; man ging bei Einführung dieser Benennung wohl von der Beobachtung aus, daß sich die β-Granula ähnlich wie das „basophile" Chromatin mit Alaunhämatoxylin färben. Nach BENDA (1927, 1932) wird die Bezeichnung jedoch zu Unrecht gebraucht, da sich das Alaunhämatoxylin für die Färbung der „basophilen" Granula fast durch keine der typischen basischen Anilinfarben ersetzen läßt. Auch die Tatsache, daß sich die „basophilen" Granula bei der Malloryfärbung mit dem saueren Anilinblau des Gemisches färben, spricht nach BENDA mit großer Entschiedenheit dagegen, daß die verschiedene Färbbarkeit der Hypophysengranula auf chemischen Affinitäten beruht.

Zur Klärung der Frage prüfte BIEDERMANN (1927) die einzelnen Zellformen auf ihr färberisches Verhalten gegenüber den verschiedensten Farbstoffen basischen und sauren Charakters, wobei vor allem die von BENDA angezweifelte Basophilie der sog. basophilen Zellen Berücksichtigung fand. BIEDERMANN gebrauchte als basische Farbstoffe Methylenblau, Anilinblau, Gentianaviolett, Methylgrün, Vesuvin, Pyronin, Fuchsin; als saure Farbstoffe Säurefuchsin, Eosin, Pikrinsäure, Erythrosin, Orange G, Aurantia, Säurecarmin, Lichtgrün, Säureviolett, saures Anilinblau. Bei all diesen Färbeversuchen bekam BIEDERMANN bei den verschiedensten Kombinationen einwandfrei eine Färbung der „basophilen" Zellen mit den basischen, der „acidophilen" mit den sauren Farbstoffen. Wurde aber eine Lösung von basischem Anilinblau, die die basophilen Granula färbte, mit Eisessig angesäuert, so ließen nun die „acidophilen" Zellen „in ihrem Protoplasma das angesäuerte

Anilinblau erkennen", während eine mit Ammoniak versetzte Säurefuchsinlösung, die vorher die „acidophilen" Zellen färbte, nun von den „basophilen" Zellen aufgenommen wurde. BIEDERMANN erachtet es in diesem Falle für erwiesen, daß die „basophilen" Zellen den Farbstoff in alkalischer Lösung bevorzugen. Er hält daher die Bezeichnung „basophil" für zutreffend.

Daß der Säure- bzw. Alkaligehalt der Farblösung von wesentlichem Einfluß auf die Färbeergebnisse sein kann, wurde, was BIEDERMANN nicht berücksichtigt, schon von BETHE (1905) gezeigt. In den letzten Jahren wurde, in Fortsetzung der BETHESCHEN Versuche, namentlich von PISCHINGER und von ZEIGER, der Nachweis erbracht, daß die Färbung in enger Beziehung zur elektrischen Ladung der Gewebe steht. Dementsprechend könnte man bei den Hypophysiszellen statt von acidophil und basophil auch von negativ oder positiv geladen sprechen, wobei jedoch auch diese Bezeichnungen nicht absolut genommen werden dürfen, da es von der einwirkenden H-Ionen-Konzentration abhängt, wie die Granula bei gegebenen Bedingungen auftreten.

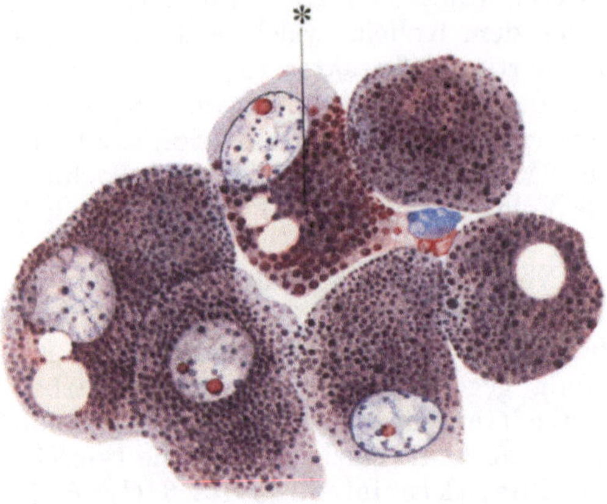

Die Größe und Gestalt der β-Granula der menschlichen Hypophyse ist wechselnd. Sie schwankt zwischen feinsten Stäubchen, unregelmäßig kantigen Körnchen und relativ groben rundlichen Körnern (s. Abb. 76a und 79). Man trifft auch Zellen, deren β-Granula einen aufgequollenen Eindruck erwecken (siehe die in Abb. 79 mit * bezeichnete Zelle). Die Größenschwankungen der Granula innerhalb ein und derselben Zelle sind oft stärker als bei den α-Zellen. Daneben sind aber auch Unterschiede zwischen den β-Granula der einzelnen Zellen zu beobachten; neben Zellen mit groben β-Granula finden sich solche mit sehr feinen eben erkennbaren, staubartigen. Charakteristisch und bemerkenswert ist, daß die β-Granula nicht erst von einer gewissen Größe an das Resorcinfuchsin annehmen, sondern sich als feinste Körnchen wie als grobe Kugeln mit dem Farbstoff färben (s. Abb. 76 und Abb. 79). Es sind lediglich Schwankungen in der Nuance des Farbtones festzustellen, insofern die großen Formen mehr rötlich violett werden (s. auch Abb. 79). Die Beobachtung, daß die β-Granula in dicht nebeneinander liegenden Zellen ein und desselben Präparates verschiedenes Aussehen zeigen können, spricht dagegen, daß diese Unterschiede in der Gestalt lediglich durch unterschiedliche Wirkungen verschiedener Fixierungsflüssigkeiten bedingt sind, wie es z. B. für die NISSLschen Schollen der Ganglienzellen bekannt ist. Damit soll aber ein gewisser Einfluß der Fixierungsflüssigkeit auf das Gesamtbild der Granula nicht geleugnet werden. So habe ich den Eindruck, daß der Gesamtcharakter der β-Granula nach Formolfixierung mehr rundlich, nach Susa oder Subtrie mehr schollig ist. Nach Soós hat auch die Färbemethode Einfluß auf die Größe der basophilen Granula. Er findet sie am feinsten bei Hämatoxylinfärbung, gröber bei Färbung mit Resorcinfuchsin, am gröbsten nach Gentianaviolettingierung und folgert daraus, daß es sich bei der Darstellung der β-Granula um Adsorptionserscheinungen handelt.

Mit dem geschilderten wechselnden Verhalten der β-Granula hängt es wohl zusammen, daß die im Schrifttum über ihre Gestalt und Größe vorliegenden Angaben sehr schwanken. So bezeichnen ERDHEIM und STUMME die Granula der Basophilen als grob, während BAILEY und DAVIDOFF (1925), sowie BUCY

Abb. 79. Gruppe von typischen β-Zellen aus dem Vorderlappen. Der Zelleib ist dicht beladen mit β-Granula, die wechselnde Größe aufweisen. Hinger. Fix. Sublimat-Formol-Eisessig nach STIEVE. Paraffin 5 μ. Kresazan. Vergr. 1:1250.

sie für feiner und weniger abgegrenzt erklären als die α-Granula. BUCY schreibt ihnen auch die Neigung zu, homogene Massen zu bilden. CREUTZFELDT dagegen hebt die starken Schwankungen im Aussehen hervor; nach ihm kann das Cytoplasma der Basophilen fein granuliert sein oder Granula von unregelmäßigem oder flockigem Charakter besitzen.

Recht beträchtlich können, wie auch ein Blick auf Abb. 80 zeigt, die Unterschiede in der Menge der im Zelleib vorhandenen β-Granula sein. Neben Zellen, deren Cytoplasma dicht mit Granula beladen ist, finden sich alle Abstufungen bis zu Zellen mit nur spärlichen, zwischen feinen Vakuolen verteilten Körnchen. Auch in Abb. 53 ist eine dieser granulaarmen β-Zellen wiedergegeben. Dabei ist oft zu beobachten, daß der zentrale, dem Kern anliegende Teil des Zelleibes häufig stärker mit Granula beschickt ist als die periphere Randzone. Oft ist auch gerade die der Oberfläche des Zellstranges zugekehrte Randzone entgranuliert und von feinen Vakuolen durchsetzt, während der nach Innen gelegene Zellabschnitt noch dicht granuliert ist (s. Abb. 80 und 115). Diese Mengenunterschiede im Körnchengehalt bestehen

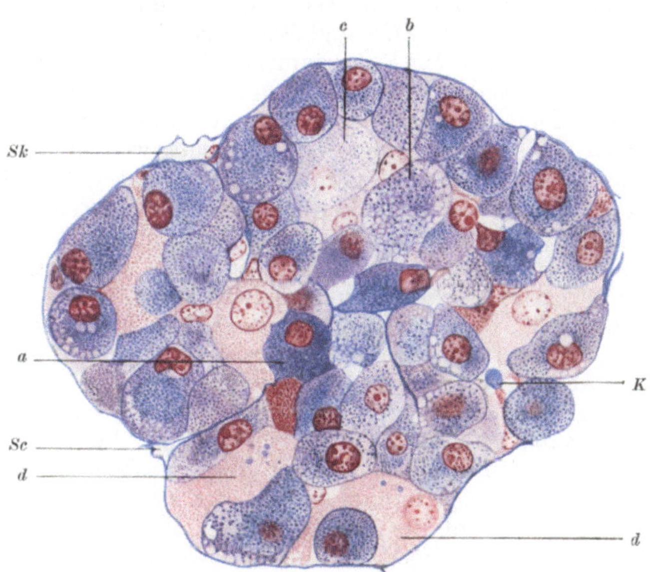

Abb. 80. Gruppe von β-Zellen aus dem Vorderlappen eines 25jänrigen. Neben typischen, reichlich granulierten β-Zellen finden sich einzelne dunkel gefärbte, hyperchromatische β-Zellen (a), ferner große vakuolisierte (b) und blasse hypochromatische β-Zellen (c). Zwischen den β-Zellen sind auch einzelne hypochromatische α-Zellen (d) sichtbar, in deren Cytoplasma einige blaugefärbte Kolloidtröpfchen liegen. K Kolloid; Sc Sinuscapillare. Das mit Azan gefärbte Präparat wurde nach der Zeichnung zur Identifizierung der blaugefärbten Zellen mit β-Zellen mit Kresofuchsin umgefärbt. Hinger. Fix. Susa. Paraffin. 7 μ. Vergr. 1 : 620.

nicht nur zwischen den β-Zellen ein und derselben Hypophyse, sie treten auch bei einem Vergleich des Gesamtbildes mehrerer Hypophysen hervor, so daß die β-Zellen in der einen stärker, in der anderen schwächer mit Granula beladen erscheinen. Über die Beziehungen dieses Verhaltens der Granula zur sekretorischen Tätigkeit der Zelle s. S. 154f. Im Vergleich zu den α-Zellen läßt sich sagen, daß die β-Granula auch in den reifen Zellen gewöhnlich nicht so dicht angehäuft sind wie es bei den α-Granula der Fall ist.

Gelegentlich ist zu beobachten, daß einzelne β-Granula stark aufquellen und dann eine etwas dunkler gefärbte Randzone mit hellerem Binnenraum zeigen (s. Abb. 79, in der mit * bezeichneten Zelle).

Typische, sich mit Kresofuchsin färbende β-Zellen fand ich bei *Maus, Ratte, Meerschweinchen, Kaninchen, Fledermaus, Katze, Hund, Pferd, Kalb, Rind, Schwein*; sie sind aber nicht bei allen *Tier*arten in gleicher Menge vorhanden. So sind sie beim *Meerschweinchen* ziemlich spärlich; merkwürdigerweise nimmt hier, ebenso wie bei der *Maus* und beim *Schwein*, auch ein Teil der Zellen des Zwischenlappens, ziemlich stark Kresofuchsin an. Die Durchschnittsgröße der β-Granula ist bei den genannten *Tier*arten recht verschieden. Besonders fein sind sie bei der *Katze*. Ziemlich grob, zum Teil flockig sind sie beim *Meerschweinchen*.

Beim *Kaninchen* sind sie gröber als bei der *Katze*, aber etwas feiner als beim *Hund*. TRAUTMANN schildert die Granula der Basophilen bei *Pferd, Hund, Ziege, Schwein* als ziemlich grob, unregelmäßig verteilt, ungleich groß. „Mitunter findet man wirkliche Brocken." Beim *Schaf* und namentlich beim *Lamm* werden sie nach TRAUTMANN nur blaß gefärbt. Bei der *Ratte* beschreibt SEVERINGHAUS (1933) starke Unterschiede im Aussehen der basophilen Granula, die von feinkörnigster bis zu grober, unregelmäßiger, flockiger Beschaffenheit alle Zwischenstufen darbieten können. Die Angabe von SOÓS, daß sich die Granula der basophilen Zellen beim *Stier* und *Ochsen* mit Resorcinfuchsin nicht färben, kann ich nicht bestätigen. Mit Resorcinfuchsin färbbare Granula fand SOÓS beim *Menschen, Schwein, Pferd, Fuchs, Hund, Reh, Hirsch, Katze, Truthahn*. Bei *Huhn, Ente, Gans, Taube* sind sie nach SOÓS mit Resorcinfuchsin nicht darstellbar; aber auch bei Anwendung der Malloryfärbung werden bei diesen *Tieren* nur äußerst spärliche Granula mit Anilinblau gefärbt, dagegen ist das Cytoplasma nach dem genannten Autor in zahlreichen granulafreien Zellen blau gefärbt. RODRIGUEZ (1937) stellte kresofuchsin-färbbare granulierte Zellen bei *Rind, Pferd, Schaf, Hund, Macacus* und *Kaninchen* fest. Beim *Meerschweinchen* und *Ratte* vermißte er dagegen basophil granulierte Zellen; es fanden sich nur einige diffus gefärbte Basophile. Beim *Kalb* fehlten auch diese. Im Gegensatze dazu finde ich auch bei den drei letztgenannten *Tier*arten typische β-Zellen vor.

Ab und zu trifft man im Cytoplasma von β-Zellen — meist handelt es sich um große Formen mit verminderter Granulation — größere oder kleinere, unregelmäßig geformte Schollen, die sich mit Azan intensiv rot färben. Die Gebilde wurden schon von BENDA (1900) beobachtet und von ihm als „Brocken" bezeichnet. Die Herkunft dieser Schollen ist unklar; manchmal hat es den Anschein, als ob sie durch Kernzerfall entstünden. Sicher unzutreffend ist aber die Annahme von POPA (1934), daß diese Brocken Reste von roten Blutkörperchen seien, die von den Basophilen aufgenommen wurden.

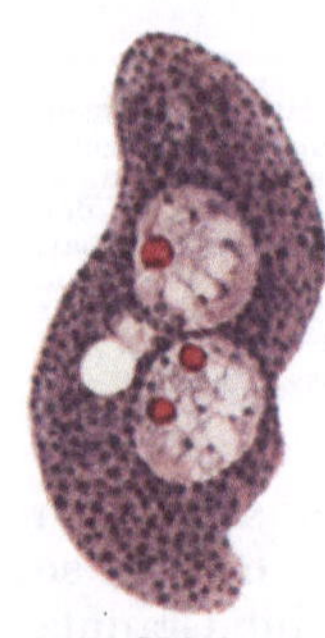

Abb. 81. Mehrkernige β-Zelle. Neben dem einen der beiden, noch dicht aneinander liegenden Tochterkernen eine Lipoidvakuole. Technik wie Abb. 79. Vergr. 1:1250.

Erscheinungsformen der β-Zellen. Wie die α-Zellen zeigen auch die β-Zellen in ein und derselben Drüse ein sehr wechselndes Aussehen (s. Abb. 80). Wie dort lassen sich auch hier neben den typischen Zellen einige weitere Typen aufstellen, die durch mannigfache Zwischenformen miteinander verbunden sind.

1. Mehrkernige β-Zellen. Des öfteren finden sich Zellen, die sich von den oben beschriebenen typischen Zellen nur dadurch unterscheiden, daß sie statt eines Kernes deren zwei besitzen. Bieten sie ein Aussehen wie in Abb. 81, so ist in Anbetracht der nahen Lage, der übereinstimmenden Größe und Struktur nicht daran zu zweifeln, daß es durch amitotische Teilung eben entstandene Tochterkerne sind. Aber auch unvollständig durchschnürte, noch in Teilung begriffene Kerne trifft man in gut fixierten Hypophysen des öfteren an, so daß eine Vermehrung der β-Zellen durch Amitose nicht in Frage gezogen werden kann. Derartige Teilungen finden sich bei kleinen, jungen Zellen ebensogut wie bei reifen mittelgroßen und großen Zellen. In einem Teil der Fälle kommt es im Anschluß an die Teilung des Kernes auch zu einer Teilung des Zellleibes, in anderen bleibt dieser zunächst auch weiterhin ungeteilt, während die Kerne ihre amitotische Teilung fortsetzen. Die Teilung der Tochterkerne braucht nicht synchrom zu erfolgen. So findet man auch Zellen mit zwei kleinen, eben geteilten und einem großen, noch ungeteilten Kern. Auf diese Weise entstehen mehrkernige Plasmodien, deren Cytoplasma mehr oder weniger reichlich mit typischen β-Granula versehen ist. Im weiteren Verlauf zerfällt ein derartiges

Plasmodium dann in eine Anzahl kleiner, selbständiger β-Zellen. Der Vorgang stimmt weitgehend mit dem bei α-Zellen beobachteten und beschriebenen Vermehrungsprozeß überein, mit dem Unterschied, daß die β-Plasmodien selten mehr als 4 Kerne enthalten, also nicht so umfangreich werden und spärlicher auftreten. Zweikernige β-Zellen trifft man dagegen häufig an.

2. Die kleine β-Zelle. Bei sorgfältigem Suchen lassen sich in jeder menschlichen Hypophyse einzelne kleine, relativ cytoplasmaarme Zellen auffinden, deren Zelleib einen bläschenförmigen, hellen Kern und spärliche, mit Resorcinfuchsin färbbare, typische β-Granula enthält (s. Abb. 82). Die kleinsten dieser Zellen zeigen einen Durchmesser von 8—10 μ. Ihr Cytoplasma färbt sich hellrötlichviolett, in der Gegend des Centroplasmas bläulich, die β-Granula sind zum Teil noch äußerst fein, trotzdem aber schon intensiv blauviolett gefärbt. Die in Abb. 82a abgebildete kleine Zelle enthält zwei noch dicht aneinanderliegende Tochterkerne; Abb. 82b zeigt eine etwas größere, herangewachsene kleine β-Zelle; die Zahl der β-Granula ist noch gering. Größer ist sie in der in Abb. 82c wiedergegebenen Zelle, in der ebenso wie in Abb. 82d auch das bläulich

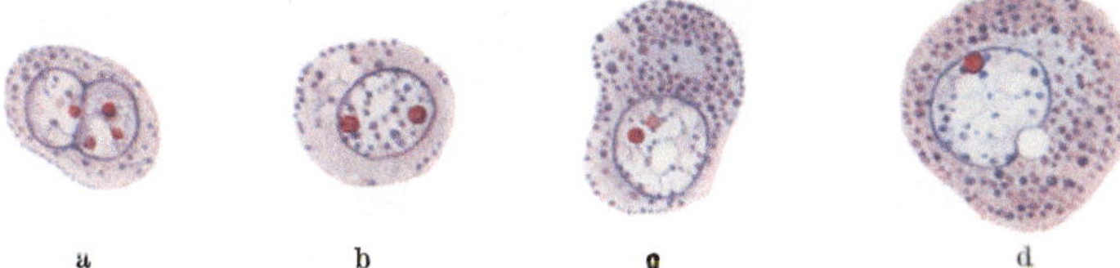

a   b   c   d

Abb. 82 a—d. Kleine β-Zellen mit spärlichen, allmählich an Menge und Größe zunehmenden β-Granula. Technik wie Abb. 79. Vergr. 1:1250.

gefärbte Centroplasma gut hervortritt. In ihr sind die β-Granula vielfach schon gröber geworden. Sie leitet über zu der in Abb. 76a dargestellten jungen β-Zelle. Es besteht wohl kein Zweifel, daß es sich bei diesen mit hellen, prallgespannten Kernen versehenen Zellen um Jugendstadien von β-Zellen handelt, die sich unter Auftreten von β-Granula aus undifferenzierten Zellen entwickeln. Kleine, mit β-Granula stärker beladene Zellen, die in Mehrzahl nebeneinanderliegen, dürften dagegen gewöhnlich unmittelbar aus bereits differenzierten, typischen β-Zellen durch amitotische Teilung entstehen.

3. Die hyperchromatische β-Zelle (dunkle β-Zelle, hypercyanophile Zelle). Eine weitere Erscheinungsform der β-Zelle, die am Ende des Zellzyklus steht, ist in Abb. 83a—e zur Darstellung gebracht. Sie entwickelt sich aus dunkel gefärbten, eckigen Zellen, wie sie in Abb. 80 zu sehen sind. Der bei diesen Zellen hervortretende Degenerationsprozeß macht sich in gleichem Maße am Kern wie am Cytoplasma bemerkbar. Er beginnt meist mit Veränderungen am exzentrisch gelegenen Kern, der seine helle, bläschenförmige Beschaffenheit einbüßt. Die Kernmembran verliert ihre pralle Spannung, verdickt sich und wird faltig (s. Abb. 83a). Im Innern des Kernes treten zahlreiche sich intensiv färbende Kugeln und Schollen auf, deren Maße zusammen mit der Nucleolarsubstanz sich verflüssigt und schließlich mehr und mehr verschmilzt. Der bei Azan- oder Kresazanfärbung nun leuchtend rot gefärbte pyknotische Kern (s. Abb. 83c) verliert seine ovoide Form und schrumpft zu einem unregelmäßig geformten, gelappten oder zerklüfteten Gebilde zusammen (s. Abb. 83b, d, e), das zuletzt einer allmählichen Einschmelzung anheimfällt. Die Auffassung von BENDA, daß derartige pyknotische Kerne „Verunstaltungen durch technische Behandlung" sind, ist sicher nicht richtig. Das Vorkommen dieser zerfallenden pyknotischen Kerne ist so regelmäßig nachzuweisen, auch in Präparaten, die in situ durch Injektion fixiert wurden, daß sie nicht einfach als Kunstprodukt

betrachtet werden können. Gelegentlich sieht man an Stelle des allmählichen Zusammenschrumpfens des Kernes eine förmliche Verflüssigung zu einer im Azanpräparat leuchtend rot gefärbten auseinanderfließenden, kolloidartigen Masse, während Reste des zugehörigen Zelleibes noch typische β-Granula enthalten.

Nicht minder augenfällig wie die Veränderungen der Kerne sind die des Zelleibes, der in zunehmendem Maße einen dunklen, rotvioletten Farbton annimmt (s. Abb. 83a—d). Dadurch heben sich die „dunklen" β-Zellen schon bei schwacher Vergrößerung deutlich von den typischen β-Zellen ab. Die β-Granula verlieren unter Quellung und Verflüssigung ihre isolierte Form und fließen mit dem eingedickten Cytoplasma zu einer sich intensiv färbenden Masse zusammen, die unter der Einwirkung der Fixierungsflüssigkeit teils homogen, teils fein gekörnt erscheint und häufig von relativ großen Lipoidvakuolen durchsetzt ist. Charakteristisch ist die gezackte, mit spitzen Ecken und Flügeln versehene

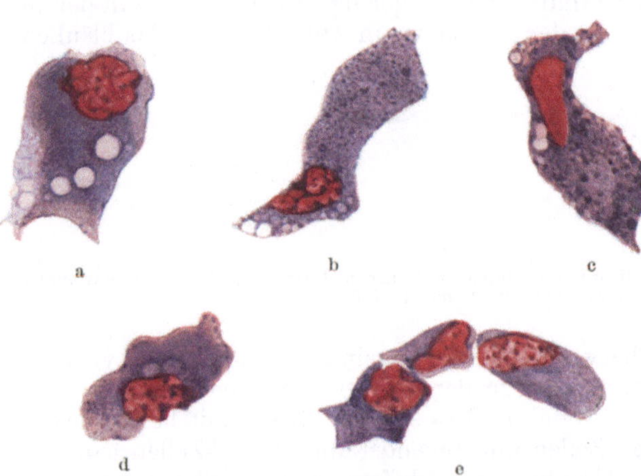

Form der Zellen, die durch das Zusammenschrumpfen des Cytoplasmas und den Druck der benachbarten Zellen zustande kommt. Ebenso wie der Kern verfällt auch der Zelleib einer allmählichen Einschmelzung (s. Abb. 83 e). In Eisenhämatoxylinpräparaten zeigen die hyperchromatischen β-Zellen ein trübes Cytoplasma, das graue konfluierende Granulationen und einen intensiv schwarz gefärbten, geschrumpften Kern enthält.

Abb. 83a—e. Hyperchromatische β-Zellen. Hinger. Fix. Susa. Kresazan. 7 μ. Panchrom. Vergr. 1:1250.

Die beschriebene Erscheinungsform der β-Zelle entspricht der „hypercyanophilen Zelle" COLLINs, die sich nach der Auffassung dieses wie auch anderer Autoren in Kolloid umwandelt, eine Frage, die später noch eingehender zu behandeln ist (s. S. 169).

4. Die hypochromatische β-Zelle (helle β-Zelle). Nicht alle β-Zellen gehen über das Stadium der hyperchromatischen β-Zelle zugrunde. Bei einem großen Teil derselben verläuft die weitere Entwicklung vielmehr in anderer Weise. Bei ihnen ist zunächst eine Abnahme der β-Granula zu verzeichnen. Dieselbe beginnt gewöhnlich in der Peripherie der Zelle, während das Innere der Zelle noch dicht von typischen β-Granula besetzt ist. Zellen, die im Anfang dieses Entwicklungsprozesses stehen, sind in Abb. 80 in mehrfacher Zahl zu finden. Dabei läßt sich feststellen, daß gleichzeitig mit der Abnahme der Granula eine Zunahme der Vakuolisierung einhergeht, die gleichfalls wieder vor allem an der Zellperipherie hervortritt. Diese zunächst kleinen, sich allmählich vergrößernden Vakuolen sind bemerkenswerterweise nicht durch Lipoidablagerungen, wie z. B. TRAUTMANN (1909) glaubte, sondern durch das Auftreten einer unfärbbaren Flüssigkeit bedingt. Ein etwas weiter fortgeschrittenes Stadium ist auf Abb. 53 zu sehen. Hier ist die Randzone der Zelle schon stark von Vakuolen durchsetzt. Im Innern der Zelle finden sich noch dicht gelagerte β-Granula. Schließlich geht ihre Zahl auch hier immer mehr zurück, wofür Abb. 84 Beispiele bieten. Fortgeschrittene Stadien dieses Prozesses zeigen auch die in

Abb. 114 wiedergegebenen Zellen. Die Abnahme der β-Granula macht jedoch damit nicht Halt. Die Endstufe bildet eine hochgradig vakuolisierte Zelle, deren Herkunft nur noch an ganz vereinzelten, mit Kresofuchsin spezifisch färbbaren Körnchen erkannt werden kann, bis sie schließlich zur entgranulierten vakuolisierten Zelle wird.

Während dieser Vorgänge bleibt die Zellgröße bei einem Teil der Zellen im wesentlichen unverändert, so daß auch stark vakuolisierte Formen nicht über die Durchschnittsgröße der typischen Zellen hinausgehen (s. z. B. Abb. 115). Bei einem anderen Teil der Zellen schwillt der Zelleib mit zunehmender Vakuolisierung stark an, so daß das Durchschnittsmaß wesentlich übertroffen wird. Auch der Kern bleibt während dieser Vorgänge nicht unverändert; er zeigt aber gleichfalls verschiedenes Verhalten. Zum Teil kommt es zu einer starken Hyperchromasie, die im weiteren Verlauf mit einem Rückgang der Kerngröße

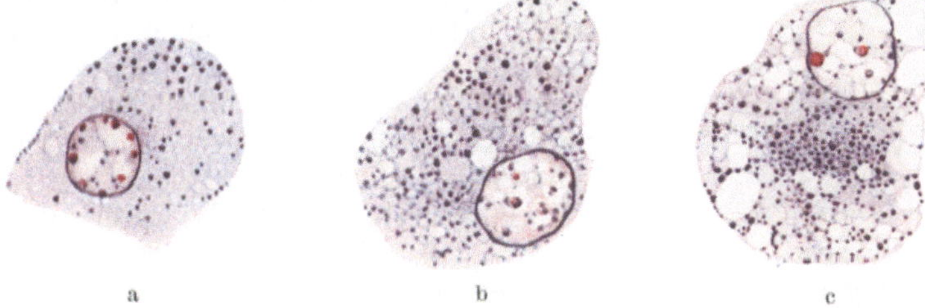

Abb. 84a—c. Hypochromatische β-Zellen. Die Zahl der β-Granula ist vermindert; zunehmende Vakuolisierung des Zelleibes. Hinger. Fix. nach Stieve. Paraffin 5 μ. Kresazan. Vergr. 1:1250.

verbunden ist. Bei anderen dagegen schwillt der Kern unter fortschreitender Abnahme des Chromatingehaltes zu einem hellen Bläschen an, dessen Kernmembran anfangs prall gespannt erscheint, später aber häufig eine leichte Wellung zeigt (s. Abb. 84b und c). Über das Auftreten eigentümlicher Kernvakuolen s. S. 150f.

Collin beschreibt an Präparaten, die nach Mann gefärbt sind, Zellen mit beinahe ungefärbtem Cytoplasma von alveolärer Struktur, in dessen blaßblau gefärbten Strängen noch einzelne blaue Granula liegen. Der Kern kann von normaler Größe, geschrumpft oder übermäßig groß sein. Der Zelleib kann sehr beträchtlichen Umfang erreichen. Es ist wahrscheinlich, daß ein Teil dieser Zellen den oben geschilderten Zellen entspricht. Ein anderer Teil der Collinschen hypocyanophilen Zellen dürfte vermutlich den später zu beschreibenden δ-Zellen zuzurechnen sein.

$\delta\delta$) *Die γ-Zelle (chromophobe Zelle).*

Neben den bisher beschriebenen Zelltypen des Vorderlappens, den undifferenzierten Zellen, α- und β-Zellen tritt in jeder normalen menschlichen Hypophyse noch eine weitere Gruppe hervor, die gewöhnlich mit den erstgenannten zusammen geworfen und als chromophobe Zellen oder auch Hauptzellen bezeichnet werden. Sie lassen sich an Azan- oder Kresazanpräparaten von den α- und β-Zellen wie auch von den später noch zu besprechenden δ- und ε-Zellen leicht abtrennen. Schwierigkeiten bereitet nur eine scharfe Abgrenzung der frühen Stadien der γ-Zellen gegenüber den größeren Formen der undifferenzierten Zellen, und zwar deshalb, weil die γ-Zellen unmittelbar aus letzteren hervorgehen und weil ihnen zudem ein so leicht erkennbares Merkmal der Differenzierung, wie es die Granula der α- oder β-Zellen sind, auf frühem Stadium fehlt. In den reifen γ-Zellen sind dagegen feine Körnchen besonderer Art vorhanden; aber auch hier treten sie lange nicht in der Klarheit hervor, wie es bei α- und β-Granula der Fall ist, da sie sich nur verschwommen blaßviolett färben. Als Beispiel für das Aussehen einer jungen γ-Zelle diene die in Abb. 85 mit a bezeichnete Zelle. Das Cytoplasma dieser Zellen ist in Azanpräparaten nur in einem hellgrauen bis hellvioletten Ton gefärbt. Es ist im fixierten Präparat zum Teil feinwabig, zum Teil feinkörnig strukturiert. Der Kern ist bläschenförmig, prall gespannt, relativ chromatinarm. Vergleicht man diese junge γ-Zelle mit den größten Formen der undifferenzierten Zellen, wie sie z. B. in Abb. 56 wiedergegeben sind, so ist der genetische Zusammenhang zwischen beiden meines Erachtens unverkennbar, so sehr, daß es oft unmöglich ist, zu entscheiden, ob die Zelle noch dem undifferenzierten Typus zuzurechnen ist, aus dem noch eine α- oder β-Zelle entstehen kann, oder ob bereits ihre Entwicklung zur typischen γ-Zelle festgelegt ist. Das Auffinden derartiger Zellen, wie sie Abb. 56 und 85 zeigen, bereitet im übrigen keine Schwierigkeiten; sie finden sich in großer

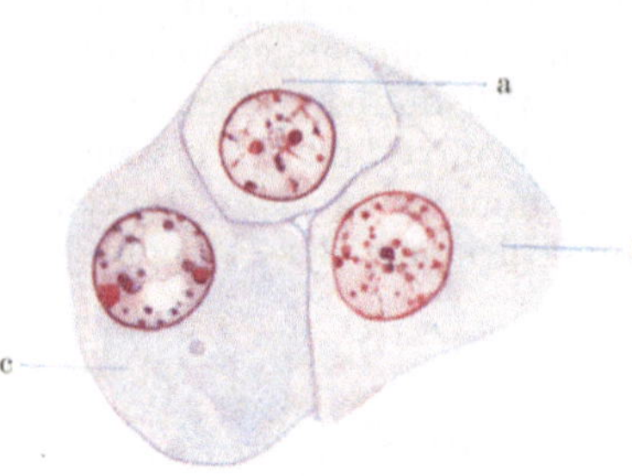

Abb. 85. Drei γ-Zellen aus dem Vorderlappen. Hinger. Fix. Susa. Paraffin 7 μ. Azan. Vergr. 1:1250.

Zahl. Auch weitere Zwischenstufen, falls solche noch nötig wären, ließen sich unschwer beibringen.

Ebensowenig wie die Entstehung der in Abb. 85 als a bezeichneten γ-Zelle aus undifferenzierten Zellen läßt sich aber bezweifeln, daß die drei Zellen dieser Abbildung ein und demselben Typus angehören. Sie haben die Größe von reifen α- oder β-Zellen längst erreicht, ja überschritten, ohne daß sich in ihrem Cytoplasma auch nur ein einziges α- oder β-Granulum nachweisen ließe. Es besteht demnach nicht der geringste Anhalt Zellen dieser Art als Vorstufen chromophiler Zellen aufzufassen. Aber ebensowenig können diese nicht vakuolisierten, keinerlei Degenerationsmerkmale zeigenden Zellen, wie es im Schrifttum gleichfalls häufig geschieht, als „entgranulierte" Formen von eosinophilen oder basophilen Zellen betrachtet werden. Sie stellen vielmehr einen eigenen

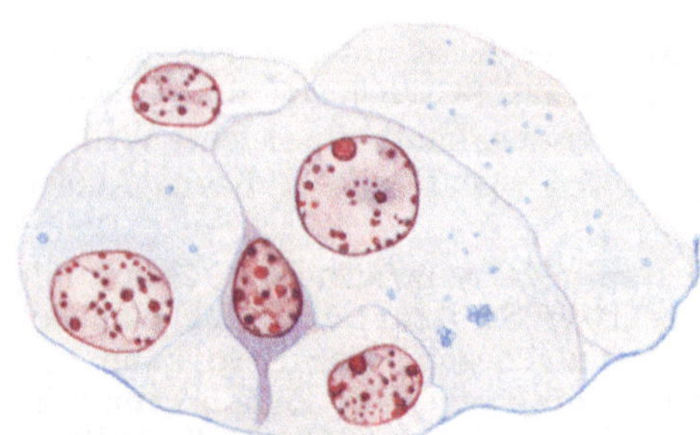

Abb. 86. Gruppe von großen reifen γ-Zellen, oben eine vakuolisierte Zelle. Im Cytoplasma der γ-Zellen sind feine Kolloidtröpfchen sichtbar. Hinger. Fix. Susa. Paraffin 7 μ. Azan. Vergr. 1:1250.

Zelltypus dar, der gleichberechtigt neben den α- und β-Zellen steht und wie diese eine eigene Funktion und, wie anzunehmen ist, eigene Hormonproduktion besitzt.

Das Cytoplasma der Zelle b in Abb. 85 gleicht weitgehend dem der kleineren Zelle a; das der Zelle c dagegen ist etwas dichter, mit feinster Körnelung versehen und in etwas dunklerem Tone gefärbt. Die letztere Zelle stellt ein etwas älteres Stadium dar.

Im weiteren Verlaufe wächst ein Teil der γ-Zellen zu sehr cytoplasmareichen Zellen heran, die durch ihre Größe, ihre geringe Färbbarkeit, ihre in frisch fixierten Präparaten gut erkennbare Begrenzung und durch das Fehlen von Granula, die die Farbreaktion von α- oder β-Granula geben, gekennzeichnet sind (s. Abb. 86). Die Gestalt dieser Zellen wird auch bei diesen großen Formen wie bei allen Drüsenzellen des Vorderlappens durch die gegenseitige Aneinanderlagerung beeinflußt; bald ist sie rundlich, bald eckig oder langgestreckt und schmal. In gut erhaltenen Präparaten schließen sich die Zellen epithelartig aneinander.

Zellen dieser Art können wie in Abb. 87 und 88 in Gestalt von Zellgruppen und Zellsträngen auch größere Bezirke des Parenchyms einnehmen. An anderen

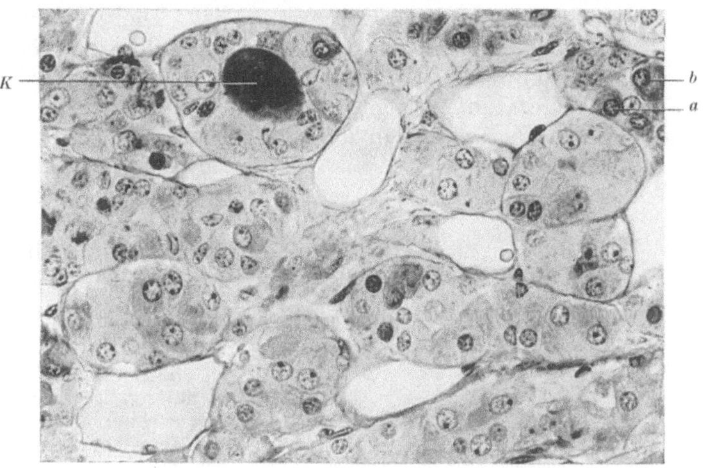

Abb. 87.

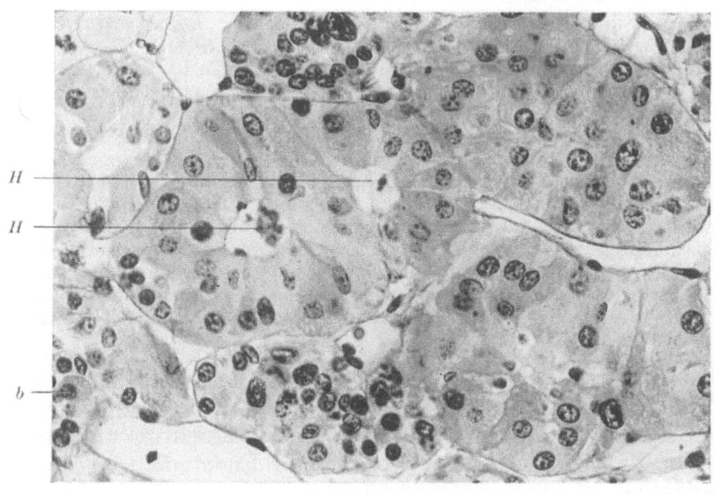

Abb. 88.

Abb. 87 und 88. Zellstränge und Zellhaufen, die vorwiegend von großen γ-Zellen gebildet werden. Ein Vergleich der beiden Abbildungen zeigt die wechselnde Dicke der Zellstränge. Namentlich in Abb. 87 treten die blutleer gespülten Sinuscapillaren deutlich hervor. Beide Präparate stammen aus dem gleichen Vorderlappen. a α-Zelle von normaler Durchschnittsgröße; b β-Zelle; K Kolloid; H Höhle im Inneren eines sog. Pseudofollikels, nur wenig Kolloidsubstanz enthaltend. Hinger. 25 Jahre. Fix. in Susa. Paraffin 7 μ. Azan. Vergr. 1:340.

Stellen wieder sind sie in wechselnder Menge mit chromophilen Zellen untermischt. Oft umschließen die Zellen wie in Abb. 87, K kleine, kolloidgefüllte Höhlen. Die beträchtliche Größe dieser großen γ-Zellen (Durchmesser von 15 : 30 μ sind keine Seltenheit) geht auch aus einem Vergleich der Abb. 87 und 88 mit den bei gleicher Vergrößerung aufgenommenen Abb. 52 und 75 deutlich hervor. Auch ein Vergleich mit einzelnen eingestreuten α- und β-Zellen gewöhnlicher Größe (z. B. bei *a* und *b* auf Abb. 87) führt sie eindrucksvoll vor Augen. Gut erhaltene, große γ-Zellen sind auch in den Abb. 119, 128, 129 und 130 zu sehen.

Der Zelleib der großen reifen γ-Zellen zeigt häufig eine feine Wabenstruktur, die sich gegen die Zelloberfläche zu meist vergröbert und von einer durch Fettfarbstoffe nicht färbbaren Substanz durchtränkt ist. Die cytoplasmatischen Wabenwände enthalten feine, unscharf konturierte, oft flockige Körnchen, die sich bei Azanfärbung nur blaß in grauem bis hellviolettem Ton färben. Deutlicher treten sie bei Kresazanfärbung hervor (vgl. Abb. 130). Die Menge von Vakuolen und Körnchen schwankt in den einzelnen Zellen; bald überwiegen die einen (s. Abb. 86 und 90), bald die andern (s. Abb. 97 und 130). Man wird beide Strukturbestandteile wohl mit der sekretorischen Tätigkeit der Zellen in Verbindung bringen dürfen.

Die Deutlichkeit, mit der die granulären Strukturen der γ-Zelle hervortreten, hängt auch bei ein und derselben Methode sehr von der Einwirkungs- und Differenzierungsdauer der einzelnen Farbkomponenten ab. Extreme Beispiele für die Wirkung von langer und kurzer Differenzierung der

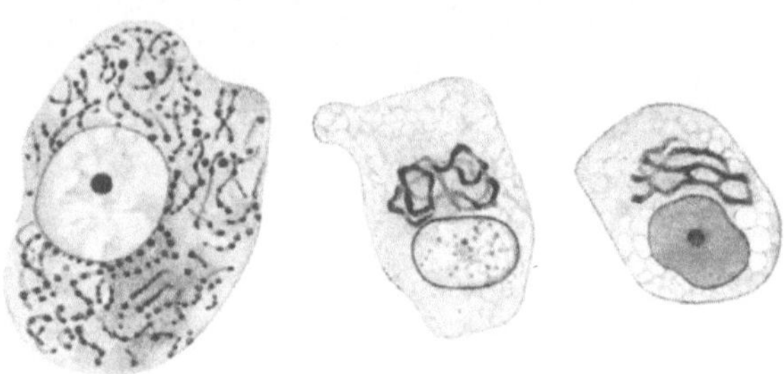

a   b   c

Abb. 89. γ-Zellen aus dem menschlichen Vorderlappen. a Die Mitochondrien sind als Körner, Körnerchen und kurze Fäden sichtbar. Fix. und Färb. nach REGAUD. Paraffin 4 μ. Vergr. 1 : 1600. b und c Der Golgiapparat zeigt die Gestalt eines großen, weitmaschigen Netzes. Fix. nach KOLATSCHEV. Vergr. 1 : 1250.

Azocarminlösung bei der Azanmethode zeigen die Abb. 85 und 86, bei welchen die granulären Strukturen nur blaß gefärbt sind und Abb. 97, Zelle b, bei der sie sehr deutlich hervortreten. Auch bei Kresazanfärbung werden sie infolge einer gewissen Beizwirkung der Kresofuchsinlösung gewöhnlich gut sichtbar (s. Abb. 92 und 130). Bei starker Überfärbung oder ungenügender Differenzierung können die Körnchen die verschiedensten Farbstoffe bevorzugen. So lassen sie sich unter Abweichen von der normalen Färbevorschrift sowohl mit Anilinblau wie mit Azocarmin anfärben, obwohl sie auch dann nicht die Farbintensität richtiger α- oder β-Granula erreichen. Immerhin bedeutet dieses Verhalten, namentlich bei Anwendung wenig differenzierender Färbemethoden einen gewissen Unsicherheitsfaktor. Daraus erklärt es sich, daß ein Teil der Zellen bald den hypoeosinophilen, bald den hypobasophilen Zellen zugerechnet wird. Für den Einwand, die in den γ-Zellen sichtbaren Granula möchten schlecht erhaltene Mitochondrien oder α- oder β-Granula sein, die ihre spezifische Färbbarkeit verloren haben, fanden sich trotz sorgfältiger Beachtung keine Beweise.

Der Zelleib der γ-Zellen enthält oft große Mengen von Mitochondrien, die als isolierte Körner, Körnerreihen, Stäbchen und Fäden auftreten und über den ganzen Zelleib verteilt sind (s. Abb. 89). Auch dieser Reichtum an Mitochondrien spricht dagegen, daß diese „Chromophoben" nur Endstadien erschöpfter Chromophiler darstellen.

Der Golgiapparat der reifen γ-Zellen besteht aus einem lockeren. etwas abgeplatteten Knäuel von netzig verbundenen Fäden. Er erreicht häufig die Größe des Kernes, ist also erheblich umfangreicher als der Netzapparat der α-Zellen, von dem er sich auch durch die freie, vom Kern abgerückte Lage unterscheidet. ATWELL (1933) fand als Durchschnittsmaß bei „chromophoben" Zellen der *Katze* einen Durchmesser von 6,86 × 5,62 μ gegen 3,65 × 2,58 μ der Eosinophilen und 5,48 × 3,87 μ der Basophilen. Der Golgiapparat dieser Zellen übertrifft also im Durchschnitt auch den der Basophilen an Größe, dem er im übrigen aber bezüglich Gestalt und Lage sehr ähnlich ist; wie dort kann das Golginetz auch hier in fragmentiertem Zustand auftreten.

Nicht selten finden sich im Cytoplasma der γ-Zellen kleine rundliche Tropfen, die bei Azanfärbung durch ihre leuchtend ultramarinblaue Färbung hervortreten (s. Abb. 86 und Abb. 97). Sie sind dank ihrer Form, Färbung und verstreuten Lage mit Sicherheit von den Granulationen der β- und δ-Zellen zu unterscheiden, haben auch mit den oben erwähnten Vakuolen und Körnchen der γ-Zellen nichts zu tun. Es sind kleine Kolloidtropfen, die im übrigen nicht nur in γ-Zellen auftreten, sondern auch in den anderen Zelltypen des Vorderlappens erscheinen können. Am reichlichsten und häufigsten trifft man sie allerdings in den γ-Zellen an. Weiteres hierüber s. S. 160 f.

Die reifen γ-Zellen besitzen große, verhältnismäßig chromatinarme, kugelige Kerne, die in einzelnen Zellen zu außergewöhnlicher Größe anschwellen. Ein Teil dieser hypertrophischen Kerne verliert allmählich unter Aufblähung seine Färbbarkeit, um schließlich zu platzen und sich aufzulösen. In anderen Fällen ist eine zunehmende Verkleinerung und Schrumpfung des Kernes festzustellen (s. Abb. 90). In diesen Zellen zeigt auch das Cytoplasma häufig eine Verdichtung seiner Struktur, die sich bei Anwendung der Kresazanmethode in einer verstärkten Violettfärbung ausprägt (s. die beiden mit x bezeichneten Zellen der Abb. 90).

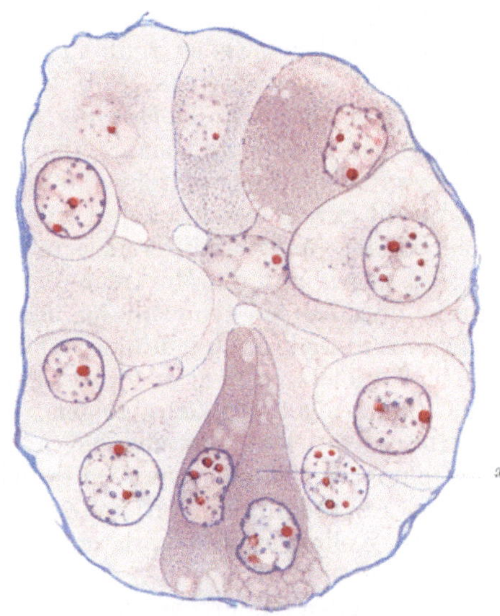

Abb. 90. Gruppe von γ-Zellen verschiedener Größe; bei x zwei in Einschmelzung begriffene γ-Zellen. Hinger. Fix. nach STIEVE. Paraffin 7 μ. Kresazan. Vergr. 1:1250.

Die Form dieser im Untergang befindlichen Zellen ist meist länglich, schmal zusammengepreßt. Ein weiter fortgeschrittenes Stadium der Degeneration ist in Abb. 92, Zelle c abgebildet.

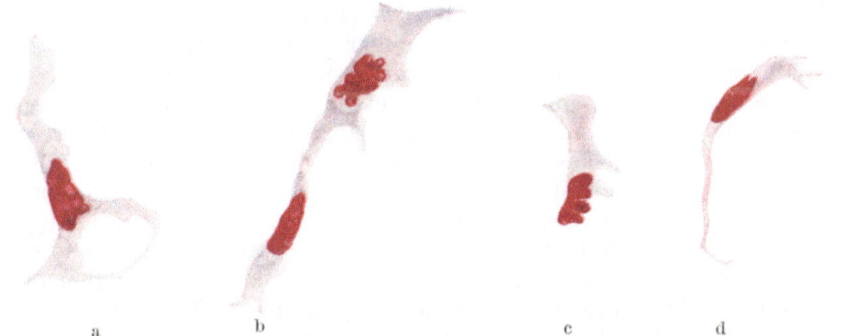

Abb. 91 a—d. In Einschmelzung begriffene γ-Zellen. Hinger. Susa. Paraffin 5 μ. Azan. Vergr. 1:1250.

Schließlich kommt es auch zu einer völligen Verklumpung des Kernes. Endformen der allmählichen Einschrumpfung sind in Abb. 91 wiedergegeben (s. auch Abb. 131, d-γ-Z). In anderen Fällen läßt sich die allmähliche Umwandlung in einen großen azanroten Kolloidtropfen beobachten (s. S. 160 f. und Abb. 130).

Nicht alle γ-Zellen erreichen die Größe der in Abb. 86 oder 90 dargestellten Zellen. Eine beträchtliche Zahl geht vielmehr schon vorher unter den eben beschriebenen Erscheinungen zugrunde.

In anderen Fällen kommt es nicht zu einer Eindickung, sondern zu einer hochgradigen Vakuolisierung des Zelleibes. Die Zellen gehen allmählich unter Verlust deutlicher Zellgrenzen in ganz helle, fast ungefärbte Formen über, wie sie in Abb. 92 und 130 zu sehen sind. Weiteres über diese entgranulierten, vakuolisierten Zellen, die auch aus anderen Zelltypen hervorgehen können, s. S. 122f.

Ein Teil der γ-Zellen teilt sich amitotisch in Tochterzellen; nur selten ist eine Mitose anzutreffen (s. Abb. 113). Man kann auch beobachten, daß der große hypertrophische Kern einer γ-Zelle durch Zerschnürung synchron in eine ganze Anzahl (4—8 und mehr) kleiner, runder Kerne zerfällt, so daß ein vielkerniges Plasmodium entsteht, das sich von einem undifferenzierten Plasmodium, wie es auf S. 81f. beschrieben wurde, nicht unterscheiden läßt. Aus ihm gehen wohl wieder junge undifferenzierte Zellen hervor.

Fassen wir nun die Merkmale der reifen γ-Zellen zusammen, so bestehen sie darin, daß sie bei Anwendung der Azanfärbung bei guter Sichtbarkeit der Zellgrenzen weder rote, dunkelviolette oder blaue Granula aufweisen, sondern ein blaß violett oder grau violett gefärbtes Cytoplasma von teils feinwabiger, teils feinkörniger Struktur zeigen; in ihm liegen häufig feine, unregelmäßig geformte Körnchen, die sich bei Azan-, Kresazan- oder MANNscher Färbung, falls eine Überfärbung vermieden wird, in grauem bis mittelviolettem Ton färben. Außerdem können im Zelleib in wechselnder Menge ultramarinblau gefärbte Kolloidtropfen vorhanden sein, die von β- wie ε-Granula deutlich zu unterscheiden sind.

Die γ-Zellen entsprechen zum Teil jenen „chromophoben Zellen" des Schrifttums, die als entgranulierte, in Rückbildung oder Zerfall befindlichen Endstadien von chromophilen Zellen gedeutet werden. Zum Teil dürften sie aber auch als blasse eosinophile oder als blasse basophile Zellen beschrieben worden sein. So spricht BENDA (1900) von „amphophilen Zellen", die durch Verlust ihrer eosinophilen Körner aus chromophilen Zellen hervorgehen. GEMELLI (1907) schildert „vakuolisierte" und „hypertrophische" Zellen, die durch alle Übergänge mit typischen chromophilen verbunden sind. CREUTZFELDT (1908) berichtet von „Riesenzellformen", STENDELL von „Degenerationsformen", die dem Untergang geweiht sind. E. J. KRAUS (1914) läßt sie durch „Entgranulierung" chromophiler, vornehmlich basophiler Zellen entstehen. Er charakterisiert sie als Zellen, die ein sehr labiles, zart gefärbtes, siebartig durchlöchertes Protoplasma besitzen. Die von KRAUS vertretene Annahme, daß aus der lebenden Zelle ausgestoßene Sekretkörnchen die im Härtungspräparat sichtbaren siebartigen Löcher zurückgelassen haben könnten, bezeichnet BENDA (1932) als „phantastisch". „Die hiermit zu verbindende Vorstellung ist ebenso unmöglich, als wenn man die in den Präparaten durch Auflösung oder Aufhellung intracellulärer Fetttropfen in den Zellen entstehenden Hohlräume für die Reste vital ausgeschiedener Fetttropfen erklären wollte." BENDA lehnt daher die Deutung der durchlöcherten Zellen als „vital entgranulierte" Zellen ab.

Die γ-Zellen sind wohl auch identisch mit den „neutrophilen" Zellen, die COOPER (1925) in MALLORY-Präparaten als große eckige Zellen mit ungefärbtem, graue Granula bergendem Cytoplasma beschreibt und als Zwischenform zwischen cyanophilem und eosinophilem Typus deutet.

Die wechselnde Zuordnung, die die in Rede stehenden Zellen im Schrifttum erfahren haben, hängt zum großen Teil damit zusammen, daß die γ-Zellen in Sektionsmaterial häufig nur schlecht und unvollständig erhalten sind. Dazu kommt, daß sie sich bei den gewöhnlich angewandten Färbemethoden namentlich von den in diesem Falle nicht spezifisch gefärbten hypochromatischen β-Zellen und den Spätstadien der δ-Zellen nur schlecht unterscheiden lassen.

εε) Die δ-Zelle.

Das charakteristische Merkmal der δ-Zelle besteht in einer Granulierung, die bei Anwendung der Färbemethode nach BERBLINGER-BURGDORF oder der von mir angegebenen Kresazanmethode (s. S. 79f.) den leuchtend blauen Farbton des Anilinblaus annimmt (s. Abb. 92). Dadurch läßt sich die δ-Zelle sehr deutlich von den bei obigen Färbemethoden dunkelviolett gefärbten β-Zellen wie auch von den rotgefärbten α- und hellviolett gefärbten γ-Zellen unterscheiden. Im Azanpräparat dagegen, in welchem δ- wie β-Granula, wenn auch in etwas verschiedener Abtönung, blau gefärbt sind, ist eine Trennung beider Zellarten schwierig und unsicher. Im Hämalaun-Eosin-Präparat und dergleichen

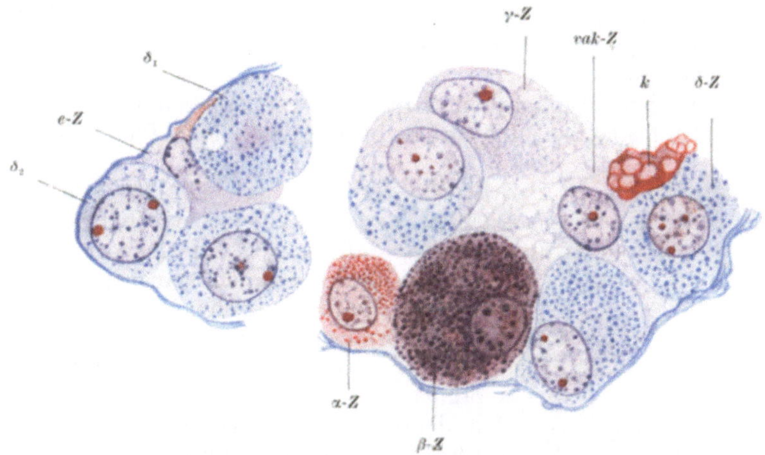

Abb. 92. δ-Zellen mit ultramarinblau gefärbten Granula aus dem Vorderlappen eines 23 jährigen. α-Z mittelgroße typische α-Zelle; β-Z typische β Zelle; der Kern derselben ist nicht voll getroffen und von Granula überlagert; γ-Z mittelgroße γ-Zelle; δγZ degenerierende zusammengeschrumpfte γ-Zelle; δ-Z typische δ-Zelle; δ₁ Anschnitt einer typischen δ-Zelle; der Kern ist im Anschnitt als Schatten sichtbar. δ₂ Anschnitt einer großen δ-Zelle in Kernhöhe. vak.Z. vakuolisierte, entgranulierte Zelle; eZ erschöpfte Zelle; rK azanrotes Kolloid. Hinger. Fix. nach STIEVE. Paraffin. 5 µ. Kresazan. Vergr. 1 : 1250.

ist die Erkennung des Zelltypus unmöglich, da in ihm die δ-Zellen ebenso wie ein Teil der γ- und α-Zellen gewöhnlich blaßrötlich gefärbt ist.

Die Form der typischen δ-Zelle schwankt zwischen rundlich und polygonal (s. Abb. 92). Die Zellgrenzen sind in gut fixierten Präparaten sehr deutlich zu erkennen. Das blaßviolett gefärbte Cytoplasma, das auch in den granulareichsten Zellen noch deutlich hervortritt, erscheint in fixiertem Zustand fein vakuolisiert. Die Wabenräume sind mit einer nicht fettartigen unfärbbaren Substanz durchtränkt. Der meist kugelige, exzentrisch gelegene Kern zeigt die Struktur des sog. Ruhekerns. Er enthält 1—2 acidophile Nukleolen und feine, auf dem Netzgerüst verteilte Chromatinkörnchen.

Die δ-Granula (s. Abb. 92) stellen sich bei den oben angegebenen Methoden als leuchtend blau gefärbte Körnchen dar. Die Menge der Granula ist meist erheblich geringer als in den α-Zellen; auch die β-Zellen sind gewöhnlich stärker mit Körnchen beladen als die δ-Zellen. Die Größe der δ-Granula schwankt vom feinsten Stäubchen bis zum rundlichen Körnchen von der Größe eines reifen α-Granulums. Im Durchschnitt ist die Granulierung der δ-Zellen etwas feiner als die der α- oder β-Zellen.

Mitochondrien sind im Cytoplasma der δ-Zellen, soweit ich es bisher feststellen vermochte, in Faden- wie Körnerform vorhanden.

Der Golgiapparat liegt in Gestalt eines großen weitmaschigen Netzes frei im Cytoplasma; er gleicht in seinem Verhalten dem bei β- und γ-Zellen auftretenden

Typus. Für sein Aussehen sind die Darstellungen zutreffend, die im Schrifttum über den Golgiapparat der „hypocyanophilen Zellen" vorliegen (s. S. 102).

Was das Vorkommen der δ-Zellen betrifft, so habe ich sie bis jetzt in jeder gut erhaltenen, normalen menschlichen Hypophyse männlichen wie weiblichen Geschlechts angetroffen. Auch in Schwangerenhypophysen waren sie nachzuweisen. Ob den Zellen eine bestimmte Lokalisation innerhalb des Vorderlappens zukommt, vermag ich noch nicht anzugeben. An einzelnen Schnitten liegen sie in größerer Zahl zusammen, an anderen treten sie nur einzeln verstreut zwischen den anderen Zellarten des Vorderlappens auf. Im Laufe der Untersuchung zahlreicher menschlicher Hypophysen ist mir aufgefallen, daß die δ-Zellen auch bei übereinstimmender Fixierung in manchen Drüsen nur sehr spärlich, in anderen dagegen wieder verhältnismäßig reichlich vorhanden sind; doch ist es mir bis jetzt nicht geglückt, die Ursache dieses wechselnden Verhaltens zu ergründen.

Auch in tierischen Hypophysen konnte ich die δ-Zellen neben typischen α-, β- und γ-Zellen feststellen. Ich traf sie bis jetzt bei *Hund, Pferd, Rind, Katze* und *Ratte*.

Erscheinungsformen der δ-Zellen. 1. Die kleine δ-Zelle. Wie bei den α-, β- und γ-Zellen lassen sich auch bei der δ-Zelle verschiedene Erscheinungsformen aufstellen, die dafür sprechen, daß es sich um einen mit Jugend-, Reife- und Altersstadien versehenen Zelltypus handelt. So finden sich kleine δ-Zellen mit bläschenförmigem Kern, in deren Cytoplasma nur relativ spärliche, aber typisch blau gefärbte Granula eingeschlossen sind (Abb. 93a und b). Ich deute sie als junge, in Entwicklung begriffene δ-Zellen, die durchaus den auch bei den α- und β-Zellen beobachteten Jugendstadien entsprechen, die bei Kresazanfärbung im gleichen

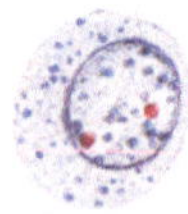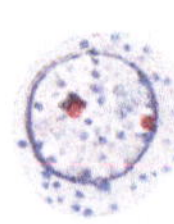

Abb. 93. Kleine in Differenzierung begriffene δ-Zellen. Hinger. Fix. nach STIEVE. Paraffin 7 μ. Kresazanfärbung. Vergr. 1:1250.

Präparat, aber in anderem Farbton sichtbar sind, also nicht damit verwechselt werden können (s. Abb. 66 und 82).

2. Die hyperchromatische δ-Zelle (dunkle δ-Zelle). Endformen im Zellzyklus der δ-Zelle werden durch die Abb. 94 wiedergegeben. Der Kern

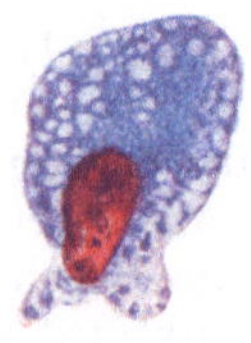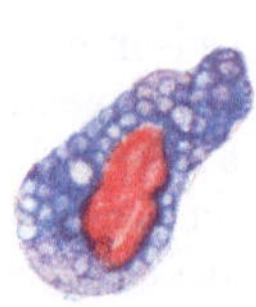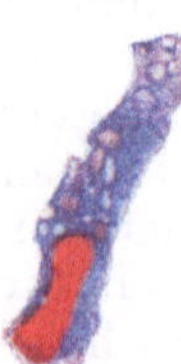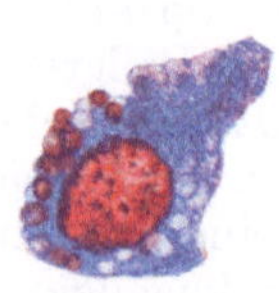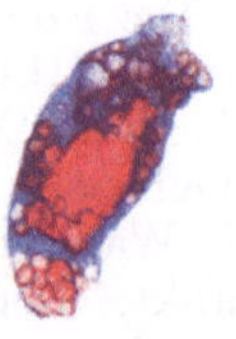

abcde

Abb. 94a—e. Hyperchromatische, zugrunde gehende δ-Zellen. Hinger. Technik wie Abb. 93. Vergr. 1:1250.

wird pyknotisch, Cytoplasma und Granulationen verschmelzen zu einer tiefblau gefärbten, vakuolisierten Masse (s. Abb. 94a—c). In den Vakuolen kann, wie in Abb. 94d und e, eine sich gleich dem pyknotischen Kern intensiv rot färbende Substanz auftreten. Durch die intensive blaue Färbung des Cytoplasmarestes können diese untergehenden δ-Zellen bei Kresazanfärbung oft bis zuletzt von den Untergangsformen der übrigen Zelltypen deutlich unterschieden werden.

3. Die hypochromatische δ-Zelle (helle δ-Zelle). Von Zellen, wie sie in Abb. 92 dargestellt sind, führt eine geschlossene Reihe von Zwischenstadien zu den großen Formen der Abb. 95, die weitgehende Ähnlichkeit mit großen γ-Zellen besitzen, sich von diesen aber durch die sehr gut erkennbaren blau

gefärbten δ-Granula unterscheiden. Das blaßviolett gefärbte Cytoplasma der Zellen ist stark vakuolisiert. Der Inhalt der Vakuolen läßt sich weder mit Osmiumsäure noch mit Sudan zur Darstellung bringen, besteht also sicher nicht aus Fettsubstanz. Die Menge der δ-Granula ist in den abgebildeten Zellen wechselnd; während sie in Zelle a noch in größerer Zahl zu sehen sind, sind sie in Zelle b und c nur mehr sehr spärlich. In Zelle d, die jedoch nur im Anschnitt getroffen ist und einen außergewöhnlich großen Kern enthält, sind nur einige wenige blasse Granula sichtbar. In den vakuolisierten Zellen e, f fehlen sie vollständig.

Der als δ-Zelle bezeichnete Zelltypus des Vorderlappens entspricht sicher einem Teil jener Zellen, die im Schrifttum als schwach basophile Zellen (THOM),

helle basophile Zellen (TRAUT-MANN), entgranulierte basophile Zelle (KRAUS), hypocyanophile Zelle (COLLIN) beschrieben wurden. Sie besitzen große Ähnlichkeit mit den non-granular cells des Typus III, den WOLFE, CLEVELAND und CAMPBELL (1933) in der Hypophyse des *Hundes* darstellen. All diese Zellformen werden von den verschiedenen Autoren als Endformen der typischen basophilen Zellen aufgefaßt, dürften sich aber nach dem Gesagten in Wirklichkeit aus den hypochromatischen Endformen der β-Zelle, den großen γ-Zellen, den hypochro-

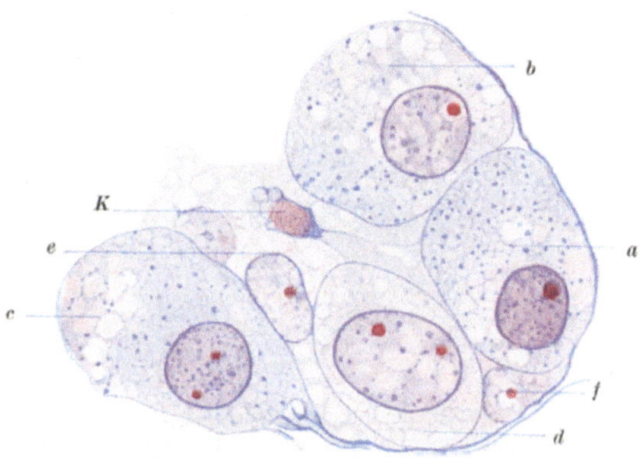

Abb. 95. Hypochromatische δ-Zellen (a—d); e vakuolisierte Zelle; f erschöpfte Zelle; K Kolloid. Hingor. Fix. nach STIEVE. Paraffin 7 μ. Kresazan. Vergr. 1:1250.

matischen Endformen der δ-Zelle zusammensetzen, die sich bei Anwendung der Kresazanmethode beim Menschen ohne Schwierigkeit unterscheiden lassen.

Die δ-Zellen wurden meines Erachtens auch von BERBLINGER und BURGDORF gesehen, aber nicht als eigener Zelltypus erkannt und abgetrennt. Sie schreiben von „Basophilen, die hinsichtlich des Kerns, der Zellgröße, der Plasmaabgrenzung, der Granulagestalt vollständig den reifen mit Kresofuchsin gefärbten Basophilen entsprechen, bei denen aber die basophilen Körner sich nicht mit Kresofuchsin blaurot, sondern mit Anilinblau dunkelblau anfärben". Von Interesse sind auch die Beobachtungen von v. Soós bei getrennten vergleichenden Färbungen mit Resorcinfuchsin und mit Mallory. Er fand, daß sich die granulierten basophilen Zellen bei den meisten Tierarten sowohl mit der einen wie mit der anderen Methode darstellen lassen. Er beobachtete aber auch Tierarten, bei den sich mit Mallory mehr basophile Zellen färbten als mit Resorcinfuchsin und schließlich solche, bei denen die basophilen Granula nur mit Mallory gefärbt werden (z. B. bei den *Vögeln*). Auch das *Rind* führt Soós als Beispiel für das letztgenannte Verhalten an, das ist nach meinen Erfahrungen sicher unrichtig, da ich in der Hypophyse dieser Tierart sowohl β- wie γ-Zellen in reichlicher Menge antraf.

Die Gründe, die mich veranlassen, die δ-Zellen als eigenen, selbständigen Zellstamm von den β-Zellen abzutrennen, sind kurz zusammengefaßt: die völlig verschiedene Färbbarkeit, die β- und δ-Zellen bei Anwendung geeigneter Methoden zeigen; die dabei hervortretenden morphologischen Verschiedenheiten beider

Zellarten; die Leichtigkeit, mit der sich, ohne den Beobachtungen Zwang
anzutun, geschlossene Entwicklungsreihen aufstellen lassen; die Klärung, die sich
bei einer Trennung beider Zelltypen für die Entwicklungsreihe jedes einzelnen
ergibt. Schließlich spricht auch noch die Beobachtung für eine Abtrennung,
daß beim Untergang der β-Zellen im Hirnteil niemals Zwischenstufen auftreten,
die sich in ihrem Aussehen und ihrer Färbbarkeit den δ-Zellen vergleichen lassen.

$\zeta\zeta$) Die ε-Zelle.

Die ε-Zelle ist in Azanpräparaten durch orangegelb bis ockergelb gefärbte
Granula gekennzeichnet, die sich durch ihren Farbton sehr deutlich von dem
Carminrot der α-Granula unterscheiden (s. Abb. 96a—c). Ein weiterer Unter-
schied gegenüber typischen α-Zellen besteht in der Menge der Granula. Während die
Körner einer typischen α-Zelle gewöhnlich so dicht liegen, daß sie nur an sehr dünnen

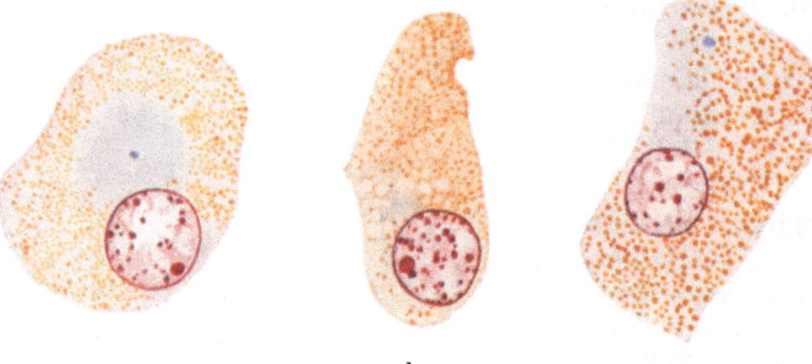

a   b   c

Abb. 96a—c. Typische ε-Zellen aus dem Vorderlappen eines Hingerichteten. In der Zelle c schlägt der Farbton
der δ-Granula unter gleichzeitiger Vergröberung der Granula nach Rot um. Susa. Paraffin. 5 μ. Azan.
Vergr. 1:1250.

Schnitten (1—2 μ) isoliert hervortreten, sind die Granula der ε-Zellen erheblich
spärlicher, so daß sie selbst bei 5—7 μ dicken Schnitten noch als einzelne, isoliert
liegende Körnchen erkennbar sind. Die ε-Granula sind anfänglich sehr fein;
später werden sie gröber und eigenartig kantig; gleichzeitig treten die intergranulären Zwischenräume noch stärker hervor (vgl. Abb. 96a und c). Je gröber
die Körnchen werden, desto mehr schlägt ihr Farbton nach Rot um.

Die Form der ε-Zelle wechselt; bald ist sie abgerundet, bald eckig polygonal;
wie bei anderen cytoplasmareichen Zellen des Vorderlappens wird auch bei ihr
die äußere Gestalt durch die Druckwirkung der Nachbarzellen beeinflußt. Der
Kern ist gewöhnlich rund, hell; er enthält fein verteilte Chromatinkörnchen
und 1—2 acidophile Nukleolen. Das Cytoplasma färbt sich bei Azanfärbung
schwach bläulich; besonders deutlich tritt die Blaufärbung, ähnlich wie bei den
α-Zellen, im Bereich eines neben dem Kern gelegenen, das Centrosom enthaltenden
„juxtanuclealen" Fleckes hervor, der gewöhnlich frei von ε-Granula ist (siehe
Abb. 96a).

Das Bild der ε-Zellen ist dank dem Verhalten ihrer Granula so charakteristisch,
daß man die Zelle, wenn man ihre Merkmale einmal kennt, ohne Schwierigkeit
auch an anders gefärbten Präparaten wieder auffindet. Sehr deutlich treten die
Zellen z. B. in Eisenhämatoxylinpräparaten hervor, in welchen sich die isoliert
liegenden, tiefschwarz gefärbten ε-Granula sehr scharf gegen den ungefärbten
Untergrund abheben. In Hämalaun-Eosin färben sich die ε-Granula wie die
α-Granula rot und heben sich daher färberisch nur wenig von den α-Zellen ab.

Was das Vorkommen der ε-Zellen betrifft, so konnte ich sie in der
Hypophyse des *Menschen* ständig antreffen. Sie liegen oft einzeln zwischen

den übrigen Zellarten, doch treten sie auch in Gruppen auf, dann aber nicht zusammen mit Ansammlungen von α-Zellen, sondern in der Nähe von γ-Zellen. Das ist besonders deutlich im Bereich der sog. chromophoben Zone (s. S. 312) zu erkennen, in der ich bei 20—40jährigen neben undifferenzierten Zellen und γ-Zellen auch ε-Zellen antraf, während die α-Zellen gänzlich fehlten. An dieser Stelle läßt sich daher eindeutig feststellen, daß die ε-Zellen nicht aus α-Zellen hervorgehen. Das Vorkommen von ε-Zellen ist aber nicht auf die chromophobe Zone beschränkt; sie sind, wenn auch weniger regelmäßig, auch in anderen Teilen des Vorderlappens anzutreffen. Ihre Menge schwankt; in einzelnen Hypophysen finden sie sich reichlich, in anderen wieder seltener vor.

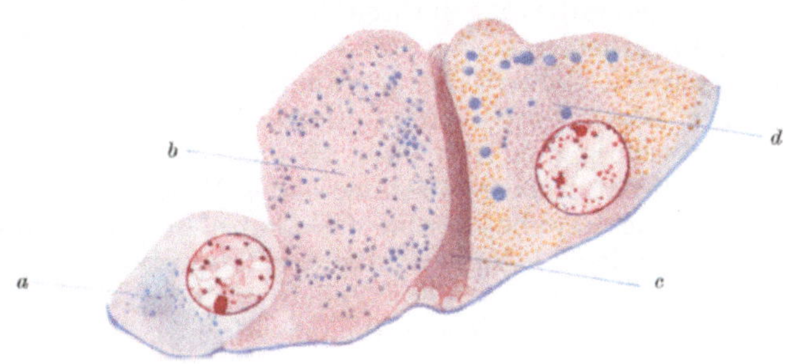

Abb. 97. Gruppe von Drüsenzellen aus dem Vorderlappen. *a* Übergangsform von undifferenzierter Zelle zu junger γ-Zelle; *b* große, typische γ-Zelle; *c* degenerierende γ-Zelle; *d* ε-Zelle. Weitere Erklärung siehe Text. Hinger. Susa. Paraffin. 5 μ, Azan. Vergr. 1 : 1250.

Man könnte zunächst daran denken, daß es sich bei diesen Zellen lediglich um eine besondere Degenerationsform der α-Zellen handelt, etwa in dem Sinne, daß es zu einer Verbackung einzelner feiner α-Granula zu gröberen Körnchen kommt. Einer derartigen Annahme steht indessen die mit Sicherheit festzustellende Tatsache entgegen, daß die ε-Zellen genetisch mit den α-Zellen nicht das geringste zu tun haben, sondern sich, wie Abb. 97 zeigt, aus γ-Zellen entwickeln. Das Cytoplasma der hier dargestellten Zellen ist infolge weniger weitgehender Differenzierung noch stark rötlichviolett gefärbt. Die ultramarinblauen Einlagerungen in den Zellen entsprechen feinen Kolloidtröpfchen der gleichen Art, wie sie S. 115 bei γ-Zellen schon näher besprochen wurden. In Zelle *d* haben sie sich zu Kugeln vergröbert, die gegen die Zelloberfläche zu gelegen sind. Zelle *a* entspricht einer Übergangsform von

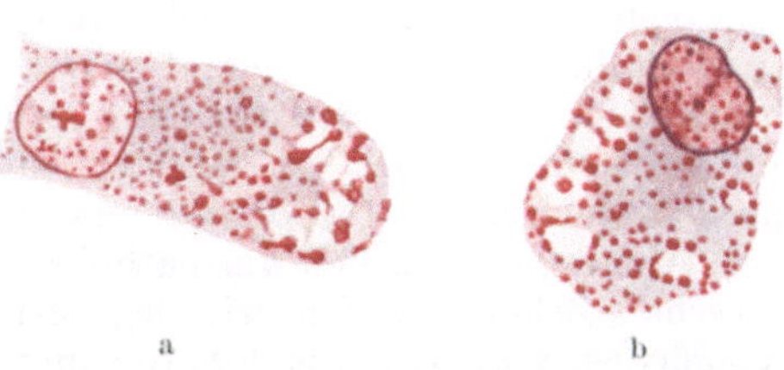

Abb. 98. ε-Zellen im Beginn der Degeneration. Hinger. Fix. Susa. Paraffin. 5 μ. Azan. Vergr. 1:1250.

undifferenzierter Zelle zu junger γ-Zelle; Zelle *b*, deren Kern im Schnitt nicht getroffen ist, einer großen, typischen γ-Zelle. Das Cytoplasma zeigt hier außer den blauen Kolloidtröpfchen feine violette Körnchen, deren rötlichvioletter Farbton bei weiterer Differenzierung in Grauviolett übergehen würde. Zelle *c* ist eine im Untergang begriffene, zusammengeschrumpfte γ-Zelle; Zelle *d* zeigt im zentralen Teil des Zelleibes feine violett gefärbte Körnchen wie Zelle *b*, im peripheren Teil dagegen ockergelbe ε-Granula, die ganz den Körnchen der in Abb. 96a wiedergegebenen Zelle entsprechen. Ähnliche Bilder lassen sich mehrfach beobachten. Sie sprechen dafür, daß die ε-Granula nicht durch Umbildung typischer α-Granula entstehen.

Sehr merkwürdig ist nun das weitere Verhalten der ε-Zellen. Schon in Abb. 96c ist eine Vergröberung und Rötlichfärbung der ε-Granula zu beobachten. Dieser Prozeß hat in der in Abb. 98a wiedergegebenen Zelle noch weitere Fortschritte gemacht. In der Nähe des Kernes liegen noch orangerote Granula, weiter zur Gegenseite hin werden sie granatrot und tropfenartig. Die Tröpfchen liegen häufig randständig um kleine, im Präparat leer erscheinende Vakuolen. Die mit farbloser, nicht fetthaltiger Flüssigkeit gefüllten Vakuolen vergrößern sich mehr und mehr, ebenso die ihnen aufliegenden Klümpchen und Tropfen (s. Abb. 98b). Der Kern dieser Zelle zeigt eine leichte Eindellung, Kernmembran und Kerninhalt sind dunkler gefärbt als in den vorausgehenden Stadien. Im weiteren Verlauf schwellen die Vakuolen immer mehr an, so daß das Cytoplasma auf schmale, vom Kern zur Zelloberfläche ziehende Wabenwände beschränkt wird, in denen die rot gefärbten Tropfen teils langausgezogen sind, teils zu größeren zusammenfließen (s. Abb. 99a und b). In anderen Fällen findet man den Kern gegen die Zelloberfläche gedrängt, während die Vakuolen zu einer einzigen großen Blase verschmelzen, deren Wandung große, tiefrot gefärbte tropfige Gebilde anliegen (s. Abb. 99c). Schließlich schrumpft der Kern zu einem kleinen verklumpten Körper zusammen, die Vakuolen entleeren ihren Inhalt in das umgebende Gewebe, worauf das Ganze zu einem unscheinbaren, unregelmäßig geformten Rest kollabiert, der der Resorption anheimfällt.

Diese Spätstadien der ε-Zellen erinnern an Zellformen, die SATWORNITZKAJA (1926) in der *Hunde*hypophyse nach Thyreoidektomie wie nach starker

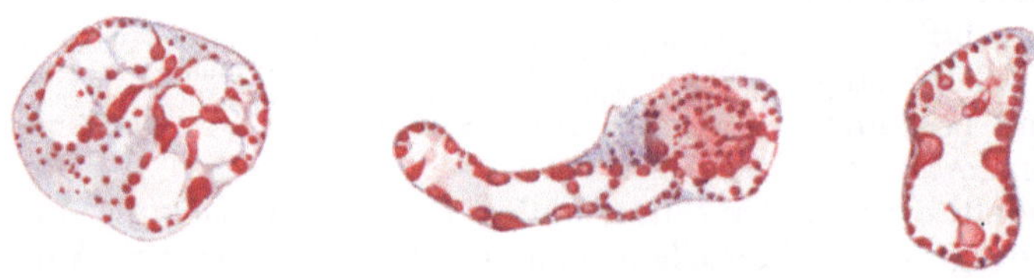

a   b   c

Abb. 99a—c. Fortgeschrittene Degenerationsstadien von ε-Zellen. Hinger. Fix. Susa. Paraffin. 5 μ. Azan. Vergr. 1 : 1250.

Pilocarpinisierung auftreten sah. Auch TSCHASSOWNIKOW (1915) scheint beim *Hund* ähnliche Zellen beobachtet zu haben. SATWORNITZKAJA ist der Auffassung, daß es sich um veränderte basophile Zellen handelt, deren sekretorische Tätigkeit aufs äußerste gesteigert ist. Da der Autor ähnliche Zellen, wenn auch nur sehr spärlich, auch in der Hypophyse eines gesunden jungen *Hundes* antraf, stellt er es in Abrede, daß es sich um pathologische Zellformen handle. Ich selbst fand typische ε-Zellen in reifem wie degenerierenden Zustand in *Hunde*- und *Katzen*hypophysen vor. In besonders reichlicher Menge traf ich sie in der Hypophyse eines kastrierten *Katers* an.

Es ist möglich, daß die ε-Zelle dem von WOLFE, CLEVELAND und CAMPBELL in der *Hunde*hypophyse gefundenen Typus II entspricht. Die Granula dieser Zellen färben sich bei der von den Verfassern angegebenen Methode orangerot, sind nicht so dicht gepackt wie in α-Zellen. Das Cytoplasma ist in den jüngeren Stadien blau gefärbt, in den älteren farblos. Auch die Färbbarkeit der Granula mit Eisenhämatoxylin stimmt überein. Die oben beschriebenen Degenerationsstadien werden von WOLFE und seinen Mitarbeitern nicht erwähnt, dagegen beschreibt LAUNOIS Zellen mit Vakuolen, deren Inhalt sich stark mit Eisenhämatoxylin färbt. Diese Zellen könnten vielleicht mit den vorausgehend beschriebenen Degenerationsformen der ε-Zelle identisch sein. LAUNOIS selbst rechnet sie den Eosinophilen zu. Auch ein Teil der sog. siderophilen Zellen entspricht den ε-Zellen.

$\eta\eta$) Die entgranulierte, vakuolisierte Zelle. Die erschöpfte Zelle.

Neben all diesen, in den vorausgehenden Abschnitten beschriebenen Zellformen findet sich noch eine weitere: die **entgranulierte, vakuolisierte Zelle** (s. Abb. 100). Sie ist gegenüber den anderen Zellformen dadurch gekennzeichnet, daß sie mit einem stark vakuolisierten Cytoplasma ausgestattet ist, das keinerlei spezifisch färbbare Granula enthält und im Gegensatze zu den α-, β-, γ-, δ- und ε-Zellen oder auch den undifferenzierten Stammzellen namentlich im Spätstadium keine deutliche membranartige Begrenzung mehr erkennen läßt. Es spannt sich dann auf dem Schnittbild in wechselnder, zum Teil sehr beträchtlicher Ausdehnung wie feines Spinnengewebe zwischen den benachbarten Zellen aus, deren Zelloberflächen gewissermaßen die Begrenzung der vakuolisierten Zelle bilden (s. Abb. 92, *vak. Z.*; Abb. 95, Zelle *e*; Abb. 130, *vak. Z.*). Bei der Feinheit der Struktur ist es verständlich, daß man den Zelleib in diesem Zustand nur in guten, kurz nach dem Tode fixierten Präparaten antrifft. Erfolgt die Fixierung erst 2—3 Stunden p. m., so sind vom Cytoplasma dieser Zellen meist nur noch spärliche, zusammengeschrumpfte Reste vorhanden, wenn nicht gar der zugehörige Kern frei im Gewebe zu liegen scheint.

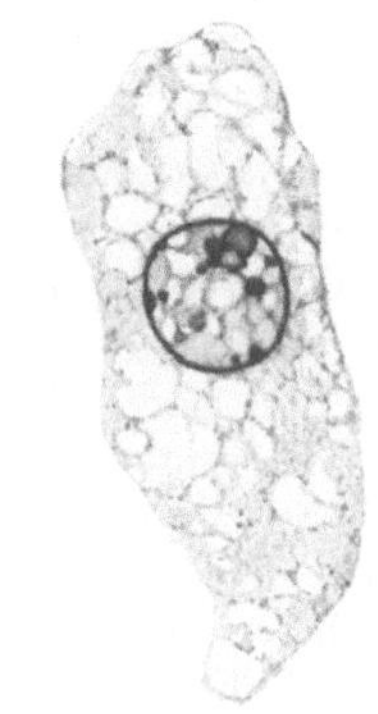

Abb. 100. Entgranulierte, vakuolisierte Zelle. Hinger. Fix. Susa. Paraffin 5 μ. Kresazan. Vergr. 1 : 1250.

Das Cytoplasma ist in normal differenzierten Azan- oder Kresazanpräparaten fast ungefärbt; es ist von zahlreichen größeren und kleineren Vakuolen durchsetzt, die eine farblose, nicht darstellbare Flüssigkeit enthalten. Nur bei einem Teil dieser Zellen ist der Zelleib im Sudanpräparat mit Lipoidtröpfchen angefüllt. In einzelnen Zellen finden sich im Cytoplasma noch einige Granula, die sich mit Azocarmin, Resorcinfuchsin oder Anilinblau färben und dadurch die Herkunft der Zelle erkennen lassen. In typischen Zellen aber fehlen sie vollständig, so daß es unmöglich ist, zu entscheiden, aus welcher Zellart sie hervorgegangen sind. Auch Mitochondrien sind nur in sehr geringer Zahl als einzelne Körner in den Wabenwänden oder in der Nähe des Kernes nachzuweisen.

Der Kern der entgranulierten, vakuolisierten Zelle kann verschiedenes Aussehen zeigen. Oft hat er die Gestalt eines hellen, prall gespannten Bläschens, in dem ein bis zwei acidophile Nukleolen und feine Chromatinkörnchen liegen. Derartige Kerne unterscheiden sich in keiner Weise von jenen typischer γ- oder δ-Zellen und nichts deutet darauf hin, daß sie zum Untergang bestimmt wären. In anderen Zellen dagegen hat die Kernmembran ihre Spannung verloren; sie zeigt welligen Verlauf, Falten und Einbuchtungen; und schließlich kann das Kernbläschen unter Verdichtung seiner Substanz zu einem kleinen unregelmäßig geformten Gebilde zusammenschrumpfen, das allmählich zugrunde geht. Als Gegenstück dazu findet sich ab und zu eine vakuolisierte Zelle, deren Kern sich unter weitgehendem Verlust seines Chromatingehaltes zu ungewöhnlicher Größe aufbläht.

Die geschilderten Zellen sind ohne Zweifel als Endstadien der verschiedenen differenzierten Zellarten des Vorderlappens zu betrachten. Sie unterscheiden sich durch die starke Vakuolisierung, die Größe ihres Zelleibes und häufig auch durch das Fehlen erkennbarer Zellgrenzen von den undifferenzierten Stammzellen.

Die entgranulierten, vakuolisierten Zellen gehen im weiteren Verlauf unter allmählicher Entleerung ihrer Vakuolen in erschöpfte Zellen über, kleine, unscharf begrenzte Gebilde, deren blasser, chromatinarmer Kern nur mehr von spärlichem Cytoplasma umgeben ist (s. Abb. 92, Zelle *e*, Abb. 95, Zelle *f*, Abb. 130, *e.Z.*). Sie finden sich überall in den Zellsträngen, eingezwängt in die Lücken zwischen den übrigen Zellen. Die Form des Kernes ist bald länglich, bald tropfenförmig, oval oder rundlich, je nach den Lageverhältnissen, in denen sich die Zelle befindet. Ein Teil der erschöpften Zellen geht wohl zugrunde, ein anderer aber geht nach einem Ruhestadium unbekannter Dauer unter amitotischer Teilung direkt oder über das Stadium des mehrkernigen Plasmodiums wieder in verjüngte undifferenzierte Zellen über.

Vakuolisierte und erschöpfte Zellen entsprechen jener Gruppe der Hauptzellen, die im Schrifttum, soweit die Erscheinung nicht auf postmortalen Veränderungen beruht, als Hauptzellen oder auch als chromophobe Zellen mit fehlenden Zellgrenzen beschrieben sind. THAON, COLLIN, WEIS haben übereinstimmende Formen unter der Bezeichnung „cellules épuisées" geschildert.

MORATO (1932—36) beschreibt als Endstadium der granulierten Zellen die bläschenartige Zelle („cellule vésiculeuse"). Sie wird als umfangreiche Zelle mit sehr deutlicher Zellkontur charakterisiert, die einen aufgeblähten Eindruck erweckt. Das Cytoplasma, das keine Farbe annimmt, enthält sehr viele Vakuolen verschiedener Größe und Lage. Die Wandung derselben wird von zarten anastomosierenden Cytoplasmasträngen gebildet, die vom perinukleären, verdichteten Cytoplasma ausstrahlen. Argentophile und siderophile Granula sowie Mitochondrien sind nur spärlich vorhanden. Die Zellen entstehen nach MORATO aus den granulierten durch Umwandlung der Körnchen in Flüssigkeit. Dieses Produkt ist unfärbbar und hält das Innere der Zelle in Spannung. Infolge dieser Anfüllung mit Sekretionsprodukt lehnt es MORATO ab, diese Zellform mit Collin als „cellule épuiseé" zu bezeichnen. Zu einer solchen wird sie erst, wenn sie dasselbe entleert hat.

Anhang. Die „Silberzellen" von BIONDI. Vor kurzem beschrieb BIONDI (1936) in menschlichen Vorderlappenpräparaten, die nach der Methode von DUBRAUZKI, HERRERA-BOLLO oder BIONDI mit Silber imprägniert waren, im Innern der Epithelstränge intensiv schwarz imprägnierte Gebilde, die mit Vorliebe zentral gelegen sind. „Sie sind sehr verschieden gestaltet, bald durch dicke und plumpe, bald durch schlanke Ausläufer derart miteinander verbunden, daß ein Netzwerk resultiert, welches die Epithelstränge durchzieht und die einzelnen Epithelzellen umrahmt." Die Deutung dieser Gebilde bereitet, wie BIONDI selbst hervorhebt, Schwierigkeiten. Sicher ist, daß sie mit Bestandteilen des Bindegewebes nichts zu tun haben. Weiterhin ist sicher, daß ein Teil der Substanz intercellulär gelegenem Kolloid entspricht. In anderen Fällen findet aber BIONDI den schwarz imprägnierten Stoff innerhalb einer kernhaltigen Zelle, deren Cytoplasma er verdeckt. Diese Zellen unterscheiden sich von den gewöhnlichen Drüsenzellen dadurch, daß sie schmäler sind und ihre Fortsätze oft verzweigt aussehen. Nach BIONDI handelt es sich um eine argyrophile Substanz, die sowohl intra- als auch intercellulär liegt. Er vermutet, daß dieser argyrophile Stoff innerhalb einer bestimmten Zellart gebildet und dann in intercelluläre Bezirke abgeschieden wird. Dem ganzen Aussehen nach glaube ich, daß durch die Methode ein Teil der hyperchromatischen Zellen, bzw. die in ihnen entstehende und beim Zugrundegehen der Zellen frei werdende Substanz dargestellt wird. Doch bedarf die Frage noch weiterer Untersuchungen.

c) Die genetischen Beziehungen der Zellarten des Vorderlappens.

α) Das Verhalten im vollentwickelten Organ.

Die Frage nach dem genetischen Zusammenhang der einzelnen Zellarten des Vorderlappens veranlaßte die Aufstellung der verschiedensten „Stammbäume", ohne daß es bis jetzt gelungen wäre, eine allseitig anerkannte Lösung zu finden. Noch immer stehen sich vor allem zwei Auffassungen gegenüber: nach der einen stellen die verschiedenen Zellformen des Vorderlappens nur verschiedene, ineinander übergehende Reifungs- und Funktionsstadien ein und desselben Zelltypus dar („unitaristische Auffassung"), nach der anderen dagegen entsprechen die reifen Formen spezifisch differenzierten Zellarten, die nach erfolgter Differenzierung selbständig bleiben und nicht ineinander übergehen („pluralistische Auffassung"). Zwischen beiden Extremen gibt es noch vermittelnde Stellungnahmen.

Die ersten Untersucher FLESCH, DOSTOIEWSKY, LOTHRINGER u. a. begnügen sich mit der Feststellung, daß im Vorderlappen zwei verschiedene Zellarten vorhanden sind; Herkunft und gegenseitige Beziehung dieser Zellen werden nicht näher erörtert. Auch SCHÖNEMANN, der „die Entwicklung chromophiler Zellen eher als einen Degenerationsvorgang" auffaßt, der in normalen Hypophysen nicht oder nur selten vorkommt, spricht nur von einer „Umbildung der normalen Hypophyse zu der chromophoben Form"; auf Einzelheiten des gegenseitigen Zusammenhanges der Zellen geht er nicht ein. Die erste Erörterung der genetischen Beziehungen findet sich bei SAINT-REMY (1892), der dabei die Existenz zweier differenter Zellarten in Abrede stellt. „Es gibt nach unserer Auffassung in diesem Organ nur eine Art von Drüsenzellen und die differenten Formen, die man antrifft, sind nur verschiedene Aspekte, die den Entwicklungsstadien identischer Elemente entsprechen." Der primitivste Zustand dünkt SAINT-REMY der zu sein, „wo die Granula kaum deutlich sind, das Protoplasma sich in FLEMMINGscher Flüssigkeit gleichmäßig dunkelgrau, in ALTMANN-Präparaten rot färbt. Der letzte Zustand ist der, wo die Zelle in FLEMMING-Präparaten nur ein ungefärbtes, spärliches, wabiges Protoplasma besitzt, das die letzten Anzeichen einer ihrer Granula beraubten Zelle zeigt."

Merkwürdigerweise wurde die Arbeit von SAINT-REMY bis in die jüngste Zeit immer wieder als Stütze dafür angeführt, daß es im Vorderlappen nur eine Zellart gibt, obwohl schon ein Blick auf die von SAINT-REMY angewandte Technik (Fixierung nach FLEMMING, Färbung nach ALTMANN) zeigt, daß für den Autor darnach nicht einmal eine Scheidung zwischen eosinophilen und basophilen Zellen möglich war. Nur BAILEY (1921) erkannte dies und hob hervor, daß SAINT-REMY infolge der von ihm befolgten Methodik die Mitochondrien der basophilen Zellen irrtümlich für eosinophile Granula hielt. Den Untersuchungen SAINT-REMYs kann also schon aus mikrotechnischen Gründen für die Entscheidung der vorliegenden Frage heute keine Beweiskraft mehr zuerkannt werden.

Ein weiterer Verfechter einer „unitaristischen" Auffassung war BENDA (1900, 1904). Er erklärt die verschiedenen Zellformen für Funktionsstadien ein und derselben Zellart, ordnet sie aber in einer etwas anderen Reihenfolge als SAINT-REMY. Nach ihm sind die kleinen chromophoben Zellen als Jugend- und Ruheform der Drüsenzellen zu betrachten, aus der durch Ansammlung acidophiler Körnchen die gewöhnlichen eosinophilen Zellen hervorgehen. Diese wiederum zeigen alle Übergänge zu großen basophilen (amphophil) gekörnten Zellen, die BENDA als die Reifungsform des Zyklus betrachtet. Aus ihnen verschwinden allmählich die Körner durch Lösung, während die Zelle unter Vakuolisierung degeneriert. STENDELL (1914) dagegen hält umgekehrt die basophilen Drüsenzellen für unreife Zellen, die „als reife Formen acidophil reagieren und nach der Sekretentleerung chromophob erscheinen". Später (1927, 1932) gab BENDA selbst unter Hinweis auf die Mängel der früheren Untersuchungstechnik den unitaristischen Standpunkt mehr oder weniger auf. Die Tatsache, daß einerseits jede der beiden Zellarten (Eosinophile und Basophile) in den meisten Hypophysen in bestimmten Gegenden besonders angehäuft ist, und ferner die Beobachtung, daß sowohl reine basophile wie reine eosinophile Adenome vorkommen, zeugen, wie BENDA in Bestätigung der ERDHEIMschen Ausführungen hervorhebt, gegen seine frühere Hypothese. Ein für diese sprechender Grund soll nach BENDA allerdings auch jetzt noch bestehen: der gelegentliche Befund beider Arten von Körnern in ein und derselben Zelle. BENDA kommt daher zu dem Ergebnis, daß die Frage noch weiterer Untersuchung bedarf und vorläufig in suspenso bleiben muß.

Was nun das Vorkommen roter und blauer Granula in ein und derselben Zelle betrifft, so wurden derartige Befunde von verschiedenen Autoren erhoben. So beschreibt THAON basophile Zellen, in deren Cytoplasma auch einige acidophile Granula lagen. TRAUTMANN (1909) fand bei *Katze* und *Esel* mitunter Zellen, die am einen Pol „Basophilie“, am anderen „Acidophilie“ zeigten. Bei anderen *(Schaf, Schwein)* fand er im „basophilen“ Protoplasma, wenn auch nur relativ selten, „acidophile“ Körnchen.

Derartige Beobachtungen spielen nicht nur bei BENDA, sondern auch bei anderen Autoren als Beweis eines Überganges der einen Zellart in die andere eine wichtige Rolle. Oft mag es sich, wie auch J. F. KRAUS annimmt, um Täuschung durch Anschnitte darüber liegender Zellen handeln. Das ist um so leichter möglich, als die eosinophilen Zellen des öfteren in das Cytoplasma basophiler Zellen eingedrückt sind, wodurch muldenförmige, vom Cytoplasma der Eosinophilen ausgefüllte Vertiefungen entstehen. Ich kann jedoch nicht glauben, daß sich so geübte Mikroskopiker wie BENDA oder TRAUTMANN dadurch hätten täuschen lassen. Dagegen vermute ich, daß sich ein Teil dieser Beobachtungen daraus erklärt, daß die auf S. 119f. beschriebenen und in den Abb. 86, 97 und 130 wiedergegebenen Kolloidtröpfchen, die auch in eosinophilen Zellen vorkommen, gelegentlich mit basophilen Granulationen verwechselt wurden, zumal bei Anwendung von Färbemethoden, die wie das Eosin nicht nur α-, sondern unter Umständen auch γ- und δ-Granula rot färben, während die Kolloidtröpfchen bei Hämatoxylinfärbung eine graublaue Färbung annehmen können. Im Zusammenhang damit ist auch zu erwähnen, daß die von BENDA gebrauchten Färbemethoden zumal an Sektionsmaterial keine scharfe Trennung der Granula erlauben (man vgl. dazu Abb. 3 der BENDAschen Arbeit 1932). Es ist aber nicht zu bezweifeln, daß gelegentlich Zellen vorkommen, in welchen z. B. auch bei Azanfärbung rote und blaue Granula in einer Zelle zu beobachten sind. So fand ich, allerdings erst nach langem Suchen, z. B. die in Abb. 101a und b wiedergegebenen Zellen. Das Cytoplasma derselben ist schwach basophil und birgt neben feinen und gröberen blau gefärbten Körnchen auch eine Reihe von groben, rundlichen roten Körnern. In der Abb. 101b sind die größeren der rotgefärbten Körner noch von einer deutlichen blauvioletten Hülle umschlossen.

Eine Täuschung durch aufliegende, flach angeschnittene Zellen liegt bei den oben abgebildeten sicher nicht vor. Auch eine künstliche Entstehung durch Farbstoffüberlagerung infolge schlechter Extraktion oder dergleichen ist auszuschließen. Trotzdem ich also bei diesen Zellen von der Realität der Erscheinung überzeugt bin, vermag ich sie ebensowenig wie TRAUTMANN bei den von ihm beobachteten Zellen als Zeichen eines Überganges der einen Zellart in die andere zu deuten. Dazu finden sich diese Zellen in normalen menschlichen Hypophysen viel zu selten. Auch unterscheiden sich die Granulationen beträchtlich von typischen α-Granula. Ein ständig stattfindender Übergang, wie er bei Zutreffen der Hypothese BENDAs und anderer stattfinden müßte, wird durch diese nur gelegentlich zu erhebenden Befunde nicht erwiesen. Auffallend ist auch das abweichende Verhalten des Kernes dieser Zellen.

BLAIR-BELL hält die Eosinophilen für die eigentlichen aktiven Sekretzellen, die ihr Sekret in die Blut-Lymphgefäße abgeben. Ist kein großer Bedarf an Sekret vorhanden, so werden die Zellen basophil und größer. Sie werden allmählich dunkler und sondern schließlich basophiles Kolloid zwischen die Nachbarzellen ab, die eine bläschenartige Wandung um das Kolloid bilden können. Nach dieser Abgabe von basophilem Kolloid werden die Basophilen zu kleinen geschrumpften Chromophoben mit großen Kernen. Bei bestimmten Zuständen —

Schwangerschaft, Thyreoidektomie u. dgl. — regenerieren die kleinen Chromophoben ununterbrochen zu großen Chromophoben (Schwangerschaftszellen), während die Eosinophilen nicht mehr so stark zur Ausbildung kommen.

In neuerer Zeit wird die „unitaristische" Hypothese von BAUDOT, STEWART, COLLIN, S. FRANCK, SUSMAN, STUTINSKY, POPA und FIELDING, FRASIN u. a. verfochten. STEWART (1922) glaubt in den Basophilen der *Kaninchen*hypophyse das allmähliche Auftreten eosinophiler Granulationen feststellen zu können. Auf diese Weise sollen aus Basophilen reife Eosinophile entstehen, deren Granula sich nach und nach zu einer rötlich-gelblichen Substanz verflüssigen, die als Sekret entleert wird. Die Zelle zeigt auf diesem Stadium in ihrer Peripherie einen eosinophilen Ring. Nach der Sekretabgabe soll die Zelle allmählich wieder basophil werden und dann den Zyklus von neuem beginnen. Man wird vergeblich versuchen, in den von STEWART beigegebenen Abbildungen auch Beweise für den von ihm behaupteten merkwürdigen Sekretionszyklus zu finden. Ebensowenig konnte ich in gut fixierten Präparaten von *Kaninchen*hypophysen beweisende Bilder entdecken. Ähnlich wie STEWART läßt auch FRASER (1921) aus Basophilen Eosinophile entstehen. Später trennt sich nach ihm die eosinophile Substanz von der Zelle ab; die zurückgebliebene „kleine Zelle" entwickelt sich wieder zur Basophilen. Auch von FRASER wurden für diese Auffassung keine Beweise beigebracht. Nach BAUDOT entsprechen die chromo-

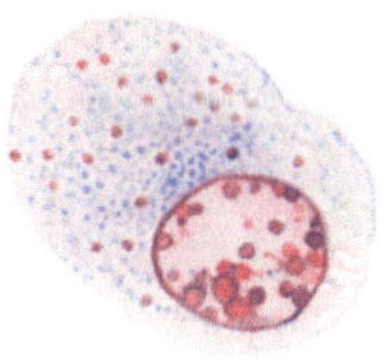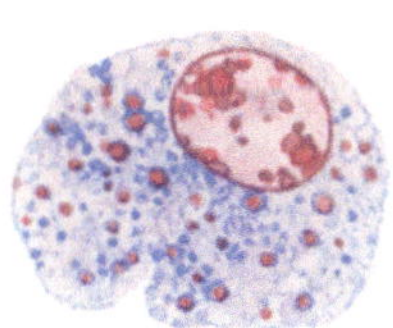

a   b

Abb. 101. Rot und blau granulierte Zellen aus dem menschlichen Vorderlappen. Hinger. Fix. Susa. Paraffin 5 μ. Azan. Vergr. 1 : 1250.

philen Zellen der Autoren in ihren verschiedenen Variationen den Anfangsstadien des Sekretionszyklus, während die Chromophoben oder Hauptzellen am Ende desselben stehen. Nach Abgabe der Sekretstoffe ist die chromophobe Zelle fähig, sich zu verjüngen und nach dem Schema: verjüngte Zelle — granulierte oder chromophile Zelle — chromophobe Zelle — verjüngte Zelle einen neuen Zyklus zu beginnen.

Ebenso tritt COLLIN dafür ein, daß die kaleidoskopartigen Bilder, die die Drüsenzellen des Vorderlappens darbieten, nur Funktionsarten ein und derselben Zellart darstellen, nämlich der Hypophysiszelle. In Einzelheiten finden sich Abweichungen gegenüber BAUDOT. Das Anfangsstadium wird nach COLLIN (1924, 1933) dargestellt durch die Hauptzelle mit äußerst spärlichem basophilem oder amphophilem, an Mitochondrien armen Cytoplasma. Diese wandelt sich nun in eine eosinophile Zelle mit einem dem Anschein nach homogenen Cytoplasma um, die im weiteren Verlauf zu einer typischen eosinophilen Zelle mit eosinophilen Granulationen wird. Von diesem Stadium an eröffnen sich für die eosinophile Zelle mehrere Möglichkeiten der Weiterentwicklung. Sie kann durch Endocytogenese in ihrem Innern eine junge Hauptzelle bilden; sie kann degenerieren (trübe hypereosinophile Zelle mit pyknotischem Kern) oder sich erschöpfen (hypoeosinophile Zelle), oder sie kann sich, was meistens der Fall ist, in eine cyanophile Zelle umwandeln. Auch die cyanophile Zelle hat dann wieder verschiedene Möglichkeiten vor sich. Sie kann durch Endocytogenese einer jungen Hauptzelle den Ursprung geben, oder durch mehrfache Teilung des Kernes freie Kerne und in der Folge Hauptzellen entstehen lassen, oder als hypercyanophile Zelle degenerieren oder sich allmählich unter dem Bilde einer hypocyanophilen und erschöpften Zelle verbrauchen (s. Abb. 102). In ähnlicher Weise nimmt COOPER (1925) einen Übergang der eosinophilen Zelle in eine basophile an, welch letztere zur neutrophilen und dann ohne Dazwischentreten von undifferenzierten Zellen wieder zur eosinophilen wird.

Der springende Punkt ist auch hier wieder der Übergang der eosinophilen Zelle in die basophile. Ich muß gestehen, daß ich dafür weder in den Ausführungen, noch in den zum Teil auch farbig wiedergegebenen Abbildungen COLLINs einen Beweis fand. Ebenso bemühte ich mich vergeblich, die nötigen Zwischenstadien in meinen eigenen Präparaten aufzufinden. Daß Zellen, wie in Abb. 100, nicht als solche gelten können, wurde schon erörtert. COLLIN selbst versucht das Fehlen von Übergangsbildern zuerst (1929, zusammen mit FLORENTIN) damit zu erklären, daß der Übergang ganz plötzlich stattfindet. Der Widerspruch, der darin gegeben ist, daß die Eosinophilen gewöhnlich viel mehr Granula enthalten als die Basophilen, veranlaßt COLLIN zur Annahme, daß vor dem Übergang der Überschuß an eosinophilen Granula ausgestoßen wird. In einer späteren Arbeit (1931) widerruft aber COLLIN das Stattfinden eines derartigen Sekretionsvorganges; nach ihr vollzieht sich der Übergang der eosinophilen Zelle in eine basophile in zwei Zeiten: im ersten, sehr kurz dauernden Abschnitt erfährt das Hyaloplasma durch Hydratation eine Veränderung seiner färberischen Reaktion; im zweiten, der sich anscheinend länger hinziehen kann, greift die Hydratation schrittweise auf die acidophilen Granula über, deren Zahl im Maße ihrer Umwandlung zu basophilen abnimmt. Nach COLLIN lassen sich die Übergangsstadien nur in Mitochondrienpräparaten nach Chrom-Osmium-Fixierung (z. B. CHAMPY) beobachten. Beim Lesen der COLLINschen Darstellung befielen mich Zweifel, ob COLLIN echte mitochondrale Strukturen und Sekretgranula, die er als „acidophile" und „basophile Plastosomen" bezeichnet, immer genügend auseinanderhält.

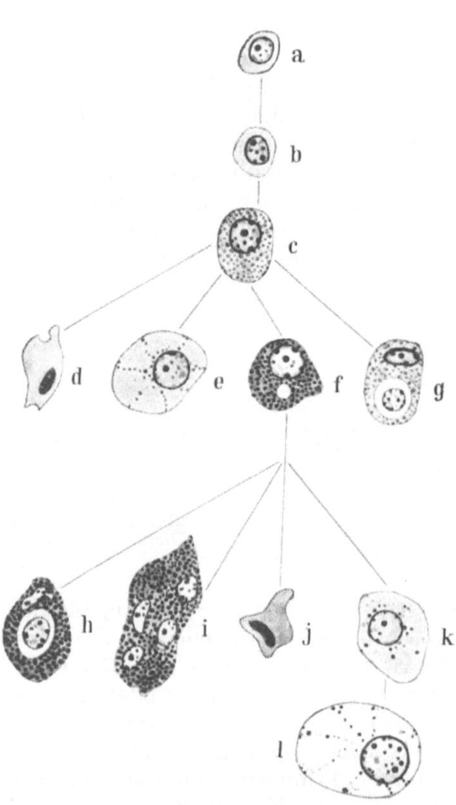

Abb. 102. Schematische Darstellung des Sekretionszyklus der Hypophysiszelle nach COLLIN (1924, 1933). a Hauptzelle; b eosinophile Zelle mit homogenem Cytoplasma; c typische granulierte eosinophile Zelle; d hypereosinophile Zelle; e hypoeosinophile Zelle; f cyanophile Zelle; g Entstehung einer Hauptzelle aus einer eosinophilen Zelle durch Endocytogenese; h Entstehung einer Hauptzelle aus einer cyanophilen Zelle; i cyanophiles Plasmodium (verwandelt sich dann zu Kernhaufen und in junge Hauptzellen); j hypercyanophile Zelle; k hypocyanophile Zelle; l erschöpfte Zelle.

Ich selbst konnte den von COLLIN behaupteten Übergang nicht wahrnehmen, auch nicht an CHAMPY-Präparaten. Als weiterer Beweis für die Richtigkeit seiner Auffassung teilt COLLIN mit, daß sich der Übergang der Eosinophilen in der Meerschweinchenhypophyse durch die Verabreichung von Eserin stark beschleunigen lasse. Schon wenige Stunden nach der subcutanen Einspritzung von 1—10 mg trete eine ganz erhebliche Zunahme der Basophilen auf. Bei der Nachprüfung dieser Befunde konnte BURGDORF (1936) jedoch unter gleichen Versuchsbedingungen „keinerlei gesetzmäßig oder auch nur einigermaßen regelmäßig sich wiederholende Änderung im Verhältnis der Chromophilenformen im Vorderlappen feststellen". Namentlich war von einer Vermehrung der Basophilen nichts wahrzunehmen. Auch diese Beweisführung Collins entbehrt demnach einer gesicherten Grundlage.

Ähnlich dem Collinschen Schema, aber doch in einigen Punkten davon abweichend, ist jenes, das Franck (1935b, 1936) für die Drüsenzellen des *Meerschweinchens* aufstellt (s. Abb. 103). Als Ausgangspunkt des Zyklus nimmt Franck die chromophobe Zelle (*A*). In ihrem Cytoplasma treten feine eosinophile Granula auf, zuerst gering an Zahl, später mehr. So entwickelt sich allmählich über das Durchgangsstadium der hypoeosinophilen Zelle (*B*) die typische Eosinophile (*C*). Diese kann sich in einer der folgenden Weisen weiter entwickeln: 1. Sie kann ihre Körner entleeren und über das hypoeosinophile Stadium (*B*₁) in den Zustand der Chromophoben zurückkehren. 2. Sie kann sich verkleinern; dabei homogenisieren sich die Granula fast vollständig, während das Cytoplasma stark eosinophil wird; so entsteht die kleine eosinophile Zelle mit nicht pyknotischem Kern (*D*). 3. Aus der Zelle kann durch Endocytogenese (Collin) eine chromophobe Zelle hervorgehen (*E*). 4. Sie kann sich in eine hypereosinophile Zelle mit pyknotischem Kern und homogenisiertem Cytoplasma umwandeln und degenerieren (*F*). 5. Endlich können sich Granula und Cytoplasma der

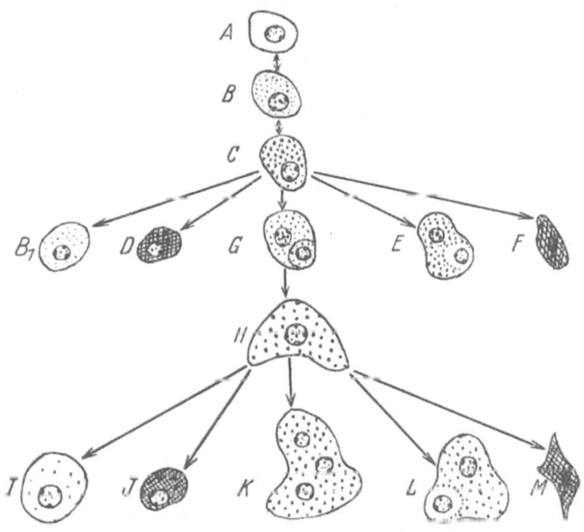

Abb. 103. Der Sekretionszyklus der Hypophysiszelle des Meerschweinchens nach S. Franck (1935b). Erklärung im Text.

eosinophilen Zelle Schritt für Schritt in cyanophile Granula und cyanophiles Cytoplasma umwandeln (*G*). Auf diese Weise entsteht über eine Übergangszelle eine typische Cyanophile (*H*). Diese kann sich dann nach einer der folgenden Arten weiterentwickeln: 1. Sie kann ihre Körner abgeben und zur Hypocyanophilen werden (*I*). 2. Sie kann unter beinahe vollständiger Homogenisierung ihrer Körner zu einer kleinen cyanophilen Zelle mit nicht pyknotischem Kern werden (*J*). 3. Durch Amitose des Kernes und Wachstum des Cytoplasmas kann ein cyanophiles Plasmodium entstehen (*K*). 4. Durch Endocytogenese kann eine Chromophobe entstehen (*L*). 5. Die Zelle kann zur hypercyanophilen mit pyknotischem Kern degenerieren (*M*).

In ausgedehnten Experimenten untersuchte Franck (1935—1938) den Einfluß, den die Injektion verschiedener Extrakte des Vorderlappens (Wachstumshormon, thyreotropes Hormon, adrenotropes, gonadotropes und pankreatotropes Hormon) auf die Hypophysiszellen ausübt, und kommt auf Grund seiner Beobachtungen zu der Schlußfolgerung, daß seine experimentellen Untersuchungen die Ansicht sehr stark stützen, daß acidophile und basophile Zellen verschiedene sekretorische und funktionelle Stadien ein und derselben Zelle, nämlich der Hypophysiszelle, sind. Einwandfreie, physiologisch auftretende Übergangsstadien vermag jedoch auch Franck nicht zu geben.

Auch Popa und Fielding (1935), sowie Frasin (1935) treten für eine Umwandlung von eosinophilen Zellen in basophile ein, kommen aber dann auf Grund von Versuchen an *Hunden* noch zu der merkwürdigen Annahme, daß der Ersatz der verbrauchten Drüsenzellen zum Teil durch fremde Zellen erfolgt, die durch den allgemeinen Kreislauf in die Hypophyse gelangen und dort festgehalten werden. Diese Zellen sind nach der Annahme der genannten Autoren aller Wahrscheinlichkeit nach Myelocyten und Lymphocyten. Sie können dank der Bauart der Hypophyse und durch Erniedrigung des Blutdruckes, der durch die Knäuelbildung der Hypophysenarterien bedingt ist, angehalten werden. Die in der Hypophyse verankerten Zellen sollen sich dann ansiedeln können und zu typischen Hypophysenvorderlappenzellen werden. Die Hypothese erinnert an die von SOYER ausgesprochene (s. S. 146) und ist ebenso unbegründet wie diese.

SAWYER (1937) unterscheidet im Vorderlappen der *Fledermaus* embryonale Zellen („embryonic cell"), die sich durch Wachstum vergrößern („growing cell") und dann unter Auftreten von Granula differenzieren („differenciating cell"). Die zuerst gelb gefärbten Granula gehen in gelbrot gefärbte (beide = eosinophil) und schließlich in blaurot gefärbte (= basophil) über. Damit ist der Höhepunkt der Differenzierung erreicht: die Zelle wird unter Sekretabgabe („secreting cell") zur entgranulierten („postsecreting cell"), die zugrunde geht entweder unter hyaliner Degeneration oder unter trüber Schwellung. SAWYER nimmt also gleich SAINT-REMY, COLLIN u. a. nur einen einzigen Zelltypus an. In meinen eigenen mit Azan gefärbten Präparaten von *Fledermaus*hypophysen aus den verschiedensten Jahreszeiten glückte es mir jedoch niemals, die von SAWYER beschriebenen Übergangsstadien aufzufinden.

Diesen Auffassungen stehen nun eine Reihe anderer gegenüber, in welchen zum Teil einzelnen, zum Teil allen Zelltypen ein eigener Zyklus zugesprochen wird. GEMELLI (1907) nimmt an, daß sich die chromophoben Zellen am Zyklus der Chromophilen nicht beteiligen. Sie bewahren nach ihm immer ihr Aussehen, ohne jemals eosinophile Granula irgendwelcher Art zu zeigen. In den Eosinophilen sind die Granula erst spärlich, nehmen dann an Zahl zu und häufen sich an. Schließlich hypertrophiert das Cytoplasma und verschmilzt mit dem gleichartiger Nachbarzellen zu einem Syncytium, in welchem die Granula zu kleinen Schollen verschmelzen, die in den Blutstrom gelangen. Gleichzeitig finden Veränderungen am Kern statt, der anfänglich eine regelmäßige Form hat, dann aber anschwillt und in seiner Chromophilie abnimmt. Er wird schließlich bläschenartig, unregelmäßig geformt und verliert zuletzt seine Färbbarkeit. Die basophilen Zellen verhalten sich nach GEMELLI analog. Auch bei ihnen werden die Granula immer dichter und zahlreicher. Dann erscheinen Vakuolen, der Kern wird bläschenförmig, es bilden sich kleine Klumpen basophiler Substanz; zuletzt verschmelzen die Zellen zu Zellhaufen, in welchen man die in Auflösung befindlichen Kerne, die Granula und basophile Brocken sieht. Da GEMELLI basophile Zellen, die jünger als das granulierte Stadium sind, vermißt, so glaubt er, daß eine Umwandlung von eosinophilen Zellen zu basophilen stattfindet, derart, daß in ersteren zuerst einige basophile Granula erscheinen, die dann an Zahl zunehmen, während die eosinophilen im gleichen Maße verschwinden. Also: eosinophile Zelle — Übergangszelle — basophile Zelle. Die Übergangszelle GEMELLIs ist demnach charakterisiert durch die gleichzeitige Anwesenheit eosinophiler und basophiler Granulationen.

Nach TRAUTMANN (1909) gehören alle im Drüsenteil sich findenden Zellen mit Ausnahme der eosinophilen Zellen *einer* Art an. Ihr verschiedenartiges Aussehen entspricht nur dem jeweiligen Funktionszustand. Die fast ganz bis auf den Kern reduzierten Zellen hält TRAUTMANN für vollständig sekretleere, erschöpfte Zellen, die wohl zu einem kleinen Teil zugrunde gehen mögen, während die Mehrzahl sich wieder zu vollen sekretgefüllten Zellen ausbildet; es entsteht zuerst neues Cytoplasma, das bald bei andauerndem Wachstum neues Sekret bildet, bis die sekretgefüllte, auch Fettkörnchen enthaltende Zelle den Gipfel der Füllung und Ausbildung erreicht hat. Dies sind die am tiefsten sich färbenden basophilen Zellen, in denen die meisten und am dichtesten gelagerten Granula gefunden werden. Die Granula rücken oft an die Peripherie des Cytoplasmas, so daß man um den Kern eine helle Zone sieht. Die Zelle fängt nun an ihre Produkte zu entleeren; aus den dunklen undurchsichtigen Kernen werden größere mit deutlicher Kernstruktur, wobei das Reticulum zarter und feiner wird. Das Cytoplasma wächst bei Abgabe der Granula und tingiert sich dann weniger, die Zellgrenzen nehmen undeutliche Konturen an, bis die einzelnen Zellen dann scheinbar zusammenfließen. So entstehen die chromophoben, die sich durch undeutliche Abgrenzung und mitunter große Dimensionen auszeichnen. Ihr Cytoplasma, das sich anfangs leidlich gut färbt, wird immer weniger deutlich. Es entsteht ein Zustand, in dem nur Kerne in einer schwach gefärbten cytoplasmatischen Masse liegen (Kernhaufen). Endlich verschwindet das Cytoplasma ganz und der Kern bleibt übrig. „Es ist wahrscheinlich, daß die acidophilen Zellen denselben Werdegang nehmen; es konnten an diesen wenigstens auch helle und dunkle Zellen und ein Zusammenfließen der helleren beobachtet werden. Es ist aber verwunderlich, daß die wirklich chromophoben Zellen mit schwacher acidophiler Reaktion in verschwindend geringer Anzahl vorhanden sind, gegenüber denen mit schwach basophiler Reaktion.“ Eine Umwandlung acidophiler Zellen in basophile möchte TRAUTMANN ablehnen, obwohl er, wenn auch nur selten, in basophilen Zellen acidophile Granula sah (s. S. 126).

Wiederum verschieden davon ist die von E. J. KRAUS (1914) angenommene Zyklusfolge. Nach ihm entstehen aus teils nackten, teils von spärlichen Cytoplasmaresten umgebenen Kernen, die KRAUS als typische Hauptzellen bezeichnet, unter Vergrößerung des Cytoplasmas und scharfer Abgrenzung ungranulierte Zellen, sog. Übergangszellen, deren Cytoplasma sich gegenüber Hämalaun-Eosin amphophil verhält. Durch zunehmende Aufnahme basophiler Granula werden sie zu typischen basophilen Zellen. Umgekehrt läßt sich beobachten, wie ein Teil der basophilen Zellen allmählich seine Körnchen verliert, so daß die Zellen infolge ihrer schütteren Granulierung vorerst nur lichter gefärbt erscheinen. Die Folge vollständiger Entgranulierung ist eine feine poröse Beschaffenheit des nun blaß gefärbten Zelleibes, der in diesem Zustand quasi das Negativ der ursprünglich dicht granulierten Zellen darstellt. Schließlich zerfällt der mit Hämatoxylin-Eosin „amphophil gefärbte Zelleib, die Kerne benachbarter Zellen rücken zusammen, wobei sie teils nackt, teils von spärlichen Resten des zum größten Teile zerfallenen Protoplasmas umgeben sind“. Das Ausgangsstadium ist hiermit wieder erreicht. Ob normalerweise Basophile aus Hauptzellen auch direkt entstehen können, ohne Übergangszellen, vermag KRAUS mit Sicherheit nicht zu entscheiden, hält es jedoch für wahrscheinlich.

Das Entstehen eosinophiler Zellen erfolgt nach KRAUS ähnlich wie bei den Basophilen, mit dem Unterschiede, daß dieselben anscheinend nur direkt aus den Hauptzellen hervorgehen, ohne die bei den basophilen Zellen beschriebenen Übergangszellen. „Anscheinend zugleich mit den unter scharfer Abgrenzung des Protoplasmas erfolgendem Wachstum findet die stetig zunehmende Aufnahme acidophiler Granula statt. Nach erfolgter Reife beginnt, allerdings selten in so reichlichem Maße wie es bei den Basophilen der Fall ist und vorwiegend in höherem Alter, ein Teil der eosinophilen Zellen seine Körnelung zu verlieren. Dabei ist die Granulaelimination bei den Eosinophilen durch nichts verschieden von demselben Vorgang bei den Basophilen.“ Bei den Eosinophilen erfolgt manchmal die Entgranulierung der Zellen so, daß man einen Teil der Zelle bereits frei von Körnern und von feinporöser Beschaffenheit findet, während der andere noch mehr oder weniger deutlich granuliert erscheint. Durch Zerfall der entgranulierten Zelleiber entstehen aus eosinophilen Zellen, genau wie aus basophilen, wiederum Hauptzellen. Einen Übergang chromophiler Zellen ineinander stellt KRAUS völlig in Abrede. Bilder, bei denen acidophile und basophile Granula gleichzeitig in einer Zelle wahrzunehmen sind, erklären sich nach KRAUS aus mangelhafter Differenzierung bei der Färbung oder durch Überlagerung zweier Zellen.

Den extremen Gegensatz zu der unitaristischen Auffassung COLLINs bildet die von BIEDL (1922) vertretene Ansicht. Nach ihr differenzieren sich „aus der Grundtype einer einzigen Zellart, etwa vom Aspekt der ungranulierten Hauptzellen im Laufe der Ontogenese verschiedene Zelltypen mit definitiven cytologischen Charakteren, so daß schon den verschiedenen Lebensaltern wohlcharakterisierte Strukturbilder entsprechen. Die einzelnen Zellarten sind in ihren Leistungen durchaus selbständig und vollenden ihren selbständigen Funktionszyklus." Nach BIEDL „sind die ungranulierten Hauptzellen nicht etwa der Ausgangs- und Endpunkt der Sekretion, deren Höhepunkt durch die granulierten acido- und basophilen Zellen dargestellt wird, sondern sie sind nur Mutterzellen, aus welchen sich die granulierten differenzieren, die dann aber weiterhin selbständige Funktionszyklen durchlaufen". „Im Vorderlappen sind mindestens drei Arten von Zellen als selbständige Sekretproduzenten anzusehen, nämlich die Hauptzellen, die Eosinophilen und die Basophilen, die allerdings genetisch auf eine Stammform zurückzuführen sind."

Ebenso wie BIEDL stellen auch ERDHEIM, TRAUTMANN, KRAUS, TSCHASSOW-NIKOW, KASCHE, MEZZENA, URASOV, SEVERINGHAUS, WOLFE und Mitarbeiter, BERBLINGER, BURGDORF, ZAHL u. a. einen Übergang von eosinophilen Zellen in basophile oder umgekehrt eindeutig in Abrede. Die ablehnende Stellungnahme von URASOV und SEVERINGHAUS gegenüber der unitaristischen Lehre ist um so bemerkenswerter, als beide Autoren ihre Untersuchungen an Präparaten ausführten, die nach CHAMPY fixiert waren. Sie arbeiteten also an einem Material, das nach COLLIN für den Nachweis von Übergangsstadien ganz besonders geeignet ist (s. S. 128). Nach URASOV spricht, abgesehen vom Fehlen jeglicher Übergangsformen, die ungleiche Beschaffenheit ihres Mitochondrienapparates gegen einen unmittelbaren Übergang der Eosinophilen in Basophile: er besteht bei den Eosinophilen „in allen Sekretionsstadien" aus Körnern, während in den Basophilen Körnerfäden und Fäden überwiegen. SEVERINGHAUS betont den auch von URASOV (1927) und ATWELL (1929) schon erhobenen Befund, daß der Netzapparat der Eosinophilen stets kleiner ist als jener der Basophilen. Darüber hinaus fand SEVERINGHAUS diese beiden Binnennetztypen auch bei Chromophoben; er kommt dabei zur Annahme, daß sich mit Hilfe dieses Merkmals schon unter den Chromophoben zwei verschiedene Typen unterscheiden lassen, die sich bisher nicht trennen ließen. Nach ihm werden aus den Chromophoben mit kleinem Binnennetz Eosinophile, aus jenen mit großem aber Basophile. Bei der Rückbildung der granulierten Zellen in Chromophobe soll sich nach SEVERINGHAUS die Basophile mit großem Binnennetz wieder zu einer Chromophoben mit großem, die Eosinophile dagegen in eine Chromophobe mit kleinem Netzapparat dedifferenzieren. (Vgl. hierzu das der Arbeit von SEVERINGHAUS entnommene Schema Abb. 104, in dem seine, wie die Auffassung einiger anderer Autoren in gedrängter Form zur Darstellung gebracht sind. Die COLLINsche Auffassung ist vollständiger aus Abb. 102 zu entnehmen.)

Neuerdings berichtet SEVERINGHAUS (1935) auch über die Unterschiede im Verhalten der Kerne, die in deutlicher Wechselbeziehung zum Chromophilen-Chromophobenzyklus stehen. In einer nach ZENKER fixierten und mit Säurefuchsin-Methylgrün-Anilinblau gefärbten menschlichen Hypophyse fand er große Basophile, die an Stelle des gewöhnlichen hellen Kernes einen dunklen, einheitlich acidophil gefärbten zeigten. Eine Reihe von Stadien, in welchen der Kern zunehmend pyknotisch wird, geht mit Körnerverlust einher. Eine ähnliche Reihe von Stadien kann bei den Eosinophilen aufgestellt werden, nur daß sich hier die Kerne basophil färben. Ebenso lassen sich unter den Chromophoben solche mit undeutlichen Zellgrenzen auffinden, in welchen die Kerne entweder stark acidophil oder stark basophil sind, während die Mehrzahl der gut begrenzten Chromophoben helle bläschenförmige Kerne besitzen. Bei einzelnen der erstgenannten Chromophoben fällt die Chromatinreorganisation mit dem Erscheinen spezifischer Cytoplasmagranula zusammen.

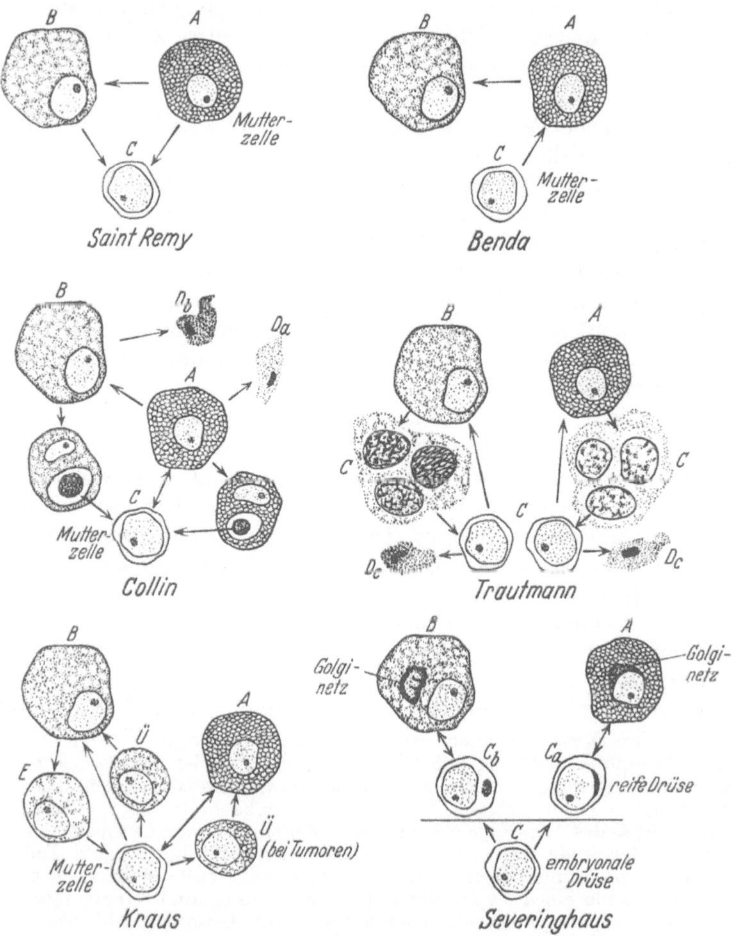

Abb. 104. Schema zur Darstellung verschiedener Hypothesen über die genetischen Beziehungen zwischen den Zellen des Hypophysenvorderlappens. *A* Acidophile; *B* Basophile; *C* Chromophobe; *CaCb* acidophile bzw. basophile Chromophobe; *DaDbDc* acidophile, bzw. basophile oder chromophobe degenerierende Zelle; *Ü* Übergangszelle. Nach SEVERINGHAUS. Anat. Rec. 57, 162, Fig. 3 (1933).

So sehr die Beobachtungen über das Verhalten von Mitochondrien und Netzapparat im Sinne von URASOV und SEVERINGHAUS gegen einen direkten Übergang von eosinophilen und basophilen Zellen sprechen, so wird die Beweiskraft dieser Argumente doch dadurch eingeschränkt, daß weder Mitochondrien noch Netzapparat etwas Starres darstellen, sondern in ihrer Erscheinungsform, wie auch aus den Untersuchungen von GATZ (1937 b) und ZAHL (1938) hervorgeht, außerordentlich wandelbar sind. Viel gewichtiger erscheint mir nach wie vor das Fehlen von Übergangsstadien, das auch von BURGDORF (1936) hervorgehoben wird, der auf Grund der Nachprüfung der COLLINschen Versuche (s. S. 128) und der dabei erhaltenen negativen Ergebnisse zu einer Ablehnung der

CoLLINschen Auffassung der genetischen Beziehungen zwischen den Chromophilenformen kommt.

Ebenso wie die kritische Wertung des Schrifttums veranlassen mich auch
zahlreiche eigene Beobachtungen, die unitaristische Auffassung für die menschliche Hypophyse abzulehnen. Ich möchte vielmehr beim *Menschen* den in
Abb. 105 schematisch dargestellten Sekretionszyklus annehmen. Darnach kann
sich die undifferenzierte Zelle (Stammzelle) in junge granulaarme α-, β-, γ-
oder δ-Zellen differenzieren. Diese reifen zu typischen Zellen heran, für die
sich nun bei jeder Gruppe verschiedene Möglichkeiten bieten. Die typische
Zelle jeder Gruppe kann

1. durch amitotische Teilung 2 junge granulareiche Zellen liefern, die wieder
zu großen typischen Zellen heranwachsen.

2. durch amitotische Kernteilung ohne Zellteilung zu einem mehr oder
weniger umfangreichen Plasmodium heranwachsen; aus diesem kann später
unter Zerteilung der gemeinsamen Plasmamasse eine Anzahl junger Zellen
entstehen (5), die sich wieder zu typischen Zellen entwickeln.

3. durch Umwandlung der Granula in Sekretvakuolen zu einer hypochromatischen (hellen) Zelle werden. Aus ihr entsteht im weiteren Verlauf die
entgranulierte, vakuolisierte Zelle, die zum Teil zugrunde geht, zum Teil als
erschöpfte Zelle erhalten bleibt.

4. durch Verdichtung und kolloider Entartung zur hyperchromatischen
(dunklen) Zelle werden, die im weiteren Verlauf zugrunde geht.

All diese Stadien konnten, wie sich aus der Darstellung auf S. 80—124 ergibt,
bei den einzelnen Zellarten beobachtet werden. Nur bei der δ-Zelle konnte
ich das Stadium 2 nicht auffinden. Die ε-Zelle entsteht unter Auftreten besonderer Granula aus der γ-Zelle. Sie geht unter eigentümlichen Verflüssigungs-
erscheinungen zugrunde (s. S. 121f. und die Abb. 98f.). Aus den erschöpften
Zellen schließlich können, unter Umständen, über das Stadium eines ungranulierten Plasmodiums wieder undifferenzierte Zellen hervorgehen. Die Vorgänge
der Endocytogenese (s. S. 144) und der Kernrenovierung (s. S. 87) wurden im
Schema der Abb. 105 nicht berücksichtigt, um es nicht allzusehr zu komplizieren.

Wenn ich für den *Menschen* einen regelmäßigen, zyklusartigen Übergang von eosinophilen Zellen in basophile oder umgekehrt in Abrede stelle, so ist damit noch nicht gesagt,
daß ein solcher auch bei keiner anderen *Tier*art stattfindet. Es ist möglich, daß namentlich
bei niederen *Tier*arten Besonderheiten bestehen. So beobachtete Bock (1928) im Hauptlappen der Hypophyse des *Stichlings* chromophobe Zellen, in deren Cytoplasma etwas basophile Substanz nachweisbar war. Diese als „blaß basophil" bezeichnete Zellen können
nach Bock in eosinophile übergehen, so daß also in diesem Falle beide Zellarten nur verschiedene Alterszustände eines Typus darstellen. Er konnte auch Übergangszellen beobachten, die sowohl basophile Substanz als auch eosinophile Granula enthielten. Bock hebt
aber selbst hervor, daß beim *Stichling* besondere Verhältnisse vorliegen, da bei dieser *Tier*-
art typische basophile Zellen im Hauptlappen überhaupt nicht anzutreffen
sind. Ich selbst beobachtete im Vorderlappen des *Axolotls* in größerer Anzahl Drüsenzellen, die gleichzeitig typische α- und β-Granula enthielten.

Zusammenfassend ergibt sich, daß es bis jetzt nicht gelungen
ist, beim Menschen und Säugetier die regelmäßige Umwandlung
typischer α-Zellen in typische β-Zellen (oder umgekehrt) im Sinne
eines Sekretionszyklus nachzuweisen. Das Fehlen von Übergangsstadien wie das morphologische Verhalten der Drüsenzellen spricht
in guter Übereinstimmung mit den physiologischen Befunden dafür, daß die auf eine gemeinsame Stammform zurückzuleitenden
Zellstämme nach ihrer Differenzierung morphologisch wie funktionell selbständig sind. Diese Schlußfolgerung wird erhärtet durch die
Ergebnisse, die eine Untersuchung der Differenzierung der Zelltypen zur Zeit
der embryonalen Entwicklung liefert.

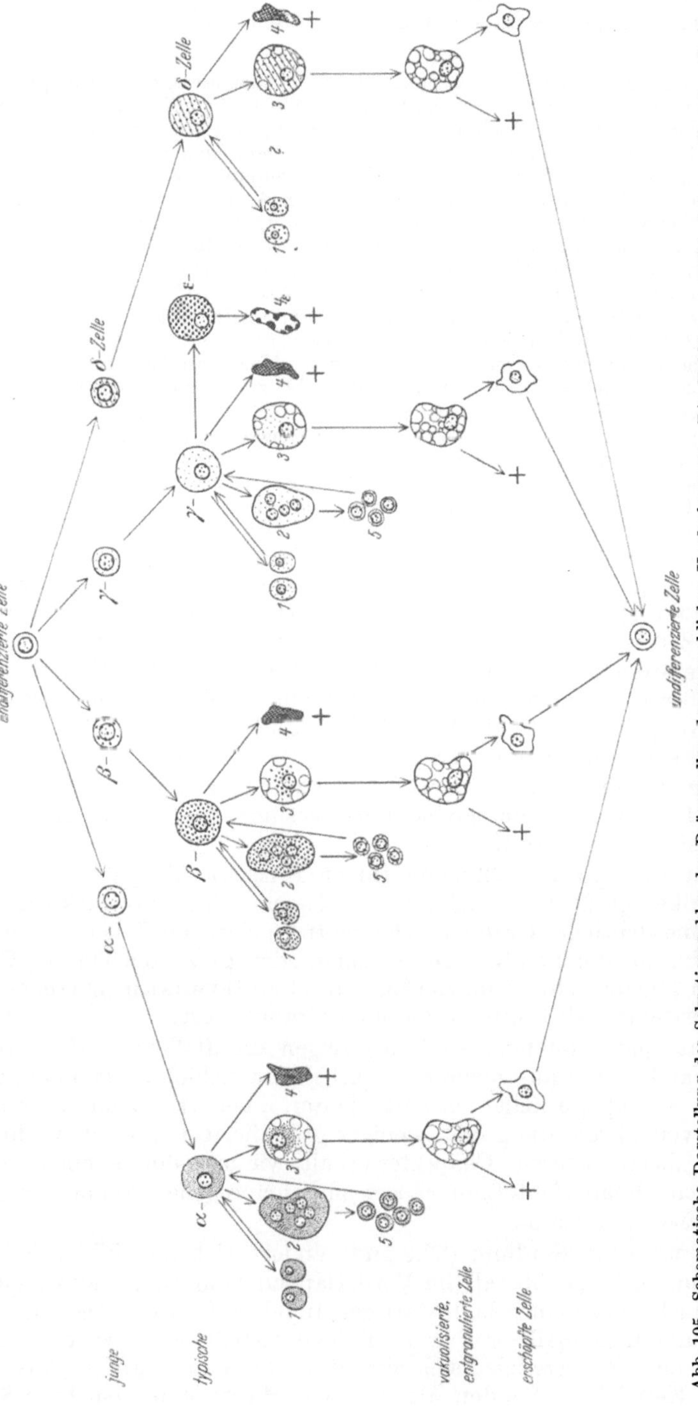

Abb. 105. Schematische Darstellung des Sekretionszyklus der Drüsenzellen des menschlichen Vorderlappens. Die Erklärung ergibt sich aus den eingefügten Bezeichnungen und aus dem Text.

β) **Das Auftreten der Zellarten zur Zeit der Embryonalentwicklung.**

Die Angaben, die im Schrifttum über das erste Auftreten der Zellarten des Vorderlappens vorliegen, sind nicht sehr reichlich und zudem wenig übereinstimmend.

Ein kurzer Hinweis findet sich bei ERDHEIM (1903), der die ersten eosinophilen Zellen bei einem menschlichen Embryo von 29 cm S. S. L. beobachtete. Sie liegen nach seinen Angaben einzeln verteilt und sind noch arm an Cytoplasma, das nur spärliche Granulationen enthält. Die Zellen färben sich intensiver als die übrigen und zeigen gut sichtbare Zellgrenzen. Nach CREUTZFELDT (1908) dagegen treten die chromophilen Zellen erst während des 1. Lebensjahres auf. Auch BIEDL (1913, 1915) ist dieser Auffassung. Nach ihm findet man beim Fetus und beim Neugeborenen nur kleine, blasse Hauptzellen mit sehr chromatinreichen Kernen und Kernteilungsfiguren. Die chromophilen Elemente erscheinen im 1. Lebensjahr in den zentralen Teilen des Vorderlappens, und zwar die basophilen früher als die eosinophilen. Übereinstimmend sind die Angaben von STENDELL.

STÄMMLER (1915) findet während der ersten 5 Embryonalmonate keinerlei chromophile Zellen. Die ersten eosinophilen Zellen beobachtet er bei einem Embryo von 19 cm S. S. L. Ihre Zahl vermehrt sich zuerst nur langsam, vom 7. Monat an (30 cm) nimmt sie dann rascher zu. Basophile Zellen fehlen nach STÄMMLER bis zur Geburt vollständig.

Nach KEENE und HEWER (1924) trifft man bei Embryonen von 11 Wochen (also etwa 53 mm S. S. L.) schon eine sehr ausgesprochene Differenzierung an. Zu dieser Zeit ist die Mehrzahl der Zellen basophil, aber man kann auch einzelne eosinophile unterscheiden. Ihre Zahl vermehrt sich in der Folge, so daß sie bei Embryonen von 30 Wochen (26,5 cm S. S. L.) schon bei schwacher Vergrößerung stark hervortreten.

SKUBISZEWSKI (1925) ist dagegen der Ansicht, daß sich die Eosinophilen nicht eher als am Ende des 1. Lebensjahres aus den Hauptzellen entwickeln.

Die ersten eingehenden Untersuchungen brachte HAMMAR (1925). Nach ihm beginnt die Bildung von Zellbalken bei Embryonen von 18,5 mm. Die ersten eosinophilen Zellen traf HAMMAR bei einem Embryo von 22,1 mm. Sie liegen an der Peripherie der Balken, indem sie oft das freie, abgerundete Ende, manchmal auch den größeren Teil einer neuen Knospe bilden. Der Zeitpunkt dieses ersten Auftretens ist jedoch individuellen Schwankungen unterworfen; so mußte HAMMAR bei seinen folgenden Stadien von 22,2, 22,3 und 22,4 mm ihr Fehlen feststellen, und bei zwei weiteren von 22,4 und 25,2 mm waren sie nur in geringer Zahl vorhanden. Von 27 mm an sind die eosinophilen Zellen dagegen nach HAMMAR regelmäßig anzutreffen.

Bei einem Embryo von 32,8 mm findet HAMMAR die peripher gelegenen Zellen der Balken großenteils reich an Cytoplasma, mit Eosin stark rot gefärbt, aber noch ohne deutliche Granula. Die zentral gelegenen Zellen dagegen sind entweder klein, mit dunklen Kernen versehen, oder groß, vom Typ der Chromophoben. Beim folgenden Stadium von 33,4 mm stellt HAMMAR in den rot gefärbten Zellen zum erstenmal distinkte eosinophile Granula fest.

Ein Monat später (50 mm Stadium) zeigen die Balken vielfach tubulöse Form mit Wänden, die aus mehreren epithelialen Schichten gebildet werden, deren äußere eosinophile Zellen enthält. Unter ihnen tritt zum erstenmal bei einem Fetus von 51 mm die große, weniger granulierte Form auf, wodurch der Balken einen „heterogeneren" Charakter erhält, wie man ihn bei einem in Funktion stehenden Organ sieht („un aspect plus hétérogène, comme on en voit chez un organe en fonction").

Auf dem nächsten Stadium (53,3 mm) ändert sich das Bild insofern, als die Balken nun beinahe überall im Vorderlappen hohl sind und an mehreren Stellen ihre Lichtungen einen kolloidartigen Inhalt aufweisen. Die eosinophilen Zellen sind nun unregelmäßiger über die Balken verteilt, so wie sie es im erwachsenen Organ sind. Sie beteiligen sich jetzt des öfteren auch an der Auskleidung der zentralen Kanälchen. Bei dem ältesten, von HAMMAR untersuchten Stadium (85 mm) werden die Balken von großen und kleinen eosinophilen und von chromophoben Zellen gebildet. Die intratrabekulären Hohlräume nehmen zumeist das Aussehen von Bläschen an, von denen einige mit einer kolloidartigen Substanz gefüllt sind, die bisweilen deutliche konzentrische Schichtung zeigt. Über das Verhalten der basophilen Zellen vermag HAMMAR keine Angaben zu machen, da Fixierung und Färbung, wie er selbst hervorhebt, für ihren Nachweis ungeeignet waren. Bezüglich der Eosinophilen folgert HAMMAR, daß sie auf einem Stadium zwischen 22—27 mm erscheinen, aber erst bei 51 mm Veränderungen zeigen, die auf eine sekretorische Tätigkeit hinweisen.

Aus den Untersuchungen HAMMARs geht weiterhin hervor, daß die Balken des Vorderlappens zum großen Teil kompakt entstehen und sich sekundär aushöhlen. Ihre Wandung besteht dabei charakteristischerweise aus mehreren Zellschichten. Dadurch unterscheiden sie sich von den aus der Hypophysentasche entstehenden Divertikeln, die stets von einem einschichtigen Zylinderepithel ausgekleidet sind. Die letzteren Kanälchen treten erstmals bei einem Embryo von 53,3 mm auf. Sie sind, im Gegensatze zu den oben erwähnten, meist ohne Inhalt.

Nach COOPER (1925) ist in der 8. Embryonalwoche die undifferenzierte Zelle der einzige Typus der Drüsenzelle, der im Vorderlappen vorhanden ist. Im 3. Schwangerschaftsmonat treten zum erstenmal eosinophile Zellen auf. Um diese Zeit sind nur einige wenige eosinophile Zellen über die Tubuli verteilt, besonders an der Peripherie der Vorderlappenanlage. Näher dem Zentrum des Vorderlappens sind sie hier und da in die Wandung der Tubuli zwischen undifferenzierte Zellen eingestreut. Sie können auch in Reihen auftreten. Mit zunehmendem Fetalalter werden sie zahlreicher. Sie bilden dann kleine Gruppen. Die ersten Basophilen erscheinen etwas später als die ersten Eosinophilen ($3^{1}/_{2}$—4 Monate). Sie treten als einzelne Zellen auf, meist in der Peripherie des Vorderlappens. Sie sind viel spärlicher als die Eosinophilen. Gegen Ende der Embryonalzeit liegen sie namentlich am vorderen Pol und am vorderen Teil des ventralen Randes des Vorderlappens. Neutrophile Zellen (d. i. γ-Zellen) finden sich nach COOPER erst im 7. Embryonalmonat.

Nach KRAUS (1927) erscheinen die eosinophilen Zellen in der zweiten Hälfte der Schwangerschaft, und zwar vorerst nur in geringer Zahl, während die Basophilen in der Regel erst am Ende der Gravidität oder nach der Geburt zur Ausbildung gelangen. BERBLINGER trifft die ersten Eosinophilen zu Anfang des 4. Embryonalmonats, ebenso BENDA (1932); BRAUCHLI im fünften. Basophile sieht BERBLINGER frühestens beim Neugeborenen, BENDA zu Ende der Schwangerschaft oder nach der Geburt, während BRAUCHLI sie schon im 5. Monat des intrauterinen Lebens vorfindet. PHILIPP (1930c) beobachtet „bereits in früher Zeit des embryonalen Daseins einige spärliche Eosinophile“. Die Zahl der Eosinophilen nimmt nach ihm mit dem Alter der Feten zu; sie sind beim ausgetragenen Neugeborenen reichlicher vorhanden als beim Frühgeborenen, aber gegenüber den undifferenzierten Zellen stets ganz erheblich in der Minderzahl. Basophile Zellen treten nach PHILIPP erst später und bedeutend spärlicher auf. Er fand sie bei nicht ausgetragenen Kindern nur einmal in der Hypophyse eines Mädchens von 47 cm Länge, sonst nur bei ausgetragenen Neugeborenen. Nach RONDININI (1933) besteht der drüsige Teil der Hypophyse bei 4 cm langen Embryonen aus kleinen indifferenten, in Strängen angeordneten Zellen ohne Anzeichen einer Differenzierung; bei 5—6 cm langen zeigen sich die ersten mit eosinophilen Granula versehenen Elemente. Etwas später (6—8 cm Länge) treten basophile Zellen auf, die aber zunächst noch sehr spärlich bleiben und erst von etwa 20 cm Länge ab zahlreicher werden. PETER (1936) findet den Vorderlappen des Neugeborenen in seinem Zellbestand noch nicht ausgereift. Er findet viele embryonale Zellen, die schmal prismatisch sind, daneben chromophobe Hauptzellen und eosinophile Elemente. Letztere sind noch klein und meist noch etwas

schwach gefärbt. Sie bilden mit den Übergangszellen ein Viertel der Gesamtzahl. Basophile Zellen fehlen oder sind nur sehr spärlich vorhanden. PETER
findet sie einzeln im vordersten Teil der Adenohypophyse eines Neugeborenen.
Als Besonderheit, die später schwindet, sind bei älteren Feten und bei Neugeborenen nach PETER kleine Kalkkonkremente anzutreffen. Kolloid soll nicht
vorhanden sein.

Im Gegensatz zu diesen Angaben von HAMMAR, BERBLINGER, PHILIPP, RONDININI u. a.,
die als erste differenzierte Zellart die Eosinophilen auftreten sehen, stehen die Beobachtungen
von RUMPH und SMITH (1926), die bei *Schweine*embryonen von 14 cm Länge noch keine
Eosinophilen, aber einige wenige Basophile fanden. Erst bei Embryonen von 16 cm trafen
sie einige Eosinophile an. Viel eingehender sind die Untersuchungen von NELSON (1933a).
nach denen sich schon bei *Schweine*embryonen von 50—60 mm Länge eine Anzahl von
basophilen Zellen vorfinden, die sich bei Malloryfärbung blau färben und deutlich gekörnt
sind. Sie entstehen nach NELSON aus „undifferenzierten Chromophoben". In Embryonen
von 70—80 mm Länge ist die Zahl der Basophilen deutlich größer geworden, außerdem
sind nun auch einige Eosinophile sichtbar. Beide Zellarten sind schon scharf unterscheidbar.
Auf dem nächsten Stadium (90—100 mm) sind die Eosinophilen etwas zahlreicher geworden,
werden aber von den Basophilen an Zahl noch immer weit übertroffen. Bei Embryonen
von 110—150 mm haben die beiden chromophilen Zelltypen gegenüber den chromophoben
etwas zugenommen. Auf dem folgenden Entwicklungsstadium (160—170 mm) setzt eine
deutliche Vermehrung der Eosinophilen ein. Ferner machen sich Anzeichen einer regionalen
Verteilung der Eosinophilen bemerkbar. Sie sind am reichlichsten in der caudalen Hälfte
der Drüse. Die Basophilen werden relativ spärlicher. Die Chromophoben nehmen gegenüber
den früheren Stadien absolut und relativ ab. Bei Embryonen von 180—210 mm setzt sich
der Anstieg der Eosinophilen fort; sonst keine Änderung. In Stadien von 220—290 mm
herrschen die Eosinophilen vor. Ihre starke Zunahme überdeckt das geringe Anwachsen der
Basophilen. Das allgemeine Bild der Drüse gleicht kurz vor der Geburt weitgehend dem des
erwachsenen Organes. Ganz entgegengesetzt dazu sind wieder die Angaben von ARON
(1929), nach dessen Beobachtungen bei Embryonen von *Schaf, Kalb, Schwein, Meerschweinchen* und *Mensch* zuerst die Eosinophilen auftreten. Beim *Rind* erscheinen die
chromophilen Zellen nach ZIMMERMANN (1931) im 3.—3$^1/_2$. Embryonalmonat: die Eosinophilen reichlicher, die Basophilen nur spärlich. In jüngster Zeit berichtet KIRKMAN (1937),
daß beim *Meerschweinchen* beide chromophile Zelltypen um die Mitte des Fetallebens, d. i.
bei Embryonen von 30 mm Länge erscheinen, und zwar die Basophilen kurz vor den Eosinophilen. Bei Embryonen von 30—40 mm Länge ist das Bild des Vorderlappens vorwiegend
basophil, bei solchen von 50—80 mm sind Eosinophile wie Basophile zahlreich, bei Embryonen
von 100—140 mm überwiegen die Eosinophilen.

Bei der *Taube* erscheinen die ersten eosinophilen Granula zwischen dem 12. und 16. Tag
der Bebrütung, die basophilen treten erst 1$^1/_2$ Monate nach dem Ausschlüpfen auf (SCHOOLEY
und RIDDLE 1938).

Diese gedrängte Übersicht zeigt, daß die Angaben über den
Zeitpunkt des ersten Auftretens spezifisch differenzierter Zellen
wie auch über die Reihenfolge ihres Erscheinens recht widersprechend sind, auch wenn man von den Angaben über tierisches Material
absieht und nur jene über menschliche Embryonen berücksichtigt. In meinen
eigenen Serien konnte ich zur weiteren Klärung der Fragen folgendes feststellen:

Bei einem menschlichen Embryo von 24 mm S. S. L. (ME 24) vermag ich
zwar beginnende Sprossung von epithelialem Gewebe, aber keine hervortretende
Eosinophilie einzelner Zellen der Vorderlappenanlage festzustellen. Dies würde
mit HAMMARS Feststellungen nicht in Widerspruch stehen, da auch er das
regelmäßige Auftreten eosinophilen Zellen erst von einem Stadium von
27 mm an beobachtete.

Beim folgenden Stadium (30 mm; ME 36) hat sich die Ausbildung von
Knospen verstärkt. Dabei sind die an den Scheitelpunkten der Knospen gelegenen Zellgruppen bei Hämalaun-Eosin-Färbung häufig durch eine stärkere
Rotfärbung ihres bald rundlichen, bald polygonalen Zelleibes ausgezeichnet.
Auch die Zellgrenzen treten hier deutlicher hervor, während sie im Innern der Zellstränge des öfteren nicht zu erkennen sind, so daß man an diesen Stellen den Eindruck eines syncytialen Zusammenhanges der Epithelzellen gewinnt. Ab und zu

treten in den Zellsträngen kleine Hohlräume auf, in welchen rötlich gefärbte kolloidartige Tropfen liegen. Die Gestalt der Zellkerne ist sehr wechselnd; neben rundlichen, ovoiden und eckigen Formen trifft man auch gebogene und längliche. Im Gegensatze zur Form zeigt das Strukturbild der Kerne große Gleichförmigkeit, die durch die gleichmäßige und relativ dichte Verteilung der feinen Chromatinkörnchen charakterisiert ist. Auch diese Befunde würden sich also weitgehend mit jenen von HAMMAR bei etwa gleichaltrigen Embryonen decken. Bei der Umfärbung einiger Schnitte mit Methylblau-Eosin nach MANN ergab sich

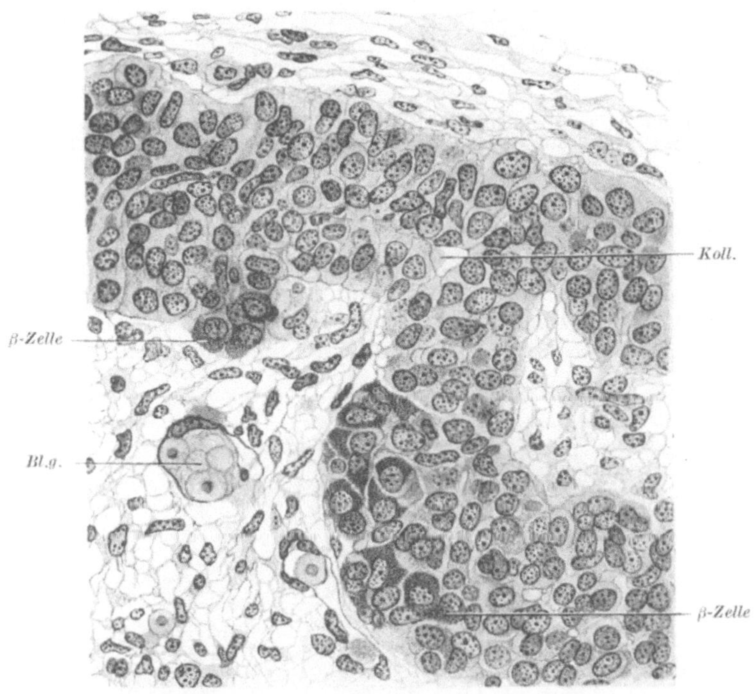

Abb. 106. Ausschnitt aus der Randzone der Vorderlappenanlage eines menschlichen Embryos von 30 mm S.S.L. (ME 36). Die jungen β-Zellen sind an ihren feinen Granulationen gut erkennbar. *Bl.g.* Blutgefäß mit Dottersackerythrocyten; *Koll.* kleiner Kolloidtropfen in der Lichtung eines Zellstranges. Fix. Bouin. Paraffin 7 μ. Methylblau-Eosin nach MANN. Vergr. 1 : 540.

aber ein sehr auffallender Befund: Im Cytoplasma der vorher durch ihre stärkere Rotfärbung hervortretenden Zellen finden sich nun feine intensiv blau gefärbte Granula, die den Zellen den Charakter basophiler Zellen verleihen (s. Abb. 106). Dagegen ist es nicht möglich, auch nur eine einzige eosinophile Zelle aufzufinden, obwohl diese gerade bei MANNscher Färbung dank ihres leuchtend roten Farbtones sehr leicht zu erkennen sind. Zum gleichen Ergebnis führt eine Umfärbung mit Azan; die genannten Granula treten auch hierbei intensiv blau gefärbt hervor, während α-Granula vollkommen fehlen. Ganz besonders eindeutig aber ist die Färbung mit Kresofuchsin-Kernechtrot, durch die sich die Körnchen wie bei typischen β-Zellen intensiv violett tingieren.

Die β-Granula treten als feinste, an der Grenze der Sichtbarkeit stehende Körnchen auf, die aber schon bei ihrem ersten Erscheinen das Kresofuchsin stark annehmen. Zuerst findet man nur einige wenige Körnchen im Cytoplasma (s. Abb. 107a) vor; allmählich nimmt ihre Zahl zu, wobei dann auch

Unterschiede in der Größe der Granula auftreten (s. Abb. 107b und c). Mit der
Zunahme der Zahl häufen sich die β-Granula im größeren, kernfreien Cytoplasmabezirk an, während der Kern eine exzentrische Lage einnimmt. Dabei liegt der
Kern dieser jungen β-Zellen häufig gegen die Oberfläche des Zellstranges zu,
während der Körnchen beladene Cytoplasmabezirk dann merkwürdigerweise
gegen das Innere des Zellstranges orientiert ist. Später verteilen sich die Granula
über den ganzen Zelleib (Abb. 107d). Der Durchmesser dieser jungen β-Zellen

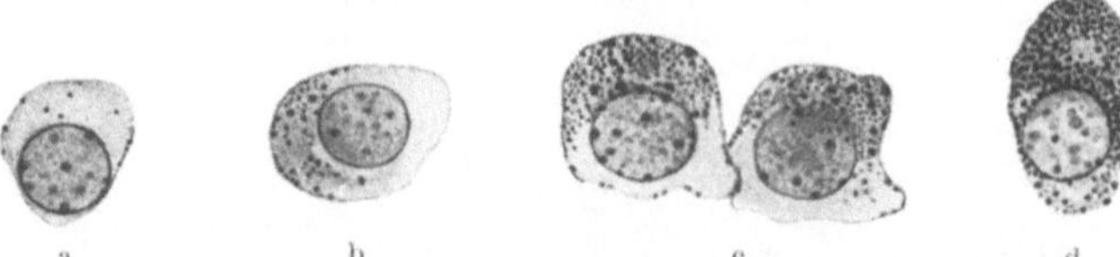

Abb. 107 a—d. Einzelne, in Differenzierung begriffene β-Zellen aus der Vorderlappenanlage des gleichen
Embryos. Fix. Bouin. Paraffin. 7 μ. Kresofuchsin-Kernechtrot. Vergr. 1 : 1250.

beträgt 8—9 μ; sie entsprechen also etwa den in Abb. 82 dargestellten kleinen
β-Zellen der erwachsenen Hypophyse.

So ergibt die Anwendung schärfer differenzierender Spezialmethoden, daß
als erste granulierte Zellform in der menschlichen Hypophyse die
β-Zelle auftritt, trotzdem man an gewöhnlichen Hämalaun-Eosinpräparaten
den Eindruck gewinnen könnte, daß die ersten chromophilen Zellen eosinophil

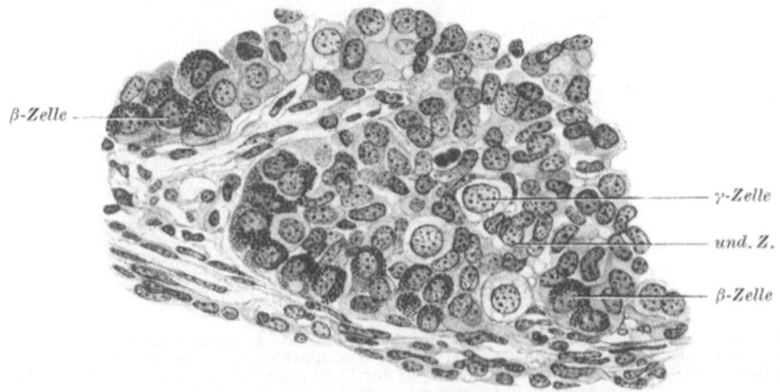

Abb. 108. Aus der Randzone der Vorderlappenanlage eines menschlichen Embryos von 44 mm S.S.L. (M.E. 39).
Außer β-Zellen sind nun auch einzelne junge γ-Zellen sichtbar, die sich deutlich von den undifferenzierten
Embryonalzellen (und. Z.) unterscheiden. Fix. Bouin. Paraffin. 7 μ. Methylblau-Eosin nach MANN. Vergr. 1 : 540.

seien. Ihre eosinophile Färbung ist in diesen Präparaten jedoch lediglich dem
Umstand zuzuschreiben, daß das mit β-Granula versehene, differenzierte Cytoplasma dichter ist als das der undifferenzierten embryonalen Zellen der Umgebung
und sich deshalb intensiver färbt; andererseits nehmen die feinen β-Körnchen
das Hämalaun nicht stark genug an, um die Eosinfärbung, die bekanntlich
auf alle Strukturen aufzieht, zu überdecken. Hätte HAMMAR seine Präparate
nach einer zum Nachweis der basophilen Zellen geeigneten Methode gefärbt,
so wäre er sicher zum gleichen Ergebnis gekommen. Den Einwand, daß es von
der Art der Fixierung abhängen könnte, ob sich die Zellen zuerst rot oder blau
färben, kann ich durch den Hinweis widerlegen, daß ich die Zellen bei allen
Embryonen dieser Entwicklungsperiode (30—55 mm S.S.L.) nachweisen konnte,
obwohl sie teils mit Bouin, Sublimat-Eisessig-Formol oder nur mit Formol
fixiert waren.

Beim nächstfolgenden Stadium, einem Embryo von 44 mm S. S. L. (ME 39), hat sich die Zahl der β-Zellen bereits vermehrt. Auch hier liegen in der Oberflächenschicht zahlreicher Knospengruppen gut abgrenzbare Zellen, die sich im Hämalaun-Eosin-Präparat durch feine, intensiv rot gefärbte Granula auszeichnen und zweifellos den von HAMMAR bei einem Stadium von 33,4 mm beschriebenen Eosinophilen entsprechen. Seltener findet man sie im Innern der Zellstränge, deren Hauptmasse noch immer von kleinkernigen Embryonalzellen gebildet wird, die vielfach syncytial zusammenhängen. Auch jetzt färben sich die Granula der obengenannten, scheinbar eosinophilen Zellen mit der MANNschen Methode wieder intensiv blau (s. Abb. 108), mit Kresofuchsin dunkelviolett. Der Befund wird bei Azanfärbung nur bekräftigt: auch bei ihr enthalten die fraglichen Zellen intensiv blau gefärbte Granula, während Zellen mit rot gefärbten α-Granula noch vollkommen fehlen. Selbst bei alleiniger Färbung mit Azocarmin lassen sich keine rot granulierten Zellen nachweisen.

Als weiterer Befund ist beim vorliegenden Stadium das Erscheinen heller, rundlicher Zellen zu erwähnen (s. Abb. 108), die sich durch ihr nur blaß gefärbtes Cytoplasma, wie durch ihren größeren, bläschenförmigen Kern von den übrigen Embryonalzellen der Vorderlappenanlage deutlich unterscheiden. Sie finden sich im größten Teil der Anlage einzeln verstreut zwischen den anderen Zellen, deren Kerne noch das beim vorausgehenden Stadium beschriebene Strukturbild zeigen. Diese Zellen, die ich für junge γ-Zellen halte, entsprechen den von HAMMAR erwähnten Chromophoben. Weiterhin sind im Azanpräparat vereinzelt zwischen den Zellen der Epithelstränge in vorgebildeten Lücken und Spalten kleine blau gefärbte Kolloidtropfen nachzuweisen.

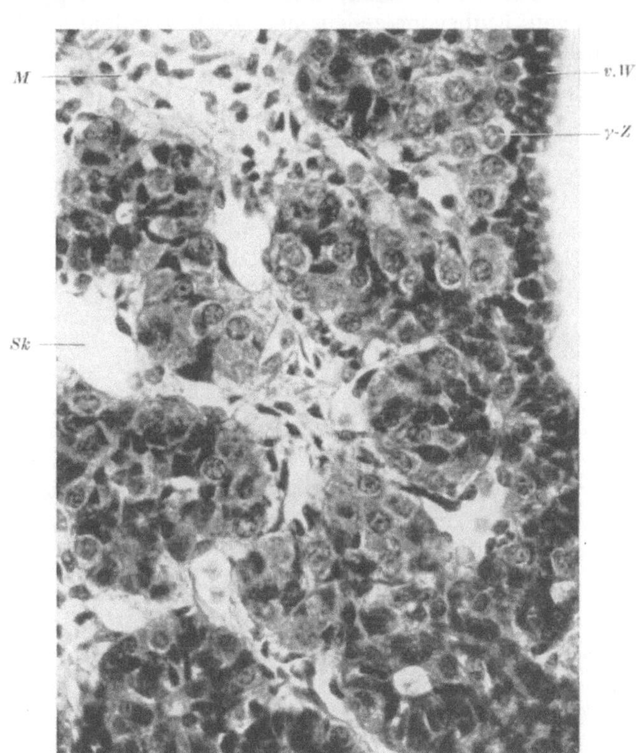

Abb. 109. Zellstränge aus der Vorderlappenanlage eines menschlichen Embryos von 88 mm S.S.L. (ME 14). Sie enthalten neben dunkelkernigen kleinen undifferenzierten Embryonalzellen zahlreiche junge γ-Zellen. M Mesenchymgewebe; Sk Sinuscapillare; $v.W.$ vordere Wand der Hypophysenhöhle. Fix. Bouin. Paraffin. 7 μ. Hämalaun-Eosin. Vergr. 1 : 420.

Der Widerspruch in den Angaben von HAMMAR und NELSON über das erste Auftreten der Chromophilen (s. o.) veranlaßte mich, zum Vergleich auch noch junge Entwicklungsstadien von *Schweine*embryonen heranzuziehen. Dabei ergab sich, daß hier bei Embryonen von 48 mm Länge in der Vorderlappenanlage weder bei Hämalaun-Eosin noch bei DOMINICI- oder MANNscher Färbung rot gefärbte Zellen zu beobachten sind. Dagegen nimmt das Cytoplasma bei der Mehrzahl der Vorderlappenzellen bei MANNscher Färbung wie auch bei Azanfärbung eine blaue Färbung an. Bei einem kleineren Teil dieser Zellen sind auch sehr feine blaugefärbte Granula sichtbar, die sich in Kresofuchsin typisch dunkelviolett färben, also β-Granula entsprechen. Eosinophile Zellen fehlen auch in Azanpräparaten noch vollständig. Ich kann also die Beobachtungen von NELSON, daß in der *Schweine*-hypophyse als erster granulierter Zelltyp der basophile auftritt, bestätigen.

Auf dem folgenden Stadium (menschlicher Embryo von 88 mm S. S. L., ME 14) findet sich eine größere Anzahl von α-Zellen, deren Granula sich bei Hämalaun-Eosin-, DOMINICI- oder MANNscher Färbung intensiv rot färben. Außerdem sind β-Zellen vorhanden, deren Granula sich bei Färbung mit Azan oder nach MANN blau, mit Kresofuchsin dunkelviolett färben. Die klein-kernigen Embryonalzellen sind noch ziemlich reichlich. Die rundlichen, mit bläschenförmigem Kern und hellem, fast ungefärbtem Cytoplasma versehenen γ-Zellen haben an Zahl sichtlich zugenommen. Besonders zahlreich treten sie im hinteren oberen Viertel des Vorderlappens, und zwar in den beiden lateralen Teilen auf. Die in Abb. 109 wiedergegebenen Zellstränge bestehen zum großen Teil aus solch jungen γ-Zellen. Die Knospen gehen vielfach vom vorderen Blatt der Hypophysenhöhle und deren Aussackungen aus. Auch die β-Zellen sind um diese Entwicklungsperiode schon reichlich entwickelt. Sie bilden stellenweise zum Teil recht umfangreiche Herde, die mit Vorliebe an der Kuppe der gegen das Mesenchym vordringenden

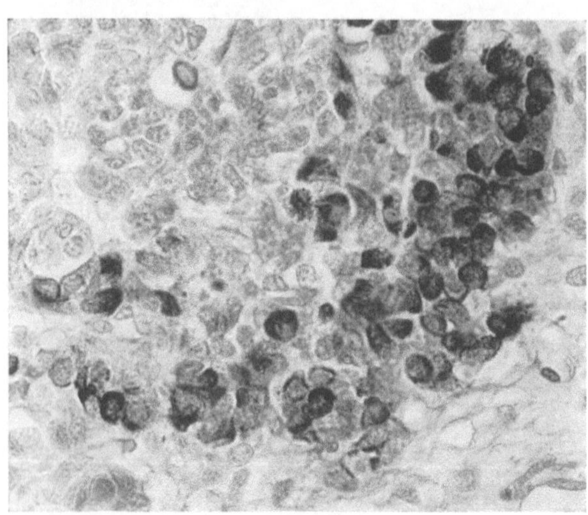

Abb. 110. Gruppe von β-Zellen an der Kuppe eines gegen das Mesenchym vordringenden Zellstranges. Die undifferenzierten Zellen sind nur blaß sichtbar. Aufnahme auf panchromatischer Platte unter Vorschalten eines Rotfilters. Menschlicher Embryo von 93 mm S.S.L. (ME 55). Fix. Formol. Paraffin. 5 μ. Kresofuchsin-Kernechtrot. Vergr. 1 : 500.

Knospen liegen. Abb. 110 zeigt eine solche Stelle. Die blaugefärbten β-Zellen treten hier dank der Verwendung eines Rotfilters besonders deutlich hervor.

Vergleicht man mit dem eben geschilderten Entwicklungsstadium wieder das Bild, das der Vorderlappen eines *Schweine*embryos von 93 mm Länge bietet, so fällt bei diesem, namentlich im Azanpräparat, noch immer das Überwiegen der mit basophilem Cytoplasma versehenen Zellen auf. Unter ihnen sind zwei Arten zu unterscheiden: Zellen mit diffus gefärbtem, hellblauem Cytoplasma und solche mit intensiv dunkelblau gefärbten Granulationen. Die letzteren färben sich mit Kresofuchsin, entsprechen also β-Granula. Nur sehr spärlich trifft man dagegen im Azanpräparat typisch gefärbte α-Zellen an. Sie sind noch immer weitaus in der Minderzahl.

Bei einem menschlichen Embryo von 143 mm S. S. L. (ME 45) treten am besten bei MANNscher Färbung größere und kleinere eosinophile Zellen hervor, die ersteren erst sehr spärlich, die letzteren reichlicher. Es sind kleine rundliche Zellen mit schmalem, rot gefärbtem Cytoplasmaleib, die ohne Zweifel jungen Formen entsprechen. Viel weniger deutlich sind sie im Azanpräparat; wie bei den vorausgehenden Stadien hat man auch jetzt noch den Eindruck, als ob das Azocarmin in den α-Granula (wenigstens nach Bouinfixierung) noch nicht genügend fest haftet. Sehr deutlich färben sich dagegen bei Azan- wie auch bei MANN-scher Färbung die Basophilen, deren Zelleib feine, intensiv blau gefärbte Granula enthält, die, wie ihre Färbbarkeit mit Kresofuchsin zeigt, β-Granula entsprechen.

Die Zellen finden sich in großen und kleinen Formen mit allen Zwischengrößen; niemals läßt sich ein Übergang zwischen α- und β-Zellen feststellen. Die Mehrzahl der übrigen Zellen besitzt bei Azanfärbung ein hellgraues flockiges Cytoplasma. Die kleinen, dunkelkernigen Embryonalzellen sind fast vollständig verschwunden. Dagegen finden sich des öfteren typische „Kernhaufen", in welchen, ähnlich wie in jenen der erwachsenen Drüse, zahlreiche Kerne verschiedener Größe ohne sichtbare Zellgrenzen dicht zusammengedrängt in gemeinsamer Cytoplasmamasse liegen.

Zwischen diesem und dem nächsten Stadium von 180 mm S. S. L. (ME 17), also in der 19.—20. Schwangerschaftswoche, kommt es zu einem starken Fortschritt in der histogenetischen Differenzierung des Vorderlappens (s. Abb. 111). Nunmehr finden sich neben vielkernigen Plasmodien („Kernhaufen") und undifferenzierten Zellen voll entwickelte typische α-, β- und γ-Zellen, die bei MANNscher Färbung wie auch im Azanpräparat sehr klar hervortreten. Die Granula der α-Zellen nehmen jetzt das Azocarmin in ähnlicher Intensität an, wie es für die α-Zellen des postembryonalen Organes bekannt ist. Sie sind aber in den α- wie β-Zellen erheblich feiner als beim Erwachsenen. Wie ein Ver-

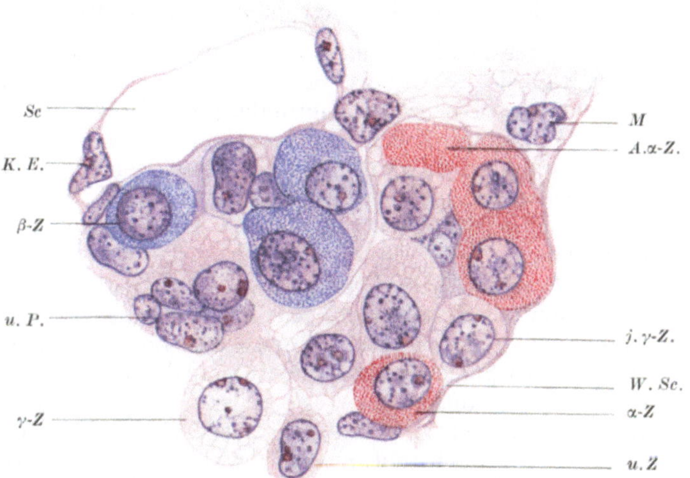

Abb. 111. Gruppe von Drüsenzellen aus dem Vorderlappen eines menschlichen Embryos von 180 mm S.S.L. (ME 17). α-Z α-Zelle; A. α-Z. Anschnitt einer α-Zelle; β-Z β-Zelle; γ-Z γ-Zelle; j. γ-Z. junge γ-Zelle; u.Pl. undifferenziertes Plasmodium (Kernhaufen). u. Z. undifferenzierte Zelle; E Endothelwand einer Sinuscapillare; Sc Sinuscapillare; K. E. Kern einer Endothelzelle; M Mesenchymzelle. W. Sc. Wandung einer Sinuscapillare. Fix. Bouin. Paraffin. 7 μ. Methylblau-Eosin nach MANN. Vergr. 1 : 1250.

gleich der Abb. 111 mit den Abb. 58, 79 und 82, die bei übereinstimmender Größe gezeichnet sind, vor Augen führt, haben die Zellen der embryonalen Drüse auch in ihren größeren Formen die spätere Durchschnittsgröße noch nicht erreicht. Ebenso wie auf den vorausgehenden Stadien fehlen auch auf dem vorliegenden jegliche Übergangsformen zwischen α- und β-Zellen. Jede dieser Zellarten entsteht völlig selbständig. In gleicher Weise läßt sich in überzeugender Weise dartun, daß die γ-Zellen einen eigenen Zelltypus darstellen, der nicht lediglich durch Entgranulierung chromophiler Zellen entsteht, sondern für sich auftritt. Andernfalls wäre es auch unverständlich, wie diese Zellart nun schon größere Bezirke des Parenchyms einnehmen kann, in welchen in den vorausgehenden Stadien nur vereinzelte chromophile Zellen zu finden waren. Auch die δ-Zellen sind schon zur Embryonalzeit nachweisbar. Ich traf sie frühestens im Vorderlappen eines Embryos von 230 mm S.S.L. an.

Ich komme somit zu dem Ergebnis, daß die Angaben jener Autoren, nach welchen die chromophilen Zellen in der menschlichen Hypophyse kurz vor oder erst nach der Geburt auftreten, unrichtig sind. Auch jene, wonach zwar die Eosinophilen schon während der Embryonalzeit, die Basophilen aber erst gegen Ende der

Schwangerschaft oder noch später erscheinen, werden durch die mitgeteilten Befunde widerlegt. Weiterhin ergibt sich, daß auch beim Menschen von den Chromophilen zuerst basophil granulierte Zellen, und zwar β-Zellen erscheinen. Sie sind schon bei Embryonen von 30 mm S.S.L. nachweisbar. Ihre Feststellung erfordert aber die Anwendung geeigneter Methoden; einfache Hämalaun-Eosin-Färbung ist dazu nicht hinreichend. Die histogenetische Untersuchung liefert den eindeutigen Beweis dafür, daß sich α-, β- und γ-Zellen als selbständige Zellarten aus den undifferenzierten Embryonalzellen der Vorderlappenanlage entwickeln.

d) Über den Ersatz der zugrunde gehenden Drüsenzellen des Vorderlappens.

Jede eingehendere Untersuchung des Vorderlappens läßt erkennen, daß bei der Tätigkeit des Organs ständig eine nicht unbeträchtliche Zahl der verschiedensten Drüsenzellen zugrunde geht. Dabei kommt es nicht nur zu einem Verlust einzelner Zellen, an manchen Stellen können auch Zellgruppen, ja kleine Bezirke des Parenchyms der Einschmelzung anheimfallen. Derartige Befunde lassen sich nicht nur an Sektionsmaterial von Kranken erheben, sie zeigen sich auch in den Hypophysen von Hingerichteten und durch Unfall Verstorbenen.

Die Frage, wie diese Verluste wieder ausgeglichen werden, findet im Schrifttum schon seit STIEDA mehr oder weniger eingehende Beachtung, ohne daß die Autoren bis jetzt zu einer einheitlichen Beantwortung gekommen wären. Die Mehrzahl der Forscher stimmt heute wohl darin überein, daß sich die Hypophysenzellen auf amitotischem Wege teilen. Solche Teilungen werden beschrieben von STIEDA, COLLIN, WEIS u. a. Das Vorkommen von Amitosen ist indes nicht unbestritten. So betont noch STEWART (1922), er habe Figuren, wie sie für amitotische Teilungsvorgänge beschrieben werden, so selten gesehen, daß sie keinerlei Schlußfolgerungen gestatten.

Auf Grund meiner eigenen Untersuchungen bin ich von dem häufigen Vorkommen amitotischer Teilungen völlig überzeugt. Bei der Darstellung der einzelnen Drüsenzellarten des Vorderlappens wurde auch mehrmals die Gelegenheit wahrgenommen, auf derartige Teilungen hinzuweisen. Die Amitose kann sich durch einfache quere Durchschnürung oder durch Längsspaltung des Kernes vollziehen. COLLIN hebt auch noch die Kernteilung durch Knospung hervor. Amitosen finden sich in der menschlichen Hypophyse in undifferenzierten Zellen, in α-, β-, γ- und δ-Zellen, wie auch in entgranulierten, vakuolisierten und in erschöpften Zellen. Sie treten nicht nur in jungen oder in älteren, granulaarmen Zellen auf, sie sind häufig auch in reifen, mit Körnchen beladenen Zellen anzutreffen. Durch die amitotische Teilung können demnach, wenn sie in einer volldifferenzierten Zelle stattfindet, zwei volldifferenzierte α-, β-, γ- oder δ-Zellen hervorgehen, oder es entstehen, wenn sie in undifferenzierten oder entdifferenzierten Zellen erfolgt, Tochterzellen, die sich erst nach der Teilung in bestimmter Richtung differenzieren.

Eine besondere Art der Zellvermehrung oder vielleicht besser der Zellverjüngung beschreibt COLLIN (1924a, b) unter der Bezeichnung Endocytogenese. Der Vorgang spielt sich nach COLLIN in der Weise ab, daß sich der Kern einer granulierten Hypophysiszelle amitotisch in zwei nicht völlig gleiche Tochterkerne teilt, wodurch zunächst eine zweikernige Zelle entsteht (s. Abb. 112a). Der eine der beiden Kerne geht dann allmählich zugrunde. Um den andern dagegen bildet sich ein schmaler, cytoplasmatischer Hof, der sich durch seine Blässe

von dem chromophilen, gekörnten Cytoplasma der Mutterzelle („Exocyte")
deutlich abhebt und sehr bald durch eine Membran abgrenzt (Abb. 112b). Die
in dieser Weise entstandene junge Zelle („Endocyte") vergrößert sich zunächst
im Innern ihrer Wirtszelle, deren Cytoplasma und Kern sie immer mehr an die
Peripherie drängt (Abb. 112c). Schließlich trennt sich die Zelle von der Wirtszelle (s. Abb. 112d) ab, während letztere degeneriert und zugrunde geht.

Die neu entstandene Zelle gleicht nach COLLIN morphologisch einer Chromophoben oder Hauptzelle und unterscheidet sich in keiner Weise von jenen Chromophoben, die sich aus Kernhaufen entwickeln. Der Vorgang der Endocytogenese
ist nach COLLIN in der menschlichen Hypophyse sowohl in eosinophilen wie
cyanophilen Zellen zu beobachten. COLLIN bildet außerdem auch Fälle ab,
in welchen die junge Zelle den Charakter einer jungen eosinophilen, die Wirtszelle den einer hypocyanophilen oder chromophoben Zelle besitzt.

Diese Beobachtungen COLLINs werden ebenso wie deren Deutung von
CACASSAGNE und NYKA (1934); ferner von M. WEIS (1934) und FRANCK (1936) für

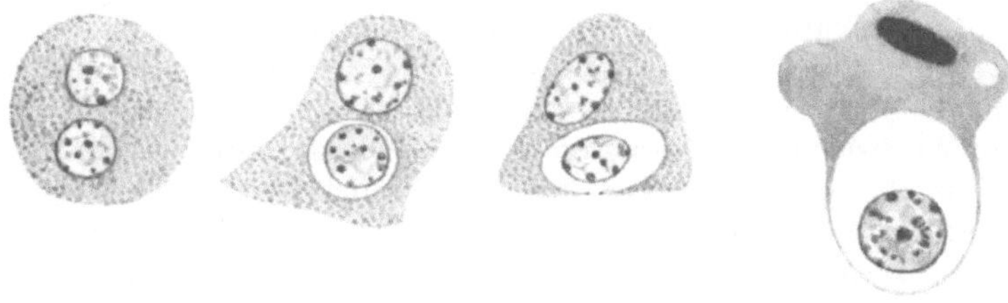

a   b   c   d

Abb. 112. Schematische Darstellung des Vorganges der Endocytogenese nach COLLIN (1924a, b). Erklärung
im Text.

die *Meerschweinchen*hypophyse bestätigt. Ähnliche Zellformen wurden zum Teil
auch schon von SOYER unter der Bezeichnung „cellules geminées" beschrieben.

Die von COLLIN geschilderten Zellbilder lassen sich ohne Schwierigkeit fast
in jeder menschlichen Hypophyse beobachten. Es wird jedoch bezweifelt, ob die
Deutung dieser Bilder durch COLLIN richtig ist. So hält es SEVERINGHAUS (1934)
für sehr wahrscheinlich, daß COLLINs „Endocyten" in Wirklichkeit Zellen sind,
die den Chromophilen nicht ein-, sondern aufgelagert sind. In *Affen*hypophysen
fand SEVERINGHAUS häufig eine chromophile Zelle um eine chromophobe herum-
gelagert und nur eine sorgfältige Untersuchung an Serienschnitten erlaubte
die Feststellung, daß die scheinbar eingeschlossene Zelle in Wirklichkeit nur
aufgelagert war. Zur gleichen Auffassung kommt RASMUSSEN (1936) auf Grund
seiner Untersuchungen an menschlichen Hypophysen. Nach ihm wird die
kleine Zelle von einer anliegenden großen chromophilen Zelle mehr oder weniger
umschlossen. Für MORATO (1936) ist die eingeschlossene helle Zelle („Endocyte"
nach COLLIN) keine Hauptzelle, sondern eine „Bläschenzelle" („cellule vésiculeuse" s. S. 124), deren Vakuolen prall mit Flüssigkeit gefüllt sind. Dank
ihrer Turgescenz ist diese Zelle fähig, sich in das Cytoplasma benachbarter
chromophiler Zellen tief einzudrücken. MORATO erklärt also die von COLLIN
beschriebene Erscheinung, abweichend von RASMUSSEN, der ein aktives Umfassen annimmt, rein mechanisch.

Diesen Einwänden gegenüber gibt COLLIN (1937, ferner zusammen mit STU-
TINSKY 1937) zu, daß sich Hauptzellen in das Cytoplasma chromophiler Zellen
eindrücken können. Er möchte für diese, auf mechanische Faktoren zurück-
zuführenden Einschlußbilder die Bezeichnung „Endocytose" gebrauchen.
Daneben hält er aber auch seine ursprüngliche Auffassung über die „Endocytogenese" voll aufrecht. Als beweisend für diese betrachtet er vor allem

jene Bilder, wo die Endocyten noch sehr klein sind und ihre cytoplasmatische
Aureole noch von keiner Membran umgeben ist. Die Untersuchung dieser frühen
Stadien erweise den gemeinsamen Ursprung von Endocyte und Exocyte.

Bei meinen eigenen Untersuchungen konnte ich in gut fixierten Präparaten
menschlicher Hypophysen eine ganze Reihe von α-Zellen auffinden, in deren
Zelleib neben dem Kern der Wirtszelle eine typische Endocyte liegt, **die allseitig vom Cytoplasma der Wirtszelle umgeben ist** (s. Abb. 134 δ).
Da der Durchmesser der Endocyte in solchen Fällen 6,2—7,5 μ beträgt, der
der Wirtszelle 10 × 15—17 μ, so ist es bei einer Schnittdicke von 10—15 μ
bei günstiger Lage der Endocyte möglich, durch sorgfältiges Fokussieren einwandfrei festzustellen, daß sich das Cytoplasma der Wirtszelle nicht nur an
den Seiten, sondern auch über und unter der Endocyte lückenlos zusammenschließt. Die intensive Färbung des Cytoplasmas der Wirtszelle und die Farb-
losigkeit desselben bei der Endocyte erleichtert die Beobachtung. Ich komme
also im Gegensatze zu SEVERINGHAUS, RASMUSSEN und MORATO zu einer Bestätigung des von COLLIN beschriebenen Vorganges der Endocytogenese. Natürlich kommt daneben auch der von COLLIN als Endocytose bezeichnete Prozeß vor.

Eine weitere Art der **amitotischen Vermehrung** erfolgt über das
mehrkernige Plasmodium. In diesem Falle ist zunächst meist ein beträchtliches Wachstum des Kernes festzustellen, der außergewöhnliche Größe
erreicht. Dann kommt es zu mehrmaligen aufeinanderfolgenden amitotischen
Teilungen des Kernes, während das Cytoplasma ungeteilt bleibt. Auf diese Weise
entsteht ein 4—6—8 kerniges Plasmodium, das durch die Art seiner Granulierung
— der Vorgang ist in α-, β- wie γ-Zellen zu beobachten — die Zugehörigkeit
zu der betreffenden Zellart erkennen läßt. In β- wie γ-Zellen sah ich auch,
daß der zu ansehnlicher Größe herangewachsene Kern auf einen Schlag in eine
größere Anzahl von kleinen runden Kernen zerfallen kann, die in der zunächst
ungeteilten Cytoplasmamasse liegen. Aus den Plasmodien gehen unter Auftreten
von Zellgrenzen Gruppen gleichartiger, cytoplasmaarmer, junger Zellen hervor,
die schon spezifische Granulationen enthalten. Plasmodien, die aus ungranulierten Mutterzellen (z. B. undifferenzierten Stammzellen, erschöpften Zellen,
entdifferenzierten Zellen) entstanden sind und deren Cytoplasma infolgedessen
spezifischer Granulationen entbehrt, entsprechen den sog. Kernhaufen.

Auch COLLIN beobachtete, daß chromophobe Zellen mit Kern und Cytoplasma
zu beträchtlicher Größe heranwachsen. Durch Knospung des Kernes sah er dann
bis zu 6 Tochterkernen entstehen. In diesem mehrkernigen Plasmodium können
nach COLLIN analog der bereits oben dargestellten Weise eine oder mehrere
Endocyten entstehen, die als verjüngte Zellen überleben, während der Rest
des Plasmodiums zugrunde geht. Nach der COLLINschen Darstellung könnte
man demnach die zahlreichen α-Zellen der Abb. 65 (S. 95) als durch Endocytogenese entstanden deuten, während der große degenerierende Kern den
Rest des ursprünglichen Mutterkernes darstellen würde.

Eine recht merkwürdige Auffassung über den Ersatz der zugrunde gehenden Drüsenzellen äußert SOYER. Er nimmt allen Ernstes an, daß dieser durch eine „Epithelisation"
von Bindegewebszellen oder Lymphocyten erfolge. „Une multitude de petits corps très
sidérophiles, hyperchromatiques ou pseudopycnotiques (dérivés soit des lymphocytes
extravasés, soit des noyaux conjonctifs de la trame de soutien), qui envahissent sans cesse
le protoplasma cellulaire et plasmodial de la glande tout entière, augmentant ainsi à tout
instant le nombre des énergides et des cellules hypophysaires." Es ist wohl nicht nötig, auf
die Unmöglichkeit dieser Annahme näher einzugehen.

Ein weiterer Ersatz soll nach SOYER an der Grenze von Vorder- und Hinterlappen in
der Weise erfolgen, daß sich mesenchymale Zellen des Hinterlappens („Pigmentophoren")
zunächst mit Pigment beladen, das durch Zerfall nervöser Elemente entsteht, und sich
dann unmerklich zu eosinophilen Mantelzellen („cellules éosinophiles palléales") verwandeln.
Als solche gelangen sie in die Zone zwischen Vorder- und Hinterlappen, wo sie sich den hier

befindlichen juxtaneuralen Drüsenzellsträngen anlagern oder in sie eindringen, um so die hier durch kolloide Einschmelzung stattfindenden Zellverluste zu kompensieren.

Sehr geteilt sind die Angaben über das Vorkommen von Mitosen. Während STIEDA Mitosen in der Kaninchenhypophyse, THAON und PIRONE solche beim *Menschen* beschreiben, berichten SCAFFIDI, BENDA, SOYER, SKUBISZEWSKI, SAWYER u. a. von negativen Befunden. TRAUTMANN möchte die Frage nicht ohne weiteres bejahen oder verneinen. „Wenn ich auch ausgesprochene Kernteilungsfiguren niemals gesehen habe, so könnten mich aber bei *Schwein*, *Hund* und *Katze* mitunter gesehene Bilder dazu berechtigen, den Zellen der Hypophyse ein Teilungsvermögen zuzusprechen."

Auch im Schrifttum der letzten Jahre findet die Frage verschiedene Beantwortung. STEWART (1922) konnte in einzelnen Kaninchenhypophysen keine einzige Mitose finden, in andern waren sie wieder relativ zahlreich. Als höchste Zahl stellte er für die ganze Hypophyse eines erwachsenen *Kaninchens* 70 Mitosen fest. Nach ihm zeigt die Häufigkeit der Mitosen eine gewisse Periodizität. Die in Teilung beobachteten Zellen waren meist basophil oder am Ende des eosinophilen Stadiums stehend.

NUKARIYA wie SCHENK dagegen trafen Mitosen nur in wenigen Fällen bei weiblichen *Ratten,* und zwar 2—3 Wochen nach der Kastration. Nach SEVERINGHAUS (1934) kommen bei der normalen *Ratte* niemals Mitosen vor. Er fand sie nur einmal bei einem *Ratten*weibchen nach Prolaneinspritzung. Andererseits beobachtete URASOV (1927) bei der *Maus* acidophile Zellen, die sich, trotzdem sie mit Sekretkörnchen angefüllt waren, mitotisch teilten. MAJIMA (1928) sah beim *Kaninchen* Mitosen in den eosinophilen und basophilen Zellen 3mal häufiger als in den Hauptzellen; am häufigsten fanden sie sich in den Eosinophilen. Während der Schwangerschaft waren sie in eosinophilen wie basophilen Zellen deutlich vermehrt, in den Hauptzellen dagegen unverändert. Nach Kastration überwogen die mitotischen Teilungen in den Basophilen (2 Wochen nach Kastration mehr als das 25fache der Normalzahl). Auch die Hauptzellen teilten sich nach Kastration in gesteigertem Maße.

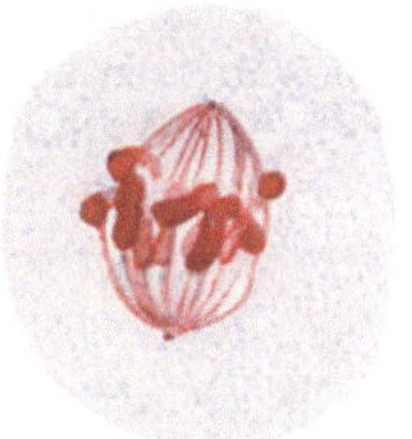

Abb. 113. γ-Zelle aus dem Vorderlappen auf dem Stadium der Äquatorialplatte. Hinger. 25 J Fix. Susa. Paraffin. 7 μ. Azan. Vergr. 1 : 1250.

Nach WEIS (1934) finden sich beim *Meerschweinchen* normalerweise niemals Mitosen. Man trifft sie hier nur, wenn sich im Anschluß an verschiedene Reize eine besondere Reaktion entwickelt. So beobachtete er sie häufig nach parenteraler Injektion von Ovalbumin, Ascites-Serum und dergleichen, ferner im Laufe der Schwangerschaft und nach dem Wurf. WEIS bringt in diesen Fällen das Auftreten der Mitosen in Zusammenhang mit einer Verjüngung des Parenchyms, das vorher eine starke Erschöpfung durchgemacht hat.

WOLFE (1935) traf im Vorderlappen von unreifen wie geschlechtsreifen *Ratten*weibchen in Chromophoben, in geringerer Zahl auch in Eosinophilen, Mitosen an. Bei letzteren waren sie im Oestrus etwas zahlreicher als zur Ruhezeit (unreif 1,9; reif Oestrus 3,1; Dioestrus 0,8 Mitosen pro Schnitt von 2 μ Dicke).

In meinen eigenen Präparaten stellte ich in der Hypophyse des erwachsenen *Menschen* beiderlei Geschlechts einwandfrei Mitosen fest, und zwar in α-, β- wie γ-Zellen, bei Hingerichteten, wie bei frischfixiertem Sektionsmaterial von Schwangeren und Kranken. Stets fand ich die sich teilende Zelle abgerundet. Als Beispiel sei in Abb. 113 eine im Stadium der Äquatorialplatte abgerundete γ-Zelle wiedergegeben, in deren Cytoplasma feine blaßviolette Körnchen zu erkennen sind. Die Spindel ist sehr deutlich sichtbar. Im ganzen sind Mitosen beim erwachsenen *Menschen* jedoch selten anzutreffen, so daß die Vermehrung durch Amitose weitaus überwiegt. Von besonderem Interesse ist das Vorkommen mitotischer Teilungen in volldifferenzierten, mit Granula beladenen α- und β-Zellen beim Erwachsenen, da sie zeigen, daß in ihnen noch die mitotische Teilungsfähigkeit erhalten ist und weiterhin, daß die mitotische Teilung in der Hypophyse auch ohne eine vorausgehende Entdifferenzierung der Zelle erfolgen kann.

Verhältnismäßig häufig fand ich mitotische Teilungen im Vorderlappen normaler 3 bis 4 Monate alter *Hunde*; bei gleich alten, mit Prolan injizierten Tieren waren sie vermehrt. WOLFE und CHADWICK (1936) stellten in der Hypophyse infantiler *Ratten* (♀♀) nach Injektion von Follikelhormon eine Zunahme der Mitosen in den Eosinophilen (Durchschnitt pro Schnitt 14,7 gegen 3,2) und Chromophoben (18,4 gegen 7,7) fest. In den Basophilen fanden sie keine Mitosen.

Zusammenfassend ergibt sich, daß der Ersatz der verbrauchten Drüsenzellen des Vorderlappens aus den Drüsenzellen selbst heraus erfolgt, für gewöhnlich durch Amitose, die sich, wie beschrieben, in verschiedener Weise vollziehen kann. Mitosen sind beim erwachsenen Menschen unter normalen Verhältnissen selten; ihr Vorkommen ist aber gesichert.

e) Die Entstehung und Abgabe der Zellprodukte in den Drüsenzellen des Vorderlappens.

Die *Entstehung der Sekretionsprodukte*. URASOV (1927) unterscheidet im Lebenszyklus der chromophilen Zellen drei Perioden; eine Wachstumsperiode, eine Sekretionsperiode, die die Speicherung und Ausscheidung des Sekretes umfaßt, und eine Periode der Wiederherstellung. In der ersteren nehmen außer dem Golgiapparat auch die Mitochondrien an Menge zu; mit dem Beginn der sekretorischen Tätigkeit und in ihrem weiteren Verlauf stellt URASOV dagegen eine absolute Reduktion der Mitochondrien fest. Ein Teil der Mitochrondrien liegt in den chromophilen Zellen an derselben Stelle wie der Golgiapparat. Nach URASOV soll nun „das in Bildung begriffene Sekret (die kleinen Körner der acidophilen Zellen und die Tröpfchen der basophilen) oder sein Präsekret stets in der die Mitochondrien enthaltenden Apparatenzone" auftreten. „Da erstens das Sekret an den Balken des Apparates, d. h. dort, wo ein Teil der Chondriosomen liegt, auftritt, zweitens während des Sekretionsprozesses das Chondriom besonders in den basophilen Zellen zusehends abnimmt und drittens die Mitochondrien die Sekrettröpfchen allseitig umgeben, ist anzunehmen, daß gerade das Chondriom dasjenige Material darstellt, auf dessen Kosten das Sekret gebildet wird." Auch Übereinstimmung in der Färbbarkeit zwischen Mitochondrien und Präsekret, wie der variierende Durchmesser der Mitochondrien spricht nach URASOV für die Teilnahme an der Sekretproduktion. Wie der Autor aber selbst hervorhebt, ist es ihm nicht gelungen, „die Umbildung des Chondrioms in Sekrettropfen ... unmittelbar zu beobachten". Was den Golgiapparat betrifft, so ist dieser „an der Sekretbildung wahrscheinlich nicht beteiligt, sondern begrenzt einen bestimmten Protoplasmabezirk, in welchem auf Kosten des Chondrioms die Bildung des Sekretes erfolgt".

Beziehungen zwischen Golgisubstanz und Sekretbildung werden von GATZ (1933, 1937a u. b, 1938), GUYER und CLAUS (1934, 1937), BAILLIF (1938) angenommen, während SEVERINGHAUS (1933) der Auffassung ist, daß weder Mitochondrien noch Golgimaterial mit Sicherheit mit der Ausarbeitung oder Abgabe von spezifischen Sekretionsprodukten in Verbindung gebracht werden können. Zu bemerken ist, daß sich die Angaben dieser Autoren nur auf die basophilen Zellen der *Ratte*, und zwar vor allem auf die sog. Kastrationszellen beziehen. Nach GUYER und CLAUS (1934) treten in den Strängen des Golgimaterials zahlreiche, stark lichtbrechende, hyaline Körperchen auf, die im weiteren Verlauf ins Cytoplasma abgestoßen werden. Die Autoren folgern, daß die vakuolisierte Substanz als Sekret im Maschenwerk des Golgiapparates entsteht oder daß dieser bei der Entstehung des Sekretes als „Transformationszentrum" dient. GATZ (1937) beobachtet in der zentralen Partie des Golgimaterials osmiophile Granula sowie Sekrettröpfchen wechselnder Größe, die von einem osmiophilen „Gürtel" umgeben sind. Ebensolche Tröpfchen finden sich auch in der Peripherie von kleinen wie großen Vakuolen der Kastrationszellen. Weiterhin finden sich im Cytoplasma dieser Zellen osmiophile Granula und Teilchen, die GATZ als Rückbleibsel der osmiophilen Gürtel deutet, die vorher die Sekrettröpfchen umgaben. Nach GATZ dient das Golgimaterial einer enzymatischen Funktion oder wirkt als intracelluläres Zentrum für chemische Synthese; eine direkte Umwandlung des Golgimaterials in Sekrettröpfchen findet dagegen nicht statt.

Nach KIRKMANN (1937, *Meerschweinchen*) geht der Sekretionszyklus von der chromophoben Zelle aus, die inaktiv ist. Das erste Zeichen dafür, daß sie in eine aktive Sekretionsphase tritt, ist eine Zunahme der Mitochondrien, die sich in der Golgizone ansammeln. Dabei können unter ihnen oft einige basophile Tropfen unbekannter Herkunft und Bedeutung auftreten. Eine Beteiligung der Mitochondrien oder des Golgiapparates an ihrer Entstehung konnte nicht beobachtet werden. Die Zellen nehmen dann an Größe zu, das Cytoplasma wird stärker basophil, die Mitochondrien werden feiner und verteilen sich über den Zelleib, während der Golgiapparat hypertrophiert. Gleichzeitig damit wird das Cytoplasma mit feinen flockigen Granula gefüllt. Ähnliche Veränderungen wie die Basophilen zeigen die Eosinophilen. Auch HAGQUIST (1938, *Meerschweinchen*) nimmt eine Beteiligung von Mitochondrien und Golgiapparat bei der Ausarbeitung des Sekretes an. Nach HAGQUIST nehmen die Granula in den Eosinophilen wie Basophilen in der ersten Hälfte des Geschlechtszyklus (s. S. 197) fortschreitend zu, um am 8. Tag den Höhepunkt ihrer Ausbildung zu erreichen. Nach diesem Zeitpunkt kommt es zu einer Abnahme der Granula mit besonders deutlichen Abfall vom 15. Tag bis zum Ende der Brunst, namentlich bei den Basophilen. Der Golgiapparat hypertrophiert in der ersten Hälfte des Zyklus, in der zweiten (8.—15. Tag) zerfällt er dagegen in der Mehrzahl der Zellen in Fragmente und wird weniger sichtbar. Die Mitochondrien zeigen einen Wechsel in ihrer Verteilung. Vom Beginn der Brunst bis zum 4. Tag des Zyklus sind sie relativ spärlich und meist in der Golgizone konzentriert. Vom 4.—8. Tag an zeigen sie schwache Tendenz sich zu zerstreuen und zahlenmäßig zuzunehmen. Vom 8. bis 15. Tag zerstreuen sie sich unter Anwachsen ihrer Zahl über die ganze Zelle. Während Prooestrus und Oestrus sind sie in einem Teil der Zellen in der Peripherie angesammelt.

All diese Beobachtungen weisen auf Zusammenhänge zwischen Mitochondrien, Golgiapparat und Sekretgranula hin, ohne daß jedoch über die Einzelheiten des Vorganges Klarheit bestünde. Die Frage bedarf unter Berücksichtigung der von HIRSCH und RIES für die Untersuchung der Golgisubstanz aufgestellten Gesichtspunkte noch einer eingehenden Bearbeitung.

Verschiedene Autoren nehmen auch eine Beteiligung des Kernes am Sekretionsprozeß an. PIRONE (1905, *Hund Kaninchen*, Methode von GALEOTTI) findet im Anfangsstadium der Sekretion das Cytoplasma ohne Granula, während der Kern feine fuchsinrot gefärbte Granula in wechselnder Menge enthält, die dann im weiteren Verlauf ins Cytoplasma austreten sollen. URASOV (1927, *Maus*) erwähnt, daß der Kern periodische Veränderungen zeigt. Danach speichert derselbe zu Beginn des Sekretionsprozesses und während seines weiteren Verlaufes neue Chromatinmengen auf, die Kernkörperchen werden stärker acidophil und mitunter zahlreicher, das Lumen des Kernes nimmt dagegen ab. BOCK (1928) hält beim *Stichling* eine „nukleogene Entstehung des Hypophyseninkretes" sogar für gesichert. Nach seinen Beobachtungen tritt hier in unmittelbarer Nähe des Kernes ein basophiles Prosekret auf. „Die basophilen Substanzen liegen der Kernmembran direkt auf, ja man kann sich des Eindrucks nicht erwehren, als sei die Kernmembran an den betreffenden Stellen direkt mit dem Prosekret imbibiert. Diese enge topographische Beziehung läßt vermuten, daß der Kern für die Bildung des Prosekretes von besonderer Bedeutung ist. Das basophile Prosekret erscheint feingekörnt. Aus ihm scheint dann das acidophile Sekret hervorzugehen, das dem mikroskopischen Bilde nach im Plasma gelöst zu sein scheint." Zweifellos handelt es sich bei diesen Beobachtungen Bocks um einen bei der von ihm untersuchten Tierart auftretenden Sonderfall, der in gleicher Weise bei den Drüsenzellen der menschlichen Hypophyse bis jetzt nicht beobachtet werden konnte.

Nach Kirkman wird der Kern in den mit hypertrophischem Golgiapparat und Sekretgranula versehenen hochaktiven Zellen stärker chromophil, die Kernmembran gezackt. Die Plasmosomen des Kernes nehmen an Größe und Zahl zu und verschmelzen häufig zu einem einzigen acidophilen Körper, der von anscheinend homogenem tiefbasophilem Nucleoplasma umgeben ist. Nach den beobachteten ausgesprochenen Kernveränderungen fühlt sich Kirkman gezwungen „eine wirkliche Ausstoßung von Kernteilchen ins Cytoplasma anzunehmen".

Daß auch in Vorderlappenzellen des *Menschen* ein Übertritt von Kerninhalt ins Cytoplasma vorkommt, zeigten mir folgende Beobachtungen. Der Vorgang, den ich im übrigen bis jetzt nur bei hypochromatischen β-Zellen feststellen konnte, beginnt mit dem Auftreten von Vakuolen innerhalb des Kernes, die allem Anschein nach unabhängig von den Nukleolen entstehen. Es sind runde, 2—3 μ messende Bläschen, die von einer dünnen Membran umschlossen und bei Azanfärbung mit einem blaßviolett gefärbten Inhalt gefüllt erscheinen. Sie liegen einzeln oder zu mehreren im Innern des Kernes, der zunächst noch keine Veränderung seiner gleichmäßigen Umrißkontur zeigt (s. Abb. 114a). Im weiteren Verlauf kommen die Vakuolen dicht an die Kernwand zu liegen, mit der sie an der Berührungsstelle zu verschmelzen scheinen (s. Abb. 114b). Anschließend daran macht sich eine anfangs nur geringe, später stärkere Ausbuchtung der Kernkontur bemerkbar. So ist in Abb. 114c eine große, stark vorspringende Vakuole sichtbar, die aber noch deutlich von der ausgebuchteten, nunmehr stark verdünnten Kernmembran umschlossen ist. Ihre Unterfläche sitzt dem Kern auf, der an dieser Stelle eine eigentümliche Einfurchung, sowie Anzeichen der Neubildung einer Kernmembran erkennen läßt. Im Innern der Vakuole trifft man nicht selten 1—2 kleine, rot gefärbte Körnchen, die vermutlich kleinen, ursprünglich der Kernwand anliegenden Chromatinteilchen entsprechen. Das nächste Stadium ist in Abb. 114d wiedergegeben. Sie zeigt zwei dem Kern anliegende Vakuolen, die gegen das Kerninnere nunmehr durch eine durchgehende, neugebildete Membran abgeschlossen sind. An der Außenseite der Vakuolen ist dagegen noch eine feine leichtgekörnte Linie zu sehen, die sich nach allem auf die ursprüngliche, vorgebuchtete Kernmembran des vorausgehenden Stadiums zurückleitet. In Abb. 114e ist die Abtrennung völlig beendet. Sie zeigt größere und kleinere, dem Kern anliegende Vakuolen. Es ist möglich, daß die kleinen Vakuolen mit dem bei dieser Methode nicht dargestellten Netzapparat in Verbindung stehen. Der ganze Vorgang ist wohl so zu deuten, daß es auf diese Art und Weise zu einer „Ausschleusung" von Kernvakuolen in das Cytoplasma kommt, ohne daß dabei der eigentliche Kernraum gegen das Cytoplasma geöffnet wird.

Trautmann (1915) beschreibt im Vorderlappen thyreoidektomierter Ziegen chromophobe Drüsenzellen, deren Kerne kugelige Einschlüsse enthalten, die den Kernvakuolen gleichen. Sie haben ein homogenes Aussehen und sind zum Teil cyanophil. In einzelnen Einschlüssen tritt im Zentrum eine schwach acidophile Reaktion auf. Beim Zerfall der Zellen soll „der Kerneinschluß ganz allmählich aus dem Kern herausbefördert werden, indem sich dabei eine feinkörnige Masse mitentleert". Die Abbildungen TRAUTMANNS erwecken den Verdacht, daß die als ausgetretener Kerneinschluß gedeutete Struktur dem Centroplasma (Macula) entspricht. Von anderer Seite wurde ein Austritt von flüssigkeitsgefüllten Vakuolen in den Zelleib bei den Drüsenzellen des Vorderlappens meines Wissens bis jetzt nicht beschrieben, wohl aber ist die Abgabe von Kernvakuolen von anderen Drüsenzellen her bekannt, wenn sie sich dort auch in etwas anderer Weise vollzieht. Ein bekanntes Beispiel hierfür sind die Kernvakuolen der Pinealzellen, deren Entleerung von DIMITROWA (1901), KRABBE (1910), v. VOLKMANN (1923) beschrieben wurde. In neuerer Zeit wies namentlich BERG (1932, 1935) bei Leberzellen den Übertritt von Kernsubstanz (Nucleolarsubstanz, Fett, Pigment, Glykogen, Eisen) aus dem Innern des Kernes ins Cytoplasma nach. Er stellt dabei einen Schleusenmechanismus fest, der sich zwar von dem bei

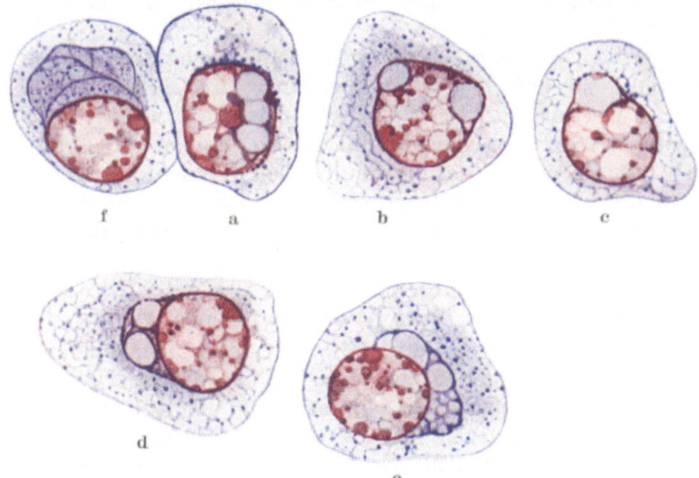

Abb. 114. Hypochromatische β-Zellen aus der Hypophyse eines 28jährigen. Ausschleusung von Kernvakuolen ins Cytoplasma. Weitere Erklärung im Text. Hinger. Fix. Zenker. 7 μ Azan. Vergr. 1 : 1660.

Hypophysiszellen beobachteten unterscheidet, aber ebenfalls den Austritt von Substanzen in das Cytoplasma ohne Öffnung des eigentlichen Kernraumes ermöglicht. R. MEYER (1937a) berichtet über das Ausschleusen von Pigmentsubstanz aus dem Kern ins Cytoplasma von Pinealzellen; in einer zweiten Arbeit (1937b) erörtert er theoretisch die Ausstoßung des Inhalts, die Form der nukleären Blasen und die dabei auftretenden Kernfalten. Weitere einschlägige Beobachtungen finden sich bei KREMER (1933), SAGUCHI (1927—1934) und HETT (1937), doch ist der Mechanismus des Austritts in all diesen Fällen von dem oben dargestellten verschieden.

In einzelnen hypochromatischen β-Zellen trifft man neben dem Kern eine verdichtete, dunkler gefärbte Zone, die sich durch ihre Größe von dem gewöhnlichen Cytozentrum unterscheidet, dieses aber, ebenso wie den bei der angewandten Methode nicht sichtbaren Netzapparat umschließt. Die nur bei den genannten Zellen zu beobachtende Verdichtungszone erscheint gegen das periphere helle Cytoplasma in der in Abb. 114f sichtbaren Weise abgegrenzt. Die Bedeutung des Gebildes ist unklar.

Die Abgabe der Sekretionsprodukte. Ebenso wie die Entstehung der Sekretvorstufen fand auch die Frage, in welcher Weise die Drüsenzellen des Vorderlappens die von ihnen hervorgebrachten Produkte ausscheiden, bis jetzt verhältnismäßig wenig Beachtung, so daß der Vorgang zum Teil noch recht ungeklärt ist. Für manche Autoren, namentlich des älteren Schrifttums, war die Frage übrigens gleichbedeutend mit jener nach der Abgabe des Kolloids, das lange Zeit als das einzige Sekret der Hypophyse betrachtet wurde. Heute steht

fest, daß die Kolloidproduktion nur einen Teil der Sekretionstätigkeit des Vorderlappens darstellt. Ja die Mehrzahl der Autoren neigt — meines Erachtens
zu Unrecht — dazu, der Kolloidsekretion gegenüber der Abgabe anderer Stoffe
sogar jegliche physiologische Bedeutung abzusprechen. Der Absonderung dieser
letztgenannten (im histologischen Sinne) nicht kolloidartigen Stoffe soll dieser
Abschnitt gewidmet sein, während die Entstehung und Abgabe des Kolloids
im nächstfolgenden zur Darstellung kommt.

Schon Benda (1900b) hebt hervor, daß die Kolloidbildung unabhängig von der Körnersekretion einhergehe, „so daß sie vielleicht auch für die Hypophysis einen von der Körnersekretion scharf zu trennenden Excretionsvorgang bedeutet." „Ich bemerke aber aus-
drücklich, daß das weitere Schicksal des körnigen Sekretes optisch nicht zu verfolgen ist
und somit das Sekret sicher nicht in körniger Form weiter verwendet wird. Es kann nur
vermutet werden, daß es ebenso wie die Zymogenkörner der Verdauungsdrüsen in gelöstem
Zustand in Aktion tritt, vielleicht indem es in die reichlich vorhandenen dünnwandigen
Gefäße diffundiert."

Einer der ersten, der den Sekretionsprozeß eingehender erörtert, ist Thom
(1901). Er nimmt an, daß die eosinophilen und cyanophilen Zellen ein chromophiles Sekret in Gestalt sehr feiner Granula erzeugen. „Die Zellgrenzen werden
undeutlich, der Kern rückt zur Peripherie; hier treten die Granula aus und
mischen sich mit einem von den chromophoben Elementen gelieferten unfärbbaren Sekretstoff. Entweder diffundiert dieses Gemisch durch die Membrana
propria, wie es für die perifollikuläre Lymphe ebenfalls gilt, oder aber es kommt
zu einer Degeneration, einer Schmelzung einer Randzelle im Verein mit um-
schriebenem Schwunde der Membrana propria. Damit ist die freie Kommunikation mit dem interfollikulären Lymphraum gegeben."

Scaffidi (1904) glaubt, daß die von ihm mit Säurefuchsin gefärbten Granula
(= basophile Granula) allmählich aus dem Zelleib austreten, so daß schließlich
nur noch die Kerne deutlich sichtbar bleiben. Bei den mit Orange G gefärbten
Zellen (= eosinophilen) dagegen konnte er Ähnliches nicht beobachten.

Gemelli (1907) entwirft von der Funktionsweise der Vorderlappenzellen
folgendes Bild: bei den Eosinophilen kommt es unter Zunahme der Granulationen zu einer Hypertrophie des Cytoplasmas, dann vereinigen sich homogene
Nachbarzellen zu größeren Komplexen. In diesen verschmelzen die Granulationen
zu kleinen Schollen, die durch die Blutgefäße in den Blutstrom gelangen. Der
Übertritt selbst kann allerdings mit den zur Verfügung stehenden Methoden
nicht beobachtet werden. Gleichzeitig treten Veränderungen am Kern auf,
der anschwillt, bläschenartig wird, sich deformiert und schließlich seine Färbbarkeit verliert. Analog verhalten sich die basophilen Zellen; auch hier werden
die Granula immer dichter und zahlreicher; dann erscheinen Vakuolen, der
Kern wird bläschenförmig, es bilden sich kleine Klumpen basophiler Substanz.
Zuletzt verschmelzen die Zellen zu größeren Haufen, in welchen man nur die
in Auflösung befindlichen Kerne, die Granula und die erwähnten Klumpen
sieht. Diese treten wahrscheinlich in den Blutstrom über.

Nach Obrossow (1918) verschmelzen die Granula der Eosinophilen (beim
kastrierten *Hund*) zu großen Klümpchen, die sich in dem einer Blutcapillare
anliegenden oberflächlichen Zellbezirk anhäufen. Dann „scheidet sich das
Sekret, die Körnerform beibehaltend, aus der Zelle nach außen aus und tritt
in die Blutgefäße". In den Basophilen quellen feinste basophile Körnchen
auf, um sich in kleine Sekrettröpfchen zu verwandeln, welche von einem feinen,
nur von basischen Farben, gleich dem Chromatin, färbbaren körnigen Reifen
umsäumt sind. Die Tröpfchen fließen, große Hohlräume bildend, zusammen
und nehmen ihren Weg zu der dem Blutgefäß zugewandten Oberfläche der
Zelle. Der Inhalt der Vakuolen gehört zur Gruppe der Lipoide, da er sich in
den kleinen Vakuolen mit Osmium schwarz färbt, eine Angabe, deren Richtig-

keit Satwornitzkaja (1927) bestreitet. In den großen Vakuolen vermißt auch Obrossow „wegen Verdünnung und Auflösung des Sekretes" eine Osmiumreduktion. An der Innenfläche der Blutgefäßwand tritt in der Nachbarschaft der veränderten Basophilen häufig „ein besonderes Sekret, das sich in Gestalt kleiner, mit feinkörniger Hülle bekleideter Blasen repräsentiert", deutlich hervor. Ziemlich übereinstimmend mit Obrossow, aber ohne diesen Autor zu erwähnen, schildert Skubiszewski (1925) den Sekretionsprozeß.

Stewart (1922) beschreibt einen Verflüssigungsvorgang in den Eosinophilen. Nach diesem Autor werden die eosinophilen Granula im allgemeinen nicht als solche in die Blutgefäße oder Gewebsspalten ausgestoßen, sondern intracellulär verflüssigt. Dabei entstehen manchmal isolierte Kugeln, zumeist bildet sich aber der Zellinhalt in eine blaß violett gefärbte Masse um, die histologisch an Plasma erinnert. Zu diesem Zeitpunkt findet man im Zellkörper Tropfen einer gelblichen Substanz, die durch Cytoplasmastränge, in denen eosinophile Granula liegen, voneinander getrennt sind. So bildet sich allmählich das ganze oder fast das ganze Cytoplasma in eine flüssige Masse um. Die Excretion dieser Flüssigkeit kann sich in zweierlei Weise vollziehen: entweder durch Bersten der Zelle oder durch Diffusion durch die Zellwand. Der zweite Vorgang scheint Stewart der häufigere zu sein, wenn er sich auch der direkten Beobachtung entzieht. Der erste kann dagegen nach Stewart unmittelbar beobachtet werden: er findet Zellen, die das erzeugte Material durch eine Rißstelle ihrer Außenzone direkt in die Gefäße oder Bindegewebsspalten auszugießen scheinen. Nach dem Bersten und der Entleerung des Inhalts soll sich die Zelle wieder zusammenziehen und regenerieren.

Auch Urasov (1927) gibt an, daß bei der Entleerung der eosinophilen Zellen gewöhnlich die Oberflächenschicht des Cytoplasmas einreißt und die acidophilen Körner austreten. Mitunter kann das zum Teil oder vollständig verflüssigte Sekret durch die periphere Zellschicht diffundieren. Wahrscheinlich infolge der nicht vollkommenen Entleerung kann in diesem Falle eine kolloidale Umbildung der eosinophilen Zellen eintreten. Bei den basophilen Zellen besteht die sekretorische Tätigkeit in der periodischen Bildung und Ausscheidung flüssiger Tröpfchen, die sich mit den angewandten Mitteln nicht färben lassen.

De Beer (1926) nimmt an, daß die eosinophilen Zellen bersten und ihren granulären Inhalt in eine Sinuscapillare entleeren. Der zum Beleg des Vorganges beigegebenen Abbildung (l. c. Taf. IV, Abb. 2) vermag ich allerdings keine Beweiskraft zuzuerkennen.

Popa (1934) ist der Ansicht, daß die Eosinophilen einen Teil ihres übermäßig vermehrten Cytoplasmas direkt in die Sinuscapillaren abgeben. Nach seiner Vorstellung dringen auch Cytoplasmafortsätze der Eosinophilen in die Sinuscapillaren ein, um sich dort abzuschnüren und in eine Anzahl rot gefärbter Kugeln zu zerfallen.

Zur Veranschaulichung des Vorganges veröffentlichten Popa und Fielding (1935, Abb. 41, dazu Text auf S. 45 [203] der Arbeit) eine Mikroaufnahme, die eine Gruppe von Eosinophilen zeigt, die dicht um die Wandung eines „Sinusoides" liegen und den größten Teil ihres Cytoplasmas verloren haben sollen. Im Innern des Gefäßes liegt neben Erythrocyten eine Anzahl von Kugeln, die sich nach den Autoren ähnlich dem Cytoplasma von Eosinophilen färben. Die Mikroaufnahme ist insofern von Interesse, als sie, wie zahlreiche andere dieser Arbeit, ein Bild von dem schlechten Erhaltungszustand der Präparate gibt. Außerdem läßt sie erkennen, daß das fragliche Gefäß keine Sinuscapillare, sondern eine mit Ringmuskulatur versehene Arteriole ist.

Baillif (1938) beobachtet in α-Zellen der *Ratten*hypophyse, die durch Kälteeinwirkung in den Zustand der Hypersekretion gesetzt war, als erstes Zeichen der Sekretion eine Abnahme der Chromophilie der α-Granula, die von der Bildung

kleiner Sekretvakuolen gefolgt ist, die dann verschwinden. Auch ein Zusammenfließen derselben zu einem einzigen Hohlraum, der sich gegen das übrige acidophile Cytoplasma abgrenzt, kommt vor. Die Sekretabgabe selbst konnte BAILLIF
nicht beobachten; er nimmt an, daß das in Flüssigkeit verwandelte Material
direkt durch die Zellmembran tritt. Auch in den β-Zellen wird die Neigung
zur Vakuolenbildung durch die Kälteeinwirkung gesteigert. Die Zellen werden
größer und färben sich schwächer, das Cytoplasma ist übermäßig vakuolisiert,
von den β-Granula bleiben nur wenige zurück. Bei der Bildung der Vakuolen
scheint auch der Golgiapparat beteiligt zu sein. Die Sekretvakuolen werden

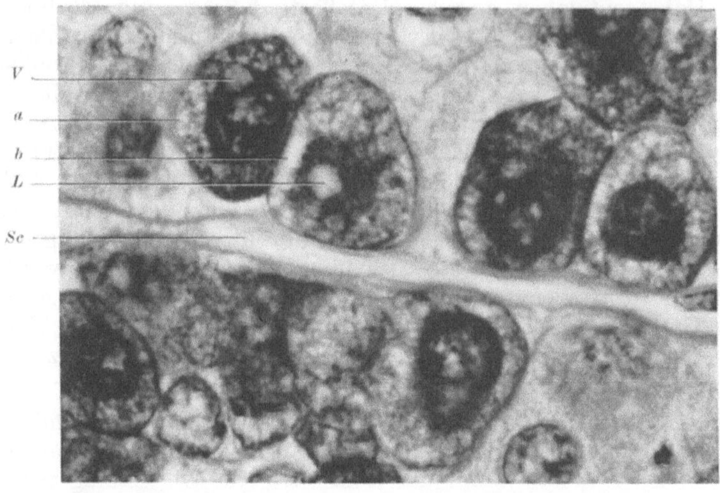

Abb. 115. β-Zellen aus dem Vorderlappen einer Sinuscapillare anliegend. Im Cytoplasma sind zahlreiche kleine
Sekretvakuolen sichtbar, die bei a und noch mehr bei b zu größeren konfluieren. L Lipoidvakuole;
Sc Sinuscapillare; V neben dem Kern liegende Vakuole. Hinger. Fix. Susa. Paraffin 7 μ. Mucicarmin-Hämalaun.
Vergr. 1 : 1500.

von der Zelle in die Sinuscapillaren abgegeben, wo sie zwischen den Blutkörperchen sichtbar sind.

Die Ansichten über die Art der Sekretabgabe sind demnach überaus widersprechend. Bei meinen eigenen Untersuchungen konnte ich das Bersten einer
Zelle und ein anschließendes Entleeren des granulären Inhaltes, wie es im Schrifttum namentlich für die eosinophile Zelle beschrieben wird, niemals feststellen.
Auch BENDA bemühte sich vergeblich den Durchtritt von chromophilen Körnchen
durch die Zellmembran zu beobachten. Dagegen fand ich Anhaltspunkte
dafür, daß es bei der Entstehung des Sekretes zu einer intracellulären Verflüssigung des granulären Zellinhaltes kommt. Der Prozeß ist am schönsten
an β-Zellen zu beobachten, und zwar an Präparaten, die unmittelbar nach
dem Tode mittels Durchspülung mit Susa fixiert und dann mit Mucicarmin-
Hämalaun gefärbt waren. In solchen Präparaten färben sich Cytoplasma
und Granula der β-Zellen in durchsichtigem Rotviolett, wodurch sich die
ungefärbten Sekretvakuolen sehr deutlich vom Untergrund abheben. Der
Vorgang beginnt mit einem Anschwellen und Abblassen einzelner β-Granula,
die sich unter Quellung zu verflüssigen scheinen. Dann kommt es zum Auftreten feiner Vakuolen, deren Inhalt, wie vergleichende Sudanpräparate zeigen,
nicht aus Lipoidsubstanz, sondern aus einer nicht fixierbaren, wasserreichen
Flüssigkeit besteht. Der zunehmenden Vakuolisierung geht gewöhnlich eine
fortschreitende Abnahme der Granula parallel. Die entstehenden Sekretvakuolen

lassen sich auch im Paraffinschnitt dank ihrer verwaschenen unscharfen Begrenzung, die zum Teil auch durch feine, an der Wandung niedergeschlagene Ausfällungen bedingt ist, von den rundlichen, scharf konturierten, wie mit dem Locheisen ausgestanzten Lipoidvakuolen unterscheiden. Sie treten vorwiegend im Randbezirk der Zelle auf (s. Abb. 115). Durch Einreißen der trennenden Zwischenwände und Zusammenfließen entstehen größere Vakuolen, die sehr häufig gegen die Oberfläche des Zellstranges orientiert sind und dadurch der Basalmembran und mittelbar der Wandung einer Sinuscapillare anliegen (s. Abb. 116). Mit der Vergrößerung der Vakuole grenzt sich der zurückbleibende Zellkörper immer mehr gegen diese ab. So entstehen große, meist etwas plattgedrückte Sekretblasen (Abb. 116 und 117), deren weiteres Schicksal verschieden ist. Bei einem Teil derselben kommt es zu einem Platzen oder Einschmelzen der Wandung und einem Ausfließen des Inhaltes in die Intercellularspalten. In anderen Fällen scheint sich die Sekretblase von der Zelle loszulösen und als ein mit einer Oberflächenmembran versehener Tropfen durch die Maschen der Gitterfasern in die Blutcapillare zu schlüpfen. Auch in Abb. 116 und 117 läßt sich im Bereich der Sekrettropfenzone eine eigentümliche Auflockerung der Basalmembran wie der Gefäßwand erkennen, die vermutlich mit dem Durchtritt von Sekret in Verbindung steht. Des öfteren hängen an der Innenfläche des Gefäßendothels rundliche Bläschen von 2—10 μ Durchmesser, die von einer ähnlichen Hülle umschlossen sind wie die beschriebenen Sekretblasen. Wie dort ist auch hier der Inhalt mit keiner Methode färbbar.

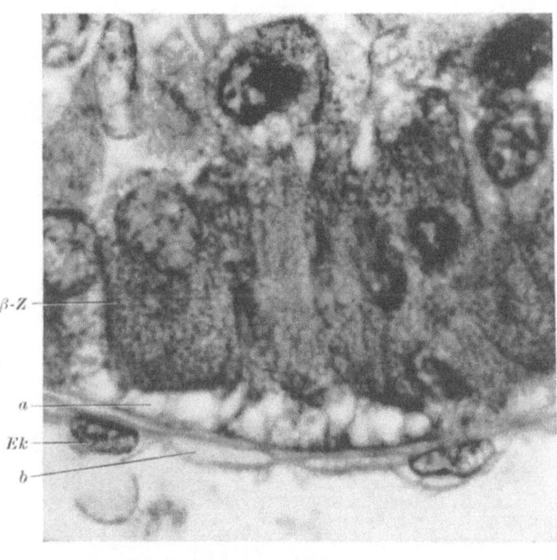

Abb. 116. Gruppe von β-Zellen. Im Cytoplasma der Zellen sind Körnchen und feine Sekretvakuolen sichtbar. Besonders stark sind letztere an dem einer Sinuscapillare zugekehrten Zellende ausgebildet (a). Die Basalmembran wie die Wandung der Sinuscapillare ist aufgelockert und von abgeplatteten Hohlräumen (b) durchsetzt. Ek Endothelkern. Hinger. Fix. Susa. Paraffin 7 μ. Mucicarmin-Hämalaun. Vergr. 1:1500.

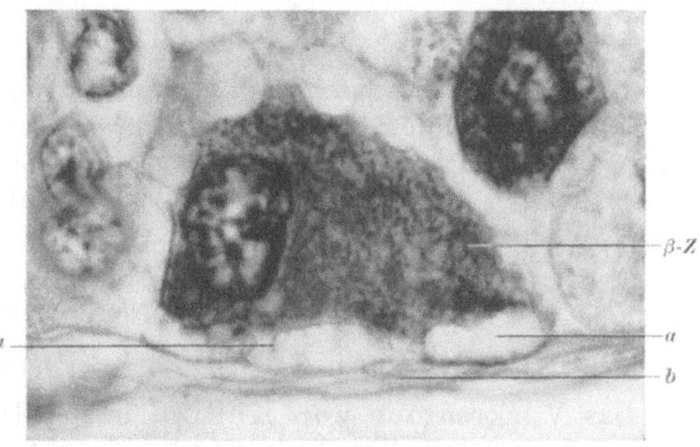

Abb. 117. β-Zelle aus dem Vorderlappen mit großen Sekretvakuolen, die das ganze Randgebiet der Zelle einnehmen. a abgeplattete, der Basalmembran anliegende Sekretvakuole. b aufgelockerte Basalmembran und Gefäßwand. Hinger. Fix. Susa. Paraffin. 7 μ. Mucicarmin-Hämalaun. Vergr. 1 : 1500.

Bilder, wie sie Abb. 118 zeigt, legen es nahe, anzunehmen, daß es sich um Sekrettropfen handelt, die aus dem Drüsengewebe bzw. den Spalträumen des Interstitiums in das Gefäßlumen übergetreten sind. Man vermeint ja auch in Abb. 116 das Hindurchzwängen der Tropfen durch das Grundhäutchen der

Gefäßwand beobachten zu können. Die *chromophoben Sekretbläschen* können gewisse Ähnlichkeit mit Blutkörperchenschatten besitzen. Stellen, wie die in Abb. 118 wiedergegebene, schließen die Möglichkeit einer Verwechslung aber vollständig aus.

Es braucht wohl kaum hervorgehoben zu werden, daß sich namentlich die oben beschriebene Vakuolenbildung im Zelleib der β-Zellen nur in ganz frisch und gut fixierten Präparaten beobachten läßt; sie darf nicht etwa mit den Spaltbildungen und Schrumpfungslücken verwechselt werden, wie sie infolge postmortaler Veränderungen ständig in Sektionsmaterial auftreten.

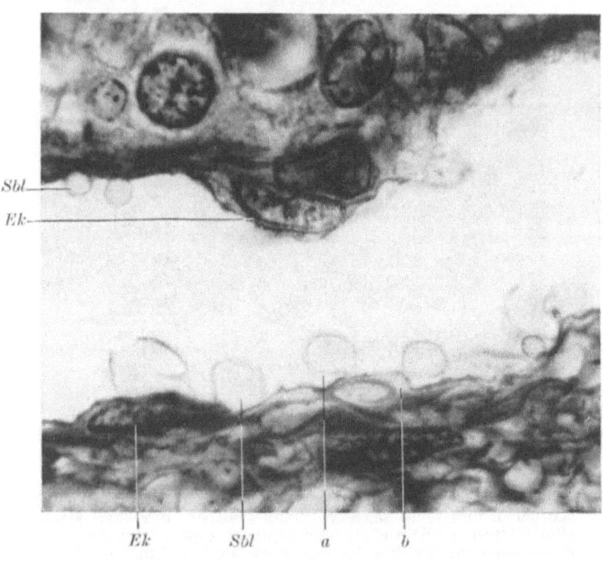

Abb. 118. Teilstück aus einem Durchschnitt durch eine Sinuscapillare des Vorderlappens. An der Wandung des Gefäßes, das frei von Blutkörperchen ist, sitzen größere und kleinere chromophobe Sekretbläschen *(Sbl)*; die beiden mit *a* und *b* bezeichneten sind eben im Durchtritt durch die Wandung begriffen; beide Bläschen hängen noch an einem Stiel, über den die Konturlinie des Endothels hinwegzieht. Ich betone, daß die Aufnahmen ohne die geringste Retusche sind. *Ek* Endothelkern. Hinger. Fix. Susa. Paraffin 7 μ. Azan. Vergr. 1 : 1500.

Die obigen Befunde erinnern an Angaben von E. J. KRAUS (1912), der in seiner den Lipoidsubstanzen der Hypophyse gewidmeten Arbeit neben dem eigentlichen Kolloid und den Lipoidsubstanzen noch eine weitere farblose, nicht tingierbare Substanz unterscheidet. Er findet die farblosen Sekrettropfen namentlich in den aus chromophilen Zellen zusammengesetzten Bezirken in und zwischen den Zellen, besonders reichlich aber zwischen Follikel und Gefäßwand. Analoge farblose Tropfen in der Größe roter Blutkörperchen, aber auch weit größer, sah KRAUS in einem Teil der Blutgefäße. Auch die Beobachtungen von BAILLIF (1938) an *Ratten*hypophysen nach Kälteeinwirkung (s. S. 153) ergeben Parallelen für den oben beschriebenen Sekretionsvorgang.

Die Bildung von Sekretvakuolen wie ihre Abgabe in das interstitielle Bindegewebe läßt sich auch bei γ-Zellen verfolgen. Ein Beispiel hierfür gibt Abb. 131, in der die in γ-Zellen wie zwischen γ-Zellen und Gefäßwand liegenden Vakuolen deutlich hervortreten.

f) Das Kolloid des Vorderlappens der Hypophyse.

α) Die Auffassungen über die Entstehung des Kolloids.

Das Vorkommen von Kolloid in der Hypophyse wird schon von den ersten Untersuchern ihrer histologischen Struktur wie ECKER, VIRCHOW, LANGEN, LUSCHKA, PEREMESCHKO, KRAUS, MÜLLER, FLESCH, LOTHRINGER, ROGOWITSCH usw. vermerkt. Sie stellten das Kolloid nicht nur in größeren oder kleineren Cysten an der Grenze von Vorder- und Hinterlappen, sondern in geringerer Menge auch innerhalb der Zellstränge des Vorderlappens fest. Sowenig demnach sein ständiges Vorkommen bestritten wird, so widerspruchsvoll sind die Auffassungen, die im Schrifttum über seine Entstehung laut wurden. VIRCHOW und LANGEN waren der Ansicht, daß das Kolloid aus einer direkten Umwandlung der Hypophysiszellen hervorgeht. FLESCH (1884) brachte dann erstmals die eosinophilen Zellen in Beziehung zum Kolloid. Er weist darauf hin, daß die Färbereaktion dieser Zellen mit jener übereinstimmt, die das in Cysten abgelagerte Kolloid zeigt. „Man darf daraus wohl schließen, daß gerade die großen Zellen in spezieller Beziehung zur Produktion dieser kolloiden Massen stehen." Später (1885) schränkt Flesch seine erste Annahme durch den Hinweis ein, daß sich die Reaktionen doch nicht vollständig decken. Auch Lothringer (1886) nimmt eine „direkte Beziehung zwischen Kolloidmassen und Hypophysiszellen" an. Rogowitsch (1889) hält „den Inhalt der chromophilen Zellen für kolloidähnlich bzw. kolloid", während Stieda (1890) eine Kolloidumwandlung der Zellen bestreitet. Schönemann (1892) findet die chromophilen Zellen da und dort in Form eines einschichtigen Epithels rings um ein Lumen angeordnet. Die Größe der Lichtung übertrifft in diesen Gebilden selten diejenige einer größeren chromophilen Zelle. Das Lumen ist entweder leer oder es ist ausgefüllt mit einer bald mehr körnigen, bald mehr transparent aussehenden kolloiden Masse. In ihr finden sich manchmal Kerne oder Überreste von solchen, deren Lage und Form es wahrscheinlich machen, daß sie zu den erwähnten Massen gehören. Schönemann hält es daher für möglich, daß das zentral gelegene Kolloid aus umgewandelten chromophilen Zellen entsteht. „Auch entsprechen die kleineren Kolloidkugeln der Größe und Form nach durchaus den chromophilen Zellen." Wolff, Caselli sind der Ansicht, daß sich die von ihnen angeblich in den cyanophilen Zellen gefundenen roten Blutkörperchen in Kolloid umwandeln. Comte (1898) glaubt, daß das Kolloid aus cyanophilen Zellen entsteht, während R. Pirone (1905) das gleiche auch von eosinophilen Zellen behauptet. Benda (1900a) betrachtet das Kolloid als eine Degenerationserscheinung, wofür auch seine Zunahme in senilen Drüsen spreche. „Entschieden ist in Abrede zu stellen, daß das Kolloid mit den Körnungen der chromophilen Zellen identisch ist und aus ihnen hervorgeht." Die Kolloidbildung geht viel mehr ganz unabhängig von der Körnersekretion vor sich. Seine anfängliche Meinung, daß die Vakuolen der Drüsenzellen eine Vorstufe des Kolloids enthalten, stellt Benda später (1900b) dahin richtig, daß es sich hier nicht um Sekretvakuolen, sondern um Fetttropfen handelt, was übrigens schon Pisenti und Viola (1890) erkannt hatten, die einen Zusammenhang zwischen der Bildung der mit Fett gefüllten Vakuolen und der Kolloidproduktion in Abrede stellten. Nach Thom (1901), der zwischen intrafollikulärem, interfollikulärem und Cystenkolloid unterscheidet, entsteht das letztere nicht nur durch reine Absonderung, sondern auch durch Ausstoßung von Zellen in das Lumen. Der Prozeß der intrafollikulären- und der Cystenkolloidbildung ist nicht sehr lebhaft, da konzentrische Streifung und zentral auftretende dunklere Farbtöne eine gewisse Eindickung wahrscheinlich machen. Im übrigen faßt Thom die Kolloidbildung nicht als einen degenerativen, sondern als einen sekretorischen Vorgang auf, bei dem sich die von den chromophilen wie chromophoben Zellen ausgearbeiteten Stoffe beteiligen (s. auch Zitat auf S. 152, Absatz 3). Guerrini (1905), sowie Cagnetto (1907) betrachten das Kolloid als Produkt der merokrinen Sekretion der Drüsenzellen. Gemelli (1903—1907) dagegen ist der Ansicht, daß das Kolloid kein Sekret, sondern ein degeneratives Produkt der Hypophyse ist. Nach Collina (1903) entsteht das in den Bindegewebsmaschen liegende Kolloid durch Degeneration von Drüsenzellen, vor allem der Eosinophilen. Joris (1907) unterscheidet kolloidhaltige Bläschen, die sich als Überreste auf die Rathkesche Tasche zurückleiten und andere, die durch örtlichen Zerfall der Zellen entstehen. Weiterhin können durch Behinderung des Abflusses Kolloidansammlungen zwischen den Drüsenzellen entstehen. Soyer (1912) bringt die Bildung der Pseudofollikel des Vorderlappens mit dem Zerfall beliebiger Drüsenzellen in Verbindung.

Nach BLAIR-BELL (1913) sind die Eosinophilen die aktiven Sekretzellen, die ihr Sekret in Blut- und Lymphgefäße abgeben. Ist keine große Nachfrage nach Sekret vorhanden, werden die Zellen basophil und größer. Sie werden dunkler und sondern schließlich basophiles Kolloid zwischen die Nachbarzellen ab, die eine bläschenartige Wandung um dasselbe bilden können.

Bei STENDELL (1914) findet man klar zum Ausdruck gebracht, daß die „Kolloidsubstanz" der Hypophyse in verschiedener Weise entstehen kann und einen höchst komplexen Begriff darstellt. Sie „entsteht durch natürliche Stauung und künstliche Eindickung von Sekret, durch Zerfall von funktionsmüden Zellen, durch sekretdurchtränkte Plasmaballen usw.". „Das Cystenkolloid scheint ganz besonders einer Degeneration von Drüsenzellen seine Entstehung zu verdanken, wobei jedoch auch noch normale Sekretionsprodukte mitwirken mögen." Manche kolloidgefüllten Cysten entstehen dadurch, daß ganze Zellterritorien zerfallen.

Sehr eingehend befaßt sich KRAUS (1914) mit der Entstehung des Kolloids. Mit Hilfe einer besonderen Färbemethode unterscheidet er zwischen gerbsäurefestem, fuchsinophilem und fuchsinophobem Kolloid (s. auch S. 167). Das gerbsäurefeste Kolloid wird nach KRAUS lediglich in den chromophilen Zellen gebildet, und zwar häufiger in Basophilen als in Eosinophilen. Es erscheint hier in Form von kleinen violett gefärbten Granula, die allmählich an Zahl zunehmen, bis der ganze Zelleib von gerbsäurefesten Granula erfüllt ist, die schließlich zu einer homogenen Masse konfluieren. Die Zellen behalten lange Zeit hindurch ein ganz normales Aussehen, so daß man z. B. bei Hämalaun-Eosinfärbung keine Spur von der oft schon den größten Teil des Zelleibes einnehmenden kolloiden Umwandlung bemerkt. Veränderungen an den Kernen treten meist erst dann ein, wenn der ganze Zelleib kolloid umgewandelt ist; und zwar wird der Kern undurchsichtig; er nimmt die gleiche tiefviolette Farbe an wie die Granula; schließlich schmilzt die ganze Zelle zu einem homogenen violetten Tropfen ein. Dadurch daß die zentralen Zellen einer Zellinsel in dieser Weise zu Kolloid verwandelt werden, kommt es nach KRAUS im Vorderlappen zur Bildung kolloidhaltiger Follikel, die als „sekundäre Cysten" von den RATHKEschen Cysten unterschieden werden. Die zweite Kolloidart, das fuchsinophile Kolloid, entsteht nach KRAUS gewöhnlich durch Einschmelzung entgranulierter, basophiler Zellen. Das Cytoplasma der Zelle erhält eine homogene Beschaffenheit, färbt sich intensiv rot, der Kern verliert seine Affinität zum Methylenblau und geht in dem fuchsinophil-kolloid umgewandelten Cytoplasma unter. Das hellblau gefärbte fuchsinophobe Kolloid endlich soll ausschließlich durch kolloidale Einschmelzung von eosinophilen Zellen entstehen. In den RATHKEschen Cysten werden eosinophile wie basophile Zellen in das Lumen abgestoßen, wo sie sich in Kolloid umwandeln. Die Frage, ob das Kolloid in den Cysten der Marksubstanz durch eine aktive sekretorische Tätigkeit der Wandzellen gebildet wird, möchte KRAUS verneinen. Er glaubt, daß die Kolloidbildung lediglich durch Einschmelzungsvorgänge erfolgt. Auch das im Vorderlappen und in den basophilen Wucherungen des Hinterlappens vorkommende Kolloid soll nur durch Zelleinschmelzung entstehen, „so daß alles Kolloid der Hypophyse, worauf schon VIRCHOW hingewiesen hat, als das Produkt einer direkten Umwandlung von Hypophysenzellen aufgefaßt werden muß." KRAUS betrachtet daher das Kolloid der Hypophyse in Übereinstimmung mit BENDA, STERZI, GEMELLI, ERDHEIM u. a. als Excret.

COLLIN (1922a, b, 1924) unterscheidet zwischen einer „fonte holocrine massive" und einer „fonte holocrine élémentaire". Die Umwandlung in Kolloid geht nach COLLIN im allgemeinen so vor sich, daß sich eine eosinophile Zelle zuerst in eine cyanophile, dann in eine hypercyanophile Zelle und diese schließlich sich in Kolloid verwandelt. Bei der „fonte holocrine massive" kommt es zu einer Masseneinschmelzung von Zellen. Die der Kolloidumwandlung anheimfallenden Zellstränge bestehen vorwiegend aus dissoziierten hypercyanophilen Zellen, enthalten aber auch eosinophile, die vor Beendigung ihrer Umwandlung zu Cyanophilen mit zugrunde gehen. Die Einschmelzung beginnt bei den zentral gelegenen Zellen unter Plasmorrhexis und Karyorrhexis und nimmt gegen die Peripherie zu ab. In anderen Fällen dringt zwischen die in Umwandlung begriffenen Zellen Bindegewebe ein und zerteilt sie in größere und kleinere Gruppen, die dann ihre Umwandlung zu Kolloid beenden. Sie werden zu kleinen im Bindegewebe liegenden Kolloidpfützen, die unter Umständen zu großen Lacunen zusammenfließen, die einer epithelialen Wandung entbehren. Der Vorgang der „fonte holocrine élémentaire" besteht darin, daß in einem Zellstrang eine zentral gelegene Drüsenzelle im ganzen zu Kolloid degeneriert und einen Sekrettropfen bildet, um den sich die übrigen Zellen des Stranges nach Art eines Follikelepithels ordnen. Dadurch, daß sich fortwährend weitere Zellen der Wandung zu Kolloid umwandeln, vermehrt sich der Inhalt, so daß schließlich Gebilde beträchtlichen Umfanges entstehen können.

In den Drüsenbläschen der Pars tuberalis der *Katze* spielt sich der Vorgang der Kolloidbildung nach ATWELL (1929) in der Weise ab, daß das Kolloid in Form von kleinen Tröpfchen im zentralen Ende von aneinanderliegenden Zellen auftritt und sich hier anhäuft. Dann kommt es zu einem Bersten der Zelloberfläche, und das Material ergießt sich in ein gemeinsames Lumen. ATWELL betrachtet den Vorgang nicht als degenerativen Prozeß, sondern als Zeichen einer echten sekretorischen Tätigkeit.

In der Hundehypophyse treffen WOLFE, CLEVELAND und CAMPBELL (1933) Kolloid so ziemlich in jedem Teil des Vorderlappens an, und zwar zumeist in den Intercellularspalten. Die Kolloidmassen sind verschiedentlich von Eosinophilen umgeben, die ihre Granula verloren haben. Sie haben auch oft eine direkte Kolloidbildung in diesen Zellen beobachtet; so konnten sie sehen, wie sich ein Teil des Cytoplasmas dieser Zellen in Kolloid verwandelt hatte, während der Rest anscheinend noch normal war. In manchen Fällen beobachteten sie große Gruppen dieser Zellen, die eine teilweise Umbildung zu Kolloid erlitten hatten, wobei die Kerne zunächst noch normales Aussehen zeigten. Danach führen WOLFE, CLEVELAND und CAMPBELL die Entstehung des Kolloids auf eine kolloide Umwandlung der Eosinophilen zurück.

Auch POPA und FIELDING (1935), sowie FRASIN (1935) sind der Auffassung, daß die Chromophilen, besonders aber die Eosinophilen die Kolloidsubstanz produzieren. Nach LENNON (1937) entsteht das Kolloid in den Follikeln in der Weise, daß Eosinophile wie Basophile ihre Granula ausstoßen.

Der Überblick zeigt, daß die Frage nach der Entstehung des Kolloids von den einzelnen Untersuchern in sehr verschiedener, ja sogar gegensätzlicher Weise beantwortet wird. Während die einen in der Kolloidbildung einen rein degenerativen Prozeß erblicken (PEREMESCHKO, BENDA, GEMELLI, COLLINA, PIRONE, PRENANT und BOUIN, SOYER, KRAUS u. a.), dessen Produkt im Extremfall nur als unbrauchbares Excret gewertet wird, betrachten ihn andere (SCHÖNEMANN, THAON, CREUTZFELDT, KOHN, HÖCKENDORFF, STENDELL, ATWELL u. a.) als Ausdruck einer, wenn nicht der sekretorischen Tätigkeit des Organes. Meine eigenen, zur Klärung der Frage unternommenen Untersuchungen führten mich zu dem Ergebnis, daß das Kolloid im Vorderlappen der Hypophyse durch sekretorische Tätigkeit einzelner Zellen, wie auch durch kolloide Einschmelzung isolierter Zellen oder kleinerer und größerer Zellkomplexe entsteht. Man findet also, wie nachfolgend gezeigt wird, nebeneinander Beispiele des merokrinen wie holokrinen Sekretionstypus vertreten.

β) Die merokrine Kolloidsekretion der Vorderlappenzellen.

Die Entstehung und Absonderung kleiner Kolloidtröpfchen läßt sich besonders klar in Hypophysen beobachten, die lebensfrisch in sublimathaltigen Flüssigkeiten, wie Susa, Formol-Sublimat-Eisessig oder dgl. fixiert wurden. Daß es

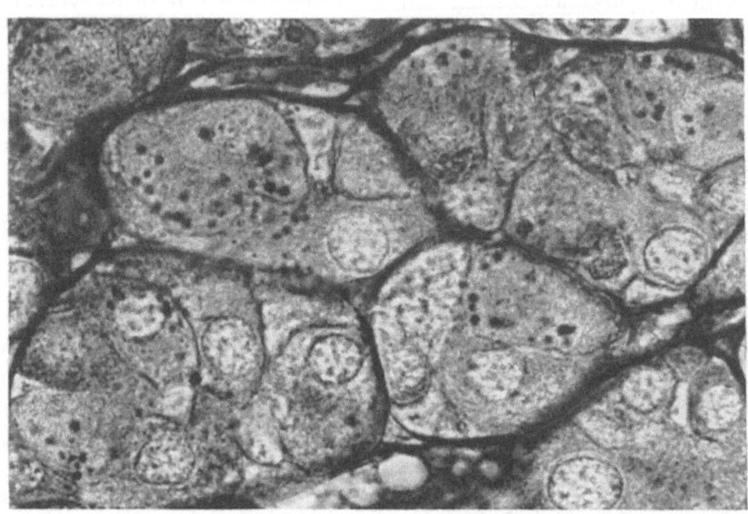

Abb. 119. Gruppen von γ-Zellen, in deren Cytoplasma zahlreiche, in der Abbildung schwarz hervortretende Kolloidtröpfchen liegen. Aufgenommen auf panchromatische Platte unter Verwendung des Monochromators von Leitz bei 630 μμ. Hinger. Fix. Suxa. Paraffin. 5 μ. Azan. Vergr. 1 : 950.

sich dabei nicht um Kunstprodukte handelt, die der Wirkung des Sublimats zuzuschreiben sind, ergibt sich daraus, daß sich prinzipiell übereinstimmende Befunde auch nach Fixierung in Formol, Regaud und anderen Flüssigkeiten erheben lassen. Färbt man die Präparate der oben erwähnten Art mit Azan, so treten in einem Teil der Vorderlappenzellen leuchtend blau gefärbte Tröpfchen hervor, deren Größe von feinsten, an der Grenze des Auflösungsvermögens stehenden Pünktchen bis zu 1—2 μ messenden Kugeln schwankt (s. Abb. 97, 119—122). Die Menge der Kolloidtröpfchen wie ihre Lokalisation im Zelleib ist sehr wechselnd. In manchen Zellen findet sich in der Nähe des exzentrisch liegenden Kernes eine Verdichtung des Cytoplasmas, die von einer großen Zahl allerfeinster wie auch gröberer Tröpfchen durchsetzt ist, die alle in typischer Weise leuchtend blau gefärbt sind (s. Abb. 97a und 120). Von ihr ausgehend verteilen sich einzelne Tröpfchen gegen die Zelloberfläche zu. In anderen Zellen, wie in Abb. 97b, liegen die Tröpfchen gleichmäßiger über den ganzen Zelleib verteilt, in wieder anderen finden sie sich stärker in einer Randzone der Zelle angehäuft (s. Abb. 97d, 121, 130). Das Bild wechselt eben je nach dem Sekretionszustand, in dem sich die betreffende Zelle hinsichtlich ihrer Kolloidproduktion befindet. Man kann in dieser Hinsicht auch sehr große individuelle Unterschiede finden. Es gibt Drüsen, in denen die intracellulären Kolloidtröpfchen nur recht spärlich vorkommen und andere, in denen sie überaus reichlich sind. Das Alter ist dabei nicht der bestimmende Faktor. Kolloidreiche Zellen können nach meinen Beob-

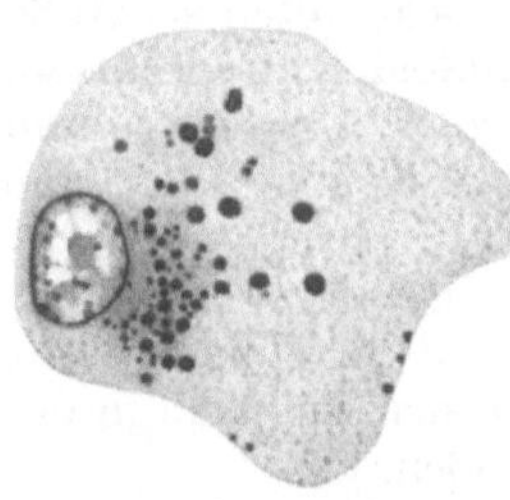

Abb. 120. γ-Zelle mit zahlreichen, namentlich in der Nähe des Kernes liegenden Kolloidtröpfchen. 42 jähriger Mann. Pneumonie. Fix. nach STIEVE. Paraffin. 5 μ. Azan. Vergr. 1 : 1250.

achtungen auch bei 20jährigen in reichlicher Menge vorkommen und andererseits bei 60- und 70jährigen fast fehlen.

Die Zellen, in deren Cytoplasma Kolloidtröpfchen auftreten, stellen keinen eigenen gesonderten Typus dar. Sehr häufig gehören sie, wie in Abb. 86, 97, 119—121, 130, dem Typus der γ-Zellen an. Sie können aber auch in allen anderen Zellarten vorkommen. So zeigt sie Abb. 122 in jungen undifferenzierten Zellen, Abb. 80 in hypochromatischen α-Zellen (bei δ), Abb. 97 in ε-Zellen (bei δ). Am schwierigsten sind sie wegen der Ähnlichkeit der Farbtöne in β- und δ-Zellen zu erkennen. Ihre Abtrennung gelingt aber bei Kresazanfärbung, bei der sie eine schwarzblaue Farbe annehmen und sich dadurch von den violett gefärbten β- und den blaugefärbten δ-Granula unterscheiden.

Die Kolloidtröpfchen liegen gewöhnlich einzeln verstreut im Cytoplasma, wobei sie allmählich zu größeren Tropfen anschwellen. Sie können sich

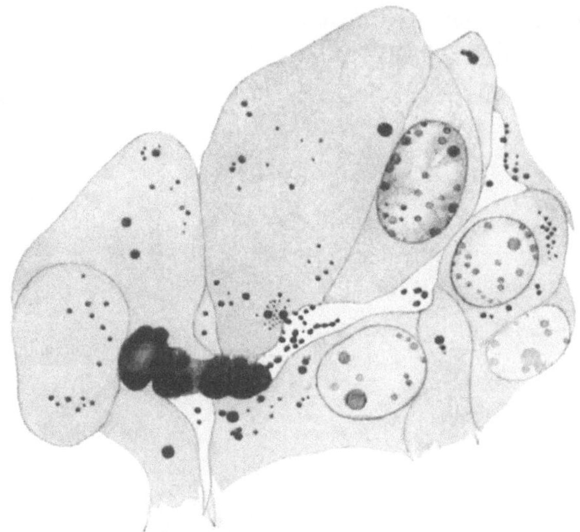

Abb. 121. Gruppe von γ-Zellen, in deren Zelleib feine und feinste Kolloidtröpfchen sichtbar sind. Ein Teil der Tröpfchen tritt eben in den schmalen intercellulären Spaltraum aus, der teilweise mit Kolloid gefüllt ist. Hinger. Fix. Susa. Paraffin. 5 μ. Azan. Vergr. 1 : 1620.

aber auch, wie Abb. 86 und 130, zu kleineren Gruppen zusammenlagern, die schließlich zu größeren, anfänglich noch gekammerten Tropfen verschmelzen.

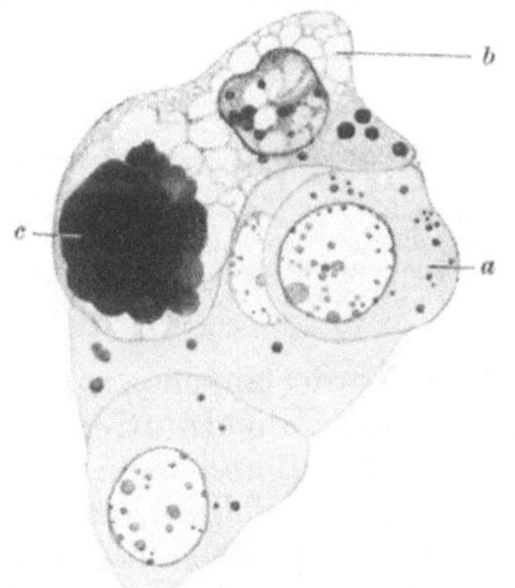

Abb. 122.

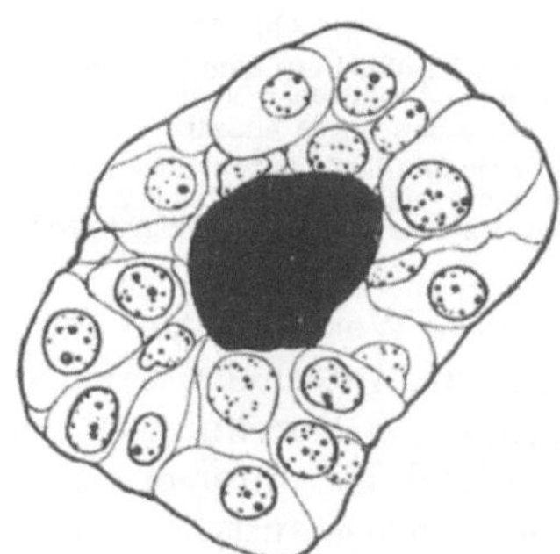

Abb. 123.

Abb. 122. Gruppe von Drüsenzellen aus dem Vorderlappen. a undifferenzierte Zelle mit einzelnen feinen Kolloidtröpfchen. b Vakuolisierte γ-Zelle mit großem intracellulär gelegenem Kolloidtropfen (c). Hinger. Fix. nach STIEVE. Paraffin. 5 μ. Azan. Vergr. 1 : 1250.

Abb. 123. Kleiner Pseudofollikel aus dem Vorderlappen. Die Kolloid gefüllte Höhle liegt zentral. Die Wandung besteht aus γ-Zellen und einzelnen undifferenzierten Zellen. Hinger. Fix. Susa. Paraffin. 7 μ. Azan. Vergr. 1: 680.

In günstigen Fällen läßt sich beobachten, daß die kleinen, dicht unter der Zelloberfläche angesammelten Kolloidtröpfchen aus der Zelle austreten, um in schmale, zwischen den einzelnen Zellen vorhandene intracelluläre Spalträume zu gelangen (s. Abb. 121). Bei Betrachtung mit stärksten Systemen glaubt man feststellen zu können, daß sie sich dabei unter leichter Streckung durch feinste Poren der Zelloberfläche hindurchzwängen. Innerhalb der Intercellularspalten verschmelzen sie dann zu größeren Kolloidtropfen. Mit der Zunahme des Kolloids erweitert sich der Spaltraum allmählich zu einem länglichen oder rundlichen Hohlraum (s. Abb. 121). Gelegentlich ist die Verschmelzung der ausgeschiedenen Tröpfchen verzögert, so daß zahlreiche Kolloidkügelchen noch mehr oder weniger isoliert nebeneinanderliegen (Abb. 121 und 130). Solche Stellen zeigen besonders eindrucksvoll, daß das Kolloid hier nicht durch Einschmelzung einer einzelnen Zelle, sondern durch sekretorische Tätigkeit umliegender Zellen gebildet wurde.

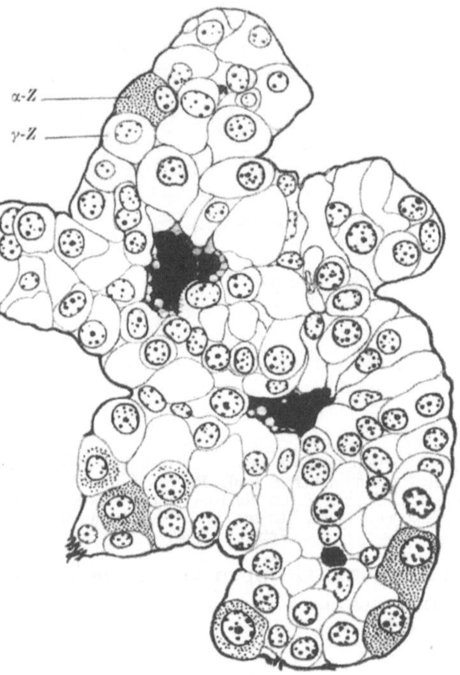

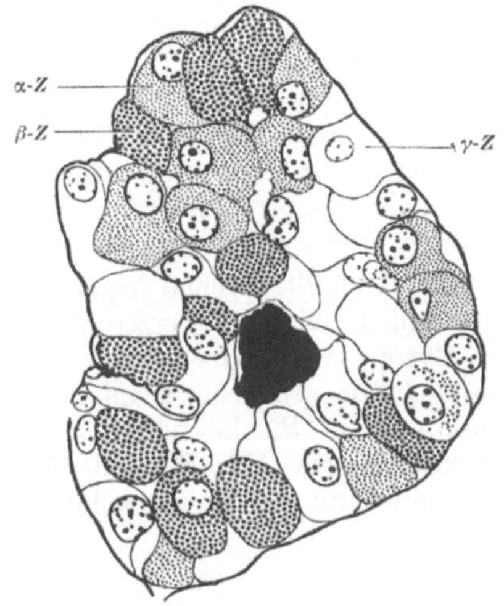

Abb. 124.   Abb. 125.

Abb. 124. Pseudofollikel aus dem Vorderlappen mit mehreren kolloidgefüllten Hohlräumen, die durchgehends von γ-Zellen und einzelnen undifferenzierten Zellen umgeben sind. An der Peripherie des polymorphen Zellstranges liegen einzelne α-Zellen. Hinger. Fix. Susa. Paraffin. 7 μ. Azan. Vergr. 1 : 680.

Abb. 125. Pseudofollikel mit kleiner exzentrisch gelegener Höhle; die α- (fein punktiert) und β-Zellen (grob punktiert) sind hier reichlicher vorhanden, beteiligen sich aber nur wenig an der Auskleidung der Höhle, die vorwiegend von γ-Zellen begrenzt ist. Hinger. Fix. Susa. Paraffin. 7 μ. Azan. Vergr. 1 : 680.

Auf diese Weise können im ganzen Bereich des Vorderlappens, namentlich aber gegen die Zwischenzone zu, verstreut liegende Pseudofollikel auftreten, deren Hohlraum einen Durchmesser von wenigen μ bis zu 200 μ und mehr aufweist. Der Pseudofollikel unterscheidet sich von einem typischen Follikel, wie er z. B. in der Schilddrüse auftritt, dadurch, daß sich, bildlich gesprochen, die Mehrzahl der Drüsenzellen des Epithelstranges um die sich im Innern des Stranges bildende Höhle nicht kümmert, während die Höhle des echten Follikels den Mittelpunkt darstellt, um den sich die gesamte Menge der Drüsenzellen in gleichmäßiger epithelartiger Anordnung gruppiert. Dementsprechend kann das Kolloiddepot des Pseudofollikels an jeder Stelle des Epithelstranges auftreten, nicht nur zentral, wie in Abb. 123, sondern auch exzentrisch zur Drüsenzellmasse, selbst an ihrer Oberfläche, unter der Basalmembran. Es können sich, wie in Abb. 124, innerhalb eines Zellhaufens auch an mehreren Stellen kleine mit Kolloid gefüllte Höhlen bilden, ohne daß sie, wie Serienschnitte lehren, miteinander zusammenhängen. Dabei sind die den Hohlraum begrenzenden Drüsenzellen in ihrer Größe, Form und Lagerung häufig überaus verschieden. Die Umrißzeichnungen der Zellgrenzen in Abb. 123—125 zeigen deutlich, daß eine epithelartige Ausrichtung der Zellen zu den Hohlräumen zumeist fehlt oder nur sehr unvollkommen ausgebildet ist. Kurz, der Pseudofollikel hat noch nicht die Organisationshöhe des echten Follikels erreicht. Bei allmählicher Zunahme des Kolloids und Erweiterung der Höhlung geht der Pseudofollikel in kolloidhaltige Cysten über (s. unten).

Am Aufbau des Pseudofollikels können sich alle Zelltypen des Vorderlappens beteiligen. Immer trifft man auf γ-Zellen; nicht selten besteht der

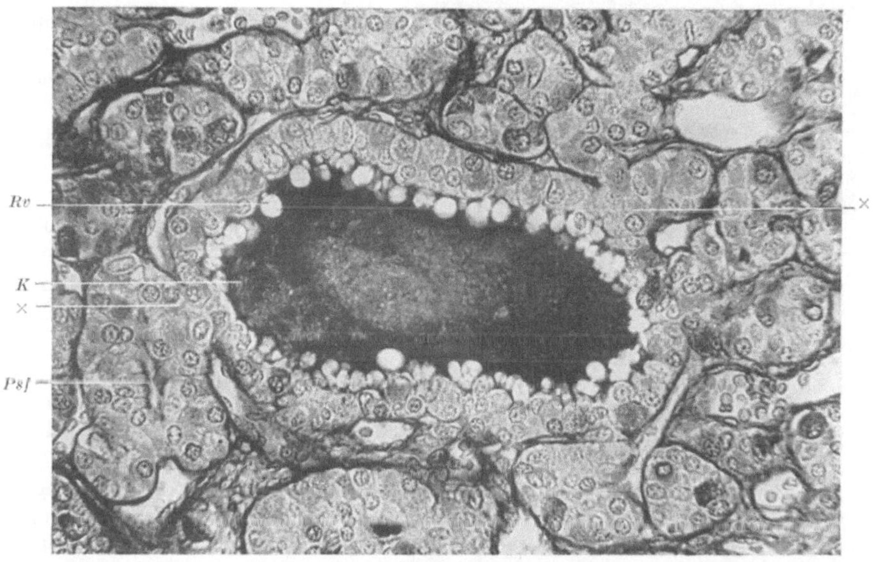

Abb. 126. Cyste aus dem Vorderlappen eines 25jährigen. Ihre Wandung setzt sich an mehreren Stellen (siehe z. B. die mit × bezeichneten) noch unmittelbar in Zellstränge der Umgebung fort. *K* Kolloid; *Rv* Randvakuolen; *Psf* in Entstehung begriffener Pseudofollikel. Hinger. Fix. Susa. Paraffin. 7 μ. Azan. Aufnahme mit Rotfilter auf panchromatische Platte, wodurch das blaugefärbte Kolloid wie das Bindegewebe deutlich hervortreten. Vergr. 1 : 370.

ganze Zellhaufen, in dessen Inneren sich die Kolloidhöhle gebildet hat, aus dieser Zellart (s. Abb. 87 und 123). In andern Fällen findet man wie in Abb. 124 einzelne α- oder β-Zellen, in wieder anderen α- und β-Zellen (s. Abb. 125) in wechselnder Menge eingestreut. Auch δ- und ε-Zellen trifft man an. Es geht also schon aus diesem Grunde nicht an, wie es manchmal geschehen ist, nur die basophilen Zellen mit der Bildung des Kolloids in Verbindung zu bringen.

Das in den Pseudofollikeln abgelagerte Kolloid färbt sich in Azanpräparaten namentlich in jungem Zustand ähnlich den intracellulären Kolloidtröpfchen überwiegend leuchtend blau (azanblaues Kolloid). In größeren Kolloidballen nehmen die zentralen Teile dagegen häufig einen bläulich-rötlichen oder leuchtend roten Farbton (azanrotes Kolloid) an, ein Farbwechsel, der ebenso wie die dabei oft auftretende Schichtung, wohl mit einer Eindickung des Kolloids zusammenhängt. Mit der von KRAUS angewandten Methode tingiert sich das azanblaue Kolloid rot, das azanrote violett. In Mucicarmin färbt sich das Kolloid der im Vorderlappen liegenden Pseudofollikel nicht oder nur ganz blaß, stellt also, soweit sich das auf Grund der Färbereaktion überhaupt beurteilen läßt, entgegen der Annahme von COMTE, NEUMAYER und PIRONE, keinen mucinartigen Körper dar. Ebensowenig vermag ich die Angabe von v. Soós (1934) zu bestätigen, daß sich Kolloid und basophile Granula identisch verhalten und Folgen des gleichen Prozesses, nämlich einer Schleimsekretion sind. Das Kolloid der Pseudofollikel kann nicht als Produkt der β-Zellen betrachtet werden.

Im fixierten Präparat erscheint das Kolloid der Pseudofollikel teils homogen, teils flockig, feingekörnt oder von feinen Vakuolen durchsetzt. Bei einem Teil der Pseudofollikel füllt es die Höhle wie in Abb. 87 und 123 völlig aus, in anderen ist ein kleinerer oder größerer Teil leer, während das Kolloid nur einen Restkörper wechselnder Größe bildet (s. Abb. 88). Vermutlich ist im letzteren Fall intravital ein dünnflüssiger, substanzarmer Inhalt vorhanden.

Wenn die Ausscheidung der Kolloidtröpfchen, wie in der in Abb. 122 gezeichneten vakuolisierten Zelle unterbleibt, so kommt es zur Ausbildung umfangreicher Kolloidtropfen, die einen großen Teil des Zelleibes einnehmen. Auch im Kern dieser Zelle ist der Beginn einer kolloiden Umwandlung zu erkennen, der schließlich die gesamte Zelle anheimfällt. Das leitet über zur Entstehung von Kolloid durch Einschmelzung der ganzen Zelle, ein Vorgang, der im nächsten Abschnitt zur Sprache kommt (s. S. 167).

Was nun die Annahme betrifft, daß das Kolloid des Vorderlappens lediglich ein mit dem Alter zunehmendes wertloses Excret darstellt, so wird diese meines Erachtens schon dadurch widerlegt, daß das Kolloid innerhalb der Zellstränge des Vorderlappens schon von sehr frühen Entwicklungsstadien

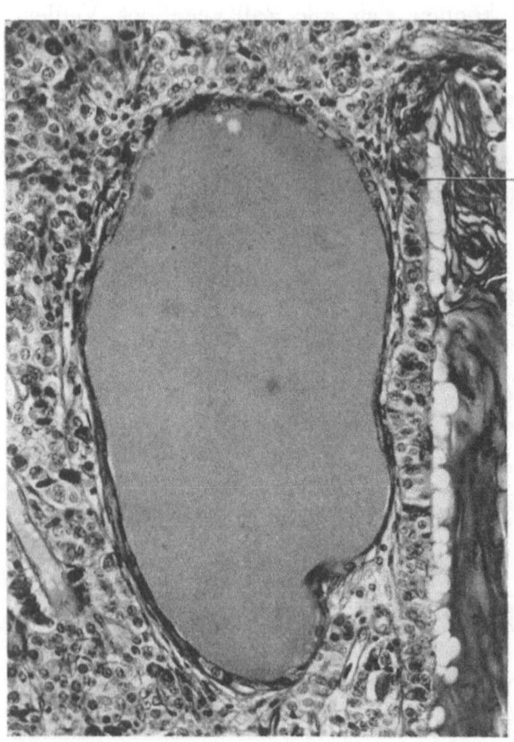

Abb. 127. Große mit Kolloid gefüllte Cyste aus dem Vorderlappen. Das Epithel der Wandung ist stark abgeplattet. Man beachte das Fehlen der Randvakuolen im Gegensatze zu Abb. 126. *VW* vordere Wand einer RATHKEschen Cyste. Hinger. Fix. Susa. Paraffin. 7 μ. Azan. Vergr. 1 : 245.

ab nachweisbar ist. Weder für die menschliche noch tierische Hypophyse trifft es zu, daß das Kolloid wie z. B. GEMELLI und STENDELL äußern, nur bei älteren Individuen auftritt. So beschreibt HAMMAR bei einem menschlichen Embryo von 53 mm das Vorhandensein intercellulärer Kolloidtropfen; bei meinen eigenen Untersuchungen traf ich die ersten sogar schon bei Embryonen von 30 mm an. Färbt man Hypophysenschnitte etwas älterer Embryonen (z. B. 150—180 mm S.S.L.) mit einer zur Darstellung des Kolloids geeigneten Methode, so überrascht es, in welcher Menge es schon zu diesem frühen Zeitpunkt in den Drüsenzellsträngen vorhanden ist. Dabei läßt sich mit Sicherheit ausschließen, daß diese zahlreichen, über den Vorderlappen verteilten Tropfen, die mit 2—5 μ Durchmesser vielfach weit unter der Größe einer Drüsenzelle sind, durch kolloide Einschmelzung einer Zelle entstehen. In der zweiten Hälfte der Schwangerschaft nimmt das Kolloid in der Hypophyse des Fetus noch weiter zu. Die Angabe von PHILIPP (1930), daß das Kolloid beim Fetus oder Neugeborenen nur selten und auch dann nur spärlich vorhanden ist, kann sich nur daraus erklären, daß PHILIPP keine geeignet gefärbten Präparate zur Verfügung standen.

Auch beim Erwachsenen treten die Kolloidablagerungen in den Pseudofollikeln des Vorderlappens bei unspezifischer Färbung, wie z. B. bei Hämaulaun-Eosin, infolge ihres geringen Durchmessers und ihrer kontrastlosen Tinktion nur schlecht hervor, während man sie bei Färbung mit polychromem Methylenblau, Methylblau-Eosin, Azan od. dgl. über den ganzen Vorderlappen verteilt findet. Größeren Umfang gewinnen die Pseudofollikel normalerweise erst in dem an die Zwischenzone angrenzenden Teil des Vorderlappens. Hier nimmt der Kolloidgehalt häufig beträchtlich zu, so daß die Pseudofollikel zu recht umfangreichen Cysten anschwellen, bei denen der Kolloidanteil den umkleidenden cellulären an Menge übertrifft. Nur selten sind es isolierte, mit einheitlichem Epithel ausgekleidete Gebilde; auch hier ist vielmehr die Entstehung aus Zellsträngen zumeist noch deutlich erkennbar, sei es dadurch, daß die Wandung der Cyste noch teilweise von einem typischen Parenchymstrang gebildet wird oder daß sich die Wandzellen der Cyste an einer oder mehreren Stellen in typisches Vorderlappenparenchym fortsetzen (s. Abb. 126). An der Auskleidung der Cysten können sich wie im Pseudofollikel neben γ-Zellen auch alle anderen Zellarten des Vorderlappens beteiligen. Bei starker

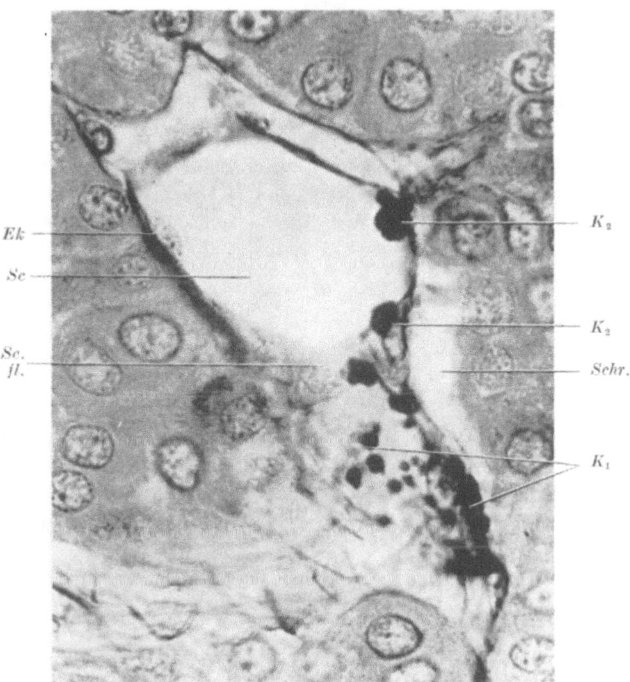

Abb. 128. Durchtritt von Kolloidtropfen aus dem interstitiellen Bindegewebe in eine Sinuscapillare des menschlichen Vorderlappens. *Ek* Endothelkern der Sinuscapillare; K_1 Gruppe von Kolloidtropfen im interstitiellen Bindegewebe; K_2 Kolloidtropfen im Innern einer Sinuscapillare, der Gefäßwandung noch dicht anliegend; *Sc* Sinuscapillare; *Sc.fl.* Flachschnitt durch die Wandung der Sinuscapillare; *Schr.* artifiziell entstandene Schrumpfungslücke; Hing. 25 J. fix. Susa. Paraffin. 7 μ. Nuclealreaktion-Phosphorwolframsäure-Anilinblau. Aufnahme mit Rotfilter auf panchrom. Platte. Vergr. 1 : 950.

Anfüllung mit Kolloid können die Cysten beträchtlichen Umfang gewinnen, wobei es gewöhnlich zu einer starken Abplattung des auskleidenden Drüsenepithels kommt. So hat es in der in Abb. 127 wiedergegebenen Cyste das Aussehen eines zum Teil endothelartigen einschichtigen Plattenepithels angenommen.

Im übrigen gehen nicht alle der in der Nähe der Zwischenzone liegenden Cysten des Vorderlappens über das Stadium des Pseudofollikels aus Zellsträngen hervor. Ein Teil derselben entsteht vielmehr durch Ausstülpung aus der vorderen Wand der Hypophysenhöhle. Das ist namentlich in jenen Fällen deutlich zu erkennen, in welchen Cyste und Hypophysenhöhle bzw. deren Derivat, miteinander noch in offener Verbindung stehen.

Die Entleerung eines Pseudofollikels soll nach THOM, SOYER, PORTELLA u. a. in der Weise erfolgen, daß durch Degeneration einer Drüsenzelle („cellule de couloir") ein Abflußweg geöffnet wird, durch den das Kolloid aus

der Höhle ins interstitielle Bindegewebe bzw. in die Blutbahn abfließen kann
(s. auch S. 98). LAUNOIS und andere Autoren nehmen an, daß streckenweise
die Wandung des Follikels und eines anliegenden Blutgefäßes einreißt, so daß
das Kolloid direkt in das Gefäß gelangt. RASMUSSEN (1927) beschreibt einen
Pseudofollikel, dessen Drüsenzellen an einer, einem Gefäß anliegenden Stelle
ganz abgeplattet sind, so daß eine Entleerung der Höhle durch Platzen dieser
stark verdünnten Wandung leicht möglich wäre. Ein Beispiel für diese letzte
Phase vermochte er jedoch, wie er selbst hervorhebt, trotz eifrigen Suchens
nicht aufzufinden.

Auch mir gelang es nicht, in meinen Präparaten den Austritt des Kolloids
aus einem Pseudofollikel zu beobachten; dagegen fand ich mehrfach Beispiele
dafür, daß größere oder kleinere Kolloidtropfen, die zwischen dem Fasergeflecht

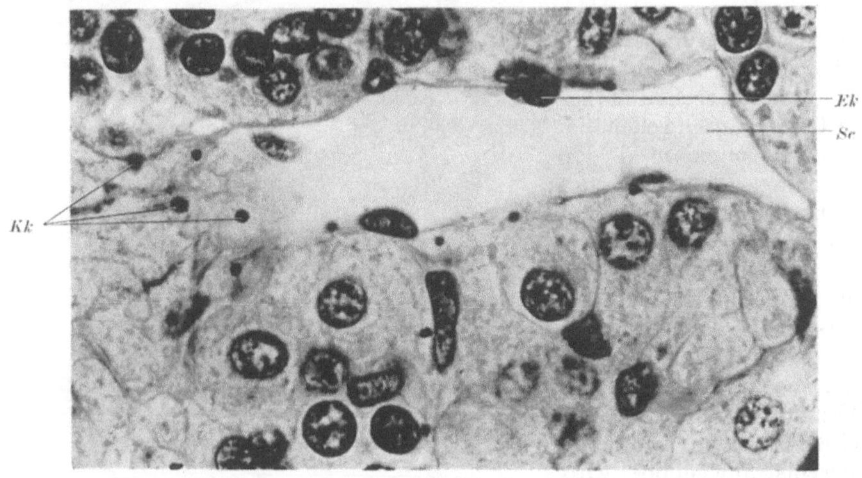

Abb. 129. Kleine, azanrote, kugelige Körper *(Kk)* in γ-Zellen und beim Durchtritt durch die Wandung einer
Sinuscapillare *(Sc)*. Das Blutgefäß ist auf der linken Seite der Fläche nach angeschnitten. *Ek* Endothelkern.
Hinger. Fix. Susa. Paraffin. 7 μ. Azan. Sublimatniederschläge wurden vor der Färbung durch Behandlung mit
Jod und Natriumthiosulfat sorgfältig entfernt. Vergr. 1 : 950.

des interstitiellen Bindegewebes liegen und sich mit Azan blau oder rot färben,
durch die Wandung der Sinuscapillaren in das Gefäßlumen gelangen. Sehr
schön ist der Vorgang in Abb. 128 zu verfolgen, in der die Kolloidtropfen durch
Färbung mit Anilinblau und Aufnahme mit Rotfilter besonders hervorgehoben
sind. Ein Teil der Tropfen liegt noch außerhalb des Gefäßes, während andere
bereits an der Innenseite der Gefäßwand kleben.

Bei dem auf S. 160f. besprochenen Sekretionsprozeß von Kolloid handelte
es sich um kleine, im Zelleib gewöhnlich in größerer Zahl auftretende kugelige
Tröpfchen, die sich bei der angewandten Methodik leuchtend blau färbten.
Daneben läßt sich in den gleichen Präparaten noch eine weitere, intracellulär
auftretende, kolloidähnliche Substanz beobachten, die sich von der beschriebenen morphologisch wie färberisch so sehr unterscheidet, daß ihre Besonderheit
nicht zu bezweifeln ist. Es sind einzelne kleine, homogen aussehende Kugeln,
etwa von der Größe eines Kernkörperchens (2—3 μ), die sich mit Azan leuchtend rot färben (s. Abb. 129). Man trifft sie nur einzeln, nie in größeren Mengen,
zumeist im Cytoplasma von γ-Zellen und auch in ihnen nicht über den ganzen
Vorderlappen verteilt, sondern nur in einzelnen Bezirken. Die Kugeln liegen im
Innern des Zelleibes, bald in der Nähe des Kernes, bald gegen die Zelloberfläche zu.
In anderen Fällen trifft man sie zwischen Zelloberfläche und Endothel einer

Sinuscapillare, ja stellenweise erwecken sie den Eindruck, daß sie ebenso wie durch die Basalmembran auch durch Grundhäutchen und Endothel in das Innere des Gefäßes treten.

γ) Die kolloide Einschmelzung der Vorderlappenzellen.

Neben dem eben beschriebenen Prozeß der merokrinen Kolloidsekretion, bei dem die Zelle selbst keine erkennbaren degenerativen Veränderungen zeigt und ohne Beeinträchtigung ihrer Lebensfähigkeit erhalten bleibt, findet sich im Vorderlappen ständig noch ein zweiter Vorgang: die kolloide Einschmelzung der ganzen Zelle, die mit dem Untergang der Zelle verknüpft ist und im Sinne eines holokrinen Sekretionsprozesses gedeutet werden kann. Ob die Produkte, die durch diese beiden, morphologisch verschiedenen Vorgänge gebildet werden, sich auch in ihrer physiologischen Wirksamkeit unterscheiden, läßt sich zur Zeit um so weniger beurteilen, als ja die Bedeutung des Kolloids an sich noch wenig geklärt ist. ·

Die Einschmelzung der Zellen erfolgt über die schon bei der Beschreibung der einzelnen Zelltypen dargestellten hyperchromatischen Formen. Sie läßt sich mit Hilfe der Azan- und Kresazanfärbung für die einzelnen Zelltypen gesondert verfolgen. Es sei bezüglich Einzelheiten auf die Abb. 74 (α-Zellen), Abb. 83 (β-Zellen), 90 und 91 (γ-Zellen), 94 (δ-Zellen) und die zugehörigen Texte verwiesen. Etwas abweichend verläuft die Einschmelzung bei den ε-Zellen (s. Abb. 98 und 99) und bei den Schwangerschaftszellen (s. Abb. 138). Ob die verschiedene Färbbarkeit des Kolloids der einschmelzenden Zellen auf chemischen oder physikalischen Unterschieden beruht, ist bei diesem ebensowenig bekannt wie beim Cystenkolloid. Im übrigen kann azanrotes Kolloid nicht nur aus α-Zellen, sondern unter Umständen auch aus β- oder γ-Zellen hervorgehen (s. Abb. 130).

Wie schon S. 158 erwähnt wurde, unterscheidet KRAUS zwischen einem gerbsäurefesten, fuchsinophilen und fuchsinophoben Kolloid. Zur Klärung der Frage, wie sich diese Kolloidarten auf die verschiedenen durch die Azanmethode dargestellten kolloidentarteten Zellen verteilen, färbte ich Präparate, die zuerst nach KRAUS gefärbt waren, nachträglich mit Azan um. Dabei ergab sich, daß sich die „gerbsäurefesten Zellen", die, wie schon KRAUS angibt, am besten bei alleiniger Färbung mit polychromem Methylenblau-Tannin ohne weitere Gegenfärbung hervortreten, aus hyperchromatischen α- und β-Zellen zusammensetzen. Die zu fuchsinophilem Kolloid einschmelzenden Zellen entsprechen hyperchromatischen β-Zellen. Zellen mit fuchsinophobem Kolloid fand ich nur sehr selten. Etwas reichlicher waren sie in einigen Schwangerschaftshypophysen, wo sich das intracelluläre Kolloid, das sich bei Azan oder Kresazan-Orange leuchtend orangerot tingierte (s. Abb. 138), nach der KRAUSschen Methode wie fuchsinophobes Kolloid hellblau färbte. Ein gewisser Gegensatz zu den Angaben von KRAUS besteht im letzten Falle insofern, als das fuchsinophobe Kolloid nach KRAUS nur in eosinophilen Zellen auftritt, die in der Schwangerenhypophyse damit versehenen Zellen aber sicher nicht den α-Zellen zuzurechnen sind (vgl. S. 207 ff.).

Das Schicksal der kolloidentarteten Zellen ist verschieden. Ein Teil derselben gerät in die Kolloidhöhlen von Pseudofollikeln und mischt sich dort dem durch sekretorische Tätigkeit gebildeten Kolloid bei. Derartige, auf kolloidentartete Zellen zurückgehende Überreste sind des öfteren an noch erhaltenen Kernresten einwandfrei erkennbar. Die Kolloidentstehung durch Einschmelzung ist schon seit VIRCHOW bekannt; wenn aber dieser wie spätere Autoren das gesamte Kolloid nur durch Zelleinschmelzung entstehen lassen, so ist das, wie aus dem über die merokrine Kolloidsekretion Gesagten hervorgeht, unrichtig. Sehr großen Umfang kann der Vorgang der Zellausstoßung und nachfolgenden -einschmelzung in den Cysten der Zona intermedia und des angrenzenden Teiles des Vorderlappens annehmen (Weiteres hierüber s. S. 359ff.).

Ein großer Teil der kolloidentarteten Zellen schmilzt an Ort und Stelle ein, ohne zur Ausbildung einer persistierenden, kolloidgefüllten Höhle Veranlassung zu geben, oder den Inhalt einer solchen zu vermehren. Der Restkörper wird vielmehr immer kleiner und kleiner, bis er ohne Hinterlassung weiterer Spuren

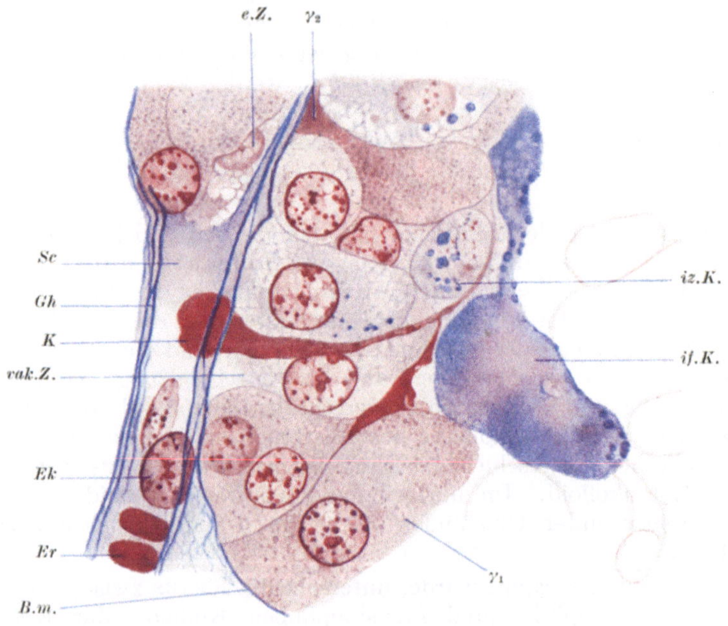

Abb. 130. Ausstoßung eines durch Zelleinschmelzung entstandenen Kolloidtropfens *(K)* in eine Sinuscapillare *(Sc)* des Vorderlappens. Die Sinuscapillare ist leicht gekrümmt und der Länge nach derart angeschnitten, daß man am oberen und unteren Ende auf ihre flach getroffene Hinterwand blickt, während diese in der Mitte abgekuppt ist. Die Seitenwände treten klar hervor. Durch die rechte dringt der Kolloidtropfen ins Gefäßlumen ein. Beim Zeichnen wurde auf die über den Tropfen hinwegziehenden Fasern des Grundhäutchens und der Basalmembran eingestellt. *B.m.* Basalmembran; *Ek* Endothelkern der Sinuscapillare in der Flächenansicht; *Er* Erythrocyten; *Gh* Grundhäutchen der Sinuscapillare; *if.K.* intrafollikuläres Kolloid, zum Teil sind noch einzelne nicht verschmolzene Kolloidtröpfchen sichtbar; *iz.K.* intracelluläre Kolloidtröpfchen im Anschnitt einer γ-Zelle; γ₁ große sekretgefüllte γ-Zelle; γ₂ in kolloider Einschmelzung begriffene γ-Zelle; *e.Z.* erschöpfte Zelle; *vak.Z.* entgranulierte, vakuolisierte Zelle. Hinger. Fix. Susa; Paraffin; 7 μ. Kresazan. Vergr. 1 : 1250.

verschwindet, während sich die angrenzenden Drüsenzellen einander nähern und die Lücke schließen.

Des öfteren ist aber auch zu beobachten, daß Überreste von kolloidentarteten Zellen aus dem Zellstrang in die Maschenräume des interstitiellen Bindegewebes gelangen, wo sie als größere oder kleinere Kolloidtropfen nachweisbar sind. Außerdem kommt auch ein direkter Übertritt von Kolloidtropfen in die Sinuscapillaren des Vorderlappens vor. Ein Beispiel hierfür gibt Abb. 130, die einen längsgestreckten, aus der Einschmelzung einer γ-Zelle hervorgegangenen rotgefärbten Kolloidtropfen beim Eintritt in eine Sinuscapillare zeigt. Der Tropfen liegt mit einem schmäleren, längsgestreckten Teil noch innerhalb eines Zellstranges zwischen einer γ-Zelle, die einige blau gefärbte Kolloidtröpfchen enthält und einer vakuolisierten Zelle. Sein anderes angeschwollenes Ende aber ist eben im Begriff, zwischen den Fasern der Basalmembran und des Grundhäutchens der Sinuscapillare in deren Inneres einzudringen. Die intravasculäre Lage des Tropfens ließ sich im abgebildeten Falle beim Fokussieren infolge des günstigen Anschnittes des Blutgefäßes mit voller Deutlichkeit feststellen. Ich halte es daher für erwiesen, daß die bei der Zelleinschmelzung entstehende Substanz direkt in die Blutbahn übertreten kann. Die weiter oben gelegene mit γ_2 bezeichnete γ-Zelle läßt an der der Basalmembran anliegenden Seite den Beginn einer kolloiden Umwandlung erkennen, die bei dem beschriebenen Tropfen beendet ist.

Das Bild erinnert an die von Soyer beschriebenen „cellules de couloir", durch deren Degeneration ein Abflußweg für das im Innern eines Pseudofollikels gelegene Kolloid geschaffen werden soll, was ich selbst bis jetzt nicht beobachten konnte (s. S. 98). Auch im vorliegenden Fall trifft die Deutung Soyers, wie sich dank der verschiedenen Färbung des cellulären und des intrafollikulären Kolloids klar erkennen läßt, nicht zu. Die durch die Degeneration der γ-Zelle entstehende Lücke schließt sich vielmehr, ohne daß das blaugefärbte, intrafollikuläre Kolloid an dieser Stelle gegen das Blutgefäß vordringen würde.

Die vorausgehend beschriebenen Vorgänge beschränken sich auf die kolloide Einschmelzung einzelner Zellen. Neben dieser kann im Vorderlappen der Hypophyse auch eine kolloide Einschmelzung ganzer Parenchymbezirke auftreten, namentlich in Sektionsmaterial, also in Drüsen von Individuen, die an Krankheiten verstorben sind. Die Erscheinung wurde von Collin (1922a, b, 1924) als „fonte holocrine massive" der „fonte holocrine élémentaire" gegenübergestellt (s. S. 158). Daß dabei aber, wie Collin angibt, vorwiegend hypercyanophile Zellen beteiligt sind, konnte ich nicht finden; in den befallenen Bezirken überwiegen bald α-, β- oder γ-Zellen. Zu Beginn der Veränderung trifft man einen kleineren oder größeren Herd von Zellen, deren Cytoplasma und Kerne sich durch ein eigentümlich verschwommenes Aussehen von normalen Zellen unterscheiden. Die Zellgrenzen werden undeutlich; an den Zellen selbst treten immer mehr die Anzeichen autolytischer Prozesse hervor. Es entsteht ein Detritus von Zellen, der im Randbezirk ohne scharfe Abgrenzung allmählich in gut erhaltenes Drüsengewebe übergeht. Unter fortschreitender Auflösung der Zelltrümmer entsteht eine körnige Masse, die später das Aussehen eines dünnflüssigen mehr oder weniger homogenen Kolloids gewinnt. Diese Kolloidpfützen und Kolloidseen [1] unterscheiden sich namentlich während der ersten Zeit durch das Fehlen einer geordneten epithelialen Wandung von den regulären Kolloidcysten. In den meisten Fällen scheint das in dieser Weise entstandene Kolloid sehr bald in den Kreislauf zu gelangen und zu verschwinden, während der Defekt durch die sich heranschiebenden Zellstränge der Umgebung geschlossen wird. Bleibt das Kolloid dagegen längere Zeit liegen, so kann sich das umgebende Parenchymgewebe zu einer epithelartigen Wandung organisieren.

Der Vorgang der herdartigen Einschmelzung kann zweifellos durch schädigende Einflüsse verstärkt werden. Er läßt sich aber, wenn auch seltener, auch in Drüsen junger, gesunder Menschen beobachten; ebenso bei gesunden Tieren, z. B. bei *Hunden*. Es wäre also sehr wohl möglich, daß auf diesem Wege auch physiologischerweise Drüsenstoffe in den Kreislauf gebracht werden.

Nur kurz weise ich darauf hin, daß durch Zerschneiden der unfixierten Drüse, namentlich mit der Scheere, artifiziell Zerstörungen hervorgerufen werden, die Unerfahrene mit der oben beschriebenen herdartigen Einschmelzung verwechseln können.

Bei Tieren läßt sich die herdartige Einschmelzung von Vorderlappengewebe auf experimentellem Wege steigern. So beobachtete Baillif (1938), daß durch exzessive Kälteeinwirkung in der *Ratten*hypophyse ein großer Teil des Vorderlappens in eine detritusartige Masse verwandelt wird.

δ) Das Vorkommen von Kolloid in den Blutgefäßen.

Als erster hat wohl Rogowitsch (1889) auf eigentümlich geronnene, von rundlichen Hohlräumen durchsetzte Massen hingewiesen, die er neben roten Blutkörperchen in einer Anzahl von Gefäßen des Vorderlappens antraf. Er

---

[1] Soyer (1909) bezeichnet mit „lacs colloides" auch die Rathkeschen Cysten.

neigt zu der Annahme, daß es sich hierbei um Kolloid handelt, das von der Drüse gebildet und unmittelbar dem Blute übergeben wird. Seitdem ist die Frage, ob das im Vorderlappen entstehende Kolloid auch in dessen Blutgefäßen nachweisbar ist, lebhaft umstritten. Das intravasculäre Vorkommen von Kolloid wurde von PISENTI und VIOLA, SCHÖNEMANN, DE COULON, STUDNICKA, LAUNOIS, THAON, TRAUTMANN, NEUBERT, SOYER, STENDELL, KRAUS, COLLIN, PORTELLA, STEWART, RASMUSSEN, PIETSCH, POPA und FIELDING, LENNON u. a. behauptet, von STIEDA, COMTE, LIVON, HERRING, BENDA u. a. bestritten. Noch 1932 schreibt

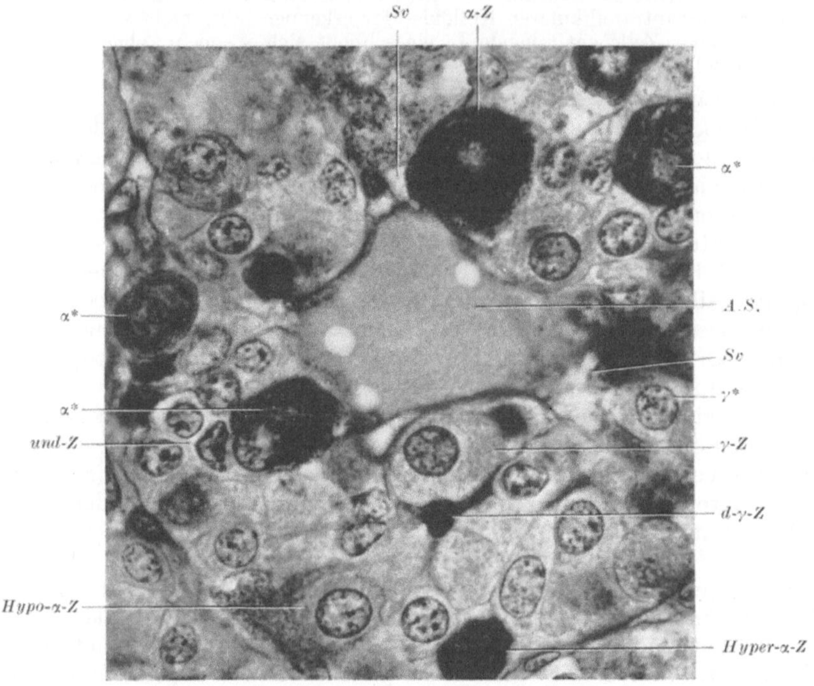

Abb. 131. Amorphes intravasculäres Sekret *(A.S.)* in einer Sinuscapillare des Vorderlappens. In ihr sind einige Randvakuolen sichtbar; ebenso finden sich in den Spalten des interstitiellen Bindegewebes zwischen Drüsenzellen und Gefäßwand einzelne Vakuolen *(S)*, die mit der sekretorischen Tätigkeit der Drüsenzellen in Verbindung zu bringen sind. Auch in einem Teil der Drüsenzellen sind Sekretvakuolen sichtbar (z. B. in *γ**). Die Mehrzahl der das Gefäß umgebenden Zellen sind γ-Zellen *(γ-Z)*. *α-Z* α-Zelle; *α** α-Zelle mit juxtanuclealem Fleck (= Centroplasma). *Hyper-α-Z* Hyperchromatische α-Zelle. *Hypo-α-Z* Hypochromatische α-Zelle, in Entgranulierung begriffen. *d-γ-Z* einschmelzende γ-Zelle mit pyknotischem Kern. *R* Reste von eingeschmolzenen Drüsenzellen; *und-Z* Gruppe von undifferenzierten Zellen mit deutlich sichtbaren Zellgrenzen. Hinger. Fix. Susa. Paraffin. 5 *μ*. Azan. Vergr. 1 : 950.

BENDA: „Gegen die Identifizierung der in den Blutgefäßen bisweilen erkennbaren hyalinen Kugeln mit dem Follikel- und Cystenkolloid habe ich mich mehrfach ausgesprochen.“

Überblickt man das über die Frage vorliegende Schrifttum, so geht daraus hervor, daß die von den einzelnen Autoren beschriebenen und oft einfach als Kolloid bezeichneten Gefäßinhalte zum Teil recht verschiedener Natur sind. Das gleiche läßt sich aber auch am Präparat feststellen. Es soll daher im nachfolgenden versucht werden, Beobachtungen am Präparat und Angaben des Schrifttums in Einklang zu bringen.

1. Das amorphe intravasculäre Sekret. Am häufigsten ist in den Gefäßen des Vorderlappens eine je nach ihrem Wassergehalt homogene bis feingeflockte Masse festzustellen, die gewisse Ähnlichkeit mit eingedicktem koaguliertem Blut- oder Lymphplasma besitzt (s. Abb. 131). Nicht selten füllt

sie auf längere Strecken hin gleichmäßig die ganze Lichtung des Gefäßes aus. An anderen Stellen ist sie mit roten Blutkörperchen untermischt, oft derart, daß sich die Erythrocyten in der Mitte des Lumens zylinderartig zusammendrängen, während wandständig eine schmälere oder breitere Zone von der amorphen Sekretsubstanz eingenommen wird (s. Abb. 132 *A.S.*). Die Masse färbt sich im formolfixierten Gefrierschnitt mit Sudan infolge der Beimengung von Lipoid oft blaßorange (s. S. 179), im Paraffinschnitt mit Eosin blaßrot, mit Azan blau bis violett. Bei Kolloidfärbung nach KRAUS nimmt sie gewöhnlich einen dunkelblauen oder violetten Farbton an. Häufig sind in ihr rundliche, den Randvakuolen der Cysten gleichende Löcher festzustellen (s. Abb. 131). Auch einzelne feinste Lipoidtröpfchen (etwa 1 μ) können ihr beigemengt sein (s. Abb. 132). Die amorphe Sekretsubstanz unterscheidet sich also durch ihren größeren Substanzreichtum und geringeren Wassergehalt, wie durch ihre stärkere Färbbarkeit von dem Gerinnsel, wie es für gewöhnlich in den Gefäßen als Fixierungsartefakt auftritt und auch in einem Teil der Vorderlappengefäße zu beobachten ist.

Dieses amorphe intravasculäre Sekret ist ohne Frage dem von ROGOWITSCH als Kolloid angesprochenen Gefäßinhalte gleichzusetzen. Übereinstimmend wurde es auch von PISENTI und VIOLA (1890) geschildert. SCHÖNEMANN (1892) bezeichnet es als hyaline Masse, die sich durch ihre geringere Lichtbrechung und schwächere Färbbarkeit mit Eosin von dem Kolloid der Follikel unterscheide; es sei daher nicht sicher, ob die hyaline Masse mit dem Kolloid der Bläschen auf eine Stufe zu stellen ist. COMTE (1899) beschreibt gleichfalls diese Substanz, ist aber im Gegensatze zu ROGOWITSCH, PISENTI und VIOLA der Ansicht, daß es sich nicht um Kolloid, sondern um gewöhnliches koaguliertes Blutplasma handelt.

Auch das von TRAUTMANN (1909) in den Blutgefäßen des Vorderlappens von *Pferd, Esel, Rind, Schaf, Ziege, Schwein, Katze* und *Hund* festgestellte Kolloid dürfte dem amorphen intravasculären Sekret entsprechen, ebenso das von STENDELL (1914) in einem Blutgefäß des Vorderlappens des *Kamels* abgebildete „Sekretgerinnsel". Hierher gehört auch das amorphe, gerbsäurefeste Kolloid, das KRAUS (1914) in den Capillaren des menschlichen Vorderlappens beobachtet. Bezüglich des Vorkommens fuchsinophiler Kolloidmassen in den Gefäßen der Hypophyse bemerkt dagegen KRAUS, daß bei der Beurteilung derartiger Befunde, die man sehr häufig zu machen Gelegenheit hat, große Vorsicht geboten ist, da Verwechslungen mit Blutplasma nicht sicher ausgeschlossen werden können. Doch kann er sich des Eindruckes nicht erwehren, daß auch fuchsinophiles Kolloid in den Gefäßen vorkommt.

Was nun die Deutung dieser in einem Teil der Sinuscapillaren nachweisbaren Substanz betrifft, so möchte ich in ihr auf Grund meiner eigenen Beobachtungen ein Produkt erblicken, das in den Gefäßen durch die wechselnde Beimengung verschiedener Sekretionsprodukte der Drüsenzellen des Vorderlappens zur Blutflüssigkeit entsteht. Dagegen finde ich keinen Anhaltspunkt dafür, daß diese amorphe Substanz, wie es verschiedentlich geschah, direkt dem Kolloid der Pseudofollikel oder Cysten gleichzusetzen ist; dasselbe kann aber der Substanz unter Auflösung beigemengt sein.

2. **Das intravasculäre Kolloid.** Außer der eben geschilderten Substanz findet sich in den Sinuscapillaren des Drüsenteiles noch eine zweite, die sich von ihr durch höhere Konsistenz und scharf abgegrenzte Form unterscheidet. Sie tritt in Gestalt rundlicher oder durch Druckwirkung abgeplatteter hyaliner Tropfen auf, die in ihrem Aussehen und färberischen Verhalten weitgehend dem in Pseudofollikeln und Cysten abgelagerten Kolloid gleichen. Sie sei daher als **intravasculäres Kolloid** bezeichnet. Ein eindrucksvolles Bild dieser Substanz gibt Abb. 132, die einen großen $16 \times 32 \mu$ messenden Tropfen und einige kleinere rundliche der gleichen Art im Durchmesser von $5 \times 15 \mu$ zeigt. Die Körper sind im vorliegenden Präparat (Gefrierschnitt, Färbung mit Sudan-Hämatoxylin) blaßbläulich gefärbt und gleichen hierin wie in ihrer Lichtbrechung völlig dem Kolloid, wie es sich in einem Teil der Follikel vorfindet. Da im gleichen Gefäß neben roten Blutkörperchen auch amorphe Sekretsubstanz vorhanden ist, die

sich blaßorange färbt, so lassen sich in diesem Falle die beiden Substanzen gut miteinander vergleichen und gegenseitig abtrennen. Sehr deutlich treten die intravasculären Kolloidtropfen bei Färbung mit polychromem Methylenblau nach UNNA hervor, durch die sie in intensiv blauviolettem Farbton dargestellt werden.

Überaus reichlich traf ich das intravasculäre Kolloid bei einer Schwangeren an. Die zahlreichen zwischen 2—35 μ messenden homogenen Kolloidkugeln färbten sich in diesem Falle mit Azan leuchtend rot. Sie ließen sich von den Sinuscapillaren des Vorderlappens in die Venen des seitlichen Bindegewebskörpers und von hier bis in die Venen des Trichterlappens verfolgen. Im allgemeinen gelingt aber der Nachweis der intravasculären Kolloidkugeln seltener als der des amorphen Sekretes.

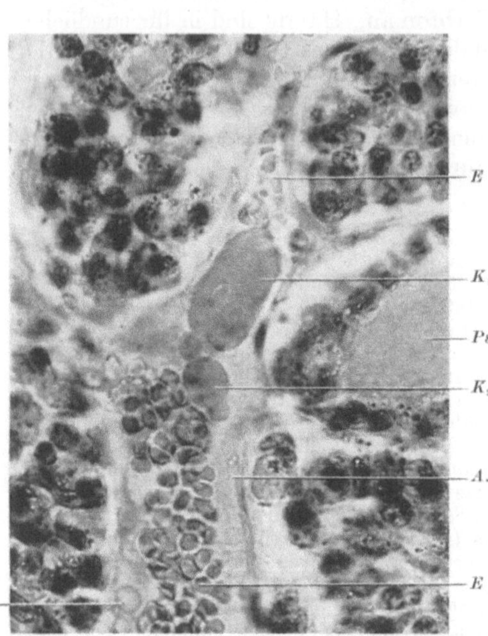

Abb. 132. Intravasculäres Kolloid. (K_1, K_2, K_3) im Innern einer Sinuscapillare des Vorderlappens. E Erythrocyten; Psf kolloidgefüllter Pseudofollikel; $A.S.$ amorphes intravasculäres Sekret. Die oberhalb dieser Hinweislinie sichtbaren hellen Kügelchen sind Lipoidtröpfchen; sie sind auch in zahlreichen Drüsenzellen zu sehen, wo sie je nach ihrer Lage zur Objektivebene als helle oder dunkle Kügelchen hervortreten. 22jähriges Mädchen. Formol. Gefrierschnitt 10 μ. Sudan nach ROMEIS. Hämatoxylin Ehrlich. Aufnahme mit Rotfilter auf panchrom, Platte. Vergr. 1 : 555.

Große Kugeln und Tropfen von kolloidartiger Substanz im Innern von Sinuscapillaren des Vorderlappens wurden erstmals von THAON (1907) abgebildet und beschrieben, der sie auch in den austretenden Venen der Trichterregion beobachtet, in denen sie später auch von anderen Autoren (RASMUSSEN, PIETSCH, POPA und FIELDING, LENNON u. a.) wiedergefunden wurden. Auch NEUBERT (1909) trifft in den Gefäßen runde hyaline Tropfen, die wie das Kolloid der Follikel gefärbt sind; KRAUS (1914) beobachtet neben amorphem Kolloid auch solches in „kugelförmigem Zustand", das bei Anwendung der von ihm empfohlenen Färbung die Eigenschaften des gerbsäurefesten Kolloids zeigt. Auch die von RASMUSSEN (1927) beschriebenen Kolloidtropfen gehören hierher. Der Autor fand intravasculäres Kolloid jedoch nur sehr selten (unter 100 untersuchten normalen Hypophysen nur zweimal). Im einen Fall, einer 20jährigen Schwangeren, war es reichlich vorhanden, sowohl in den Sinuscapillaren wie in den Kapselvenen des Vorderlappens und den Venen des Stieles. Es war von dem Kolloid der Zellen, Pseudofollikel und Cysten nicht zu unterscheiden.

3. Die siderophilen Körnchen. In einem Teil der Sinuscapillaren trifft man auf kleine, etwa 0,2—1 μ messende kompakte Tröpfchen, die sich mit Azan gewöhnlich leuchtend rot, mit Eisenhämatoxylin intensiv schwarz färben. Ihre Gestalt schwankt zwischen Kugel-, Schollen- und Tropfenform; zum Teil liegen sie einzeln im Gefäßinnern, zum Teil kleben sie an der Innenfläche des Endothels, auf dem sie bei reichlichem Vorkommen auch zu einer etwa 1 μ dicken, von Lücken durchsetzten, zusammenhängenden Schicht verbacken können. Auch die frei im Gefäßlumen liegenden Körnchen neigen dazu, gegenseitig zu verkleben. Das Vorkommen der siderophilen Körnchen wechselt. In vielen Sinuscapillaren fehlen sie vollständig, in anderen treten sie nur in spärlicher Menge auf; gelegentlich können sie auch den ganzen Querschnitt des Gefäßes ausfüllen.

Die siderophilen Körnchen wurden zum erstenmal von LAUNOIS (1904) abgebildet und beschrieben. Der Autor bezeichnet sie als „gouttelettes de sécrétion intravasculaires".

Daß eine Verwechslung mit koaguliertem Blutplasma vorliegt, lehnt LAUNOIS mit Recht ab. Er findet die Tröpfchen regelmäßig in menschlichen Hypophysen, die bald nach dem Tode fixiert sind; auch in frisch fixierten tierischen Hypophysen sind sie stets nachzuweisen. Die Tröpfchen stammen nach LAUNOIS von den Drüsenzellen und sollen „durch einfache Dialyse" die Wandung der Gefäße durchdringen. Die gleichen Körnchen wurden auch von SOYER beobachtet, der sie als „grains sidérophiles" oder „grains noirs" bezeichnet und durch den Zerfall von Drüsenzellen entstehen läßt.

Als weitere, in den Gefäßen nachweisbare Substanz seien 4. die chromophoben Sekretbläschen genannt, über die schon S. 156 das Nähere gesagt wurde (vgl. auch Abb. 118).

5. Die fadenartige Substanz. Gelegentlich sind in Sinuscapillaren des Vorderlappens auch eigentümliche, 40—100 μ lange und 1—2 μ dicke Fäden anzutreffen, die zumeist dicht miteinander verflochten sind. Sie unterscheiden sich durch ihre verhältnismäßig grobe Struktur von den Fibrinfäden eines gewöhnlichen Gerinnsels. Sie färben sich mit Azan intensiv rot, mit Eisenhämatoxylin schwarz. Ihre Herkunft und Bedeutung ist unklar.

Auch diese Strukturen wurden erstmals von LAUNOIS abgebildet und beschrieben. Eine Entstehung aus Fibringerinnsel oder durch kadaveröse Prozesse kommt nach LAUNOIS nicht in Frage. LAUNOIS glaubt vielmehr, daß die Gebilde Reste der bindegewebigen Wände darstellen, die bei einer Ruptur von Pseudofollikel und Sinuscapillare (s. auch S. 166) zusammen mit dem Kolloid in die Blutbahn gerissen werden, eine Deutung, die, wie das Aussehen und das färberische Verhalten der Strukturen zeigt, sicherlich unzutreffend ist. Möglicherweise handelt es sich doch um Gerinnungsstrukturen von Fibrin, die unter dem Einfluß von Hypophysenstoffen eine abweichende Form annehmen.

g) Die Lipoidsubstanzen in den Drüsenzellen des menschlichen Vorderlappens.

Historisches: Die schon seit LOTHRINGER nach Paraffineinbettung in Vorderlappenzellen beobachteten Vakuolen wurden erstmals von BENDA (1900b) mit Lipoiden in Verbindung gebracht und als Überreste von Fettsubstanzen erwiesen, die durch die Vorbehandlung der Präparate verlorengingen. Die ersten eingehenden Untersuchungen über das Vorkommen und die Verteilung des Fettes in der Hypophyse stammen jedoch von ERDHEIM (1903). Kurze Zeit später berichtete LAUNOIS (1904), ferner LAUNOIS und Mitarbeiter über die Fettkörnchen und die „Sécrétion graisseuse" der Hypophyse. Am gründlichsten wurden die Lipoidsubstanzen des menschlichen Organes bis jetzt von KRAUS (1912) untersucht. Die Veröffentlichung von CASTELLI (1914/15) schließt sich eng an die Ausführungen von LAUNOIS an. Seitdem sind keine einschlägigen Spezialuntersuchungen mehr erschienen.

Im frischen, unfixierten Zustand (Zupfpräparat oder Gefrierschnitt mit Messerkühlung) sind die lipoiden Einlagerungen der Vorderlappenzellen als etwas stärker lichtbrechende Kügelchen und Tröpfchen zu erkennen. Ihre Größe schwankt von feinsten Stäubchen bis zu Kerngröße; bei den kleinsten Formen ist jedoch die Abtrennung gegenüber feinen Eiweißgranula in ungefärbtem Zustand schwer, ja oft unmöglich. Die Mehrzahl der lipoiden Einlagerungen besteht aus Vollkörnchen; daneben finden sich aber auch Ringe, Halbmond- und Sichelformen, deren Durchmesser 6—8 μ erreichen kann. Die Bezeichnungen geben den Eindruck des optischen Schnittes der Gebilde wieder. In Wirklichkeit handelt es sich um dünnere oder dickere lipoide Hüllen, die einen lipoidfreien Binnenkörper umgeben. Liegt letzterer zentral, so entsteht der Eindruck eines Ringes, während bei exzentrischer Lage der eines Halbmondes oder einer Sichel erweckt wird. Auch vakuolisierte Ringe und Halbmonde kommen vor.

Viel deutlicher als im frischen ungefärbten Präparat treten diese Formen nach Fixierung in Osmiumsäure hervor, die alle lipoiden Gebilde in naturgetreuer Form erhält (KRAUS). Auch Zusatz von Osmiumsäure zum nativen Präparat ergibt das gleiche Bild. In beiden Fällen kommt es nur zu einer Bräunung; eine Schwärzung erfolgt erst sekundär durch Alkoholbehandlung.

Von verschiedenen Autoren (ALTMANN, STARKE, SCHMAUS u. a.) wurde bei anderen Objekten beobachtet, daß die Ring- und Halbmondformen erst nachträglich beim Entwässerungs- und Einbettungsverfahren aus Vollkörnern durch teilweise Lösung der

Fettsubstanzen entstehen. Ebenso erklärt LAUNOIS (1904) die Zusammenlagerung der Lipoidkörnchen zu maulbeerförmigen Gebilden wie auch ihre Vakuolisierung als eine bei der
Nachbehandlung der Präparate auftretende Veränderung. Bei Vermeidung lösender Flüssigkeiten findet er die Tröpfchen in Osmiumpräparaten durchgehends kompakt und isoliert
gelegen. LAUNOIS vergißt dabei, daß ERDHEIM unter Hinweis auf die obengenannten
Autoren betont, daß er die Ring- und Sichelformen auch im nativen Zupfpräparat feststellen
konnte. Ich fand die ERDHEIMschen Angaben an den frisch untersuchten Vorderlappenzellen eines Hingerichteten von 24 Jahren bestätigt. Es soll aber nicht geleugnet werden,
daß die Vakuolisierung durch ungeeignete Nachbehandlung noch verstärkt werden kann.
Im übrigen hat schon ERDHEIM darauf hingewiesen, daß vom Alter unabhängige individuelle
Schwankungen bestehen: in manchen Hypophysen sind bei gleichem Alter die vakuolisierten Körner nur spärlich, in anderen wieder sehr zahlreich zu finden.

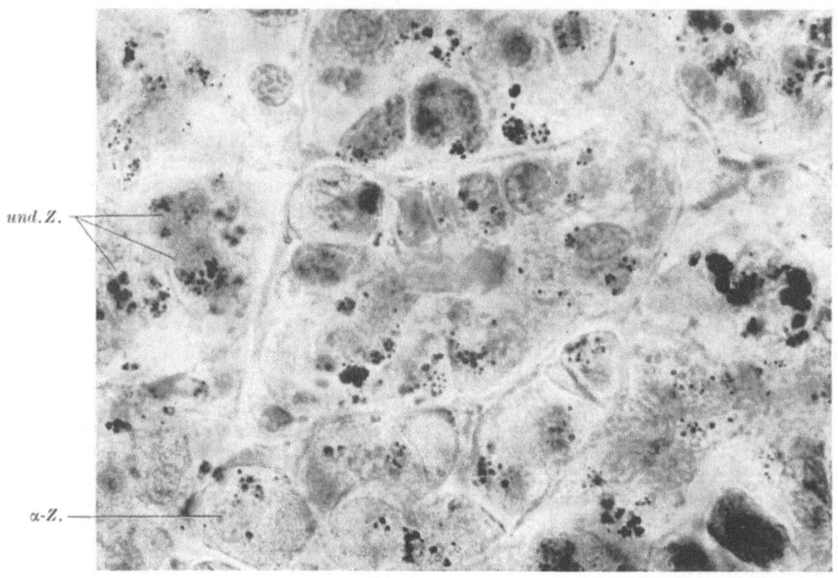

Abb. 133. Lipoideinlagerungen in den Drüsenzellen des Vorderlappens eines 24jährigen. Die Lipoidtröpfchen
sind als dunkle Tröpfchen sichtbar. Die Kerne wurden, um die Lipoide hervortreten zu lassen, bei der Aufnahme
durch entsprechende Filterung des Lichtes zurückgehalten. α-Z. typische α-Zelle; und.Z. undifferenzierte und
junge γ-Zellen; Hinger. Formol. Gefrierschnitt 10 μ. Sudan nach ROMEIS. Hämatoxylin Ehrlich. Lävulose.
Vergr. 1 : 950.

Am eindeutigsten werden die Lipoidsubstanzen der Drüsenzellen in Gefrierschnitten von frisch fixiertem Formolmaterial durch Sudanfärbung zur Darstellung gebracht. Namentlich bei Verwendung der nach meiner Vorschrift
bereiteten Farblösung treten auch die feinsten, an der Grenze der Sichtbarkeit
gelegenen Tröpfchen scharf hervor. Ein besonderer Vorzug gegenüber der
Osmierung ist dabei, daß durch die Sudanfärbung nur die Lipoide dargestellt
werden, während die Osmiumsäure, namentlich bei längerer Einwirkung, auch
eine Reihe weiterer feinster Strukturen imprägniert, die nicht mehr den eigentlichen Lipoiden zuzurechnen sind.

Einzelheiten in der Vakuolisierung der größeren Lipoidtropfen sind, wie schon ERD-
HEIM bemerkt, in osmiumfixierten Präparaten besser sichtbar. Sudanfärbung und Os-
mierung ergänzen sich also gegenseitig. Bei Fixierung in Formol soll der lipoide Anteil der
Fetttröpfchen nach KRAUS schrumpfen oder vielmehr an der farblosen Komponente des
Tropfens abgleiten, so daß aus Sicheln gerne siegelringartige und aus „vakuolisierten"
Formen drusige Gebilde werden, in welchen die verschieden großen farblosen Tropfen meist
einer unregelmäßig geformten Lipoidmasse von allen Seiten aufsitzen. In Drüsen, die
kurz nach dem Tode in Formol fixiert und nach 1—2 Tagen verarbeitet wurden, fand ich
jedoch im Gegensatz zu diesen Angaben die Erhaltung der Lipoidsubstanz nicht schlechter
als nach Fixierung in Osmiumtetroxyd.

Untersucht man gut gefärbte Sudanpräparate des Vorderlappens von 18- bis 24jährigen Individuen, so findet man in den Drüsenzellen bereits eine reichliche Menge von Lipoidtröpfchen vor. Dieser Befund paßt schlecht zu der weit verbreiteten Meinung, daß die in Vorderlappenzellen auftretenden Lipoidsubstanzen lediglich Stoffwechselschlacken darstellen. Ein Beispiel für den Lipoidreichtum jugendlicher Drüsen gibt Abb. 133, die Gruppen von Drüsenzellen eines durch

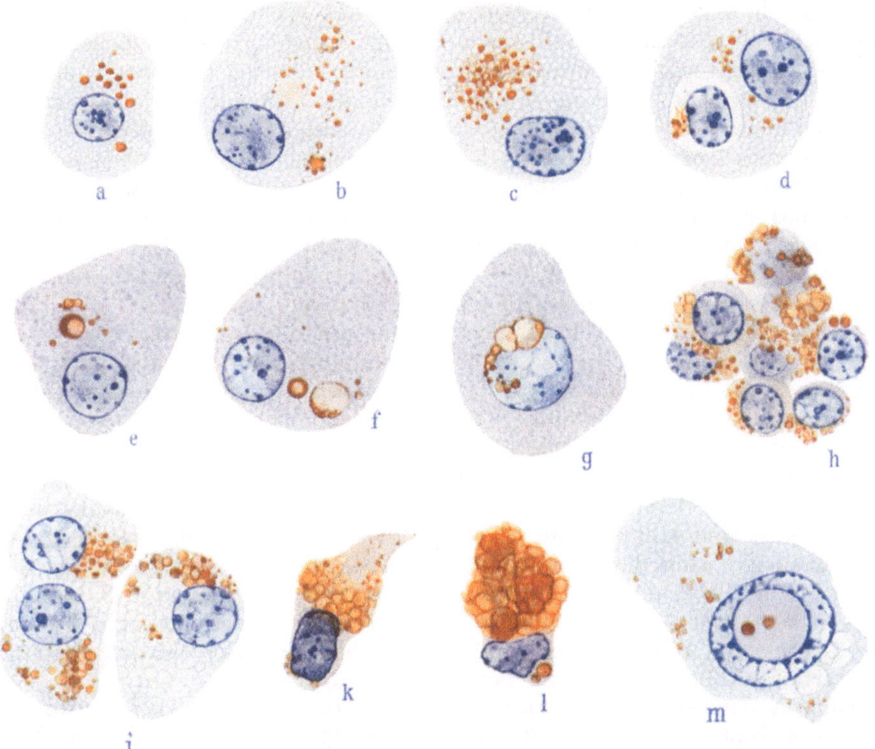

Abb. 134. Lipoidhaltige Zelltypen aus dem Vorderlappen eines 22jährigen Mädchens. *a* mittelgroße typische α-Zelle mit einzelnen Lipoidtröpfchen; *b* große typische α-Zelle. Neben dem Kern ist als blaßgelblicher Fleck das Centroplasma sichtbar; *c* typische α-Zellen mit zahlreichen Lipoidtröpfchen; *d* α-Zelle mit junger, innerhalb ihres Cytoplasma liegender Endocyte. Im Cytoplasma dieser jungen undifferenzierten Zelle ist eine Gruppe von Lipoidtröpfchen sichtbar. *e—f* typische β-Zellen mit teils halbmond-, teils ringförmigen Lipoideinlagerungen. Auch einzelne Vollkörner sind sichtbar. In *f* liegen die Einlagerungen dicht am Kern. An zwei Bläschen ist die Lipoidhülle stark verdünnt. *g* Gruppe von undifferenzierten Zellen mit zahlreichen Lipoidtröpfchen; *h* Gruppe von γ-Zellen mit zahlreichen Lipoidtröpfchen. *i, k* erschöpfte, vakuolisierte Zellen mit hyperchromatischen Kernen. Das Cytoplasma ist sehr stark mit zum Teil großen Lipoidtropfen beladen; *m* große, polymorphe α-Zelle. Im Kern ist eine große Kernvakuole sichtbar; die zwei Lipoidtropfen enthält. Das Cytoplasma ist an einer Seite stark vakuolisiert; die Vakuolen sind frei von Lipoid; zwischen ihnen liegen einige kleine Lipoidtröpfchen. Fix. Formol. Gefrierschnitt. Sudanfärbung nach Romeis. Hämatoxylin nach Ehrlich. Lävulose. Vergr. 1 : 1250.

Unglücksfall verstorbenen 22jährigen Mädchens zeigt. Trotzdem bei einer Mikroaufnahme naturgemäß nur ein Teil der im Schnitte vorhandenen Lipoidtröpfchen scharf dargestellt wird, sind sie auf dem Bilde in reichlicher Menge sichtbar. Dabei handelt es sich nicht um einen Einzelfall; auch bei anderen 18—24jährigen Individuen beiderlei Geschlechts sind in der Mehrzahl der Drüsenzellen zum mindesten einige Lipoidtröpfchen festzustellen; meist sind sie in größerer Zahl vorhanden. Der Befund, der bisher nur von pathologischem Sektionsmaterial her bekannt war, konnte auch bei Verunglückten und Hingerichteten dieses Alters erhoben werden; der Lipoidreichtum ist also nicht durch krankhafte Veränderungen bedingt. Zum überwiegenden Teil treten die Lipoidsubstanzen in diesem Alter als Vollkörner auf, vom feinsten Stäubchen bis zu

Kugeln von 2—3 μ Durchmesser, wobei Unterschiede im Farbton zwischen Rot- und Gelborange festzustellen sind. Aber auch Ring- und Halbmondformen von 3—5 μ Durchmesser fehlen nicht, wenn sie auch wesentlich spärlicher sind als in späteren Jahren.

In der Regel verhalten sich die Lipoidtröpfchen nicht in allen Drüsenzellen des Vorderlappens gleich; es lassen sich vielmehr zwischen den einzelnen Zellarten hinsichtlich Menge, Gestalt und Verteilung der Lipoidsubstanzen gewisse Unterschiede erkennen, die in den in Abb. 134 wiedergegebenen Zellen zum Ausdruck gebracht sind. Abb. 134a—c zeigt einige typische α-Zellen, die an den stärker lichtbrechenden α-Granula und ihrer scharfen Begrenzung einwandfrei erkennbar sind. Die in ihnen auftretenden Lipoidtröpfchen schwanken zwischen feinsten Stäubchen und 1—2 μ großen Kugeln, die zumeist in kleineren Gruppen zwischen den α-Granula liegen. Dabei ist ihre Menge wie auch ihre Lage in den einzelnen Zellen überaus wechselnd. Bald trifft man sie in der Nähe des Kernes, bald in der Mitte der Zelle oder gegen die Zelloberfläche zu gelagert. Manchmal läßt sich, wie in Abb. 134b, das Centroplasma (Macula) als ganz blaßorangegelb gefärbter Fleck erkennen, der aber selbst frei von Lipoidkörnchen ist; erst in seiner Umgebung sind feinste Tröpfchen zu erkennen. Die Lipoidtröpfchen liegen aber durchaus nicht immer um die Zone des Centroplasmas angehäuft. Größere 2—3 μ messende Lipoidkugeln sind übrigens auch in gewöhnlichen Paraffinschnitten als kleine zwischen den α-Granula gelegene Vakuolen sichtbar (s. Abb. 59b, S. 88), die kleineren werden dagegen von den Granula überdeckt. Vakuolisierte Formen treten in den α-Zellen meist erst bei älteren Individuen auf. Einen Sonderfall stellt Abb. 134d dar; sie zeigt eine große α-Zelle, in deren Cytoplasma eine typische Endocyte eingeschlossen ist; beim Fokussieren läßt sich an dem 15 μ dicken Gefrierschnitt mit Sicherheit feststellen, daß sich das granulahaltige Cytoplasma der Mutterzelle im Sinne Collins auch über und unter der Zelle zusammenschließt (vgl. S. 144). Bemerkenswerterweise enthält schon die junge, noch undifferenzierte Endocyte eine Gruppe von Lipoidtröpfchen, ebenfalls wieder ein Hinweis, daß diese nicht als wertlose Abbauprodukte zu betrachten sind.

Ganz anders ist das Verhalten der Lipoidtröpfchen in den β-Zellen, die im Sudan-Hämalaunpräparat durch ihren blaugrauen, fein gekörnten Zelleib charakterisiert sind. Sie enthalten meist nur wenige, dafür aber große Kugeln von 2—4 μ Durchmesser, die schon recht frühzeitig auftreten können (s. Abb. 134e bis g). Doch ist bei 20—25jährigen häufig eine beträchtliche Zahl von β-Zellen (namentlich große Formen) noch vollkommen frei von sichtbaren Lipoideinlagerungen. Die Lage der Lipoidkugeln ist wechselnd und ohne Regelmäßigkeit, sie können sich in jedem Teil des Cytoplasmaleibes vorfinden, auch in der Nähe des Kernes. Im Innern der anfangs kompakten Lipoidkugeln tritt sehr bald ein lipoidfreier Binnenkörper auf, während die lipoide Hülle, wie schon oben beschrieben, als kompakte oder vakuolisierte Ring- oder Halbmondform erscheint. Bei älteren Individuen (s. Abb. 135) vergrößern sich die Lipoidkugeln bzw. deren Binnenkörper bis zu 6—8 μ und mehr im Durchmesser. Schließlich kann der Binnenkörper so sehr anschwellen, daß die lipoide Hülle kaum mehr nachweisbar ist. In Paraffinschnitten von β-Zellen entsprechen nur die scharf ausgestanzten Löcher den Lipoidkugeln, während die auf S. 154f. beschriebenen Sekretvakuolen, wie an Sudanpräparaten sehr deutlich festzustellen ist, frei von Lipoidtropfen sind. In den jungen β-Zellen, die den undifferenzierten Zellen noch nahestehen, trifft man oft eine größere Zahl kleiner Tröpfchen.

Überraschend reich sind die jungen, undifferenzierten Zellen des Vorderlappens mit Lipoidtröpfchen versehen. Schon die durch Endocytogenese entstandene, undifferenzierte Zelle der Abb. 134d birgt eine größere Zahl von

Tröpfchen, noch reichlicher sind sie in der Gruppe von undifferenzierten Zellen, die in Abb. 134h wiedergegeben ist. Hier ist das blaßgefärbte Cytoplasma stellenweise vollgepfropft mit dicht aneinanderliegenden Tröpfchen. Daß es sich nicht um degenerierende, zugrunde gehende Zellen handelt, ist aus dem Verhalten der Kerne mit Sicherheit zu entnehmen.

Von diesen undifferenzierten Zellen bis zu den in Abb. 134i wiedergegebenen typischen γ-Zellen finden sich alle Zwischenstufen. Die Zellen sind in frisch fixierten Formol-Sudanpräparaten an ihrem blassen, fein vakuolisierten Zelleib sowohl von typischen α- wie β-Zellen deutlich zu unterscheiden. Auch sie enthalten reichlich Lipoid, das meist in Gestalt von zahlreichen bis zu 1—2 μ großen Vollkörnern an einer Stelle des Zelleibes aufgestapelt ist, während andere Teile davon frei sind. Die Abbildung zeigt deutlich, daß die feine Vakuolisierung des Cytoplasmas der γ-Zellen, die namentlich in Paraffinschnitten oft hervortritt, nur zum kleinen Teil mit Lipoideinlagerungen in Zusammenhang steht. Es ist also falsch, zu glauben, daß alle „chromophoben" Zellen dicht mit Lipoidsubstanz beladen sind.

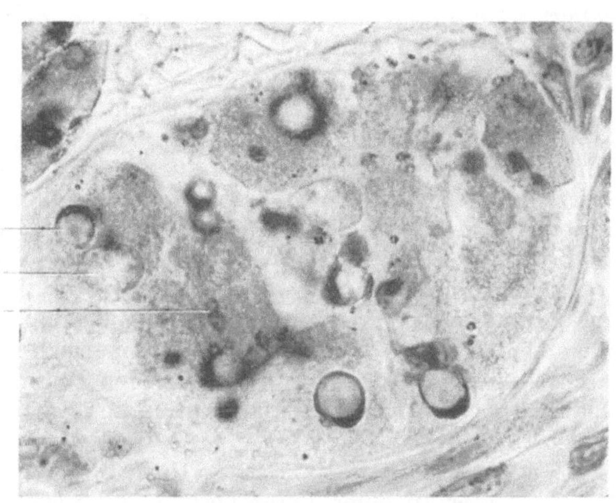

Abb. 135. Lipoidhaltige Halbmonde, Ringe und Tröpfchen in einer Gruppe von β-Zellen aus dem Vorderlappen eines 45jährigen. H Halbmond; K Kern; R Ringe. Aufnahme, Technik und Vergr. wie in Abb.133.

Gerade in den großen γ-Zellen, deren Cytoplasma im sudangefärbten Gefrierschnitt oft eine ganz feine verschwommene Granulierung zeigt, sind sie häufig nur spärlich vorhanden. Auch das Verhalten der Lipoide spricht also dagegen, die γ-Zellen einfach als entgranulierte, mit Stoffwechselschlacken beladene Endstadien chromophiler Zellen zu betrachten. In den γ-Zellen, die die kolloidgefüllte Lichtung eines Pseudofollikels umschließen, ist die Lagerung der Lipoidtröpfchen sehr verschieden. Bei einigen sind sie, wie in den Zellen eines Schilddrüsenfollikels, gegen das Lumen zu orientiert; bei andern aber ist die Lagerung völlig regellos, bald seitlich gegen die angrenzende Nachbarzelle, bald basal gegen die Oberfläche des Zellstranges.

Schließlich sind noch rundliche oder unregelmäßig geformte Drüsenzellen zu erkennen, deren Zelleib dicht mit Lipoidtröpfchen angefüllt ist, während der Kern deutliche Zeichen der Degeneration, wie Hyperchromasie, Fältelung, Schrumpfung, Pyknose erkennen läßt (Abb. 134k u. l). Es sind zugrunde gehende Drüsenzellen, die sich in die Gruppe der erschöpften, vakuolisierten Zellen einreihen. Dabei ist zu bemerken, daß nicht alle erschöpften Zellen einen derartigen Reichtum an Lipoiden zeigen; bei einem Teil derselben sind vielmehr die im Paraffinschnitt hervortretenden Vakuolen größtenteils mit einer lipoidfreien Flüssigkeit erfüllt. Dementsprechend treten auch die lipoidüberfüllten Endstadien namentlich in jüngeren Drüsen lange nicht so zahlreich auf, als sich die erschöpften Zellen im Paraffinschnitt feststellen lassen.

Ein Sonderfall ist in Abb. 134m zur Darstellung gebracht. Sie zeigt eine umfangreiche, polymorphe α-Zelle, deren Kern eine große blaßblaugrau gefärbte Kernvakuole enthält, in deren Innerem sich zwei Lipoidtropfen vorfinden. Das mit α-Granula versehene Cytoplasma zeigt neben größeren, lipoidfreien Vakuolen einige kleine Lipoidtröpfchen.

Der Einfluß des Alters auf den Lipoidgehalt der Drüsenzellen, den schon ERDHEIM erkannte, wurde in seinen Einzelheiten, namentlich durch die eingehenden Untersuchungen von KRAUS, bekannt. Bei Feten traf KRAUS Lipoide nur sehr spärlich an, ERDHEIM vermißte sie sogar vollständig. Beim Neugeborenen sind sie meist in geringer Menge nachweisbar. Schon im ersten Lebensjahr kommt es zu einer Zunahme; am Ende des ersten Jahres sind meist mehr und größere Lipoidtröpfchen vorhanden als in den ersten Wochen nach der Geburt. Im ersten Jahrzehnt fand KRAUS ziemlich starke Schwankungen. Die Lipoide treten in diesem Zeitraum meist als solide Tropfen auf, während Ring- und Sichelformen selten sind. Die Basophilen scheinen am ärmsten an Lipoid zu sein. Im zweiten Jahrzehnt kommt es zu einer allmählichen Zunahme des Lipoidgehaltes; die Schwankungen werden geringer. Am reichlichsten sind nun die Hauptzellen von Lipoiden durchsetzt. In der ersten Hälfte des zweiten Jahrzehntes erscheinen noch immer die Basophilen am lipoidärmsten, in der zweiten Hälfte sind es die Eosinophilen, die, wenn überhaupt, meist nur kleinste Tröpfchen zeigen.

An Hypophysen aus dem 21.—30. Lebensjahr konnte KRAUS, abgesehen von der allgemeinen Vermehrung des Lipoidgehaltes und einer geringen Größenzunahme der Sichel- und Ringformen namentlich in den Basophilen (Größe hier durchschnittlich 4—5 μ), keine prinzipiellen Unterschiede feststellen. Auch hier bestehen noch deutliche Schwankungen im Lipoidgehalt der einzelnen Hypophysen.

Im 4. Jahrzehnt kommt es zu einer weiteren Vermehrung der Lipoidsubstanzen, ferner zu einer Vergrößerung der Sichel- und Ringformen der Basophilen bis zu durchschnittlich 5—6 μ im Durchmesser; auch vakuolisierte Ringe treten in diesen Zellen auf. Am stärksten erscheinen die Hauptzellen, am wenigsten die Eosinophilen verfettet. Den Lipoidgehalt findet KRAUS nun konstanter, die Verteilung gleichmäßiger.

Im 5. Lebensjahrzehnt stellt KRAUS vor allem eine weitere Zunahme der Verfettung fest. Der Gegensatz zwischen Eosinophilen und Basophilen verstärkt sich dadurch, daß in letzteren sich Ring- und Sichelformen vergrößern und die vakuolisierten Lipoidgebilde reichlicher werden.

Im 6. Jahrzehnt ist bei geringer Zunahme des Lipoidgehaltes eine ziemliche Konstanz desselben zu erkennen. Die farblose Komponente der Lipoidformen in den Basophilen verrät eine deutliche Vermehrung, so daß Ringe von 15 μ im Durchmesser nicht selten sind. Die Lipoidkomponente kann dabei auffallend dünn werden. Solide Tropfen erreichen in den Basophilen eine Größe von 7 μ.

Im Greisenalter (7., 8. Dezennium) findet KRAUS als hervorstechendste Erscheinung „eine relative Abnahme der Verfettung in den oft stark vermehrten Basophilen, so daß dieselben in ihrem Lipoidgehalt an die dritte Stelle rücken. Dabei nimmt die Zahl der großen, relativ lipoidarmen Ringformen in den Basophilen noch immer zu, wenngleich auf der anderen Seite zahlreiche Basophile auftreten, die fast frei, stellenweise auch ganz frei von Lipoiden erscheinen.“ Im 9. Dezennium beobachtet KRAUS keine prinzipiellen Veränderungen mehr; die Verfettung erreicht kaum noch höhere Grade.

Im ganzen ergibt sich also, daß die Ablagerung der Zellipoide des Vorderlappens, wie auch ERDHEIM, LAUNOIS, CASTELLI und ROMEIS (1931) beobachteten, mit dem Alter des Individuums an Menge zunimmt. Man wird jedoch beinahe in allen Altersperioden auch kleinere Gruppen von chromophilen wie chromophoben Zellen finden, deren Lipoidgehalt hinter dem allgemeinen Durchschnitt zurückbleibt. Bekannt ist seit ERDHEIM die Lipoidarmut adenomatöser Wucherungen.

Was die chemische Beschaffenheit der isotropen Lipoide betrifft, so stellen diese wie auch sonst im Organismus Gemische verschiedener Lipoidsubstanzen dar, deren Trennung und Charakterisierung auf färberischem Wege bis jetzt nicht möglich ist. KRAUS kam bei seinen diesbezüglichen Versuchen zu der Auffassung, daß es sich um ein Gemisch zumindest zweier lipoider Substanzen handelt, von denen die eine in Alkohol sehr leicht, die andere dagegen schwerer löslich ist. Gegen Sudan, Nilblau, Neutralrot und CIACCIOS Methode verhielten sich beide gleich, aber nur die leicht lösliche Komponente bildete Chromhämatoxylinlack (SMITH-DIETRICH) und Myelinfiguren. Über die chemische Beschaffenheit des lipoidfreien Binnenkörpers der Tropfen ist nichts Sicheres bekannt. Manche Autoren vermuten in ihm eine albuminoide Substanz.

Außer den beschriebenen isotropen Zellipoiden können in den Drüsenzellen des Vorderlappens auch doppeltbrechende Lipoidsubstanzen auftreten. KARWICKA (1911) fand die Menge derselben unabhängig vom allgemeinen Ernährungszustand; was die Häufigkeit des Vorkommens betrifft, so stellte sie anisotropes Lipoid in 15 unter 20 Hypophysen fest. KRAUS (1912) traf es dagegen nur in etwa 21% der untersuchten Drüsen an, während ERDHEIM und CASTELLI ihr Vorkommen völlig vermißten. Meine eigenen Erfahrungen decken sich etwa mit dem von KRAUS angegebenen Prozentsatz. KRAUS betrachtet ihr Auftreten als den Ausdruck einer Zellschädigung, in exzessiven Fällen als Zeichen des Zellunterganges. Dementsprechend ist das Vorkommen von doppeltbrechendem Lipoid bis zu einem gewissen Grade vom Alter beeinflußt. Gewöhnlich findet es sich in reichlicherer Menge nur bei älteren Individuen. Ausnahmen kommen aber vor; so stellt KARWICKA einzelne Tröpfchen bei einem totgeborenen, KRAUS bei einem 6 Wochen alten Kinde fest.

Die anisotrope Substanz spricht KRAUS als Cholesterinester wahrscheinlich der Ölsäure an. Sie ist von isotropen lipoiden Substanzen begleitet („Begleitlipoide"), bei denen KRAUS, wie bei den isotropen Lipoiden, eine in Alkohol leicht lösliche und eine gegen Alkohol sehr resistente Komponente unterscheidet. In der ersteren sind die in einem Teil der Fälle beobachteten freien Fettsäuren und Seifen enthalten, die letztere zeigt intensive Orangefärbung mit Sudan, tiefblaue mit Nilblau, Rotfärbung mit Neutralrot, aber negative SMITH-DIETRICHsche Reaktion. Anscheinend handelt es sich um komplizierte, mit histologischen Mitteln nicht weiter analysierbare Lipoidgemische, die die anisotrope Substanz in schwankender Menge einhüllen.

Bei dem reichlichen Lipoidgehalt der Drüsenzellen ist es nicht überraschend, daß sich verschiedentlich auch im intrafollikulären Kolloid zum Teil Zellreste mit Lipoideinlagerungen, zum Teil auch isoliert liegende Lipoidtröpfchen vorfinden. Häufiger ist es jedoch, daß das Kolloid eine diffuse, schwach orangegelbe Färbung zeigt, die vermutlich auf einer Beimengung an Lipoidsubstanzen beruht, da sie nach Einwirkung von fettlösenden Flüssigkeiten verschwindet. Bemerkenswerterweise ist diese diffuse Färbbarkeit bei jugendlichen Individuen im 2. und 3. Lebensjahrzehnt häufig stärker ausgeprägt als im höheren Alter.

Besonderes Interesse beansprucht die sudanophile Substanz, die sich in einem Teil der Sinuscapillaren des Vorderlappens vorfindet. Auch hier ist es eine homogen aussehende Masse, die bald größere, bald kleinere Teile des Gefäßlumens einnimmt und bei Sudanfärbung einen diffusen blaßorangegelben Ton zeigt. Wie bei dem oben erwähnten intrafollikulären Kolloid geht auch bei diesem die Färbbarkeit mit Fettfarbstoffen verloren, wenn die Schnitte vorher kurze Zeit der Einwirkung von absolutem Alkohol ausgesetzt werden. An Stelle des sudanophilen Kolloids findet man dann einen sich in Hämalaun schwach bläulich anfärbenden amorphen Rückstand vor. Die sudanophile Substanz wurde auch von KRAUS und CASTELLI (1915) beobachtet; KRAUS gewann bei seinen Untersuchungen den Eindruck, daß sich ihr Vorkommen, was ich bestätigen kann, in den ersten 3 Lebensjahrzehnten häuft, um in den folgenden bis zum Tode immer spärlicher zu werden.

Die von LAUNOIS beschriebenen, lipoidbeladenen polymorphkernigen Leukocyten traf ich auch in den Sinuscapillaren von jugendlichen Hingerichteten an, allerdings nur in geringer Zahl. Das interparenchymatöse Bindegewebe ist im jugendlichen Alter frei von größeren Lipoidablagerungen. Nur in den Fibrocyten sind meist einige ganz feine sudanophile Tröpfchen nachzuweisen, die gewöhnlich dem oberen und unteren Pol des ovoiden Zellkerns anliegen. Erst um das 40. Lebensjahr tritt eine fleckweise Ablagerung von Lipoidsubstanz im Gefäßbindegewebe auf. Ihre Entstehung läßt sich am besten an Drüsen von 40—50jährigen verfolgen; um diesen Zeitpunkt trifft man zwischen Sinuscapillaren und Parenchymsträngen cytoplasmareiche Histiocyten, deren Zelleib staubförmig mit feinsten sudanophilen Körnchen infiltriert ist. Auch in einzelnen Endothelzellen der Sinuscapillaren läßt sich eine verstärkte Ablagerung von Lipoiden nachweisen. Mit steigendem Alter nimmt die Menge dieser Einlagerungen besonders in den extravasculär gelegenen Zellen immer mehr zu, bis schließlich umfangreiche, unregelmäßig geformte Anhäufungen von ungemein dicht gelagerten Lipoidschollen entstanden sind, die gegen die Parenchymstränge durch Bindegewebe meist deutlich abgegrenzt sind. Öfters gelingt es zwischen den Lipoidschollen noch einen oder mehrere Kerne nachzuweisen, in anderen Fällen scheinen sie zu fehlen, so daß der Eindruck einer extracellulären Ablagerung von Lipoidsubstanzen in das perivasculäre Bindegewebe hervorgerufen wird (ROMEIS 1931).

Die biologische Bedeutung der in den Drüsenzellen des Vorderlappens nachweisbaren Lipoide wurde sehr verschieden beurteilt. LAUNOIS erblickt in ihnen ein normales Sekretionsprodukt der Hypophyse, das von den Zellen gleichzeitig mit dem Kolloid durch partielle Abschnürung von Zellteilen abgegeben wird. Das Fett soll dann durch Dialyse durch die Membrana propria der Zellstränge oder durch Platzen derselben in Blut- oder Lymphcapillaren gelangen, wo es zum Teil von Leukocyten aufgenommen und abtransportiert wird. Auch CASTELLI schließt sich diesen Gedankengängen LAUNOIS' an. Im Gegensatz dazu vertritt KRAUS die Auffassung, daß der mit dem Alter stetig zunehmende Lipoidreichtum der Hypophyse als Ausdruck einer sinkenden vitalen Funktion der Zellen anzusehen ist. Auch STENDELL betrachtet die Zelllipoide als eine „Begleiterscheinung von Degeneration", da sie sich nur bei älteren Individuen und in funktionsmüden, abgenutzten Zellen fänden, während intakte Zellen, die noch arbeiten, nur in vereinzelten Fälle Fett führten. Diese Angabe STENDELLs ist nun sicher unrichtig; aus den Ausführungen auf S. 175 geht vielmehr hervor, daß die Drüsenzellen auch bei jugendlichen Individuen schon reich mit Lipoiden versehen sind. Dabei sind es nicht etwa nur alte, erschöpfte, am Ende des Sekretionszyklus stehende Zellen, die mit Lipoiden beladen sind, im Gegenteil, es konnte gezeigt werden, daß gerade junge, undifferenzierte und in Differenzierung begriffene Zellen besonders reichlich mit Lipoidtröpfchen versehen sind. Aber auch vollentwickelte, auf dem Höhepunkt ihrer Tätigkeit stehende Zellen entbehren ihrer nicht. Daraus geht hervor, daß diese sudanophilen Substanzen nicht einfach Abfallstoffe darstellen, sondern im Zelleben eine aktive, zur Zeit allerdings noch unbekannte Rolle spielen. Eine Stütze bekommt diese Auffassung durch Beobachtungen von BOURNE, der eine Wechselbeziehung zwischen Lipoidtröpfchen und Vitamin C annimmt (s. S. 183). Möglicherweise kommt den Lipoiden auch eine Bedeutung als Begleitstoffe von Hormonen zu, wofür sich ihre Beimengung zum intrafollikulären Kolloid und zum Inhalt der Sinuscapillaren anführen ließe, die bemerkenswerterweise in der Jugend ausgesprochener ist als im Alter. Die Tatsache, daß der Lipoidgehalt der Zellen mit steigendem Alter zunimmt, schließt in keiner Weise aus, daß die Lipoide in den jugendlichen Zellen eine aktive Rolle spielen. Der Lipoidreichtum der jugendlichen Zellen ist ein Zeichen des regen Stoffwechsels dieser tätigen Zellen. Die Zunahme im Alter dagegen erklärt sich aus dem Sinken der cellulären Vitalität, insofern die Zellen nicht mehr fähig sind, die zugeführten Lipoide im gleichen Ausmaß umzusetzen und zu verbrennen.

h) Über das Verhalten des Vitamin C in der Hypophyse.

Historisches: 1928 entdeckte v. SZENT-GYÖRGYI die stark reduzierende Wirkung, die frisches Nebennierenrindengewebe im Dunkeln auf Silbernitratlösung ausübt. Es gelang ihm, die reduzierende Substanz in krystallinischer Form zu isolieren. Im weiteren Verlauf wurde die anfangs irrtümlich als eine Hexuronsäure betrachtete Substanz als Ascorbinsäure erkannt und schließlich mit Vitamin C identifiziert. In der Hypophyse wurde das Vorkommen von Vitamin C zum erstenmal von GOUGH und ZILVA (1933) festgestellt. Sie fanden bei ihren an *Mensch, Rind, Hund, Katze, Meerschweinchen* und *Ratte* bei Lupenvergrößerung durchgeführten Untersuchungen, daß die charakteristische Schwärzung nur im Vorderlappen und Zwischenlappen auftrat, wobei sich der Vorderlappen gewöhnlich sogar stärker schwärzte wie die als besonders vitamin C-reich bekannte Nebennierenrinde; nur bei *Meerschweinchen* und *Ratte* war die Reaktion der Hypophyse schwächer als beim letztgenannten Organ. Die Untersuchung von 42 Sektionsfällen, die klinisch keinerlei Anzeichen von Skorbut boten, ergab, daß die Reaktion an den Nebennieren häufig negativ, bei der Hypophyse dagegen meist positiv war. Auf chemischem Wege wurde Ascorbinsäure aus der Hypophyse erstmals von MENDIVE und DEULOFEU (1935) gewonnen und durch Vergleich mit einem reinen Muster und mittels ihrem Ketonderivat charakterisiert, so daß an ihrer Vorkommen in der Hypophyse nicht zu zweifeln ist.

Das mikroskopische Bild der Silberreaktion, das bei GOUGH und ZILVA unberücksichtigt blieb, wurde für die Nebenniere zum erstenmal von BOURNE (1933a—c) beschrieben; für die Hypophyse wurde es 1934 durch GIROUD und LEBLOND, sowie durch WESTERGAARD bekannt. Obwohl diese Untersuchungen in den folgenden Jahren noch durch eine Reihe weiterer Arbeiten ergänzt wurden, bestehen im einzelnen zur Zeit noch beträchtliche Unstimmigkeiten, so daß sich noch keine abschließende Darstellung des Verhaltens des Vitamin C in der Hypophyse geben läßt.

Der chemisch durch Titration festgestellte Gesamtgehalt der Hypophyse an Vitamin C bewegt sich bei den einzelnen *Tier*arten in auffallend gleicher Größenordnung: GIROUD (1938) gibt nachfolgende Werte an: *Rind* 126 mg; *Pferd* 136 mg; *Maultier* 143 mg; *Katze* 127 mg; *Meerschweinchen* 135—138,5 mg Ascorbinsäure auf 100 g frische Substanz berechnet. Demgegenüber sind die für die Hypophyse des erwachsenen *Menschen* gefundenen Werte auffallend niedrig: PLAUT und BÜLOW (1935) fanden 16,8 mg, GIROUD (1938) 34,9 mg auf 100 g Frischsubstanz. Die individuellen Schwankungen sind beim *Menschen* sehr groß; als Höchstwert fanden PLAUT und BÜLOW 48 mg, als Mindestwert 2 mg.

Dieser Gehalt an Vitamin C ist auf die einzelnen Abschnitte der Hypophyse ungleichmäßig verteilt. MENDIVE und DEULOFEU (1935, *Rind*) finden im Vorderlappen 110—160 mg, im Hinterlappen 90—120 mg; GIROUD, RATSIMAMANGA und RABINOWITSCH (1935, 1937, *Rind*) geben für den Vorderlappen 170 mg, für den Zwischenlappen 201 mg, für den Hinterlappen dagegen nur 55 mg an. Damit stimmen die von GLICK und BISKIND (1936, *Rind*) ermittelten Werte (Vorderlappen 170 mg, Zwischenlappen 264 mg, Hinterlappen 56 mg) gut überein. Der auffallend hohe Hinterlappenwert von MENDIVE und DEULOFEU erklärt sich, wie ich aus dem Fehlen irgendwelcher Angaben über den Zwischenlappen vermute, wahrscheinlich daraus, daß die Verfasser Zwischen- und Hinterlappen zusammen verarbeiteten.

Der histochemische Nachweis von Vitamin C erfolgt durch Einwirken angesäuerter $AgNO_3$-Lösung im Dunkeln auf das frische Präparat.

GIROUD und LEBLOND (1935) verwenden vorwiegend eine 10%ige Silbernitratlösung, der auf 100 ccm Lösung 1 ccm Eisessig zugesetzt wird ($p_H = 3$—4). Kleine Organstückchen werden unter Lichtabschluß für 10 Minuten in die Lösung eingelegt, in mehrmals gewechseltem destilliertem Wasser abgespült (15—20 Minuten[1]), für 10 Minuten[1] in 5%ige Natriumthiosulfatlösung gebracht, wieder in mehrmals gewechseltem destilliertem Wasser ausgewaschen (15—20 Minuten[1]), dann in 95%igen Alkohol übertragen und, wie üblich, in Paraffin eingebettet. Die Organe dürfen erst nach der Behandlung mit Fixiernatron ans Licht gebracht werden.

Die Autoren empfehlen das Gefäßsystem des *Tieres* zunächst mit einer 50%igen Lävuloselösung blutfrei zu spülen, dann rasch die obige Silbernitratlösung zu injizieren und 10 Minuten einwirken zu lassen. Dann Auswaschen des nicht reduzierten Silbers mit destilliertem Wasser, Natriumthiosulfat usw. Bei der Hypophyse wenden sie die „interstitielle Injektion" an, da die Injektion auf dem Gefäßweg ungenügende Resultate gab. TONUTTI und MATZNER (1937) ziehen das Einlegen kleiner Stückchen in die Lösung vor („Durchtränkungsmethode").

Die Schnitte werden nach Entfernung des Paraffins zur Vorsicht nochmals mit Natriumthiosulfat behandelt und dann mit Methylenblau (GIROUD), EHRLICHschem Hämatoxylin oder Kernechtrot nachgefärbt. Das Vitamin C tritt, soweit es sich in reduzierter Form vorfindet, als schwarzer Niederschlag hervor.

Eine zweite von GIROUD und LEBLOND angegebene Lösung besteht aus einer 1%igen Silbernitratlösung, der auf 100 ccm 0,5 ccm Eisessig zugefügt sind. BOURNE (1936), der die Methodik des histochemischen Nachweises eingehend bespricht, bevorzugt eine 5%ige Silbernitratlösung mit 5% Eisessigzusatz. BOURNE gibt auch eine Methodik an, um das reversibel oxydierte Vitamin C zu erfassen, bemerkt aber selbst, daß die danach hergestellten Präparate nicht viel mehr zeigten als die nach gewöhnlicher Methode angefertigten.

TONUTTI gebraucht an Stelle der Silbernitratlösung auch eine 1%ige Goldchloridlösung, der vor Gebrauch auf 1 ccm 2 Tropfen Eisessig zugesetzt werden. Die Gewebsstückchen werden bei künstlichem Licht entnommen und für $^1/_2$ Stunde im Dunkeln in die Lösung eingelegt. Dann 15 Minuten lang Auswaschen in destilliertem Wasser und Einbettung in Paraffin (alles bis zur Paraffineinbettung im Dunkeln; es sind immer frische Lösungen zu verwenden, auch das Paraffin soll frisch sein). Nachfärbung mit Kernechtrot und Lichtgrün.

Bei der Beurteilung der Resultate ist zu berücksichtigen, daß alle diese Methoden, um positiv auszufallen, eine beträchtliche Menge von Vitamin benötigen und daß sie trotz Anwesenheit von Vitamin C negativ ausfallen können, weil das Reduktionsvermögen durch die hemmende Wirkung anderer im Gewebe vorhandener Substanzen, wie Glutathion, maskiert sein kann (DE CARO und GIANI 1934 u. a.). Außerdem können auch andere, chemisch verschiedene Bestandteile des Gewebes eine analoge reduzierende Wirkung auf das Silbernitrat ausüben (GIROUD 1938).

Im mikroskopischen Bild zeigt der Vorderlappen von allen Abschnitten der Hypophyse gewöhnlich die stärkste Silberreduktion, die niemals diffus, sondern immer in Körnerform auftritt. GIROUD und LEBLOND (1934, 1935) finden im Vorderlappen der Rinderhypophyse zahlreiche Zellen sehr stark geschwärzt, während andere nur sehr schwache Imprägnation zeigen. Dadurch erhält der Schnitt ein charakteristisch fleckiges Aussehen. Durch Umfärbung der imprägnierten Präparate glauben GIROUD und LEBLOND festgestellt zu haben, daß es besonders die chromophilen Zellen sind, die das Silbernitrat reduzieren. Die Reaktion der chromophilen Zellen repräsentiert sich unter der Form von ziemlich groben, rundlichen Granula, deren Größe von Zelle zu Zelle zu wechseln scheint. In den Hauptzellen ist nur eine schwache Reaktion festzustellen, die durch feine, im Cytoplasma gelegene Granula bedingt ist. WESTERGAARD findet das Cytoplasma der imprägnierten Zellen gleichmäßig mit schwarzen Granula gleicher Größe angefüllt. Nach ihm zeigen die eosinophilen Zellen stärkere Reaktion als die Basophilen. Nach BOURNE (1936) enthalten die Chromophilen eine große Zahl von Vitamin C-Granula, während die Chromophoben praktisch frei davon sind. TONUTTI (1937) findet in der „Ruhehypophyse" von *Rindern*

---

[1] Anm.: GIROUD und LEBLOND machen über die Zeitdauer dieser Prozeduren keine Angaben. Die Zeiten werden auf Grund eigener Versuche eingesetzt.

in den basophilen und eosinophilen Zellen sehr reichlich Vitamin C, in einer Menge, die an die Nebennierenrindenzellen heranreicht. Es liegt in granulärer Form zerstreut im Cytoplasma. Im Vorderlappen des Hingerichteten dagegen tritt das Vitamin C nach Tonutti „in riesiger Menge in allen drei Zellformen" auf. Auch in den eosinophilen und basophilen Zellen ist die Vitamin C-Auflagerung gegenüber der Ruhephase erheblich gesteigert.

Beim Hingerichteten wie bei der *Ratte* finde ich die reduzierende Substanz in den Zellen des Vorderlappens in mittlerer Menge vor. Bei Nachfärbung der Präparate mit Hämalaun-Eosin oder Azan ergibt sich, daß die Silbergranula in allen Zellarten des Vorderlappens auftreten, am reichlichsten in den α-Zellen, spärlicher in den β-Zellen, in denen sie auch fehlen können. Das Vorkommen in den chromophoben Zellen wechselt.

Was das feinere Verhalten der reduzierenden Substanz innerhalb der Zelle betrifft, so stimmen alle Untersucher darin überein, daß der Kern stets davon frei bleibt. Recht widersprechend sind dagegen die Angaben über die Beziehungen zu Mitochondrien, Golgiapparat und Sekretgranula. Giroud und Leblond vermögen nicht zu entscheiden, ob sie an die Sekretkörnchen oder Mitochondrien gebunden sind. Nach Bourne kann das Vitamin C in Mitochondrien wie am Golgiapparat auftreten. Sehr häufig findet er die Granula um den Kern verdichtet, was er als Zeichen einer besonderen Aktivität der Zellen deutet. In den Rindenzellen der Nebenniere beobachtete Bourne auch Beziehungen zu den Lipoidtröpfchen der Zelle und beschreibt alle Übergänge vom Vitaminkörnchen mit zentral gelegenem Kern aus lipoidhaltigem Material bis zum Lipoidtropfen mit eingelagertem grob bis feinverteiltem Vitamin C. Doch sind Lipoidtröpfchen und Silbergranula nicht immer vereint; die Verbindung scheint vom funktionellen Zustand der Zelle abhängig zu sein. Wieweit sich diese Beobachtungen auf die Vorderlappenzellen übertragen lassen, ist unbekannt. Nach der Darstellung von Tonutti ist die Art der Lagerung des Vitamin C vom Tätigkeitszustand der Hypophyse abhängig. In der Ruhephase ist das Vitamin C nur in granulärer Form nachweisbar, im gereizten Zustand, wie er nach Tonutti in der Hypophyse des Hingerichteten gegeben ist, wird dagegen der Golgiapparat selbst mit Vitamin C beladen, das dann zusammen mit einer Trägersubstanz abgestoßen und in Form zahlreicher Körner in der Umgebung des Apparates sichtbar wird. In eigenen Untersuchungen fand ich diese Angaben nicht bestätigt; die Silbergranula waren vielmehr auch beim Hingerichteten im Cytoplasma der Drüsenzellen zumeist gleichmäßig verteilt, weder Golgiapparat noch Mitochondrien imprägniert. Das gleiche gilt für die *Ratte*.

Während beim Vorderlappen chemischer, makroskopischer und mikroskopischer Befund im ganzen übereinstimmen, treten beim Zwischenlappen in den Angaben der Autoren beträchtliche Unstimmigkeiten zutage. Den oben mitgeteilten Titrationsanalysen zufolge sollte die Pars intermedia der vitamin C-reichste Abschnitt der Hypophyse sein. Glick und Biskind (1935) bezeichnen den Zwischenlappen *(Rind)* sogar als das vitamin C-reichste Gewebe des Körpers. Sie berechnen den Vitamin C-Gehalt einer Zelle des Zwischenlappens auf $4,6 \times 10^{-6}\,\gamma$. Auch bei makroskopischer Betrachtung soll er bei einzelnen *Tier*arten den Vorderlappen an Schwärzung übertreffen (Gough und Zilva, Giroud und Leblond 1935). Ganz anders der mikroskopische Befund. So findet Westergaard den Zwischenlappen beim Rind ungefärbt. Auch Giroud und Leblond (1935) beobachten mikroskopisch nur eine mäßige Reaktion, die sich durch eine feine Punktierung des Cytoplasmas der Parenchymzellen kundgibt. In meinen eigenen Präparaten *(Ratte, Meerschweinchen)* enthalten die Zellen der Pars intermedia feine, über das Cytoplasma verteilte Silbergranula, die an Größe und Menge hinter jenen der Vorderlappenzellen zurückbleiben. Das abweichende Aussehen der Silbergranula in Pars anterior und intermedia spricht im übrigen dafür, daß ihnen ein bestimmtes Substrat zugrunde liegt.

Im Hinterlappen der Hypophyse ist nach GIROUD und Mitarbeitern (1935, 1937) mikroskopisch keine Reaktion festzustellen; die Zellen der Neurohypophyse lassen, im Gegensatz zur Annahme von GLICK und BISKIND, jegliche Silberreaktion vermissen. Auch WESTERGAARD bezeichnet ihn als ungefärbt. TONUTTI (1937) findet beim *Rind* in den pigmenthaltigen Zellen der Neurohypophyse Vitamin C vor, während die übrigen Elemente davon frei sind. Im Hinterlappen des Hingerichteten dagegen sind die pigmenthaltigen Zellen nach TONUTTI vollkommen frei, die „gliösen Elemente" aber namentlich gegen den Zwischenlappen zu vollgepfropft mit vitamin C-haltigen Granula. Den Hinterlappen der *Ratten*hypophyse finde ich frei von Silberkörnchen; nur in einer schmalen, an den Zwischenlappen grenzenden Zone sind vereinzelte feinste Körnchen festzustellen, die bezeichnenderweise nicht in der Nähe von Kernen, sondern frei im Fasergewebe liegen.

Diese geringe oder fehlende reduzierende Wirkung im histologischen Bild der Neurohypophyse steht im Widerspruch zu den durch Titration gewonnenen Werten. MENDIVE und DEULOFEU führen den negativen Ausfall der Silberreaktion, ähnlich wie es HUSZAK beim Nebennierenmark annahm, auf die Anwesenheit hemmender Stoffe zurück, nach deren Auswaschen mit Bleiacetat in der Neurohypophyse eine starke Schwärzung auftritt. Über die Lokalisation dieser Schwärzung machen die Autoren keine näheren Angaben. Nach GIROUD (1938) handelt es sich in der Neurohypophyse wahrscheinlich um Ascorbinsäure, die der vom Vorderlappen gegen die Zentren des Zwischenhirns zu diffundierenden Flüssigkeit beigemengt ist.

Über den Einfluß der Ernährung und des Alters auf den Vitamin C-Gehalt der Hypophyse liegen zur Zeit nur spärliche Angaben vor. GOUGH (1934) fand bei 100 Sektionsfällen eine Abhängigkeit vom Verhalten des Ernährungszustandes insofern, als die (makroskopische) Silberreaktion des Vorderlappens bei Verstorbenen jungen und mittleren Alters bei gutem, normalem Ernährungszustand kräftig ausfiel, bei Individuen, die infolge lang dauernder Krankheit stark abgemagert waren, dagegen nur schwach war oder auch völlig fehlte. Außerdem ergab sich bei diesen Untersuchungen auch ein Einfluß des Alters: Bei älteren Personen zeigten die Hypophysen im Durchschnitt eine schwächere Reaktion als bei jüngeren. Auch PLAUT und BÜLOW (1935) stellten titrimetrisch im Alter eine Abnahme des Vitamin C-Gehaltes fest. (Gesamthypophyse im Durchschnitt beim Säugling 31 mg-%, von 2—56 Jahre 18 mg-%, 60—82 Jahre 14 mg-%).

Sehr merkwürdig ist das Verhalten der Hypophyse bei Vitamin C-Mangel. BREIDAHL und BOURNE (BOURNE 1934) geben an, daß sich die Hypophyse von *Meerschweinchen* nach 14tägiger Skorbutdiät, nachdem die Nebennieren ihre Fähigkeit Silbernitrat zu reduzieren längst verloren hatten, noch genau so intensiv schwärzte wie die eines gesunden *Tieres*. GIROUD und LEBLOND (1935) trafen in der Hypophyse vitamin C-frei ernährter *Ratten*, die allerdings Vitamin C zu synthetisieren vermögen, nach 8 Wochen noch Vitamin C an. Aber auch beim *Meerschweinchen* fanden GIROUD, RATSIMAMANGA und RABINOWICZ (1937), daß die Hypophyse bei Skorbutdiät viel länger als andere Organe ihren hohen Vitamin C-Gehalt bewahrt. PHILIPPS, STARE und ELVEKJEM (1934b) finden dagegen auch in der Hypophyse skorbutkranker Meerschweinchen nur Spuren von Vitamin C. Bei Zusatz von Orangensaft steigt er wieder auf 544—747 mg (pro 100 g Frischsubstanz).

Bemerkenswert ist auch, daß das Vitamin C, das sonst so leicht zerstört wird, in den Organen noch lange nach dem Tode, nach GIROUD und LEBLOND bis zu

96 Stunden, nachweisbar ist. Diese Stabilität des Vitamin C innerhalb der Zellen soll durch intracelluläre Schutzstoffe bedingt sein, die seine Oxydation verhindern.

Im ganzen zeigt sich, daß das Verhalten des Vitamin C in der Hypophyse noch wenig geklärt ist, zumal auch die Identifizierung der reduzierenden Substanz mit Vitamin C durchaus nicht in allen Fällen völlig gesichert ist. Die ursprüngliche Auffassung, daß alle Granula, die unter Lichtabschluß durch Reduktion einer angesäuerten $AgNO_3$-Lösung entstehen, unbedenklich als Vitamin C-Orte zu betrachten sind, hat im Laufe der Jahre eine wesentliche Einschränkung erfahren. Auch GIROUD (1938) gibt zu, daß in den Zellen neben Vitamin C auch andere reduzierende Substanzen vorhanden sein können, die gegenüber dem Reagenz die gleiche Wirkung entfalten. Schon aus diesem Grunde stehen allzu weitgehende Hypothesen über die Rolle des Vitamin C beim Sekretionsprozeß der Hypophyse vorerst noch auf sehr unsicherem Grunde.

i) Das Verhalten des Glykogens in den Drüsenzellen des Vorderlappens.

In einem zusammenfassenden Bericht über die physiologische und pathologische Glykogenablagerung erwähnt GIERKE (1907) die Hypophyse unter jenen Organen, die eine solche regelmäßig vermissen lassen. Erst NEUBERT (1909) kommt in einer eingehenden Arbeit zu dem Ergebnis, daß in der Hypophyse des *Menschen* Glykogen vorkommt und zwar normalerweise in Grenzzone und Hinterlappen. KRAUS (1927) rechnet das Glykogen unter nicht ganz zutreffendem Hinweis auf NEUBERT zu den normalen Ablagerungen in den Vorderlappenzellen. BENDA (1932) beschränkt sich auf die Feststellung: „Endlich ist auch Glykogen in den Epithelien des Hauptlappens nachgewiesen worden."

Die Untersuchungen NEUBERTs stützen sich durchgehends auf Sektionsmaterial; Angaben über den gerade bei Glykogenuntersuchungen wichtigen Punkt, wie lange nach dem Tode die Organe zur Fixierung kamen, fehlen vollständig. Einige lebensfrisch fixierte *Tier*hypophysen blieben „wegen ihres abweichenden Verhaltens", über das keine näheren Angaben gemacht werden, unberücksichtigt. In den Drüsenzellen des Vorderlappens traf NEUBERT nur selten und nur in pathologischen Fällen Glykogen an. Die von ihm in Tafel III, Abb. 4 wiedergegebenen Vorderlappenzellen entstammen bemerkenswerterweise der Hypophyse eines Diabetikers. Der Abbildung nach zu schließen fand sich das Glykogen hier vor allem in chromophoben Zellen vor, während die durch Tannin gebräunten „chromophilen" Zellen mehr oder weniger frei davon sind. In mehreren Drüsen färbten sich auch die „chromophilen" Zellen mit BESTschem Carmin. Da aber die Färbbarkeit dieser Zellen durch Vorbehandlung mit Speichel nicht beeinflußt wird, lehnt es NEUBERT mit Recht ab, sie mit Glykogen in Verbindung zu bringen.

Bei meinen eigenen Untersuchungen konnte ich im kurz nach dem Tode entnommenen Vorderlappen von Mensch wie *Meerschweinchen* nach Fixierung in absolutem Alkohol, Carnoy, Allen-Bouin oder Dioxan-Pikrinsäure weder mit BESTschem Carmin noch mit fuchsinschwefliger Säure nach H. BAUER irgendwelche Glykogenablagerungen feststellen. Im Gegensatze zu den Beobachtungen NEUBERTs erhielt ich nach den angegebenen Fixierungen mit dem BESTschen Carmin auch niemals eine Anfärbung der α- oder β-Zellen. Nur das im Vorderlappen abgelagerte Kolloid färbte sich bei einem weiblichen Tier unabhängig von der Speichelreaktion in fuchsinschwefliger Säure schwach blaßrot an.

Ich komme daher zu dem Ergebnis, daß die Drüsenzellen des Vorderlappens normalerweise frei von mikroskopisch sichtbaren Glykogenablagerungen sind.

k) Das Aschenbild des Vorderlappens.

Über das Aschenbild der Hypophyse liegen nur einige kurze Angaben von
Scott (1933) vor. Sie beziehen sich auf die Katzenhypophyse. Die einzelnen
Anteile des Organes zeigen unterschiedlichen Gehalt an Mineralsalzen. Am
größten ist er im Vorderlappen, geringer im Mittellappen, am schwächsten im
Hinterlappen, wobei die Unterschiede nicht durch die verschieden große Zahl
der Kerne bedingt sind.

Im Aschenbild des Vorderlappens konnte Scott drei verschiedene Zellarten
unterscheiden: 1. Zellen mit großem Mineralgehalt im Kern wie im Cytoplasma,
wodurch sie sich trotz undeutlicher Zellgrenzen gut von den Nachbarzellen
abheben. 2. Zellen mit spärlicher, aber scharf begrenzter Kernasche und geringem
oder fehlendem Cytoplasmarückstand und 3. seltener auftretende Zellen mit
reichlicher, gleichmäßig verteilter Kernasche und geringem Aschengehalt im
Cytoplasma. Der Aschenrückstand der ersteren enthält zum Teil bemerkenswerte
Mengen von Eisen. Wie sich diese verschiedenen Aschenbilder auf die einzelnen
Zelltypen des Vorderlappens verteilen, ist unbekannt.

Die Zellen der Pars intermedia sind ärmer an Asche als die Zellen des Vorderlappens. Namentlich im Cytoplasma ist der Aschenrückstand geringer; er ist
vorwiegend entlang der Zellgrenzen lokalisiert, ferner in den Kernen und in den
Zellen des Stützgewebes. Die Kerne zeigen eine mäßig stark lichtbrechende
weißliche Masse mit gelblichroten Flecken. Der Eisengehalt ist im Zwischenlappen mit anderen normalen Geweben verglichen außergewöhnlich groß. Im
Kolloid bildet Scott feine Stäubchen ab.

Auch der Hinterlappen zeigt verhältnismäßig großen Eisengehalt. In einzelnen
Drüsen sind die Zellgrenzen deutlich, in anderen nicht feststellbar. Die Asche
im Cytoplasma ist meist spärlich und sehr fein granuliert. Die verstreuten
Kerne der Gliazellen sind stark lichtbrechend; sie enthalten gewöhnlich doppelbrechende Teilchen. Einzelne der größeren Zellen, die nach Scott möglicherweise
modifizierte Nervenzellen oder Phagocyten sind, enthalten in ihrem Cytoplasma
große Eisenmengen; vermutlich handelt es sich aber wohl um Pigmentzellen,
deren Eisengehalt vom histochemischen Nachweis her bekannt ist.

Bei Horning und Scott (1932) finden sich noch einige Angaben über das Aschenbild
der Hypophysenanlage eines etwa 2 und eines 4¹/₂ Tage alten Hühnerembryos. Darnach
zeichnet sich der Grund der Rathkeschen Tasche gegenüber dem angrenzenden Epithel
der Mundbucht durch eine vermehrte Menge rein weißer Asche aus, während der anliegende
Zwischenhirnboden hohen Eisengehalt zeigt.

l) Die Verteilung der Zellarten des Vorderlappens.

Betrachtet man bei schwacher Vergrößerung einen gut gefärbten Horizontalschnitt durch die menschliche Hypophyse, so findet man die einzelnen Zellarten des Vorderlappens bunt durcheinander gewürfelt über die ganze Fläche
verteilt, so daß sich kein Bezirk angeben läßt, in dem sich ausschließlich ein
Zelltypus vorfindet. Eine Ausnahme macht nur die an den Drüsenteil angrenzende Zone des Hinterlappens, die normalerweise nur von basophilen Intermediazellen durchsetzt ist. Bei stärkerer Vergrößerung lassen sich wohl ab und
zu auch im Vorderlappen ein paar Zellbalken auffinden, die fast nur aus α-, β-,
oder γ-Zellen bestehen; in diesen Fällen handelt es sich aber nur um mikroskopisch kleine Bezirke. Zum überwiegenden Teil setzen sich die Zellstränge
des menschlichen Vorderlappens jedenfalls aus einer Mehrzahl von Zellarten
zusammen.

Immerhin gibt es aber gewisse, auch makroskopisch faßbare Zonen, in denen
eine Zellart besonders reichlich vorhanden ist und die andern an Zahl
übertrifft. Schon bei Thom (1901) liest man die Bemerkung, daß die Seitenteile

des Vorderlappens „wesentlich aus eosinophilen Elementen bestehen", während der von ROGOWITSCH bei der *Kaninchen*hypophyse beschriebene „dreieckige Raum", den THOM auch beim *Menschen* vorfindet, entgegen den Angaben von ROGOWITSCH, nicht nur Kernhaufen, sondern auch basophile Zellen enthält. Nach ERDHEIM und STUMME liegt die Hauptmasse der eosinophilen Zellen in den hintersten Anteilen des Vorderlappens, die der basophilen dagegen im vorderen Anteil. BENDA trifft „die mächtigsten Anhäufungen der Eosinophilen in den beiden seitlichen Anschwellungen des Vorderlappens, die von außen den Nervenlappen umfassen, und zwar am ausgesprochensten in deren dorsalem Abschnitt. Die Basophilen bevorzugen das Mittelfeld und greifen von da auf den ventralen Rand der Seitenwülste über. Auch senden sie stets einzelne Stränge aus dem Mittelfeld dorsal gegen die Marksubstanz zu. Im übrigen ist dieser an die Marksubstanz stoßende Abschnitt das vorzügliche Gebiet der Hauptzellen."

Auch RASMUSSEN (1929) findet die Eosinophilen mehr oder weniger auf zwei Gebiete konzentriert, die hauptsächlich den zentralen und hinteren Teil jeder Hälfte des Vorderlappens einnehmen. In der mittleren Sagittalebene, am Vorderrand und den Seitenrändern sind die Eosinophilen dagegen weniger zahlreich, während hier die Chromophoben und namentlich die Basophilen überwiegen.

Nach KRAUS und TRAUBE (1928) „nimmt die Zahl der Basophilen im menschlichen Vorderlappen normalerweise in kraniocaudaler Richtung von oben nach unten zu, wobei die größte Menge von Basophilen in den vorderen Teilen der sog. Mantelschicht, dann in dem von hier nach hinten gegen die Marksubstanz ziehenden Abschnitt, sowie in der Marksubstanz selber anzutreffen ist. Bei Zunahme der Basophilen verbreiten sich diese immer mehr und mehr über den ganzen horizontalen Durchschnitt und, indem sie auch in dem oberen Teil des Vorderlappens immer reichlicher auftreten, über den ganzen drüsigen Teil des Organes, wenngleich die basalen Teile auch dann noch den größten Reichtum an Basophilen aufzuweisen pflegen."

Die großen Formen der γ-Zellen finden sich namentlich in den vorderen, seitlichen und ventralen Randgebieten des Vorderlappens. Im übrigen ist die Ausdehnung der angegebenen Prädilektionsstellen bei allen Zellarten ziemlich beträchtlichen individuellen Schwankungen unterworfen.

Ähnlich wie beim *Menschen* liegen die eosinophilen Zellen auch bei *Rind*, *Kalb*, *Schwein*, *Katze* und *Hund* vornehmlich in den Seitenteilen des Vorderlappens, während die basophilen (inselartig) und die Chromophoben die ventrocaudalen und mittleren Partien einnehmen. Bei *Schaf* und *Ziege* sind die ventral mittleren Gegenden ziemlich frei von chromophilen Zellen, die mehr in den Seitenteilen liegen (TRAUTMANN 1911). Die *Rinder*hypophyse zeigt, wie SMITH und SMITH (1923a) fanden, auf dem medianen Sagittalschnitt gewöhnlich eine dunklere zentral gelegene Zone, die sich in der Längsrichtung ausdehnt und sich von der umgebenden hellen lipoidartigen Zone schon makroskopisch deutlich unterscheidet. Die histologische Untersuchung zeigt, daß dieser zentrale Bezirk aus Chromophoben und Basophilen besteht, während die Außenzone von Eosinophilen und Chromophoben eingenommen wird, unter die einzelne Basophile eingestreut sind. Doch ist nicht selten die zentrale Zone auch von Eosinophilen durchsetzt. Beim *Kaninchen* liegt die Mehrzahl der eosinophilen Zellen nach GAILLARD (1937a) zentral, d. h. in dem Teil des Vorderlappens, der an die Pars intermedia grenzt. Die Basophilen finden sich am zahlreichsten an der Peripherie, während die Chromophoben gleichmäßig verstreut in allen Teilen des Vorderlappens vorkommen.

In der Hypophyse des *Meerschweinchens* begegnet man nach WEIS (1934) den Chromophilen häufiger in den zentralen Teilen des Parenchyms, während

sich die Chromophoben vornehmlich in der Randzone des Vorderlappens vorfinden. VANDERBURGH (1917) findet die Basophilen hauptsächlich in den
Randbezirken, die Eosinophilen im Inneren. Nach KIRKMAN (1937) wiederum
sind die Basophilen besonders zahlreich im Übergangsteil zwischen Pars anterior
und Pars tuberalis, ferner auch im mittleren Teil des Vorderlappens. Die Eosinophilen dagegen sind am zahlreichsten in den lateralen Teilen des Vorderlappens.

Die Lokalisation der basophilen Zellen wurde bei einer Reihe von Tierarten
von v. Soós zum Gegenstand besonderer Untersuchungen gemacht. Der Autor
kam dabei zu dem Ergebnis, daß die granulierten basophilen Zellen in jeder Tierart anders lokalisiert sind, innerhalb ein und derselben Tierart aber stets an der
gleichen Stelle liegen und in gleicher Art und Weise angeordnet sind. Die Angaben über die Lokalisation sind aber leider zum Teil irreführend, da v. Soós,
wie die schematischen Abb. 1—9 seiner Arbeit in Verbindung mit dem Text
zeigen, die Hypophysen bei mehreren Tierarten in unrichtiger Lage orientiert.
Als Beispiel führe ich die Hypophyse des *Schweines* an, deren Drüsenlappen
sich nach v. Soós „im unteren hinteren Winkel der Hypophyse" befindet,
während er in Wirklichkeit doch oral von der Neurohypophyse, also im vorderen
Abschnitt der Gesamthypophyse, gelegen ist. Ähnliche Fehler vermute ich in
der Darstellung, die Soós von der Hypophyse des *Fuchses* und *Rehes* gibt. Unrichtig ist auch die schematische Zeichnung der *Hunde*hypophyse. Beim *Truthahn* dürfte die „hintere Hälfte der Adenohypophyse", in der sich nach v. Soós
die Basophilen vorfinden, in Wirklichkeit der vorderen oralwärts gekehrten
Hälfte entsprechen.

m) Das Mengenverhältnis der Drüsenzellen des Vorderlappens und seine Beeinflussung durch physiologische Faktoren (Geschlecht, Alter, Rasse, Jahreszeit, Geschlechtszyklus).

Seit langem ist bekannt, daß die eosinophilen, basophilen und chromophoben
Zellen in der menschlichen Hypophyse in sehr verschiedener Menge vorhanden
sind. Im einzelnen gehen aber die Meinungen über das gegenseitige Zahlenverhältnis beträchtlich auseinander.

Nach THOM (1901) ist mindestens ein Drittel sämtlicher Vorderlappenepithelien eosinophil, während die Menge der basophilen Elemente einen bedeutend kleineren Teil ausmacht. ERDHEIM (1909, 1926) findet die Eosinophilen
weitaus am häufigsten, wesentlich spärlicher sind die Basophilen, am spärlichsten
die Chromophoben. Ähnlich äußern sich BLAIR BELL und EWING. Auch MOTT
und ROBERTSON, sowie COOPER nehmen an, daß die Eosinophilen am zahlreichsten sind, während basophile und neutrophile in annähernd gleicher Menge vorhanden sind, und die undifferenzierten Zellen nur eine sehr kleine Menge bilden.

All diese Angaben beruhen auf Schätzungen an einer mehr oder weniger
großen Zahl von Schnitten, die unter Anwendung der verschiedensten Methoden
hergestellt waren, und können daher nur beschränkten Anspruch auf Gültigkeit
erheben. Erst RASMUSSEN hat es unternommen, unter Befolgung einer einheitlichen Technik durch systematische Zählung der Zellen zu exakteren Werten
zu kommen. Es bedarf keiner weiteren Ausführungen, um die Bedeutung einer
den Normalzustand kennzeichnenden Zahlengrundlage für die Erkenntnis
pathologischer Verschiebungen im Zellbestand der Hypophyse zu erweisen.

Die von RASMUSSEN und HERRICK ausgearbeitete Methode besteht kurz in folgendem:
Fixierung der Hypophyse möglichst bald nach dem Tode in Formol. Einbettung in Paraffin.
Orientierung des Paraffinblockes für Horizontalschnittserie. Hierauf wird das ganze Organ
in eine fortlaufende Schnittserie zu 10 μ zerlegt; wenn das erste Viertel, die Hälfte und
drei Viertel des Organes geschnitten sind, werden jeweils 10 Einzelschnitte zu 5 μ eingeschaltet. Nur diese drei 5 μ-Serien werden für die Zählung der Zellen verwendet. Zur Färbung kommen diese Schnitte zunächst für $^{1}/_{2}$—1 Minute in EHRLICHsches Hämatoxylin,

um die Kerne darzustellen, wodurch später die Zählung der in ihrer Größe so verschiedenen Kerne erleichtert wird. Dann Auswaschen in Brunnenwasser und dest. Wasser. Hierauf färben nach MALLORYs Bindegewebsmethode (Säurefuchsin-Orange G-Anilinblau), mit dem Unterschied, daß das Präparat zuletzt nicht mit Wasser abgespült, sondern gleich mit 96%igem Alkohol entwässert wird. Wenn die Basophilen besonders deutlich hervorgehoben werden sollen, läßt RASMUSSEN die Färbung mit Säurefuchsin weg. Von jedem Satz der 10 Schnitte zu 5 μ werden einige gefärbt, wobei man die Zeiten für die Farbgemische etwas variiert. Der jeweils beste Schnitt von jedem Satz wird dann zur Zählung benützt.

Die Zählung erfolgt mit Ölimmersion unter Benützung eines Kreuztisches, wobei nach dem in Abb. 135 wiedergegebenen Schema nur jedes 5. Gesichtsfeld ausgezählt wird. Bei der Zählung werden nur die einen Kern enthaltenden Zellen berücksichtigt. Durch Heben und Senken des Tubus müssen jedoch alle Kerne eines Gesichtsfeldes erfaßt werden. Dabei wird zwischen eosinophilen, basophilen und chromophoben Zellen unterschieden. In dieser Weise werden von jeder Hypophyse drei Schnitte ausgezählt (also aus jedem Drittel der Hypophyse ein 5 μ-Schnitt; das gibt im ganzen etwa 100—350 Gesichtsfelder mit 10 000 bis 30 000 Zellen).

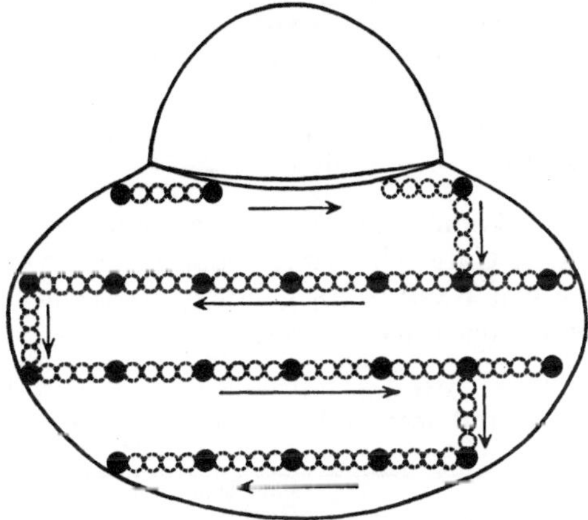

Abb. 136. Schema zur Darstellung der Zählungsweise der Drüsenzellen des Vorderlappens nach RASMUSSEN und HERRICK (1922).

RASMUSSEN teilt die Drüsenzellen bei der Zählung in Chromophobe, Acidophile und Basophile. Die erste Gruppe würde demnach nach den Darlegungen auf S. 76f. undifferenzierte Stammzellen, γ-Zellen und entgranulierte, vakuolisierte Zellen, vielleicht auch manche Spätformen der hypochromatischen Zellarten umfassen; in der Gruppe der Acidophilen sind wohl α- und ε-Zellen, in jener der Basophilen β- und δ-Zellen vereinigt.

Mit Hilfe dieser Methodik bearbeitete RASMUSSEN (1929, 1931, 1933) eine große Zahl von Hypophysen, die durchgehends von erwachsenen Männern und Frauen stammen, die plötzlich durch einen Unglücksfall starben. Die dabei hinsichtlich der Mengenverhältnisse der Vorderlappenzellen gewonnenen Ergebnisse sind kurz zusammengefaßt, folgende:

Beim Mann umfassen die Chromophoben im Durchschnitt abgerundet 52% aller Zellen (Variationsbreite: 34—66%, Variationskoeffizient: 15); dann folgen die Eosinophilen mit 37% (Var.Br.: 23—59%, Var.Koeff.: 21) und schließlich die Basophilen mit durchschnittlich 11% (Var.Br.: 5—27%, Var. Koeff.: 34).

Bei nicht schwangeren Frauen stehen die Chromophoben mit durchschnittlich 49—50% an der Spitze (Var.Br.: 33—74%; Var.Koeff.: 14); auf die Eosinophilen fallen 43—44% (Var.Br.: 19—57%, Var.Koeff.: 19), auf die Basophilen 7% (Var.Br.: 3—15%; Var.Koeff.: 42).

Es ergibt sich also, daß bei beiden Geschlechtern die Chromophoben zahlenmäßig an erster Stelle stehen, dann folgen die Eosinophilen und mit Abstand zuletzt die Basophilen, deren Variationsbreite namentlich beim männlichen Geschlecht sehr groß ist.

HALPERN (1938) untersuchte nach der gleichen Methodik die Verhältnisse bei Feten und Kindern. Die bei solchen unter 55 cm Körperlänge erhaltenen Werte sind der Tabelle 11 zu entnehmen. Bei Kindern über 55 cm Länge erhielt HALPERN folgende Werte: Knaben (Mädchen) Chromophobe 43,6 (48,2), Eosinophile 37,5 (38,2), Basophile 17,5 (14,6). Die Zahl der Chromophoben nimmt demnach mit der Entwicklung ab, die der Eosinophilen dagegen beträchtlich zu. Die Zahl der Basophilen ist nur wenig zurückgegangen. Stärker ist der Rückgang der Basophilen, wenn man die von HALPERN gefundenen Werte mit jenen vergleicht, die RASMUSSEN für den Erwachsenen feststellte (s. Tabelle 12).

Geschlechtsunterschied. Die ermittelten Durchschnittswerte stimmen bei männlichem und weiblichem Geschlecht nicht völlig überein. So sind die Chromophoben bei der nicht schwangeren Frau um etwa 3%, die Basophilen um beinahe 4% vermindert, die Eosinophilen dagegen um 6—7% vermehrt (s. Tabelle 10). Die Frauen haben also einen höheren Prozentsatz an Eosinophilen, die Männer einen höheren an Chromophoben und Basophilen. Das

Tabelle 10. Mittlerer Prozentsatz der Zelltypen der Prähypophyse von Männern und nichtschwangeren Frauen. (Nach RASMUSSEN 1934.)

Zelltyp	Männer	Nichtschwangere Frauen	D	m_D	$\dfrac{D}{m_D}$
Chromophob . .	$52,2 \pm 0,54$	$49,6 \pm 0,47$	$+ 2,6$	0,72	3,6
Eosinophil . . .	$36,8 \pm 0,52$	$43,4 \pm 0,56$	$- 6,6$	0,76	8,7
Basophil	$10,9 \pm 0,25$	$7,0 \pm 0,20$	$+ 3,9$	0,32	12,2

gleiche konnte HALPERN auch schon bei Feten und Kindern feststellen. Namentlich der Unterschied im Verhalten der Eosinophilen tritt gut hervor (s. Tabelle 11). Der von RASMUSSEN gefundene Geschlechtsunterschied ist also schon während der Fetalzeit nachzuweisen.

Tabelle 11. Mittlerer Prozentsatz der Zelltypen der Prähypophyse von männlichen und weiblichen Feten und Kindern unter 55 cm Körperlänge. (Nach HALPERN 1938.)

Zelltyp	Männliches Geschlecht (54 Fälle)	Weibliches Geschlecht (33 Fälle)	D	m_D	$\dfrac{D}{m_D}$
Chromophobe . . .	$59,1 \pm 0,93$	$58,1 \pm 1,54$	$+ 0,96$	1,76	0,55
Eosinophile	$22,8 \pm 0,84$	$26,6 \pm 1,24$	$- 3,81$	1,49	2,6
Basophile	$18,0 \pm 0,81$	$15,8 \pm 0,80$	$+ 2,13$	1,13	1,88

Die von RASMUSSEN für nicht schwangere Frauen ermittelten Werte unterscheiden sich stark von jenen, die McCARTNEY veröffentlichte. Er fand in 158 Fällen von Dementia praecox ($\male$) 40% Neutrophile, 43% Eosinophile und 17% Basophile. Bei 241 Psychosen ($\male\male$) 20% Neutrophile, 52% Eosinophile, 28% Basophile. Bei 24 weiblichen Dementia praecox-Fällen 27% Neutrophile, 52% Eosinophile, 21% Basophile. Bei 64 Psychosen ($\female\female$) 23% Neutrophile, 57% Eosinophile und 20% Basophile. Nach RASMUSSEN kann infolge des Fehlens genauerer Angaben nicht entschieden werden, wieweit diese Unterschiede gegenüber seinen Ergebnissen durch pathologische Veränderungen oder durch angewandte Technik bedingt sind.

Was den Einfluß des Alters betrifft, so sind die Chromophoben bei Männern über 50 Jahren durchschnittlich um 4% vermehrt, die Eosinophilen in gleicher Nähe vermindert, während die Basophilen keinen Einfluß erkennen lassen. Bei Frauen über 50 Jahren sind die Chromophoben um etwa 4%, die Basophilen um annähernd 2% vermehrt, die Eosinophilen dagegen um 6% vermindert (s. Tabelle 12). Durch die Zählungen RASMUSSENs erfahren die Angaben von ERDHEIM und COOPER, nach welchen es im Alter zu einer Zunahme der Chromophilen kommt, eine Korrektur. Auch die Angaben von LUCIEN (1911) und KRAUS (1920), daß die Basophilen im Alter zunehmen, werden durch RASMUSSEN nur beim weiblichen Geschlecht, und auch da nur in beschränktem Maße bestätigt.

Ein Vergleich der Werte RASMUSSENs (Tabelle 12, 18—50 Jahre) mit jenen, die HALPERN für Kinder über 55 cm Länge angibt, zeigt, daß die Zahl der Chromophoben beim männlichen Geschlecht ansteigt, beim weiblichen gleichbleibt,

Tabelle 12. Mittlerer Prozentsatz der Zelltypen der Prähypophyse, nach dem Alter geordnet. (Nach RASMUSSEN 1934.)

Zelltyp	Männer		D	m_D	$\dfrac{D}{m_D}$
	51—78 Jahre	18—50 Jahre			
Chromophob . .	$54,8 \pm 0,91$	$51,1 \pm 0,56$	$+ 3,7$	1,07	3,5
Eosinophil . . .	$34,2 \pm 0,86$	$38,1 \pm 0,63$	$- 3,9$	1,07	3,6
Basophil	$11,0 \pm 0,43$	$10,8 \pm 0,31$	$- 0,2$	0,53	0,4

Zelltyp	Nichtschwangere Frauen		D	m_D	$\dfrac{D}{m_D}$
	50—84 Jahre	16—49 Jahre			
Chromophob . .	$52,2 \pm 0,81$	$48,2 \pm 0,54$	$+ 4,0$	0,97	4,1
Eosinophil . . .	$39,6 \pm 0,93$	$45,5 \pm 0,64$	$- 5,9$	1,13	5,2
Basophil	$8,1 \pm 0,37$	$6,4 \pm 0,22$	$+ 1,7$	0,43	4,0

während die Eosinophilen sich beim männlichen Geschlecht in etwa gleicher Höhe halten, beim weiblichen aber zunehmen. Die Zahl der Basophilen geht bei beiden Geschlechtern zurück.

Beziehungen zwischen Körperlänge und dem Mengenverhältnis irgendeiner Zellgruppe ergaben sich weder beim männlichen noch weiblichen Geschlecht (RASMUSSEN). HALPERN findet bei Feten und Kindern eine deutliche Korrelation zwischen Körperlänge, Gewicht und Zahl der Eosinophilen. Mit der Längen- und Gewichtszunahme geht eine deutliche Vermehrung der Eosinophilen, eine schwache der Basophilen und eine Abnahme der Chromophoben einher.

Über den Einfluß der Schwangerschaft auf das Zahlenverhältnis der Zellen des Vorderlappens s. Tabelle 18, S. 205.

KRAUS und TRAUBE (1928) haben die Meinung vertreten, daß Beziehungen zwischen dem Basophilengehalt des Vorderlappens und dem Konstitutionstypus bestehen. Darnach besitzen normale Menschen von mittelkräftigem Körperbau (mesosthenischem Habitus) und normalem Ernährungszustand eine reichliche Menge von Basophilen. Männer von sehr kräftigem Knochenbau, starker Muskulatur (hypersthenischer Typus) weisen in der Regel einen besonders hohen Gehalt an Basophilen auf. Umgekehrt finden sie bei Fällen, die Zeichen einer asthenischen Körperkonstitution aufwiesen, in 63% eine Verminderung der Basophilen gegenüber dem bei mesosthenischen Individuen beobachteten Durchschnittswert. Im Gegensatz dazu lehnt BERBLINGER derartige Beziehungen zum Konstitutionstypus ab; ebenso SCRIBA für die Basophilen des Hinterlappens.

Einen Einfluß der Rasse glaubt FREY (1934) bei *Hunde*hypophysen feststellen zu können. Nach ihm soll sich der Vorderlappen bei *Jagdhunden* durch besonders reichliche Basophile auszeichnen, während die Eosinophilen zurücktreten. Beim *Dackel* dagegen und den abgewandelten Rassen sollen die Eosinophilen weit in der Überzahl sein. Das Verhältnis kann sich nach FREY derart verschieben, daß Basophile beim *Dackel* nur noch vereinzelt sichtbar sind, was ich im übrigen nicht zu bestätigen vermag. Auch in der Entwicklung des Zwischenlappens findet FREY Unterschiede: Die Pars intermedia soll bei den Ausgangsformen *(Jagdhund)* klein und schwach entwickelt sein: „sie besitzen wenig Kolloidräume und die Basophilen sind das vorherrschende Epithel". Die abgewandelten Rassen einschließlich der Zwergrassen dagegen haben einen stark entwickelten Zwischenlappen mit vielen großen Kolloidräumen. Der Hinterlappen ist bei ersteren groß und reich mit Basophilen durchsetzt, bei letzteren klein, die Basophilen in ihm nur spärlich. Die Angaben FREYS beruhen durchgehends nur auf Schätzungen an Hämatoxylin-Eosinpräparaten; überdies lassen die beigegebenen Abbildungen daran zweifeln, ob übereinstimmende Hypophysenstellen verglichen wurden. So stammt der aus der *Jagdhund*hypophyse abgebildete Schnitt aus der Mitte des Vorderlappens, der Vergleichsschnitt der *Dackel*hypophyse aus dem Seitenteil, in dem sich bekanntlich stets größere Herde von Eosinophilen vorfinden.

Jahreszeitliche Schwankungen in der Menge der einzelnen Zelltypen des Vorderlappens wurden zum erstenmal von GEMELLI (1907) beschrieben. Nach diesem Autor ist in der Hypophyse des *Murmeltieres* während des Winterschlafes die Zahl der basophilen Zellen erheblich vermindert. Im Frühjahr dagegen, zur Zeit des Erwachens, kommt es unter Auftreten zahlreicher Mitosen zu einer starken Vermehrung dieser Zellen. GEMELLI wie CUSHING und GOETSCH, die die Verhältnisse bei amerikanischen *Murmeltieren* untersuchten und GEMELLIs Beobachtungen bestätigten, nehmen an, daß während des Winterschlafs eine Unterfunktion der Hypophyse besteht. Diese Deutung der Befunde erwies sich später als ein Fehlschluß, der dadurch veranlaßt wurde, daß die Autoren das Bild der Frühjahrsdrüse als Normalzustand betrachteten. Die überraschende Klärung der Frage brachten die Untersuchungen von RASMUSSEN (1921), der den Zustand der Hypophyse im Winterschlaf nicht mit dem der Frühjahrsperiode, sondern zunächst mit dem der Herbstzeit vergleicht und dabei feststellt, daß Gewicht und Bau des Vorderlappens zur Zeit des Winterschlafes gegenüber der vorausgehenden Periode nicht verändert ist, der Winterschlaf also keinen atrophischen Zustand des Vorderlappens hervorruft. Dagegen kommt es in der dem Winterschlaf folgenden Brunstzeit zu einer Gewichtszunahme des Vorderlappens bis zu 33%. Die auffallendste Veränderung besteht dabei in der Verdreifachung der basophilen Zellen und einer Verstärkung ihres Färbevermögens. Diese Veränderungen in der Hypophyse des *Murmeltieres* im Frühjahr treten auch bei Nahrungsentzug ein. Damit hatte RASMUSSEN als erster Beziehungen zwischen Geschlechtszyklus und Zellbild des Vorderlappens erwiesen.

Über den schon viel länger bekannten Einfluß der Schwangerschaft s. S. 203f.

Seitdem ist eine Reihe von Arbeiten erschienen, die sich mit den cyclischen Veränderungen des Drüsenteils der Hypophyse befassen. So findet SKLOWER (1925) bei *Rana temporaria* das Minimum der Tätigkeit des Vorderlappens im Juli und August, das Maximum schon im Winter (Dezember) oder Vorfrühling. BOCK (1928) untersuchte das jahreszeitliche Verhalten der Hypophyse des *Stichlings*. Er konnte dabei für die Drüsenzellen des Vorderlappens (Hauptlappens) keinen ausgesprochenen Jahreszyklus feststellen, wohl aber für die Zellen des Übergangsteiles und besonders des Zwischenlappens. Der Jahreszyklus besteht hier aus einer einzigen Sekretionsperiode, die in den Monaten Oktober-Dezember-Januar durch allmähliche langsame Ansammlung von basophilem Sekret in Kernnähe eingeleitet wird; der Höhepunkt, gekennzeichnet zugleich durch das Auftreten von intracellulär aufgespeicherten eosinophilem Sekret, fällt in die Zeit von Ende Januar bis Ende Juli. Im Hochsommer nimmt der Sekretgehalt ab; in den ersten Herbstmonaten ist er auf ein Minimum gesunken. Auch beim *Fundulus* zeigt die Hypophyse nach MATTHEWS (1936) cyclische Veränderungen, die aber zum Teil unklar sind und von jenen des Stichlings abweichen. Hier wird der Übergangsteil von Mai bis Ende Juli von kleinen chromophoben Zellen gebildet, während er von September bis Mai vorwiegend eosinophil ist. Die eosinophilen Zellen beginnen im September aufzutreten und färben sich bis Ende Dezember sehr intensiv; vom Januar an nimmt die Färbbarkeit ab. Auch in der Pars intermedia beobachtet MATTHEWS Schwankungen, die aber große individuelle Abweichungen zeigen. Die hier den Verzweigungen des Hinterlappens anliegenden Eosinophilen sollen von Mai bis September an Zahl und Färbbarkeit den höchsten Stand ihrer Ausbildung erreichen, im März, April den tiefsten.

Besonders eingehend wurden die Beziehungen zwischen Geschlechtszyklus und Zellbild des Vorderlappens von WOLFE und seinen Mitarbeitern an einer Reihe von Säugetierarten mit differentem Geschlechtszyklus untersucht. Gleich RASMUSSEN erkannte dabei auch WOLFE die Bedeutung, die bei derartigen

Untersuchungen einer einheitlichen, konsequent durchgeführten Untersuchungstechnik zukommt.

Die von CLEVELAND und WOLFE (1932) befolgte Technik sei nachfolgend in Kürze wiedergegeben: 1. Fixierung der Hypophyse unmittelbar nach dem Tode in REGAUDscher Flüssigkeit, am besten im Eisschrank. Dauer 5 Tage; die Flüssigkeit, zu deren Herstellung über Lithiumcarbonat neutralisiertes Formol verwendet wird, muß täglich erneuert werden. 2. Chromieren in 3%iger Kaliumbichromatlösung 8 Tage; alle 48 Stunden wechseln. — 3. Auswaschen in fließendem Wasser 24 Stunden. — 4. Steigender Alkohol. Cedernöl (nicht länger als 48—72 Stunden), Xylol (statt Cedernöl-Xylol verwendet man nach meinen Erfahrungen besser Methylbenzoat-Celloidin-Benzol), Paraffin (Schmelzpunkt 60° C). Die eingebettete Drüse wird horizontal in Serien geschnitten (Schnittdicke 2—3 μ); jeder 25. Schnitt wird aufgefangen. Jeder 4. oder 5. Objektträger wird studiert.

Zur Färbung kommen die Schnitte nach Entparaffinieren aus Wasser 1. in EHRLICHsche Hämatoxylinlösung 3 Minuten. — 2. Waschen in fließendem Wasser und Bläuen in Lithiumcarbonat. — 3. Beizen in 5%iger Kaliumbichromatlösung (3 Tage im Dunkeln, täglich wechseln). — 4. Kurz in dest. Wasser abspülen und 5. Färben in 0,5%iger Lösung von Erythrosin: 20—30 Sekunden. 6. Zweimal dest. Wasser. — 7. Färben in einer 2%igen Orange-G-Lösung, gelöst in 1%iger Phosphormolybdänsäure. 2—3 Minuten. — 8. Abspülen in dest. Wasser. — 9. 1%ige wäßrige Anilinblaulösung 30—60 Sekunden. — 10. Rasch abspülen in dest. Wasser, 95%iger Alkohol, zweimal absoluter Alkohol, Xylol.

Die Zeiten für die Färbung in Erythrosin, Orange G und Anilinblau müssen unter Umständen etwas variiert werden. Für die *Ratte* gibt WOLFE als optimal Orange G 8 Minuten, Anilinblau 10 Minuten an, für das *Kaninchen* Erythrosin 2 Minuten, Orange G 4 Minuten, Anilinblau 15 Minuten.

Infolge der starken Chromierung weicht die Färbung der einzelnen Zelltypen (s. auch S. 75 vom gewohnten Bild etwas ab. Die Eosinophilen (Typus I) besitzen gelb bis orangegelb gefärbte Granula. In den Basophilen sind sie orangerot bis tiefrot (Typus II) oder purpurrot bis blau (Typus III) gefärbt. Die Chromophoben (Typus IV) sind farblos. Die Auszählung der Zellen erfolgt nach dem Schema von RASMUSSEN (s. S. 189).

Mit Hilfe dieser Methodik stellten WOLFE, CLEVELAND und CAMPBELL (1932, 1933) beim *Hund* fest, daß in der Hypophyse dieser Tierart im Laufe des Geschlechtszyklus deutlich faßbare quantitative wie qualitative Veränderungen eintreten (s. Tabelle 13). Die Eosinophilen zeigen ihr zahlenmäßiges Maximum

Tabelle 13. Mittlerer Prozentsatz der Zelltypen der Prähypophyse der *Hündin*.
(Nach WOLFE, CLEVELAND und CAMPBELL 1933.)

Zeitpunkt der Fixierung	Eosinophile	Basophile		Chromophobe
		Typus II	Typus III	
Anoestrus Mitte, Uterus dünn.	59,8	5,8	4,8	29,5
Anoestrus Ende, Uterus etwas geschwollen. . .	54,1	5,7	7,5	32,7
Prooestrus	51,2	4,6	10,2	34,0
Oestrus	49,4	7,0	12,6	31,0
Luteinphase Beginn, Corpus lut. in Entwicklung	51,1	5,5	5,9	37,5
Luteinphase Mitte, Corpus lut. voll entwickelt .	52,9	2,5	2,8	41,8
Luteinphase Ende, Corpus lut. im Beginn der Rückbildung	42,7	2,5	2,0	52,8
Pseudoschwangerschaft, Corpus lut. mäßige Rückbildung	44,2	2,0	2,6	51,2
Pseudoschwangerschaft Ende, Corpus lut. starke Rückbildung	53,9	2,3	3,9	39,9
Noch nicht geschlechtsreif	59,7	3,7	7,2	29,4

zur Zeit des Anoestrus, ihr Minimum am Ende der Luteinphase. Sie sind während des Oestrus dicht mit Granula bepackt und färben sich intensiv gelb. Auf der Höhe und am Ende der Luteinphase dagegen zeigen sie einen deutlichen Granulaverlust; die Granula liegen weniger dicht und färben sich nur blaßgelb.

Die Basophilen vom Typus II finden sich bei den im Oestrus getöteten Tieren sowohl als kleine, mittlere wie große Formen. Die im Zelleib dicht angehäuften Granula nehmen ein tiefes Rot an. Am Ende der Luteinphase ist die Zahl der

Zellen vermindert; außerdem zeigen die vorhandenen starken Granulaverlust; die noch sichtbaren Granula färben sich orangerot.

Die zweite Art von Basophilen (Typus III) macht im Anoestrus 4—5% der Gesamtzahl der Zellen aus. Im Prooestrus ist ein deutlicher Anstieg im Prozentsatz dieser Zellen festzustellen und die Mehrzahl von ihnen enthält purpurrot gefärbte Granula. Die Zellen werden größer und färben sich intensiver. Im Oestrus hat die relative Zahl dieser Zellen den Höhepunkt erreicht, aber gleichzeitig hat die Mehrzahl von ihnen ihre Granula verloren. Im Beginn der Luteinphase ist Zahl und Aktivität der Zellen vermindert; in der aktiven Luteinphase sind sie nur in geringer Zahl vorhanden und klein und geschrumpft. Am Ende der Pseudoschwangerschaft, wenn das Corpus luteum sich in starker Rückbildung befindet, finden sich nur kleine Zellen, deren Zahl dem Stand zur Zeit des Anoestrus nahekommt.

Die Chromophoben (Typus IV) zeigen während der Luteinphase, parallel der Abnahme des Prozentsatzes der granulierten Formen, eine starke Zunahme, die im Anoestrus wieder zurückgeht.

Es kommt demnach bei der *Hündin* während der Brunst und der Luteinphase zu einer Abnahme der granulierten Zellen, die ihren Höhepunkt am Ende der Luteinphase erreicht. Gleichzeitig mit der Rückbildung der Corpora lutea kommt es zu einer Wiederherstellung der granulierten Formen.

Etwas verschieden davon sind die Verhältnisse beim *Schwein* (CLEVELAND und WOLFE 1933). Hier erreicht die Zahl der Eosinophilen ihren Höhepunkt zur Zeit des Oestrus (s. Tabelle 14); sie sind vollgefüllt mit Granula, die sich intensiv mit Orange G färben. Am Ende der Luteinphase sind die Eosinophilen

Tabelle 14. Mittlerer Prozentsatz der Zelltypen der Prähypophyse der *Sau.*
(Nach CLEVELAND und WOLFE 1933.)

Zeitpunkt der Fixierung	Eosino-phile	Basophile (Typ III)				Chromo-phob Typ IV
		mit Granula gefüllt	Granula verklumpt	Un-granuliert	Gesamt	
Prooestrus	43,1	9,0	16,7	3,5	29,2	27,7
Oestrus	50,5	4,8	12,6	11,3	28,8	20,6
Luteinphase 1. bis 7. Tag .	50,4	9,2	2,3	16,0	27,5	21,8
Luteinphase 8. bis 10. Tag .	47,5	4,5	8,9	9,7	23,2	29,2
Luteinphase 10. bis 15. Tag .	42,1	2,6	13,0	7,6	23,2	34,5
Unreif	35,6	9,2	20,5	2,0	31.7	32,5

schwach vermindert, aber nicht so stark wie beim *Hund*; dabei zeigen sie aber eine sehr starke Verminderung der Zahl der Granula, die sich nun blaßgelb färben. Qualitativ bestehen also bei den Eosinophilen des *Schweines* ähnliche Verhältnisse wie beim *Hund*, quantitativ ist die Reduktion der Zellzahl geringer.

Die Basophilen zeigen während des Prooestrus den höchsten Stand; sie sind ganz mit Granula vollgepfropft. Sie verhalten sich also ähnlich wie der Typ III beim *Hund*. Im Oestrus kommt es zu einer starken Abnahme der mit Granula gefüllten Basophilen und zu einer Zunahme ungranulierter basophiler Formen. In der ersten Luteinphase erreicht die Zahl der mit Granula gefüllten Basophilen wieder einen hohen Stand. Merkwürdigerweise ist aber die gonadotrope Wirkung der Hypophyse in der ersten Luteinphase trotz der zahlreichen granulierten Basophilen wieder stark vermindert. Die Chromophoben zeigen den niedrigsten Stand im Oestrus, ihren höchsten am Ende der Luteinphase.

Beim noch nicht geschlechtsreifen Tier fällt der hohe Prozentsatz von Basophilen auf, die vollgefüllt mit Granula sind. Der Prozentsatz der Eosinophilen dagegen ist erheblich niedriger als beim unreifen *Hund* (vgl. Tabelle 13 und 14).

Bei der weiblichen *Ratte*, deren Geschlechtszyklus normalerweise eine Luteinphase fehlt, konnten WOLFE und CLEVELAND (1933 b) und WOLFE (1935) zu keinem Zeitpunkt des Zyklus eine ausgesprochene quantitative Veränderung der Eosinophilen beobachten (s. Tabelle 15). Dagegen finden sich ähnliche

Tabelle 15. Mittlerer Prozentsatz der Zelltypen der Prähypophyse der weiblichen *Ratte*. (Nach WOLFE 1935.)

Zeitpunkt der Fixierung	Eosinophile	Basophile			Chromophob
		granuliert	nicht granuliert	Summe	
Unreif (17 Tage)	37,8 (2,2)	7,2 (1,5)	0,7 (0,4)	7,8 (1,5)	55,8 (2,3)
Unreif (27—35 Tage)	36,7 (4,2)	7,4 (1,7)	0,9 (0,5)	8,6 (1,5)	54,8 (4,2)
Reif Prooestrus	34,4 (4,7)	2,8 (1,2)	1,9 (1,3)	4,8 (1,2)	60,8 (4,1)
Reif Oestrus.	33,7 (4,9)	0,9 (0,6)	4,4 (1,1)	5,2 (1,2)	61,2 (4,0)
Reif Metoestrus	35,2 (3,1)	0,6 (0,5)	3,5 (1,0)	4,0 (1,3)	61,9 (3,6)
Reif Dioestrus	33,7 (4,0)	1,3 (0,7)	2,7 (1,1)	3,9 (1,2)	62,8 (3,6)
Pseudoschwangerschaft 7. Tag . .	26,4	1,2	1,7	2,9	70,7
Pseudoschwangerschaft 8.—11. Tag	35,5	4,4		4,4	60,0

qualitative Unterschiede wie bei *Schwein* und *Hund*, insofern die Eosinophilen zur Zeit des Oestrus vollbeladen mit α-Granula sind, die sich intensiv mit Orange G färben. Die Zellmembran ist gut sichtbar. Während des Dioestrus dagegen liegen die Granula häufig weniger dicht, haben also an Zahl abgenommen; außerdem färben sie sich heller, die Zellmembran kann undeutlich sein.

Ebensowenig wie die Eosinophilen zeigen die Basophilen (granulierte + nicht granulierte) und die Chromophoben während des Brunstzyklus zahlenmäßige Schwankungen. Dagegen lassen sich im Granulagehalt der Basophilen Unterschiede feststellen: So erreichen die mit Granula beladenen Basophilen während des Prooestrus und beim Übergang zum Oestrus den Höchststand. Im Oestrus und Metoestrus aber tritt ein starker Granulaverlust ein. Während des Dioestrus kommt es zu einer teilweisen Wiederherstellung der Basophilen. Es besteht also bei den Basophilen, die gewöhnlich dem Typus III entsprechen, während der einzelnen Phasen des Brunstzyklus eine morphologische Variation.

Über die bei Schwangerschaft eintretenden Veränderungen s. S. 210f.

Bei jungen noch nicht geschlechtsreifen *Ratten* fällt die relativ hohe Zahl an granulierten Basophilen auf, während die ungranulierten Basophilen sehr spärlich sind. Die Zahl der Eosinophilen hat etwa die gleiche Höhe wie bei geschlechtsreifen Tieren.

Durch diese sehr eingehenden Untersuchungen WOLFES wird die Richtigkeit der älteren Angaben von REESE (1932), wonach die Eosinophilen während des Oestrus bei der *Ratte* mit intensiv gefärbten Granula angefüllt sind, während sie im Dioestrus weniger und schwächer gefärbte Granula enthalten, in Frage gestellt. Auch die Angaben von CHARIPPER und HATERIUS (1930) werden durch WOLFE nicht bestätigt. Nach ihnen sind die Eosinophilen im Oestrus spärlich und degranuliert, im Dioestrus zahlreich und groß; die Basophilen dagegen treten im Oestrus stark hervor, im Dioestrus aber sind sie klein und degranuliert. Wieder anders lauten die Befunde bei PAWLOWA (1937), die die Eosinophilen bei der Ratte am zahlreichsten im Dioestrus, am spärlichsten im Metoestrus findet. Im Dioestrus sollen sie auch am stärksten mit Granula beladen sein, während diese im Prooestrus fehlen. Im Oestrus soll es zu einer Wiederherstellung des Granulabestandes kommen. Besser stimmt zu den Ergebnissen von WOLFE und seinen Mitarbeitern, daß die Basophilen im Prooestrus und Oestrus fast um das Doppelte vermehrt und im Prooestrus stark mit Granula angefüllt sind.

Abweichend davon liegen die Verhältnisse beim *Kaninchen*, da bei dieser Tierart die Ovulation bekanntlich nur nach dem Sprung erfolgt. Die Kopulation ist entweder von Schwangerschaft oder Pseudoschwangerschaft gefolgt. Diese Besonderheit macht es nach WOLFE, PHELPS und CLEVELAND (1934) unmöglich, die Hypophyse in einem Stadium zu untersuchen, das dem Prooestrus der anderen Tierarten entspricht. Sie untersuchten aus diesem Grunde nur Drüsen von Tieren, die im Oestrus und in den verschiedenen Perioden der Pseudoschwangerschaft getötet wurden (s. Tabelle 16). Dabei zeigten die Eosinophilen während des Oestrus einen hohen Stand. Während der anschließenden Tage der Pseudoschwangerschaft kommt es zu einer Abnahme des relativen Prozentsatzes, bis am 5.—6. Tag der tiefste Stand erreicht ist. Dann tritt eine allmähliche Restitution ein. Während des Oestrus sind die Zellen stark gefüllt mit intensiv orange gefärbten Granula. Während der ersten Tage der Pseudoschwangerschaft kommt es zu Granulaverlust und die zurückbleibenden färben sich schwächer. Derartige Zellen persistieren während der 14 Tage der Pseudoschwangerschaft. Nach dem 5.—6. Tag treten aber wieder einzelne kleine, sich stärker färbende eosinophile Zellen auf.

Tabelle 16. Mittlerer Prozentsatz der Zelltypen der Prähypophyse des weiblichen *Kaninchens*. (Nach WOLFE, PHALPS und CLEVELAND 1934.)

Zeitpunkt der Fixierung		Durchschnittlicher Prozentsatz der Zelltypen		
		Eosinophile	Basophi e Typ. III	Chromophobe
Oestrus		57,3	10,4	32,3
Pseudoschwangerschaft	1. Tag	46,8	5,4	47,7
„	2. „	50,9	3,7	45,4
„	3. „	43,2	3,7	53,0
„	4. „	42,5	3,2	54,3
„	5. „	49,3	3,0	54,7
„	6. „	40,5	2,4	57,1
„	7. „	44,6	4,6	50,8
„	8. „	49,1	6,4	44,5
„	9. „	51,9	8,2	39,9
„	10. „	55,2	7,5	37,3
„	11. „	52,6	8,1	29,2
„	12. „	52,5	9,4	38,1
„	13. „	60,6	9,1	30,3
„	14. „	56,1	9,7	34,2

Die basophilen Zellen (Typus III) sind während des Oestrus zahlreich; dann zeigt die Mehrzahl der Zellen einen wechselnden Grad von Granulaverlust. Vom 7. Tag an setzt allmähliche Wiederherstellung ein. Die relative Zahl der Chromophoben verhält sich umgekehrt proportional den Granulierten. Sie sind am reichlichsten am 5.—6. Tag der Pseudoschwangerschaft, wenn die Granulierten ihren Tiefstand erreicht haben.

Tabelle 17. Mittlerer Prozentsatz der Zelltypen der Prähypophyse des weiblichen *Meerschweinchens*. (Nach CHADWICK 1936.)

Zeitpunkt der Fixierung	Eosinophile	Basophile	Chromophobe
Prooestrus Beginn	52,0	1,8	46,2
Prooestrus Ende .	52,8	2,1	45,1
Oestrus	53,2	1,4	45,4
Metoestrus	46,7	0,6	52,7
Dioestrus Anfang.	46,1	0,7	53,2
Dioestrus Ende. .	46,3	0,9	52,8

Auch beim *Meerschweinchen* sind nach CHADWICK (1936) cyclische Schwankungen in der Zahl der Eosinophilen, Basophilen und Chromophoben festzustellen (s. Tabelle 17), die mit den Perioden des Brunstzyklus in Korrelation stehen. Die Eosinophilen sind am zahlreichsten zu Beginn des Oestrus und zeigen am Ende des Oestrus und im Metoestrus starke Entgranulierung. Die Basophilen sind am zahlreichsten im Prooestrus und erfahren zu Beginn des Oestrus starken Verlust an Granula. Beide chromophilen Zelltypen bleiben während des Luteinstadiums auf niedrigem Stand, um vom 9. Tag an, wenn die Corpora lutea zu degenerieren beginnen und das Follikelwachstum einsetzt, in ihrer Kurve allmählich wieder anzusteigen.

Nach Kirkman (1937) beginnt die Degranulation der Basophilen während des Prooestrus, erreicht den Höhepunkt im Oestrus, erstreckt sich aber auch noch ins Metoestrus hinein. Die dunklen Basophilen sind im Oestrus an Zahl und Größe vermindert. Während des Prooestrus, Oestrus und Metoestrus gibt es mehr kleine, anscheinend geschrumpfte Eosinophile als im Dioestrus. Das Kolloid findet Kirkman während der Brunst etwas vermehrt. Hagquist (1938) kam zu dem Ergebnis, daß die individuellen Schwankungen im relativen Prozentsatz der Eosinophilen und Basophilen beim Meerschweinchen während des Geschlechtszyklus so groß sind, daß die von ihm für die einzelnen Perioden erhaltenen Durchschnittswerte statistisch nicht gesichert sind. Mit Regelmäßigkeit traf er dagegen Unterschiede im Verhalten der Sekretgranula, des Golgiapparates und der Mitochondrien an (s. auch S. 149). Hagquist kommt dabei zu dem Ergebnis, daß in der ersten Hälfte des Zyklus (Ende der Brunst bis zum 8. Tag nachher) in Eosinophilen wie Basophilen die Sekretgranula unter Beteiligung von Golgiapparat und Mitochondrien ausgearbeitet werden, während in der zweiten Hälfte (8. Tag bis Ende der Brunst) die Auflösung und Ausscheidung der Granula erfolgt.

Beim *Ziesel* stellte Nelson (1936) vor und während der Fortpflanzungszeit (April—Mai) bei den Basophilen eine Zunahme an Größe, Zahl und Grad der Granulation fest. Weniger deutlich kommt die Erscheinung bei den Eosinophilen zum Ausdruck. Während der Sommermonate bilden sich die Veränderungen wieder vollkommen zurück. Auch im Herbst und zu Beginn des Winters können keine nennenswerten Veränderungen beobachtet werden.

Bei der *Taube* befinden sich die Basophilen nach Schooley und Riddle (1936, 1938) während der raschen Wachstumsperiode der Eier im Stadium der Degranulation, das als Excretionsphase zu betrachten ist. Zur Zeit der Ovulation, während der Brutzeit und der ersten Tage der Fütterungsperiode sind sie atrophisch. Die Eosinophilen lassen kurz vor der Ovulation Zeichen sekretorischer Tätigkeit erkennen, die während der Brutzeit und ersten Zeit der Fütterung stark gesteigert ist. Gegen Ende der Fütterungsperiode fällt die sekretorische Tätigkeit stark ab und bleibt dann bis zur nächsten Brutzeit nur gering. Die Hypophysen brütender Männchen verhalten sich ähnlich.

Im Vorderlappen des *Frosches* unterscheidet Zahl (1938) vier Zellgruppen: Gruppe I = Eosinophile; Gruppe II = degranulierte Eosinophile; Gruppe III = Basophile; Gruppe IV = degranulierte Basophile. Von September bis April ist das Bild ziemlich beständig. Während der Brunstzeit und gleichzeitig mit der Laichabgabe kommt es in Gruppe I zu einer nennenswerten Abnahme, in Gruppe II zu einer Zunahme, während Gruppe III und IV keine merkliche Veränderung zeigen. Innerhalb von 21 Tagen nach dem Laichen nimmt in Gruppe III die Zahl der Zellen zu, in Gruppe IV dagegen ab. Das Bild bleibt dann bis Juli unverändert. Zwischen Juli und September erfolgt allmählich Rückkehr zum Winterbild. Zahl folgert hieraus, daß die Eosinophilen mit Vorgängen in Verbindung zu bringen sind, die sich bei der Eiablage abspielen, während die Basophilen mit dem Wachstum des Ovarialgewebes und der Entwicklung des follikulären Zustandes der Ovarien in Verbindung stehen.

n) Die Bildungsstätten der Vorderlappenhormone.

Die Beantwortung der Frage, in welchen Zellen die verschiedenen Hormone des Vorderlappens entstehen, stößt noch immer auf Schwierigkeiten, selbst dann, wenn wir uns dabei auf die bis jetzt bestbekannten Inkrete, das Wachstumshormon, die gonadotropen Hormone und das thyreotrope Hormon beschränken.

Was den Ursprungsort des Wachstumshormons betrifft, so wird er von der Mehrzahl der Autoren in die eosinophilen Zellen verlegt. Eine Hauptstütze hierfür bilden seit langem die Befunde bei Akromegalie. Schon BENDA (1903) und B. FISCHER (1910) nahmen enge Beziehungen zwischen der Vermehrung der Eosinophilen und der Entstehung der akromegalen Symptome an. Besonders eindrucksvoll sind die histologischen Untersuchungen von BAILEY und DAVIDOFF (1925) an 89 operativ entfernten Hypophysenadenomen. 35 dieser Geschwülste stammten von Patienten mit den klinischen Symptomen der Akromegalie; sie enthielten durchgehends eine große Zahl von α-Zellen. Bei den 54 anderen Fällen dagegen, bei welchen akromegale Symptome vermißt wurden, fanden sich chromophobe Adenome, in welchen α-Zellen fehlten oder nur ganz vereinzelt aufzufinden waren. Auch BERBLINGER (1932) schließt sich der Auffassung an, daß bei Akromegalie ausschließlich oder mindestens vornehmlich eine gesteigerte Inkretbildung von seiten der eosinophilen Zellen besteht. Da aber die charakteristischen Wachstumssymptome der Akromegalie nach allgemeiner Auffassung durch eine gesteigerte Produktion von Wachstumshormon bedingt sind und, wie die Versuche von PUTNAM und seiner Mitarbeiter zeigen, auch experimentell durch übermäßige Verabreichung von Wachstumshormon erzeugt werden können, so erscheint die Schlußfolgerung, daß die eosinophilen Zellen das Wachstumshormon liefern, ziemlich gesichert. Folgerichtig führt BERBLINGER (1936) den hypophysären Infantilismus wie den hypophysären Klein- und Zwergwuchs auf eine Insuffizienz der eosinophilen Zellen zurück.

Im gleichen Sinne spricht, daß SMITH und McDOWELL (1930) im Vorderlappen von *Zwergmäusen* das Vorkommen von eosinophilen Zellen vermißten. Die Chromophoben waren, wenn vorhanden, stark vermindert; über die Basophilen vermögen die Autoren nichts Sicheres auszusagen. Dadurch ist der Befund für die vorliegende Frage nicht völlig eindeutig. Auch KEMP und MARX (1936, 1937) fanden bei *Mäusen* mit erblichem Zwergwuchs eine starke Hypoplasie des Vorderlappens, während Mittel- und Hinterlappen beinahe normale Form zeigten und sich auch ihrer Struktur nach annähernd wie bei normalen Tieren verhielten. Der Vorderlappen der *Zwergmäuse* bestand in gewissen Abschnitten so gut wie ausschließlich aus Bindegewebe; an anderen Stellen zeigte er eine nicht unbeträchtliche Zahl von unregelmäßig geformten, meist ungranulierten Epithelzellen, die Hauptzellen glichen. Eosinophile Zellen fehlten in der Regel. Bei älteren oder behandelten Tieren fanden sich einzelne, schwach gefärbte Eosinophile vor. Basophile Zellen waren vorhanden, ob in verminderter Zahl, konnte nicht festgestellt werden. „Im ganzen kann man sagen, daß der fast völlige Mangel an eosinophilen Zellen diejenige Zellanomalie darstellt, die im Vorderlappen der *Zwergmäuse* am meisten ausgeprägt ist [1].“

Für die Entstehung des Wachstumshormones in den Eosinophilen sprechen weiterhin die Beobachtungen von SMITH und SMITH (1922 a), wonach hypophysektomierte *Kaulquappen* auf die Injektion von Vorderlappenextrakt aus der Randzone von *Rinder*hypophysen mit starkem Wachstum reagieren, während Extrakte aus der zentralen Zone des Vorderlappens in dieser Hinsicht wirkungslos sind. Die Randzone dieses Organes enthält aber vorwiegend Eosinophile und Chromophobe, die zentrale Zone dagegen Basophile und Chromophobe. Übereinstimmend damit erzielte VOITKEVICH (1937 b) bei *Axolotln* durch Implantation von Randteilen der *Rinder*hypophyse eine starke Wachstumsbeschleunigung. (Gewichtszunahme in 70 Tagen von 25,9 auf 118,5 g gegen 25,9 und 43,0 g bei den Kontrollen.) Bei *Kaulquappen* wurde durch den Eingriff Gewichtszunahme und Verzögerung der Metamorphose bewirkt (VOITKEVICH 1937a).

Im Gegensatze dazu wird die Produktion der gonadotropen Hormone zumeist den basophilen Zellen des Vorderlappens zugeschrieben. Als erster hat wohl BERBLINGER (1920) die Meinung geäußert, daß das jetzt als gonadotrop

---

[1] BATES, LAANES und RIDDLE (1935) konnten das Wachstum derartiger *Zwergmäuse* durch Prolactin, wie auch durch Prolactin und thyreotropes Hormon günstig beeinflussen. SCHOOLEY und RIDDLE (1938) stellen daher die Existenz eines besonderen Wachstumshormones in Frage. Nach ihnen ist die wachstumsanregende Wirkung dem Prolactin (und thyreotropen Hormon) zuzuschreiben.

benannte Hormon in den Basophilen entsteht. Eine experimentelle Stütze erhielt diese Auffassung unter anderem durch die Versuche von Evans und Simpson (1928), in welchen, auf den schon oben erwähnten Beobachtungen von Smith und Smith fußend, nachgewiesen wurde, daß die zentrale Zone der *Rinder*hypophyse sich im Implantationsversuch als reicher an gonadotropem Hormon erwies als die periphere Zone. Weiterhin fanden Engle (1929), Evans und Simpson (1929), Wolfe (1931, 1932) und andere, daß die Hypophysen kastrierter *Tiere*, in denen besondere Formen basophiler Zellen auftreten, eine stärkere Wirkung auf das Ovar ausüben, als die Hypophysen normaler *Tiere*. Im gleichen Sinne spricht die Beobachtung von Wolfe (1931), daß die Hypophyse der *Sau* zur Zeit des Prooestrus eine stärkere gonadotrope Wirkung besitzt als im Oestrus; zum erstgenannten Zeitpunkt ist sie reich an dicht granulierten Basophilen, im Oestrus dagegen haben die Basophilen größtenteils ihre Granula verloren (s. Tabelle 14, S. 194).

Bemerkenswert sind ferner Versuche von B. Zondek (1933), der zunächst an infantilen Mäusen feststellte, daß in der Neurohypophyse des *Menschen* gonadotropes Hormon vorhanden ist, während es in jener des *Rindes* fehlt. In weiteren Versuchen ergab sich dann, daß auch beim *Menschen* nicht der ganze Hinterlappen hormonhaltig ist, sondern nur jener Teil, der an den Vorderlappen angrenzt und in den bekannterweise kleinere oder größere Mengen von basophilen Zellen eindringen, während der Hinterlappen des *Rindes* nach Berblinger davon völlig frei ist. Zondek zieht daraus die Schlußfolgerung, „daß das im Hinterlappen des *Menschen* vorhandene Prolan von den einwandernden basophilen Zellsträngen des Vorderlappens gebildet wird, mit anderen Worten, daß die basophilen Zellen die Prolanproduzenten sind".

Berblinger (1931, 1932) deutet die Beobachtung, daß Fälle mit Hauptzellen-, bzw. Eosinophilenadenomen gleichzeitig eine Hodenatrophie mit Entartung des samenbildenden Epithels zeigten, in dem Sinne, daß das gonadotrope Hormon nicht von diesen Zellen stammen kann, sondern von Basophilen geliefert wird. Das gleiche folgert Fels (1933) per exclusionem aus 5 Fällen, in welchen bei bestehenden Hypophysengeschwülsten keine vermehrte Prolanausscheidung nachzuweisen war. Die histologische Untersuchung der operativ entfernten Tumoren ergab in einem Fall ein eosinophiles Adenom (verbunden mit Akromegalie), bei den 4 übrigen chromophobe Adenome.

Bergstrand (1934) findet bei einem den Cushingschen Symptomenkomplex zeigenden Fall ein basophiles Hypophysenadenom und in beiden Ovarien Veränderungen, die einer Hypophysenvorderlappen-Reaktion I, II und III entsprechen (Follikelreifung, Blutpunkte und Follikelluteinisierung). Er führt die Eierstockbefunde auf erhöhte Sekretion von gonadotropem Hormon durch die basophilen Zellen des Adenoms zurück und betrachtet den Fall als Stütze für die Theorie, daß das gonadotrope Hypophysenhormon in den basophilen Zellen gebildet wird. Auch Teel und Cushing (1930), Thompson und Cushing vertreten diese Auffassung.

Auf einem andern Wege versucht S. Franck die Frage nach dem Ursprungsort der Vorderlappenhormone zu lösen. Er geht dabei von der Voraussetzung aus, daß die übermäßige Zufuhr eines Hormons in erster Linie jene Zellart schädigt, die normalerweise das Hormon sezerniert. In seinen Versuchen führte die Injektion eines alkalischen Gesamtextraktes des Vorderlappens bei *Meerschweinchen* zu charakteristischen Veränderungen an den Zellen des Vorderlappens, die sich in einem Wechsel im Zahlenverhältnis der Zelltypen ausprägten: die Zahl der Chromophoben sowie der hypoacidophilen, kleinen, degranulierten und pyknotischen acidophilen Zellen nahm zu, die Zahl der typischen Acidophilen dagegen ab. Auch die typischen basophilen Zellen wurden zahlenmäßig vermindert, weniger stark bei kurz dauernden, ausgesprochen bei länger dauernden Versuchen. In Verbindung damit traten zahlreiche Kolloidfollikel auf, die normalerweise im Vorderlappen des *Meerschweinchens* des verwendeten Alters nicht vorhanden sind. Die Injektion von Extrakten, die das Wachstumshormon, das thyreotrope oder das adrenotrope Hormon isoliert enthalten, führte zu übereinstimmenden Ergebnissen.

Die Injektion von isoliertem gonadotropem und pankreatotropem Hormon wirkte dagegen in distinkter Weise auf die basophilen Zellen des Vorderlappens. Es kam zu ausgesprochener Degranulierung basophiler Zellen mit Kernveränderungen; zum Teil traten pyknotische, zum Teil aufgeblähte, bläschenförmige Kerne auf. Die gleichen Veränderungen wurden durch gonadotropes Hormon auch im Vorderlappen kastrierter Tiere hervorgerufen. In Verbindung mit entsprechenden Kontrollversuchen folgert FRANCK daraus, daß die Veränderungen der Zellen des Vorderlappens durch spezifische Hormonwirkung bedingt sind. FRANCK erklärt die Wirkung des Gesamtextraktes des Vorderlappens damit, daß dieser aktive Stoffe enthält, die sowohl von den eosinophilen wie basophilen Zellen geliefert werden. Die Beobachtung, daß das Wachstumshormon, das thyreotrope und das adrenotrope Hormon isoliert eine ähnliche Wirkung entfalten, spricht nach FRANCK dafür, daß diese Hormone während der eosinophilen Phase der Vorderlappenzellen entstehen. Wenn dabei neben den Veränderungen an den Eosinophilen auch schwächere oder stärkere Veränderungen an den Basophilen auftreten, so ist dies nach FRANCK im Sinne der unitaristischen Auffassung damit zu erklären, daß die Basophilen, da sie durch Umbildung aus den Eosinophilen entstehen, bei Schädigung der letzteren früher oder später ebenfalls eine Beeinflussung zeigen müssen. Die isolierte Wirkung des gonadotropen und pankreatotropen Hormons auf die Basophilen dagegen deutet FRANCK dahin, daß diese Stoffe in der basophilen Phase der Vorderlappenzelle gebildet werden. Im übrigen nimmt FRANCK an, daß das Follikelwachstumshormon in der eosinophilen, das Luteinisierungshormon in der basophilen Phase der Hypophysiszelle abgegeben wird.

Nach SCHOOLEY und RIDDLE (1938) entsteht der gonadotrope Hormon in den basophilen Zellen.

So wahrscheinlich es nach all dem auch ist, daß die eosinophilen Zellen das Wachstumshormon, die basophilen dagegen die gonadotropen Hormone liefern, so muß doch erwähnt werden, daß bis in die letzte Zeit auch gegenteilige Auffassungen vertreten werden. So nimmt MOROZUMI (1933) an, daß das eine der gonadotropen Hormone, das Luteinisierungshormon, in den Hauptzellen entsteht, während YASUMOTO (1933) seinen Ursprung in den Basophilen sucht. Das Follikelreifungshormon soll nach diesem Autor dagegen in den Eosinophilen, das Wachstumshormon in den Hauptzellen gebildet werden. BANIECKI (1932) nimmt als Entstehungsort des Wachstumshormons die Hauptzellen an. COLLIN (1934) glaubt, daß zur Zeit nicht entschieden werden kann, ob das Prolan in der eosinophilen oder basophilen Phase des Sekretionszyklus entsteht. PHILIPP (1930) schreibt die Prolan A-Wirkung auf die Ovarien der infantilen *Maus* im wesentlichen den Eosinophilen zu. E. J. KRAUS (1932) erzielte mit Implantation von Vorderlappenadenomen, die aus reifen eosinophilen Zellen bestanden, bei der infantilen *Maus* positive Wirkung. Er glaubt, „daß außerhalb der Schwangerschaft die eosinophilen Zellen als Produzenten des gonadotropen Hormons anzusprechen sind, daß dies aber auch von den basophilen Zellen zu gelten scheint". Weiterhin hebt KRAUS hervor, daß bei der Annahme einer Entstehung des gonadotropen Hormons in den Eosinophilen ohne weiteres eine Reihe verschiedener Beobachtungen verständlich sind. „So erklärt sich die höhere

Wirksamkeit der bekanntlich an eosinophilen Zellen sehr reichen Kastraten-hypophyse im Implantationsversuch, ferner die vermehrte Prolanausscheidung bei kastrierten Frauen und bei Akromegalen." Merkwürdig ist auch der Verlust an α-Granula, den WOLFE und seine Mitarbeiter bei mehreren Tierarten zur Zeit des Oestrus eintreten sahen (vgl. S. 193 f.), was als Zeichen einer Beziehung zum Geschlechtszyklus gedeutet werden kann. SEVERINGHAUS (1937) kommt zu der Annahme, daß das auf Eifollikel bzw. Samenzellen wirkende Hormon in den Basophilen, das luteinisierende und auf Hodenzwischenzellen wirkende dagegen in den Eosinophilen entsteht; das ist also das Gegenteil der von S. FRANCK vertretenen Auffassung.

Über eine sehr auffallende Beobachtung berichtet GAILLARD (1937), der Mischkulturen von Vorderlappenzellen und osteogenetischen Zellen anlegte. Dabei zeigte sich, daß das Vorderlappengewebe in Medien älterer Embryonen eine deutliche wachstumsanregende Wirkung auf die Osteoblasten ausübte, die auch erhalten blieb, wenn die Kulturen nach 20—23 Tagen nur noch chromo-phobe Zellen zeigten. GAILLARD folgert daraus, daß die chromophoben Zellen wenigstens im Fall dieser in vitro-Versuche „wachstumsfördernde Stoffe" zu bilden vermochten. Freilich ist damit noch nicht gesagt, daß die chromophoben Zellen der Kultur typischen γ-Zellen des Organes entsprechen.

Schließlich wurde auch versucht, das zeitlich verschiedene Auftreten der einzelnen Zellarten in der embryonalen Drüse zur Entscheidung der Hormon-lokalisation auszuwerten. Auch hier glaubt PHILIPP (1930) die eosinophilen Zellen als Ursprungsort der gonadotropen Hormone erweisen zu können, da er bei Implantation der Hypophysen menschlicher Feten (genaue Altersangaben fehlen) zuweilen geringe Hypophysen-Vorderlappenreaktion I erzielte. Bei der Deutung dieses Versuchsergebnisses geht PHILIPP jedoch von der Annahme aus, daß die Hypophysen menschlicher Feten neben undifferenzierten Zellen nur spärliche Eosinophile enthielten. Ich brauche nur auf die Ausführungen auf S. 138 ff. hinzuweisen, um die Unrichtigkeit dieser Voraussetzung zu zeigen. Damit fällt aber auch PHILIPPs Schlußfolgerung bezüglich des Ursprungsortes der Hormone.

Besser fundiert sind die Überlegungen NELSONs (1933); er konnte zeigen, daß das Entwicklungsstadium, auf welchem SMITH und DORTZBACH (1929) in der Hypophyse von *Schweine*embryonen durch den biologischen Versuch das Auftreten von Wachstumshormon nachweisen, mit jenem zusammenfällt, auf welchem die Basophilen erstmals in größerer Zahl erscheinen (70—100 mm Rumpflänge). NELSON folgert daraus, daß zwischen Wachstumshormon und Basophilen Beziehungen bestehen. Weiterhin fand NELSON, daß die Eosinophilen, die beim *Schweine*embryo später auftreten als die Basophilen (s. S. 138), zwischen 160—170 mm Körperlänge an Zahl stark zunehmen; SMITH und DORTZBACH aber konnten gonadotropes Hormon im biologischen Versuch zum erstenmal in kleinen Mengen in der Hypophyse von *Schweine*embryonen von 170—200 mm Körperlänge nachweisen. NELSON bringt auf Grund dessen das gonadotrope Hormon in Beziehung zu den Eosinophilen.

All diese Untersuchungen gehen von der Annahme aus, daß die eosinophilen und basophilen Granulationen Indikatoren für die in Rede stehenden Hormone sind, was vermutlich ja auch der Fall ist. Immerhin, unwiderleglich bewiesen ist diese Annahme noch nicht (s. auch S. 200). Ferner werden dabei auch die schon sehr frühzeitig auftretenden γ-Zellen völlig vernachlässigt. Auch die Be-deutung des schon auf frühem Entwicklungsstadium nachweisbaren Kolloids ist noch ungeklärt. PHILIPP (1930) glaubt zwar auf Grund seiner Implantations-versuche, daß das Kolloid der menschlichen Hypophyse keine gonadotrope

Wirkung besitzt; andererseits konnte aber KRAUS (1932) durch isoliertes Kolloid der *Rinder*hypophyse eine positive Wirkung (allerdings nur HVR I) hervorrufen.

Sehr widersprechend sind die Angaben über den Ursprungsort des thyreotropen Hormons. Vielleicht könnte man die schon längere Zeit zurückliegende Beobachtung von SMITH und SMITH (1923 b), wonach die intraperitoneale Injektion von Kolloid aus der *Rinder*hypophyse bei hypophysektomierten *Frosch*larven die Schilddrüse zu normaler Entwicklung bringt, in dem Sinne deuten, daß im Kolloid thyreotropes Hormon enthalten ist. Ich weise dabei darauf hin, daß das intraalveoläre Kolloid, wie S. 160ff. gezeigt wurde, vorwiegend durch eine besondere sekretorische Tätigkeit der verschiedenen Zelltypen, namentlich aber der γ-Zellen gebildet wird. BERBLINGER (1936) äußert die Vermutung, daß das thyreotrope Hormon vielleicht in den Eosinophilen entsteht, da man bei Akromegalie nicht selten auch eine hyperfunktionelle Struma findet, während TANABE und HOSKIJIMA (1933) den Entstehungsort in den Hauptzellen suchen. S. FRANCK (1936—1937) nimmt an, daß die Eosinophilen ein Prinzip produzieren, das die Hypertrophie der Schilddrüsenzellen hervorruft und bewirkt, daß diese ihr Sekret direkt in die Blutcapillaren der Wandung abgeben. Die Basophilen dagegen sollen einen Stoff sezernieren, der die andere Funktionsphase der Schilddrüsenzellen stimuliert: Die Sekretion in die Follikelhöhle und die Kolloidspeicherung. Nach LEBEDEWA (1936) ist das thyreotrope Hormon nicht in den eosinophilen, sondern höchstwahrscheinlich in den basophilen Zellen lokalisiert. Auch VOITKEWITSCH (1937a) vermutet das thyreotrope Hormon in den basophilen Zellen, da die Implantation von basophilem Gewebe der *Rinder*hypophyse bei *Kaulquappen* eine starke Beschleunigung der Metamorphose zur Folge hatte. Auf die gleiche Weise konnte VOITKEWITSCH (1937b) bei *Axolotln* Anzeichen der Metamorphose, Häutung und Gewichtsabnahme erzielen. Auch GAUCHEZ-CALVO (1937b) hält es für möglich, daß das thyreotrope Hormon in den Basophilen entsteht. JORES (1938) sucht den Ursprungsort des thyreotropen Hormons dagegen in den eosinophilen Zellen.

Das Prolactin (laktogene Hormon) wird nach SCHOOLEY und RIDDLE (1938) von den eosinophilen Zellen geliefert.

Das corticotrope Hormon ist nach den Beobachtungen von CUSHING, der Krankheitsbilder mit allen Symptomen einer Überfunktion der Nebennieren mit basophilen Adenomen der Hypophyse verbunden sah, vielleicht in den Basophilen des Vorderlappens zu lokalisieren.

Das Melanophorenhormon soll nach ROTH (1932) wie JORES und GLOGENER (1933) in der menschlichen Hypophyse in den Basophilen entstehen. LEWIS, LEE und ASTWOOD weisen darauf hin, daß die gelbliche, eiterähnliche Substanz in der Hypophysenhöhle des Rindes, die durch Desquamation von Zellen der Pars intermedia entsteht, den stärksten Intermedingehalt besitzt. Da typische Basophile in der Pars intermedia fehlen, können sie hier nicht der Ursprungsort des Pigmenthormones sein. Nach STUTINSKY (1935) ist der Bildungsort des Erythrophorenhormons nicht allein der Zwischenlappen, sondern die Gesamthypophyse.

Erwähnt sei noch, daß die Basophilen nach BERBLINGER möglicherweise auch das Vasopressin (Tonephin) bilden.

Über den Entstehungsort anderer, dem Vorderlappen zugeschriebenen Hormone, wie z. B. der auf den Fettstoffwechsel und Zuckerstoffwechsel wirkenden Hormone, des parathyreotropen Hormons usw. ist zur Zeit nichts bekannt.

o) Die Schwangerschaftsveränderungen des Vorderlappens.

α) Die Veränderungen im Vorderlappen der menschlichen Hypophyse.

Im Laufe der Schwangerschaft kommt es beim *Menschen* in der Regel zu einer beträchtlichen Vergrößerung des Vorderlappens der Hypophyse (s. S. 46). Die dieser Größenzunahme zugrunde liegenden histologischen Veränderungen wurden an kleinem, unzureichendem Material und mit widersprechendem Ergebnis erstmals von COMTE (1898), dann von LAUNOIS, LAUNOIS und MULON (1903, 1904), MORANDI (1904), GUERINI (1904, 1905), CAGNETTO (1907) untersucht. Eine eingehende Darstellung fanden sie aber erst in der grundlegenden Arbeit von ERDHEIM und STUMME (1909), in der auch zum erstenmal der Typus der „Schwangerschaftszelle" aufgestellt wurde.

Nach den genannten Autoren bestehen die Schwangerschaftsveränderungen im wesentlichen darin, daß sich die vorher wenig hervortretenden Hauptzellen enorm vermehren (Hyperplasie) und beträchtlich vergrößern (Hypertrophie). Diese veränderten Hauptzellen werden von ERDHEIM und STUMME, da sie sich in dieser Gestalt nur während der Schwangerschaft finden, bei Graviden niemals fehlen und für die Schwangerschaftsveränderung charakteristisch sind, als „Schwangerschaftszellen" bezeichnet. — „Es handelt sich eigentlich um in vollster Funktion begriffene Abkömmlinge der Hauptzellen." Die Hyperplasie und Hypertrophie der Hauptzellen kommt auch darin zum Ausdruck, daß häufig nur oder fast nur aus Hauptzellen (Schwangerschaftszellen) gebildete Zellstränge anzutreffen sind, deren Breite etwa 250 μ erreichen kann. Sie finden sich namentlich in den lateralen Teilen des Vorderlappens.

Als charakteristisches und wichtigstes Merkmal der Schwangerschaftszelle bezeichnen ERDHEIM und STUMME die Veränderung ihres Cytoplasmas. „Wir haben gesehen, daß das Protoplasma bei der Nullipara (wie auch beim Manne) entweder durchweg oder zum weitaus größten Teile den Hauptzellen ganz zu fehlen scheint und nur in einem geringen Teile der Hauptzellen ist dasselbe vorhanden, aber sehr kümmerlich, blaß gefärbt, fädig oder krümelig und ohne scharfe Grenze" (S. 66). Bei der Primipara ist „schon im 4.—5. Monat die Veränderung unverkennbar; das Protoplasma ist schon sehr gut darstellbar, aber nicht reichlich". „Im 6. Monat ist das Protoplasma bereits reichlich vorhanden, gut mit Eosin gefärbt und hat keine scharfen Grenzen." „Vom 7. Monat an bis zum Partus finden wir das Protoplasma auf der Höhe der Entwicklung, sehr reichlich, sattrot gefärbt, schon bei der Eosinfärbung und Betrachtung mit Immersion deutlich granuliert, trotzdem aber, ähnlich wie in den Hauptzellen, nur in weit geringerem Maße, zur Schrumpfung neigend, die sich im Auftreten von künstlich entstandenen Vakuolen dokumentiert. In dieser Neigung liegt ein auffallender Unterschied gegenüber den Chromophilen, die absolut keine Neigung zu Schrumpfung verraten." „Die Hypertrophie des Protoplasmas ist in den Zellen desselben Schnittes sehr oft eine verschiedengradige" nicht nur im Anfang, sondern auch auf der Höhe der Schwangerschaft. „Es handelt sich aber dabei nicht nur um Zellen, die auf dem Wege sind, ein reichliches Protoplasma zu akquirieren, sondern zweifellos auch um Zellen, die überhaupt nicht die volle Reife erlangen."

Das Cytoplasma der Schwangerschaftszellen zeigt nach ERDHEIM und STUMME auf der Höhe der Entwicklung bei der Färbung folgende charakteristische Eigenschaften: „Mit HEIDENHAINs Eisenhämatoxylin kann man, wenn man nicht zu stark differenziert, eine Schwarzfärbung der Protoplasmagranula erzielen, wodurch das Protoplasma der Schwangerschaftszellen einen grauen Farbton annimmt, während die Eosinophilen intensiv schwarz gefärbt erscheinen.

Treibt man die Differenzierung weiter, so erhält man an den Schwangerschaftszellen bloß eine staubförmige Körnelung, die bei noch weiterer Differenzierung ganz schwindet, während die Eosinophilen noch immer ganz schwarz erscheinen. In Malloryschnitten hat das Protoplasma der Schwangerschaftszellen einen graublauen Farbton, und auf diesem Untergrund erscheint in vielen Zellen eine feine rote Granulierung. In GRAM-WEIGERT erscheint das Protoplasma der Schwangerschaftszellen leicht blau bestäubt oder ganz entfärbt. Kresofuchsin nehmen die Schwangerschaftszellen in keiner Weise an" (S. 67). „Die Schwangerschaftszellen sind stets und im Gegensatz zum übrigen Hypophysengewebe zum größten Teil fettfrei, zum Teil enthalten sie auffallend spärliche und kleine Fettkörnchen" (S. 68).

Nach der Geburt setzen bei den Erstgebärenden sehr bald Involutionserscheinungen ein. „Schon 7 Tage post partum ist das Protoplasma der Schwangerschaftszellen unverkennbar spärlicher", und zeigt „eine erhöhte Neigung zur Bildung von Schrumpfungsvakuolen". „Das reduzierte Protoplasma nimmt schon in der 10. Woche post partum an bei intensiver Hämalaunfärbung sehr gerne einen blaßblauen, graublauen oder violetten Farbton an, manchmal auch einen blaßeosinroten, ist unscharf begrenzt, oft wabig geschrumpft und, in abnehmender Intensität und Häufigkeit natürlich, bis $9^1/_2$ Wochen post partum mit rundlichen, länglichen oder eckigen, verwaschen blauen Granulis besetzt." „Am Ende der Involution angelangt, nimmt dann die Schwangerschaftszelle durch den vollständigen Mangel des Protoplasmas und die Verkleinerung des Kernes wieder das Aussehen der Hauptzelle an." Im übrigen schreitet die Involution individuell verschieden rasch fort. Sie spielt sich auch nicht in allen Schwangerschaftszellen synchron ab; an einzeln gelegenen Zellen verläuft sie rascher als bei kompakten Massen. Aber auch nach völliger Rückbildung der Schwangerschaftszellen glauben ERDHEIM und STUMME an der vermehrten Zahl der Hauptzellen noch jahrelang den Einfluß der Schwangerschaft auf das mikroskopische Bild des Vorderlappens ablesen zu können. Die Atrophie des Protoplasmas erfolgt in der Involutionsperiode nicht unter dem Bilde der fettigen Degeneration.

Zwischen Erst- und Mehrgebärenden besteht im Verhalten der Schwangerschaftszellen nach ERDHEIM und STUMME insofern ein Unterschied, als „bei der Zweitgeschwängerten das Ausgangsmaterial für die Schwangerschaftszellen, nämlich die seinerzeit wieder zu Hauptzellen gewordenen Schwangerschaftszellen aus der ersten Schwangerschaft, in weit größerer Zahl vorliegt". Die Schwangerschaftszellen treten bei der Pluriparen daher früher und reichlicher auf als bei der Primiparen. „Je häufiger Schwangerschaften wiederkehren, desto mehr gesteigert sind die für die Schwangerschaft typischen Vorgänge in der Hypophyse." So wie bei Pluriparen das Auftreten der Schwangerschaftszellen beschleunigt ist — sie können bei ihr schon im 2. Monat erkennbar werden —, so vollzieht sich hier auch ihre Rückbildung nach der Geburt langsamer als bei der Primiparen.

Die starke Vermehrung der Schwangerschaftszellen bedingt nach ERDHEIM und STUMME auch eine Veränderung der Mengenverhältnisse der einzelnen Zellarten, wobei sich auch in dieser Hinsicht zwischen Erst- und Mehrgebärenden gewisse Unterschiede zeigen. ERDHEIM und STUMME gingen dabei auf Grund ihrer Untersuchungen von der sich später als irrig erweisenden Voraussetzung aus, daß in der Hypophyse der Nullipara (wie auch in der des Mannes) die chromophoben Zellen (Hauptzellen) der Menge nach an dritter Stelle stehen, während die Basophilen zwar spärlicher als die Eosinophilen, aber zahlreicher als die Chromophoben sind. In Wirklichkeit sind, wie die Zählungen RASMUSSENs ergaben, die Basophilen in der normalen Hypophyse bei beiden Geschlechtern weitaus in der Minderzahl, die Chromophoben dagegen am häufigsten (s. Tabelle 10 und 12, S. 190 ff).

Bei der Primipara sollen nun nach ERDHEIM und STUMME die Eosinophilen, ohne selbst an Zahl abzunehmen, durch das Auftreten der Schwangerschaftszellen allmählich in den Hintergrund gedrängt werden, bis sie gegen Ende der Schwangerschaft nur noch die zweite Stelle einnehmen, während die Schwangerschaftszellen weitaus überwiegen. Einige Wochen nach der Geburt beginnen die Eosinophilen infolge der Abnahme der Schwangerschaftszellen wieder mehr hervorzutreten, aber erst nach Ablauf des zweiten Jahres findet man sie konstant wieder an erster Stelle. Die absolute Zahl der Basophilen erfährt nach ERDHEIM und STUMME während der Schwangerschaft keine Änderung. Relativ erscheinen sie aber durch die Schwangerschaftszellen vom 4.—5. Monat an für die ganze Zeit der Schwangerschaft an die dritte Stelle gedrängt. Erst 7 Jahre nach der Geburt sollen die Basophilen nach den genannten Autoren wieder den zweiten Platz einnehmen. Bei der Mehrgebärenden werden die Eosinophilen so ziemlich schon vom Beginne der Gravidität an durch die Schwangerschaftszellen an Zahl überragt, und auch nach der Geburt bleibt die Zahlenverschiebung hier viel länger bestehen als bei der Erstgebärenden.

Größe, Cytoplasma und Kern der Basophilen erfahren durch die Schwangerschaft keine Beeinflussung. Bei den Eosinophilen ist dagegen nach ERDHEIM und STUMME eine Größenabnahme unverkennbar, namentlich bei der Pluriparen. Am Cytoplasma finden sie keine Veränderungen; eine vermehrte Häufigkeit der kleinen dunklen Kerne deuten die Verfasser zusammen mit der Kleinheit der Zellen als Ausdruck etwas erschwerter Existenzbedingung.

Soweit in Kürze zusammengefaßt die Beobachtungen von ERDHEIM und STUMME; sie wirkten in ihrer Gesamtheit so überzeugend, daß für Jahre hinaus feststand, daß es in der Hypophyse von *Mensch* wie *Säugetier* während der Schwangerschaft zu charakteristischen Veränderungen, namentlich auch zum Auftreten eines spezifischen Zelltypus kommt. Für die menschliche Hypophyse liegen bestätigende, wenn auch in einzelnen Punkten von ERDHEIM abweichende Angaben von KOLDE (1912), KRAUS (1914), BERBLINGER (1932), BENDA (1932) vor, während die Untersuchung tierischer Hypophysen, wie im folgenden Abschnitt gezeigt wird, zu abweichenden Ergebnissen führte. In den letzten Jahren wurde jedoch auch für die menschliche Hypophyse das Auftreten einer besonderen „Schwangerschaftszelle" stark bezweifelt.

Ganz besonders überraschend ist in diesem Zusammenhang das Ergebnis, zu dem RASMUSSEN (1933) bei der numerischen Analyse von 25 Schwangerenhypophysen kommt (s. Tabelle 18). Danach sind die Chromophoben in der

Tabelle 18. Mittlerer Prozentsatz der Zelltypen der Prähypophyse von schwangeren und nichtschwangeren Frauen. (Nach RASMUSSEN 1934.)

Zelltyp	Schwangere 15—39 Jahre (N = 25)	Nichtschwangere 16—49 Jahre (N = 61)	D	m_D	$\dfrac{D}{m_D}$
Chromophob . .	$50,1 \pm 1,26$	$48,2 \pm 0,54$	$+ 1,9$	1,37	1,4
Eosinophil . . .	$43,4 \pm 1,34$	$45,5 \pm 0,64$	$- 2,1$	1,48	1,4
Basophil	$6,3 \pm 0,51$	$6,4 \pm 0,22$	$- 0,1$	0,56	0,2

Schwangerschaft wohl etwas vermehrt und die Eosinophilen etwas vermindert, die Unterschiede gegenüber den Durchschnittszahlen von Nichtschwangeren sind aber so gering, daß sie statistisch nicht gesichert sind. RASMUSSEN stellt daher in Abrede, daß die auch von ihm beobachtete Vergrößerung des Vorderlappens der Schwangeren durch eine einseitige Hyperplasie einer der drei

Zellarten bedingt ist. Ebensowenig war es ihm möglich, einen für die Schwangerschaft charakteristischen Zelltyp aufzufinden.

Es erhebt sich nun die Frage, wie diese Gegensätzlichkeit in den Ergebnissen von ERDHEIM und RASMUSSEN zu erklären ist. Ihre Lösung ergibt sich vermutlich daraus, daß das Material RASMUSSENs überwiegend Drüsen aus der ersten Hälfte der Gravidität umfaßt, also aus einer Zeitperiode, in der, wie schon ERDHEIM und STUMME hervorheben, die Schwangerschaftsveränderungen noch nicht in voller Stärke hervortreten. Ferner zählt RASMUSSEN alle Zellen, deren Zelleib deutlich acidophil gefärbt ist, den Eosinophilen zu, während ERDHEIM und STUMME in der Schwangerschaftshypophyse zwischen den eigentlichen eosinophilen Zellen und den eosinophile Granula zeigenden Schwangerschaftszellen scharf unterscheiden. Sie betonen sogar, daß die Schwangerschaftszellen nicht in eine Gruppe mit den Eosinophilen zusammengeworfen werden können, da das Protoplasma der Schwangerschaftszellen sehr bald nach der Geburt seine Granula verliert und hochgradig atrophiert, während das der Eosinophilen bestehen bleibt. „Die Eosinophilen sind in der Schwangerschaft deutlich atrophisch, die Schwangerschaftszellen enorm hypertrophisch." (S. 111 ihrer Arbeit.)

RASMUSSEN steht indessen mit der Zuteilung der acidophil gekörnten Schwangerschaftszellen zur Gruppe der Eosinophilen nicht allein. Auch KRAUS (1914, 1926) ist der Auffassung, daß die Schwangerschaftszellen als fein eosinophil gekörnte Elemente eine zweite Art von Eosinophilen darstellen, die in der Gravidität zwar aus den Hauptzellen entsteht, funktionell aber den Eosinophilen nahesteht. Ebenso betrachtet BENDA (1932) die Körnungen als echt eosinophil. Nach ihm sind die Unterschiede der Granulierungen „nur durch ihre größere Zartheit bedingt, die wahrscheinlich mit ihrer passagären Natur zusammenhängt". WOLFE, CLEVELAND und CAMPBELL (1933) fanden bei zwei menschlichen Schwangerschaftshypophysen, daß Eosinophile, die ihre Granula zum größten Teil verloren hatten, die Neigung zu haben, sehr groß zu werden und aneinander zu kleben. Die feinen zurückbleibenden Granula nehmen einen blaßgelben Farbton an. Die Autoren halten es für möglich, daß dies sogenannte Schwangerschaftszellen sind. Auch BAILEY (1932) setzt die Schwangerschaftszellen den α-Zellen gleich. Dem widerspricht BERBLINGER (1932), der es für das beste hält, sie als hypertrophische Hauptzellen zu betrachten; ihre Granulationen bezeichnet er als schwach acidophil. Bei Anwendung der von BERBLINGER und BURGDORF (1935) angegebenen Färbemethode färbt sich das Protoplasma der Schwangerschaftszellen nach den Angaben der Autoren bläulich, läßt aber bisweilen mit Orange G gefärbte, also acidophile Körnchen erkennen. „Im ganzen genommen verhält sich die Mehrzahl der Schwangerschaftszellen ablehnend gegen Gold-Orange." BIEDERMANN (1927) dagegen kam zu dem Ergebnis, daß sich die Schwangerschaftszellen schwach aber deutlich mit Hämalaun färben. Er führt eine Eosinfärbung auf eine Überdeckung der Hämalaunfärbung durch zu starke Färbung mit Eosin zurück. Auch bei anderen Färbemethoden fand er, daß die Schwangerschaftszellen sich mit dem basischen Farbstoff bzw. mit dem, der die basophilen Zellen färbte, tingierten. Eine von ihm angegebene Methode soll die eosinophilen Zellen rosa, die basophilen blau, die Schwangerschafts- bzw. Hauptzellen violett färben, doch wird die Spezifität der Methodik von BURGDORF mit Recht stark angezweifelt.

SEVERINGHAUS (1937) findet in menschlichem Material vom Höhepunkt der Schwangerschaft ähnliche Zellen, wie sie ERDHEIM und STUMME auf Tafel 1, Abb. 4, wiedergeben, hält es aber trotzdem für unberechtigt, sie durch die Bezeichnung „Schwangerschaftszelle" als besonderen Zelltyp zu charakterisieren. Nach ihm sind es chromophobe Zellen, die sich zu Eosinophilen differenzieren; die einen beladen sich dabei voll mit eosinophilen Granula und treten dann wie im normalen Zyklus ins Stadium der Degranulation, die anderen sind stark aktive Zellen, die die auftretenden Granula nicht lange speichern, sondern bald wieder abgeben.

Bei meinen eigenen Untersuchungen an 38 Hypophysen von Schwangeren und Wöchnerinnen finde ich die Beobachtungen, die ERDHEIM und STUMME über die Schwangerschaftszellen mitteilen, in ihren wesentlichen Punkten bestätigt. So ist es Tatsache, daß zur Zeit der fortgeschrittenen Schwangerschaft namentlich in den Seitenteilen des Hypophysenvorderlappens stets sehr zahlreiche, umfangreiche Zellen mit großen Kernen auftreten, wie sie in dieser Menge außerhalb der Schwangerschaft physiologischerweise nicht vorhanden sind. Ihrem Aussehen und ihrer Lokalisation nach betrachte ich sie für spezifisch veränderte γ-Zellen. Sie unterscheiden sich von den γ-Zellen der nicht schwangeren Drüse durch ein dichteres, im Azanpräparat hellgrau-violett gefärbtes Cytoplasma. Ein weiterer Unterschied gegenüber typischen γ-Zellen besteht in der oft verschwommenen, unscharfen Begrenzung der Schwangerschaftszellen. Wieweit dieser letztgenannte Unterschied jedoch tatsächlich vorhanden ist oder nur durch postmortale Veränderungen vorgetäuscht wird, vermag ich nicht zu entscheiden, da es mir bis jetzt nicht möglich war, eine Schwangerenhypophyse zu bekommen, die den Erhaltungszustand einer unmittelbar nach dem Tode fixierten Drüse eines Hingerichteten gezeigt hätte. Wenn ich aber die γ-Zellen, wie sie in Drüsen letztgenannter Art zu sehen sind, mit jenen vergleiche, die man in männlichem Sektionsmaterial zumeist antrifft, dann finde ich die in frisch fixierten Drüsen so deutlich sichtbaren Zellgrenzen meist nur schlecht erhalten vor. Ich möchte daraus für die Schwangerschaftshypophyse folgern, daß auch die vielfach verschwommene Begrenzung der Schwangerschaftszellen eine Folge postmortaler Veränderung ist; das dichtere Aussehen des Cytoplasmas der Schwangerschaftszellen dagegen scheint mir nach allem einem zur Zeit der Gravidität tatsächlich vorhandenen Unterschied in seiner Beschaffenheit zu entsprechen. Der Angabe von ERDHEIM und STUMME, daß den Hauptzellen außerhalb der Schwangerschaft das Cytoplasma ganz oder teilweise zu fehlen scheint, muß ich allerdings widersprechen. Wie ich S. 112f. zeigte, sind die γ-Zellen (Hauptzellen) gewöhnlich auch in der Drüse Nichtschwangerer mit einem wohlbegrenzten, oft recht umfangreichen Zelleib versehen. Das Cytoplasma dieser Zellen ist aber wasserreicher und labiler, weshalb es in Sektionsmaterial zumeist noch schlechter erhalten ist als das dichter gebaute Cytoplasma der Schwangerschaftszellen.

Ein weiteres, schon von ERDHEIM und STUMME beschriebenes Merkmal der Schwangerschaftszellen besteht in ihrer besonderen Granulierung, die ich bei einem Teil der von mir untersuchten Drüsen im Gegensatze zu RASMUSSEN ebenfalls beobachten konnte. Ich möchte diese staubförmigen Granula zum Unterschied von jenen der α- und ε-Zellen als η-Granula bezeichnen. Ich traf sie nur in Hypophysen aus dem letzten Drittel der Schwangerschaft an; sie fehlen in den ersten Monaten der Gravidität und scheinen auch nach der Geburt sehr bald wieder zu verschwinden. Ferner fehlen sie in Drüsen mit starken postmortalen Veränderungen; die η-Granula scheinen gegen diese empfindlicher zu sein als die sehr resistenten α-Granula. Eine Verwechslung mit Mitochondrien scheint mir nach dem ganzen morphologischen Verhalten der η-Granula ausgeschlossen zu sein. Die granulierten Schwangerschaftszellen haben, wie ich gegen verschiedene Angaben der Literatur (z. B. WOLFE, CLEVELAND, CAMPBELL und SEVERINGHAUS 1937) mit Bestimmtheit feststellen konnte, mit α-Zellen nichts zu tun. Am schönsten konnte ich den Unterschied zwischen α-Granula und der Granulierung der Schwangerschaftszellen in Präparaten einer in Formol fixierten Hypophyse beobachten, die nach der auf S. 80 angegebenen

Kresazan-Orange-Methode gefärbt waren. Die Granula der α-Zellen sind in diesem Falle in einem stumpfen Rosarot gefärbt, während die Granula der Schwangerschaftszellen leuchtend orangerot hervortreten (s. Abb. 137). Das Cytoplasma der Schwangerschaftszellen ist blaßblau gefärbt, flockig, zum Teil fein vakuolisiert. Die η-Granula sind durchaus nicht in allen Schwangerschaftszellen vorhanden; in einer Anzahl derselben ist kein einziges orangerotes Körnchen zu entdecken (s. z. B. Abb. 137, Zelle b). In anderen finden sich nur einige wenige (Abb. 137, Zelle c und d) und wieder andere erscheinen dicht bestäubt mit feinsten Körnchen (s. Abb. 137, Zelle e).

Was nun das weitere Verhalten der η-Granula betrifft, so läßt sich in einer Reihe von Zellen eine allmähliche Vergröberung der Körnchen beobachten, so daß sie etwa die Größe von α-Granula zeigen (Abb. 137, Zelle f). In gewöhnlichen Azanpräparaten fällt es schwer, diese Form von typischen α-Zellen zu unterscheiden; in den genannten Kresazan Orange Präparaten zeigen die α-Zellen durchgehends den schon erwähnten, auch in der Abb. 137 zum Ausdruck kommenden Farbunterschied, so daß sich die beiden Zellarten auch im weiteren Verlauf leicht auseinanderhalten lassen. Wie Abb. 138a und Abb. 137, Zelle g zeigen, kann zunächst noch eine weitere Vergröberung der Granula eintreten.

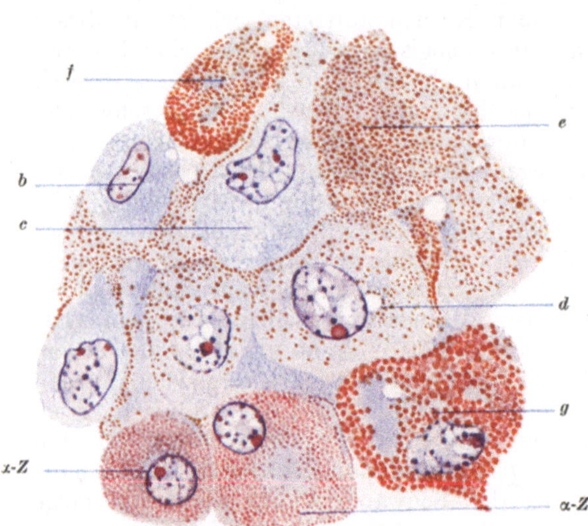

Abb. 137. Drüsenzellen aus dem Vorderlappen einer Schwangeren (9. Schwangerschaftsmonat). α-Z typische α-Zellen; b Schwangerschaftszelle mit fein vakuolisiertem Cytoplasma ohne η-Granula; nach unten grenzt die Zelle an das mit η-Granula versehene Cytoplasma einer nur im Anschnitt getroffenen Schwangerschaftszelle an; c Schwangerschaftszelle mit einzelnen, unter der Zelloberfläche gelegenen η-Granula; d Schwangerschaftszelle mit spärlichen, über den ganzen Zelleib verteilten η-Granula; e Anschnitt einer großen Schwangerschaftszelle, die dicht mit η-Granula bestäubt ist; f Anschnitt einer Schwangerschaftszelle mit gröberen, zum Teil verbackenen η-Granula; g Schwangerschaftszelle mit vergröberten η-Granula. Formol. 7 μ. Kresazan-Orange. Vergr. 1 : 1250.

Häufig sind zu gleicher Zeit auch degenerative Veränderungen am Kern zu erkennen. Dann kommt es anscheinend zu einer Verflüssigung der Granula, die mehr und mehr zu größeren Tropfen zusammenfließen (s. Abb. 138b und c). Schließlich wird beinahe der ganze Zelleib von einer wolkigen intensiv organgerot gefärbten Masse ausgefüllt. Bei der in Abb. 138d dargestellten Zelle ist das umschließende, bläulich gefärbte, fein vakuolisierte Cytoplasma, wie der zugrunde gehende, plattgedrückte Kern noch deutlich sichtbar, in anderen Fällen sind auch diese letzten Reste der ursprünglichen Zelle verschwunden. Auf diese Weise geht ein im übrigen verhältnismäßig kleiner Teil der Schwangerschaftszellen unter Umwandlung in eine kolloidartige Substanz zugrunde. Bei einem anderen, größeren Teil der Schwangerschaftszellen kommt es zu einer Auflösung der einzelnen Granula, wie sie auch bei der Degranulation in α- und η-Zellen vor sich geht.

Nach Ablauf der Gravidität bilden sich die Schwangerschaftszellen in der von ERDHEIM und STUMME beschriebenen Weise wieder zu „Hauptzellen", das ist zu γ-Zellen und undifferenzierten Zellen zurück; vielfach verfallen aber auch größere Bezirke einer herdartigen kolloiden Einschmelzung.

Ist es nun berechtigt, diesen zur Zeit der Schwangerschaft auftretenden Zellen des Vorderlappens durch die Benennung „Schwangerschaftszellen" den

Charakter eines besonderen Zelltypus zu verleihen? Die Antwort ergibt sich aus der Gegenfrage, ob sich in der menschlichen Hypophyse außerhalb der Schwangerschaft ein Zelltypus finden läßt, der in seinen Merkmalen mit den in Abb. 137 wiedergegebenen Zellen übereinstimmt. Nach meinen Beobachtungen ist das innerhalb physiologischer Zustände nicht der Fall; auf die Veränderungen bei Thyreoaplasie u. dgl. wird später noch zurückzukommen sein. Daraus ergibt sich meines Erachtens die Berechtigung, wenigstens bei der menschlichen Hypophyse von dem besonderen Typus der Schwangerschaftszelle zu sprechen. Ob sich ähnliche Zellen auch bei tierischen Hypophysen nachweisen lassen oder nicht, fällt bei den Unterschieden, die in der Histologie und Cytologie tierischer und menschlicher Hypophysen bestehen, nicht ins Gewicht. Wenn SEVERING-HAUS (1937) als Gegenbeweis gegen ERDHEIM und STUMME die Arbeiten von WOLFE (1933), SEVERING-HAUS (1933), NELSON (1934) und STEIN (1934) anführt, so ist dazu zu bemerken, daß sich diese durchgehends

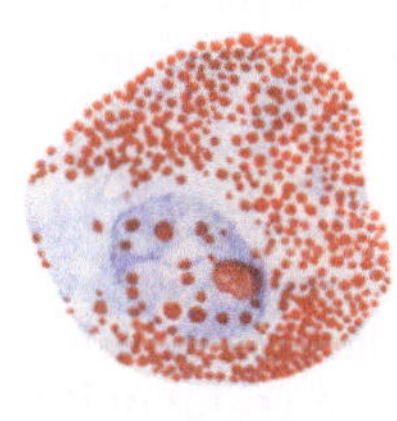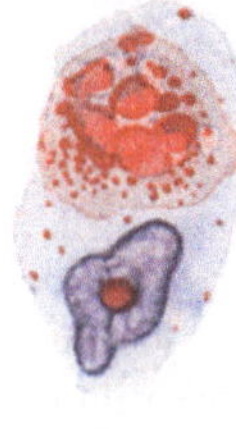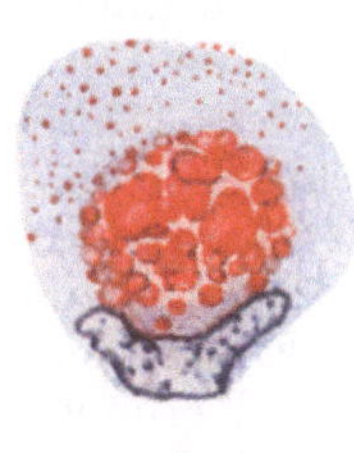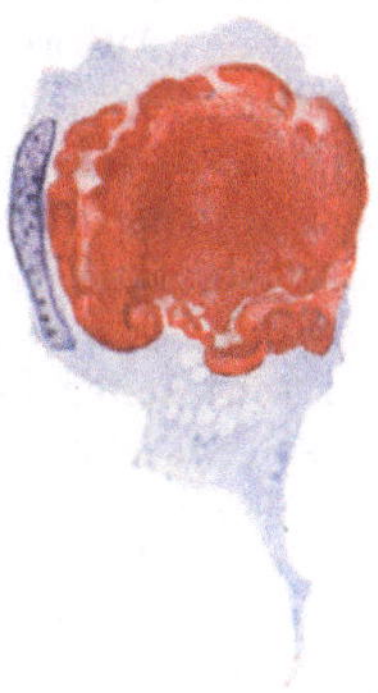

a   b   c   d

Abb. 138. Einzelne entartende Schwangerschaftszellen. a die η-Granula sind gegenüber jenen der Zellen c—e in Abb. 137 vergröbert. b und c Schwangerschaftszellen mit Verflüssigung der η-Granula. Auch die Kerne zeigen Anzeichen der Entartung. d unregelmäßig geformte Schwangerschaftszelle mit platt gedrücktem Kern. Im Zelleib liegt eine umfangreiche orangerot gefärbte kolloidähnliche Masse. Herkunft, Technik und Vergr. wie Abb. 137.

auf tierische Hypophysen beziehen. Die Entscheidung darüber, ob in der menschlichen Hypophyse Schwangerschaftszellen auftreten, kann jedoch nur auf Grund der Untersuchung menschlichen Materials gefällt werden.

Der Typus der Schwangerschaftszelle erinnert in mancher Hinsicht an die auf S. 120 beschriebenen ε-Zellen. So bestehen Ähnlichkeiten in der Entstehung, da sie beide die γ-Zellen zum Ausgangspunkt haben, in der anfänglich staubartig feinen Granulierung, in der späteren Vergröberung der Granulationen und schließlich in den Verflüssigungsvorgängen innerhalb des Zelleibes. Es liegt aber keine Übereinstimmung vor, in Einzelheiten wie z. B. schon im Verhalten des Cytoplasmas (vgl. z. B. Abb. 137 und 96) wie auch der Granulationen bestehen vielmehr beträchtliche Unterschiede, so daß die ε-Zellen den Schwangerschaftszellen nicht gleichzusetzen sind.

Was die übrigen Zellarten des Vorderlappens betrifft, so konnte ich bei keiner der untersuchten Drüsen eine nennenswerte Verminderung der α-, β- oder δ-Zellen feststellen. Dagegen ist auf dem Höhepunkt der Schwangerschaftsveränderungen zu beobachten, daß die Granula der α-Zellen oft weniger dicht liegen. So kommt es vor, daß man an den Zellrändern typischer α-Zellen das bläulich gefärbte Cytoplasma hervortreten sieht (s. Abb. 137 α-Z), eine Erscheinung, die wohl mit einer Entgranulierung der Zellen zusammenhängt. Die β-Zellen sind meist stark mit Granula beladen, die oft auffallend grobkörnig sind. Unter den δ-Zellen finden sich sehr große Formen. In einzelnen von ihnen sind die normalerweise ziemlich feinen δ-Granula zu kleinen Kugeln aufgequollen. Die Zahl der typischen γ-Zellen ist, soweit mir der Fixierungszustand ein Urteil gestattet, im letzten Drittel der Schwangerschaft vermindert. Auch die undifferenzierten Zellen und Kernhaufen treten zu dieser Zeit stark zurück.

Dies über die morphologischen Veränderungen, die sich zur Zeit der Schwangerschaft im Vorderlappen der menschlichen Hypophyse nachweisen lassen. Auf die physiologische Deutung derselben wird später noch zurückzukommen sein.

β) Die Schwangerschaftsveränderungen im Vorderlappen der tierischen Hypophyse.

Überaus widersprechend sind die Angaben über die Schwangerschaftsveränderungen tierischer Hypophysen. Selbst bei den gebräuchlichsten Laboratoriumstieren, wie z. B. bei der *Ratte,* weichen die Darstellungen der einzelnen Autoren oft in wesentlichen Punkten voneinander ab. So stellt SCHENK (1926) in Abrede, daß es bei der *Ratte* die Hauptzellen seien, die in der Schwangerschaft durch ihre Zunahme die Organvergrößerung herbeiführen. Nach ihm besteht das Charakteristikum der Schwangerschaftsveränderungen in einer Abnahme der Eosinophilie (nicht der Eosinophilen!); sie kommt dadurch zustande, daß bei einem großen Teil der Eosinophilen die α-Granula spärlicher und schwächer färbbar werden, während der Zelleib sich vergrößert: auf diese Weise entstehen granulaarme Eosinophile, die nach dem Autor den „Schwangerschaftszellen" ERDHEIMs entsprechen. Daneben hält SCHENK allerdings auch noch eine Mitwirkung der Hauptzellen durch Vergrößerung ihres Zelleibes unter Auftreten einer schwachen Eosinfärbung für möglich. Doch sollen diese Zellen durch ihre chromatinärmeren Kerne von den granulaarmen, echten eosinophilen Zellen unschwer zu unterscheiden sein.

Im Gegensatz dazu findet LEHMANN (1928) die Hypophyse der trächtigen *Ratte* durch eine Zunahme der chromophoben Zellen gekennzeichnet. Die Kerne dieser Zellen werden größer und heller, das Protoplasma färbt sich schwach mit Eosin, die Zellgrenzen treten deutlicher hervor. Die eigentlichen Eosinophilen dagegen werden kleiner und nehmen am Ende der Schwangerschaft an Zahl ab. HATERIUS (1932) hinwiederum beobachtet vom 3. bis 4. Tage an in zunehmender Zahl verstreute eosinophile Zellen, die sich von den typischen durch geringere Größe und durch eine helle feinkörnige bis homogene Beschaffenheit des Cytoplasmas unterscheiden.

Sehr eingehend wurden die Schwangerschaftsveränderungen der *Ratten*hypophyse von WOLFE und CLEVELAND (1933 c) untersucht. Nach ihnen kommt es im ersten Drittel der Schwangerschaft zu einer Abnahme der Eosinophilen von 32,8 auf 27,1% und parallel damit zu einem Anstieg der Chromophoben von 62,2 auf 69,4%. Gleichzeitig beobachteten sie, ähnlich wie SCHENK, um diese Zeit in vielen Eosinophilen eine starke Abnahme von Zahl und Färbbarkeit der α-Granula, während der Zelleib an Größe zunimmt. Sie schließen daraus, daß sich ein Teil der Eosinophilen unter Verlust ihrer Granula in Chromophobe verwandelt. Bei den Basophilen unterscheiden die Autoren während der 3 ersten Schwangerschaftstage eine granulierte und eine ungranulierte Form, welch letztere schließlich in Hauptzellen übergehen soll. Im zweiten Drittel der Schwangerschaft steigen die Eosinophilen von 27,1 auf 31,7%, während die Zahl der Chromophoben auf 64,9% fällt. Die großen, spärlich granulierten Eosinophilen werden seltener; die kleinen mit dicht gelagerten, intensiv gefärbten α-Granula nehmen an Zahl zu. Die granulahaltigen Basophilen werden größer, der Farbton ihrer Granula schlägt häufig von Blau in Violett um, die ungranulierten Formen verschwinden. Im letzten Drittel steigt die Zahl der Eosinophilen wieder auf 32,8%, die der Chromophoben fällt auf 63,2%. Die großen granulaarmen Eosinophilen sind spärlich geworden. Die granulierten Basophilen sind jetzt etwas reichlicher als im ersten und zweiten Drittel (3,7% gegen 1,6 bzw. 2,9%). Am letzten (21.) Tage treten wieder körnchenfreie Basophile auf, wodurch das histologische Bild weitgehend dem im Prooestrus zu beobachtenden angeglichen wird. Das Vorkommen spezifischer Schwangerschaftszellen stellen WOLFE und CLEVELAND in Abrede. Die Veränderungen bei Pseudoschwangerschaft stimmen mit den obenbeschriebenen überein. DESCLIN (1934) findet in der Hypophyse der schwangeren *Ratte* eine relative Verminderung der Zahl der Eosinophilen. Ferner treten in vermehrter Zahl hypertrophische neutrophile und basophile Zellen auf, in deren Cytoplasma bei DOMINICI-Färbung eine feine rötlich violette Granulierung sichtbar wird. Vielleicht sind diese verschiedenen Elemente nur Entwicklungsstadien der basophilen Zelle. Übergänge zwischen Eosinophilen und diesen mit eosinophilen Granula versehenen Zellen sind nicht nachweisbar. Die Granula der letzteren sind viel feiner und zeigen nicht den ziegelroten Farbton der typischen Eosinophilen. Nach RAU und SEVERINGHAUS (1935) sind die sog. Schwangerschaftszellen der Rattenhypophyse weder modifizierte Eosinophile noch vergrößerte Chromophobe, sondern degranulierte Basophile.

Zu völlig negativem Ergebnis schließlich kommt STEIN (1933, 1934), der bei uni- wie pluriparen *Ratten* hinsichtlich Anzahl, Größe, Form, Kernstruktur, Färbereaktion und Verteilung der Zellen gegenüber entsprechenden gleichalterigen virginellen Tieren keinerlei charakteristische Unterschiede ermitteln konnte. Auch STEIN vermißt besondere Schwangerschaftszellen.

Über die Schwangerschaftshypophyse des *Meerschweinchens* liegen neben Angaben von MORANDI (1905), DA COSTA (1909), NAEGELI (1911), KOLDE (1912), SIGURET (1912), NORONHA (1913), WATRIN (1922), BANIECKI (1928) BERBLINGER (1930), TUCHMANN (1937) eingehende Arbeiten von DESCLIN und BROUHA (1931), DESCLIN (1934), WEIS (1934) und KIRKMAN (1937) vor. Nach DESCLIN und BROUHA ist die Drüse des trächtigen Tieres vor allem durch zwei Merkmale charakterisiert. Zunächst ist der allgemeine Aufbau des Vorderlappens verändert. Statt der relativ schmalen, netzförmigen Zellstränge überwiegen rundliche Pseudoalveolen, deren Durchmesser die Dicke der Zellstränge der Drüsen nichtschwangerer Tiere deutlich übertrifft. Ferner ist das celluläre Bild des Vorderlappens von auffallender Gleichmäßigkeit: an Stelle des bunten Mosaiks von eosinophilen, basophilen und chromophoben Zellen herrscht ein einziger protoplasmareicher Zelltyp vor, die Schwangerschaftszelle, die sich mit Hämalaun-Eosin schwach rötlich, mit Eisenhämatoxylin gleichmäßig grau färbt und dadurch von typischen Eosinophilen wie Basophilen unterscheidet. Die Zellen neigen dazu, sich in der Oberflächenschicht der Pseudoalveolen pallisadenartig aneinander zu reihen, wobei der Kern der zylinderförmigen Zellen auf der den Blutgefäßen abgewandten Seite liegt, eine Anordnung, die die Verfasser als Zeichen einer Hyperaktivität der Drüsenzellen deuten. Das Innere der Pseudoalveolen wird von abgerundeten Zellen, teils mit basophilen, teils mit feinen eosinophilen Granulationen eingenommen. Die Zellen der letzteren Art scheinen von Chromophoben abzustammen (DESCLIN 1934).

Das Bild der Schwangerschaftshypophyse ist bei *Meerschweinchen* und *Ratte* nach DESCLINS Untersuchungen verschieden: beim *Meerschweinchen* vermehren sich die Eosinophilen stark, blassen ab und ordnen sich zu Pseudoalveolen an, bei der *Ratte* dagegen kommt es zu einer relativen Abnahme der Eosinophilen und einer Hypertrophie der neutrophilen und basophilen Zellen (weiteres s. S. 210); auch bleibt der Aufbau des Vorderlappens bei dieser unbeeinflußt.

Ebenso wie DESCLIN und BROUHA hebt auch WEIS (1934) in seiner sehr ausführlichen Monographie über die Meerschweinchenhypophyse die zur Zeit der Schwangerschaft auftretende Veränderung im Bau des Vorderlappens hervor;

der Umbau wird schon am 5. Tag der Gravidität deutlich erkennbar. Er erreicht den Höhepunkt zwischen dem 15. und 20. Tag und bleibt dann während der ganzen weiteren Dauer der Schwangerschaft bis einige Stunden nach dem Wurf bestehen. Nur an einzelnen Stellen, namentlich in der Außenzone des Vorderlappens, erhalten sich netzige Zellstränge, sonst überwiegen abgerundete oder polyedrische Pseudoalveolen. Die Blutcapillaren zeigen etwa vom 20. Tag an eine ausgesprochene Erweiterung, die in der letzten Schwangerschaftswoche ihr Maximum erreicht.

Weiterhin stellt WEIS eine allgemeine Eosinophilie („Schwangerschafts-Eosinophilie") fest; sie tritt schon am Anfang der Schwangerschaft auf und hält in gleicher Stärke an die 50 Tage vor. In der letzten Schwangerschaftswoche geht die Zahl der typischen Eosinophilen zugunsten der Basophilen und eines weiteren Zelltypus zurück, dessen Färbung zwischen Eosinophilie und Basophilie liegt. Diese neuen Zellen sind bei MALLORY-Färbung blasser als die gewöhnlichen Chromophilen, zum Teil fein granuliert, zum Teil homogen und blaßrot oder schwach violett gefärbt.

Die Basophilen fehlen in den ersten 10 Tagen der Schwangerschaft vollständig. Gegen den 20. Tag treten sie in sehr kleiner Zahl auf und liegen dann isoliert zwischen den anderen Zellen, aber immer an der Peripherie eines Zellstranges. Während der weiteren Dauer der Schwangerschaft sind sie etwas vermehrt; ihre Färbbarkeit ist aber wenig ausgesprochen. Gegen den 55. bis 60. Tag wächst ihre Zahl rapid an, ihre Färbbarkeit wird intensiver und man begegnet häufig hyperbasophilen Zellen mit pyknotischen Kernen. Kurze Zeit vor der Geburt sind diese letzteren Zellen sehr zahlreich. Sie zeigen eckige Konturen und flügelartige Fortsätze. Umwandlung in Kolloid ist häufig. Auf diesem Endstadium gibt es Zellstränge, die fast ganz aus basophilen Zellen bestehen.

Die Zahl der Hauptzellen verändert sich im Laufe der Schwangerschaft nicht wesentlich und ihre Größe bleibt unverändert. Vom 25. Tag an färbt sich ihr Cytoplasma ganz diffus blaßrot, wodurch es schwierig wird, sie von den bei den Eosinophilen erwähnten Zellen mit „intermediärer Färbung" zu unterscheiden. Wie man sieht, stimmen die Darstellungen von DESCLIN und BROUHA und von WEIS nicht völlig überein. Auch die Deutung ist eine verschiedene, da WEIS die Veränderungen der Schwangerschaftshypophyse nicht wie jene im Sinne einer Hyperaktivität deutet, sondern im Gegenteil als eine Beladung der Zellen mit Sekretionsproduktion infolge verminderter Abgabe der Inkrete. Auch das Kolloid findet WEIS in der Schwangerschaftshypophyse aufgestapelt, so daß es stärker in Erscheinung tritt als sonst.

Sehr auffallend sind die Veränderungen, die WEIS in der *Meerschweinchen*hypophyse während und nach der Geburt beschreibt. Bei einem während des Geburtsvorganges getöteten Tieres fällt zunächst die Kontraktion der Gefäße und das kompakte Aussehen des Organes auf. Die Bindegewebe-Gefäßinterstitien sind auf ein Minimum reduziert. Die Zahl der Eosinophilen ist noch sehr groß, ihr Aussehen wenig verändert. Etwas weniger zahlreich sind die Hauptzellen, die aufgequollen und sehr fein granuliert aussehen. Basophile fehlen vollständig. Das Kolloid ist verschwunden; die vorher kolloidhaltigen Bläschen sind entleert. Eine Stunde nach dem Wurf bestehen die Zellstränge vorwiegend aus aufgeblähten vergrößerten, unscharf begrenzten Hauptzellen. Die Eosinophilen, an Zahl stark vermindert, bilden da und dort noch kleine, blaß gefärbte Gruppen. Das Kolloid ist verschwunden; man trifft es nurmehr in der Neurohypophyse und im Infundibulum.

24 Stunden nach der Geburt haben die Veränderungen ihren Höhepunkt erreicht. Die Zellstränge und Follikel werden nur von aufgeblähten chromo-

phoben Zellen mit hellem, bläschenförmigem Kern gebildet. Untersucht man die Zellen mit Immersion oder im Dunkelfeld, so zeigt sich nach WEIS, daß die Granulationen nicht ausgestoßen, sondern nur ungefärbt sind. Die Entfärbung beruht nach WEIS darauf, daß die Substanz, die die Granula und das intragranuläre Cytoplasma imprägniert und dadurch färbbar macht, im Augenblick der Geburt in Freiheit gesetzt und abgesondert wird. Nur ausnahmsweise trifft man noch eine Eosinophile an. Basophile fehlen vollständig. Nirgendwo im Vorderlappen, weder im Parenchym, noch in den Gefäßen oder Bindegewebe findet sich Kolloid. Die Veränderungen erklären sich nach WEIS daraus, daß die Sekretionsprodukte der Vorderlappenzellen bei der Geburt schlagartig in den allgemeinen und hypophyseo-portalen Kreislauf geworfen werden.

48 Stunden nach der Geburt ändert sich das Bild der Hypophyse von neuem. Die eosinophilen Zellen treten wieder auf; ihre Zahl nähert sich der der Hauptzellen. Die Basophilen fehlen noch vollständig.

Nach 60 Stunden lassen sich einzelne schwach basophile Zellen auffinden. Die Eosinophilen und Chromophoben verteilen sich in gleicher Menge auf das Parenchym. Auf diesem Stadium ist auch der Höhepunkt der amitotischen und mitotischen Vermehrung festzustellen. Auch das Kolloid tritt in Gestalt feiner interstitieller Tröpfchen wieder auf und der Hohlraum der Bläschen beginnt sich wieder zu füllen. Vom 3. bis 4. Tage an setzt also die Sekretion der Drüse wieder ein. 10 Tage nach der Geburt hat die Hypophyse das normale Aussehen wie es vor der Schwangerschaft besteht, wieder gewonnen.

Aus letzter Zeit sind die eingehenden Untersuchungen von KIRKMAN (1937) zu erwähnen, die sich auf zahlreiche, statistisch ausgewertete Zählungen stützen. Sie stehen zum großen Teil in unvereinbarem Gegensatze zu den Angaben von WEIS. So findet KIRKMAN während des ersten Teiles und namentlich in der Mitte der Schwangerschaft (21. bis 40. Tag) im Gegensatze zu WEIS eine Abnahme und Entgranulierung der Eosinophilen. Erst später gegen Ende der Schwangerschaft kommt es zu einem Anstieg derselben, wobei das Maximum 24 Stunden nach der Geburt erreicht wird, zu einem Zeitpunkt also, zu dem die Eosinophilen nach WEIS völlig entfärbt sind. Die Basophilen lassen zu Beginn der Schwangerschaft eine starke Degranulation erkennen, die sich in einer Abnahme der dunklen, granulareichen und einer Zunahme der hellen, entgranulierten Formen auswirkt. Von einem völligen Fehlen, wie WEIS angibt, ist aber nach KIRKMAN keine Rede. Vom 20. bis 40. Tage der Schwangerschaft beobachtet KIRKMAN einen Anstieg der Gesamtgruppe der Basophilen. Am Ende der Schwangerschaft und namentlich am 1. Tage nach der Geburt kommt es wieder zu einem starken Granulaverlust der Basophilen. Die Chromophoben zeigen während der ganzen Schwangerschaft keine statistisch faßbaren Veränderungen. Das gänzliche Verschwinden des Vorderlappenkolloids während und unmittelbar nach der Geburt konnte KIRKMAN nicht bestätigen. KIRKMAN interpretiert seine Befunde als ein Zeichen dafür, daß es zum Beginn der Schwangerschaft und im Anschluß an die Geburt zu einer Abgabe von basophilen Sekretionsprodukten kommt. Weiterhin ist eine Stimulation der Eosinophilen am Ende der Schwangerschaft und bei der Geburt festzustellen. Besondere „Schwangerschaftszellen" konnte KIRKMAN nicht auffinden. Die statistisch am stärksten hervortretende Schwangerschaftsveränderung besteht in der Vermehrung der hellen, degranulierten Basophilen.

Über die Schwangerschaftsveränderungen der *Kaninchen*hypophyse liegt eine nicht sehr eingehende Darstellung von BERBLINGER (1914) vor; die Veränderungen bestehen vor allem darin, daß sich die Chromophoben, ähnlich wie beim Menschen, in große, schwach eosinophil gekörnte, unscharf begrenzte Zellen umwandeln. Die Veränderungen bei Pseudoschwangerschaft wurden eingehend von WOLFE, PHELPS und CLEVELAND (1934) untersucht. Darnach läßt sich in den ersten 5—6 Tagen eine merkliche Abnahme der Eosinophilen feststellen, die auch mit einem Verlust an α-Granula und einer verminderten Färbbarkeit verbunden ist. Nach diesem Zeitpunkt treten wieder kleine, intensiv gefärbte Eosinophile auf. Auch die Basophilen, die zur Zeit der Brunst relativ zahlreich sind, und verschiedene Grade der Granulaabgabe zeigen, erfahren in den ersten 5—6 Tagen der Pseudogravidität eine relative Verminderung ihrer Zahl bei gleichzeitigem Granulaverlust. Vom 7. Tag an kommt es zu einer schrittweisen Wiederherstellung. Die Chromophoben dagegen sind am zahlreichsten am 5. und 6. Tag, wenn die granulierten Formen ihren Tiefstand erreicht haben.

In der Schwangerschaftshypophyse der *Maus* stellt URASOV (1927) eine erhöhte sekretorische Tätigkeit der basophilen Zellen fest. Dieselben schwellen unter zunehmendem Auftreten von Sekretvakuolen an, bis sie schließlich maximal mit Sekret gefüllt sind. Schließlich tritt das aufgespeicherte Sekret unter Einreißen der Oberflächenschicht der Zelle aus. Außerdem fallen im Vorderlappen neuauftretende kleine Zellen auf, die nach ihrer Färbbarkeit und dem Verhalten ihres GOLGI-Apparates basophilen Zellen entsprechen. Sie entwickeln sich aus Chromophoben und unterscheiden sich schließlich von den eben geschilderten hypertrophischen Basophilen nur durch ihre geringere Größe. URASOV bezeichnet es als unwahrscheinlich, „daß diese Zellen eine neue Form darstellen; vielmehr haben wir es hier mit Elementen zu tun, die aus den Hauptzellen hervorgegangen sind und sehr früh, d. h. gleich nach ihrer Differenzierung aus der Urzelle, zur Sekretion schreiten". Neu auftretende, ein spezifisches Sekret ausscheidende „Schwangerschaftszellen" konnte URASOV nicht wahrnehmen.

Im Gegensatz dazu beschreiben HATERIUS und CHARIPPER (1931) die Schwangerschaftszellen der *Maus* als große ovoide Zellen, deren bläschenförmiger, meist exzentrisch gelegener Kern in einer homogenen Cytoplasmamasse liegt, die sich tief mit Eosin färbt. AGDUHR (1932) berechnete, daß es im Vorderlappen der schwangeren *Maus* zu einer Verdoppelung der Anzahl der Drüsenzellen, einer reichlichen Verdreifachung der Drüsenzellmasse und einer annähernden Verdreifachung der sekretorischen Fläche kommt. Prozentual sind die eosinophilen Zellen am stärksten vermehrt. Absolut genommen scheint AGDUHR dagegen die Zunahme der Zahl der Hauptzellen am größten zu sein.

Bei der *Hündin* kommt es nach GUERRINI (1904) während der Schwangerschaft zu einer Hyperplasie und Vermehrung der Zellen. Die Steigerung der sekretorischen Tätigkeit der Hauptzellen setzt am Beginn der Schwangerschaft ein und dauert bis einige Tage nach der Geburt an, um dann während der Lactation wieder zurückzugehen. WOLFE, CLEVELAND und CAMPBELL (1933) konnten in der Hypophyse der schwangeren *Hündin* keine Zellform beobachten, die als besondere Schwangerschaftszelle betrachtet werden könnte.

Bei der *Katze* fand JORIS (1907) eine Hyperplasie der Zellen des Vorderlappens, verbunden mit einer Zunahme der Färbbarkeit des Cytoplasmas und einer regelmäßigeren Anordnung gleichartiger Zellen innerhalb der Epithelstränge. Die Schwangerschaftsveränderungen erreichen gegen Ende der Gravidität ihren Höhepunkt und verschwinden mit der Geburt.

Die Schwangerschaftshypophyse des *Rindes* zeigt histologisch keine Unterschiede (ROSKA 1931). Beim *Schwein* werden die eosinophilen Zellen nach KOSTNER (1931) von der 8. Woche ab durch das Auftreten einer neuen cytoplasmareichen Zellart zurückgedrängt, die sich zum Teil aus eosinophilen, zum Teil aus Hauptzellen entwickeln.

Überblickt man nun das über die Schwangerschaftsveränderungen tierischer Hypophysen vorliegende Material, so findet man mehr Widersprüche als Übereinstimmungen. Zum Teil mag die differente Untersuchungstechnik der einzelnen Autoren die Ursache der abweichenden Ergebnisse sein. Trotzdem läßt sich aber doch erkennen, daß das Bild der Schwangerschaftshypophyse bei keiner der bisher untersuchten Tierarten mit dem der menschlichen übereinstimmt. Aber auch zwischen den einzelnen Tierarten bestehen beträchtliche Unterschiede, die vom Fehlen jeglicher morphologischer Veränderung bis zu weitgehender Beeinflussung des Gesamtbildes des Vorderlappens variieren. Eine Verallgemeinerung der bei einer Tierart beobachteten Veränderungen ist daher nur mit großer Vorsicht möglich.

γ) Über die Ursache der Schwangerschaftsveränderungen des Vorderlappens. Die Wirkung von Placenta, Chorion, Schwangerenharn, Follikelhormon und Luteohormon auf das Zellbild des Vorderlappens.

Wodurch werden nun aber die Schwangerschaftsveränderungen der Hypophyse hervorgerufen? Die Lösung dieser Frage wurde zuerst durch BERBLINGER (1914, 1921) in Angriff genommen; er beobachtete, daß sich durch Injektion von Extrakten aus Placenten oder Feten in der Hypophyse männlicher oder virgineller *Kaninchen* ähnliche Veränderungen erzeugen lassen, wie er sie in der Hypophyse schwangerer Tiere vorfand. Die Versuche wurden von KOYANA (1922) und ADACHI bestätigt. Auch LEHMANN (1928) rief bei männlichen und weiblichen *Ratten* durch Injektion von Placentarextrakten wie auch durch Verfütterung von Placenta das Bild der Schwangerschaftshypophyse hervor. Ebenso erzielten WOLFE, PHELPS und CLEVELAND (1933a) bei unreifen weiblichen *Ratten* durch Placentarextrakte eine deutliche Beeinflussung der Hypophyse. Sie bestand vor allem in einer Größenzunahme der Basophilen bei deutlicher Verminderung ihrer Granula. Die Eosinophilen waren prozentual etwas vermindert, die Chromophoben vermehrt.

Die gleiche Wirkung wie Placentarextrakt hat die Implantation von Placenta, Chorion oder Decidua. So fanden BRINDEAU, BROUHA und SIMMONET (1929) in der Hypophyse der infantilen Maus nach Implantation von frischer Placenta Schwangerschaftsveränderungen. TADDEI (1934) ferner konnte bei geschlechtsreifen weiblichen *Meerschweinchen* durch Implantation von Deciduagewebe in die Niere das Auftreten einer typischen Schwangerschaftshypophyse erzielen. Auch bei geschlechtsreifen männlichen *Meerschweinchen* war eine ähnliche, wenn auch schwächere Reaktion der Hypophyse nachweisbar.

In guter Übereinstimmung mit diesen Versuchen steht die Erfahrung der Pathologen, daß bei Chorionepitheliom in der Hypophyse häufig typische Schwangerschaftsveränderungen festzustellen sind, wenn sie auch nicht den Grad erreichen, den die Hypophyse am Ende einer normalen Gravidität zeigt (RÖSSLER, MATTHIAS, ERDHEIM 1936). Völlig beweisend sind diese Beobachtungen allerdings nicht, da wie BERBLINGER einwande, die Möglichkeit besteht, daß sich die Veränderung des Vorderlappens von der Schwangerschaft her erhalten hat. Der Einwand ist jedoch hinfällig bei einem von HEIDRICH, FELS und MATTHIAS (1930) veröffentlichten Fall von Chorionepitheliom eines Mannes, bei dem die Hypophyse gleichfalls typische Schwangerschaftsveränderungen zeigte, die hier nur auf die hormonale Wirkung des Chorionepithelioms zurückgehen können. Daß sich bei einem zweiten, von BERBLINGER mitgeteilten Fall, keine Hypertrophie der Hauptzellen fand, deutet ERDHEIM (1936) mit

„funktionell-hormonaler Aplasie". Eine wichtige Ergänzung bilden die Beobachtungen von SIEGMUND (1932) bei einem $6^{1}/_{2}$jährigen Mädchen, bei welchem gesteigertes Längenwachstum und Pubertas praecox mit Ovarialtumor, Chorionepitheliom und Schwangerschaftsveränderungen der Hypophyse verbunden waren.

Aus diesen Versuchen wie pathologisch-anatomischen Befunden geht hervor, daß in der Placenta wie in den Eihäuten Stoffe vorhanden sind, deren Zufuhr in der Hypophyse von *Kaninchen, Ratten, Meerschweinchen* und *Mensch* Schwangerschaftsveränderungen hervorruft. Die Wirkung ist bei nichtkastrierten Tieren nach LEHMANN nicht an das Geschlecht gebunden; sie trat in seinen Versuchen bei beiden Geschlechtern gleich stark hervor. TADDEI allerdings fand sie bei männlichen Tieren schwächer ausgesprochen.

Zur Klärung der Frage, ob die Stoffe der Placenta direkt oder auf dem Umwege über die Keimdrüsen auf die Hypophyse wirken, versprachen Versuche an kastrierten Tieren wertvolle Einblicke. Die bis jetzt vorliegenden Ergebnisse sind für sich genommen nicht ganz eindeutig, werden aber durch anschließend zu besprechende Versuche mit Schwangerenharn wertvoll ergänzt. LEHMANN (1928) erhielt bei männlichen wie weiblichen *Ratten*kastraten nach Einspritzung von Placentarextrakt stets eine Vermehrung der Chromophoben, die außerdem den bei normaler Schwangerschaft auftretenden Zellen sehr ähnlich waren. Die Kastrationsveränderungen der Hypophyse wurden dagegen, je nach dem Geschlecht der Tiere verschieden beeinflußt: während sie bei den weiblichen Tieren völlig zum Schwinden gebracht wurden, so daß die Hypophyse dieser Tiere einer normalen Schwangerschaftshypophyse glich, blieben sie in der Hypophyse der männlichen Kastraten unbeeinflußt. LEHMANN erklärt diesen Unterschied in der Wirkung auf die Kastrationsveränderungen daraus, daß das seinen Placentarextrakten beigemengte spezifische Eierstockhormon beim kastrierten Männchen unwirksam ist. Wahrscheinlicher ist, daß die verabreichte Hormonmenge für das Männchen zu gering war. WOLFE, PHELPS und CLEVELAND (1933a) fanden Placentarextrakte bei unreifen weiblichen *Ratten*kastraten unwirksam. Ob dieser von LEHMANNs Ergebnissen abweichende Befund durch das verschiedene Alter der Tiere oder durch Unterschiede in der Zusammensetzung des Extraktes bedingt ist, ist nicht zu entscheiden.

Eine wichtige Erweiterung erfahren diese Ergebnisse mit Placentarextrakten durch Versuche mit Schwangerenharn und Schwangerenharnextrakten. So berichtet BANIECKI (1928), daß er bei virginellen wie kastrierten weiblichen *Meerschweinchen* durch Injektion von Schwangerenharn das Bild der Schwangerschaftshypophyse erzielte. Die Hypophysen normaler oder kastrierter Männchen verhielten sich dagegen refraktär. Auch DESCLIN (1933, 1934) traf in der Hypophyse weiblicher *Meerschweinchen* nach Injektion von follikulinfreiem Schwangerenharn, Schwangerschaftsveränderungen an. Der Vorderlappen erwachsener *Meerschweinchen*-Männchen blieb dagegen unverändert. Bei normalen und kastrierten *Ratten*weibchen (1933b, 1934) kam es nur in der Hypophyse der ersteren zu Schwangerschaftsveränderungen. Die Hypophyse der kastrierten Tiere zeigte lediglich Kastrationsveränderungen, die durch die Injektionen nicht beeinflußt wurden.

Wie SEVERINGHAUS (1934) nachwies, spielen bei den Veränderungen, die durch Einspritzung von Extrakten aus Schwangerenharn (Follutein, Antuitrin S) in der *Ratten*hypophyse hervorgerufen werden, Alter und Geschlecht der Tiere eine wesentliche Rolle. Bei unreifen weiblichen *Ratten* nimmt die Gesamtzahl der Basophilen nach SEVERINGHAUS zu, wobei die normalen Formen fast fehlen. An ihrer Stelle finden sich zum Teil große entgranulierte Formen mit hellem Kern, zum Teil zahlreiche kleine Basophile, die sich aus Chromophoben entwickeln und anscheinend lebhaft sezernieren. Die Eosinophilen zeigen wenig Änderung. Die Chromophoben findet SEVERINGHAUS vermindert. Bei geschlechtsreifen Weibchen sind die großen entgranulierten Basophilen, die den „Schwangerschaftszellen" anderer Autoren entsprechen, noch reichlicher geworden, während die zahlreichen kleinen Formen, wie sie bei unreifen Tieren auftreten, fehlen. Die Entgranulierung der Basophilen ist verstärkt. Auffallend ist ferner das häufige Vorkommen mitotischer Teilungen. Die Eosinophilen zeigen eine deutliche Abnahme an Zahl, Größe und Färbbarkeit. Die Chromophoben sind zahlreicher als bei unreifen Tieren, aber gegenüber dem Befund bei normalen nicht vermehrt. Bei geschlechtsreifen Männchen ist die Entgranulierung der Basophilen ebenfalls zu beobachten; sie ist aber schwächer als beim Männchen. Die Eosinophilen zeigen dagegen (in scharfem Gegensatze zu ihrem Verhalten bei Weibchen) gegenüber normalen Männchen eine Zunahme an Zahl und Färbbarkeit. Die Chromophoben erscheinen vermindert. Die Hypophysen männlicher wie (im Gegensatz zu BANIECKI) weiblicher Kastraten werden durch die Injektionen nicht beeinflußt; sie zeigen lediglich die typischen Kastrationsveränderungen. Ebenso fand WOLFE (1934a) in der Hypophyse kastrierter *Ratten*weibchen nach Zufuhr von Schwangerenharnextrakt dasselbe Zellbild wie bei unbehandelten kastrierten Tieren.

Eine Degranulierung der Basophilen, in schwächerem Grad auch der Eosinophilen, unter dem Einfluß von Schwangerenharnextrakt wurde auch von WOLFE, ELLISON und ROSENFELD (1934a, b, c) bei geschlechtsreifen *Ratten*weibchen beobachtet. Auch in der Hypophyse unreifer weiblicher *Ratten* fand WOLFE (1934b, c) nach Zufuhr von Schwangerenharnextrakt gleichsinnige Veränderungen (Basophile 2,2% [gegen 4,0%], Eosinophile 27,2% [36,1%], Chromophobe 66,3% [55,0%]). Daß die Autoren im Gegensatz zu SEVERINGHAUS (1934) eine prozentuale Vermehrung der Chromophoben und Abnahme der Basophilen (und Eosinophilen) finden, ist zweifellos in der Schwierigkeit einer exakten Trennung zwischen degranulierten Basophilen und Chromophoben begründet.

Zusammenfassend ergibt sich demnach, daß die Injektion von Schwangerenharnextrakt in ähnlicher Weise wie die Zufuhr von Placentarextrakt in der Hypophyse von *Meerschweinchen* und *Ratten* Veränderungen hervorruft, die den bei Schwangerschaft zu beobachtenden gleichen. Deutlicher als bei Versuchen mit Placentarextrakten zeigt sich aber, daß diese Wirkung, die am stärksten bei geschlechtsreifen Weibchen auszulösen ist, an das Vorhandensein einer Geschlechtsdrüse gebunden ist: bei männlichen wie weiblichen Kastraten sind die Extrakte wirkungslos.

Zum Teil widersprechend sind die Ergebnisse, die nach Zufuhr von Prolan berichtet werden. ZONDEK und BERBLINGER (1931) finden den Vorderlappen infantiler Mäuse nach chronischer Zufuhr von Prolan (A + B) „im Sinne einer Hypophysenreifung" beeinflußt. Als solche bezeichnen sie eine Zunahme der Eosinophilen und Chromophoben bei gleichzeitigem Verschwinden der Basophilen. Die einmalige Zufuhr hatte dagegen nur geringe Wirkung. LUCARELLI (1932) spritzte männliche *Meerschweinchen* 2—3 Wochen mit Prolan (tgl. 6 RE) mit dem Erfolg, daß im Vorderlappen hypertrophische und hyperplastische Veränderungen auftraten, die Schwangerschaftsveränderungen glichen. BERGMAN (1934) dagegen konnte durch Prolan (2—3 Wochen tgl. 10—100 RE) weder bei *Ratten-* noch *Meerschweinchen*böcken irgendwelche Unterschiede in der Struktur des Vorderlappens erzielen. COLLIP, SELYE, THOMSON und WILLIAMSON (1933) erhielten durch chronische Prolanzufuhr nur bei *Ratten*weibchen, nicht aber bei Böcken, eine Vergrößerung der Hypophyse. EVANS, SIMPSON und WILLIAMS (1934) beobachteten nach Zufuhr von Prosylan, das

aus dem Blute trächtiger Stuten gewonnen wurde, im Vorderlappen von *Ratten*-
weibchen eine Zunahme der Eosinophilen und Chromophoben, während die
Basophilen verschwanden. Nach SEVERINGHAUS (1934) vermindern die aus
Schwangerenharn gewonnenen gonadotropen Hormone die Granula der Baso-
philen. Die Wirkung ist noch stärker, wenn gonadotrope Hormone aus
Kastraten- oder Menopausenharn injiziert werden.

Eine weitere Gruppe von Versuchen prüft die Wirkung der Implantation von Vorderlappengewebe oder der Zufuhr von Vorderlappenextrakten auf das Strukturbild des Vorderlappens.

Nach HATERIUS und CHARIPPER (1931) kommt es im Vorderlappen geschlechtsreifer weiblicher *Mäuse* nach Implantation von Hypophysen zu
typischen Schwangerschaftsveränderungen. Bei Männchen dagegen war das
Experiment nur dann erfolgreich, wenn vor der Implantation der Hypophysen
die Hoden durch Ovarien ersetzt wurden. BANIECKI (1932) beobachtete, daß
die Implantation einer menschlichen Schwangerschaftshypophyse bei einer
geschlechtsreifen weiblichen *Ratte* das Bild der Schwangerschaftshypophyse
hervorrief. Durch Dauerzufuhr von Vorderlappenextrakt (Horpan; 3 Wochen
tgl. 80 RE) erreichte BANIECKI bei weiblichen *Ratten* in ausgedehntem Maße
eine Umwandlung der Chromophoben in protoplasmareiche, hypertrophische
Zellen, die er als Schwangerschaftszellen bezeichnet. Bei männlichen *Ratten*
traten dagegen an den Chromophoben degenerative Veränderungen auf.

Nach COLLIP, SELYE und WILLIAMSON (1938) hat man bei den Veränderungen,
die eine chronische Verabreichung von gonadotropem Hormon im Vorderlappen
nach sich zieht, zwei Stadien zu unterscheiden, gleichgültig ob das gonatrope
Hormon aus Schwangerenharn, Placenta oder Hypophyse gewonnen wurde:
im ersten vergrößern sich die Ovarien unter Ausbildung einiger Corpora lutea,
während die Hypophyse in ihrem histologischen Bild die Merkmale einer Schwangerschaftshypophyse zeigt. Dauert die Verabreichung des Hormons dann noch
fort, dann atrophieren die Ovarien und damit erscheinen als Endwirkung der
Behandlung in der Hypophyse zahlreiche Kastrationszellen (SELYE, COLLIP
und THOMSON 1934a und b, FLUHMANN 1936).

Überblickt man nun das Gesamtergebnis der Versuche mit gonadotropen
Hormonen aus Placenta, Schwangerenharn, Blut oder Vorderlappen, so ergeben
sich im einzelnen zwar viele Widersprüche, die zum Teil auch mit Unterschieden
in der Zusammensetzung der verwendeten Präparate zusammenhängen mögen.
Im allgemeinen zeigt sich aber doch, daß sich durch sie im Vorderlappen
weiblicher *Ratten* und *Meerschweinchen* schwangerschaftsähnliche Veränderungen
hervorrufen lassen, während sich die Hypophyse männlicher Tiere mehr oder
weniger refraktär verhält. Die Wirkung ist also im hohen Grad vom Geschlecht
und weiterhin, wie die Versuche mit Kastraten lehren, vom Vorhandensein einer
Keimdrüse abhängig. Das gonadotrope Prinzip wirkt also nicht direkt auf die
Hypophyse. Da nun bekannterweise die Zufuhr von gonadotropem Hormon
eine Luteinisierung der Ovarien zur Folge hat, so deutet alles darauf hin, daß
die Schwangerschaftsveränderungen der Hypophyse durch einen
vom Corpus luteum abgegebenen Faktor verursacht werden
[DESCLIN und BROUHA (1931), DESCLIN (1934), CHARIPPER (1934)].

Diese Annahme wird durch eine Reihe weiterer Versuche gestützt. So
konnten DESCLIN und BROUHA (1931) feststellen, daß die Schwangerschaftsveränderungen bei weiblichen *Meerschweinchen* auch nach künstlicher Erzeugung
von Deciduomen (durch Einziehen eines Seidenfadens in den Uterus am 3. bis
7. Tag nach einem Oestrus) auftraten. Selbst nach postoestraler Hysterektomie
zeigte der Vorderlappen quantitativ und qualitativ die gleiche Umbildung.
Auch FELLNER (1932) findet im Vorderlappen infantiler Meerschweinchen nach

Hysterektomie Schwangerschaftsveränderungen vor, die er fälschlich (DESCLIN 1934) dem Uterusausfall zuschreibt.

Das Schwangerschaftsbild der Hypophyse kann sich also auch bei Fehlen von Placenta und fetalem Gewebe oder daraus gewonnenen Extrakten entwickeln. DESCLIN und BROUHA folgern aus den Versuchen, daß die Schwangerschaftshypophyse ausschließlich vom Ovarium abhängt, wobei die Anwesenheit eines aktiven Corpus luteum von wesentlicher Bedeutung ist. In Übereinstimmung damit steht, daß auch bei den vorausgehend referierten Versuchen mit Schwangerenharn, Schwangerenharnextrakten, Prolan, Horpan usw. stets eine starke Luteinisierung der Eierstöcke gefunden wurde. Durch erhöhte Hormonproduktion des Ovariums unter dem Anreiz einer gesteigerten Sekretion von gonadotropem Hormon seitens der Kastratenhypophyse ist es auch zu erklären, wenn bei Parabiose zwischen normalen und kastrierten *Ratten*weibchen die Hypophyse des normalen Tieres ähnliche Umbildungen wie zur Zeit der Schwangerschaft zeigt.

Für die weitere Klärung der Frage ist von Wichtigkeit, wie sich die Zufuhr von Follikelhormon[1] und von Luteohormon auf das Zellbild der Hypophyse auswirkt. BANIECKI (1928) findet nach Injektion von Follikulin oder Hogival in der Hypophyse virgineller wie kastrierter weiblicher *Meerschweinchen* die gleichen Veränderungen wie bei Schwangerschaft. ZONDEK und BERBLINGER (1931) dagegen bemerken, daß sie eine derartige Umwandlung bei der Verabreichung von Follikulin an kastrierte weibliche *Ratten* nicht beobachten konnten. Nach NELSON (1932) zeigt der Vorderlappen von normalen wie kastrierten *Ratten* beiderlei Geschlechts nach Oestrin (20 Tage tgl. 50 RE) eine deutliche Abnahme der Basophilen bei gleichzeitiger Zunahme der Chromophoben. Dasselbe Bild trat bei kastrierten Weibchen, nicht aber bei Männchen, nach Zufuhr von Hodenhormon auf. NELSON folgert aus den Versuchen, daß die Geschlechtshormone Differenzierung und Tätigkeit der Basophilen hemmen. Auch WOLFE und PHELPS (1934) sahen nach Oestrin neben einer weniger ausgesprochenen Abnahme der Eosinophilen eine merkliche Degranulierung der Basophilen. GUYER und CLAUS (1933) beobachten dagegen nach Injektion von wasserlöslichem Oestrin bei *Ratten* eine schwache Zunahme der Basophilen und eine starke Vermehrung der Zahl der Eosinophilen. BACHNER (1933) beschreibt bei geschlechtsreifen weiblichen *Ratten* nach Follikulin eine Verminderung der Eosinophilen, die zum Teil ihre Granula verlieren und das Auftreten großer heller Zellen, die von Chromophoben abstammen. HOHLWEG (1934) trifft nach sehr großen Dosen von Follikelhormon (4 Wochen tgl. 100 RE Progynon) bei infantilen wie erwachsenen *Ratten* beiderlei Geschlechts die Hypophyse enorm vergrößert, weich und schwammig an. Histologisch finden sich starke Veränderungen, die von den nach Kastration oder Thyreoidektomie auftretenden verschieden waren. Sämtliche Zellen scheinen verändert. „Der Protoplasmaleib der Chromophoben ist vergrößert und zeigt sehr schwach Granulation. Die Zellgrenzen sind stark verschwommen". „Auch die Eosinophilen scheinen in ähnlicher, wenn auch nicht so ausgesprochener Weise verändert zu sein." Zu beachten ist, daß bei allen weiblichen Tieren gleichzeitig eine starke luteinisierende Wirkung festzustellen ist. Auch aus den Versuchen von WOLFE (1935a), SELYE, COLLIP und THOMPSON (1935), NELSON (1935d) u. a. ist bekannt, daß die

---

[1] Da zur Zeit hinsichtlich der Bezeichnung der Geschlechtshormone noch keine allgemeingültige Übereinkunft erzielt ist, gebrauche ich die Bezeichnung „Follikelhormon" für Follikulin, Progynon, Oestrin usw., die Bezeichnung „Luteohormon" für Progestin, Lutein, Corpus luteum-Hormon, Gelbkörperhormon usw. Die von den einzelnen Autoren benützten Bezeichnungen werden jedoch beibehalten, da sie vielfach die von ihnen verwendeten Präparate kennzeichnen.

Corpora lutea nach Verabreichung großer Dosen Follikelhormon die gleiche Größe erreichen wie zur Zeit der Schwangerschaft. Die Erscheinung wird darauf zurückgeführt, daß die Hypophyse unter dem Einfluß der Follikelhormonzufuhr erhöhte Mengen von luteinisierendem Hormon abgibt. Nach CLAUBERG und BREIPOHL (1934, 1935) ist das Zellbild bei kastrierten weiblichen *Ratten* nach 17 Tagen bei tgl. 30—50 ME Progynon oleosum B wieder normal. Wird die Hormonzufuhr über die Restituierung hinaus fortgesetzt (z. B. 2400 ME in 48 Tagen), so kommt es zu einer hochgradigen Zellvergrößerung, die sich von der nach Kastration auftretenden unterscheidet.

WOLFE (1937) stellte bei Injektion großer Dosen Oestrin bei normalen infantilen wie erwachsenen weiblichen Ratten eine Verdoppelung des Hypophysengewichtes fest. Die granulierten Basophilen sind durch Degranulation von 6,7% auf 0,1% reduziert, während die ungranulierten Basophilen bei infantilen von 2,4% auf 4,3% vermehrt, bei erwachsenen von 2,9% auf 1% vermindert sind. Auch die Eosinophilen zeigen eine Verminderung von 38,4% auf 29% bzw. von 34,2% auf 23,3% und deutlichen Granulaverlust. Bei den Chromophoben dagegen stellte WOLFE eine Zunahme von 52,5% bzw. 61,7% auf 66,6% bzw. 75,7% fest. Prinzipiell übereinstimmend ist die Wirkung der Oestrinverabreichung bei kastrierten infantilen und erwachsenen *Ratten*weibchen und bei normalen infantilen und erwachsenen *Ratten*böcken; ebenso, nur abgeschwächt, wirken mehrmalige kleine oder eine einmalige große Dosis Oestrin bei infantilen weiblichen *Ratten* (WOLFE und CHADWICK 1936). Durch gleichzeitige Verabreichung von Progesteron wurde die Wirkung von Oestrin auf reife kastrierte *Ratten*weibchen nicht beeinflußt. Auch nach lange dauernder Injektion von Oestrin (30—425 Tage) finden WOLFE und WRIGHT (1938) zunächst eine Hypertrophie der Drüse mit Degranulation der Chromophilen und Reduktion ihrer Zahl, während die Chromophoben an Größe und Zahl anwachsen. Die Degranulation der Chromophilen ist von einer Hypertrophie des Golgiapparates begleitet. Bei 9 von 37 *Ratten* kam es zum Auftreten von Adenomen, von denen drei Arten beschrieben werden. Auch CRAMER und HORNING (1936) sowie McEWEN, SELYE und COLLIP (1936) trafen nach Oestrinverabreichung in den Hypophysen ihrer Tiere Adenome an.

SEVERINGHAUS (1937) entwirft von den nach Verabreichung von Follikelhormon im Vorderlappen eintretenden Veränderungen zusammenfassend folgendes Bild: Kleine oder mäßige Dosen haben als erstes Symptom eine Reizwirkung auf die Basophilen zur Folge, die sich in einer Vergrößerung dieser Zellen auswirkt; außerdem kommt es zu einer Neubildung von Basophilen aus Chromophoben. Der Golgiapparat vergrößert sich, die Mitochondrien treten stärker hervor. Daran schließt sich bei mäßiger Dosierung ein Granulaverlust der Basophilen, der als Sekretabgabe gedeutet werden kann. Bei Fortdauer des Reizes greift die Degranulation der Basophilen weiter um sich, die Hypertrophie des Golgiapparates erreicht extreme Grade, außerdem werden kleine, noch unreife Basophile vorzeitig in den Sekretionsprozeß einbezogen. Auch bei einem Teil der Eosinophilen kommt es nunmehr zu einer Hypertrophie des Golgiapparates und zu Degranulation. Nach großen Dosen endlich oder nach lang dauernder Verabreichung von Dosen über der physiologischen Grenze findet man einen Vorderlappen, dessen eosinophile und basophile Zellen ihre Granula zumeist vollständig entleert haben, während der Golgiapparat in beiden Zellarten stark hypertrophisch ist. SEVERINGHAUS deutet diesen Befund dahin, daß die Zellen in übergroßem Ausmaß Sekret bereiten und ausscheiden, ohne dasselbe in Form von Granula zu speichern. Daraus erklärt sich, daß die Implantation einer derartigen Drüse geringere gonadotrope Wirkung hat als eine normale Drüse, obwohl sie letztere um das 6—7fache an Größe übertreffen kann und stärker sezerniert.

Die Ergebnisse der verschiedenen Autoren sind demnach nicht ganz einheitlich, was ja bei der schwankenden Dosierung, der verschiedenen Herkunft der Hormonpräparate und der wechselnden Versuchsdauer zu erwarten ist. Dazu kommen die Schwierigkeiten in der Unterscheidung der degranulierten Basophilen und Chromophoben, die zweifellos auch bei den Differenzen in den Angaben von WOLFE und SEVERINGHAUS eine Rolle spielen. Immerhin tritt auch bei diesen Autoren als eine Hauptwirkung der Oestrinverabreichung die Degranulation der Basophilen, wie später auch der Eosinophilen, hervor. Im ganzen kommt es nach übermäßiger Zufuhr von Follikelhormon bei normalen wie kastrierten Tieren zu cellulären Veränderungen, die gewisse Ähnlichkeit mit den Umbildungen der Schwangerschaftshypophyse zeigen.

Weniger eingehend ist bis jetzt die Wirkung des Luteohormons auf die Hypophyse untersucht. SEVERINGHAUS (1937) nimmt an, daß das Progesteron eine Reizwirkung auf die Eosinophilen ausübt, im Übermaß verabreicht oder sezerniert soll es auch die Basophilen stimulieren.

Merkwürdigerweise wird die starke Vergrößerung des Vorderlappens, die nach Verabreichung von Follikelhormon eintritt, beinahe vollständig unterdrückt, wenn gleichzeitig mit dem Follikelhormon (Oestrin) große Dosen von Schwangerenharnextrakt (Follutein) injiziert werden (WOLFE 1937). Auch die Degranulation der chromophilen Zellen, ihre prozentuale Abnahme und die Zunahme der Chromophoben wird stark abgeschwächt. Bei kastrierten *Ratten*weibchen wird die Wirkung des Oestrins durch das Follutein nicht beeinflußt. Bemerkenswert ist die starke Gewichtszunahme der Ovarien infantiler wie erwachsener Weibchen auf Verabreichung von Oestrin + Follutein (15,1 bzw. 48,1 mg gegen 121 bzw. 346 mg).

Die Vergrößerung der Hypophyse durch Follikelhormon (Estron) bleibt interessanterweise bei infantilen *Ratten* beiderlei Geschlechts wie reifen Böcken auch aus, wenn gleichzeitig mit Estron Testosteronpropionat verabreicht wird (WOLFE und HAMILTON 1937b). Im cellulären Bild zeigt sich bei diesen Tieren nur eine Degranulation der Basophilen, während Eosinophile und Chromophobe unbeeinflußt bleiben (10mal pro die 500 γ T.).

Beachtenswert ist, daß die tierische Hypophyse mit schwangerschaftsähnlichen Veränderungen auch auf Faktoren reagiert, die mit Schwangerschaft nicht das Geringste zu tun haben. Schon BERBLINGER (1914, 1921) wies auf eine ähnliche Wirkung von Peptonen hin, während LEHMANN (1928) die Hypophyse nach Injektion von krystallisiertem Pflanzeneiweiß (Novoprotin) unverändert fand. ABRAMOW (1913) erhielt bei der *Ratte* durch Injektion von Diphtherietoxin schwangerschaftsartige Veränderungen. BANIECKI (1928) erzielte bei *Meerschweinchen* durch *Pferde*serum Veränderungen, fügt aber bei, daß das Bild einer typischen Schwangerschaftshypophyse Unterschiede zeigte. Bei der gleichen Tierart beobachteten WEIS und FLORENTIN (1934) nach wiederholter Zufuhr von Ovoalbumin eine schwangerschaftsähnliche Veränderung, „die zeigt, daß man an der Spezifität der eosinophilen Reaktion der Schwangerschaftshypophyse zweifeln kann". HUDITZA (1935) erzielte beim *Meerschweinchen* schwangerschaftsähnliche Veränderungen durch Injektion von „Lipadrenin" (Nebennierenrindenextrakt).

Bei den Versuchen von GUYER und CLAUS (1933), die in der *Ratten*hypophyse nach Implantation von Carcinom in den Uterus dieselben Bilder beobachteten, wie bei Schwangerschaft oder Injektion von Follikelhormon, spielte wohl eine Reizwirkung über das Ovarium eine Rolle, da die Veränderung bei kastrierten Tieren schwächer ausfiel.

δ) Die Bedeutung der Schwangerschaftsveränderungen des Vorderlappens.

Lange Zeit stand man der Frage, welche Bedeutung den Schwangerschaftsveränderungen der menschlichen Hypophyse zukommt, gänzlich ratlos gegenüber.

Da schien die Entdeckung der gonadotropen Hormone und noch mehr der Nachweis ihrer starken Zunahme zur Zeit der Schwangerschaft die Lösung des Rätsels zu bringen. Denn was lag näher, als das Auftreten der Schwangerschaftszellen mit dieser gesteigerten Produktion von gonadotropem Hormon in Zusammenhang zu bringen. Um so überraschender war der erstmals von PHILIPP (1930a—c) erbrachte Nachweis, daß die Implantation der Hypophyse schwangerer Frauen auf die Ovarien infantiler *Mäuse* gänzlich wirkungslos ist. Erst im Spätwochenbett — 20 Tage post partum — hat die Hypophyse ihre Fähigkeit zu positiver ZONDEK-ASCHHEIMERscher Reaktion wiedergewonnen. Auch EHRHARDT und MAYER (1930), VOZZA (1932), SCHOCKAERT und SIEBKE, ZONDEK (1935) erhielten mit Schwangerenhypophysen nur negative Resultate. In völliger Übereinstimmung damit erwies sich auch die teratogene, durch Chorionepitheliom erzeugte Schwangerschaftshypophyse im Implantationsversuch bei der infantilen *Maus* als vollkommen wirkungslos (RÖSSLER, MATTHIAS, HEIDRICH, FELS und MATTHIAS, SIEGMUND). Andererseits ist durch eine Reihe von Untersuchungen (ESKIN 1936, KIDO 1937) nachgewiesen, daß menschliche Placenta und Chorionzotten fähig sind, Prolan zu bilden. Auf diese Beobachtungen gründet sich die zur Zeit herrschende Auffassung, daß die Schwangerschaftszellen der menschlichen Hypophyse für die Bildung des während der Schwangerschaft in so großen Mengen auftretenden Prolans nicht in Betracht kommen.

Nicht mit Unrecht machte ZONDEK (1935, S. 377) darauf aufmerksam, daß die Schlußfolgerung trotz allem ein Trugschluß sein kann. Denn die Tatsache, daß der Vorderlappen der Schwangeren im Implantationsversuch hormonfrei ist, kann auch darauf beruhen, daß die Abgabe der im Vorderlappen im Übermaß produzierten gonadotropen Hormone zur Zeit der Schwangerschaft besonders rasch erfolgt, so daß die im Vorderlappen gelagerten Vorräte nur sehr gering sind. ZONDEK verweist dabei unter anderem auf das Beispiel der Basedow-Schilddrüse, deren Gewebe trotz gesteigerter Produktion weniger Thyroxin enthält als die normale Drüse. Bemerkenswert ist auch, daß nach ZONDEK bei *Kühen* und *Schweinen* der Gehalt des Vorderlappens an gonadotropem Hormon in der Gravidität gegenüber dem nicht schwangeren Zustand nicht wesentlich verändert ist[1]. „Bei der *Kuh* und dem *Schwein* finden wir im Blut und Harn zur Zeit der Schwangerschaft keine Prolanvermehrung, die Placenta enthält kein Prolan. Hier braucht also der Vorderlappen nicht wie beim *Menschen* und *Affen* die starke Hormonproduktion in der Gravidität zu entfalten. Hier finden wir infolgedessen im Vorderlappen in der Schwangerschaft fast die gleichen Hormonwerte wie außerhalb der Gravidität". Nach MAGISTRIS (1932) ist in der Hypophyse von *Kühen* und *Schweinen* sogar ein höherer Gehalt an gonadotropem Hormon nachzuweisen. Auch der Vorderlappen der graviden Stute enthält im Gegensatze zum *Menschen* große Mengen gonadotropes Hormon (H. M. EVANS 1933, ZONDEK 1935). ZONDEK folgert, daß erstens der Hypophysenvorderlappen an sich zur Produktion großer Prolanmengen in der Gravidität befähigt ist, zweitens, daß der Prolangehalt des Vorderlappens zur Zeit der stark erhöhten Prolanproduktion niedriger ist als zur Zeit der geringen Hormonproduktion, so daß man also aus dem niedrigen Hormongehalt des Vorderlappens nicht schließen darf, daß er an der Hormonproduktion unbeteiligt ist und drittens, daß der Vorderlappen der graviden Stute im Gegensatz zum *Menschen* Prolan enthält, was darauf zurückgeführt werden kann, daß der Prolanumsatz der Stute nicht so groß ist wie bei der Frau, die im Gegensatz

---

[1] BACON (1930) fand die Hypophyse schwangerer Kühe ärmer an gonadotropem Hormon wie die Hypophysen nichtschwangerer; der Hormongehalt des Blutes war dagegen bei schwangeren Tieren höher.

zur Stute große Prolanmengen durch den Harn eliminiert. „Je größer also der Prolanbedarf ist, um so größer ist die Prolanproduktion im Vorderlappen, um so kleiner kann der jeweilige Prolangehalt des Vorderlappens sein" (l. c. S. 382).

Die Verhältnisse scheinen demnach bei der Schwangerschaftshypophyse ähnlich zu liegen wie bei der durch Follikelhormon vergrößerten Hypophyse, bei der ebenfalls das morphologische Bild gesteigerter hormonaler Tätigkeit mit geringem Implantationseffekt verbunden ist (s. S. 220). Ebenso wie Zondek hebt auch Severinghaus (1937) hervor, daß der Implantationsversuch nur ein Urteil über den augenblicklichen Hormongehalt der implantierten Hypophyse, nicht aber über ihre Aktivität gestattet.

Es besteht also die Wahrscheinlichkeit, daß die Schwangerenhypophyse trotz des geringen Implantationseffektes, entgegen der landläufigen Meinung, in gesteigertem Maße hormonal tätig ist. Die Frage, welche Hormone dabei produziert werden, ist damit allerdings noch nicht gelöst.

In letzter Zeit stellte Erdheim (1936) die These auf, daß die Schwangerschaftszellen das zur Zeit der Gravidität in besonderem Ausmaß benötigte Wachstumshormon bilden. Schon Philipp (1930c) sprach die Vermutung aus, daß die Hauptzellen und Schwangerschaftszellen für das Wachstum verantwortlich seien, „wobei den Schwangerschaftszellen speziell die Regulierung des Wachstums des schwangeren Uterus und seines Inhalts zufiele". Irgendwelche Beweise für die Rolle bringt jedoch Philipp nicht bei. Erdheim geht bei der Begründung seiner Annahme vor allem von dem schon oben (s. S. 216) erwähnten Siegmundschen Fall eines Chorionepithelioms bei einem Kinde aus. Das $6^1/_2$jährige Mädchen maß bei seinem Tode 132 cm, also 22 cm über den normalen Durchschnitt; das Handskelet zeigte den Ossifikationsbefund eines 12- bis 13jährigen. Das Kind war also im Wachstum um etwa $5^1/_2$ Jahre voraus. Erdheim bringt nun diese Steigerung des Körperwachstums mit der durch das Chorionepitheliom hervorgerufenen schwangerschaftsartigen Veränderung der Prähypophyse in Verbindung.

Für die Richtigkeit der Annahme, daß die Schwangerschaftszellen ein Wachstumshormon erzeugen, spricht nach Erdheim schon ihr histologisches Verhalten, ihre eosinophile Granulierung, die jener der eigentlichen Eosinophilen, wie Erdheim nunmehr annimmt, nahesteht. Die durch die Schwangerschaftszellen gesteigerte Bildung von Wachstumshormon kommt nach Erdheim vor allem dem Fetus zugute, der des Wachstumshormons, das möglicherweise von etwas anderer Art ist als das von den Eosinophilen produzierte, in hohem Maße bedarf.

Einen weiteren Beweis erblickt Erdheim darin, daß die Hypophyse bei angeborenem Schilddrüsenmangel „ein der Schwangerschaftsveränderung sehr nahestehendes oder gleichendes Bild" zeigen kann. Nach Erdheim „ist es klar, daß beim vollständigen Mangel des einen Wachstumsorganes, der Schilddrüse, eben das andere Wachstumsorgan einspringt, und zwar mit einer Veränderung, die wir eben erst als typisch für die gesteigerte Produktion von Wachstumshormon kennengelernt haben". Aufgabe weiterer Untersuchungen wird es sein, nachzuweisen, wieweit sich diese von Erdheim entwickelte Theorie auch experimentell begründen läßt.

Im Gegensatze zu diesen Theorien, die die Veränderungen der Schwangerschaftshypophyse als Zeichen einer Steigerung ihrer hormonalen Tätigkeit deuten, steht jene von Weis (1934), nach welcher die Veränderungen Anzeichen einer Hemmung der sekretorischen Tätigkeit sind, die zu einer Speicherung von Inkretstoffen führt. Er betrachtet die Eosinophilen der schwangeren *Meerschweinchen*hypophyse dementsprechend als eine gewöhnliche, unspezifische

Reaktion, die wahrscheinlich durch Eiweißstoffe der Placenta und des Gelb-
körpers veranlaßt wird und jener vergleichbar ist, die durch Injektion unspezifischer Eiweißstoffe hervorgerufen werden kann. Die rapide, starke Ausschüttung des aufgespeicherten Materials in den Kreislauf, zu der es (beim
Meerschweinchen) unmittelbar nach der Geburt kommt, deutet WEIS dahin,
daß dadurch eine fördernde Wirkung auf die Lactation ausgeübt wird. Auch
hier bedarf es zur Klärung der Frage noch weiterer Versuche, zumal, nach den
KIRKMANschen Untersuchungen (s. S. 213) auch die morphologische Unterlage
nicht gesichert erscheint.

p) Das Bindegewebsgerüst des Vorderlappens.

α) Das kollagene Bindegewebe.

Die Hypophyse ist in ihrer ganzen Ausdehnung von einer bindegewebigen
Kapsel umschlossen, deren Verhalten schon an früherer Stelle (s. S. 160) näher
beschrieben wurde. Innerhalb des Organs selbst trifft man beim Menschen
leimgebendes Bindegewebe in größerer Menge für gewöhnlich nur an wenigen
Stellen an: einmal an der Grenze von Drüsenteil und Hirnteil und dann im
Bereich des Bindegewebe-Gefäßstranges, der am sog. Hilus der Hypophyse in
den Drüsenteil eintritt und sich im weiteren Verlauf in die beiden seitlichen
Bindegewebe-Gefäßstränge teilt.

Daß sich gerade die genannten Stellen durch eine stärkere Ausbildung des
Bindegewebes auszeichnen, ist entwicklungsgeschichtlich leicht verständlich.
Das Bindegewebe der Zwischenzone geht aus dem schmalen Mesenchymstreifen
hervor, der schon frühzeitig zwischen Rückwand des Hypophysensäckchens
und Processus infundibularis auftritt. Der mittlere Bindegewebe-Gefäßstrang
aber entspricht dem gefäßführenden Mesenchym, das im Hilus des Hypophysenkörbchens von den emporwachsenden Drüsensträngen umfaßt wird, während
sich die vom mittleren Strang abzweigenden Seitenstränge auf das Mesenchym
zurückleiten, das den Binnenraum des Körbchens ausfüllt und durch die Mittelwulstplatte in eine rechte und linke Hälfte geteilt wird (s. S. 27 und Abb. 14
bis 16).

Beim Erwachsenen breitet sich der mittlere Bindegewebe-Gefäßstrang am
vorderen Umfang des intraglandulären Abschnittes des Hypophysenstieles aus.
An dieser Stelle findet man auf Horizontalschnitten durch das obere Drittel
der Hypophyse eine bald breitere, bald schmälere Zone, die sich durch stärker
entwickeltes kollagenes Bindegewebe auszeichnet (s. Abb. 139). Dasselbe
umschließt neben größeren arteriellen und venösen Blutgefäßen auch eine
Anzahl von Drüsenzellsträngen. Die letzteren bestehen fast ausschließlich aus
kleinen und mittelgroßen γ-Zellen, sowie aus undifferenzierten Drüsenzellen,
so daß diese Gegend nicht nur durch das reichliche Bindegewebe, sondern auch
durch den hellen, blaß gefärbten Charakter ihrer Zellstränge gekennzeichnet
ist. Die Region entspricht einem Teil der sog. chromophoben Zone des Vorderlappens. Auch das die Drüsenstränge einhüllende Bindegewebe ist im Bereich
dieser Zone beträchtlich verdickt.

Der mittlere Bindegewebsstrang geht hirnwärts in das Gewebe des Trichterlappens über. Nach abwärts bedeckt er innerhalb des Vorderlappens den Hypophysenstiel, um sich dann etwas oberhalb der Stelle, wo dieser nach rückwärts
zum Hinterlappen umbiegt, in einen linken und rechten Schenkel zu teilen,
deren jeder nach vorne seitwärts in die Masse des Vorderlappens eindringt. Die
Abgangsstelle ist nicht immer in gleicher Höhe gelegen, wie auch die Stärke des
mittleren Bindegewebe-Gefäßstranges erhebliche individuelle Unterschiede aufweist.

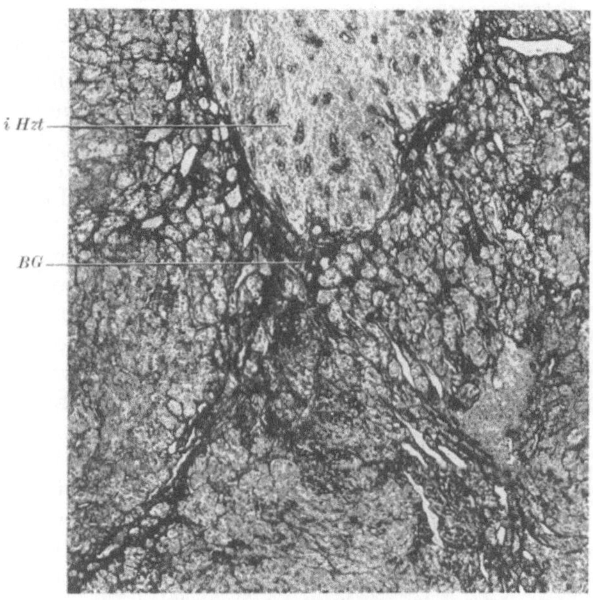

Abb. 139. Mittlerer Bindegewebe-Gefäßstrang (*BG*), *i Hst* intraglandulärer Abschnitt des Hypophysenstieles. Die hellen, aus γ-Zellen bestehenden Zellstränge treten deutlich hervor. 24jähriger. Formol. Paraffin. 7 μ. Kresazan. Rotfilter. Vergr. 1:34.

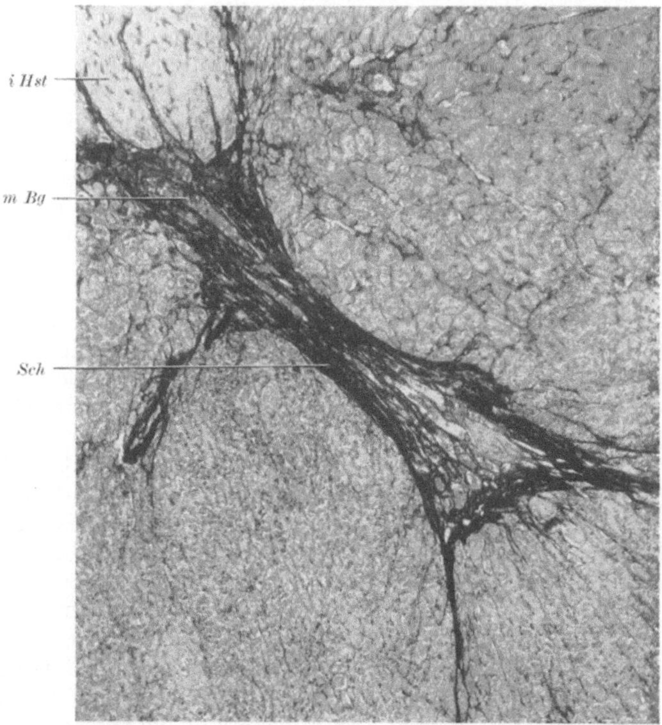

Abb. 140. Seitlicher Schenkel (*Sch*) vom mittleren Bindegewebe-Gefäßstrang (*mBg*) zum seitlichen Bindegewebe-Gefäßstrang. Weiteres wie Abb. 139. 10 μ. Azan. Rotfilter. Vergr. 1:22.

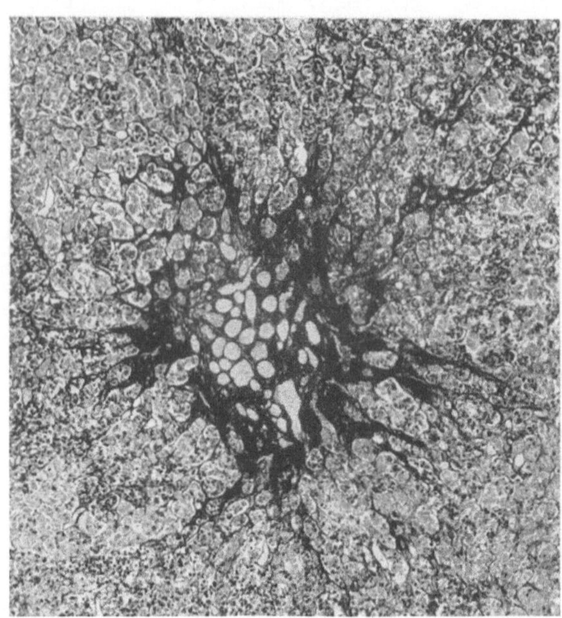

Abb. 141. Seitlicher Bindegewebe-Gefäßstrang auf dem Horizontalschnitt durch die Hypophyse in der Höhe seiner stärksten Entwicklung. Die Gefäße sind stark mit Blutkörperchen angefüllt, die im Photo aber nur schwach sichtbar sind, da die Aufnahme mit Rotfilter hergestellt ist. 27jähriger. Bouin. Paraffin. 10 μ. Azan. Rotfilter. Vergr. 1:34.

Die auseinanderweichenden Schenkel finden in den seitlichen Bindegewebe-Gefäßsträngen ihre Fortsetzung, die auf einem Horizontalschnitt etwa durch die Mitte der Hypophyse in symmetrischer Lage im rechten und linken Seitenteil des Vorderlappens als drei- oder vieleckige Querschnitte deutlich hervortreten (s. Abb. 46, S. 65). Die verbindenden Schenkel verlaufen etwas schräg von hinten oben nach vorne unten, weshalb sie auf Horizontalschnitten zumeist nur stückweise sichtbar sind. In so vollständiger Weise wie in Abb. 140 bekommt man das Verbindungsstück gewöhnlich nur auf entsprechenden Schrägschnitten zu Gesicht. Hier aber läßt sich sehr gut beobachten, wie von dem die Vorderseite des Hypophysenstieles bedeckenden Bindegewebe ein (im vorliegenden Fall an der schmalsten Stelle 360 μ breiter) aus leimgebendem Bindegewebe und Blutgefäßen bestehender Strang seitwärts nach vorne zieht, um sich dann zum seitlichen Bindegewebe-Gefäßstrang zu verbreitern. Dabei strahlen einzelne septenartige Blätter und feinere Stränge in das umgebende Parenchymgewebe aus.

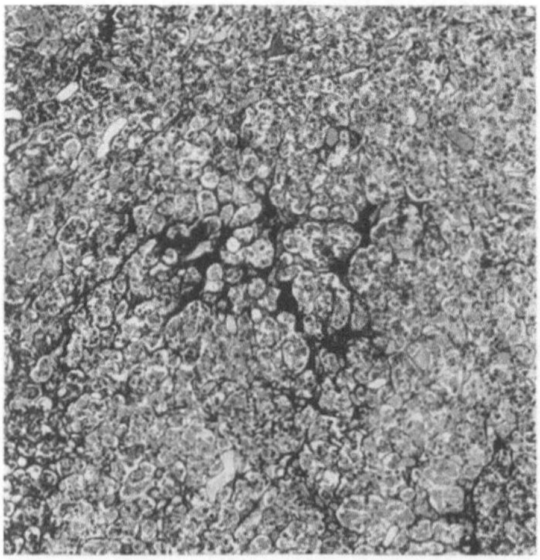

Die seitlichen Bindegewebe-Gefäßstränge stellen unregelmäßig begrenzte, von zahlreichen venösen und einigen arteriellen Gefäßen durchzogene Gebilde dar, von denen aus Septen und Stränge in das Drüsengewebe eindringen (s. Abb. 141). Die Größe der Bindegewebe-Gefäßstränge wie auch ihre Gestalt ist individuell sehr verschieden. Auch Fuchs findet beträchtliche Unterschiede; nach ihm schwankt der Durchmesser zwischen 100—600 μ. In meinen eigenen Präparaten fand ich in Drüsen mit normal entwickeltem Bindegewebe Stränge mit einem Querschnittsdurchmesser bis zu 800—1200 μ. Natürlich wird der Durchmesser auch durch den Füllungszustand der Gefäße beeinflußt. So sind auch in dem stark hervor-

Abb. 142. Seitlicher Bindegewebe-Gefäßstrang auf dem Horizontalschnitt im unteren Bereich kurz vor dem völligen Verschwinden. Der Strang ist auf wenige Bindegewebsknoten und -maschen reduziert. 27 jähriger. Bouin. Paraffin. 10 μ. Azan. Rotfilter. Vergr. 1:34.

tretenden Bindegewebestrang der Abb. 144 die zumeist quergetroffenen Gefäße stark gefüllt. Bei Kontraktion und Entleerung der Gefäße dagegen erfährt das Querschnittsbild des Bindegewebestranges eine beträchtliche Reduktion. Je weiter man den Bindegewebestrang in der Horizontalschnittserie nach abwärts verfolgt, desto spärlicher werden Bindegewebe und Gefäße. Schließlich findet sich nur mehr ein dünner, unregelmäßig gestalteter Fleck, dann ein kleiner Komplex von bindegewebigen Septen wie in Abb. 142, bis auch diese im untersten Abschnitt des Vorderlappens vollständig verschwinden. Niemals läßt sich in der normalen Drüse einer der beiden Seitenstränge etwa bis zur Kapsel des Vorderlappens durchverfolgen, ein Verhalten, das mit der Genese dieser Gebilde völlig im Einklang steht. Ebensowenig werden, wie namentlich im älteren Schrifttum behauptet wurde, von der Kapsel stärkere bindegewebige Septen in das Innere des Parenchyms abgegeben. Auch von einer Läppchenbildung ist nichts zu sehen.

Am Horizontalschnitt durch eine frische Hypophyse verursachen die in den seitlichen Bindegewebesträngen verlaufenden Gefäße infolge einer Retraktion ihrer Wandung die Bildung eines kleinen Grübchens, auf das schon WENZEL (1810) aufmerksam machte. ARNOLD (1838) wies nach, daß die von WENZEL beobachteten Kanälchen nichts anderes als Arterien und Venen sind, die sich teils von der Insertion des Trichters aus auf diesem Wege im Gewebe des Hirnanhanges verbreiten, teils sich aus demselben an dieser Stelle wieder sammeln. LUSCHKA (1860) dagegen betrachtet irrtümlich die Kanäle „als Sammelplätze nur von Venenblut".

Die Bindegewebe-Gefäßstränge wurden teilweise auch von ROGOWITSCH, SCHÖNEMANN, THOM, LAUNOIS und MULON gesehen. Sie spielen bei ersteren als Begrenzung des sog. dreieckigen Raumes eine Rolle, womit das zwischen den auseinanderweichenden Schenkeln gelegene Gebiet des Drüsenparenchyms bezeichnet wird. Eingehender wurden die Stränge von FUCHS (1924) beschrieben, der sie Fasciculi laterales hypophyseos benennt.

Schon oben wurde hervorgehoben, daß in der Ausbildung der Bindegewebe-Gefäßstränge beträchtliche individuelle Unterschiede bestehen; bald treten sie sehr deutlich hervor, bald sind sie unscheinbar und klein. Natürlich läßt sich über ihre Ausbildung nur an Hand vollständiger Serien etwas aussagen, da an Einzelschnitten Täuschungen durch verschiedene Schnitthöhen kaum zu vermeiden sind. Gelegentlich kommen auch stärkere Abweichungen von der normalen Form vor. So kann man z. B. an Stelle eines von oben nach unten verlaufenden Körpers ein querliegendes Gebilde antreffen.

Die verschiedentliche Größe der Bindegewebestränge wurde an einem sehr kleinen Material auch von WINTERSTEIN (1937) beobachtet, von diesem aber als Zeichen eines wechselnden Kontraktionszustandes des „Hypophysenstromas" gedeutet. Der Autor sieht — allerdings ohne Beweisgründe — das bindegewebige Gerüst des Vorderlappens als kontraktionsfähig an und glaubt, daß durch eine aktive Zusammenziehung desselben das Blut aus den Sinuscapillaren in die Venen der Hypophyse abgedrängt wird.

Der mittlere, wie die beiden seitlichen Bindegewebe-Gefäßstränge werden von typischem leimgebenden Bindegewebe gebildet (s. auch Abb. 320, S. 481). Die auf dem Querschnitt 1—5 μ messenden kollagenen Fasern verlaufen überwiegend in der Längsrichtung der Stränge, wenn sie auch immer wieder durch abzweigende Bündel miteinander verflochten sind. Sie sind mit allen zur Färbung des kollagenen Bindegewebes gebräuchlichen Methoden darstellbar. Bei Anwendung der üblichen Silbermethoden (BIELSCHOWSKY-MARESCH usw.) nehmen sie in typischer Weise und im Gegensatze zu den das Parenchym durchziehenden, schwarz imprägnierten Gitterfasern einen bräunlichen oder braunvioletten Farbton an. Die einzelnen Fasern sind im Bereich der Stränge von feinen elastischen Fasernetzen umsponnen, die ebenfalls der Länge nach ausgerichtet sind, im Horizontalschnitt also meist nur als feine Punkte hervortreten. Innerhalb der Bindegewebe-Gefäßstränge findet sich demnach reichliches elastisches Gewebe, das auch noch in den größeren, von ihnen abgehenden Septen nachweisbar ist, dann aber vollständig verschwindet, so daß das zwischen den Drüassensträngen vorhandene, aus Gitterfasern bestehende Stroma von elastischen Fasern völlig frei ist.

Die Angabe von Guerrini (1904), daß sich im Innern des Vorderlappens keine elastischen Fasern vorfinden, bedarf demnach einer Einschränkung. Ebenso ist die Angabe von Volterra (1925) zu korrigieren, daß elastisches Gewebe im Fasciculus lateralis nur in der Wandung des arteriellen Gefäßes vorkommt.

Zwischen den kollagenen Fasern läßt sich an gut fixierten und mit der Massonschen Dreifachfärbung behandelten Präparaten sehr schön das netzig verzweigte Cytoplasma der Fibrocyten erkennen. Außer Fibrocyten finden sich zwischen den kollagenen Fasern auch typische Histiocyten und in wechselnder Menge auch Gewebsmastzellen. Glattes Muskelgewebe ist nur in der Wandung der Gefäße vorhanden, innerhalb der kollagenen Faserstränge fehlt es vollständig. In seltenen, wahrscheinlich durch Krankheit beeinflußten Fällen fand ich im Bereich der seitlichen Bindegewebe-Gefäßstränge kleinere Ansammlungen von lymphoidem Gewebe. Über das Verhalten der in den Bindegewebesträngen verlaufenden Gefäße s. S. 481f.

Daß die seitlichen Bindegewebe-Gefäßstränge, wie Winterstein (1937) angibt, „allseitig von einer Lage von Rotzellen" (d. i. α-Zellen) umgeben sind, konnte ich in dieser Ausschließlichkeit niemals feststellen; stets grenzen außer α-Zellen auch β- und γ-Zellen an. Daß die α-Zellen in den Seitenteilen des Vorderlappens besonders zahlreich sind, ist eine seit langem bekannte Tatsache (s. S. 186), die aber nichts mit den Bindegewebe-Gefäßsträngen zu tun hat.

β) Das argyrophile Bindegewebe (Gitterfasern).

Das zarte, zwischen den Drüsenzellsträngen des Vorderlappens vorhandene Stroma wird vorwiegend von sog. argyrophilem Bindegewebe gebildet. Dabei ist zwischen der Basalmembran der Zellstränge, dem Grundhäutchen der Sinuscapillaren und dem zwischen beiden gelegenen interstitiellen Fasergewebe zu unterscheiden (s. Abb. 143).

Die Basalmembran. Betrachtet man ein gut fixiertes, mit Azan gefärbtes Präparat des Vorderlappens, so findet man die Oberfläche der Drüsenzellstränge durchgehends von einer zarten, scharf blau gefärbten Linie begrenzt (s. z. B. Abb. 80, 90, 92, 95, 130 u. a.), die der sog. Basalmembran[1] der Zellstränge entspricht. Sie tritt im allgemeinen sehr deutlich hervor; nur an flach geschnittenen Stellen verschwimmt die scharfe Begrenzung zu einem schwer sichtbaren, nur blaß gefärbten Häutchen. Gerade diese Stellen eignen sich aber in vortrefflicher Weise, um die Struktur der Basalmembran durch eine der

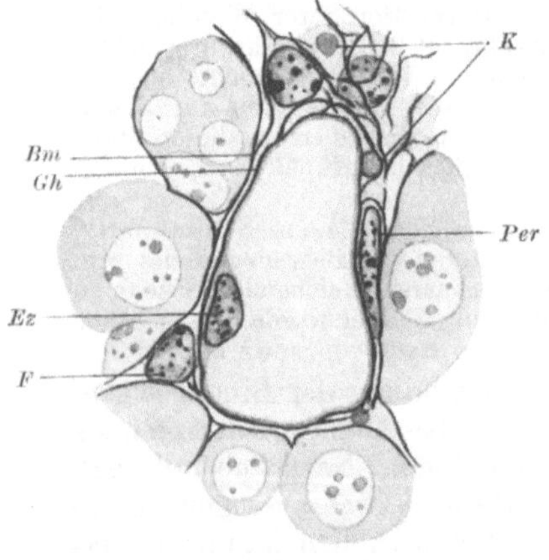

Abb. 143. Halbschematische Darstellung des Verhaltens von interparenchymatösem Bindegewebe und Sinuscapillare im Vorderlappen. *Bm* Basalmembran, *Ez* Endothelzelle der Sinuscapillare, *F* Kern eines Fibrocyten, *Gh* Grundhäutchen der Sinuscapillare, *K* interstitielles argyrophiles Fasergewebe zwischen Grundhäutchen und Basalmembran; zwischen den Fasern Kolloidtröpfchen, *Per* Pericytenkern. Hinger. 25jährig. Fix. Susa. Paraffin. 5 µ. Azan. Vergr. 1:1060.

<hr>

[1] Ich schließe mich dem Vorschlag Plenks (1927) an, die von Fasern durchsetzten häutchenartigen Bildungen, mit welchen das Bindegewebe an Epithelien grenzt, als „Basalmembranen" zu bezeichnen, das Wort „Membrana propria" dagegen nur für die seltenen wirklich homogenen, von einer Epithelbasis abgeschiedenen Strukturen zu verwenden. Die gleiche Beschränkung wie für die Bezeichnung „Membrana propria" würde auch für deren Übersetzung „Eigenhaut" oder „Eigenmembran" gelten. Die Bezeichnung „Basalmembran" ist für die Zellstränge einer Hypophyse, eines Epithelkörpers oder einer Nebenniere allerdings nicht sehr sinngemäß, da man die Oberfläche dieser Zellstränge eigentlich nicht als Basalschicht bezeichnen kann. Am besten wäre es, die Basalmembran als „Gittermembran" zu bezeichnen, eine Benennung, die für alle Vorkommen gleich zweckmäßig wäre.

bekannten, für die Imprägnation der Gitterfasern üblichen Silbermethoden zur Darstellung zu bringen. Am besten gelang mir dies mit der ausgezeichneten Eisen-Silbermethode von GÖMÖRY (1937), die die Methoden von BIELSCHOWSKY-MARESCH, ACHÚCARRO, RIO HORTEGA, AMPRINO u. a. für diese Zwecke namentlich nach Carnoyfixierung an Klarheit, Sicherheit und Niederschlagsfreiheit weitaus übertrifft. Erst durch sie wurden auch die allerfeinsten Netze der Basalmembran in einwandfreier Weise sichtbar, während dies bei den anderen Methoden häufig nur unvollständig der Fall ist. Namentlich bei den Tanninsilbermethoden hat man den Eindruck, daß die Fäserchen durch

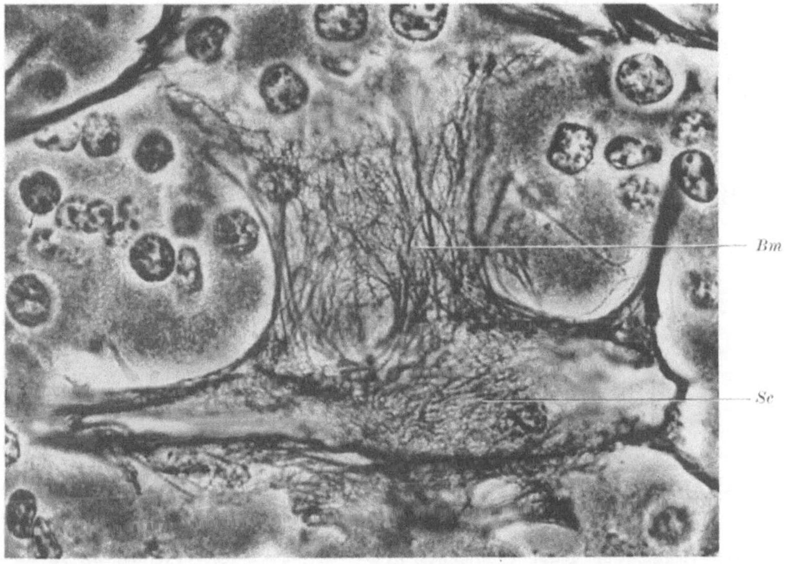

Abb. 144. Flächenbild der Basalmembran (*Bm*) eines Drüsenzellstranges. Bei *Sc* ist eine anliegende Sinuscapillare im Flachschnitt getroffen, so daß das argyrophile Fasernetz des Grundhäutchens ein Stück weit sichtbar ist. 24jähriger. Fix. Carnoy. Paraffin. 7 μ. Eisen-Silbermethode nach GÖMÖRY. Vergr. 1:950.

Auflagerung von Silberniederschlägen vergröbert werden. Auch Körnchenreihen, fragmentierte Fäserchen und feine Niederschläge treten bei den letztgenannten Methoden gerade im Bereich der Basalmembran häufig genug auf: alles unvollständig imprägnierte Strukturen und Kunstprodukte, an deren Stelle man in Eisen-Silberpräparaten glatt konturierte, feine Fasergeflechte vorfindet.

Als Beispiel für die Struktur der Basalmembran diene Abb. 144, die in ihrem mittleren Teil ein kleines Stück einer flach getroffenen, dem Drüsengewebe aufliegenden Gittermembran wiedergibt, während im unteren Abschnitt der Abbildung die Flächenansicht des Grundhäutchens einer Sinuscapillare sichtbar ist. Auch Abb. 145 gibt ein deutliches Bild von dem überaus feinen und dichten Faserfilz, der die Grenzfläche zwischen Drüsenzellsträngen und Bindegewebe bildet. In dieser Abbildung ist auch eine Anzahl gröberer Gitterfasern sichtbar, die der Gittermembran aufgelagert sind und den interstitiellen argyrophilen Fasern zugehören. Sie ziehen im übrigen nicht lediglich über die Basalmembran hinweg, sondern treten auch immer wieder mit deren Fasernetzen in direkte Verbindung.

An gut imprägnierten Präparaten läßt sich ohne Schwierigkeit erkennen, daß die Oberfläche sämtlicher Drüsenzellstränge von einer Basalmembran bedeckt ist; auch die unmittelbar unter der Organkapsel gelegenen, ihr anliegenden Drüsenzellstränge besitzen ihre Basalmembran, so daß sie also nirgends unmittelbar an das kollagene Gewebe angrenzen.

Im Schrifttum ist die feinere Struktur der Basalmembran wie in anderen Organen, so auch in der Hypophyse umstritten. Während PLENK (1927) die Auffassung vertritt, daß die Basalmembran der innersekretorischen Organe aus einer nicht imprägnierten Grundsubstanz und einem in diese eingelagerten Netzwerk von Gitterfasern besteht, ist AMPRINO (1936) der Ansicht, daß zwischen den Maschen des Fasergeflechts keine gelartige Substanz vorhanden ist. Also

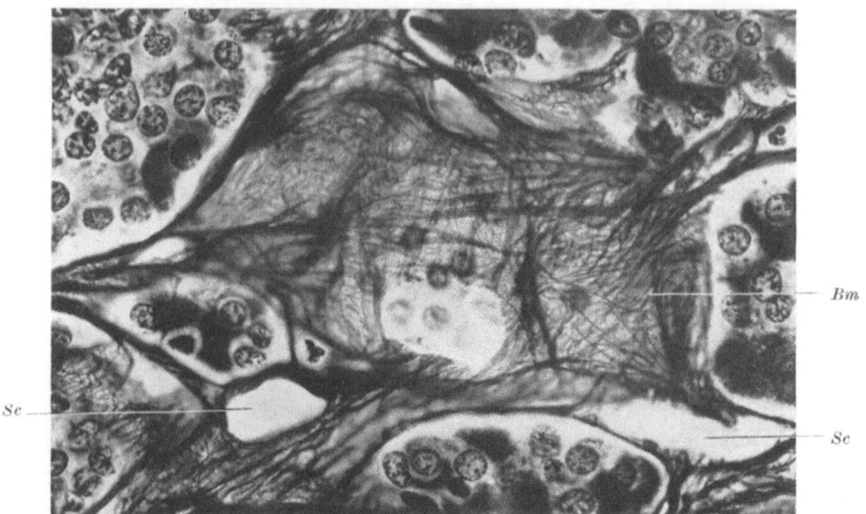

Abb. 145. Flächenansicht der Basalmembran von Drüsenzellsträngen des Vorderlappens. In der Mitte ist die Basalmembran abgekuppt, so daß die Kerne der darunterliegenden Drüsenzellen sichtbar werden. Auf den Basalmembranen sind interstitielle Gitterfasern sichtbar. *Sc* Sinuscapillaren. 24jähriger. Fix. Carnoy. Paraffin. 7 μ. Eisen-Silbermethode nach GÖMÖRY. Vergr. 1:550.

die gleiche Gegensätzlichkeit der Auffassung, die sich hinsichtlich der Basalmembran auch sonst bis in die letzte Zeit verfolgen läßt (s. ROULET 1937, MUTO 1937). Sicher ist, daß eine Beantwortung der Frage nur durch Untersuchung der Basalmembranen des Vorderlappens selbst möglich ist, während die so häufig übliche Übertragung der in anderen Organen gewonnenen Befunde sehr leicht zu Irrtümern führen kann. So sind sich auch die für die Nebenniere, Epithelkörper, Schilddrüse usw. ermittelten Strukturen nicht einfach auch für die Hypophyse gültig. Weiterhin wird oft vergessen, daß die Basalmembran auch innerhalb des gleichen Organes nichts Starres, Unveränderliches darstellt, sondern in ihrer Struktur durch wechselnde Faktoren beeinflußt werden kann.

Was nun die Verhältnisse im Vorderlappen betrifft, so ist meines Erachtens das wesentliche, stets vorhandene Strukturelement der Basalmembran nicht eine hyaline Grundsubstanzlamelle, sondern das flächenhaft entwickelte Fasergeflecht. Der grobe Vergleich mit einem dünnen Seidenpapier zeigt, daß der Eindruck einer geschlossenen Membran durch flächenhaft orientierte Fasergeflechte sehr wohl auch ohne Vorhandensein einer festen Grundsubstanz möglich ist. Der Vergleich hinkt insofern, als es im Körper keine trockene Membran gibt und so finden wir auch in der Tat die Basalmembran von einer Flüssigkeit durchtränkt, deren Charakter offensichtlich in ein und derselben Drüse zwischen sol- und gelartiger Beschaffenheit schwanken kann. Bei Versuchen, neben dem silberimprägnierten Fasergeflecht der Basalmembran durch Nachfärbung mit verschiedenen Teerfarbstoffen (z. B. Pikroblauschwarz, Indigocarmin, Anilinblau) auch die sog. hyaline Grundsubstanz zur Darstellung zu bringen, konnte ich feststellen, daß sich bei einem Teil der Membranen zwischen den Fasern nicht die geringsten Spuren einer färbbaren Substanz nachweisen lassen, während es bei einem anderen Teil derselben ohne Schwierigkeit gelingt, eine sich blaß anfärbende Zwischensubstanz sichtbar zu machen. Sehr eindrucksvoll in ihrer Gegensätzlichkeit zur geschlossenen Membran sind in diesen Fällen helle, scharf begrenzte Löcher, die sich in einzelnen flachgetroffenen Basalmembranen auffinden lassen. All diese Beobachtungen führen mich zu der

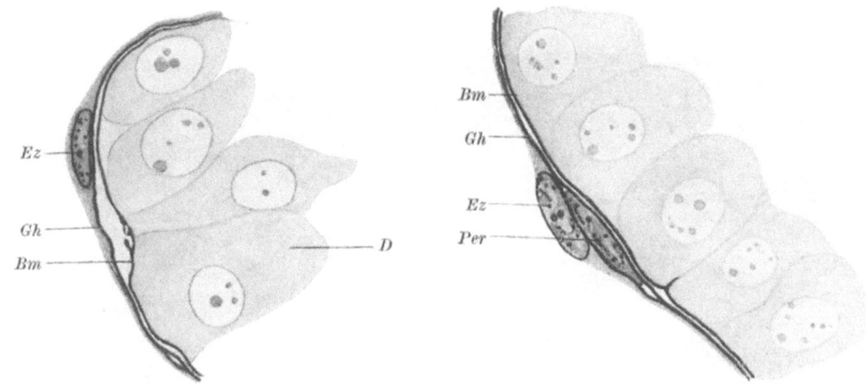

Abb. 146.   Abb. 147.

Abb. 146 und 147. Halbschematische Darstellung der Wandung des Sinuscapillaren des Vorderlappens. *Bm* Basalmembran. *D* Drüsenzellen. *Ez* Endothelzelle mit länglichem Kern und deutlich sichtbarem Cytoplasma. *Gh* Grundhäutchen, dem Endothel dicht anliegend; zwischen Grundhäutchen und Basalmembran ist ein feiner Spaltraum sichtbar. *Per* Pericytenkern; auf beiden Längsseiten des Kernes ist die feine Linie des Grundhäutchens sichtbar. Hinger. 25jährig. Fix. Susa. Paraffin. 5 μ. Azan. Vergr. 1:1060.

Annahme, daß die Lücken der Gittermembran intravitam von sekrethaltiger Flüssigkeit geschlossen sind, deren Charakter ständig von sol- bis gelartiger Beschaffenheit wechselt. Ein solcher Wechsel wurde — nicht für die Basalmembran der Hypophyse, sondern für die anderer Organe — kürzlich auch von Muto (1937) angenommen, der je nach dem Charakter der „Grundsubstanz" (solartig, gelartig und Kombination von gel- und solartiger Schichtlage) drei Typen von Basalmembranen unterscheidet.

Bezüglich der Anordnung der Fasern ist festzustellen, daß die Fäserchen der eigentlichen Basalmembran zumeist filzartig miteinander verflochten sind. Wenn man an vielen Stellen den Eindruck einer parallelen Streifung gewinnt, so beruht dies meist darauf, daß gröbere, aufgelagerte Faserbündel, die oft bandartigen Charakter haben, also mehr breit als dick sind, über kürzere Strecken einen parallelen Verlauf einschlagen.

Das Grundhäutchen der Sinuscapillaren. Ganz ähnlich wie die Oberfläche der Drüsenstränge von der Basalmembran bedeckt wird, sind die zwischen ihnen verlaufenden Sinuscapillaren[1] von dem sog. Grundhäutchen umschlossen. Die Sinuscapillaren des Vorderlappens besitzen durchgehends eine geschlossene Wandung. Die Kerne der Endothelzellen sind gut sichtbar; sie springen meist etwas in die Lichtung des Gefäßes vor (s. Abb. 146; auch in den

---

[1] Die Sinuscapillaren werden im Schrifttum häufig als „Sinusoide" bezeichnet. Minot (1900) führte diesen Namen für Gefäße ein, die nur aus Endothel bestehen. Nach dieser Definition ist die Bezeichnung „Sinusoide" für die Gefäße des Vorderlappens nicht ganz zutreffend, da diese von Endothel und Grundhäutchen gebildet werden.

Mikroaufnahmen Abb. 70, 87, 88, 115, 117, 128, 129 sind sie deutlich erkennbar). In gut fixierten Präparaten und nicht zu stark gedehnten Gefäßen ist auch das schmale Cytoplasma der Endothelzellen zu verfolgen. Nach LAUNOIS bilden die Endothelzellen ein Syncytium; sie würden sich also ähnlich verhalten, wie es später BRANCA (1914) für die Blutcapillaren der Nebenniere beschrieb, doch liegen eingehende Untersuchungen darüber nicht vor. Das Endothelrohr wird umschlossen von dem sog. Grundhäutchen, das im Azanpräparat ähnlich der Basalmembran am Längs- und Querschnitt als scharfe, blaugefärbte Linie (s. Abb. 146 und 147), am Flachschnitt dagegen nur als blaßblauer Schleier hervortritt. Einen capillären Lymphspalt zwischen Endothel und Grundhäutchen, wie er von PFUHL, H. und E. LOESCHKE u. a. für die Blutcapillaren

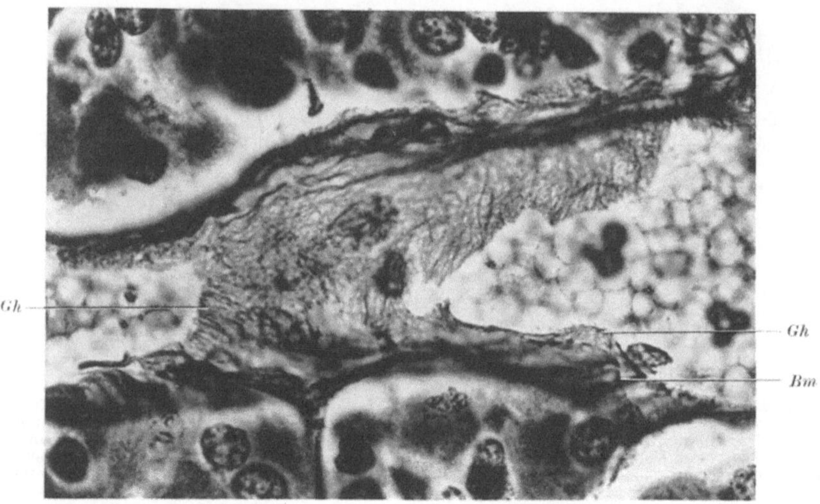

Abb. 148. Flachschnitt durch eine Sinuscapillare des Vorderlappens. Das argyrophile Fasernetz des Grundhäutchens ist sehr deutlich sichtbar. *Gh* Grundhäutchen. *Bm* Basalmembran. Fix. Carnoy. Paraffin. 7 μ. Eisen-Silbermethode nach GÖMÖRY. Vergr. 1:950.

des Bindegewebes usw. beschrieben wurde, konnte ich bei den Sinuscapillaren der Hypophyse nicht mit Sicherheit beobachten.

In Silberpräparaten läßt das Grundhäutchen ein dichtes Netzwerk feinster Gitterfasern erkennen. Ein Beispiel hierfür bietet Abb. 148, die ein kleines Stück der flachgetroffenen Wandung einer Sinuscapillare zeigt, in dem die argyrophilen Fasern des Grundhäutchens nach der Methode von GÖMÖRY imprägniert sind. Auch in Abb. 144 ist das Fasernetz des Grundhäutchens ein Stück weit in der Flächenansicht zu verfolgen. Die feinen Gitterfasern sind vielfach, aber nicht immer, quer oder schräg zur Längsrichtung des Gefäßes orientiert, während gröbere, längs verlaufende Fasern gewöhnlich dem interstitiellen Fasergewebe angehören. Ähnlich wie bei der Basalmembran gelingt es auch beim Grundhäutchen zwischen den Silberfibrillen noch eine schwach färbbare Substanz nachzuweisen, mit dem Unterschied, daß sie sich beim Grundhäutchen regelmäßig vorfindet und auch etwas stärker färbbar ist. Das letztere kann aber auch durch die Mitfärbung des innen anliegenden Cytoplasmas der Endothelzellen bedingt sein.

In das Grundhäutchen der Sinuscapillaren sind längsgestreckte Kerne eingeschlossen, die wohl Pericyten zugehören, deren Vorkommen im Vorderlappen auch von H. und E. LOESCHKE (1934) kurz erwähnt wird. Die Kerne erscheinen im Azanpräparat nicht viel dunkler als die Endothelkerne. Meist sind sie schmal zusammengepreßt. Ihre Lage im Fasergeflecht des Grundhäutchens ist auf Quer- und Längsschnitten an ihrer Begrenzung durch zwei feine auseinanderweichende, blaugefärbte Linien oft deutlich erkennbar (s. Abb. 147). Bemerkenswert im Hinblick auf die Frage der Genese der Pericyten ist, daß der Kern einer Pericyte auffallend häufig dicht neben dem Kern einer Endothelzelle angetroffen wird, dabei von diesem aber durch die schon erwähnte blaue Linie getrennt ist. Über das Verhalten des Cytoplasmaleibes der Pericyten ist nichts bekannt.

Das interstitielle Fasergewebe. Zwischen Basalmembran und Grundhäutchen findet sich ein Zwischenraum (Interstitium), der von einer wechselnden Menge von interstitiellen Gitterfasern durchzogen ist. Der Spaltraum ist namentlich in den Zwickeln gut sichtbar, an denen Epithelstränge und Sinuscapillaren auseinanderweichen (s. Abb. 149). An diesen Stellen tritt auch die Selbständigkeit von Grundhäutchen und Basalmembran deutlich zutage, während sich an anderen, namentlich längsgeschnittenen Strecken beide Gebilde so dicht aneinanderlagern können, daß sie den Eindruck einer einheitlichen Membran vortäuschen. Doch ist auch an Längsschnitten die Doppellinie von Grundhäutchen und Basalmembran oft gut erkennbar (s. z. B. die rechtsseitige Gefäß-

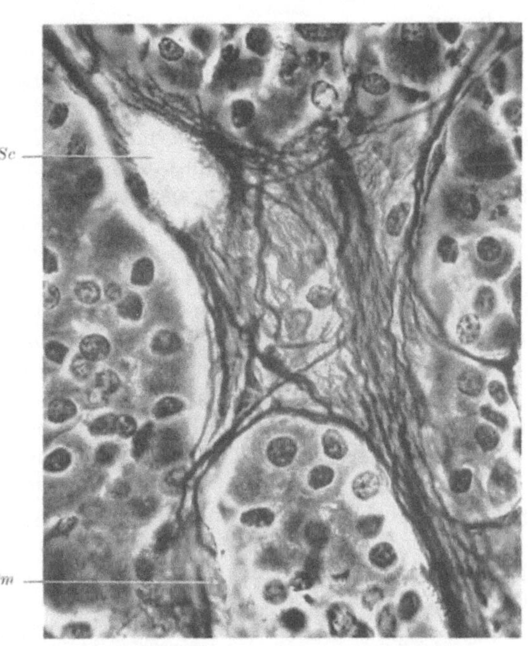

Abb. 149. Interstitielle Bindegewebsfasern argyrophiler und kollagener Natur zwischen Drüsenzellsträngen und Sinuscapillaren des Vorderlappens. *Bm* schräg angeschnittenes Stück einer Basalmembran. *Sc* Sinuscapillare mit Grundhäutchen. 24jährige. Fix. Carnoy. Paraffin. 7 μ. Eisen-Silbermethode nach GÖMÖRY. Vergr. 1 : 550.

wand auf der Mikroaufnahme der Abb. 70). Sehr deutlich ist das Auseinanderweichen der beiden Membranen auch in Abb. 148 (*Gh, Bm*) zu erkennen. Der feine Spaltraum zwischen Drüsenzellstrang und Blutgefäß wurde von THOM als Lymphspalte gedeutet, ob mit Recht, ist fraglich. VOLTERRA (1925) stellt das Vorkommen von Lymphspalten innerhalb des Vorderlappens mit Bestimmtheit in Abrede. Jedenfalls ist das Interstitium für die Aufnahme von Sekretionsprodukten — man trifft in ihm sehr häufig kleine wie größere Kolloidtropfen an (s. Abb. 128) — wie auch für die Bewegungsmöglichkeit der Sinuscapillaren bei Verengerung und Erweiterung ihres Lumens von Bedeutung.

In diesem Zwischenraum verlaufen die schon oben erwähnten interstitiellen Gitterfasern, bald nur spärlich, bald, wie namentlich in den Zwickeln, in größerer Menge. Sie treten teils mit den Fasernetzen der Basalmembran, teils mit jenen des Grundhäutchens in Verbindung. Immer wieder läßt sich beobachten, wie sich einzelne Fasern büschelförmig aufsplittern und in den genannten Fasergeflechten sich verlieren. Neben typischen argyrophilen Fasern finden sich ab und zu auch einzelne kollagene Fasern, mit denen erstere durch fließende Übergänge verbunden sind. Den interstitiellen Gitterfasern scheinen mir auch zum großen Teil die Faserstrukturen anzugehören, die AMPRINO als Basalmembran der Hypophyse abbildet.

Zwischen den interstitiellen Fasern liegen regelmäßig auch Kerne von Fibrocyten, die in den Zwickeln leicht als solche zu erkennen sind. Schwieriger ist ihre Abtrennung von Pericyten an jenen Stellen, an denen Basalmembran und Grundhäutchen dicht aneinanderliegen. Hier kann es sich auch um Kerne handeln, die dem Fasergeflecht der Basalmembran zugehören, die niemals zwischen Drüsenzellen und Basalmembran, sondern immer nur dem Interstitium zu liegen.

Weiterhin finden sich auch Histiocyten und Gewebsmastzellen. Die letzteren treten nach Alkoholfixierung bei Färbung mit polychromem Methylenblau dank ihrer dunkelblau gefärbten Granulationen sehr deutlich hervor. Der Reichtum an Mastzellen ist in manchen Hypophysen überraschend.

Im höheren Alter nimmt das zwischen den Drüsenzellsträngen gelegene Bindegewebe des Vorderlappens häufig zu und zwar ist es vor allem das interstitielle Fasergewebe, das davon betroffen wird. Dabei ist auch eine Zunahme der kollagenen Fasern der Interstitien festzustellen, ohne daß jedoch die argyrophilen interstitiellen Fasern vollkommen verschwinden. Auch der argyrophile Charakter der Basalmembran und des Grundhäutchens bleibt bis ins höchste Alter erhalten. So konnte ich in Hypophysen aus dem 80.—90. Lebensjahr noch Basalmembranen beobachten, deren Gitterfasercharakter sich von jenem jugendlicher Drüsen nicht unterschied. Lediglich eine mäßige Verdichtung des Fasergeflechtes war festzustellen, aber keine Umwandlung in kollagenes Gewebe. Auch von einer starren Grundsubstanzlamelle war nichts zu erkennen.

Die Zunahme des interstitiellen Bindegewebes im Alter ist im übrigen durchaus nicht konstant. Mehrmals fand ich es bei 80—85jährigen Individuen nicht viel stärker entwickelt als bei 30 oder 40jährigen. Andererseits war es bei letzteren gelegentlich schon kräftiger ausgebildet als in anderen Fällen bei 50 und 60jährigen.

Das Verhalten der Gittermembranen im hohen Alter zeigt, daß diese Faserart ein volldifferenziertes Gewebe mit spezifischer Funktion darstellt, und nicht lediglich als präkollagenes oder unreifes Jugendstadium der kollagenen Fasern zu betrachten ist.

Die Beziehungen von Parenchymoberfläche und Sinuscapillaren. Aus der vorausgehenden Darstellung geht meines Erachtens einwandfrei hervor, daß die Oberfläche der Drüsenzellstränge niemals unmittelbar vom vorbeiströmenden Blut bespült wird, wie es von manchen Autoren auch heute noch behauptet wird. Daß eine solche Auffassung überhaupt entstehen konnte, erklärt sich daraus, daß die Grenzlinien zwischen Gefäß und Zellstrang bei Anwendung ungeeigneter Färbemethode häufig undeutlich ist und verschwimmt. Selbst bei der so ausgezeichneten Azanfärbung kann das an flachgeschnittenen Stellen der Fall sein, um so mehr natürlich bei gewöhnlicher Hämalaun-Eosin- oder VAN GIESON-Färbung, durch die die Gitterfasern nur schlecht oder gar nicht gefärbt werden, so daß den Sinuscapillaren eine eigene Wandung, den Zellsträngen eine Basalmembran zu fehlen scheint.

Dementsprechend erfährt das Verhalten des Stromas im allgemeinen und seine Beziehung zu Parenchymoberfläche und Sinuscapillaren im Schrifttum eine sehr verschiedene Darstellung. Die älteste, schon von PEREMESCHKO (1866) vertretene Auffassung geht dahin, daß die Capillaren des Vorderlappens stets von einer bindegewebigen Scheide umgeben sind; ihr schlossen sich später auch DIALTI (1910) und TELLO (1912) an (s. Abb. 150a). Auch VOLTERRA (1925) nimmt das Vorhandensein einer adventitiellen Hülle aus Gitterfasern an; sie hängt mit den „verbindenden Gitterfasermembranen“ („Membrane reunienti") zusammen, die zwischen den Zellsträngen verlaufen und die Gefäße verbinden (s. Abb. 150b). Verschieden davon ist die zuerst von LOTHRINGER geäußerte Ansicht, daß die Wandung der Capillaren nur aus einem einfachen Endothelrohr besteht, das den Drüsenzellen teils unmittelbar aufliegt (s. Abb. 150c), teils durch eine feine Membrana propria davon getrennt ist (s. Abb. 150d). Die im Schema Abb. 150c wiedergegebene

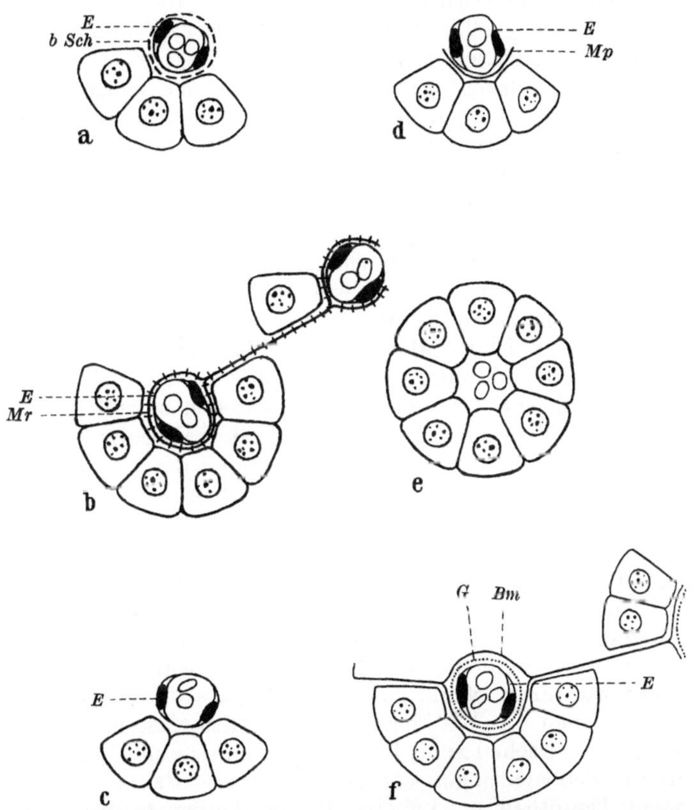

Abb. 150 a—f. Schematische Darstellung der Auffassungen über die Beziehungen von Parenchymoberfläche und Sinuscapillaren. a Das Endothelrohr (*E*) ist von einer bindegewebigen Scheide (*b Sch*) umgeben. b Das Endothelrohr ist von einer adventitiellen Hülle aus Gitterfasern (*Mr*) umgeben, von der verbindende Gitterfasermembranen abgehen. c Die Capillaren bestehen nur aus einem Endothelrohr, das den Drüsenzellsträngen unmittelbar aufliegt. d Zwischen Endothelrohr und Drüsenzellstrang ist eine Membrana propria (*Mp*) eingeschaltet. e Die Wandung der Capillaren ist unterbrochen: das Blut bespült unmittelbar die Oberfläche der Drüsenzellen. f Das Endothelrohr ist von einem Grundhäutchen (*G*) umgeben. Die Oberfläche der Drüsenzellstränge ist von einer Basalmembran (*Bm*) bedeckt. Abb. 150b, c und e unter Benützung eines Schemas von VOLTERRA (1925, Fig. 9).

Auffassung wird auch von STERZI, DANDY und GOETSCH u. a., ferner für einen Teil der Gefäße von TRAUTMANN, STENDELL u. a. vertreten. Meine eigene Auffassung, nach der das Endothelrohr der Sinuscapillare, wie S. 231 f. dargelegt wurde, von einem Grundhäutchen umgeben ist, während die Oberfläche der Drüsenzellstränge von einer davon gesonderten Basalmembran bedeckt wird, ist in Abb. 150f schematisch dargestellt; dabei wurden jedoch die zwischen Grundhäutchen und Basalmembran vorhandenen interstitiellen Fasern weggelassen, um das Schema nicht undeutlich zu machen.

In all diesen Fällen ist das in den Sinuscapillaren strömende Blut von der Oberfläche der Drüsenzellen durch eine kleinere oder größere Zahl von Scheidewänden getrennt. Im Gegensatz dazu steht eine Annahme, die zum erstenmal von ROGOWITSCH ausgesprochen wurde: er berichtet, daß beim *Kaninchen* den Blutcapillaren des Vorderlappens vielenorts jegliche Wandung fehlt, so daß an diesen Stellen die Oberfläche der Drüsenzellen unmittelbar von Blutflüssigkeit bespült wird (s. Abb. 150e). Überraschenderweise wird diese Auffassung auch von zahlreichen anderen Autoren wie THAON, TRAUTMANN, STENDELL, SOYER, STEWART, STADERINI, COLLIN (1929), geteilt. STENDELL glaubt, daß diese unmittelbare Berührung von Drüsenzelle und Blut für die Abgabe der Sekretstoffe an das Blut von großer Bedeutung ist. SOYER nimmt sogar einen Übertritt einzelner Drüsenzellen in die Blutbahn an. Auch COLLIN (1929) findet in weiten Sinuscapillaren des Vorderlappens der *Katze* die Wandung stellenweise völlig unterbrochen, wobei sich die Kontinuitätstrennung auf das „Endothel wie Perithel" erstreckt. „An diesen Stellen ist das Lumen der Capillare direkt begrenzt von den Hypophysenzellen, die sich infolgedessen in unmittelbarer Berührung mit dem Blut befinden und man erlebt die holokrine Einschmelzung der Drüsenzellen und die rapide Auflösung ihres Cytoplasmas und ihres Kernes." „Man hat den Eindruck, daß die Zelle bei Berührung mit dem Blutplasma zerplatzt, wobei der Kern das Cytoplasma etwas überlebt. Auf jeden Fall verschwinden die Zelltrümmer sehr rasch im strömenden Blut und sind nur am Rand des Blutgefäßes sichtbar. Es wird also die ganze Hypophysiszelle ausgeschieden und unmittelbar im Blut gelöst." Nach dem Autor kann von diesem Prozeß jede Art von Hypophysiszellen betroffen werden. Die von COLLIN beigegebene Mikrophotographie ist für den Vorgang allerdings nicht beweisend. Bemerkenswert ist, daß anscheinend keiner der Autoren, die für ein streckenweises Fehlen der Capillarwand eintreten, Untersuchungen an Silberpräparaten durchgeführt hat.

Untersucht man Präparate, bei denen die Begrenzungslinie der Sinuscapillaren wie auch das Deckhäutchen der Drüsenzellstränge durch geeignete Methoden vollständig zur Darstellung gebracht sind, so wird man indessen vergeblich nach solch unmittelbaren Berührungsstellen von Drüsenzellen und Gefäßinhalt suchen. Mir ist es nie geglückt und die Annahme liegt nahe, daß sich die genannten Autoren an unzureichend gefärbten Präparaten durch Flachschnitte von Capillaren, an denen die Wandung und die Gitterfasern in diesem Falle in der Tat nur schwer zu sehen sind, haben täuschen lassen. Selbst wenn man im Hinblick auf die Beobachtungen von MAXIMOFF und PFUHL über das Fehlen eines geschlossenen Endothels bei Lebercapillaren denken könnte, daß sich das Endothel der Sinuscapillaren der Hypophyse ähnlich verhält, so wäre doch immer zwischen Drüsenzelloberfläche und Blutflüssigkeit noch das Grundhäutchen des Gefäßes und die Basalmembran der Epithelstränge dazwischengeschaltet. Im übrigen kann in den Sinuscapillaren der Hypophyse von einem Fehlen des Endothels keine Rede sein; man sieht Kerne und Zelleib der Endothelzellen ja mit aller Deutlichkeit. Es könnte sich höchstens um stellenweise Lücken handeln und auch das müßte mit speziellen Methoden erst noch erwiesen werden.

q) Die blutbildende und blutzerstörende Tätigkeit des Vorderlappens.

Einer von SOYER (1909, 1912) vertretenen Auffassung zufolge gerät ein großer Teil der Drüsenzellen des Vorderlappens schließlich in die Sinuscapillaren, um hier mehr oder weniger vollständig zugrunde zu gehen. Bei diesem Prozeß gingen die Zellen ihres Kernes verlustig, während der Zelleib zu einem rundlichen Körperchen werde, das hinsichtlich Färbbarkeit und Gestalt einem roten Blutkörperchen gleiche. Daran anschließend wirft SOYER allen Ernstes die Frage auf, ob nicht die Drüsenzellen der Hypophyse am Ende ihrer Laufbahn zu

Erythrocyten werden und die Hypophyse damit neben ihrer inkretorischen Funktion auch eine erythropoetische Tätigkeit entfalte. Im Einklang mit dieser Hypothese beschrieben ALEZAIS und PEYRON (1911) in der Außenzone der menschlichen Hypophyse kleine chromophobe Zellen vom Aussehen der Erythroblasten, die sich in kernhaltige Normoblasten mit eosinophilem Cytoplasma und schließlich nach Verlust des Kernes in Erythrocyten umwandeln sollen. Auch COLLIN und seine Schule nehmen Beziehungen zwischen Hypophyse und Blutbildung an. So beschreiben COLLIN und BAUDOT (1922) die Umwandlung von chromophoben Zellen zu eosinophilen mit pyknotischem Kern. Nach vollständiger Einschmelzung des Cytoplasmas soll sich der pyknotische Kern von seinem Chromatin befreien, um zum roten Blutkörperchen zu werden. Auch chromophobe Zellen des Zwischenlappens schwangerer Meerschweinchen sollen nach vollständiger Plasmolyse ihres Cytoplasmas den pyknotischen Kern in Freiheit setzen. Dieser aber stößt sein Chromatin aus und wird zum roten Blutkörperchen (WATRIN 1922a, BAUDOT 1922). Das Interstitium, in dem sich diese Vorgänge abspielen, soll sich dabei durch Differenzierung der benachbarten epithelialen Zellen zu Endothelzellen in ein Gefäß umbilden. Auch wiederholte starke Aderlässe sollen die blutbildende Fähigkeit des Vorderlappens erweeken (WATRIN 1922b). COLLIN (1923) beschreibt bei einem menschlichen Embryo von $4^1/_2$ Monaten die Umbildung von Hypophysenzellen in rote Blutkörperchen; sie soll in folgender Reihenfolge vor sich gehen: gewöhnliche eosinophile Zelle; eosinophile Zelle mit pyknotischem Kern, granulierte rote Blutzelle, homogenes rotes Blutkörperchen. Auch GALASESCU (1922) spricht der Hypophyse des menschlichen Embryos blutbildende Fähigkeit zu.

Im Gegensatz zu diesen Angaben stehen die Ausführungen von STEWART (1922), der eine blutbildende Tätigkeit des Vorderlappens völlig in Abrede stellt. Er gibt zu, daß in den Gefäßen des Vorderlappens Normoblasten wie auch lymphoide Hämatoblasten (nach der Nomenklatur von DANTSCHAKOFF) vorkommen können; dieselben seien aber echte Blutzellen, die aus dem Knochenmark des Keilbeins und aus dem Bindegewebe der Sella turcica stammten und nur zufällig in die Gefäße der Hypophyse gerieten. Infolge der venösen Gefäßverbindungen zwischen Hypophyse und Knochenmark ist es ja in der Tat auch sehr leicht möglich, daß bei der Herausnahme des Organes Blutzellen des Knochenmarkes in die Gefäße der Hypophyse gedrückt werden.

Bei kritischer Betrachtung der Angaben von SOYER, COLLIN, BAUDOT, WATRIN und GALASESCU findet man in ihnen keine Beweise dafür, daß eine Umwandlung von echten Drüsenzellen in echte Blutzellen stattfindet. Auch die von den Autoren beigebrachten Abbildungen vermögen ihre Deutungen in keiner Weise als zutreffend zu erweisen. Ebensowenig konnte ich in meinen zahlreichen Präparaten embryonaler, jugendlicher und erwachsener Hypophysen Anhaltspunkte für eine blutbildende Tätigkeit dieses Organes gewinnen. Auch KIRKMAN (1937) kam bei seinen Untersuchungen nur zu negativen Ergebnissen. Ich bin daher davon überzeugt, daß die Angaben über eine erythropoetische Funktion des Vorderlappens auf einer irrtümlichen Deutung morphologisch ähnlicher Bilder von Drüsenzellen beruhen.

Während SOYER, COLLIN, WATRIN u. a. dem Vorderlappen blutbildende Fähigkeiten zuerkennen wollen, schreibt POPA (1934) ihm einen blutzerstörenden Einfluß zu.

Auch LUBARSCH (1917) äußert die Ansicht, daß „die Hypophyse ein am Eisenstoffwechsel beteiligtes, wahrscheinlich ein Blutkörper zerstörendes Organ ist". Die Ausführungen von LUBARSCH, auf die beim Hinterlappen noch einzugehen ist, beziehen sich jedoch nicht auf den Vorderlappen, sondern auf die Herkunft des in Neurohypophyse und Hypophysenstiel abgelagerten Pigmentes.

Nach Popa dagegen kommt es in den Sinuscapillaren des Vorderlappens zu einem ausgedehnten Zerfall von roten Blutkörperchen, der durch die Verlangsamung des Blutstromes in den weiten Gefäßräumen noch begünstigt werden soll. Die Zerstörung („Hämoklasie") vollzieht sich am häufigsten in der Weise, daß die aufgestapelten Erythrocyten ihre Färbbarkeit verlieren und über Stechapfel- und Schattenform zu formlosem Magma zerfallen. Ob diese Auflösung durch ein zerstörendes Ferment oder durch veränderte osmotische Verhältnisse bedingt ist, vermag Popa nicht zu entscheiden. Auch die Endothelzellen der Sinuscapillaren sollen bei der Hämoklasie eine aktive Rolle spielen. Eine weitere Art der Zerstörung besteht nach Popa darin, daß die Erythrocyten in kleine Kugeln verschiedener Größe zerfallen.

In einer späteren Arbeit (1937) hebt Popa hervor, daß nach seinen und seines Schülers L. Wassermanns Untersuchungen (1936) die Erythrocyten im Nebennierenmark und in der Hypophyse gewöhnlich Stechapfelform besitzen; die Stacheln der Blutkörperchen sollen sich massenhaft abschnüren und zu freien Körperchen werden, die in der Folge von den Drüsenzellen des Organes als Arbeitsmaterial aufgenommen werden.

In der Hypophyse sollen die in der einen oder anderen Weise entstehenden Zerfallsprodukte der Erythrocyten vor allem von den eosinophilen Drüsenzellen aufgenommen und verwertet werden, wobei sich der Zelleib dieser Zellen unter dem Einfluß der Mästung beträchtlich vergrößert. Schließlich sollen diese Ausläufer ihres Cytoplasmas durch die Wandung der Sinuscapillaren ins Innere der Gefäße dringen, um sich hier abzuschnüren und in Kolloid zu verwandeln. Auch die von Benda (1900) in basophilen Zellen beschriebenen „Brocken" betrachtet Popa als phagocytierte Reste von zerstörten Erythrocyten.

Die physiologische Bedeutung des Vorganges besteht nach Popa darin, daß ein durch Zerstörung aus Blutkörperchen entstandenes Protoplasmaderivat als Kolloid auf dem Wege der Pfortadergefäße in den Hypothalamus gelangt und hier direkt von den Zellen der vegetativen Zentren absorbiert wird. Weiterhin vermutet Popa, daß die Blutkörperchen vor ihrer völligen Zerstörung auch noch andere Stoffe abgeben, unter denen das Kaliumion eine besondere Rolle spielen soll. Es soll gerade im Bereich der Pfortadergefäße in großer Menge nachweisbar sein. Eine Aufgabe der Hypophyse bestünde demnach darin, den Hypothalamus mit Kalium zu versorgen, eine Funktion, die Popa in der Bezeichnung „glande de potassium" zum Ausdruck bringt.

Betrachtet man die von Popa seiner Arbeit beigegebenen Mikrophotographien, so kann man sich des Eindruckes nicht erwehren, daß durch sie mehr postmortale als intravitale Veränderungen der Blutkörperchen gezeigt werden. Popa selbst gibt an, daß sein menschliches Material frühestens 4—6 Stunden nach dem Tod fixiert wurde. Das ist viel zu spät, um behaupten zu können, daß die in solchen Präparaten anzutreffenden Veränderungen schon zu Lebzeiten vorhanden waren. Wenn sich in einzelnen, namentlich oberflächlich gelegenen Gefäßen noch gut erhaltene Erythrocyten finden, so ist damit noch nicht bewiesen, daß deshalb auch die schlecht erhaltenen schon intravital ihre jetzige Form hatten. Der unzureichende Erhaltungszustand der Präparate Popas geht auch aus dem Aussehen der Drüsenzellen hervor. In Sektionsmaterial ähnlicher Güte lassen sich die von Popa beschriebenen Veränderungen ohne weiteres auffinden; in Hypophysen, die unmittelbar nach dem Tode und gut fixiert sind, sucht man sie vergeblich. Davon, daß die Erythrocyten in den Sinuscapillaren der Hypophyse gewöhnlich Stechapfelform besitzen (Popa 1937, L. Wassermann 1936) kann gar keine Rede sein. Wohl trifft man ab und zu eine Sinuscapillare, deren Erythrocyten sich in einem abweichenden Farbton oder nur blaß färben; das ist aber eine Erscheinung, die man am Gefäßinhalt der verschiedensten Organe vorfindet. Es mag auch sein, daß es in einzelnen Gefäßen, die vom Kreislauf zeitweise abgeschaltet sind, zu einer Auflösung von Erythrocyten kommt; es geht jedoch zu weit, deshalb der Hypophyse die Funktion eines blutzerstörenden Organes zuzuschreiben. Dagegen spricht auch das Fehlen von Eisenablagerungen, die doch in allen blutzerstörenden Organen nachzuweisen sind. Popa weist in diesem Zusammenhang darauf hin, daß im Mittellappen und selbst im angrenzenden Vorderlappenanteil häufig eine große Anzahl von Pigmentzellen vorhanden sei. Für gewöhnlich trifft man jedoch Pigmentzellen in der menschlichen Hypophyse in größerer Zahl nur im Hinterlappen. Daß das in ihnen abgelagerte Pigment irgendeine Beziehung zu Blutkörperchen hat, die im Vorderlappen zerstört wurden, wäre erst noch zu beweisen, trotzdem ein Teil der Pigmentkörnchen Eisen enthält.

Ebensowenig ergeben sich Anhaltspunkte dafür, daß die durch den Zerfall von Erythrocyten freiwerdende Substanz von eosinophilen Drüsenzellen aufgenommen wird. Auch für die Angabe Popas, daß hypertrophische eosinophile Drüsenzellen Cytoplasmafortsätze in die Gefäße schicken, die sich abschnüren und in Kolloid verwandeln, fand ich keine Unterlagen.

Zusammenfassend ergibt sich, daß bis jetzt entgegen den Angaben verschiedener Autoren weder eine blutbildende noch blutzerstörende Tätigkeit des Vorderlappens der Hypophyse erwiesen ist.

r) Der Vorderlappen in der Reihe der Vertebraten.

Es würde den Rahmen des Handbuches überschreiten, eine ins einzelne gehende Beschreibung der Hypophyse innerhalb der einzelnen Klassen der *Wirbeltiere* zu geben. Beabsichtigt ist lediglich hier unter Verwertung der neueren Arbeiten eine kurze vergleichend-anatomische Übersicht über das Verhalten der Pars anterior zu bringen, der später auch Überblicke über die Pars tuberalis (s. S. 275), Pars intermedia (s. S. 364) und Pars posterior (s. S. 466) folgen.

Von allen Abschnitten der Hypophyse ist der Vorderlappen am regelmäßigsten in volldifferenziertem Zustand nachzuweisen. Er findet sich von den *Säugetieren* bis herab zur Klasse der Cyclostomen vor, wenn auch seine Form und Lage, wie aus den in den Abb. 151, 177 und 180—182 zusammengestellten Beispielen hervorgeht, mancherlei Variationen unterliegt. Hinsichtlich der Größe des Vorderlappens (im Vergleich zur Gesamthypophyse) trifft man häufig die Angabe, daß er bei den niedrigen Klassen der *Vertebraten* verhältnismäßig schwach entwickelt sei und erst von der Klasse der *Amphibien* an die Hauptmasse der Hypophyse darstelle. Das ist jedoch nur dann zutreffend, wenn man den bei *Cyclostomen* und *Fischen* zu beobachtenden Übergangsteil als gesonderten Abschnitt abtrennt. Betrachtet man dagegen den Übergangsteil, wofür vieles spricht, nur als Teilstück des Vorderlappens (s. S. 245f.), so steht letzterer auch bei den untersten Klassen der *Vertebraten*reihe seiner Größe nach an erster Stelle, ein Zeichen dafür, daß er schon am Beginn seiner phylogenetischen Entwicklung wichtige Funktionen zu erfüllen hat. Nur selten kommen Ausnahmen in diesem Größenverhältnis vor; so bei einer *Eidechsenart* (*Anolis carolinensis*, s. Abb. 151g), bei der nach Siler der Zwischenlappen die übrigen Teile an Größe übertrifft. Das Maximum an absoluter Größe wird naturgemäß bei den großen Wassersäugern erreicht. So ermittelte Valsö (1936) beim *Blauwal* für den Vorderlappen ein mittleres Gewicht von 32,5 g (16,7—53,5 g); [mittleres Gewicht der Gesamthypophyse 34,6 g, der Pars posterior 1,4 g (1,0—1,9 g), der Pars tuberalis 0,6—0,8 g)].

Eine wesentliche Erweiterung gegenüber dem Wissensstand von 1914, wie er in der grundlegenden vergleichend-histologischen Darstellung von Stendell

W
a Rind.
D
sR
D
dK
b Blauwal.
Pt
Zt
Pt
Pi
c Opossum.
Pt
d Ente.
e Schildkröte.
Hh
S
f Eidechse (Lacerta v.).
g Eidechse (Anolis).
h Schlange (Coronella).
Bg
i Schlange (Thamnophis).
Pt
k Frosch.
U
l Hecht.
Sv
a
b
c
Vs
q Rochen.
Sv
n Aal.
A
Sv
P
o Polypterus.
Sv
Vs
p Hundshai.
Rh
Vb
Va
U
m Stichling.
r Flußneunauge.
Ih
Pa
Bg
s Myxine.

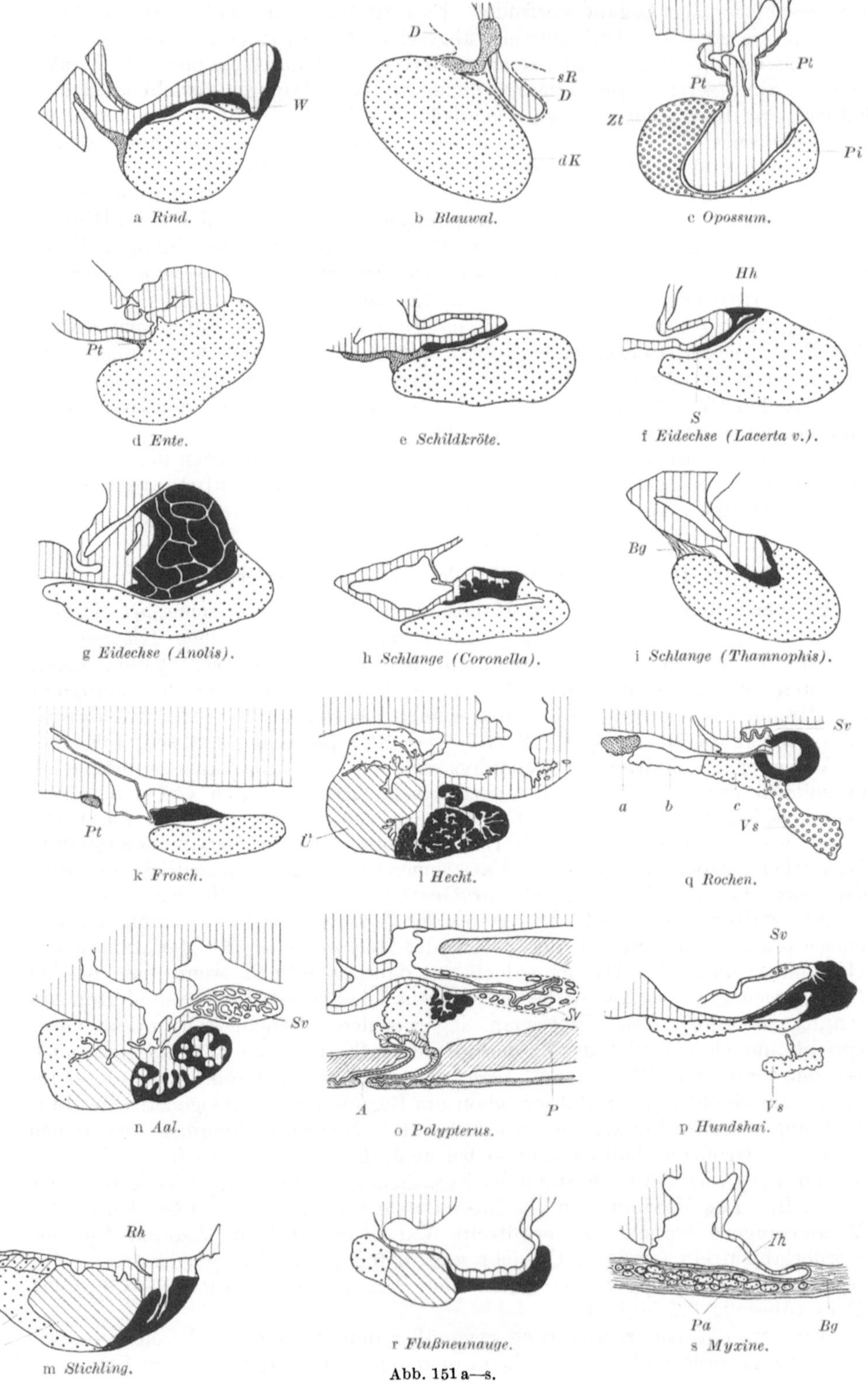

Abb. 151 a—s.

niedergelegt ist, brachte die Anwendung besser differenzierender Färbemethoden, durch die die Erkennung der verschiedenen Zelltypen gefördert wurde, wenn auch die dadurch gegebenen Möglichkeiten einer vergleichenden Histophysiologie des Organes noch lange nicht hinreichend ausgewertet sind. Bedeutungsvoll ist die Erkenntnis, daß das Zellbild der Hypophyse, namentlich im Vorderlappen, nicht stabil, sondern zyklischen Schwankungen unterworfen ist, die je nach der *Tier*art von verschiedenen Faktoren, wie Geschlecht, Geschlechtstätigkeit, Jahreszeit u. dgl. in wechselndem Ausmaß beeinflußt werden. Wegen weiterer Einzelheiten über die mikroskopische Struktur des *Säugetier*vorderlappens sei auf die vorausgehenden Ausführungen verwiesen, die diese, namentlich soweit die gebräuchlichen Laboratoriumstiere in Betracht kommen, schon eingehend berücksichtigten.

Das ältere, vergleichend-anatomische Schrifttum ist bei STENDELL (1914) zu finden. Von ausführlicheren, nach 1914 erschienenen Spezialarbeiten, die auf die vergleichende mikroskopische Anatomie der *Säugetier*hypophyse Bezug haben, seien genannt:

Marsupialier: DAWSON (1938 *Opossum*) PARKER (1917 *Perameles nasuta, Bettongia gaimardi, Macropus ruficollis, Dasyurus viverianus, Trichosurus vulpecula, Phascolarctos cinereus, Phascolomys mitchelli*), SAWYER (1936 *Myotis lucifugus*).

Rodentier: ATWELL (1918a *Kaninchen*), BAILLIF (1938 *Ratte*), CHADWICK (1936 *Meerschweinchen*), DAWSON (1937 *Kaninchen*), FAWCETT (1938 *Meerschweinchen*), FRIEDGOOD und DAWSON (1937 *Kaninchen*), HAGQUIST (1938 *Meerschweinchen*), KIRKMAN (1937 *Meerschweinchen*), NELSON (1936 *Citellus citellus*), NUKARYIA (1926 *Ratte*), POKORNY (1926 *Citellus citellus*), RASMUSSEN (1921 *Marmota*), SEVERINGHAUS (1933 *Ratte*), STEIN (1933 *Ratte*), URASOV (1927, 1928 *Maus*), WOLFE (1935 *Ratte*), WOLFE, BRYAN und WRIGHT (1938 *Ratte*), WOLFE und CLEVELAND (1933 *Ratte*), WOLFE, PHELPS und CLEVELAND (1934 *Kaninchen*).

Edentata Xenarthra: OLDHAM (1938 *Dasypus novemcinctus*), WISLOCKI (1938, *Choloepus hoffmanni, Bradypus griseus, Tamandua tetradactyla, Dasypus novemcinctus*).

Carnivoren: BRAHMS (1932 *Katze*), DAWSON (1936 *Katze*), DAWSON und FRIEDGOOD (1938a und b *Katze*), SATWORNITZKAJA (1926, 1927 *Hund*), *Tschassownikow* (1915 *Hund*), WOLFE, CLEVELAND und CAMPBELL (1932, 1933 *Hund*).

Cetaceen: GEILING (1935 *Balaenoptera physalis, Physeter megalocephalus*), GEILING, TARR und TARR (1935 desgl.), VALSÖ (1936 *Balaenoptera sibbaldii*), WISLOCKI (1929 *Tursiops truncatus*), WISLOCKI und GEILING (1936 *Physeter megalocephalus, Balaenoptera physalis, Balanoptera sibbaldii*).

Ungulaten: BEATO [1] (1935 *Schwein, Pferd, Rind, Schaf*), CLEVELAND und WOLFE (1933 *Schwein*), LUBBERHUIZEN (1927, 1931 *Ovis aries*), WARBRITTON und MACKENZIE (1937 *Ovis aries*), WULZEN (1914 *Rind*).

Sirenien: OLDHAM, CLEERY und GEILING (1938 *Trichechus inunguis*).

Primaten: KOCH [1] (1937 *Gorilla*), PLAUT [1] (1922, 1930, 1936 *Schimpanse, Orang-Utan, Gibbon, Cebus capucinus, C. copillatus, Lagothrix lagothrix*).

Abb. 151. Schematische Darstellung medianer Sagittalschnitte durch die Hypophyse verschiedener *Wirbeltier*arten. Die Abbildungen wurden unter Verwertung der nachfolgend angegebenen Vorlagen einheitlich umgezeichnet. Dabei wurde die Pars anterior grob punktiert, die Pars tuberalis fein punktiert, die Pars intermedia aber schwarz eingetragen. Der Hirnteil und das Gehirn ist vertikal, der Übergangsteil schräg schraffiert.
a Rind, nach ATWELL und MARINUS (1918); *W* Conus von WULZEN. **b Balaenoptera sibbaldii,** nach WISLOCKI und GEILING (1936, Abb. 4e); *D* Dura; *dK* durale Kapsel; *sR* subduraler Raum. **c Opossum** nach DAWSON (1938, Abb. 3); *Pi* Pars intermedia (dünner Epithelsaum); *Pt* Pars tuberalis; *Zt* Zona tuberalis. **d Ente** nach DE BEER (1926, Abb. 26). **e Schildkröte** nach DE BEER (1926, Abb. 39). **f Lacerta viridis,** ♂, geschlechtsreif, nach eigenem Präparat; *Hh* Rest der Hypophysenhöhle innerhalb der Pars intermedia; *S* von zartem Bindegewebe ausgefüllte Spalte zwischen Vorderlappen einerseits, Hirnteil und Pars intermedia andererseits. Vergr. 1:15. **g Anolis carolinensis** nach PORIS und CHARIPPER (1938, Abb. 1 D). **h Coronella austriaca** nach STENDELL (1914, Abb. 28). **i Thamnophis radix** nach SILER (1936, Abb. 1); *Bg* Bindegewebsstrang = Pars terminalis. **k Rana esculenta,** ♀, geschlechtsreif nach eigenem Präparat. Paramedianer, durch die Pars tuberalis (*Pt*) gehender Sagittalschnitt. Vergr. 1:15. **l Esox lucius** nach STERZI (1904, Abb. 3); *Ü* Übergangsteil. **m Gasterosteus aculeatus** nach BOCK (1928, Abb. 2); *Rh* Recessus hypophyseus; *Ü* Übergangsteil; *Va* Vorderlappen, chromophiler Teil; *Vb* Vorderlappen chromophober Teil. **n Anguilla vulgaris** nach STENDELL (1914, Abb. 41); *Sv* Saccus vasculosus. **o Polypterus ornatipinnis** nach GÉRARD und CORDIER (1937, Abb. 2); *A* Ausmündung des Canalis buccopharyngeus; *P* Parasphenoid; *Sv* Saccus vasculosus. **p Scyllium canicula** kombiniert nach STENDELL (1914, Abb. 65) und DE BEER (1926, Abb. 83); *Sv* Saccus vasculosus; *Vs* Ventralsäckchen. **q Raja** nach HOWES (1936, Abb. 3); *a—c* Pars anterior und zwar: *a* basophiler, *b* chromophober, *c* oxyphiler Abschnitt; *Sv* Saccus vasculosus; *Vs* Ventralsäckchen. **r Petromyzon fluviatilis** nach STENDELL (1914, Abb. 18). **s Myxine glutinosa** nach RETZIUS (1895, Tafel VII, Abb. 1) und STENDELL (1914, Abb. 40); *Bg* Bindegewebe; *Ih* Infundibularhöhle; *Vl* Vorderlappen.

---

[1] Nur Pars bzw. Zona intermedia.

Über den Vorderlappen der *Vogel*hypophyse liegen auch heute noch nur verhältnismäßig wenig Angaben vor. Er stellt den weitaus umfangreichsten Teil der Hypophyse dar, gegen den alle anderen Abschnitte stark zurücktreten (s. Abb. 151d 177e, f). Mit der Pars intermedia oder, da diese meist fehlt (s. S. 366), mit dem Hinterlappen steht die Pars anterior gewöhnlich nur an einer schmalen Stelle in Verbindung. Recht häufig sind Vorderlappen und Hinterlappen selbst an diesem kleinen Bezirk durch Bindegewebe, ja bei manchen *Vogel*arten, z. B. bei *Grasmücke* und *Buchfink*, sogar durch einen kleinen hyalinen Knorpel voneinander vollkommen getrennt (POKORNY 1926). Die Darstellung der einzelnen Zellarten erfordert bei der *Vogel*hypophyse eine besonders sorgfältige Färbetechnik; aus der Nichtbeachtung dieser Forderung erklärt es sich, daß lange Zeit die irrige Ansicht herrschte, die chromophilen Zellen seien beim *Vogel* nur mangelhaft ausgebildet. Selbst STENDELL ist noch der Auffassung, daß „die ganze Hypophyse der *Vögel* ein nur wenig entwickeltes Organ mit geringen Anzeichen einer Tätigkeit darstellt", eine Auffassung, die heute natürlich unhaltbar ist. Eine eingehende cytologische Darstellung des Vorderlappens liegt bis jetzt nur von SCHOOLEY (1937), sowie von SCHOOLEY und RIDDLE (1938) für die *Taube* vor (s. S. 197). Durch sie ist, wie ich auch an eigenen Präparaten bestätigen konnte, die Angabe von POKORNY (1926), daß sich bei dieser *Vogel*art weder eosinophile noch basophile Zellen erkennen lassen, widerlegt.

Bezüglich der Hypophyse des *Haushuhnes* gibt FICHERA an, daß der Vorderlappen des normalen *Hahnes* nur sehr wenig Eosinophile enthält; die Mehrzahl der Zellen sei chromophob oder basophil. In eigenen Untersuchungen finde ich jedoch im Vorderlappen des normalen geschlechtsreifen *Hahnes* im Frühjahr reichlich α-Zellen vor. Sie liegen besonders in der caudalen Hälfte der Pars anterior, während sie sich in der rostralen nur sehr spärlich vorfinden. Wie den Befunden von DESOGUS (1926) zu entnehmen ist, kommen auch im Vorderlappen des *Haushuhnes* zyklische Schwankungen vor. Der Autor fand bei *Hennen* 3 Tage nach dem Schlüpfen der Jungen kleine Zellen mit basophilen Granula; Kolloid war nur in geringer Menge vorhanden. 30 Tage nach dem Schlüpfen dagegen traten große Zellen mit eosinophilem Cytoplasma und schwach basophilen Granulationen auf. Wiederum anders war der Befund bei tätigem Ovar; nun fanden sich große, deutlich begrenzte Zellen mit ungefärbtem Cytoplasma und spärlichen basophilen Granula, sowie zahlreiche mit Kolloid gefüllte Pseudofollikel. Außer Geschlechtstätigkeit, Alter und Geschlecht kann auch die Jahreszeit auf das Bild des Vorderlappens von Einfluß sein; dafür sprechen Beobachtungen von SCHILDMACHER (1937) an *Amsel*hypophysen aus den Monaten März bis Mai und September bis November. Während die Hypophyse der weiblichen *Vögel* in Frühjahr wie Herbst Eosinophile enthielte, fanden sie sich bei männlichen *Vögeln* mit einer Ausnahme nur im Frühjahr in beträchtlicher Zahl. Die Hauptmasse des Vorderlappens wurde von Chromophoben und Basophilen gebildet. Ein von Alter, Geschlecht oder Jahreszeit ausgehender Einfluß auf Menge und Verteilung des Kolloids konnte dagegen nicht erkannt werden.

Schrifttum seit 1914: ATWELL[1] (1939 *Haushuhn*), DE BEER (1926 *Huhn, Ente, Taube*), DESOGUS (1926 *Huhn*), LUPS[1] (1929 *Ente, Huhn*), POKORNY (1926 *Mäusebussard Buteo buteo, Grasmücke Sylvia atra, Buchfink Fringilla caelebs, Apus apus*), RAHN (1938 *Haushuhn*), SCHILDMACHER (1937 *Amsel Turdus merula*), SCHOOLEY (1937 *Taube*), SCHOOLEY und RIDDLE (1938 *Taube*).

In der Klasse der *Reptilien* ist der Vorderlappen durchgehends gut entwickelt (s. Abb. 151 e—i). Er liegt bei allen bis jetzt untersuchten Arten fest fixiert in einer Grube des Basisphenoids. Für *Chelonier* wird meist angegeben (so von

---

[1] Entwicklungsgeschichtlich.

Gentes 1907), daß der Vorderlappen an seinem rostralen und caudalen Ende mit dem Zwischenlappen zusammenhängt; bei *Eidechsen* und *Schlangen* steht er dagegen nur caudal an einer kleinen Stelle mit der Pars intermedia in Verbindung, während der übrige Teil durch eine schmale Spalte von Pars intermedia bzw. Hirnteil getrennt ist (s. Abb. 151 f—h). Die Spalte ist nicht etwa als Hypophysenhöhle zu betrachten. Sie ist gewöhnlich artifiziell dadurch entstanden, daß die feinen, zwischen den Oberflächen von Pars anterior und Pars intermedia verlaufenden Bindegewebsfäserchen zerrissen werden. Am rostralen Ende der Spalte zieht von der Spitze des Vorderlappens meist ein stärkerer Bindegewebsstrang zum Hirnteil. Besonders kräftig ist dieser Strang bei manchen *Schlangen*arten entwickelt, so bei *Thamnophis radix* (s. Abb. 151i), wo er von Siler (1936) als Pars terminalis beschrieben wurde. Das Drüsengewebe des Vorderlappens ist in Strängen angeordnet, die von eosinophilen, basophilen und chromophoben Zellen gebildet werden. Poris und Charipper fanden bei *Anolis* die caudale Hälfte des Vorderlappens stärker vascularisiert als die rostrale.

Schrifttum nach 1914: Altland (1939 *Sceloporus undulatus*), Baumgarten (1916 *Alligator mississipiensis, Eutaenia sirtalis, Heterodon plathyrhinos, Sceloporus undulatus, Hemidactylus, Chrysemis marginata;* auch gute Übersicht über das ältere, auf Reptilien bezügliche Schrifttum), de Beer (1926 *Schildkröte, Schlange; Lacerta ocellata* und *muralis, Sphenodon punctatus*), Pokorny (1926 *Alligator mississippiensis*), Poris und Charipper (1938 *Anolis carolinensis*), Siler (1936 *Thamnophis radix*), Wyeth und Row (1923 *Sphenodon punctatus*).

Die *Amphibien* besitzen durchgehends einen gut ausgebildeten Vorderlappen, der, wie die Messungen von Atwell und Woodworth (1926) für verschiedene Gattungen zeigen, 72—91% der Gesamthypophyse darstellt (s. Abb. 151k; ferner Abb. 178 und 179). Bei *Anuren* ist der Vorderlappen mit den übrigen Anteilen der Hypophyse nur ganz locker verbunden, weshalb er, wie seit langem bekannt, in wechselnder Lage angetroffen werden kann; zumeist liegt er, abweichend von seinem Verhalten bei anderen *Tierarten*, ventrocaudal vom Hirnteil. Im ventromedianen Teil des Vorderlappens (Pars distalis) von *Ambystoma tigrinum* unterscheidet Roofe (1937) eine besondere Pars subdistalis. Sie ist dadurch gekennzeichnet, daß ihre Zellen vorwiegend acidophil sind, während der übrige Teil des Vorderlappens überwiegend basophilen Charakter besitzt. Bei allen genauer untersuchten *Anuren-* und *Urodelen*arten wurden eosinophile, basophile und chromophobe Zellen nachgewiesen, so daß anders lautende Angaben älterer Autoren hinfällig sind; eingehendere cytologische Untersuchungen liegen jedoch nur für wenige Arten vor, so von Charipper (1931, *Necturus maculosus*) und von Zahl (1938, *Rana pipiens*). Die zyklischen Veränderungen wurden bis jetzt nur bei *Rana pipiens* von Zahl (1938) untersucht (s. S. 197).

Schrifttum seit 1914: Atwell (1918b, 1938 *Anuren*, 1921 *Urodelen*), Charipper (1931, 1937 *Necturus maculosus*), de Beer (1926 *Frosch, Molch*), Grennel (1939 *Cryptobranchus allegh.*), Herrick (1933 *Necturus*), Laubmann (1926 *Hypogeophis rostratus*), Roofe (1937 *Ambystoma tigrinum*), Sato (1934a und b, 1935 japanische *Anuren* und *Urodelen*arten), Schliefer (1935 *Bufo*), Sumi[1] (1924, 1926 *Onyochodactylus japonicus, Hynobius nebulosus*), Terato[1] (1935a und b *Bufo jap.*), Terato und Yamada[1] (1935 *Rhacophorus schlegelii*), Terato und Imamura[1] (1935 *Rana nigromac.*), Uhlenhuth (1923 *Typhlomolge Rathbuni*), Yamada (1936 *Hynobius leechii*), Yuba[1] (1935 *Cacopoides*), Zahl (1938 *Leopardenfrosch Rana pipiens*).

Überaus wechselnd ist das Verhalten des Vorderlappens in der Klasse der *Fische.* Am Drüsenteil der *Selachier*hypophyse sind im allgemeinen drei Teile zu unterscheiden: der Vorderlappen (Hauptlappen, Rostrallappen), das Ventralsäckchen (Ventrallappen, Pars ventralis, Saccus s. Lobus inferior) und die Pars intermedia. Im einzelnen aber zeigen diese Teile bei den verschiedenen *Selachier*gattungen eine sehr wechselnde Ausbildung (s. Pokorny 1926). Bei *Scyllium*

---

[1] Vorwiegend entwicklungsgeschichtlichen Inhalts.

canicula z. B. (s. Abb. 151 p) wird der Vorderlappen von einem langgestreckten Schlauch (Hypophysensack) gebildet, von dem namentlich im rostralen Abschnitt zahlreiche Drüsentubuli abgehen, die von weiten Sinuscapillaren umgeben sind. Die Lichtung dieser Drüsenschläuche bleibt zeitlebens erhalten und mit dem Lumen des Hauptschlauches in Verbindung. Verwickelter sind die Verhältnisse bei *Rochen* und *rochen*ähnlichen *Haien*; bei ihnen endigt der Vorderlappen, der hier kein so deutliches zentrales Lumen zeigt, häufig erst rostral vom Chiasma mit einem dreieckigen Segment von Drüsengewebe (STERZI 1904, STENDELL 1914). Dasselbe entspricht wohl dem neuerdings von MAY und VEIL (1938) bei *Torpedo* beschriebenen, rostral vom Chiasma liegenden „ségment triangulaire", das MAY und VEIL durch das Chiasma vom Vorderlappen gänzlich abgetrennt finden. Der Drüsenteil gleicht nach den genannten Autoren histologisch völlig dem Vorderlappen, muß daher bei Totalexstirpation gleichfalls entfernt werden. Vermutlich entspricht das Segment auch dem quer verlaufenden Drüsenstück, das HOWES (1936) bei *Raja* am rostralen Ende des Vorderlappens beschreibt und das hier *caudal* vom Chiasma liegt. HOWES bezeichnet es als „anterior basiphil region of anterior lobe" und homologisiert es mit der Pars tuberalis der *Säugetiere*.

Der caudale Teil des Vorderlappens besteht bei *Rochen* und *rochen*ähnlichen *Haien* aus einem Knäuel von Schläuchen und Strängen, die ventral und caudal den Zwischenlappen umfassen, so daß eine experimentelle Trennung zwischen beiden Anteilen sehr erschwert oder praktisch unmöglich ist.

Das Ventralsäckchen (Ventrallappen) (s. Abb. 151 p und q) entwickelt sich bei *Rochen* und *rochen*ähnlichen *Haien* nach STERZI (1909) zu einem großen dünnwandigen Gebilde, das bei jeder *Hai*art wieder besondere Gestalt besitzt. Bei *Haien* liegt das Ventralsäckchen meist in eine Grube der Schädelbasis eingebettet, während es bei *Rochen* dicht an den caudalen Teil des Vorderlappens herankommt. Nach den Darstellungen der verschiedenen Autoren zu schließen, zeigt das Ventralsäckchen in seiner Bauart große Unterschiede. Zum Teil scheint es bläschenartigen, zum Teil kompakten Bau zu besitzen.

Nach HOWES (1936) sind am Vorderlappen der *Rochen*hypophyse 3 Abschnitte zu unterscheiden (s. auch Abb. 151 q): a) die vordere basophile Region, die zahlreiche dunkle basophile Zellen enthält. b) Die mittlere Region, die fast ausschließlich aus chromophoben, blaßblau gefärbten Zellen besteht und c) die hintere oxyphile Region, in der eosinophile Zellen überwiegen. Den Ventrallappen („inferiore lobe") hält HOWES für eine vollständig eigene Bildung der Pars intermedia. Er homologisiert diesen Teil mit den Lobi laterales von WOERDEMAN. Beim *Säugetier* sollen ihm möglicherweise Teile der Pars tuberalis entsprechen. Zwischenlappen und Hinterlappen faßt HOWES als „neurointermediate lobe" zusammen.

Nach NORRIS (1936), der die Hypophysen von 72 Species in 39 Genera von *Elasmobranchiern* untersuchte, variiert der Ventrallappen sehr stark von hochfunktionierender bis zu rudimentärer Form; doch liegt darüber bis jetzt meines Wissens nur die angeführte kurze Mitteilung vor.

Histologisch besteht der Vorderlappen der *Selachier*hypophyse nach CARERE-COMES (1936) aus Drüsenschläuchen, die vom Hypophysensack ausgehen und in einiger Entfernung von ihrem Ursprung in solide Drüsenstränge übergehen. Die Schläuche werden von zylindrischen, nur schwach färbbaren Zellen ausgekleidet. Diese chromophoben Zellen bilden durch sekretorische Tätigkeit das die Schläuche und den Hypophysensack anfüllende Kolloid. Die den Gefäßen zugekehrte Außenwand der Tubuli und Zellstränge wird dagegen von großen polygonalen oder unregelmäßigen Zellen gebildet, die zahlreiche eosinophile Granula enthalten. Innerhalb der anliegenden Sinuscapillaren beobachtete CARERE-COMES oft eosinophiles Sekret, dessen Herkunft aus den Eosinophilen in der Fischhypophyse auch von STUDNICKA (1901), STENDELL (1914) und HOWES (1936) beschrieben wurde.

Bei jungen Tieren wird der Vorderlappen nach CARERE-COMES überwiegend von Zellsträngen gebildet; die eosinophilen Zellen derselben sind überaus reich mit Granula beladen. Bei Herannahen der Geschlechtsreife geht die Zahl der Stränge zurück, während die Drüsenschläuche sich vermehren. Während der Schwangerschaft (Juni bis September) kommt es bei *Torpedo oc.* zu einer starken Hyperämie und Hypertrophie des Vorderlappens, wobei sich Zahl und Größe der Schläuche wie der Chromophoben stark erhöht. Der Autor folgert daraus, daß die eosinophilen Zellen das Wachstumshormon, die chromophoben dagegen gonadotropes Hormon liefern. Auch RANZI (1936) beobachtete bei lebendgebärenden *Selachiern* mit fortschreitender Entwicklung der Embryonen eine Gewichtszunahme der Hypophyse, eine Zunahme des Sekretes in den Drüsenschläuchen und gleichzeitig eine Abnahme der eosinophilen Granulationen.

Ganz anders als bei den *Elasmobranchiern* ist der Bau der Hypophyse bei den *Teleostomern.* Aus der Ordnung der *Dipnoer* liegen Untersuchungen über *Lepidosiren* (KERR 1902, 1933; DE BEER 1926) und *Epiceratodus* (GRIFFITHS 1938) vor. Die Hypophyse von *Lepidosiren* zeigt in Anordnung und Lage der einzelnen Teile Ähnlichkeit mit den *Amphibien.* Bei *Epiceratodus* liegt der Vorderlappen mit seiner Dorsalseite dem membranartigen vorderen Abschnitt des Infundibulums an. Die Hypophysenhöhle, die ventral gerichtete Divertikel abgibt, ist merkwürdigerweise allseits von Vorderlappengewebe umschlossen und trennt nicht wie bei den meisten höheren *Vertebraten* Pars anterior und Pars intermedia. Die Zellen des Vorderlappens bilden nach GRIFFITHS beim erwachsenen *Tier* kolloidgefüllte, von Bindegewebe umgebene Bläschen, so daß GRIFFITHS hier, ähnlich wie in der Schilddrüse, eine primäre Sekretspeicherung und sekundäre Sekretabgabe annehmen möchte.

Besonderes Interesse erweckt das in der ganzen *Wirbeltier*reihe alleinstehende Verhalten der Hypophyse der *Crossopterygier:* hier steht der Vorderlappen selbst bei erwachsenen Tieren noch durch einen Ausführungsgang in offener Verbindung mit der Rachenhöhle (WALDSCHMIDT 1887, DE BEER 1926, GÉRARD und CORDIER 1936a, *Polypterus Weeksi*; BICKFORD 1895 *Calamoichthys*; GÉRARD und CORDIER 1936b *Polypterus ornatipinnis*). Bei diesen *Fischen* des tropischen Afrika setzt sich das Epithel der Rachenschleimhaut in einen offenen Canalis buccohypophyseus fort, der die Knochenplatte des Parasphenoids durchdringt, um sich zu mehreren acinusartigen Divertikeln zu erweitern (s. Abb. 151o). Die Divertikel sind von hohen Zylinderzellen ausgekleidet, die ihr Sekret in den Canalis bucco-hypophyseus und damit in die Rachenhöhle abgeben. An der Basalseite des Epithels ist die Basalmembran verschiedentlich durchbrochen und die Zylinderzellen gehen unmittelbar in die Zellstränge des Vorderlappens über, so daß hier ein und dasselbe Organ exo- und endokrinen Bautypus vereinigt und zweifellos auch in zweifachem Sinne seine Tätigkeit entfaltet.

Von den folgenden Ordnungen der *Teleostomer*, den *Chondroganoiden, Rhomboganoiden* und *Cycloganoiden* sind Beispiele für das Verhalten der Hypophysen durch die Untersuchungen von STENDELL (1911 *Acipenser sturio*), TILNEY (1911 *Lepidosteus*) und DE BEER (1923 *Amia*) bekannt. Der Vorderlappen von *Acipenser* besitzt nach STENDELL Ähnlichkeit mit dem der Selachierhypophyse; er ist langgestreckt wie dieser; seine Drüsenschläuche liegen aber dichter beisammen. Bei *Lepidosteus* sind die Zellen in soliden Strängen angeordnet.

Ein sehr mannigfaches Bild bietet die Hypophyse der *Teleostier.* Charakteristisch für sie ist das Auftreten eines besonderen, zumeist zwischen Pars anterior und Pars intermedia eingeschalteten Segmentes, das von STENDELL als „Übergangsteil" bezeichnet wurde. Nach dem Autor ist in ihm „gleichsam ein allmählicher Übergang der Gewebebildung vom Zwischenlappen bis zum Hauptlappen vorhanden". Bei dieser Definition spielt auch die Auffassung

STENDELLs eine Rolle, daß die basophilen Zellen im Sekretionszyklus eine Vorstufe der eosinophilen darstellen. Dementsprechend findet STENDELL den caudalen Abschnitt des Übergangsteiles vorwiegend basophil, den rostralen eosinophil. Weiterhin vereinigt der Übergangsteil nach STENDELL auch insofern Merkmale des Vorder- und Zwischenlappens, „als er sowohl Blutbahnen wie auch Hirnteilausläufer enthält, allein beide in einer mittleren Anzahl, d. h. weniger und auch kleinere Blutgefäße als der Hauptlappen und nicht soviel Hirnstränge wie der Zwischenlappen." Auf der Höhe seiner Entwicklung unterscheidet sich der feinere Bau des Übergangsteiles sowohl von der Pars anterior wie von der Pars intermedia. Im übrigen weist aber gerade dieser Abschnitt bei den einzelnen Formen oft große Unterschiede auf.

Ein relativ einfaches Verhalten zeigt die Hypophyse des *Aales* (s. Abb. 151n): hier liegt die Pars anterior am weitesten rostral, dann folgen der Reihe nach Übergangsteil, Zwischenlappen und Hinterlappen. (STENDELL 1914, FLORENTIN und WEIS 1931, v. HAGEN 1936.) Die Pars anterior besteht hier vorwiegend aus eosinophilen Zellen, zwischen welchen einzelne schwach basophile Zellen eingestreut sind. Das Parenchym des Übergangsteiles, der von Blutgefäßen und Fortsätzen des Hinterlappens durchzogen ist, wird überwiegend von blaß basophilen Zellen gebildet (STENDELL). Jahreszyklische Veränderungen konnte v. HAGEN nicht feststellen. Auch bei *Mormyrus* besteht der Übergangsteil vorwiegend aus basophilen Zellen (STENDELL 1914).

Beim *Stichling* (s. Abb. 151 m) unterscheidet BOCK (1928) in der Pars anterior (Hauptlappen) einen ventralen chromophilen Teil, der vorwiegend acidophile Zellen enthält, und einen dorsalen chromophoben Teil, dessen Zellen das Reservematerial für die Acidophilen darstellen. Als besondere Eigentümlichkeit der *Stichlings*hypophyse hebt BOCK eine erstaunliche Armut an Blutgefäßen hervor, die sich namentlich bei der Pars anterior bemerkbar macht. Auch der Übergangsteil, der sich von den benachbarten Teilen wesentlich unterscheidet, nimmt beim *Stichling* eine Sonderstellung ein. An seinem Aufbau beteiligen sich zwei verschiedene Zellarten, chromophobe und chromophile, die anscheinend nicht ineinander übergehen können. Die Chromophilen des Übergangsteiles unterscheiden sich von den Acidophilen der Pars anterior. Typische basophile Zellen fehlen. Für die Drüsenzellen der Pars anterior konnte kein ausgesprochener Jahreszyklus festgestellt werden, wohl aber für die Zellen des Übergangsteiles und des Zwischenlappens (s. auch S. 192).

In der Hypophyse des *Fundulus* konnte MATTHEWS (1936) nur einen Übergangsteil, Zwischenlappen und Hinterlappen feststellen; ein der Pars anterior anderer *Teleostier*hypophysen entsprechender Abschnitt fehlt hier. Der Übergangsteil zeigt jahreszyklische Schwankungen: in der Zeit vom September bis Mai überwiegen eosinophile Zellen (s. auch S. 192).

Beim *Hecht* (s. Abb. 151l) nimmt die Pars anterior nur einen verhältnismäßig kleinen Raum ein, während der Übergangsteil, der von Blutgefäßen und Hinterlappenausläufern reich durchsetzt ist, kräftig entwickelt ist. Die Pars anterior besteht aus Zellsträngen, deren oberflächliche Schicht von schmalen, mit eosinophilen Granula beladenen Zylinderzellen gebildet wird, während im Innern regellos polyedrische Zellen von durchaus basophilem Verhalten liegen. Im Übergangsteil des *Hechtes* findet STENDELL eosinophile und basophile Zellen.

Der Übergangsteil der *Karpfenhypophyse* wird etwa zu gleichen Teilen von stark eosinophilen und gänzlich chromophoben Zellen gebildet (STENDELL). Die Hypophyse des *Goldfisches* (BELL 1938) besitzt in der Anordnung ihrer einzelnen Abschnitte gewisse Ähnlichkeit mit der *Karpfen*hypophyse. Der Übergangsteil besteht hier aber vorwiegend aus stark basophilen Zellen, zwischen welche Inseln von eosinophilen eingestreut sind. Bei der *Forelle (Salmo irideus)* finden sich nach meinen Präparaten in der Pars anterior hohle, sekrethaltige Zellschläuche, die von hohen schmalen Zylinderzellen gebildet werden, deren Cytoplasma sich stark mit Azocarmin färbt. Zwischen ihnen liegen polygonale, typische α-Zellen und einzelne azanblaue Zellen. Der Übergangsteil besteht im Frühjahr vorwiegend aus Zellen, deren Cytoplasma sich mit Azan intensiv blau färbt, in Kresofuchsin aber ungefärbt bleibt. Typische β-Zellen fehlen. Daneben sind einzelne α- und violettgranulierte γ-Zellen eingestreut.

Zusammenfassend ergibt sich, daß der Übergangsteil in der *Knochenfisch*hypophyse durchgehends die Pars anterior an Größe übertrifft; er stellt jenen Abschnitt des Vorderlappens dar, der stets vorhanden ist. Der als Pars anterior bezeichnete Teil kann dagegen fehlen. Übergangsteil und Pars anterior sind gegenseitig immer unscharf abgegrenzt, während der Übergangsteil und Pars intermedia bei einzelnen Arten (z. B. beim *Goldfisch*) durch bindegewebige Septen getrennt sind. Sehr wenig Übereinstimmung zeigen, wie der vorausgehenden Übersicht zu entnehmen ist, die Angaben, die über die im Übergangsteil auftretenden Zelltypen vorliegen. Zum Teil mag sich das aus Unterschieden in der Methodik erklären; den älteren Beobachtungen gegenüber läßt sich auch geltend machen, daß die angewandten Färbemethoden zur Charakterisierung der Zellen nicht hinreichten. Weiterhin ist zu bedenken, daß sich die Angaben oft nur auf ein einziges Stadium beziehen, so daß der Einfluß jahreszyklischer Veränderungen unbeachtet blieb. Indessen bestehen auch zwischen *Aal, Stichling* und *Fundulus*, deren Jahreszyklus vollständig verfolgt wurde, starke Unterschiede. Dazu kommt, daß sich auch das Bild, das der Übergangsteil beim *Goldfisch* und bei der *Forelle* zeigt, in den Zyklus der drei genannten Fischarten nicht einordnen läßt, trotzdem bei *Aal, Stichling* und *Forelle* auch gleiche Fixierungs- und Färbemethoden zur Anwendung kamen. Daraus läßt sich folgern, daß doch auch artspezifische Unterschiede im cellulären Bestand des Übergangsteiles vorhanden sind.

In letzter Zeit traten in der Deutung der Pars anterior und des Übergangsteiles abweichende Auffassungen hervor. Während STENDELL und die Mehrzahl der älteren Autoren die Pars anterior („Hauptlappen") der *Teleostier*hypophyse dem Vorderlappen (Hauptlappen) der *Säugetier*hypophyse gleichsetzen, kommt BELL (1938) zu der Auffassung, daß diese nach Lageverhältnis, Zellart und Zellanordnung in Wirklichkeit der Pars tuberalis zu vergleichen ist, während der Übergangsteil histologisch dem Vorderlappen der höheren Formen entspricht. Gegen diese Gleichsetzung von Pars anterior der *Knochenfisch*hypophyse und Pars tuberalis spricht jedoch, daß die Pars anterior bei verschiedenen Arten, so z. B. bei der *Forelle*, strukturell wie auch topographisch ein Verhalten zeigt, das von dem einer typischen Pars tuberalis völlig verschieden ist. Ich möchte daher **Pars anterior und Übergangsteil der *Knochenfisch*hypophyse nur als verschieden differenzierte Teile des in seiner Gesamtheit dem Vorderlappen der höheren *Vertebraten* entsprechenden Drüsenabschnittes auffassen.**

Schrifttum seit 1914: ALEXANDER[1] (1927 *Scyllium canicula*), BAUMGARTNER (1915 *Squalus acanthias*), BELL (1938 *Carassius auratus*), BOCK (1928 *Gasterosteus aculeatus*), CARERE-COMES (1936 *Torpedo ocellata, T. marmorata, Scymnus lichen, Acanthias Blainvillei, Mustelus vulgaris*), CHARIPPER (1937 *Carassius auratus*), DE BEER (1923 *Amia calva*, 1926 *Rochen, Scyllium canicula, Torpedo ocellata, Heterodontus Philippi, Squalus acanthias, Esox lucius, Polypterus, Lepidosiren, Salmo trutta*), FLORENTIN und WEIS (1931 *Anguilla vulgaris*), GÉRARD und CORDIER (1936a *Polypterus Weeksi*, 1936b *Polypterus ornatipinnis*), GRIFFITHS (1938 *Epiceratodus forsteri, Lepidosiren*), v. HAGEN (1938 *Anguilla vulgaris*), HOWES (1936 *Raja maculata, R. clavata, R. brachyura*), KERR (1933 *Lepidosiren paradoxa*), LEVENSTEIN (1938 *Carassius auratus*, normal und *Teleskopfisch*), LEWIS und BUTCHER (1936 *Squalus acanthias, Raja strabuliformis*), MATTHEWS (1936 *Fundulus*), MAY und VEIL (1938 *Torpedo marmoratus*), NORRIS (1936 *Elasmobranchier*), POKORNY (1926 *Raja clavata,*

---

[1] Entwicklungsgeschichtlich.

Heptanchus cinereus, Scyliorhinus canicula, Etmopterus niger, Squatina angelus, Centrophorus granulosus, Scymnus lichia), Ranzi (1936 *Trygon violaceus, Mustulus laevis*), Robeson[1] (1938 *Cyprinus carpio*), Wenig[1] (1927, 1928 *Scyllium canicula, Acanthias vulgaris, Scymnus lichia, Spinax niger*).

Auch innerhalb der untersten Klasse der Wirbeltiere, bei den *Cyclostomen*, sind im Verhalten der Hypophyse Unterschiede festzustellen. Die *Petromyzonten* weisen eine verhältnismäßig gut entwickelte Hypophyse auf, deren Teile der Länge nach hintereinander gereiht sind (s. Abb. 151r). Der erste, am weitesten rostral gelegene Abschnitt, die Pars anterior, entspricht bei *Petromyzon fluviatilis* nach Stendell dem Vorderlappen [nur Haller von Hallerstein (1934) homologisiert ihn mit der Pars tuberalis]. Auf ihn folgt, ähnlich wie bei der *Teleostier*hypophyse, ein Übergangsteil, der von den Abschnitten am größten ist. Die Pars anterior wird von eosinophilen und basophilen Zellen gebildet, die zu mehr oder weniger vertikal verlaufenden Zellsäulen geordnet sind (de Beer, *Petromyzon Planeri*). Der Übergangsteil ist ähnlich gebaut; seine Zellen werden als nur schwach färbbar (Sterzi 1904) oder als zumeist basophil (de Beer) bezeichnet. Abweichend davon unterscheidet Tilney (1937) bei *Petromyzon marinus* an Stelle einer Pars anterior und eines Übergangsteiles einen Markteil, der in seinem caudalen Abschnitt allseitig von einem sich histologisch anders verhaltenden Rindenteil umgeben ist (medullary portion, cortical portion of the pars distalis).

Besonders primitive Verhältnisse finden sich bei der 2. Ordnung der *Cyclostomen:* bei *Myxine* (s. Abb. 151s) ist das als Hypophyse anzusprechende Drüsengewebe durch eine kräftige Bindegewebsplatte von der Aussackung des Zwischenhirns vollkommen abgetrennt. Das Organ setzt sich aus einzelnen soliden, zum Teil auch mit Höhlung versehenen Zellsträngen zusammen (W. Müller 1871, Retzius 1895), deren Zellen nach de Beer (1926) alle von einer Art sind. Sterzi (1904) und Stendell sprechen das Drüsengebilde zur Hauptsache als Zwischenlappen und nur den vordersten Bezirk als Vorderlappen an; ob das zutrifft, ist zu bezweifeln, da ja bei *Myxine* gerade das Hauptmerkmal des Zwischenlappens, die enge Anlagerung an den Hirnteil, fehlt. Ungeklärt ist auch, ob das eigentümliche Verhalten der Hypophyse von *Myxine* der Ausdruck einer primitiven Entwicklungsstufe oder einer sekundären Rückbildung ist; de Beer hält das letztere für wahrscheinlicher. Über die frühe Entwicklung der Hypophyse von *Myxine*, die die Frage unschwer lösen würde, ist nichts bekannt.

2. Der Trichterlappen der Hypophyse (Pars tuberalis).

a) Historisches.

Der Trichterlappen der menschlichen Hypophyse wurde zum ersten Male von Luschka (1860) beschrieben. Er schildert ihn mit folgenden Worten: „Die Substanz des vorderen Abschnittes der Hypophyse zeigt sich von jener des hinteren, sowie von dem Trichter, bald mehr, bald weniger deutlich geschieden. Nicht selten schließt sich dieselbe aber auch da sehr innig an das Infundibulum an, wo es eben im Begriff ist in den hinteren Lappen überzugehen. Ja, sehr häufig zieht sich seine Masse eine Strecke weit in die Gefäßhaut des Trichters hinauf und scheint, wenigstens bei der Betrachtung mit bloßem Auge, einen innigen Anteil an der Bildung von dessen Wandung zu nehmen. Mikroskopische Untersuchungen an longitudinalen und queren Durchschnitten solcher Präparate, welche einige Zeit in verdünnter Chromsäure gelegen haben, überzeugen indes sehr bestimmt davon, daß es sich hier nicht etwa um einen Übergang der eigentümlichen Substanz des Trichters in jene des vorderen Lappens der Hypophyse handelt, als vielmehr um ein Hinaufschreiten der Masse des letzteren in das Gewebe der Gefäßhaut des Infundibulum. Diese Beziehungen lassen sich insbesondere an älteren Fetus und an Neugeborenen studieren, bei welchen der vordere Lappen des Hirnanhangs in Gestalt einer konischen Prominenz über den Türken-

---

[1] Entwicklungsgeschichtlich.

sattel weit hinaus reicht und mitunter die Hauptmasse des Trichters darzustellen scheint, während dieser in der Tat sich nur an die hintere Seite derselben innig anlegt, um sich ohne Unterbrechung in den in jenen Altersstufen ungemein kleinen hinteren Lappen fortzusetzen" (s. S. 40). Luschka bringt auch eine Abbildung von einem Längsschnitt durch „die sich an den Trichter anlegende Fortsetzung der Substanz des vorderen Lappens der Hypophyse" und hebt hervor, daß „in die feingestreifte Bindesubstanz viele, in verschiedener Weise durchschnittene Blutgefäße sowie Gruppen von Drüsenblasen und Zellen eingelagert" sind. Bemerkenswerterweise sind in der Abbildung Luschkas diese „Drüsenblasen" in charakteristischer Weise durchgehends mehr strangartig dargestellt, im Gegensatze zu den mehr kugeligen Drüsenzellkomplexen des Vorderlappens. Auch ein weiteres charakteristisches Merkmal der Pars tuberalis, die geringere Größe der Drüsenzellen, kommt in der Zeichnung Luschkas schon deutlich zum Ausdruck.

Bei der Beschreibung des Trichters weist Luschka darauf hin, daß man zwischen der membranösen Hülle und der von ihr eingeschlossenen, weißgrauen oder gelbrötlichen Substanz zu unterscheiden habe. „Die membranöse Hülle des Trichters ist der Hauptsache nach eine Fortsetzung der Pia mater, in welcher Gefäßchen vorzugsweise in longitudinaler Richtung verlaufen. Nach außen hin schließen sich an diese Haut immer auch Bestandteile der Arachnoidea an, welche mitunter zottenartige Auswüchse produzieren. Diese Hülle ist am Anfange des Trichters ausnehmend dünn und zerreißlich, woher es dann auch kommt, daß bei der gewöhnlichen Art, das Hirn aus der Schädelhöhle zu entfernen, der Trichter an seinem oberen und nicht, wie man seiner abnehmenden Dicke nach erwarten sollte, an seinem unteren Ende abreißt. Nach abwärts wird die Gefäßhaut des Trichters dicker und bedeutend fester, auch haftet sie inniger an der eigentlichen Substanz desselben an." „Ein sehr beachtenswerter Bestandteil im Gewebe der Gefäßhaut der unteren Region des Trichters sind Drüsenblasen und Drüsenschläuche, welche mit jenen des vorderen Lappens der Hypophyse identisch und ... von diesem ausgegangen sind. Sie bewirken hauptsächlich die größere Dicke und Derbheit des unteren Endes der Pia mater des Trichters, an dessen vorderem Umfange sie besonders reichlich angesammelt zu sein pflegen und namentlich in der nächsten Umgebung der längsverlaufenden, nicht selten da und dort aneurysmatisch erweiterten Blutgefäßchen gefunden werden. Auch Virchow (1857) hat in mehreren Fällen follikuläre Blasen oder auch traubige Anhäufungen derselben noch am Trichter selbst wahrgenommen."

Nach all dem hat Erdheim (1903) zweifellos Unrecht, wenn er behauptet, daß Luschka „der eigentliche Fortsatz infolge seiner geringeren Dimension unbekannt blieb". Und in gleicher Weise ist es unrichtig, wenn Cameron (1919) den Embryologen W. Müller als den ersten bezeichnet, der den Trichterlappen 1871 als „zungenförmigen Fortsatz" beschrieben habe. Müller erweitert aber die Darstellung Luschkas dadurch, daß er beim Neugeborenen, beim 4jährigen Kind wie beim Erwachsenen „konstant einen schmalen Ausläufer der Drüse feststellt, welcher sich längs der vorderen Fläche des Trichterfortsatzes (i. e. Proc. infundibularis) bis nahe an das Chiasma erstreckt. Er führt zahlreiche schmale Arterienzweige mit bindegewebiger Adventitia und zwischen diesen eine Anzahl gestreckt verlaufender 0,015—0,03 mm dicker, von quadratischen Epithelien erfüllte Schläuche. Sie setzen sich fort in die Schläuche, welche das Parenchym der eigentlichen Drüse bilden".

Henle (1871) hebt hervor, daß der drüsige Fortsatz des Hypophysenstieles in bezug auf seine Menge gegen das Infundibulum weit zurücktrete; die in ihm verlaufenden Zellenschläuche sind länglich und parallel laufend, im Gegensatz zu den ganz regellosen im Vorderlappen selbst. Ferner gibt Henle an, daß der Fortsatz beim Fetus regelmäßig und zuweilen auch beim Erwachsenen die Basis des Gehirns erreicht und am Tuber cinereum eine kurze Strecke gegen das Chiasma hinzieht.

V. v. Mihalkovicz (1875) beobachtete, daß „die fertige Drüse nach vorn gegen das Chiasma zu eine zungenförmige Verlängerung paralleler Drüsenschläuche besitzt, in die einige Äste der unteren Carotiden treten". S. Lothringer (1886) bezeichnet den Trichterlappen als Fortsatz des Epithelsaumes auf den Trichter. Er betont „das Vordringen der Hypophysenepithelien gegen das Chiasma und selbst in die Gehirnsubstanz. Nach den uns zugänglichen entwicklungsgeschichtlichen Angaben scheint es sich nicht um einen in Rückbildung befindenden Teil des Organes zu handeln. Auch die innige Durchflechtung dieser Epithelschläuche mit weiten pialen Gefäßen, deren eigenartige Einfügung allerdings noch weiterer Untersuchungen bedarf, spricht für das Bestehen einer physiologischen Tätigkeit der ersteren". Haller (1897) beschreibt bei verschiedenen Tierarten eine „mediane Epithelplatte", die der ventralen Fläche des Hypophysenstieles anliegt. Salzer (1898) findet bei *Meerschweinchen-* und *Schweine*embryonen einen breiten, nach vorn zum Chiasma verlaufenden Fortsatz. Sehr eingehend beschäftigt sich Erdheim (1903) mit dem „Fortsatz" der menschlichen Hypophyse, namentlich in Hinblick auf seine Bedeutung als Ausgangspunkt der sog. Hypophysenganggeschwülste; der histologische Aufbau des Fortsatzes stimmt nach Erdheim mit dem des Vorderlappens überein, „nur daß die granulierten Zellen hier seltener vorzukommen pflegen". Joris (1907) faßt unter der Bezeichnung

„lobule de la tige" eine Gruppe von Drüsenzellen zusammen, die sich vom Vorderlappen ausgehend am Infundibulum entlang bis zum Chiasma erstreckt und auch den Hals des Trichters umgibt. STADERINI (1908) unterscheidet einen „Lobus chiasmaticus", der sich gegen das Chiasma zu erstreckt und vom Vorderlappen ausgeht, und einen „Lobus praemamillaris", der mit seinem Ende bis zum Recessus praemamillaris reicht und das Aussehen eines, in die Hirnhäute eingebauten Drüsenläppchens besitzt. HERRING (1908) beschreibt den Trichterlappen als „a tonguelike process of the pars intermedia", wobei er den Gefäßreichtum dieses Fortsatzes gegenüber der Pars intermedia hervorhebt. BOLK (1910) beobachtet den Fortsatz bei Tarsius-Embryonen und bezeichnet ihn wegen zweier seitlicher hörnchenartiger Fortsätze, die bei dieser Tierart besonders gut ausgebildet sind, als Lobulus bifurcatus.

Schon diese kurze Zusammenstellung des älteren Schrifttums zeigt zur Genüge, daß TILNEY den Trichterlappen in seiner 1913 erschienenen Arbeit zu Unrecht als eine „hitherto undescribed part of the hypophysis" bezeichnet. Damit soll nicht in Abrede gestellt werden, daß durch TILNEYS Untersuchungen die Kenntnisse über den Trichterlappen wesentliche Ergänzungen erfuhren. TILNEY selbst belegt den Trichterlappen mit dem Namen „Pars tuberalis". Er unterscheidet am Drüsenteil der Hypophyse eine Pars distalis (= Vorderlappen) und eine Pars juxtaneuralis. Die letztere trennt TILNEY wieder in die Pars tuberalis (= Trichterlappen) und die Pars infundibularis (= Zwischenlappen). Auf Grund seiner entwicklungsgeschichtlichen und histologischen Untersuchungen hebt er aber hervor, daß diese beiden Teile im Gegensatze zur Auffassung HERRINGS genetisch wie strukturell nichts miteinander zu tun haben, sondern zwei morphologisch verschiedene Anteile der Drüse darstellen.

In den folgenden Jahren befaßt sich eine Reihe von Arbeiten mit der Entwicklung des Trichterlappens (WOERDEMAN 1914, 1918; BAUMGARTNER 1916, BOLK 1917, PARKER 1917, ATWELL 1918a, b, 1921, ATWELL und SITLER 1918). Die Entstehung des menschlichen Trichterlappens wurde vor allem durch die eingehenden Untersuchungen von HOCHSTETTER (1924) geklärt, in denen auch die vergleichende Entwicklungsgeschichte dieses Hypophysenteiles, der von HOCHSTETTER als „Processus infundibularis" bezeichnet wird, Berücksichtigung fand. HOCHSTETTERs Darstellung der Entwicklung beim Menschen wurde von ATWELL (1926) bestätigt und vervollständigt. Die vergleichende Anatomie, Histologie und Entwicklungsgeschichte der Pars tuberalis wurde durch zahlreiche Angaben von DE BEER (1926) bereichert.

Die Kenntnisse über den histologischen Bau des menschlichen Trichterlappens wurden in den letzten Jahren namentlich durch die Arbeiten von GUIZZETTI (1925), CAMERON (1929), ATWELL (1929) und PIETSCH (1930) erweitert.

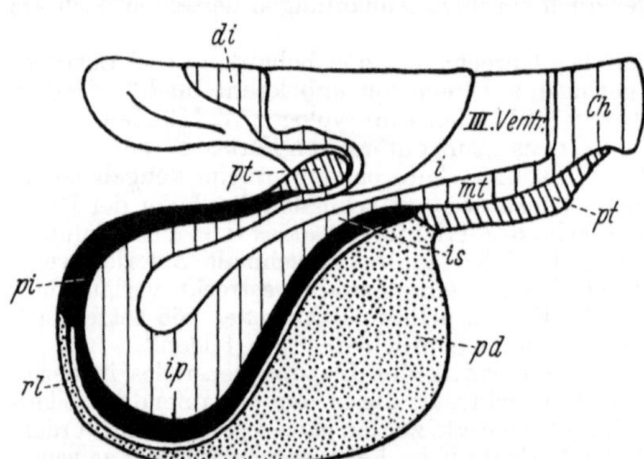

Abb. 152. Schematische Darstellung der einzelnen Anteile der *Säugetier*hypophyse unterhalb der Primaten, gezeigt an einem medianen Sagittalschnitt durch die Hypophysengegend einer erwachsenen *Katze*. Nach TILNEY (1937). *Ch* Chiasma n. opt.; *di* Diencephalon; *i* Infundibulum; *ip* infundibular process (Hinterlappen); *is* infundibular stem (Hypophysenstiel); *mt* Eminentia mediana des Tuber cinereum; *pd* Pars distalis (Vorderlappen); *pi* Pars infundibularis; *pt* Pars tuberalis; *rl* residual lumen (Hypophysenhöhle).

b) Zur Nomenklatur des Trichterlappens.

Die Frage der Nomenklatur des Trichterlappens ist reichlich verworren. Ich verwende im vorliegenden Beitrag neben der deutschen Bezeichnung „Trichterlappen", noch die lateinische Bezeichnung „Pars tuberalis", da sie in der neueren Literatur sehr gebräuchlich ist und auch durch die letzte Nomenklaturkommission angenommen wurde, obwohl sie im Grunde genommen für die menschliche Hypophyse unzutreffend ist.

Als TILNEY 1913 die Benennung „Pars tuberalis" einführte, ging er vor allem von den bei der *Katzen*hypophyse zu beobachtenden Verhältnissen aus, die er auch später als Muster für die Hypophyse aller Säugetiere, die tiefer als die Primaten stehen, bezeichnet. Bei der *Katze* liegt, wie Abb. 152 zeigt, die Pars tuberalis dem von TILNEY anfangs als Eminentia saccularis, später als

Eminentia mediana bezeichneten Teil der Tuber cinereum an, so daß die Benennung „Pars tuberalis" hier durchaus sinngemäß ist. In einem Schema, das die Verhältnisse beim erwachsenen Menschen wiedergibt, überträgt TILNEY (1913) die Bezeichnung „Pars tuberalis" auch auf den ganzen Trichterlappen des Menschen, obwohl dieser zum größten Teil dem Hypophysenstiel und nur im obersten Abschnitt dem Tuber cinereum anliegt. Diesem ersten Schema TILNEYs entsprechend, wurde der Name „Pars tuberalis" von BIEDL und vielen anderen Autoren auch für den menschlichen Trichterlappen beibehalten.

Eine weitere Komplikation erfährt die Nomenklatur nun dadurch, daß TILNEY in einer späteren Veröffentlichung (1937) die Bezeichnung „Pars tuberalis" bei der menschlichen Hypophyse auf einen schmalen, der Eminentia mediana des Tuber cinereum anliegenden Bezirk beschränkt, den am Hypophysenstiel gelegenen Teil des Trichterlappens dagegen zusammen mit dem sog. Zwischenlappen als Pars infundibularis abtrennt (s. Abb. 153). Ich kann mich dieser neuen Benennungsweise TILNEYs, durch die der oberste, beim Menschen meist nur in unbedeutenden Resten vorhandene Teil des Trichterlappens als etwas Besonderes abgetrennt und der Hauptabschnitt desselben mit der sich gänzlich anders verhaltenden Zona intermedia (s. S. 295 f.) vereinigt wird, nicht anschließen,

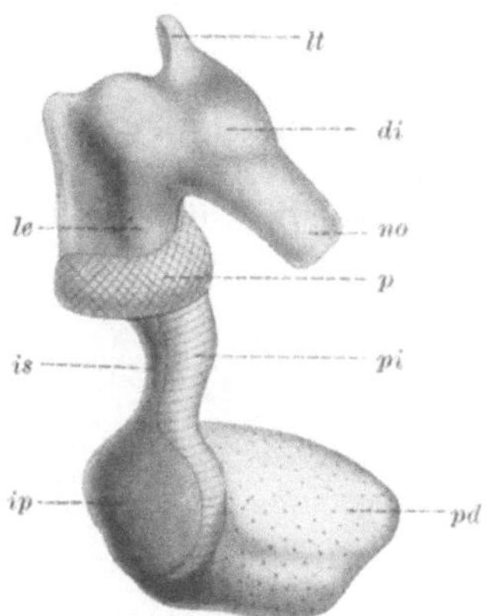

Abb. 153. Rekonstruktion der Hypophysengegend einer 61jährigen Frau. Nach TILNEY (1937). *Ch* Chiasma n. opt.; *di* Diencephalon; *ip* infundibular process (Hinterlappen); *is* infundibular stem (Hypophysenstiel); *le* Eminentia lateralis des Tuber cinereum; *lt* Lamina terminalis; *no* Nervus opticus; *pd* Pars distalis (Vorderlappen); *pi* Pars infundibularis; *pt* Pars tuberalis.

um so weniger, als auch die entwicklungsgeschichtlichen Ausführungen TILNEYs, die sowohl den Darlegungen von HOCHSTETTER wie jenen von ATWELL widersprechen, nicht überzeugend sind. Die sehr eingehenden Untersuchungen von

HOCHSTETTER werden von TILNEY merkwürdigerweise nicht einmal erwähnt, geschweige denn diskutiert.

Abb. 154 bringt ein Hypophysenschema mit den von VOLTERRA (1925) vorgeschlagenen Bezeichnungen. VOLTERRA teilt den Trichterlappen in eine Parte avvolgente, einen Lobulo chiasmatico und einen Lobulo premammillare. Alle drei Teile, die „ähnliche Struktur und Beziehungen besitzen", faßt VOLTERRA als „Lobuli accessori" zusammen. Die

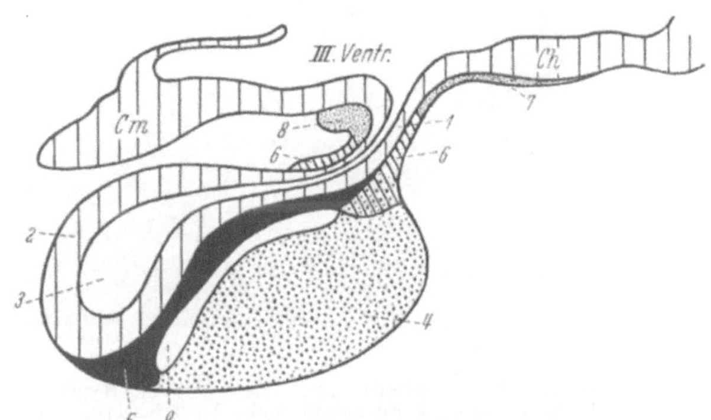

Abb. 154. Schematische Darstellung der einzelnen Anteile der *Säugetier*hypophyse nach VOLTERRA (1925). Medianer Sagittalschnitt durch den Boden des Diencephalons. *Ch* Chiasma n. opt.; *Cm* Corpus mammillare; *1* Hypophysenstiel; *2* Hinterlappen; *3* Recessus hypophyseos; *4* Vorderlappen; *5* Zwischenlappen; *6* Parte avvolgente; *7* Lobulo chiasmatico; *8* Lobulo premammillare; *9* Hypophysenhöhle.

Parte avvolgente setzt VOLTERRA dem „Umschlagsteil" LOTHRINGERs gleich, die Lobulo chiasmatico und premammillare entsprechen den von STADERINI beschriebenen und so benannten Abschnitten (s. o.). Die Einteilung ist selbst bei *Säugetier*hypohysen unzweckmäßig, da einerseits die Lobulo chiasmatico und premammillare die gleiche Struktur und Herkunft besitzen und auch seitlich ohne Grenze ineinander übergehen, andererseits aber zwischen Umschlagsteil und

Pars tuberalis, wie S. 285 gezeigt wird, wesentliche Unterschiede bestehen. Beim Menschen vollends liegt der Umschlagsteil (= Umschlagszone) gänzlich getrennt von der Pars tuberalis tief im Vorderlappen (s. auch S. 307 und die Abb. 189).

c) Die Gestalt des Trichterlappens.

Auf einem medianen Sagittalschnitt tritt der Trichterlappen (Pars tuberalis) der menschlichen Hypophyse als ein langgestreckter, schmaler Gewebsstreifen hervor, der die vordere Fläche des Hypophysenstieles bedeckt (s. Abb. 155).

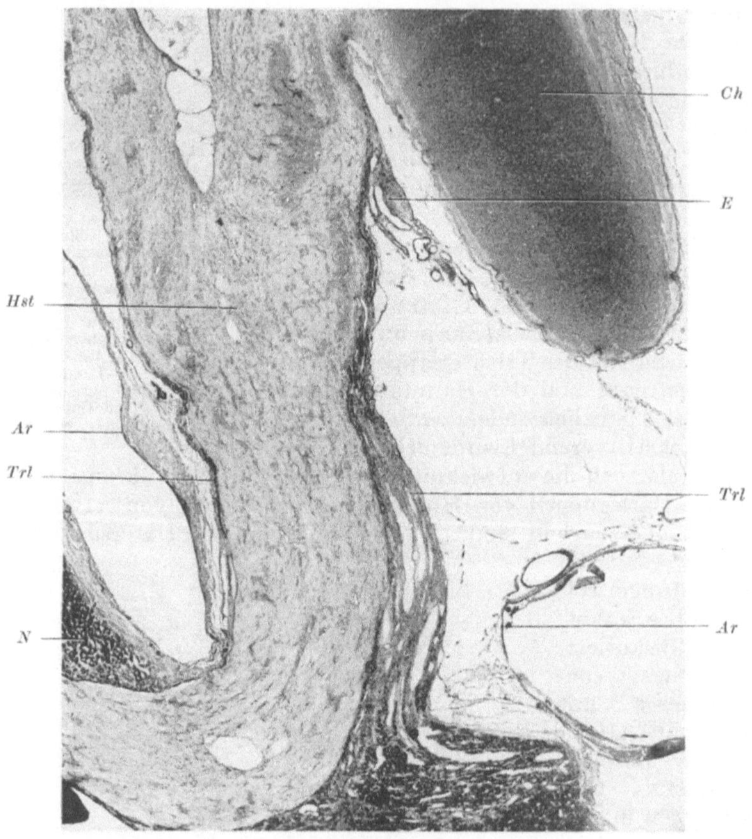

Abb. 155. Medianer Sagittalschnitt durch Trichterlappen, Hypophysenstiel und Chiasma n. opt. *Ar* Arachnoidea; *Ch* Chiasma n. opt; *E* Endanschwellung des Trichterlappens (sog. Halskrause); *Hst* Hypophysenstiel; *N* Nackenteil des Vorderlappens; *Trl* Trichterlappen. Hinger. Fix. Formol-Alkohol. Paraffin. 10 μ. Hämalaun-Eosin. Vergr. 1:14.

Er geht mit breit aufsitzender Basis von der Oberfläche des Vorderlappens aus und erstreckt sich unter zunehmender Verschmälerung bis in den Winkel zwischen Hypophysenstiel und Chiasma. Hier findet sich ständig eine hakenartig vorspringende Verdickung (s. Abb. 155), die sog. Endanschwellung. PIETSCH vergleicht sie mit einer „Art Halskrause", die nach hinten entweder offen ist oder am Übergang des Stieles in das Tuber cinereum mit einer dünnen Zellage verstreicht.

Die Anschwellung wird zum erstenmal von BOYCES und BEADLES (1893) als kleines Drüsenhäuflein erwähnt, das die genannten Autoren in einem Fall im Winkel zwischen

Infundibulum und Chiasma antrafen. Als regelmäßig vorkommende Bildung wurde sie erst von ERDHEIM (1903) erkannt und beschrieben. Von ihm stammt auch die Bezeichnung „Endanschwellung".

Die Endanschwellung ist bald stärker, bald schwächer ausgeprägt. Als besondere Eigenschaft erwähnt schon ERDHEIM, daß sie im spitzen Winkel nach vorne unten abgeknickt erscheint und die hier zahlreichen und großen, in derselben Richtung verlaufenden Gefäße des Subarachnoidealraumes begleitet. Die Verhältnisse sind auch in Abb. 156 deutlich erkennbar. Der hier zwischen der Endanschwellung und dem Piaüberzug des Chiasmas sichtbare Spaltraum dürfte durch die Schrumpfung der Gewebe bei Fixierung und Nachbehandlung, vielleicht auch durch mechanische Einwirkung bei der Herausnahme des durch Gefäßinjektion fixierten Gehirnes etwas verbreitert sein. Man sieht noch Durchschnitte der auseinandergezogenen, feinen, zwischen Pia und Endanschwellung verlaufenden Bindegewebsbälkchen des Subarachnoidealraumes.

Im Inneren der Endanschwellung liegen gewöhnlich mehrere Reihen schmaler Parenchymstränge, die von reichlichem Bindegewebe umschlossen sind. Die Parenchymstränge können, wie Abb. 156 zeigt, noch eine Strecke weit über die Anschwellung nach aufwärts reichen. In anderen Schnitten der Serie sind sie bis an den Scheitel des Winkels zu verfolgen. Ja, in einem Falle, einem 49jährigen Hingerichteten, schlug sich das Drüsengewebe des Trichterlappens an der Spitze des Winkels sogar noch auf die Rückfläche des Chiasmas über und bedeckte das obere Drittel desselben mit einer 1—3 Zellagen dicken Drüsenschicht. Nach GUIZZETTI ist

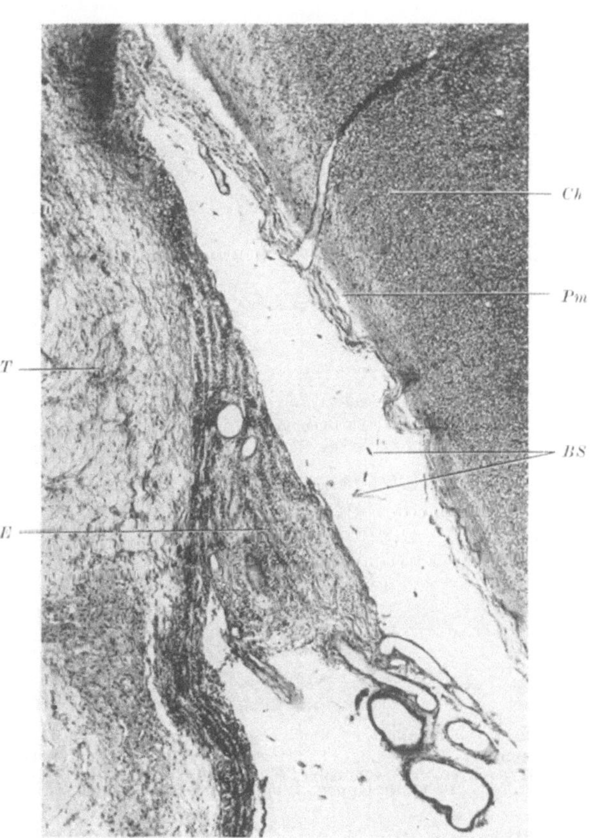

Abb. 156. Endanschwellung am oberen Ende des Trichterlappens im Winkel zwischen Tuber cinereum und Chiasma. *BS* Bindegewebsbälkchen im Subarachnoidalraum; *Ch* Chiasma n. opt; *E* Endanschwellung („Halskrause"); *Pm* Pia mater; *T* Tuber cinereum. Hinger. Fix. Formol-Alkohol. Paraffin. 10 μ. Hämalaun-Eosin. Vergr. 1 : 55.

die Endanschwellung des Trichterlappens das Ergebnis des mechanischen Widerstandes, den das Gehirn dem weiteren Wachstum des Trichterlappens entgegensetzt. Die Endanschwellung ist so ziemlich immer nachzuweisen. GUIZZETTI stellte ihr Fehlen unter 54 histologisch untersuchten Fällen nur viermal fest, und zwar bei je einem Falle von 2, 14, 30 und 73 Jahren, woraus ersichtlich ist, daß ihr Fehlen unabhängig vom Lebensalter ist.

Viel schwächer und inkonstanter als auf der Vorderseite ist beim *Menschen* die Ausbildung des Trichterlappens auf der Rückseite des Stieles, auf der am medianen Sagittalschnitt oft auf große Strecken hin jegliches Drüsengewebe fehlt. So besteht auch der in Abb. 155 sichtbare Gewebsstreifen fast nur aus dem Blutgefäße führenden Bindegewebe der Pia und dem anliegenden Arachnoidealgewebe, das namentlich in der unteren Hälfte des Stieles stark hervortritt. Aber selbst wenn Drüsengewebe vorhanden ist, beschränkt es sich im Bereich der Rückseite des Hypophysenstieles meist auf eine dünne, erst bei stärkerer Vergrößerung erkennbaren Lage von Drüsenzellen.

Die Darstellung CAMERONs, wonach der Trichterlappen normalerweise den ganzen Hypophysenstiel vollständig umschließt (s. Abb. 188a, S. 295), trifft beim

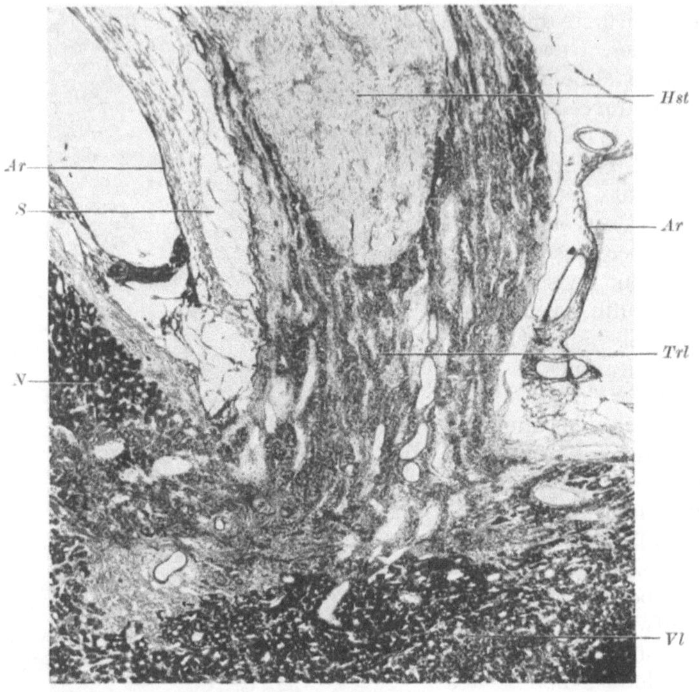

Abb. 157. Paramedianer Sagittalschnitt durch den Trichterlappen am Austritt des Hypophysenstieles aus der Hypophyse. *Ar* Arachnoidea; *Hst* Hypophysenstiel; *N* Nackenteil; *S* Subarachnoidalraum; *Trl* Trichterlappen; *Vl* Vorderlappen. Hinger. Formol-Alkohol. Paraffin. 10 µ. Hämalaun-Eosin. Vergr. 1:22,5.

Menschen nur in Ausnahmefällen zu. Nach GUIZZETTI fehlt das Drüsengewebe auf der Rückseite des Stieles im oberen Teil beinahe immer. Auch PIETSCH konnte eine derartige Umscheidung nur selten beobachten. Wenn daher CAMERON in der oben erwähnten Abbildung des „Zwischenlappentuberalisapparates beim Menschen" den vorderen und hinteren Abschnitt der Pars tuberalis in gleicher Stärke zeichnet, so wird dadurch vielleicht ein seltener Sonderfall, aber niemals das normale Verhalten des Trichterlappens wiedergegeben.

Von einer breiteren, zusammenhängenden Drüsenschicht wird der Hypophysenstiel beim Menschen gewöhnlich, aber nicht immer, nur bei seinem Austritt aus der Hypophyse umschlossen. Die seitlich gelegenen Stränge, die sich eine Strecke weit am Stiel emporstrecken, treten an dem in Abb. 157 wiedergegebenen paramedianen Sagittalschnitt deutlich hervor. An ihm läßt sich auch der allmähliche Übergang des Trichterlappens in das Drüsengewebe des Vorderlappens gut erkennen, da sich das Gewebe des Trichterlappens durch das Fehlen von eosinophilen Zellen wie durch die stärkere Entwicklung des Bindegewebes schon am Schwarz-Weißbild durch seine hellere Färbung abhebt.

Nicht selten wird der sog. Nackenteil des Vorderlappens (s. Abb. 31, S. 48, sowie S. 32, ferner Abb. 158) einfach dem Trichterlappen zugerechnet, was in den meisten Fällen weder entwicklungsgeschichtlich noch histologisch zutreffend ist. Wie auf S. 32 näher ausgeführt wurde, leitet sich dieser Abschnitt der Prähypophyse zum größten Teil auf die beiden „Hörner" des Hypophysensackes zurück. Dabei verhält sich das der Neurohypophyse anliegende Blatt ähnlich der Anlage des Zwischenlappens, während das äußere Blatt proliferiert und typisches Vorderlappengewebe liefert. Später verschwindet dann gewöhnlich

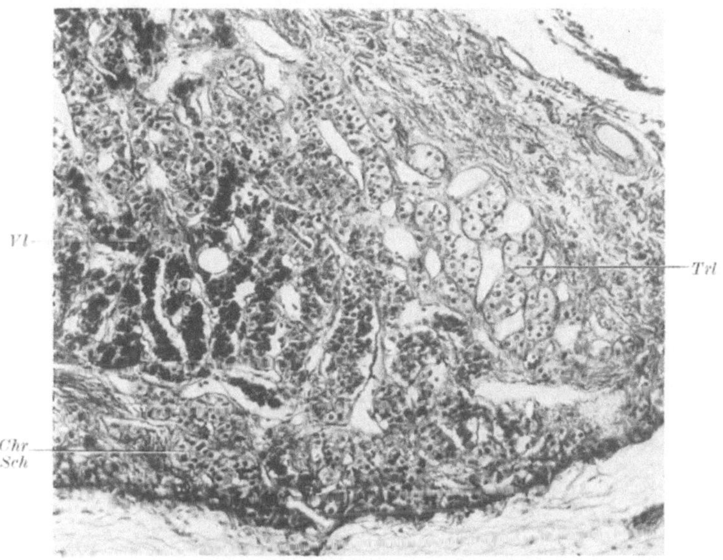

Abb. 158. Teilstück aus dem „Nackenteil" einer menschlichen Hypophyse. *Chr Sch* Chromophobe, dem Hinterlappen anliegende Drüsenschicht; *Trl* Drüsenzellstränge des Trichterlappens; *Vl* Drüsenzellstränge vom Charakter des Vorderlappens. Hinger. Fix. Formol-Alkohol. Paraffin. 7 μ. Azan. Vergr. 1:110.

der ursprünglich zwischen beiden Blättern vorhandene Spalt; es kommt aber auch vor, daß eine mit Kolloid gefüllte Höhle erhalten bleibt, wie es in Abb. 31 zu sehen ist. Die der Neurohypophyse anliegende Drüsenschicht unterscheidet sich aber selbst beim Erwachsenen von der Hauptmasse des Nackenteiles oft noch dadurch, daß sie weniger eosinophile Zellen enthält oder auch davon frei ist. Nur eine kleine, gegen den Stiel zu gelegene Zone des Nackenteiles zeigt gewöhnlich die histologische Struktur des Trichterlappens (s. Abb. 158). Es ist jener Abschnitt, der sich entwicklungsgeschichtlich auf die „Hörnchen" der Pars tuberalis-Anlage zurückleitet.

Schon bei der Darstellung der Entwicklungsgeschichte der Hypophyse wurde darauf hingewiesen, daß die Ausbildung sowohl der „Hörner" des Hypophysensackes wie der „Hörnchen" der Tuberalisanlage sehr verschiedene Grade erreichen kann. Das wirkt sich naturgemäß auch auf die Ausbildung des „Nackenteiles" der erwachsenen Hypophyse aus. Waren beide Anlagen schlecht entwickelt, so kann der „Nackenteil" wie z. B. in Abb. 27a—c (S. 38) vollständig fehlen. Waren die „Hörner" des Hypophysensackes unterentwickelt, die „Hörnchen" der Tuberalisanlage aber gut ausgebildet, so findet sich im Nackenteil nur Drüsengewebe vom Charakter des Trichterlappens und umgekehrt.

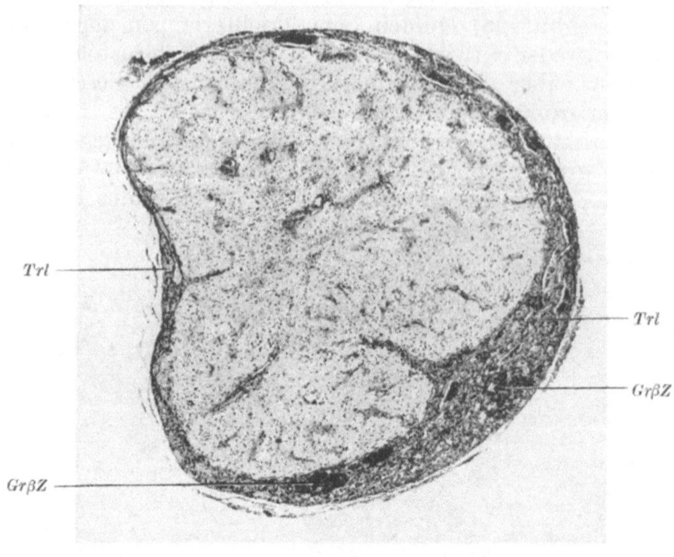

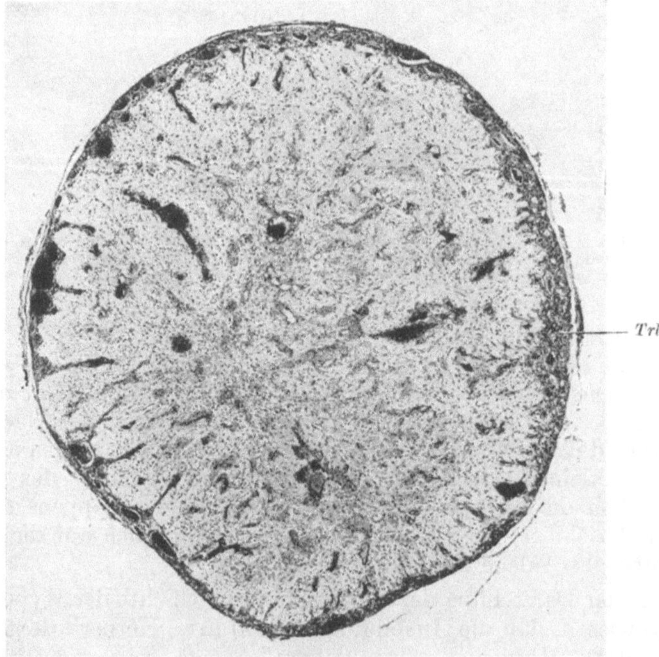

Abb. 159a und b. Querschnitt durch den Hypophysenstiel und den anliegenden Trichterlappen. a Gegen die Hypophyse zu, b gegen den Tuber zu gelegen. *GrβZ* Gruppe von β-Zellen; *Trl* Trichterlappen. Hinger. Fix. Bouin, Paraffin. 7 μ. Azan. Vergr. 1:32,5.

Aus dem Gesagten ist verständlich, daß der Trichterlappen auf Querschnitten durch den Hypophysenstiel je nach der Schnitthöhe sehr verschiedene Gestalt besitzt. Beim Austritt aus der Hypophyse findet man häufig eine ringförmige Zone von Tuberalisgewebe vor. Etwas weiter entfernt davon zeigt das Querschnittsbild des Trichterlappens gewöhnlich Halbmond- oder Sichelform (s. Abb. 159a und b), wobei die Dicke der auf der vorderen Seite des Hypophysenstieles gelegenen Drüsenschicht mit zunehmender Entfernung von der Hypophyse immer mehr abnimmt, bis sie sich in der Höhe der Endanschwellung in individuell wechselndem Ausmaß wieder verstärkt.

Was die Grenzen der Pars tuberalis gegen den Zwischenhirnboden zu betrifft, so ist die Begrenzung nach vorne oben beim *Menschen* durch den Winkel zwischen Hypophysenstiel und Chiasma gegeben. Daß die Pars tuberalis in seltenen Fällen noch ein Stück weit auf die Rückfläche des Chiasma reichen kann, wurde oben erwähnt. Nach rückwärts gegen die Corpora mamillaria zu fehlt dagegen ein derartiges Hindernis für die Ausbreitung des Drüsengewebes und infolgedessen auch eine scharfe Grenze. Dementsprechend sind auch die Angaben des Schrifttums über die Ausdehnung des Trichterlappens nach rückwärts widerspruchsvoll. Nach CAMERON können die Drüsenzellen des Trichterlappens „in beträchtlicher Länge rückwärts gegen die Corpora mamillaria zu verfolgt werden, wobei sie in nahe Verbindung mit dem Tuber cinereum treten". In Übereinstimmung damit ist auch im Schema CAMERONS eine von ihm als Tuber cinereum bezeichnete Anschwellung mit Trichterlappengewebe bedeckt. Im Gegensatz zu den Darstellungen CAMERONS fand ich in meinen eigenen Präparaten diese Gegend des Tuber cinereum beim Menschen stets frei von Drüsengewebe. Auch PIETSCH konnte eine derartige Ausdehnung des Trichterlappens nach rückwärts, wie sie CAMERON schildert, niemals beobachten.

Ebenso wie die Ausdehnung unterliegt auch die Dicke der Pars tuberalis großen Schwankungen. Neben Trichterlappen, deren Dicke im unteren Drittel im Durchschnitt $60\,\mu$ beträgt, trifft man andere mit einer solchen von nur $25\,\mu$, ohne daß, soweit bekannt, ein Anlaß bestünde, deshalb von einer Atrophie zu sprechen. Die Maße werden in Anbetracht des Gefäßreichtums der Pars tuberalis in hohem Grade auch durch den Füllungszustand der Gefäße beeinflußt. Daneben bestehen aber auch beträchtliche Schwankungen in der Menge des Bindegewebes wie des Drüsengewebes. Nach ERDHEIM (1903) hängt die Dicke des Trichterlappens von der Länge des Hypophysenstieles ab; bei einem langen Hypophysenstiel ist er lang und dünn, bei einem kurzen kurz und dick. Genauere Angaben über Beziehungen zu Alter und Geschlecht sind nicht möglich, da zur Zeit hinreichendes Zahlenmaterial fehlt (s. auch S. 45). Das eine jedoch scheint mir festzustehen, daß das interstitielle Bindegewebe gerade im Trichterlappen im höheren Alter besonders reichlich zunimmt und das Drüsengewebe fortschreitend spärlicher wird. Im Trichterlappen von 70- und 80jährigen Personen fand ich des öfteren fast nur noch Bindegewebe und Gefäße vor, während das Drüsengewebe bis auf geringe Reste verschwunden war.

d) Der histologische Aufbau des Trichterlappens.

Der histologische Aufbau des Trichterlappens zeigt gegenüber dem Bautypus des Vorderlappens einige wesentliche Unterschiede, die schon bei schwacher Vergrößerung deutlich hervortreten. Sie prägen sich vor allem im Verhalten der Gefäße, des Bindegewebes und nicht zuletzt auch in der Anordnung und Beschaffenheit des Drüsengewebes selbst aus. Dadurch, daß die Gefäße zum überwiegenden Teil in längsgestrecktem Verlauf dem Hypophysenstiel folgen, erscheint auch das zwischen ihnen gelegene Drüsenparenchym zu längsverlaufenden Zellsträngen ausgerichtet; das tritt namentlich an Präparaten hervor, die durch Injektion fixiert wurden und deren blutleer gespülte Gefäße stark erweitert sind (s. Abb. 160). Sehr deutlich macht sich der Unterschied im Aufbau auch an Längsschnitten bemerkbar, deren Gitterfasern mit einer der üblichen Silbermethoden zur Darstellung gebracht ist. Die längsgezogenen schmalen Maschen unterscheiden sich stark von der für den Vorderlappen charakteristischen pseudoalveolären Anordnung.

Bei genauerer Betrachtung des Bautypus der Zellstränge lassen sich zwei Typen unterscheiden. Bei dem einen besteht der Zellstrang aus einem ungegliederten Strang wechselnder Länge, der aus zahlreichen nebeneinander

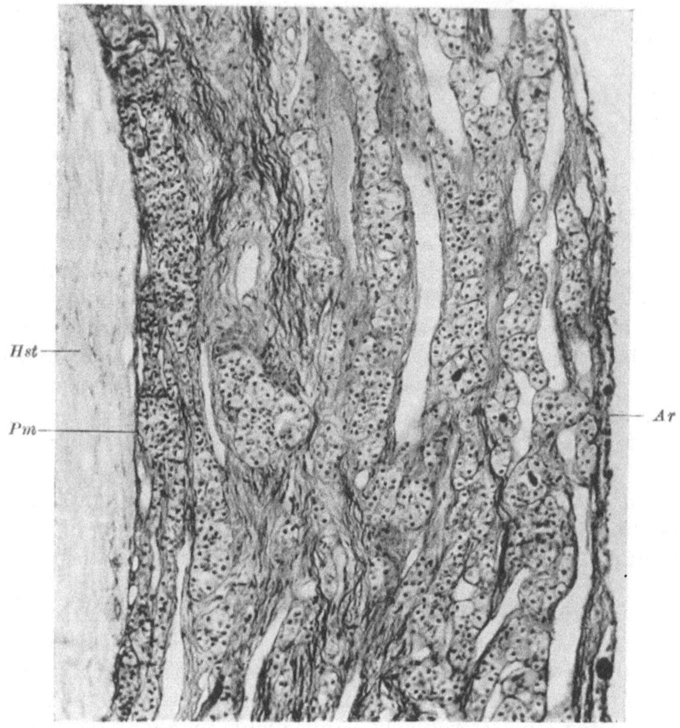

Abb. 160. Längsschnitt aus dem unteren (hypophysenwärts gelegenen) Drittel des Trichterlappens. *Ar* Arachnoidea; *Hst* Hypophysenstiel; *Pm* Pia mater (Grenzschicht). Hinger. Fix. Alkohol-Formol. Paraffin. 7 μ. Azan. Vergr. 1:110.

liegenden größeren und kleineren Zellen zusammengesetzt ist (s. Abb. 161). Der andere Typus ist in Abb. 162 wiedergegeben; bei ihm setzen sich die Stränge aus kleineren, in der Längsrichtung des Trichterlappens aneinander gereihten Zellballen zusammen. Die bindegewebige Umhüllung dieser Zellhaufen ist gewöhnlich nicht vollständig, sondern bald an dieser, bald an jener Stelle unterbrochen. An diesen Punkten stehen die Zellballen dann mit benachbarten in unmittelbarer Verbindung. Diese beiden Extremtypen findet man in wechselndem Ausmaß vertreten. Manche Drüsen sind fast vollständig nach dem ersten gebaut, bei anderen dagegen überwiegt namentlich in der hypophysären Hälfte der zweite. Im basalen Teile des Trichterlappens tritt die strangartige Anordnung mehr und mehr zurück, um polymorphen Zellhaufen Platz zu machen (s. Abb. 163), die jenen des Vorderlappens ähnlich sind, aber von reichlicherem Bindegewebe umgeben werden.

In dünnen Längsschnitten erscheinen die Zellstränge vielfach isoliert, ein Eindruck, der durch das reichlich entwickelte interstitielle Bindegewebe nur verstärkt wird. Die Untersuchung von Serienschnitten und dicken Flachschnitten lehrt dagegen, daß die Parenchymstränge sehr oft miteinander anastomosieren, so daß sie körperlich betrachtet einem in die Länge gezogenen, weitmaschigen Netzwerk gleichen.

Der Durchmesser der einzelnen Zellstränge schwankt zwischen 7 und 38 μ. Man erkennt ihn am besten an Querschnittsbildern, da Längsschnitte leicht täuschen können; so handelt es sich z. B. bei dem in Abb. 161 mit aZ bezeichneten einreihigen Zellstrang in Wirklichkeit um das Anschnittsbild eines mehrreihigen.

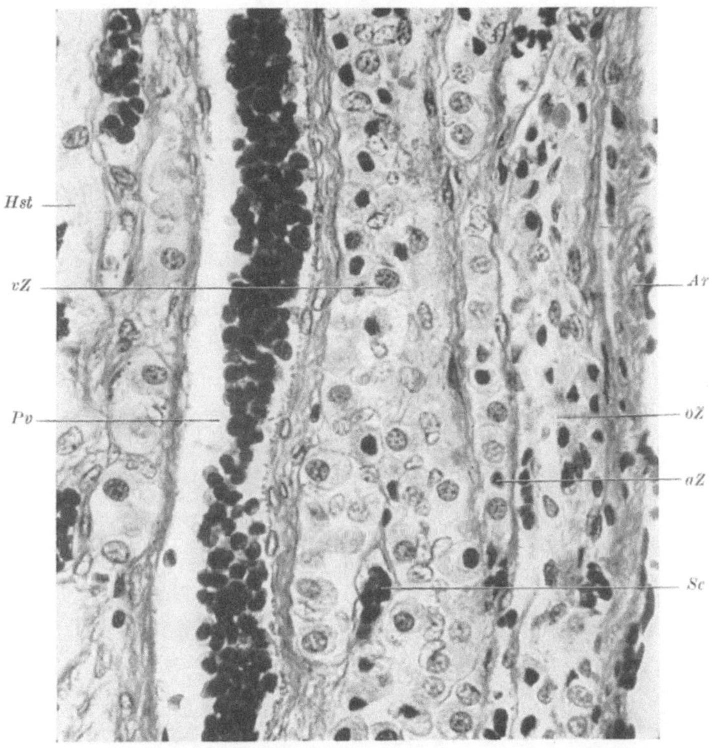

Abb. 161. Ungegliederte, längsgestreckte Zellstränge aus dem Trichterlappen. *Ar* Arachnoidea; *Hst* Hypophysenstiel; *aZ* angeschnittener, scheinbar einschichtiger Zellstrang; *oZ* oberflächlich gelegener Zellstrang mit dunkelkernigen degenerierenden Drüsenzellen; *vZ* vollgetroffener Zellstrang; *Sc* Sinuscapillare; *Pv* Pfortadervene aus dem Vorderlappen. Hinger. Fix. Bouin. Paraffin. 7 μ. Azan. Vergr. 1:420.

Der Grundtypus wird von einem 2—3 reihigen Zellstrang dargestellt, wie er in Abb. 161 neben dem einreihigen sichtbar ist. An Stellen, an denen zwei Zellstränge anastomosieren, kommt es streckenweise zu einer Vermehrung der Zellagen. In den hirnwärts gelegenen zwei Dritteln ist der Durchmesser der Zellstränge durchgehends kleiner als im Vorderlappen und meist auch kleiner als im unteren Drittel des Trichterlappens. Die fortschreitende Abnahme der Drüsenmasse wie auch der Zellgröße gegen das Gehirn zu geht auch aus einem Vergleich der Abb. 160 und 164 hervor. Im oberen Drittel finden sich, wie sich aus Querschnittsbildern ergibt, auch einreihige Zellstränge.

Zellstränge wie Zellballen sind im Grunde kompakt und ohne Lichtung, so daß man weder von Drüsenschläuchen oder Tubuli, noch von Drüsenbläschen sprechen kann. Wenn es, wie es bei einer wechselnden Zahl von Strängen und Zellhaufen der Fall ist, aber zur Ausbildung kleiner, meist mit Kolloid gefüllter

Gänge oder Bläschen kommt, so handelt es sich immer um circumscripte Höhlungen, aber niemals um zusammenhängende Gangsysteme. CAMERON glaubt zyklische Veränderungen im Verhalten der Zellstränge feststellen zu können, die mit der Produktion eines besonderen Sekretes in Zusammenhang stehen sollen. Das Ausgangsstadium erblickt CAMERON in ein- oder zweireihigen Zellsträngen. Das zweite Stadium ist durch kompakte Zellgruppen aus 5 bis 15 stark färbbaren Zellen charakterisiert, die oft Vakuolen enthalten. „Dieses

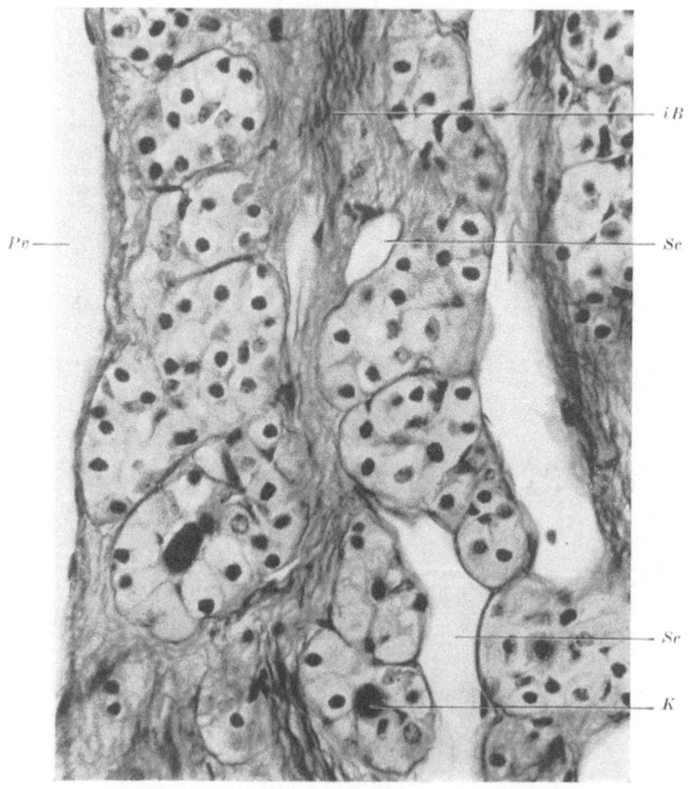

Abb. 162. Strangartig aneinander gereihte Zellballen aus dem Trichterlappen. Die umhüllende Basalmembran ist deutlich sichtbar. *iB* interstitielles Bindegewebe; *K* Kolloid im Innern eines kleinen Pseudofollikels; *Pv* Stück einer Pfortadervene; *Sc* Sinuscapillare. Hinger. Fix. Alkohol-Formol. Paraffin. 10 μ. Hämalaun-Eosin. Vergr. 1:420.

Stadium geht über in den kolloidhaltigen, alveolären Zustand, mit einem Zentrallumen, das zum Teil oder ganz gefüllt ist mit einer schwach oder stark färbbaren eosinophilen Masse, die granulär sein kann oder auch nicht." Bei Untersuchung verschiedener Drüsen im Alter von 28—81 Jahren stellte CAMERON fest, daß kleine Kolloidmassen in den Zellgruppen immer gefunden werden, größere Kolloidansammlungen dagegen nicht in Erscheinung treten. Im Gegensatze zu CAMERON kommt PIETSCH zu dem Ergebnis, daß zur Aufstellung eines Zyklus von der einfachen Zellschicht über die kompakte Zellgruppe zum kolloidhaltigen Follikel kein Grund vorliegt. Auch meinen eigenen Präparaten vermag ich keinen Beweis dafür zu entnehmen, daß die verschiedenen Erscheinungsformen der Zellstränge im Sinne eines regelmäßigen, sich wiederholenden Zyklus aneinander zu reihen sind.

Gegen die Unterlage, das Gewebe des Hypophysenstieles, ist das Drüsengewebe des Trichterlappens durch eine zusammenhängende, dünne Schicht von Bindegewebe abgegrenzt (s. Abb. 160, 161, 164), die der Piabedeckung des Gehirns entspricht. Die Grenzlamelle besteht vorwiegend aus einem Geflecht von Gitterfasern. Auch kollagene Fasern und feine elastische Fasernetze sind eingeflochten. Der Oberfläche des Trichterlappens dagegen liegt typisches Arachnoidealgewebe auf (s. Abb. 160—162). In ihm trifft man, namentlich bei älteren Personen, nicht selten kleinere Corpora arenacea an, von denen auch in Abb. 160 einige sichtbar sind.

Das zwischen den Parenchymsträngen und Gefäßen vorhandene Bindegewebe ist von individuell schwankender Mächtigkeit, ist aber gewöhnlich stärker entwickelt als im Vorderlappen. Die Drüsenzellstränge selbst sind wie im Vorderlappen von einer Basalmembran umhüllt, die wie dort aus einem Geflecht von feinsten argyrophilen Fasern besteht. Die Basalmembran ist auch in den Abb. 162 und 163 gut sichtbar. Nicht selten erscheint sie verdickt. Das interstitielle Bindegewebe ist reichlich entwickelt; es besteht vorwiegend aus kollagenen Faserbündeln, die in den Abb. 160—162 als gewellte, längsverlaufende Stränge deutlich hervortreten.

Charakteristisch für den Bautypus der Pars tuberalis ist ferner das Verhalten

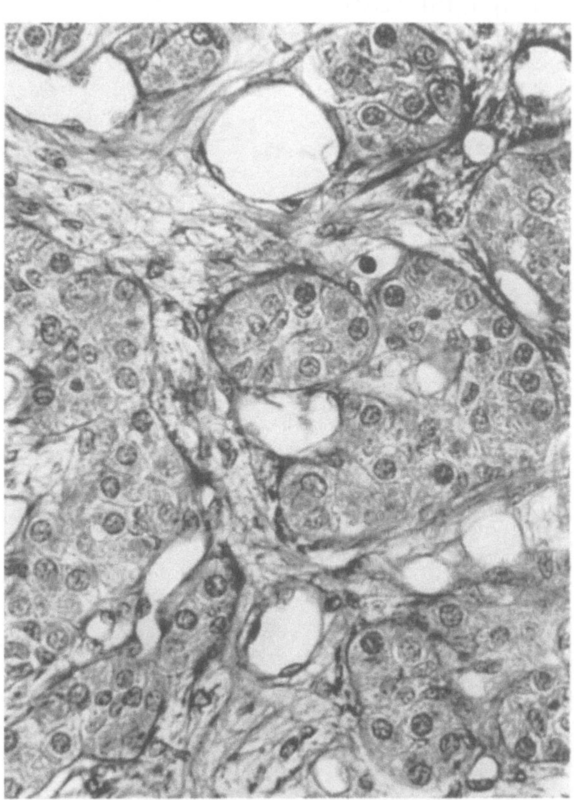

Abb. 163. Polymorphe Zellhaufen aus dem basalen Abschnitt des Trichterlappens. Das interstitielle Bindegewebe ist reichlich entwickelt. Hinger. Fix. Susa. Paraffin. 7 μ. Azan. Vergr. 1:420.

der Gefäße, die sich in drei Arten scheiden lassen. Zunächst finden sich Arterien und Venen, welch letztere schon im Übersichtsbild durch ihre relative Größe und ihren gestreckten Verlauf hervortreten. Die weiten, in Abb. 165 so deutlich sichtbaren Gefäße, die in bogenförmigem Verlauf aus dem Vorderlappen austreten, um dann im Trichterlappen nach aufwärts zu ziehen, sind venöse Gefäße, deren Inhalt nach POPA, ESPINASSE u. a. vom Vorderlappen in der Richtung zum Tuber cinereum, nach WISLOCKI (1937) dagegen vom Hypophysenstiel in der Richtung zum Vorderlappen fließt (über den Kreislauf s. S. 484 und 492ff). Die Venen sind dank ihrer dickeren, mit Adventitia versehenen Wandung leicht von den noch zu beschreibenden Capillaren zu unterscheiden (s. Abb. 161 und 162). In ähnlicher Weise lassen sich auch die mit deutlicher muskulärer Media versehenen Arterien an geeigneten Schnitten über längere Strecken gegen den Vorderlappen zu verfolgen. Sowohl Arterien wie Venen haben mit dem Drüsengewebe des Trichterlappens wenig zu tun, sie stellen vor allem Zu- und Abflußgefäße für den Vorderlappen dar, ihre Beziehung zum Tuberalisgewebe ist lediglich topographischer Natur.

Dazu treten als dritter, wohl zu unterscheidender Gefäßtypus des Trichterlappens die dünnwandigen weiten Sinuscapillaren, die den Drüsensträngen anliegen. Sie werden infolge ihrer geringeren Größe erst bei stärkerer Vergrößerung sichtbar (z. B. in Abb. 161—163). Die Wandung dieser Gefäße ist sehr dünn; sie besteht wie im Vorderlappen

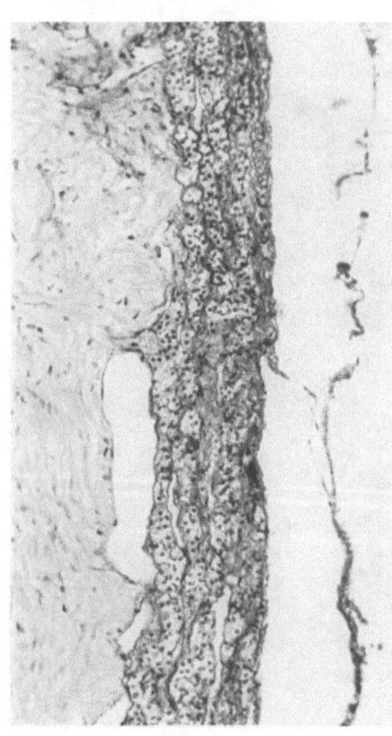

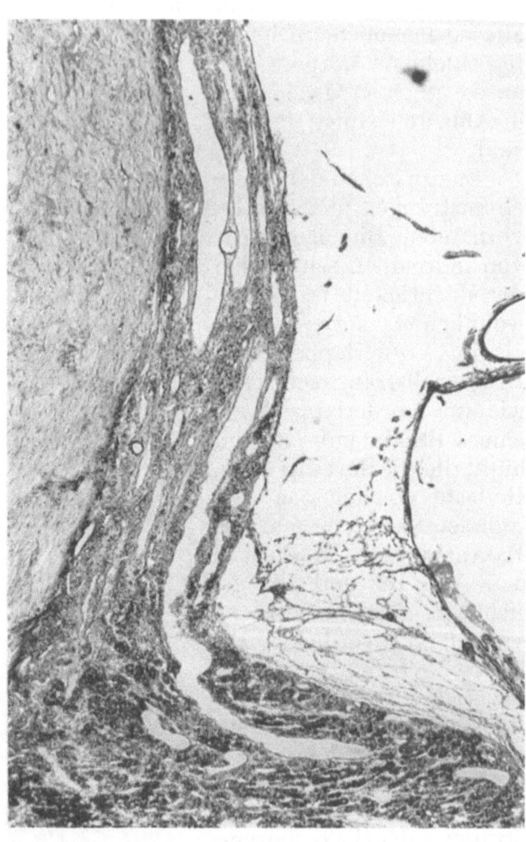

Abb. 164.
Abb. 165.

Abb. 164. Längsschnitt aus dem oberen (cerebralwärts) gelegenen Drittel des Trichterlappens. Die der Oberfläche aufliegende Arachnoidea ist etwas abgehoben. An der Unterfläche des Trichterlappens ist eine große, in den Hypophysenstiel eindringende Pfortadervene sichtbar. Hinger. Formol-Alkohol. Paraffin. 7 μ. Azan. Vergr. 1:110.

Abb. 165. Basalschicht des Trichterlappens mit großen, bogenförmig aus dem Vorderlappen austretenden Pfortadervenen. Im oberen Teil sind neben den gestreckt verlaufenden Venen einzelne Querschnitte von Arterien sichtbar. Die Oberfläche des Trichterlappens ist von subarachnoidalem Gewebe bedeckt. Hinger. Formol-Alkohol. Paraffin. 10 μ. Hämalaun-Eosin. Vergr. 1:32,5.

aus einem geschlossenen Endothelrohr und dem anliegenden Grundhäutchen. Nur diese Sinuscapillaren stehen in funktioneller Beziehung zum Drüsengewebe des Trichterlappens. Sie liegen den von der Basalmembran umhüllten Zellbalken dicht an, so daß hier unmittelbare Austauschmöglichkeit im Sinne einer inkretorischen Tätigkeit besteht.

Die Unterschiede im Bau der durchziehenden Venen und der Capillaren wurden von CAMERON nicht beachtet; er bezeichnet beide als „Sinusoide"; so sind z. B. die Gefäße die er in seiner Abb. 5 als Sinusoide benennt, zweifellos Venen. Andererseits ist es unrichtig, wenn PIETSCH und BENDA ihm zum Vorwurf machen, daß er „eine direkte Aufpflanzung der Epithelzellen auf der Gefäßwand beschreibt"; denn CAMERON schreibt wohl, „in einigen Teilen ist es schwierig, irgendwelche trennende Struktur (zwischen Zellsträngen und Ge-

Gefäßen) zu erkennen", fügt aber bei: „außer wenigen Bündeln von sehr zarten Fasern, welche sich bei Anwendung der Silberimprägnationsmethode deutlich färben".

Vergleicht man die Dichte des capillaren Gefäßnetzes der Pars tuberalis mit den Verhältnissen im Vorderlappen, so gewinnt man den Eindruck, daß die Zellstränge des Trichterlappens weniger ausgiebig von Sinuscapillaren umspült sind, als das Drüsengewebe des Vorderlappens. Ferner ist die zwischen Gefäßen und Parenchym liegende, trennende Bindegewebsschicht in der Pars tuberalis gewöhnlich stärker als im Vorderlappen.

e) Die Drüsenzellen des Trichterlappens.

Nicht nur durch die Bauart, auch durch die Beschaffenheit seines Drüsengewebes unterscheidet sich der Trichterlappen deutlich von typischem Vorderlappengewebe. Der Unterschied tritt schon bei schwacher Vergrößerung und einfacher Hämatoxylin-Eosinfärbung hervor und ist vor allem durch die schwächere Färbbarkeit der Drüsenzellen, ihre geringere Größe und das Fehlen typischer α-Zellen bedingt. Wohl können an der gegen das Vorderlappengewebe meist nur unscharf abgegrenzten Basis einzelne, α-Zellen enthaltende Drusenstränge in das Gewebe des Trichterlappens vordringen, in seinem eigentlichen Bereich dagegen habe ich in normalen Drüsen typische, reife α-Zellen niemals angetroffen. Auch GUIZZETTI findet etwa in jeder dritten Hypophyse nur gegen die Basis des Trichterlappens zu einen kleinen Streifen von eosinophilen Zellen. Ihr so inkonstantes Vorkommen läßt ihn vermuten, daß ihr Auftreten zufälliger Natur ist und durch eine während der Entwicklung stattfindende mechanische Vermischung bedingt ist.

β-Zellen kommen dagegen fast in jedem Trichterlappen in spärlicher Menge vor, und zwar meist in Gestalt einiger weniger kleiner Herde, die in der unteren Hälfte der Pars tuberalis liegen (s. auch Abb. 159 a). Größe und Zahl dieser basophilen Inseln scheint starken individuellen Schwankungen zu unterliegen. Einzelne, zwischen anderen Drüsenzellen eingesprengte β-Zellen trifft man dagegen nur selten an. Auch GUIZZETTI findet in jeder Pars tuberalis an einer bestimmten Stelle, und zwar in der Mitte des Stielbelages eine kleine Gruppe von basophilen Zellen. Da sie in Größe und Färbbarkeit (mit Hämatoxylin und Eosin) nicht völlig mit den Basophilen des Vorderlappens übereinstimmen, bezeichnet sie GUIZZETTI als „Cellule similbasofile". In meinen Präparaten konnte ich zwischen diesen β-Zellen der Pars tuberalis und den typischen β-Zellen des Vorderlappens keinen charakteristischen Unterschied erkennen.

Welcher Gruppe von Hypophysiszellen sind aber dann jene Zellen zuzurechnen, die die Hauptmasse der Zellstränge des Trichterlappens bilden oder stellen sie etwa einen eigenen Zelltypus dar, der nur der Pars tuberalis zukommt?

Die Frage wird selbst in den Spezialuntersuchungen des letzten Jahrzehntes noch sehr verschieden beantwortet. GUIZZETTI (1925) kommt zu dem Ergebnis, daß die Mehrzahl der Epithelzellen des Trichterlappens an und für sich den Chromophoben zuzuzählen ist, glaubt aber auf Grund seiner Beobachtungen, daß die Chromophoben der Pars tuberalis doch von jenen des Vorderlappens verschieden sind. So weist er darauf hin, daß sie sich im Gegensatze zu jenen des Vorderlappens nicht an den Schwangerschaftsveränderungen beteiligen. Ferner bleiben die Chromophoben der Pars tuberalis nach GUIZZETTI während des ganzen Lebens auf einem infantilen Stadium stehen, wie auch die senile Atrophie bei ihnen frühzeitiger eintritt als bei den Zellen des Vorderlappens Im übrigen unterscheidet schon GUIZZETTI unter ihnen zwei Arten: Zellen mit hellem Kern und solche mit dunklem Kern. Die ersteren besitzen ein spärliches, feingranuliertes, undeutlich begrenztes Cytoplasma; ihr Durchmesser beträgt etwa 10 μ. Ihr Kern ist groß (6—7 μ), rund; er ist mit deutlicher Kernmembran, feinen spärlichen Chromatinkörnchen und einem kleinen Nucleolus versehen. Die zweite Zellart dagegen zeigt eine gut begrenzte rundliche oder polygonale Form; sie ist kleiner (Durchmesser im allgemeinen 7 μ), ihr Cytoplasma dichter und meist, aber nicht immer, schwach mit sauren Protoplasmafarbstoffen gefärbt, ohne daß man es aber als wirklich chromophil bezeichnen könnte. Der Kern ist klein, nur 4—5 μ im Durchmesser, intensiv gefärbt; er sieht bis zu einem gewissen Grade wie pyknotisch aus. Ein Nucleolus ist nicht sichtbar.

ERDHEIM (1926) bezeichnet die Pars tuberalis als ein dem Vorderlappen nahestehendes, aber viel weniger differenziertes Drüsengewebe. Nach CAMERON (1929), dem die sehr eingehende Arbeit GUIZZETTIs anscheinend unbekannt war, können im Trichterlappen des Erwachsenen „alle drei Zellgruppen, die in der Hypophyse gefunden werden, vorhanden sein". Als vorherrschende Art bezeichnet dieser Autor die basophile Zelle. Die Kerne dieser Zellen sind teils dunkel gefärbt, teils hell. Die ersteren lassen wenig Einzelheiten erkennen und ihre Größe zeigt nur geringe Unterschiede; bei den hellen Kernen dagegen bestehen hinsichtlich Gestalt und Größe beträchtliche Differenzen. Weniger zahlreich sind die Hauptzellen oder chromophoben Zellen, während die eosinophilen spärlich sind und vorwiegend nur am Übergang des Vorderlappens in die Pars tuberalis gesehen werden. Neben dem Kern beobachtet CAMERON einen „farblosen Raum", „der wechselnde Größe und Gestalt besitzt, manchmal als Bläschen an einem Pol des Kerns erscheinend, besonders an dem, welcher der Peripherie der Zellgruppe am nächsten steht, manchmal in kleiner Entfernung vom Kern liegend, als ob es sich in der Richtung nach der Peripherie bewegte". „Die meisten der Zellen enthalten Körnchen unterschiedlicher Größe, die meisten basophile, sich tiefblau färbend mit Nilblausulfat, tief violett mit Kresylviolett, schwarz mit Silbersalz und gelegentlich schwach rotgelb mit Sudan III. Mit GIEMSAS Methode erschienen die Körnchen als grünblaue Massen."

PIETSCH (1930) spricht dem Drüsengewebe der Pars tuberalis einen ganz bestimmten, vom reifen Vorderlappengewebe abweichenden Charakter zu. Ähnlich wie GUIZZETTI unterscheidet auch PIETSCH hellkernige, cytoplasmaarme Zellen mit undeutlichen Zellgrenzen und dunkelkernige Zellen mit scharf begrenztem Zelleib. Die ersteren hält PIETSCH für identisch mit den Hauptzellen des Vorderlappens. „Der Unterschied besteht nur darin, daß ihre Endstadien in der Pars tuberalis nicht typische chromophile, sondern die kleinen Tuberaliszellen sind." Aber auch die zweite Zellart, die „kleinen Tuberaliszellen" sind nach PIETSCH nicht spezifisch für den Trichterlappen, denn er findet diesen Zelltypus auch im ganzen Vorderlappen in einzelnen Exemplaren vertreten, besonders in der Nähe größerer Basophilenanhäufungen. „Sie machen hier den Eindruck von granula-entleerten Basophilen. Man könnte dadurch zu der Vermutung kommen, daß auch die kleinen Tuberaliszellen sekret-entleerte Basophile sind." „Vielleicht verdanken die kleinen Tuberaliszellen ihre Eigenart dem Umstand, daß es in ihnen infolge rascher Sekretabfuhr nicht zur Ansammlung gröberer basophiler Granula kommt."

Nach BENDA (1932) unterscheiden sich die hellen Tuberaliszellen morphologisch recht wesentlich von den Chromophoben des Hauptlappens: und zwar „durch eine zarte, aber haarscharfe, feine membranöse Umgrenzung aller Zellen der Tuberalisdrüsen, durch die sie bei schwächerer Vergrößerung fast blasig aussehen". Die unscharfe Begrenzung und das Zusammenfließen der Zelleiber zu syncytiumartigen Kernhaufen, die PIETSCH annimmt, hält BENDA „für eine Täuschung, die dadurch zustande kommt, daß sich das äußerst zarte Fadenwerk des Zelleibes sehr leicht von der Zellmembran losreißt und dann als ein wenig umgrenztes Klümpchen dem Kern anhängt". Nach BENDA ist es wahrscheinlich, „daß die kleinen dunklen Zellen die Jugendform, und die großen hellen die Sekretionsform darstellen und sich die Übergangsbilder in umgekehrter Reihenfolge (als bei PIETSCH) aneinanderschließen".

Die Ansichten über die Art der Epithelzellen des Trichterlappens sind demnach nichts weniger als einheitlich. Zum Teil mag dies auf der Verschiedenheit der Methoden beruhen, die von den einzelnen Forschern bei Fixierung und Färbung ihres Materials zur Anwendung gebracht wurden. Weiterhin ist zu berücksichtigen, daß sich die Untersuchungen über den menschlichen Trichterlappen durchgehends auf Sektionsmaterial stützen, dessen Erhaltungszustand häufig nicht der beste ist. Einen Beweis hierfür geben die Abbildungen von CAMERON wie PIETSCH. Und endlich kommen nach meinen Erfahrungen individuelle Verschiedenheiten vor, die so beträchtlich sein können, daß sie in Verbindung mit den übrigen Faktoren sehr wohl das Urteil über die in der Pars tuberalis vorherrschende Zellart zu trüben vermögen.

Meine eigenen Untersuchungen, die sich auf Drüsen von Hingerichteten und auf relativ frisches Sektionsmaterial stützen, führten mich zu folgenden Ergebnissen. Was das von BENDA bestrittene Vorkommen von sog. Kernhaufen betrifft, so läßt sich mit völliger Sicherheit feststellen, daß auch in den Zell-

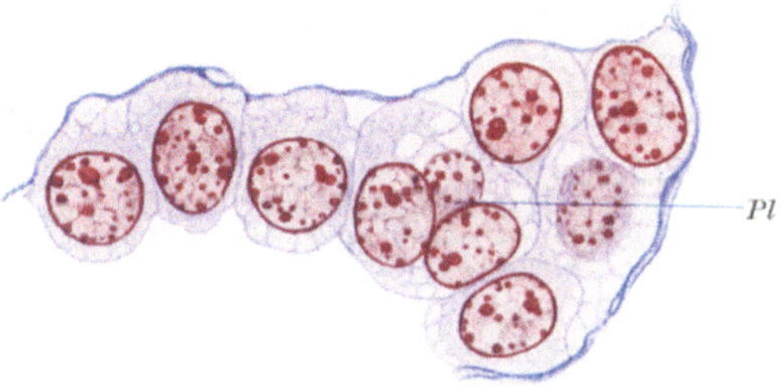

Abb. 166. Junge undifferenzierte Zellen aus dem Trichterlappen. *Pl* undifferenziertes mehrkerniges Plasmodium. Hinger. Fix. Susa. Paraffin. 5 μ. Kresazan. Vergr. 1:1250.

stränge der Pars tuberalis typische Kernhaufen, mit anderen Worten undifferenzierte, mehr kernige Plasmodien der auf S. 80f. näher geschilderten Art anzutreffen sind. Sie finden sich nicht nur in der Kindheit und Jugend, wie GUIZZETTI glaubt, sie sind vielmehr auch bei Erwachsenen anzutreffen. So ist in dem in Abb. 166 wiedergegebenen Zellstrang eine Gruppe von 3 Zellkernen zu sehen, die in einem gemeinsamen, nur schwach gefärbten, aber deutlich begrenzten Zelleib gelegen sind. Im Inneren des Zellhaufens der Abb. 167 findet sich eine Gruppe von 7 hellen Kernen verschiedener Größe; die zugehörige, vakuolisierte, kaum gefärbte Cytoplasmamasse füllt die zwischen den übrigen Zellen vorhandenen Lücken aus. Gelegentlich können auch längere Strecken eines Zellstranges von mehrkernigen Plasmodien dieser Art eingenommen werden. Wie im Vorderlappen stellen sie auch hier Regenerationszentren für den Nachwuchs von Zellmaterial dar.

Unter Auftreten von feinen Zellgrenzen entstehen aus den Plasmodien junge undifferenzierte Zellen von polygonaler oder rundlicher Gestalt (s. Abb. 166). Ihre Größe beträgt durchschnittlich $8 \times 10 \mu$. Die Kerne dieser Zellen entsprechen dem hellen Kerntypus der Autoren; sie sind bläschenförmig 6—7μ im Durchmesser; das Chromatin ist in Gestalt feiner Körnchen über den Kernraum verteilt. Das Cytoplasma ist noch spärlich und nur blaß gefärbt. Es handelt sich hier meines Erachtens um den gleichen Zelltyp, der im Vorderlappen als undifferenzierte Drüsenzelle beschrieben wurde (s. S. 80f.).

Aus diesen jugendlichen, undifferenzierten Zellen entwickeln sich die typischen Tuberaliszellen, die die Hauptmasse des Drüsenparenchyms der Pars tuberalis bilden und den eigentlichen sezernierenden Teil darstellen. Dabei kommt es zunächst zu einer allmählichen Vergrößerung des Zelleibes, wobei sich gleichzeitig auch die Färbbarkeit des Cytoplasmas leicht verstärkt. Auch der Kern, der seine helle bläschenartige Struktur beibehält, beteiligt sich an der Größenzunahme. Das Ergebnis dieses Wachstums- und Differenzierungsvorganges ist

eine mittelgroße Zelle von durchschnittlich $12 \times 18\,\mu$, deren Cytoplasma bei
Kresazanfärbung eine hellviolette bis hellgraue Tönung zeigt; sie wird durch
feine, im gleichen Farbton gefärbte, über den Zelleib verstreut liegende Körnchen

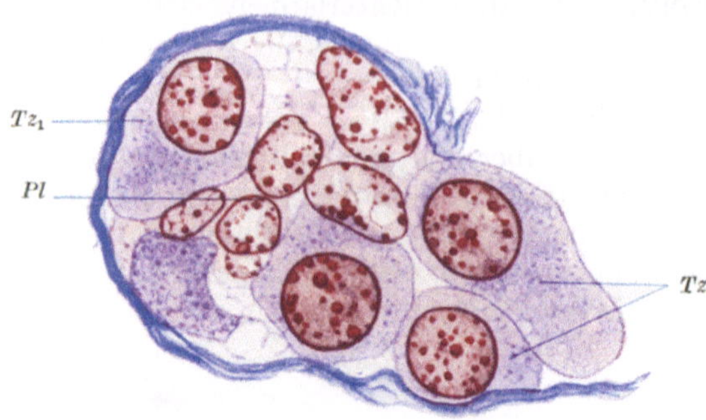

verstärkt (s. Abb. 169, Tz_1; Abb. 167,
Tz_1). Durch dieses Verhalten gegenüber Kresofuchsin und Anilinblau
unterscheiden sich die Tuberalis-
zellen deutlich von β- wie δ-Zellen.
Daß es sich bei den in den abgebil-
deten Zellen sichtbaren Körnchen
nicht um β-Granula handelt, ist
leicht zu erkennen. Sie färben sich
selbst bei langdauernder Einwirkung von Kresofuchsin nur blaßviolett oder grau, verhalten sich
färberisch also ähnlich wie das im
Inneren einzelner Zellstränge und
Zellhaufen abgelagerte Kolloid.

Abb. 167. Gruppe von Drüsenzellen aus dem Trichterlappen.
Pl 7kerniges Plasmodium (der 7. Kern liegt ganz links an
der Basalmembran und ist im Bilde nur blaß in der Auf-
sicht sichtbar). *Tz₁* typische Tuberaliszelle; *Tz₃* Tuberaliszelle im Beginn der Kernhyperchromasie. Hinger. Fix.
Susa. Paraffin. 5 μ. Kresazan. Vergr. 1:1250.

Bei Azanfärbung treten in einem
Teil der Zellen leuchtend blau ge-
färbte Tröpfchen hervor, während das Cytoplasma hellrötlich-violett gefärbt ist
(s. Abb. 168, Tz_1). Die Tröpfchen erscheinen zuerst als feine Pünktchen und vergröbern sich dann allmählich. Sie sind anfangs sehr spärlich und auch später,

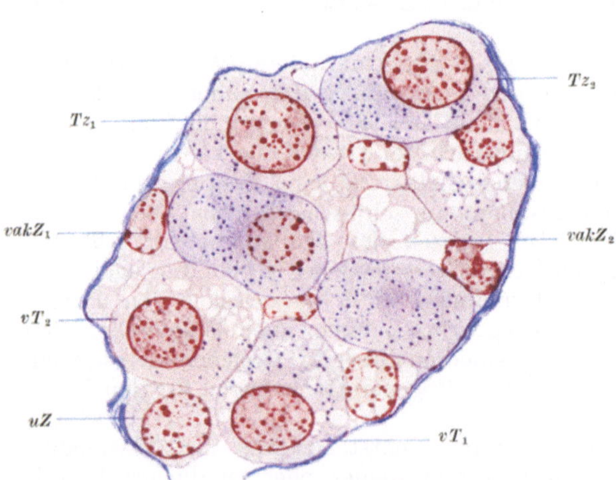

wenn sie an Zahl zugenom-
men haben, bleibt ihre Menge
noch weit hinter dem Gra-
nulagehalt typischer β- oder
δ-Zellen zurück (s. Abb. 168,
Tz_2). Ich halte diese blau
gefärbten Tröpfchen nach
ihrem färberischen wie morphologischen Verhalten für
Kolloidtröpfchen. In ihrem
Vorkommen bestehen große
individuelle Schwankungen,
insofern man sie in den Tuberaliszellen der einen Drüse
nur sehr spärlich oder auch
gar nicht, in anderen dagegen
wieder reichlicher antrifft.
Das Auftreten feiner Kol-
loidtröpfchen in Zellen der
Pars tuberalis wurde auch
von ATWELL beschrieben,
allerdings nicht beim *Menschen*, sondern bei der

Abb. 168. Gruppe von Drüsenzellen aus dem Trichterlappen. *Tz₂* ty-
pische Tuberaliszelle mit feinen blaugefärbten Kolloidtröpfchen;
uZ undifferenzierte, junge Drüsenzelle; *vT₁* Tuberaliszelle mit feinen
Kolloidtröpfchen und verstärkter Vakuolisation; *vT₂* vakuolisierte
Tuberaliszelle mit spärlichen Kolloidtröpfchen; *vakZ₁* vakuolisierte
Drüsenzelle mit hellem Kern, ohne Kolloidtröpfchen. *vakZ₂* stark
vakuolisierte Drüsenzelle mit geschrumpftem Kern. Hinger. Susa.
Paraffin. 5 μ. Azan. Vergr. 1:1250.

Katze, deren Pars tuberalis sich durch besonderen Kolloidreichtum auszeichnet.
Neben dem gewöhnlich exzentrisch gelegenen Kern tritt bei günstiger Schnittrichtung eine verdichtete Cytoplasmazone hervor, die dem Zentroplasma entspricht. In der Randzone der Zellen ist das Cytoplasma häufig fein vakuolisiert.
All diese mit hellen Kernen versehenen Zellen finde ich im Gegensatze zu
PIETSCH mit sehr deutlichen Zellgrenzen versehen. Auch die Angabe von PIETSCH,
daß die hellkernigen Zellen cytoplasmaarm sind, vermag ich nicht zu bestätigen.

Mitochondrien sind im Cytoplasma der Tuberaliszellen in ziemlicher Menge nachzuweisen, ein Zeichen dafür, daß die Tuberaliszellen sekretorisch tätige Drüsenzellen sind. Sie finden sich zum Teil als kurze Fäden, Stäbchen oder Körner (s. Abb. 171a und b). In Regaudpräparaten färben sich außer den Mitochondrien nicht selten auch größere Tröpfchen mit, die vielleicht den in den Azanpräparaten sichtbaren Kolloidtröpfchen entsprechen. Ein Zusammenhang zwischen den Mitochondrien und diesen Tröpfchen ist nicht erwiesen.

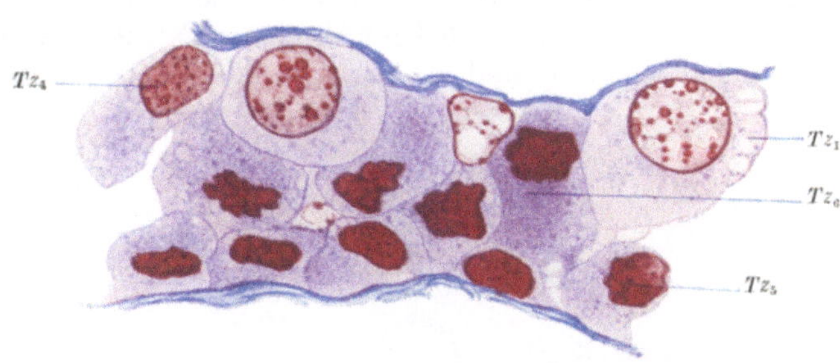

Abb. 169. Zellstrang mit vorwiegend hyperchromatischen Tuberaliszellen. Tz_1 typische Tuberaliszelle; Tz_4 Tuberaliszelle mit hyperchromatischem Kern; Tz_6 und Tz_5 Tuberaliszellen mit hyperchromatischem Cytoplasma und geschrumpftem hyperchromatischen Kern. Hinger. Fix. Susa. Paraffin. 5 μ. Kresazan. Vergr 1 : 1250.

Über die Lipoide der Tuberaliszellen liegen im Schrifttum keine näheren Angaben vor. Nach meinen Beobachtungen gleichen die Tuberaliszellen in dieser Hinsicht weitgehend den undifferenzierten Zellen und jungen γ-Zellen des Vorderlappens. Schon bei jugendlichen Individuen trifft man, wie bei den in Abb. 172 abgebildeten Zellgruppen aus dem Trichterlappen einer 22jährigen, in der Mehrzahl der Drüsenzellen einige sudanophile Tröpfchen an. Zumeist sind es Vollkörner; doch kommen auch einzelne Ring- und Sichelformen vor. In höherem Lebens-

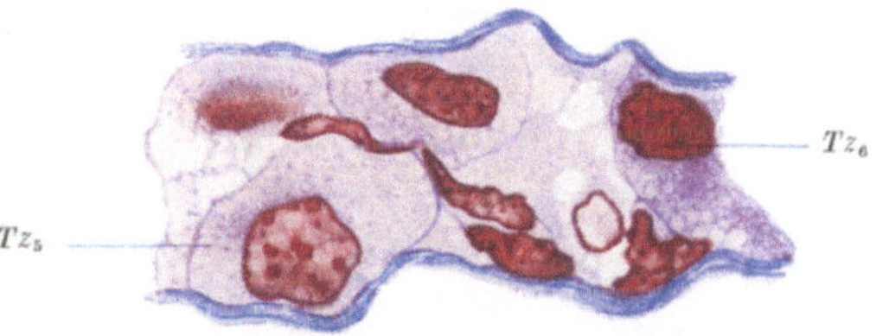

Abb. 170. Zellstrang aus dem Trichterlappen mit hyperchromatischen, zugrunde gehenden Tuberaliszellen. Bezeichnungen und Technik wie in Abb. 169.

alter ist eine deutliche Zunahme des Lipoidgehaltes festzustellen. Die in einzelnen Zellen auftretenden Lipoidtröpfchen sind vermehrt und vergrößert. Auch die Ring- und Halbmondkörper werden sichtlich zahlreicher (s. Abb. 173).

Auch Glykogen konnte ich in einem Teil der Tuberaliszellen mit den üblichen Methoden in mäßiger Menge nachweisen.

Das Schicksal der Tuberaliszellen. Das weitere Verhalten der Tuberaliszellen kann zwei verschiedene Richtungen einschlagen. Ich möchte zuerst jene schildern, die zur Entstehung der hyperchromatischen Tuberaliszellen führt. In diesem Falle läßt sich zunächst eine Zunahme der Färbbarkeit des Kernes feststellen, wie sie z. B. bei den in Abb. 167 mit Tz_3 bezeichneten Zellen hervortritt. Die Chromatin-

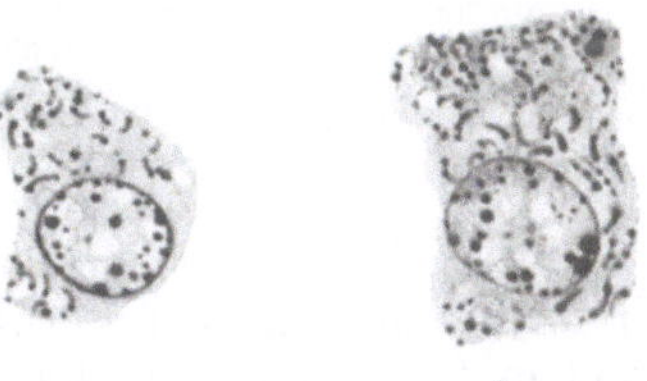

Abb. 171a und b. Drüsenzellen aus dem menschlichen Trichterlappen. Das Cytoplasma der Zellen enthält reichliche Mengen von Mitochondrien in Form von Körnern, Körnerketten und kurze Fäden. Hinger. Regaud. Paraffin. 3 μ. Eisenhämatoxylin nach REGAUD. Vergr. 1 : 1250.

körnchen und Nukleolen sind noch deutlich sichtbar, auch die pralle Kugelform des Kernes ist noch unverändert, der Kern im ganzen aber dunkler. Gleichzeitig mit dieser Veränderung kommt es auch im Cytoplasma zu einer merklichen Verdichtung der Struktur. Die Färbbarkeit des Kernes verstärkt sich weiter wie in Zelle Tz_4 der Abb. 169, die Kernmembran verliert, vermutlich infolge von Flüssigkeitsabgabe aus dem Kerninnern, ihre Spannung;

sie zeigt Einbuchtungen und Falten (s. Abb. 170, Tz_5; Abb. 169, Tz_5). Die Chromatinkörnchen rücken immer näher zusammen, das Volumen der Kerne verkleinert sich mehr und mehr (s. Abb. 169, Tz_6, Abb. 170, Tz_6) und so entstehen intensiv gefärbte, teils ovale, teils unregelmäßig gezackte Körper, in deren Inneren bei gewöhnlicher Färbung kaum noch feinere Strukturen erkennbar sind. Es sind die sog. „dunklen Kerne", wie sie in Abb. 169 und 161

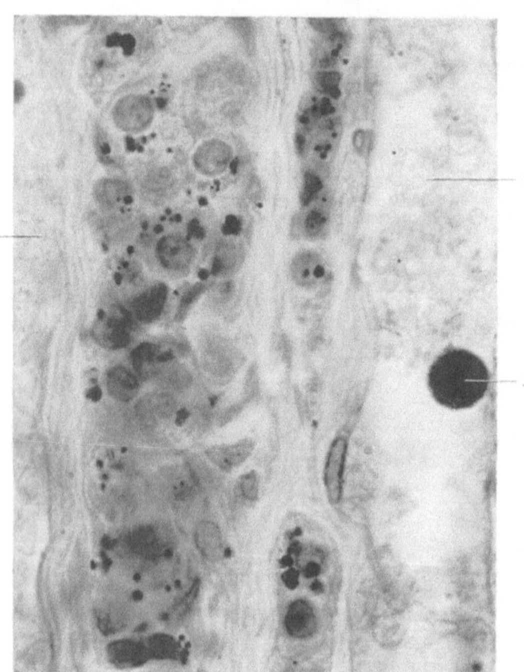

Abb. 172. Drüsenzellstrang aus der Pars tuberalis eines 22jährigen Mädchens. Dfe Lipoidsubstanzen treten schwarz hervor, die übrigen Strukturen sind durch entsprechende Lichtfilterung zurückgehalten. *L* Lipoid beladener Leukocyt; *V* Pfortadervenen. Fix. Formol. Gefrierschnitt 10 μ. Sudan nach ROMEIS. Hämatoxylin nach EHRLICH. Lävulose. Vergr. 1:950.

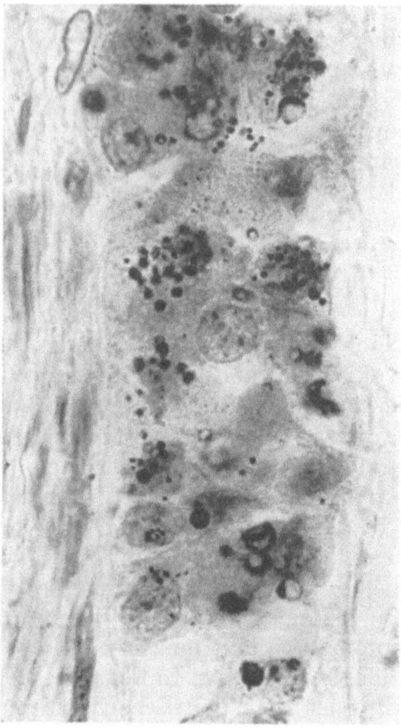

Abb. 173. Drüsenzellstrang aus der Pars tuberalis eines 45jährigen Mannes. Die Lipoidsubstanzen sind gegenüber Abb. 172 deutlich vermehrt. Neben Vollkörnern finden sich nun auch zahlreiche Ring- und Halbmondformen. Technik wie in Abb. 172.

in größerer Zahl zu sehen sind. Auch das Cytoplasma dieser Zellen hat sich mit ihrer zunehmenden Verkleinerung auf etwa 5×10 oder $4 \times 8\,\mu$ verdichtet. Hand in Hand damit geht eine Verstärkung seiner Färbbarkeit. Es zeigt eine sehr feine, dichte Körnelung, die aber keinerlei Beziehung zur Granulierung typischer β-Zellen besitzt. BENDA stellt die Realität dieser Granulierung überhaupt in Abrede und führt die dunkle Färbung des Zelleibes der kleinen Tuberaliszellen auf ein dichtes, feinfädiges Maschenwerk ihres Cytoplasmas zurück.

Ohne Zweifel entsprechen diese mit sehr deutlichen Zellgrenzen versehenen Zellen den „Cellule con nucleo oscuro" von GUIZZETTI und den „kleinen Tuberaliszellen" von PIETSCH. Sie sind, wie GUIZZETTI und BENDA betonen, nach den verschiedensten Fixierungs-, Einbettungs- und Färbemethoden nachzuweisen und daher nicht etwa als Kunstprodukte zu werten.

In manchen Fällen, z. B. auch in Abb. 162, trifft man auch in hellen bläschenförmigen Zellen dunkle verklumpte Kerne an. Da in dem genannten Falle die Hypophyse vor der Fixierung in situ einige Zeit mit physiologischer Kochsalzlösung durchspült wurde, so besteht die Möglichkeit, daß es sich hier um eine postmortale Veränderung der Kerne handelt. Das gleiche mag für manche dunklen Kerne von älterem Sektionsmaterial zutreffen.

Die hyperchromatischen Tuberaliszellen treten sehr oft in Gruppen auf, am spärlichsten im basalen Abschnitt des Trichterlappens, am häufigsten im oberen Drittel. Ihre Zahl nimmt mit dem Lebensalter zu. GROPPALI findet sie auch während der Schwangerschaft vermehrt. Gelegentlich hat man den Eindruck, daß bei einzelnen der kleinen dunklen Tuberaliszellen die regressiven Veränderungen haltmachen und die Zellen sich unter Teilung wieder zu regenerieren vermögen.

Die Mehrzahl der hyperchromatischen Tuberaliszellen ist jedoch dem Untergang verfallen. Es kommt zu einer fortschreitenden Verdichtung und Einschmelzung von Cytoplasma und Kern, ein Vorgang, der bei der in Abb. 170 wiedergegebenen Zellgruppe in verschiedenen Stufen zu verfolgen ist. Schließlich bilden die Kerne nur noch schmale, längsgestreckte, schüppchenartige Reste, die, von spärlichem Cytoplasma umgeben, einer allmählichen Resorption anheimfallen. Dafür, daß die Kerne, wie PIETSCH vermutet, aus den Zellen ausgestoßen werden, und dann als Kerntrümmer innerhalb der Bindegewebsmaschen erscheinen, fand ich in meinen Präparaten keine Anhaltspunkte. Die Kerne werden vielmehr an Ort und Stelle zusammen mit dem sie umgebenden Zelleib langsam eingeschmolzen, wobei der resistentere Kern meist länger erhalten bleibt als das Cytoplasma. Es ist der gleiche Vorgang, der sich auch im Vorderlappen bei den verschiedenen Drüsenzellarten feststellen läßt, mit dem Unterschied, daß in der Pars tuberalis die bizarre, mit Fortsätzen und Flügeln versehene Zellform, die im Vorderlappen als Zwischenstadium auftritt, fehlt.

PIETSCH beobachtete in einem Falle, daß sich die pyknotischen, runden Kerne unter Abblassen in matte, homogene Scheiben verwandelten, die oft in größerer Zahl angehäuft waren, ohne daß noch Plasmagrenzen anzugeben waren. Da das Kolloid benachbarter Follikel in seinem färberischen Verhalten völlige Übereinstimmung mit diesen homogenen „Kernscheiben" zeigte, vermutet er, daß das Kolloid auch durch Konfluenz solcher Gebilde entstanden sein könnte. Ferner berichtet PIETSCH, daß er bei dem beschriebenen Falle in Blutgefäßen der Pars tuberalis neben größeren, als Kolloid gedeuteten Kugeln oft auch kleinere auffinden konnte, die sich in nichts von den homogenen Kernscheiben der Tuberaliszellen unterschieden. Diese und ähnliche Beobachtungen führten PIETSCH „zu der Vermutung, daß die Tuberaliszellen in einer bestimmten Phase ihrer Sekretion zugrunde gehen und daß nicht bloß die Granula des Plasmas, sondern auch die Kerne zur Bildung von Kolloid beitragen, das in die Gefäße gelangt und abgeführt wird, daß also ein holokriner Sekretionsvorgang zum mindesten zu dem gewöhnlichen granulären hinzukommt". Trotz eingehenden Suchens konnte ich in meinen Präparaten weder eine Umwandlung der Kerne in homogene Kernscheiben noch eine direkte Abgabe solcher Gebilde in die Gefäße beobachten. Weiterhin erscheint es mir vorerst auch fraglich, ob sich der von PIETSCH beschriebene Prozeß einem holokrinen Sekretionsvorgang gleichsetzen läßt.

In der geschilderten Weise geht ein Teil der Tuberaliszellen, ähnlich wie es bei einem Teil der Zellen des Vorderlappens der Fall ist, unter Verdichtung und Einschmelzung von Cytoplasma und Kern zugrunde. Bei einem anderen Teil der Zellen kommt es dagegen, ebenfalls wieder in Übereinstimmung mit den Vorgängen im Vorderlappen, zu einer fortschreitenden Vakuolisierung. In diesem Falle wird der Zelleib in zunehmendem Maße von kleinen Vakuolen durchsetzt (s. Abb. 168, vT_1 und die neben zT_2 gelegene Zelle); gleichzeitig nehmen auch die Kolloidtröpfchen und sonstigen Körnchen des Zelleibes immer mehr ab (s. Abb. 168, vT_3). Schließlich zeigen die Zellen das Aussehen entgranulierter, vakuolisierter Zellen (s. Abb. 168, $vakZ_1$ und $vakZ_2$). Die Gestalt der vorher gut begrenzten rundlich-polygonalen Zellen wird nun außerordentlich unregelmäßig. Sie füllen gewissermaßen die zwischen den benachbarten, wohlbegrenzten Zellen verbleibenden Lücken aus. Dabei werden die Zellgrenzen oft undeutlich, ja sie können schließlich auch ganz verschwinden. Auch Zellen vom Aussehen der erschöpften Zellen (s. S. 123) kommen vor.

Die Kerne zeigen wechselndes Verhalten. Ein Teil derselben ist wie aufgebläht, sehr chromatinarm; sie scheinen sich schließlich unter Auflösung der Kernmembran zu verflüssigen. Andere Kerne gehen dagegen unter allmählichem Zusammenschrumpfen zugrunde. Wieder andere bewahren die helle, bläschenförmige Struktur, wie sie sich in den reifen Tuberaliszellen vorfindet. Aus vakuolisierten Zellen der letztgenannten Art entstehen unter amitotischer Kernteilung vielkernige Plasmodien und später junge undifferenzierte Zellen, wie sie Abb. 166 zeigt. Die entgranulierten vakuolisierten Zellen der Pars tuberalis verhalten sich demnach ähnlich wie die des Vorderlappens, mit dem einen Unterschied, daß sie im Trichterlappen gewöhnlich kleiner sind.

Was nun die Frage betrifft, welcher Zellgruppe die Tuberaliszellen zuzurechnen sind, so scheiden hierbei nach dem Gesagten α-, β-, δ- und ε-Zellen aus. Ihrem ganzen Verhalten nach stehen sie den γ-Zellen, also den Chromophoben der Autoren, am nächsten, unterscheiden sich aber von ihnen dadurch, daß sie sich in der Pars tuberalis normalerweise niemals zu jenen großen Formen entwickeln, wie sie im Vorderlappen nachweisbar sind (vgl. z. B. Abb. 168 mit Abb. 86, 90 oder 130). Wie in den γ-Zellen des Vorderlappens, sind auch in den Tuberaliszellen Kolloidtröpfchen nachzuweisen, mit dem Unterschied, daß sie in den Tuberaliszellen gewöhnlich feiner bleiben und nicht die Größe erreichen, die bei jenen beobachtet wurde. Die Kolloidtröpfchen dürften Veranlassung gegeben haben, daß die Tuberaliszellen verschiedentlich fälschlicherweise den basophilen Zellen zugezählt wurden.

Über die physiologische Bedeutung der Pars tuberalis. Ob die Tuberaliszellen in ihrer hormonalen Tätigkeit mit den γ-Zellen des Vorderlappens übereinstimmen oder ein besonderes, nur ihnen zukommendes Hormon liefern, läßt sich um so weniger entscheiden, als zur Zeit noch keinerlei sichere Aussagen über die physiologische Bedeutung des menschlichen Trichterlappens möglich sind. Ja es besteht nicht einmal Klarheit darüber, ob das Parenchym des Trichterlappens als vollentwickeltes Drüsengewebe bezeichnet werden kann. So stellt GUIZZETTI zwar nicht in Abrede, daß die Zellen der Pars tuberalis sezernieren, glaubt aber andererseits, daß ihre Entwicklung unvollständig ist und auf einem infantilen Stadium stehen bleibt. Auch BAILEY (1921) bemerkt, daß alles darauf hindeutet, daß die Pars tuberalis inaktiv ist. Er stützt sich dabei auf die Versuche von ATWELL und MARINUS (1919), in welchen Extrakte der Pars tuberalis der Rinderhypophyse weder auf die glatte Muskulatur des isolierten Uterus oder Dünndarms noch auf den Blutdruck des Hundes oder Kaninchens wirkten. Damit ist jedoch nur gesagt, daß Extrakten der Pars tuberalis die für gewisse Extrakte des Zwischenlappens und Hinterlappens nachgewiesene Wirkung fehlt. Eine anders geartete hormonale Wirkung ist damit in keiner Weise ausgeschlossen. Wenn MARINUS (1919) ferner durch Verfütterung von Tuberalissubstanz bei Kaninchen keine Beeinflussung des Wachstums erzielen konnte, so ist das bei dem Fehlen von α-Zellen im Trichterlappen nicht überraschend; im übrigen ist jetzt bekannt, daß auch das Wachstumshormon des Vorderlappens bei oraler Verabreichung beim *Säugetier* unwirksam ist, seine Anwesenheit im Trichterlappen durch Verfütterung also gar nicht nachgewiesen werden kann.

Im Gegensatze zu diesen negativen Befunden steht die von verschiedenen Autoren geäußerte Auffassung, daß die Pars tuberalis vikariierend für den entfernten Vorderlappen eintritt. Das setzt voraus, daß man diesem Teil der Prähypophyse auch volle sekretorische Tätigkeit zuerkennt. So beschreibt CAMERON einen Fall von Hypophysengangtumor, der zu einer Unterbrechung der Verbindung zwischen Hirnbasis und Hypophyse führte. Das Ausbleiben einer Polyurie erklärt CAMERON daraus, „daß sich um den Stumpf des Hypophysenstiels neues Tuberalisgewebe gebildet hat, das anscheinend die Funktion der Drüsenhypophyse übernommen hat". Nach den Ausführungen von PIETSCH ist es jedoch nicht unwahrscheinlich, daß CAMERON die ihm unbekannte, gewöhnliche Endanschwellung der Pars tuberalis für kompensatorisch gewuchertes Drüsengewebe hielt.

Auch KOSTER (1928) und KOSTER und GEESING (1929) berichten von einer kompensatorischen Hypertrophie von zurückgelassenen Resten der Pars tuberalis, die bei ihren hypophysektomierten *Hunden* aufgetreten sei. Ich muß jedoch gestehen, daß mich weder Text noch Abbildungen von dem Vorliegen einer Hypertrophie des Trichterlappens überzeugten. Soweit die recht mangelhaften Mikrophotographien ein Urteil gestatten, entspricht zudem das von KOSTER als Tuberalisgewebe (Lobus bifurcatus) aufgefaßte hypertrophische Gewebe zum größten Teil dem sog. Umschlagteil der *Hunde*hypophyse, während das auf der Abbildung sichtbare wirkliche Tuberalisgewebe nicht stärker entwickelt ist als bei einem normalen Tier. In Übereinstimmung damit steht, daß KARLIK und ROBINSON (1931) bei ihren hypophysektomierten *Hunden* die zurückgebliebenen Reste der Pars tuberalis auch nach langer Versuchsdauer unverändert fanden; bei ihren Tieren trat entgegen der Meinung von KOSTER und GEESING keine Hypertrophie der Pars tuberalis ein.

Auch sonst liegen keine gesicherten Beobachtungen vor, aus denen sich Rückschlüsse auf die Bedeutung des Trichterlappens ziehen ließen. Nach GROPPALI zeigen die Drüsenzellen der Pars tuberalis bei Schwangeren eine ähnliche Hyperplasie wie die Chromophoben des Vorderlappens; auch BENDA fand bei einigen schwangeren Frauen „eine ganz besonders massige Anhäufung der drüsigen Gebilde". ERDHEIM und STUMME sowie GUIZZETTI stellen dagegen eine Schwangerschaftsveränderung der Pars tuberalis in Abrede. CAMERON glaubt bei Basedowkrankheit eine Hyperplasie der Tuberaliszellen beobachten zu können. Sie war verbunden mit Bläschenbildung und Körnchenverlust, oft mit völliger Entartung einiger Zellen, sowie Vermehrung des Stützgewebes und starker Blutfüllung der Gefäße. Kolloid war spärlich und nur schwer zu erkennen. Die Beweiskraft der beigegebenen Abbildung erscheint mir jedoch zu gering, um irgendwelche Folgerungen zu gestatten.

Wenn CAMERON Pars tuberalis und Pars intermedia (wie früher LOTHRINGER und HERRING) zu einer morphologischen und funktionellen Einheit, zu einem Zwischenlappen-Tuberalissystem, zusammenfügt, so ist dieser Versuch vom entwicklungsgeschichtlichen wie vom histologischen Standpunkt aus als verfehlt zu bezeichnen.

Bei *Amphibien* wurde der Pars tuberalis von HOGBEN und SLOME (1931, *Xenopus laevis*) ein Einfluß auf den Farbwechsel zugeschrieben. Sie soll das Tier befähigen, auf einen weißen Untergrund mit einer Verdunkelung des Farbkleides zu reagieren. Nach SHAPIRO und ZWARENSTEIN (1933) hat die Entfernung von Pars anterior + Pars tuberalis eine deutlich stärkere Senkung des Blutcalciumspiegels zur Folge als die Exstirpation der ganzen Hypophyse. Bei Regeneration der Pars tuberalis soll der Calciumspiegel wieder zur normalen Höhe zurückkehren, ebenso die Reaktionsfähigkeit des Farbkleides auf weißem Hintergrund, während die Atrophie des Eierstockes dadurch nicht beeinflußt wird. SHAPIRO und ZWARENSTEIN vermuten, daß Pars tuberalis und Pars posterior antagonistischen Effekt auf Farbwechsel und Calciumspiegel haben. Auch SODERWALL und STEGGERDA (1938) finden, daß eine sorgfältige Zerstörung der Pars tuberalis durch Kauterisation eine dauerde Ausbreitung der Melanophoren zur Folge hat. Die sich daraus ergebenden Schlußfolgerungen auf die Funktion der Pars tuberalis bei *Amphibien* werden aber durch die Angabe ATWELLS, daß der von HOGBEN und SLOME bei *Xenopus laevis* als Pars tuberalis betrachtete Hypophysenabschnitt gar nicht der eigentlichen Pars tuberalis entspricht (s. auch S. 279), sehr in Frage gezogen.

f) Die Plattenepithelinseln des menschlichen Trichterlappens.

Seit den eingehenden Untersuchungen ERDHEIMS (1904) über die Hypophysen-ganggeschwülste ist bekannt, daß der Trichterlappen der menschlichen Hypo-physe wegen der in ihm versprengt auftretenden Plattenepithelnester der Aus-gangspunkt von Neubildungen teils gutartigen, teils bösartigen Charakters sein kann. Schon Jahrzehnte vorher hatte LUSCHKA (1860) enge Beziehungen zwischen dem Gewebe des Trichterlappens und gewissen Cystenbildungen der Region angenommen, wenn er schreibt: „Das von mir bei vielen Menschen nach-gewiesene Vorkommen von Drüsenblasen in der Gefäßhaut des Trichters hat insofern einiges Interesse, als es über die Möglichkeit des Auftretens von Cysten belehrt, welche bei Integrität des Hirnanhanges über seiner fibrösen Hülle gegen die Basis des Gehirns fortschreiten und je nach dem Umfange, den sie erreichen, dasselbe in höherem oder geringerem Maße gefährden können." Spätere Autoren wie HENLE, CASELLI (1900), SAXER (1902), CAGNETTO (1904), LAUNOIS (1904) erwähnen dann das Vorkommen von plattenepithelähnlichen Herden im Trichterlappen; SAXER spricht auch auf Grund eines von ihm beob-achteten Falles von der Möglichkeit, daß „von epithelialen Schläuchen des Hypophysenstieles, welche dem vorderen Abschnitt der Hypophysis angehören, Tumoren des Infundibulum und des 3. Ventrikels ..... ausgehen können". Während aber SAXER die zwischen Drüsenepithel gelegenen plattenepithel-artigen Zellstränge nur für ein besonderes Funktionsstadium des Drüsenepithels und für identisch mit den Zellen des Vorderlappens hielt, erkannte ERDHEIM ihren eigenen, von den Drüsenzellen abweichenden Charakter, den er auch entwicklungsgeschichtlich durch den Nachweis stützte, daß sie sich auf Reste des Hypophysenganges zurückleiten lassen.

Mit Recht hebt ERDHEIM (1926) die allgemeine Bedeutung dieser Epithel-keime für die Geschwulstfrage hervor: „denn wieviel wird von embryonal versprengten Keimen als Ausgangsmaterial der Geschwülste gesprochen und wie selten hat jemand diese Keime auch wirklich gesehen". Hier aber könne gesagt werden, „in welcher Häufigkeit diese Geschwulstkeime vorkommen und wie oft sie in Wirklichkeit zu Geschwülsten werden, bzw. bis ins Greisenalter in schlummerndem Zustand verharren". Der springende Punkt allerdings, warum die Herde im einen Falle zu wuchern beginnen, im anderen sich ruhig verhalten, liegt auch hier völlig im Dunkeln.

Was das Vorkommen der Plattenepithelinseln betrifft, so können sie im ganzen Bereich der Pars tuberalis, also von der dem Vorderlappen auf-sitzenden Basis bis hinauf zur Endanschwellung auftreten. Innerhalb dieses umschriebenen Gebietes finden sie sich an bestimmten Stellen mit größerer Vorliebe angehäuft. Eine solche Stelle ist die Gegend des Stielansatzes und die Basis, wo die größten Gruppen vorkommen. Ferner finden sich größere An-häufungen in der Endanschwellung. Am spärlichsten sind sie im dünnen Stiel-belag. Hier liegen sie in der Regel median, können aber auch an der lateralen und selbst hinteren Seite des Stieles gefunden werden (ERDHEIM).

Bezüglich der Häufigkeit ihres Vorkommens ist festgestellt, daß sie sich nicht bei jedem Menschen, wohl aber bei der Mehrzahl derselben finden. Nach ERDHEIM (1926) treffen auf 10 positive Fälle nur 3 negative. Die Zahl der Plattenepithelhaufen schwankt sehr stark, bald sind sie nur in einigen wenigen, bald in sehr zahlreichen Exemplaren nachzuweisen.

Ihr Auftreten gerade in der Pars tuberalis ist nach dem, was über die Ent-wicklung dieses Hypophysenabschnittes bekannt ist, in keiner Weise über-raschend. Sie leiten sich auf Reste des Hypophysenganges zurück, der ursprüng-lich das Hypophysensäckchen mit der primitiven Mundbucht verbindet (ERD-HEIM 1904). Der am Hypophysensäckchen anhaftende Rest des Hypophysenganges ist, wie HOCHSTETTER zeigte, noch längere Zeit sichtbar, so daß sich seine allmähliche Verlagerung gegen den Hypophysenstiel zu Schritt für Schritt verfolgen läßt. Die Tatsache, daß die Ansatzstelle des Hypophysenganges nur klein, das Gebiet, in dem sich später Plattenepithelzellen finden, bei aller Beschränktheit derselben, jedoch viel größer ist, erklärt ERDHEIM damit, daß im Laufe der Entwicklung bei der regen Neubildung von Drüsengewebe in der Anlage der Pars tuberalis auch gewisse Verschiebungen der Zellstränge stattfinden und daß dabei die zunächst auf einen kleinen Fleck beschränkten Hypophysengangreste bis zu einem gewissen Grad verstreut werden. Ich möchte vermuten, daß man nicht nur dem stummelartigen Rest, sondern auch der Umgebung seines Ansatzes in bald geringerem, bald größerem Maße ähnliche Bildungspotenzen zuerkennen muß, insofern eben bei der Entstehung der RATHKEschen Tasche und ihrer Stielung von Fall zu Fall wechselnde Mengen von prospektivem Mundhöhlenepithel einbezogen werden.

BENDA (1932) bezweifelt, meines Erachtens zu Unrecht, daß der Ansatz des Hypophysenganges bis an die Basis des Stieles gelangen kann. Er vermutet, daß die

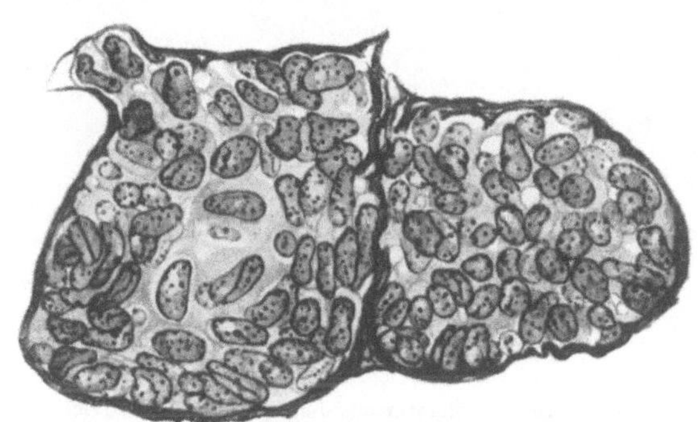

Abb. 174. Zwei nebeneinander liegende Plattenepithelkeime aus dem Trichterlappen eines 50jährigen Mannes. Beide sind von einer kräftigen Basalmembran umschlossen. Fix. Formol. Paraffin. 77 μ. Azan. Vergr. 1:600.

Pflasterzellinseln aus der Wand der Hypophysenhöhle, in der noch weitere Gewebsversprengungen der Mundhöhle vorkommen, mit den zum Stielbelag vorwachsenden Zellschläuchen zur Tuberalisanlage gelangen.

Die Plattenepithelnester, deren postembryonale Entwicklung durch ERDHEIM und namentlich durch GUIZZETTI (1925) eingehend untersucht wurde, treten zuerst in Gestalt von kleinen rundlichen Herden auf, die allseitig von einer Basalmembran, einer Hülle von argyrophilem Bindegewebe, umschlossen sind. Die Keime bestehen aus mehr oder minder zahlreichen, dicht aneinanderliegenden rundlichen bis ovoiden Kernen, die in eine spärliche Cytoplasmamasse eingebettet sind. Das Chromatin der Kerne ist nicht verklumpt, sondern in feinen Körnchen verteilt, Nucleoli fehlen. Von Zellgrenzen ist in diesen, von GUIZZETTI als „germe prepavimentose" bezeichneten Keimen nichts zu sehen. Die Größe der Nester schwankt von kleinsten, nur wenige Kerne enthaltenden Knötchen bis zu größeren Inseln von einem Durchmesser von 50—70 μ, wie sie Abb. 174 zeigt. Die Keime wurden von GUIZZETTI schon beim Neugeborenen und dann namentlich bei Kindern beobachtet, kommen aber auch beim Erwachsenen vor; so stammen die in Abb. 174 wiedergegebenen aus der Pars tuberalis eines 50jährigen Mannes.

Die Plattenepithelkeime sind scharf zu trennen von den „Endothelzellkugeln" der Arachnoidea, die unter anderem auch in der arachnoidealen Hülle des Trichterlappens vorkommen. Sie unterscheiden sich schon durch die konzentrische Schichtung der zwiebelschalenartig aufeinanderliegenden Zellen deutlich von den oben beschriebenen Gebilden.

Im Inneren des größeren Knötchens der Abb. 174 haben sich einige Zellen zu cytoplasmareicheren Plattenepithelzellen differenziert. Das Stadium leitet über zu Bildern, wie sie in Abb. 175 sichtbar sind. Die wiedergegebene Stelle

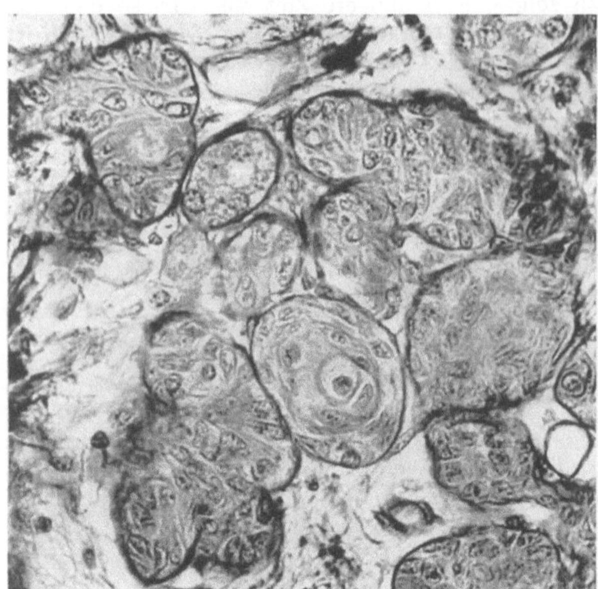

Abb. 175. Plattenepithelnester aus dem Basalteil eines Trichterlappens.
Hinger. Fix. Susa. Paraffin. 7 μ. Azan. Vergr. 1:420.

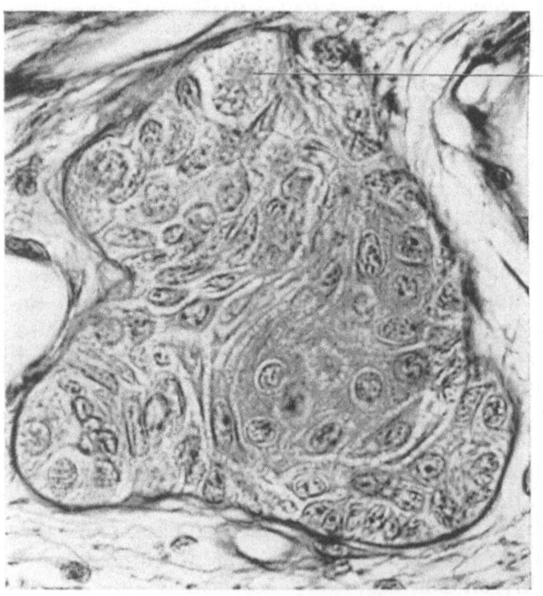

Abb. 176. Plattenepithelinsel aus dem Trichterlappen. Ein Teil
der Zellen zeigt deutlich den Charakter von polygonalen Stachelzellen. Tz typische Tuberaliszelle. Hinger. Susa. Paraffin. 5 μ.
Azan. Vergr. 1:625.

entstammt der Basis des Trichterlappens und zeigt eine Gruppe von größeren und kleineren Zellnestern, die ohne weiteres ihren Charakter als geschichtetes Plattenepithel erkennen lassen und sich deutlich von den eigentlichen Parenchymsträngen der Pars tuberalis unterscheiden (vgl. Abb. 175 mit Abb. 163). Die von einer gut entwickelten Basalmembran umschlossenen Zellnester lassen verschiedene Grade der Differenzierung erkennen. Ein Teil derselben besteht noch aus kleinen undifferenzierten Zellen mit spärlichem Cytoplasma, bei anderen haben sich namentlich die im Inneren gelegenen Zellen merklich vergrößert; die Zellgrenzen treten deutlich hervor und schließlich gewinnen die Zellen das Aussehen typischer polygonaler Stachelzellen, wie sie im Stratum spinosum eines geschichteten Plattenepithels, etwa der Mundhöhle, vorkommen (s. Abb. 176). Bemerkenswert ist, daß sich nirgendwo Keratohyalinkörnchen, Hornschuppen oder ektodermale Differenzierung wie Haarfollikel, Talg- oder Schweißdrüsen finden; die Plattenepithelnester des Trichterlappens bleiben charakteristischerweise stets unverhornt. Die Form der Epithelnester schwankt von einfachen rundlichen Zellhaufen bis zu verzweigten, netzig verbundenen oder radiär ausstrahlenden Komplexen. Auch lang ausgezogene Stränge kommen vor. Gelegentlich trifft man in einem Plattenepithelnest auch einzelne, typische Tuberaliszellen an (s. Abb.176, Tz).

ERDHEIM und GUIZZETTI beschreiben auch Plattenepithelnester, deren innerste Zellen anschwellen und hydropischen Charakter annehmen, um schließlich einzuschmelzen und zu verschwinden. Auf diese Weise kommt es zur Bildung kleiner Cysten, die mit einem niedrigen geschichteten Plattenepithel ausgekleidet sind. All diese Formen können sich innerhalb sonst normaler Trichterlappen vorfinden. Die Darstellung ihrer Entartung zu Geschwülsten fällt dagegen ins Gebiet der pathologischen Histologie (s. ERDHEIM, 1926).

g) Die Pars tuberalis in der Reihe der Vertebraten.

α) Das Vorkommen der Pars tuberalis.

Beinahe bei allen bis jetzt daraufhin untersuchten *Säugetier*ordnungen konnte das Vorhandensein einer Pars tuberalis festgestellt werden, so bei Vertretern der *Marsupialier, Insectivoren, Chiropteren, Rodentier, Carnivoren, Cetaceen, Ungulaten* und *Primaten*. Verfolgt man auf den Abb. 151 und 177, die eine Anzahl von *Säugetier*hypophysen auf dem medianen Sagittalschnitt wiedergeben, das Verhalten der Pars tuberalis, so zeigt sich, daß sie häufig manschettenförmig den Hypophysenstiel bzw. die Eminentia mediana des Tuber cinereum umgibt, wobei sie auf der ventralen Seite stets kräftiger entwickelt ist als auf der dorsalen. Beim *Opossum*, bei dem die eigentliche Pars tuberalis nur schwach ausgebildet und wenig differenziert ist, unterscheidet DAWSON (1938) außerdem noch eine Zona tuberalis, die den ganzen nasalen Teil des Vorderlappens einnimmt (s. Abb. 151 c *Zt*). Sie wird beinahe ausschließlich von chromophoben und basophilen Zellen gebildet.

Ein Vergleich eigener Schnittserien durch die Hypophysen-Zwischenhirnregion der gebräuchlichsten Laboratoriumstiere mit den schematischen Sagittalschnittzeichnungen, die für die gleichen Tierarten im Schrifttum vorliegen, ergab hinsichtlich des Verhaltens der Pars tuberalis vielfach beträchtliche Unstimmigkeiten zwischen Präparat und Zeichnung. Dies veranlaßt mich, auf die bei diesen Tierarten vorliegenden Verhältnisse an Hand neuer, nach gut orientierten Sagittalschnittserien hergestellten Zeichnungen kurz einzugehen.

Bei der erwachsenen *Maus* (s. Abb. 177a) bedeckt die Pars tuberalis die ventrale Fläche des Hypophysenstieles mit einer dünnen Lage von Drüsensträngen (Dicke 7—15 μ). Sie erreicht ventral eine Länge von 800—900 μ. Ein dorsaler Teil fehlt meist vollständig, während die Seitenflächen des Stieles noch teilweise von Tuberalisgewebe bekleidet sind. Gelegentlich traf ich in der Pars tuberalis größere, zum Teil mit Flimmerepithel ausgekleidete Cysten an.

Die Pars tuberalis der *Ratte* (s. Abb. 177b) zieht sich auf der ventralen Seite des langgestreckten Hypophysenstieles in nur 10—15 μ dicker Schicht auf eine lange Strecke (2000—2500 μ) hin, ohne jedoch das Chiasma zu erreichen. Auf der Dorsalseite findet sich weit entfernt von der Hypophyse in dem engen Winkel zwischen Hypophysenstiel und Area praemamillaris eine geringe Menge von Tuberalisgewebe vor. Das von TILNEY (1913) veröffentlichte Schema gibt die Verhältnisse, auch was Stiel und Zwischenhirn betrifft, unrichtig wieder. Besser entspricht das Schema von BENDA (1931) der Wirklichkeit, doch ist hier der dorsale Teil der Pars tuberalis viel zu umfangreich gezeichnet. In einer von STENDELL (1914, Abb. 31) für Mus decumanus gegebenen Abbildung ist die Pars tuberalis nicht eingetragen.

Beim *Meerschweinchen* (s. Abb. 177c) ist der Hypophysenstiel wesentlich kürzer als bei der *Ratte*. Er wird von der Pars tuberalis in seinem hirnwärts liegenden Teil vollständig umhüllt. Die Länge des ventralen Teiles mißt 1600 bis 1800 μ, die Dicke 20—25 μ. Er hört schon ein beträchtliches Stück vor dem Chiasma auf. Der dorsale Abschnitt ist kräftiger entwickelt als bei der *Ratte*. Er liegt wie dort in dem Winkel zwischen Hypophysenstiel und Area

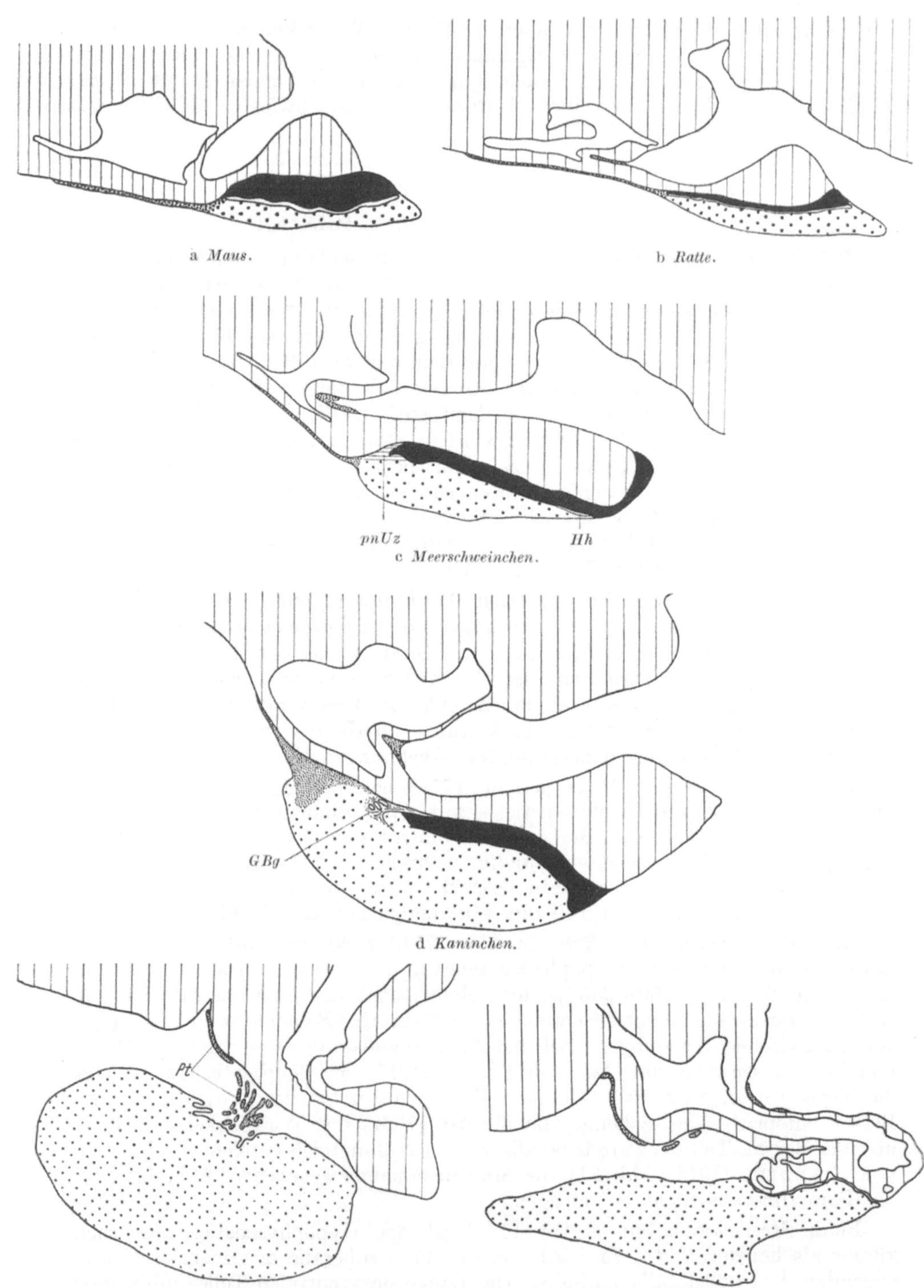

Abb. 177a—f. Halbschematische Sagittalschnitte durch die Hypophysen verschiedener Laboratoriumstiere. Grob punktiert: Pars anterior. Fein punktiert: Pars tuberalis. Schwarz: Pars intermedia. Vertikal schraffiert: Hirnteil und Gehirn. a **Maus**, Alter 1 Jahr; Geschlecht ♂. Vergr. 1:35. b **Ratte**, 1 Jahr ♂. Vergr. 1:13. c **Meerschweinchen**, 1½ Jahre, ♂. *Hh* Rest der Hypophysenhöhle; *pnUz* paraneurale Umschlagszone. Vergr. 1:13. d **Kaninchen**, 2 Jahre ♂. *GBg* Gefäß-Bindegewebsfleck. Vergr. 1:13. e **Taube**, 1 Jahr ♂. *Pt* Pars tuberalis. Vergr. 1:21. f **Haushuhn**, 2 Jahre ♂. Vergr. 1:13.

praemamillaris. Das von BENDA (1931) gegebene Schema ist nicht richtig. Der größte Teil des dort dem dorsalen Teil der Pars tuberalis zugeschriebenen Gewebes gehört in Wirklichkeit zur Pars intermedia. Auch in dem von WEIS (1934) veröffentlichten Schema ist die Pars tuberalis unrichtig eingetragen.

Beim *Kaninchen* (s. Abb. 177 d) geht die Pars tuberalis mit breiter Basis vom nasalen Ende der Hypophyse aus, um dann manschettenförmig den Hypophysenstiel zu umhüllen. Hier wird also noch ein ziemlich breiter, innerhalb des Vorderlappens gelegener Bezirk von Tuberalisgewebe eingenommen. Caudalwärts reicht die Pars tuberalis am Hirnteil entlang bis zu dem für die *Kaninchen*hypophyse charakteristischen Bindegewebsfleck, der auf dem medianen Sagittalschnitt, wie in Abb. 177 d, *GBg*, völlig abgeschlossen erscheint. Das Bindegewebe und die in ihm verlaufenden zahlreichen Gefäße gelangen beim erwachsenen Tier von beiden Seiten her in diese Gegend. Das von BENDA (1931) veröffentlichte Schema der *Kaninchen*hypophyse gibt die Verhältnisse unrichtig wieder. Die Entwicklung der Bindegewebszone wurde von ATWELL (1918a) genau verfolgt. Sie ist insofern von Bedeutung, als sie eine scharfe Trennung zwischen dem caudalen Ende der Pars tuberalis und dem nasalen Ende der Pars intermedia gestattet. Die basale Verbreiterung der Pars tuberalis wurde kürzlich auch von DAWSON (1938) beschrieben; er unterscheidet den im Bereich des Vorderlappens gelegenen Bezirk als „Zona tuberalis" von der den Hypophysenstiel umhüllenden „typischen Pars tuberalis".

Über das Verhalten der Pars tuberalis bei *Katze* und *Hund*, s. S. 280 und 282 sowie Abb. 180 und 181.

Besondere Verhältnisse bestehen nach den Untersuchungen von WISLOCKI (1938) bei den *Edentata Xenarthra*. In dieser Ordnung der Säugetiere fehlt dem zwei- und dem dreizehigen *Faultier* die Pars tuberalis vollständig. Auch beim *Zwergameisenbär (Tamandra tetradactyla)* ist im Bereich des Hypophysenstieles und des Tuber cinereum kein Tuberalisgewebe vorhanden; doch läßt sich bei diesem Tier innerhalb des Hypophysenkörpers selbst ein Abschnitt feststellen, der histologisch dem Tuberalisgewebe vergleichbar ist. In der Familie der *Gürteltiere* dagegen besitzt der langgeschwänzte *Tatu (Dasypus novemcinctus)*, wie auch OLDHAM (1938) fand, eine gut entwickelte typische Pars tuberalis.

Bei *Cetaceen* wurde das Vorkommen einer Pars tuberalis für den *Tümmler* (WISLOCKI 1929), den *Pottwal*, *Finnwal* und *Blauwal* (s. Abb. 151 b) festgestellt (WISLOCKI und GEILING 1936, VALSÖ 1936, *Blauwal*).

Über die Pars tuberalis der *Vögel* liegen nur spärliche und zum Teil auch widersprechende Angaben vor. Bei der *Taube* stellt DE BEER (1926) die Pars tuberalis als einen vom Vorderlappen ausgehenden Zapfen dar, der mit dem Hirnteil nicht unmittelbar in Berührung kommt. KRAUSE (1922) dagegen bildet die vom Vorderlappen zum Hirnteil ziehenden Tuberaliszellstränge richtig ab, bezeichnet sie aber als Pars intermedia. Bei meinen eigenen Untersuchungen finde ich die Pars tuberalis bei geschlechtsreifen männlichen *Tauben* von einzelnen Zellsträngen gebildet, die in einem kräftigen, von der Oberfläche des Vorderlappens zum Hypophysenstiel ziehenden Gefäßbindegewebsstrang eingebettet sind. Von hier begleitet dann noch eine sehr dünne Platte von Tuberalisgewebe die ventrale Fläche des Hypophysenstieles rostralwärts bis dicht an das Chiasma (s. Abb. 177 e). Die typische Lagebeziehung der Zellstränge zu den oberen Hypophysengefäßen und zum Stiel, wie auch ihre histologische Struktur — es sind durchgehends kleine, sehr cytoplasmaarme, blaßgefärbte Zellen — lassen mit Sicherheit erkennen, daß diese Zellstränge die Pars tuberalis und nicht, wie KRAUSE in irriger Weise glaubte, die Pars intermedia darstellen.

Ein ähnliches Verhalten wie bei der *Taube* zeigt die Pars tuberalis, wie ich aus den Mikrophotographien POKORNYs (1926) schließe, bei *Sylvia atra* und *Apus apus*. Auch bei *Buteo buteo* dürfte es sich bei dem von POKORNY als Pars intermedia abgebildeten Gewebe zum mindesten teilweise nicht um diese, sondern um Tuberalisgewebe handeln. Bei der *Ente* bedeckt die Pars tuberalis nach DE BEER (1926) nur die Vorderfläche des Infundibulums (s. Abb. 151d); ähnlich verhält sie sich, wie sich aus einer Abbildung HALLERs (1898) folgern läßt, bei der *Goldammer*.

Nicht ganz einheitlich sind die Angaben über die Pars tuberalis des *Haushuhnes*. Nach der schematischen Zeichnung von TILNEY (1913) würde sie hier eine breite Gewebsschicht darstellen, die den Hypophysenstiel dorsal nicht völlig umschließt. DE BEER zeichnet sie dagegen als dünne geschlossene Manschette. In meinen eigenen Präparaten finde ich sie beim geschlechtsreifen

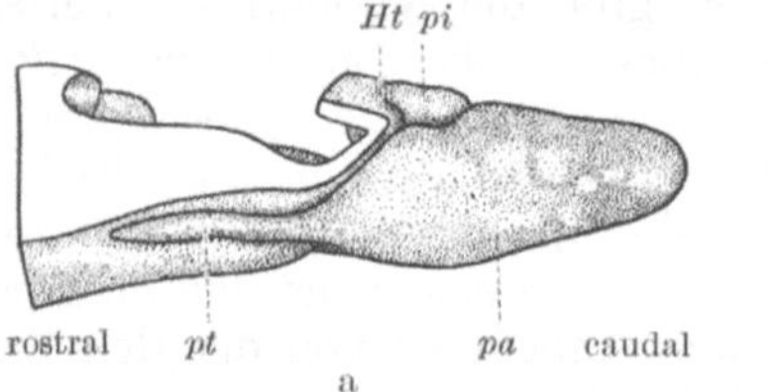
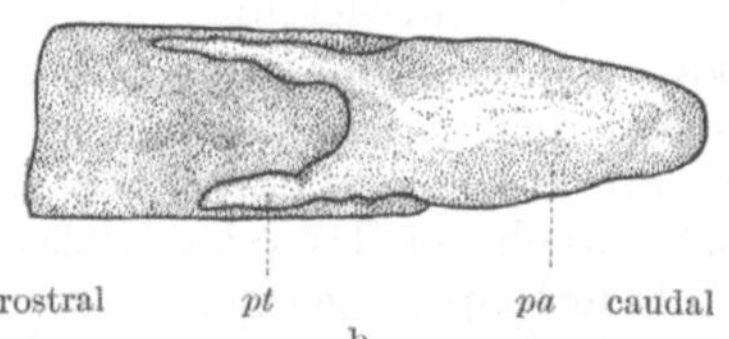

Abb. 178a und b. Wachsplatten-Rekonstruktion der Hypophyse und der anliegenden Hirnteile bei einem erwachsenen *Ambystoma jefferson*. *Ht* Hirnteil; *pa* Pars anterior; *pi* Pars intermedia; *pt* Pars tuberalis; a Ansicht von der Seite; b Ansicht von ventral. Vergr. 1:28. Nach ATWELL (1921, Abb. 8 und 10).

Hahn wesentlich dünner entwickelt als es dem TILNEYschen Schema entspricht und wie bei DE BEER ringförmig geschlossen (s. Abb. 177f). Ihre Dicke schwankt ventral, wo sie bis dicht an das Chiasma heranreicht, zwischen 10—30 μ, dorsal zwischen 7—15 μ. Nicht selten sind die Zellstränge auf dem Schnittbild durch größere oder kleinere Zwischenräume unterbrochen.

Auch die *Reptilien* zeigen im Verhalten der Pars tuberalis große Unterschiede. Bei der *Brückenechse (Sphenodon punctatum)* traf DE BEER am Tuber cinereum eine zwar dünne, aber deutlich ausgebildete Pars tuberalis an. Bei der *Schildkröte* (s. Abb. 151e) bekleidet sie nur die Ventralfläche des Infundibulums; sie bleibt bei dieser Tierart in ihrer Ausdehnung hinter den Befunden bei *Säugetieren* zurück. *Krokodilier* besitzen eine an der Ventralseite des Infundibulums liegende Pars tuberalis, die bei jüngeren Tieren noch deutlich in eine rechte und eine linke Anlage getrennt ist. BAUMGARTNER (1916) führt auch zwei den Vorderlappen umkreisende Streifen von chromophobem Gewebe auf die Anlagen der Pars tuberalis, die sog. Lateralknospen, zurück. Bei *Eidechsen* wurde im postembryonalen Zustand eine Pars tuberalis bis jetzt völlig vermißt (DE BEER 1926 *Lacerta ocellata*, PORIS und CHARIPPER 1938 *Anolis carolinensis* s. Abb. 151g). Das gleiche ist nach BAUMGARTNER (1916), DE BEER (1926) und SILER (1936) bei *Schlangen* der Fall. Ein in Abb. 151i sichtbarer, vom rostralen Ende des Vorderlappens zum Hypophysenstiel ziehender Gewebsstreifen (*Bg*) besteht nur aus Bindegewebe; er hat nach SILER mit der Pars tuberalis nichts zu tun (s. auch S. 243).

Ganz abweichend verhält sich die Pars tuberalis in der Klasse der *Amphibien*. So stellt sie bei *Urodelen* zwei seitlich gelegene, zungenförmige Fortsätze dar, die sich vom Vorderlappen aus und voneinander völlig getrennt rostralwärts erstrecken (s. Abb. 178a und b). In dieser Gestalt wurde sie von ATWELL (1921) mit geringen Unterschieden bei *Amphiumiden (Amphiuma means), Ambystomiden (Ambystoma punctatum, tigrinum* und *jeffersonianum), Plethodontiden (Spelerpes bislineatus)* und *Proteiden (Necturus maculatus)*, von GRENELL (1939) bei

Cryptobranchiden (Cr. allegheniensis) festgestellt. Aus den Angaben von
STENDELL (1914) ist zu entnehmen, daß auch *Proteus anguineus* das gleiche
Verhalten zeigt. Bei *Salamandriden (Salamandra maculosa, S. atra, Molge cristata,
M. alpestris)* kommt es dagegen nach meinen Beobachtungen des öfteren zu
einer mehr oder weniger vollständigen Abschnürung der Tuberalisfortsätze, was
auch SUMI (1926) bei einem japanischen Molch (Diemictylus pyrrh.) fand.

Auch bei *Gymnophionen* sind zwei vom Vorderlappen ausgehende, seitliche
Fortsätze vorhanden, die, wie ich annehmen möchte, der paarigen Pars tuberalis
der *Urodelen* und *Anuren* entsprechen, während LAUBMANN (1926) unter Hinweis auf die Entwicklung bei *Säugetieren* einen kleinen, median gelegenen Zipfel
des Vorderlappens als Pars tuberalis deutet.

Während bei einem Teil der geschwänzten *Amphibien* die beiden Tuberalisfortsätze mit dem Vorderlappen dauernd in Verbindung bleiben, schnüren sie
sich bei den *Anuren* im Laufe der Entwicklung vollständig ab. Man trifft
sie dann konstant als zwei kleine, isoliert liegende, rundliche Zellplatten
rostralwärts vom Vorderlappen, dem Infun-
dibularboden dicht anliegend oder in ihn eingedrückt, umgeben vom Bindegewebe der Pia
mater (s. Abb. 179, ferner 151k, S. 240). Die
Körperchen wurden bei *Rana esculenta, fusca* und
Bufo vulgaris zum erstenmal von GAUPP (1893)
als Partes laterales beschrieben. ATWELL (1919,
1938) fand sie in dieser Form bei *Pipiden (Xenopus
laevis), Bufoniden (Bufo fowlerii, B. valliceps,
B. arenarum)* und *Raniden (Rana pipiens, R.
catesbyana)*. Bei *Xenopus* traf ATWELL (1938)
außer diesen beiden Tuberalisanhäufungen noch
eine dritte, zentral gelegene Gruppe von basophilen Zellen an, die auch RIMER beschrieb, aber
fälschlich als Pars tuberalis deutete, während er
die seitlichen Körperchen vermißte.

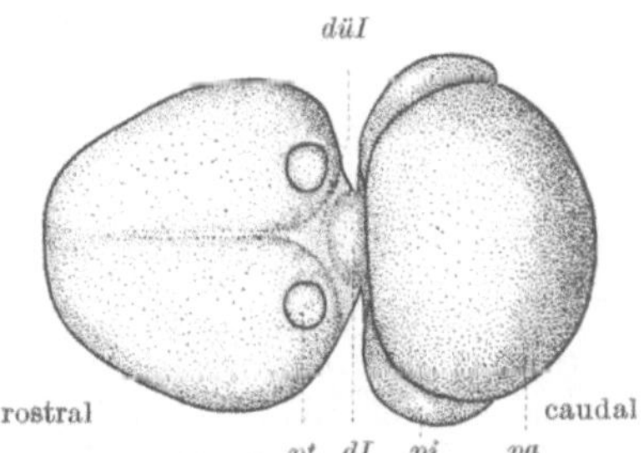

Abb. 179. Ventrale Ansicht des Infundibulum und der Hypophyse von *Rana
catesbiana*; *pa* Pars anterior, *pi* Pars
intermedia; *pt* Pars tuberalis; *dI* dicker
Teil des Infundibularbodens; *düI* dünner
Teil des Infundibularbodens. Vergr. 1:10.
Nach ATWELL (1919, Abb. 15).

Eingehende Untersuchungen über die Pars tuberalis *japanischer Urodelen
(Onychodactylus japon., Megalobatrachus japon., Hynobis nebulosus, H. lechii,
Diemyctylus pyrrhogaster)* liegen von SUMI (1924, 1926), KUDO (1934, 1938)
und SATO (1934b) vor. Bei *japanischen Anuren (Bufo vulg. japon., Rhacophorus
schlegel. arborea, Rana nigromaculata, Cacopoides tornieri)* wurde sie von SATO
(1934a, 1935), TERATO (1935a und b), TERATO und YAMADA (1935), TERATO und
IMAMURA (1935), YAMADA (1936), YUBA (1935) untersucht, wobei sich auffallende
Speciesunterschiede in der Morphogenese ergaben, über die TAKASIMA und YUBA
(1936) zusammenfassend berichten. Sie unterscheiden dabei der Buchstabenform
entsprechend einen Ö-Typus der Anuren und einen U-Typus der Urodelen.

Bei *Fischen* wurde bis jetzt keine typische Pars tuberalis gefunden; in letzter
Zeit sind aber verschiedene Autoren, z. B. HOWES, BELL, CHARIPPER, geneigt,
dem am weitesten rostral gelegenen Abschnitt der Fischhypophyse damit zu
homologisieren (vgl. dazu jedoch auch S. 247).

In der Klasse der *Cyclostomen* konnte TILNEY (1937) bei *Petromyzon marinus*
zwei laterale Fortsätze feststellen, die er der Pars tuberalis gleichsetzt („tuberal
process"). Sie liegen voneinander völlig getrennt an den Seitenflächen der
Eminentia mediana caudal von Chiasma und unterscheiden sich auch histologisch von den übrigen Abschnitten der Hypophyse. Auch DE BEER (1923)
beschreibt bei *Petromyzon planeri* zwei laterale Fortsätze, die vom Übergangsteil
ausgehen. DE BEER möchte aber nicht nur diese Fortsätze, sondern den ganzen
Übergangsteil der Pars tuberalis gleichsetzen.

β) Die histologische Struktur der tierischen Pars tuberalis.

Als Beispiel für das Verhalten einer besonders gut entwickelten Pars tuberalis sei die der *Katze* etwas eingehender geschildert. Sie bedeckt hier mit ihrem ventralen Abschnitt jenen Teil des Infundibularbodens, der von TILNEY als Eminentia mediana (saccularis) des Tuber cinereum, von anderen Autoren als Infundibulum bezeichnet wird (s. Abb. 180a). An ihrer Basis greift die Pars tuberalis auch noch eine kurze Strecke weit auf das nasale Ende des Vorderlappens über. Außer dem ventralen Abschnitt der Pars tuberalis ist auf dem Sagittalschnitt noch der dorsale sichtbar, der den schmalen Spaltraum zwischen Eminentia mediana und Area praemamillaris ausfüllt. Ebenso werden

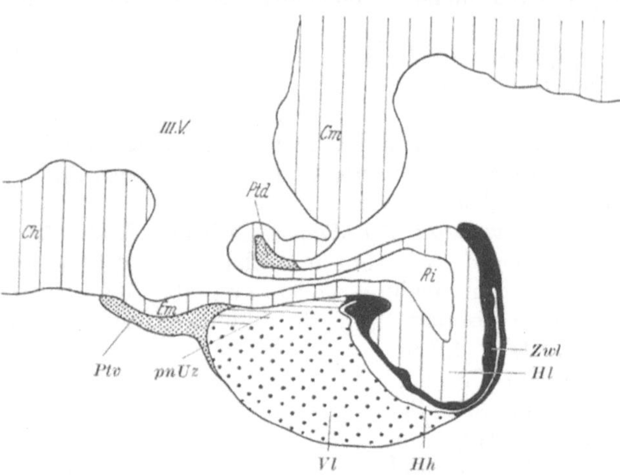

Abb. 180a. Medianer Sagittalschnitt durch die Hypophyse eines geschlechtsreifen *Katers*. *Ch* Chiasma; *Cm* Region der Corpora mammillaria; *Em* Eminentia mediana des Tuber cinereum; *Hh* Hypophysenhöhle; *Hl* Hinterlappen; *pnUz* paraneurale Umschlagszone; *Ptd* Pars tuberalis, dorsaler Teil; *Ptv* Pars tuberalis, ventraler Teil; *Vl* Vorderlappen; *Zwl* Zwischenlappen. Die Abbildung ist nach dem medianen Sagittalschnitt durch die Hypophyse eines 3jährigen nichtkastrierten *Katers* gezeichnet. Vergr. 1:9.

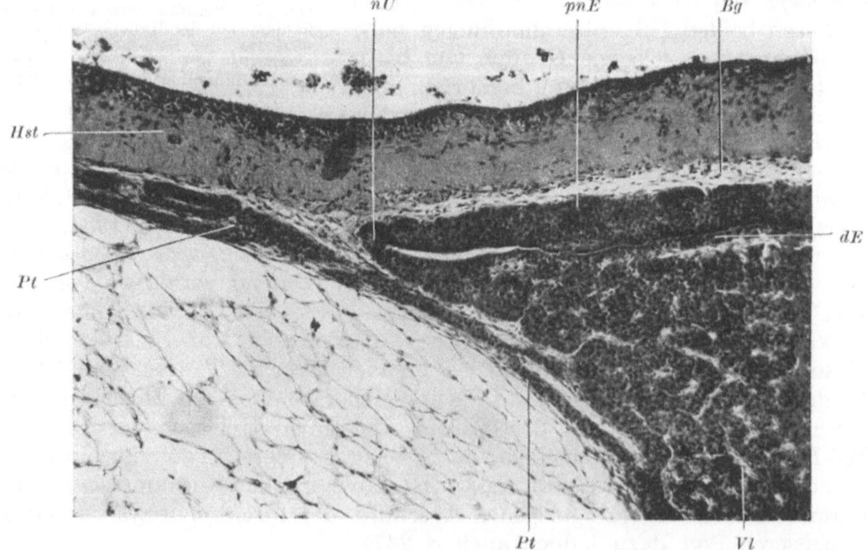

Abb. 180b. Medianer Sagittalschnitt durch den nasalen Teil der Hypophyse eines jungen *Kätzchens*. *Bg* Bindegewebsstreifen; *dE* distales Epithel der Hypophysenhöhle; *Hst* Hypophysenstiel; *nU* nasaler Umschlag der Hypophysenhöhle; *pnE* paraneurales Epithel der Hypophysenhöhle; *Pt* Pars tuberalis; *Vl* Vorderlappen. Männliches *Kätzchen* 8 Tage alt. Fix. Sublimat-Formol-Eisessig. Entkalkung in HNO₃. Paraffin 15 μ. Hämalaun-Eosin. Vergr. 1:102.

die Seitenwände der Eminentia von Pars tuberalis bedeckt, so daß diese ringförmig von Tuberalisgewebe umschlossen ist. TILNEY (1913) vergleicht ihre Form auf Grund einer Wachsplattenrekonstruktion mit einer flachen Schale, deren Boden vom Hypophysenstiel durchbohrt wird.

Histologisch besteht die Pars tuberalis der *Katze* aus verzweigten netzig verbundenen Zellsträngen, die von verhältnismäßig kleinen polygonalen Zellen gebildet werden. Sehr häufig treten im Inneren der Zellstränge kleine kolloidgefüllte Hohlräume auf, die sich allmählich zu größeren, von kubischem Epithel ausgekleideten Bläschen entwickeln, charakteristischerweise liegen auch die größeren dieser Pseudofollikel meist nicht isoliert; ihre Wandung setzt sich vielmehr immer wieder unmittelbar in Zellstränge fort. Verschiedentlich verschmelzen namentlich im dorsalen Teil der Pars tuberalis benachbarte Bläschen zu größeren Hohlräumen. Die Zahl der kleinen kolloidgefüllten Bläschen ist sehr groß; sie geht, wie auch ATWELL (1929a) feststellte, in die Hunderte.

Die Tuberaliszellen der *Katze* sind im Durchschnitt kleiner als die reifen Drüsenzellen ihres Vorder- und Zwischenlappens (Durchmesser $7,5 \times 7,5\,\mu$ bis $10 \times 10\,\mu$). Das Cytoplasma bleibt bei Azanfärbung fast ungefärbt und läßt die in den γ-Zellen des Vorderlappens oft vorhandene verschwommene Granulierung vermissen. Auch mit Kresazan färben sich die Zellen nur blaßgrau. Die im Schrifttum häufig auftretende Angabe, daß die Tuberaliszellen basophil sind (z. B. bei DE BEER), trifft nach meinen Beobachtungen nicht zu. Entsprechend der geringen Zellgröße erreicht auch der Golgiapparat in den Tuberaliszellen, wie DE BEER und ATWELL fanden und ich bestätigen kann, nur geringe Größe. ATWELL beschreibt ihn als kleines abgeplattetes, ovoides, weitmaschiges Netz von $2,2$—$3,9\,\mu$ Durchmesser. Bei Zellen, die Kolloidtröpfchen enthalten, oder die Wandung von kolloidhaltigen Bläschen bilden, liegt der Golgiapparat gewöhnlich zwischen Kern und Kolloid. Nur bei einer kleinen Zahl dieser Zellen liegt er peripher. In jenen Teilen der Zellstränge, die keine Kolloidbildung aufweisen, hält der Golgiapparat keine regelmäßige Lage ein (ATWELL). Daß DE BEER in der Wandbekleidung von Bläschen keinen Golgiapparat fand, erklärt ATWELL durch unvollständige Imprägnation. Die Mitochondrien findet ATWELL zumeist in Gestalt kurzer Stäbchen vor; in Zellen, die um einen zentralen Hohlraum liegen, sind sie in reichlicher Zahl zwischen Kern und Lichtung angehäuft.

Einzelne Tuberaliszellen enthalten kleine azanblaue Kolloidtröpfchen, durch deren Absonderung das oben erwähnte intrafollikuläre Kolloid entsteht. Nach ATWELL sammeln sich dabei die Kolloidtröpfchen in den zentralen Teilen gruppenweise zusammengelagerter Zellen, wobei sich schließlich die mit Kolloid gefüllten Zellkappen abschnüren und zu einem größeren Tropfen konfluieren. Die Angabe DE BEERs, daß das Kolloid in der Pars tuberalis durch Zelldegeneration entsteht, kann ich nicht bestätigen.

α-, β- und δ-Zellen fehlen im Bereich der Pars tuberalis; dagegen traf ich einzelne typische ε-Zellen an. Bei alten *Katzen* liegt im Cytoplasma mancher Tuberaliszellen ein 2—$4\,\mu$ großer rundlicher oder ovoider, schwach bräunlicher Körper, der sich bei Azanfärbung weder blau noch rot tingiert.

Einiger Worte bedarf noch das Verhalten der Basis des Trichterlappens zur Pars anterior und intermedia. Im Schrifttum ist es in Wort und Bild häufig so dargestellt, daß sich die Pars intermedia direkt in die Pars tuberalis fortsetzt (vgl. Abb. 152 und 154, ferner TRAUTMANN, TILNEY, CAMERON u. a.). Nach dem Schema der Abb. 180a, das die Verhältnisse bei einem normalen ausgewachsenen *Kater* wiedergibt, schiebt sich dagegen zwischen Pars tuberalis und Pars intermedia noch ein ziemlich breiter Streifen von Drüsengewebe ein, den auch COLLIN (1929b) sah, aber als Vorderlappengewebe bezeichnete. Nach meinen Beobachtungen unterscheidet sich jedoch das Drüsengewebe dieses in Abb. 180a horizontal schraffierten Bezirkes vom Vorderlappenparenchym durch das Fehlen von α-Zellen. Andererseits bestehen aber auch Strukturunterschiede gegenüber dem Parenchym des Zwischenlappens wie des Trichterlappens. Die Zellhaufen werden vorwiegend von undifferenzierten Zellen und jungen γ-Zellen gebildet.

Auch β- und ε-Zellen kommen vor. Auf Grund der Untersuchung jüngerer Stadien möchte ich diese Zone auf das paraneurale Blatt der Hypophysenhöhle zurückführen und sie dem paraneuralen Abschnitt der ventralen nasalen Umschlagszone der *Hunde*hypophyse gleichsetzen, mit dem Unterschied, daß bei der *Hunde*hypophyse die Zone beträchtlich stärker entwickelt ist (s. Abb. 181, *pnUz*, ferner Abb. 186 und S. 288). Als Beweis für das Zutreffen dieser Auffassung diene Abb. 180b, die einen medianen Sagittalschnitt durch den nasalen Teil der Hypophyse eines 8tägigen *Kätzchens* zeigt. Man sieht auf ihr noch klar die bis fast an das nasale Ende reichende Hypophysenspalte, die von einem distalen und einem paraneuralen Epithelblatt begrenzt wird; aus letzterem geht

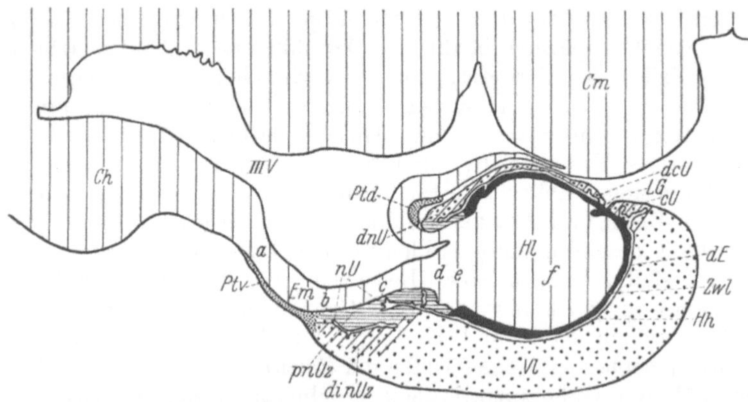

Abb. 181. Medianer Sagittalschnitt durch die Hypophysen-Zwischenhirngegend eines *Hundes*. *Ch* Chiasma; *Cm* Region der Corpora mammillaria; *cU* ventraler caudaler Umschlag; *dcU* dorsaler caudaler Umschlag; *dnU* dorsaler nasaler Umschlag; *dinUz* distaler Teil der ventralen nasalen Umschlagszone; *Em* Eminentia mediana des Tuber cinereum; *Hh* Hypophysenhöhle; *LG* Lücke für den Durchtritt der Art. hypophys. infer.; *nU* ventraler nasaler Umschlag; *pnUz* paraneuraler Teil der ventralen nasalen Umschlagszone; *Ptd* Pars tuberalis, dorsaler Teil; *Ptv* Pars tuberalis, ventraler Teil; *Vl* Vorderlappen; *Zwl* Zwischenlappen. Die Buchstaben *a, b, c, d, e* und *f* geben die Lage der gleich bezeichneten Frontalschnitte der Abb. 182 an. Der vom distalen Epithelblatt ausgehende Teil der Umschlagszonen ist schräg, der vom paraneuralen ausgehende horizontal schraffiert. Der zur Pars intermedia differenzierte Teil der paraneuralen Epithelblätter ist schwarz eingezeichnet. Der Vorderlappen ist grob, die Pars tuberalis fein punktiert. Die Abbildung ist nach einem medianen Sagittalschnitt durch die Hypophyse eines 12 kg schweren, 1½jährigen *Rüden (Schnauzer)* gezeichnet. Vergr. 1:9.

die horizontal schraffierte Zone der Abb. 180a hervor, während das distale Blatt typisches Vorderlappengewebe liefert. Die Verlötung beider Blätter, deren Beginn auf der Abbildung bereits deutlich erkennbar ist, führte allmählich in diesem vorderen Teil der Hypophyse zu einem Verschwinden der Hypophysenhöhle, die beim erwachsenen Tier, wie Abb. 180a zeigt, viel weiter caudal endet. Aus dem ursprünglichen Vorhandensein des Hypophysenspaltes erklärt sich auch das häufige Vorkommen von kleineren und größeren Cysten. Die von COLLIN in einem Schema wiedergegebene große Kolloidcyste stellt in dieser Ausdehnung allerdings einen Sonderfall dar.

Abb. 180b ist auch insofern noch von Interesse, als sie deutlich die genetische Unabhängigkeit der Pars tuberalis von Pars intermedia und Hypophysenhöhle zeigt, auf die auch BRAHMS (1932) hingewiesen hat. Bemerkenswert ist ferner noch die breite, lockere Bindegewebsschicht, die im Bereich der Umschlagszone zwischen dem paraneuralen Epithel und dem Hirnteil gelegen ist, im Gegensatze zur Pars intermedia, bei der sich nur eine dünne Grenzmembran findet.

Auch beim *Hund* ist die Oberfläche der Eminentia mediana des Tuber cinereum allseitig von einer Pars tuberalis umschlossen. Auf dem Sagittalschnitt erstreckt sie sich vom nasalen Ende des Vorderlappens als eine verhältnismäßig dünne Gewebsplatte gegen das Chiasma zu, ohne dasselbe jedoch zu erreichen (s. Abb. 181). Die Länge dieses ventralen Teiles beträgt bei einem mittelgroßen erwachsenen Hund etwa 1500 μ, die Dicke 80—100 μ, an der Basis 300—350 μ. Auf dem Frontalschnitt hat der ventrale Teil der Pars tuberalis die Gestalt einer nicht sehr breiten gewölbten Platte. Das Verhalten der Pars tuberalis zu beiden Seiten der Eminentia mediana geht aus den Abb. 182b und c hervor.

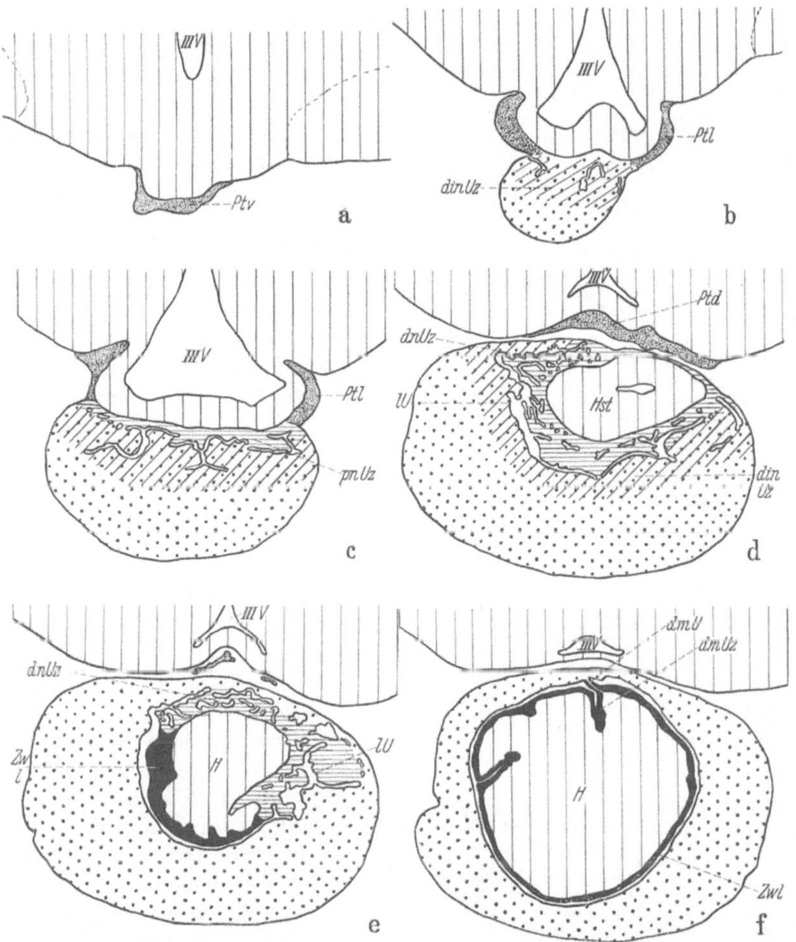

Abb. 182 a—f. Frontalschnitte durch die Hypophyse und die anliegende Zwischenhirngegend eines *Hundes*. Die Lage der einzelnen Schnitt a—f ist aus einem Vergleich mit Abb. 181 (Buchstaben a—f) zu entnehmen. *dmU* dorsaler medialer Umschlag; *dmUz* dorsale mediale Umschlagszone; *dnUz* dorsale nasale Umschlagszone (schräg schraffiert distaler, horizontal schraffiert paraneuraler Teil); *H* Hinterlappen; *Hst* Hypophysenstiel; in der Mitte ist der querdurchschnittene Recessus infundibularis sichtbar; *lU* lateraler Umschlag; *Ptl* Pars tuberalis, lateraler Teil. Die übrigen Bezeichnungen wie in Abb. 181. Die Abbildungen sind nach Frontalschnitten durch die Hypophyse eines 20 kg schweren 2jährigen *Rüden* (deutscher *Schäferhund*) gezeichnet. Vergr. 1:9.

Wie man sieht, umgreift sie hier die Aussackung des 3. Ventrikels, während sie ventral mehr und mehr durch die Umschlagszone (s. unten) ersetzt wird. Von der Seite zieht sich die Pars tuberalis dorsalwärts auf die Rückseite der Eminentia mediana (s. Abb. 181, *Ptd*). Aber nur der kleine im Winkel zwischen dieser und der Area praemamillaris gelegene Bezirk stellt typisches Tuberalisgewebe dar, während die Hauptmasse des dorsal vom Hirnteil gelegenen Parenchyms den dorsalen Umschlagszonen angehört (s. unten). Etwas weiter caudal, auf Abb. 182d, ist die Pars tuberalis als dünne, dem Boden des Zwischenhirns anliegende Platte sichtbar. Im ganzen genommen stellt also die Pars tuberalis beim *Hund* einen verhältnismäßig kleinen Abschnitt der Hypophyse dar. Dabei ist sie in den abgebildeten Fällen noch gut entwickelt; bei manchen *Hunden* ist sie namentlich lateral und dorsal auf wenige Reste reduziert.

Die Drüsenzellen der Pars tuberalis sind beim *Hund* durch ihre geringe Größe und das helle Aussehen ihres Cytoplasmas gekennzeichnet. Abb. 183

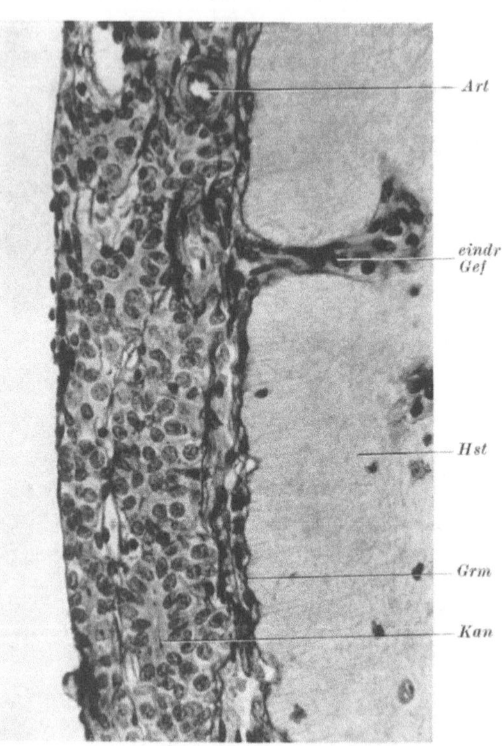

gibt ein Teilstück aus dem ventralen Abschnitt des Trichterlappens wieder, der von langgestreckten, netzig zusammenhängenden Zellsträngen gebildet wird. Gegenüber den cytoplasmareichen Strängen des Vorderlappens (s. Abb. 185) machen die durchschnittlich nur 7—30 μ breiten Zellstränge des Trichterlappens einen atrophischen Eindruck. Die Stränge werden von überwiegend polygonalen, mit deutlichen Zellgrenzen versehenen Drüsenzellen gebildet; im Durchschnitt messen sie $7 \times 7\ \mu$, nur einzelne erreichen etwa $10 \times 15\ \mu$. Die rundlichen Kerne der Drüsenzellen messen meist von 5—6 μ im Durchmesser, so daß bei den kleinen Formen das den Kern umgebende Cytoplasma nur schmal ist. Bei Azanfärbung bleibt es ungefärbt oder nimmt nur einen ganz blaßgrauen Ton an. TILNEYs Angabe, daß die Tuberaliszellen des *Hundes* basophilen Charakter zeigen und pyknotische Kerne besitzen, kann ich nicht bestätigen. Die Stränge sind zum Teil kompakt gebaut, zum Teil zeigen sie gangartige Hohlräume. Die die Zellstränge bedeckende Basalmembran ist streckenweise sehr dünn.

Abb. 183. Teilstück aus dem ventralen Abschnitt der Pars tuberalis einer *Hunde*hypophyse. *Art* Arterie; *eindr Gef* Anschnitt eines in den Hypophysenstiel eindringenden venösen Blutgefäßes; *Grm* Grenzmembran zwischen Pars tuberalis und Hypophysenstiel; *Hst* Hypophysenstiel; *Kan* längsgetroffenes, mit enger Lichtung versehener Epithelstrang; im Innern etwas Kolloid. *Hund* ♂ 1¹/₂jährig. Fix. Sublimat-Formol-Eisessig. Paraffin. 7 μ. Sagittalschnittserie. Azan. Vergr. 1:325.

Noch dürftiger ist das Aussehen des Parenchyms in den seitlichen und dorsalen Abschnitten der Pars tuberalis, in denen auch das vorwiegend aus kollagenen Fasern bestehende interstitielle Bindegewebe stark hervortritt (s. Abb. 184). Hier sind die Zellstränge oft nur eine Zellreihe breit. Ab und zu finden sich Stränge, deren ovale, $3{,}7:12\ \mu$ messenden Kerne, von spärlichem Cytoplasma umgeben, palisadenartig aneinandergereiht sind. Häufig sind auch kleine Cysten zu beobachten, die meist mit etwas Gerinnsel, zum Teil auch mit azanblauem Kolloid gefüllt sind. Die Zellen ihrer Wandung sind zum Teil atrophisch und häufig mit pyknotischen Kernen versehen. Bemerkenswert sind die zahlreichen dickwandigen arteriellen Gefäße, die das Tuberalisgewebe durchziehen.

Zusammenfassend ergibt sich, daß sich die Pars tuberalis bei *Katze* und *Hund* in ihrer mikroskopischen Struktur von anderen Abschnitten der Hypophyse deutlich unterscheidet. Neben dem gestreckten Bau der Zellstränge ist es vor allem die geringe Zellgröße, die relative Armut an Cytoplasma, dessen

geringe Färbbarkeit und das Fehlen spezifischer Granulationen, wodurch sich
das Parenchym der Pars tuberalis vom übrigen Drüsengewebe abtrennen läßt.
Die gleichen Merkmale zeichnen die Pars tuberalis aber auch bei allen anderen
Tierarten aus. Von den *Säugetieren* nenne ich auf Grund eigener Erfahrung
die Pars tuberalis von *Rind, Pferd, Schwein, Kaninchen, Meerschweinchen,
Ratte, Maus*. Bei all diesen Tierarten kommen in der Pars tuberalis häufig
auch kleinere Cysten vor. Auch bei *Cetaceen* sind die Tuberaliszellen, wie

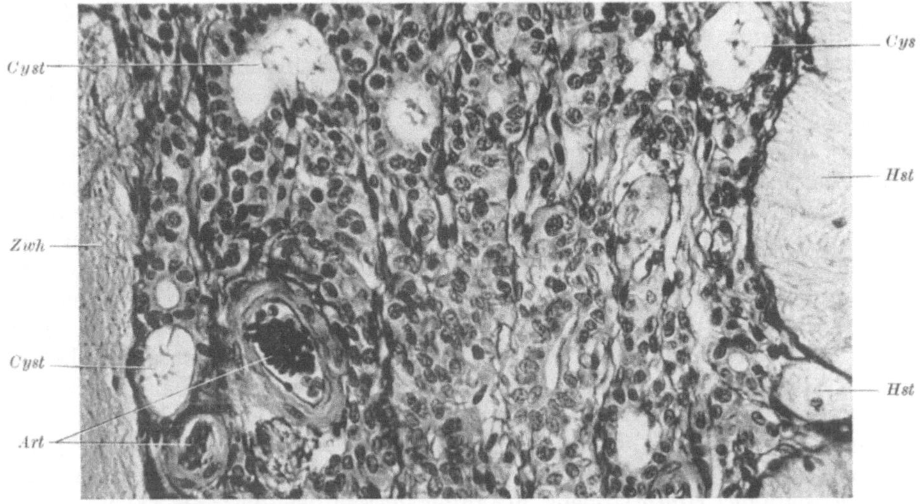

Abb. 184. Teilstück aus dem lateral-dorsalen Abschnitt der Pars tuberalis einer *Hunde*hypophyse. Die Zellstränge sind hier viel stärker von Bindegewebe durchsetzt als im ventralen Abschnitt (vgl. Abb. 183). Außerdem finden sich zahlreiche Cysten. *Art* Arterie; *Cyst* Cysten; *Hst* Hypophysenstiel; *Zwh* Zwischenhirn;
Hund ♂, 2jährig. Fix. Sublimat-Formol-Eisessig. Paraffin. 7 μ. Frontalschnittserie. Kresazan. Vergr. 1:325.

WISLOCKI und GEILING fanden, klein und schwach färbbar. Beim *Gürteltier*
traf OLDHAM (1938) zwischen den chromophoben Zellen gelegentlich eosinophile
Zellen an. Daß die Charakterisierung der Tuberaliszellen als basophil (z. B.
bei TILNEY, DE BEER u. a.) nicht zutreffend ist, wurde schon oben bemerkt.
Bei den *Amphibien* stellt die Pars tuberalis eine Anhäufung von kleinen,
blaßgefärbten, ungranulierten Drüsenzellen dar. Zum Teil sind sie auch zu
Strängen oder Bläschen geordnet.

γ) Anhang: Die Umschlagszonen der *Säugetier*hypophyse.

In dem auf die *Hunde*hypophyse bezüglichen Schrifttum blieben die eigentlichen Tuberaliszellen vielfach unbeachtet. Statt dessen wurden des öfteren
Teile der strukturell ganz anders gearteten Umschlagszone dem Trichterlappen zugerechnet. So bezeichnet LOTHRINGER, auf den der Name Umschlagszone oder Umschlagsteil zurückgeht, damit jenen Abschnitt der
*Hunde*hypophyse, „welcher dem dünnen Teil des Hypophysenstieles anliegend,
beide Blätter der Hypophysensubstanz verbindet". Er weist ferner darauf hin,
daß sich „eine schmale Fortsetzung desselben an der Unterfläche des Tuber
cinereum ausbreitet, bis wohin vermochten wir, da wir stets an vom Gehirn
getrennten Organen untersuchten, nicht mit Sicherheit festzustellen" (l. c. S. 265).
Daraus geht hervor, daß LOTHRINGER zwischen Pars tuberalis und Umschlagszone keinen Unterschied macht. Aber auch bei späteren Autoren bestehen

hinsichtlich der Ausdehnung der Umschlagszone und der Pars tuberalis beträchtliche Unstimmigkeiten, die auch in den schematischen Zeichnungen der Autoren zum Ausdruck kommen. TILNEY (1913) z. B. schlägt das ganze in Abb. 181 horizontal schraffierte Gebiet, das der Umschlagszone angehört, zur Pars tuberalis, COLLIN dagegen rechnet es der Pars intermedia zu. TRAUTMANN (1909), STENDELL (1914) u. a. wiederum machen zwischen Umschlagszone und Pars tuberalis keinen Unterschied. Zur Klärung der Verhältnisse scheint es mir daher nötig, auf die Lagebeziehungen und die Struktur der Umschlagszone an Hand des Beispieles der *Hunde*hypophyse, bei der sie besonders kräftig entwickelt ist, näher einzugehen.

Wie bei anderen Tierarten wird die Hypophysenhöhle auch beim *Hund* von einem „vorderen" und einem „hinteren" Epithel ausgekleidet (s. Abb. 181). Zweckmäßiger ist es, das erstere beim *Hund* als distales (auf den Hirnteil bezogen), das letztere als paraneurales Epithel zu benennen. Das distale Epithel bildet beim erwachsenen Tier den Abschluß des Vorderlappens gegen die Hypophysenhöhle, das paraneurale hat sich zum großen Teil zur Pars intermedia (in Abb. 181 schwarz eingezeichnet) entwickelt. Verfolgt man nun die Hypophysenhöhle auf dem Sagittalschnitt nasalwärts, so kommt man an die Stelle, an der das distale Epithel in das paraneurale umschlägt. Man bezeichnet diese Strecke als Umschlag und kann am Sagittalschnitt zunächst einen (ventralen) nasalen und einen (ventralen) caudalen Umschlag unterscheiden (s. Abb. 181, *nU*, *cU*). Dazu kommt noch ein rechter und linker lateraler Umschlag, die auf Frontalschnitten auf beiden Seiten des Vorderlappens sichtbar sind (s. Abb. 182d und e, *lU*). Caudal vom Hypophysenstiel reichen die Aussackungen der Hypophysenhöhle bis zur gegenseitigen Berührung auf die Dorsalseite des Hinterlappens, der infolgedessen, wie die Abb. 181 und 182d bis f zeigen, ebenfalls von einem paraneuralen und einem distalen Blatt bedeckt ist, zwischen welchen der Spalt der Hypophysenhöhle sichtbar ist. Das paraneurale Blatt entspricht auf dem Querschnitt Abb. 182f strukturell dem Gewebe der Pars intermedia, das distale Blatt dagegen Vorderlappengewebe, wenn auch die α-Zellen in ihm meist nicht ganz bis zur Mitte reichen. In der medianen Sagittallinie (in Wirklichkeit wie in Abb. 182f meist etwas schräg verlaufend) gehen beide Blätter auf rechter und linker Seite ineinander über. Man kann daher auch hier von einem Umschlag, und zwar von einem rechten bzw. linken dorsalen mittleren Umschlag sprechen (s. Abb. 182f, *dmU*). Wie die Abbildung zeigt, kommt es dabei zwischen den beiden distalen Blättern zu einer vollkommenen Verschmelzung. Schließlich läßt sich auf dem Dorsum des Hinterlappens noch ein dorsaler nasaler und dorsaler caudaler Umschlag unterscheiden, die beide auf Sagittalschnitten sichtbar sind (s. Abb. 181, *dnU* und *dcU*). Zwischen ventralem und dorsalem caudalen Umschlag befindet sich median oder etwas seitlich von der Mitte eine kleine Lücke (s. Abb. 181, *LG*) für den Durchtritt der unpaaren Art. hypophys. infer. Seitlich von dieser Stelle schließen sich beide Umschläge wieder dicht aneinander, so daß sie an der unverletzten Hypophyse nur durch ein dünnes Bindegewebsseptum getrennt sind.

Diesen verschiedenen Umschlägen entsprechen die sog. Umschlagszonen, die dadurch entstehen, daß vom Epithel des Umschlags aus zahlreiche Ausstülpungen, Evaginationen, ihren Ursprung nehmen, die als hohle Schläuche, Spalten und Faltungen zum Teil dauernd erhalten bleiben. Der Lage des Umschlages gemäß kann man eine (ventrale) nasale und caudale, eine rechte und linke laterale, eine dorsale nasale und caudale Umschlagszone unterscheiden. Auch am mittleren dorsalen Umschlag findet man eine Art Umschlagszone, die vom rechten und linken Blatt ausgeht und sich, wie am besten an Frontalschnitten zu erkennen ist, in Form von Spalten, Schläuchen oder soliden Epithelsträngen in das Gewebe des Hinterlappens erstreckt (s. Abb. 182, *dmUz*).

Charakteristischerweise nimmt das Epithel der Hypophysenhöhle im Bereich der Umschlagszonen das Aussehen eines Zylinderepithels an. Besonders deutlich ist dies im Bereich der ventralen nasalen Umschlagszone zu beobachten, die von allen am kräftigsten entwickelt ist. An Stelle rundlicher Kernformen überwiegen schmale, längsgestreckte Kerne, die verschiedentlich eine Länge von 12—20 μ erreichen. Das Cytoplasma der Zellen färbt sich wie in undifferenzierten Zellen mit Azan blaßgrau und ist frei von spezifischen Granulationen. Auf dem Flachschnitt durch die Epitheloberfläche zeigen die Zellen prismatische Form, die auch in ihrem Kittliniennetz deutlich zum Ausdruck kommt.

Bei genauerer Untersuchung erkennt man, daß meist nur für kurze Strecken ein reguläres einschichtiges Zylinderepithel vorliegt; zumeist wird der Eindruck eines solchen nur durch die länglichen Kerne und die gleichmäßig aneinandergereihten apikalen Zellabschnitte erweckt, während die basale Seite des

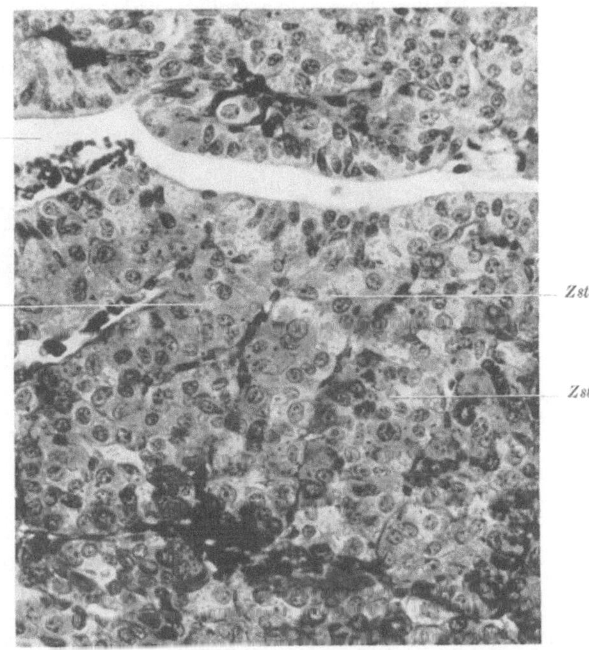

Abb. 185. Teilstück aus dem distalen Abschnitt der ventralen nasalen Umschlagszone. *E* Spaltraum einer Evagination; *Zstr₁* Zellstrang, der vom Epithel der Evagination ausgeht und ohne Unterbrechung in die Tiefe zieht. Neben diesem Zellstrang sind noch weitere sichtbar, die durch zartes interstitielles Bindegewebe voneinander getrennt sind; der zweite (*Zstr₂*) ist noch vollgetroffen; der dritte (*Zstr₃*) ist schräg angeschnitten, so daß oben zwischen Epithel und Zellstrang ein Stück der subepithelialen Basalmembran sichtbar ist. In den unteren Teilen der Zellstränge sind zahlreiche α-Zellen (schwarz) sichtbar. *Hund* ♂, 1¹/₂jährig. Fix. Sublimat-Formol-Eisessig. Paraffin. 7 μ sagittal. Azan. Vergr. 1:325.

Epithels infolge der zahlreichen, sich hier zusammendrängenden Kerne ein ungeordnetes Aussehen besitzt. Dazu kommt, daß sich hier zwischen die schmalen undifferenzierten Zylinderzellen immer wieder einzelne rundliche oder ovoide Zellen zwängen, deren Zelleib mehr oder weniger ungefärbt erscheint. Ein Teil dieser hellen, blassen Zellen, die γ-Zellen ähnlich sind, enthält grobe, flockige oder schollige Einschlüsse, die intracellulärem (azanblauem) Kolloid entsprechen. Die Zellen wurden auch von LOTHRINGER beobachtet, von ihm aber fälschlicherweise als schleimbildende Becherzellen gedeutet. Außer den genannten finden sich noch δ-Zellen, deren feine, in wechselnder Menge vorhandene Granula sich mit Azan oder Kresazan leuchtend blau färben.

Bemerkenswert ist nun, daß das Epithel auf der distalen und der paraneuralen Seite nicht ganz übereinstimmt: Während sich im distalen Epithelsaum neben den schon erwähnten Zellformen auch α-Zellen finden, fehlen diese im paraneuralen vollständig. Der gleiche Unterschied ist in der Auskleidung der Evaginationen festzustellen. Dies, wie weitere Unterschiede im Aufbau (s. unten) geben Veranlassung, in der Umschlagszone zwischen einem distalen und einem paraneuralen Abschnitt zu unterscheiden, die dem distalen, bzw. paraneuralen Epithel entstammen (s. Abb. 181, *dinUz*, schrägschraffiert, *pnUz* horizontal schraffiert). Im Prinzip lassen sich diese Unterschiede auch in den anderen Umschlagszonen beobachten; am stärksten treten sie jedoch in der nasalen Umschlagszone hervor.

Vom Epithel der distalen Evaginationen gehen, wie Abb. 185 zeigt, an vielen Stellen kompakte Zellstränge aus, die sich zu umfangreichen Zellkomplexen verbreitern. Das Epithel entbehrt hier einer eigentlichen Basalschicht; dieselbe geht vielmehr ohne Unterbrechung in die Zellstränge über.

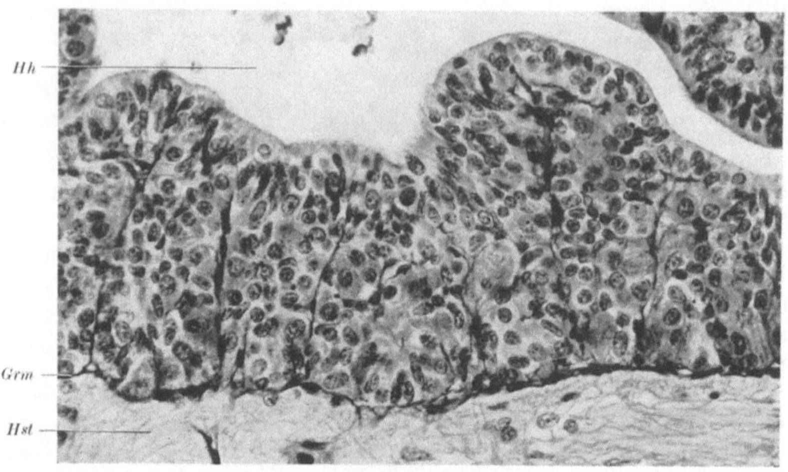

Abb. 186. Teilstück aus dem paraneuralen Abschnitt der ventralen nasalen Umschlagszone. Das Epithel geht basal unmittelbar in gedrungene Zellstränge über, die vorwiegend aus γ- und δ-Zellen bestehen. Zwischen den Zellsträngen sind zarte, bindegewebige, gefäßführende Septen erkennbar. *Grm* Grenzmembran; *Hh* Hypophysenhöhle; *Hst* Hypophysenstiel. Herkunft und Technik wie in Abb. 183. Vergr. 1:325.

Durch dieses basale Abfluten von Zellen wird auch die Basalmembran des Epithels immer wieder unterbrochen, oder besser gesagt, ausgebuchtet. Wie im Epithel so finden sich auch in den Zellsträngen des distalen Teiles der Umschlagszone neben γ- und δ-Zellen in großer Zahl auch junge wie typische α-Zellen vor. Der ganze Befund ist dahin zu deuten, daß vom distalen Epithel der Umschlagszone wie seinen Evaginationen aus eine lebhafte Neubildung der genannten Zellarten erfolgt, die beim *Hund* auch nach Abschluß des Wachstums anhält.

Ebenso wie das distale entfaltet auch das paraneurale Epithel der Umschlagszone eine lebhafte proliferative Tätigkeit, die zur Ausbildung eines aus Hohlgängen, Spalten und soliden Zellsträngen bestehenden Gewebsstreifens führt, der unmittelbar der Oberfläche des Hypophysenstieles anliegt (s. die horizontal schraffierten Gebiete der Abb. 181 und 182). Dieser paraneurale Abschnitt der Umschlagszone unterscheidet sich vom vorausgehend besprochenen distalen zunächst durch die Abwesenheit von α-Zellen und den reichen Gehalt an δ-Zellen. Auch die zahlreichen, mit Zylinderepithel der geschilderten Art ausgekleideten Buchten und Gänge, wie die abweichende gedrungene Form der Zellstränge bedingen strukturelle Unterschiede gegenüber dem distalen Abschnitt (vgl. Abb. 186 mit 185). Nicht minder unterscheidet sich der paraneurale Abschnitt der Umschlagszone von der Pars tuberalis (vgl. Abb. 186 mit 183 und 184) und von der Pars intermedia (vgl. Abb. 186 mit 242, S. 370.) An der Grenze gegen die Pars intermedia zu, am Übergang des Hinterlappens in den Hypo-

physenstiel, findet man ständig einzelne Epithelstränge, die von der Umschlagszone aus unter Bildung kleiner kolloidhaltiger Cysten tief in das Gewebe der
Neurohypophyse eindringen, auf die auch COLLIN (1924) aufmerksam machte.
Bemerkenswert ist, daß das dem paraneuralen Abschnitt der Umschlagszone
anliegende Gewebe des Hypophysenstieles ganz besonders stark mit Kolloid
durchtränkt ist, was ebenso wie der ganze Bau des Abschnittes im Sinne einer
starken Sekretabgabe in den Hirnteil gedeutet wird. Die starken Faltungen und
Ausbuchtungen des geschilderten paraneuralen Abschnittes setzen sich, wie die
Frontalschnitte d und e der Abb. 182 zeigen, auch auf die laterale und dorsale

Seite fort, so daß der Hypophysenstiel schließ-
lich kreisförmig davon
umgeben ist. Auch in
der dorsalen nasalen
Umschlagszone läßt sich
zwischen einem distalen
und paraneuralen Ab-
schnitt unterscheiden (s.
Abb. 181), doch er-
reichen sie hier nicht die
Ausdehnung wie in der
ventralen Umschlags-
zone. In den vom di-
stalen Blatt ausgehen-
den Zellsträngen fallen
zahlreiche helle, rund-
liche Zellen auf, die
γ-Zellen gleichen. Auch
hier birgt ein Teil derselben im Cytoplasma azan-
blaues flockig-scholliges
Kolloid.

Das Verhalten der
caudalen Umschlagszo-
nen geht aus Abb. 187
hervor. Man erkennt

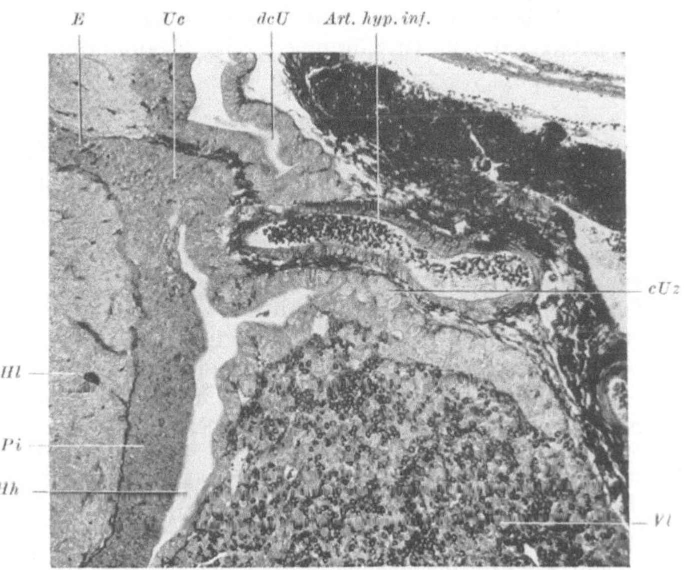

Abb. 187. Sagittalschnitt durch den caudalen Pol einer *Hunde*hypophyse.
Art. hyp. inf. Arteria hypophyseos infer.; *cU* ventraler caudaler Umschlag; *cUz* ventrale caudale Umschlagszone; *dcU* dorsaler caudaler Umschlag; *E* Epithelstrang, der von der Pars intermedia aus in den Hinterlappen eindringt; *Hh* Hypophysenhöhle; *Hl* Hinterlappen; *Pi* Pars intermedia; *Vl* caudaler Pol des Vorderlappens. Hund ♂, 1¹/₂jährig. Fix.
Sublimat-Formol-Eisessig. Paraffin. 7 µ. Azan. Grünfilter. Vergr. 1:77.

auf ihr deutlich den ventralen caudalen Umschlag (*cU*), von dessen paraneuralem
Blatt ein Zapfen epithelialen Gewebes in den Hinterlappen eindringt, während
sich auf der distalen Seite eine Aussackung der Umschlagszone eine Strecke weit
über den hinteren Pol des Vorderlappens hinweg erstreckt. Dieser Gewebsstreifen
unterscheidet sich ebenso wie das übrige Gebiet der Umschlagszone, schon bei
schwacher Vergrößerung durch seine blasse Färbung vom anliegenden Vorderlappengewebe. Der Farbunterschied ist dadurch bedingt, daß der Streifen durchgehends von undifferenzierten Zellen und γ-Zellen gebildet wird, während α-Zellen,
wie auch auf Abb. 187 zu sehen ist, in seinem Bereich fehlen. Ähnlich wie in
der nasalen Umschlagszone geht auch in der caudalen vom distalen Epithel eine
Neubildung von Vorderlappengewebe aus; wie dort enthalten die dabei der Basalseite des Epithels entstammenden Zellstränge neben γ-Zellen auch α- und
δ-Zellen. Die α-Zellen sind in Abb. 187 als dunkle Zellen deutlich zu erkennen.
Im oberen Teil der Abbildung ist der dorsale caudale Umschlag zu sehen, dessen
proliferative Tätigkeit nur sehr gering ist. Zwischen dorsalem und ventralem
Umschlag erblickt man die Art. hypophys. infer., die sich in dem schmalen, mit
Bindegewebe ausgefüllten Spalt gegen den Hinterlappen zu hindurchzwängt.

Umschlagszonen sind nicht nur in der *Hunde*hypophyse, sondern auch bei anderen *Säugetieren* nachzuweisen. Die nasalen Umschlagszonen wurden von Lothringer bei der *Katze*, beim *Schwein* und *Kaninchen*, von Trautmann bei *Hund, Katze, Pferd, Esel, Schwein, Rind, Schaf* und *Ziege* beschrieben. Doch ist dabei zu berücksichtigen, daß diese Darstellungen zwischen Umschlagsteil und Pars tuberalis keinen Unterschied machen und sich mehr auf die letztere als auf den ersteren beziehen. Ebenso wie die Pars tuberalis zeigen auch die Umschlagszonen bei den einzelnen Tierarten sehr verschiedene Ausbildung. So ist die nasale Umschlagszone, die beim *Hund* so große Ausdehnung erreicht, z. B. bei der *Katze,* nur sehr schwach entwickelt (vgl. dazu Abb. 180a und b, sowie S.282).

Auch beim Menschen lassen sich am kranialen und caudalen Umschlag der Hypophysenhöhle Ausstülpungen oder Evaginationen nachweisen, die jenen der *Hunde*hypophyse zu vergleichen sind. Weiteres darüber s. S. 307 und 331.

3. Der Zwischenlappen der Hypophyse.

a) Besitzt die Hypophyse des Menschen einen Zwischenlappen?

Es ist eine allbekannte Tatsache, daß sich der Zwischenlappen eines höheren Säugetieres, etwa eines *Rindes* oder einer *Katze,* morphologisch von der entsprechenden Gegend einer menschlichen Hypophyse wesentlich unterscheidet. Dieses unterschiedliche Verhalten war, was oft vergessen wurde (vgl. z. B. Berblinger 1927, S. 498), schon dem Entdecker des Zwischenlappens wohl bekannt: Peremeschko (1867) empfiehlt in seiner Arbeit zunächst die alkohol-gehärtete Hypophyse des *Kalbes* als besonders günstiges Untersuchungsobjekt, bei dem die „Markschicht" — so bezeichnet er den Zwischenlappen — auf Horizontalschnitten als schmaler, den Hinterlappen halbkreisförmig umgebender Streifen hervortritt, der sich durch seine weißliche Farbe von der „Korkschicht" der Drüse deutlich abhebt. „Die Elemente der Markschicht sind von denen der Korkschicht verschieden." Erstere unterscheiden sich von letzteren durch ihre Armut an Protoplasma wie durch das deutliche Hervortreten der Kerne auch ohne Anwendung von Reagentien. Beim *Hund* hebt Peremeschko noch das Vorhandensein von Kolloidblasen in der Markschicht hervor. Beim *Menschen* aber „besteht die Markschicht aus mächtigen Bindegewebslagen, in welchen entweder Kolloidblasen oder Haufen von Zellen und Kernen liegen". Diese Ansammlungen „scheinen zu Kolloidblasen auszuarten, da man häufig Übergangsstufen zwischen ihnen und den Kolloidblasen trifft". Die letzteren sind denen der Schilddrüse ähnlich; sie sind entweder mit feinkörniger Masse oder Kolloid-substanz gefüllt und erreichen zuweilen die Größe von 0,6 mm. „Sind so große Blasen in reichlicher Anzahl vorhanden, so geben sie dieser Schicht schon für das unbewaffnete Auge ein schwammiges Aussehen. Sie umlagern gewöhnlich die Seitenzweige des ‚Kanals' (Peremeschko bezeichnet damit die Hypophysenhöhle), d. h. sie liegen in der Kork- und Markschicht; man kann sie aber auch häufig im hinteren Teil der Drüse antreffen."

Nach Erscheinen der Arbeit Peremeschkos verstrichen beinahe 20 Jahre, bis Lothringer (1886) die Untersuchungen über den Zwischenlappen an *Säugetieren* und *Mensch* wieder aufnahm und namentlich in vergleichend-anatomischer Beziehung wesentlich erweiterte. Lothringer bezeichnet die Markschicht Peremeschkos als „Epithelsaum" und grenzt ferner noch eine „Umschlagszone" oder einen „Umschlagteil" ab. Was den „Epithelsaum" des Menschen betrifft, so stimmt dieser nach Lothringer zwar im ganzen mit dem des Hundes überein, ist aber dünner als bei diesem. Im übrigen setzt aber Lothringer den Zwischenlappen der tierischen Hypophyse dem der menschlichen trotz mancher morphologischer Unterschiede noch völlig gleich.

Den ersten Schritt gegen diese vollkommene Homologisierung bedeutet, dem Verfasser selbst noch unbewußt, die Arbeit von Thom (1901), in der zum erstenmal die Zerteilung der Hypophysenhöhle des Menschen in kleinere Cysten durch vordringende Vorderlappenepithelien sowie deren Eindringen in den Hinterlappen erwähnt wird. „Dieser Prozeß der Einwanderung scheint aber noch bis ins spätere Alter zu erfolgen und ziemlich große Teile des vorderen Hinterlappengebietes durch Vorderlappenelemente zu ersetzen, wodurch der beim Kinde schmale, gleichmäßig breite ‚Epithelsaum‘ Lothringers eine unregelmäßige, scheinbar krebsartige Ausbreitung gewinnt.“ Die Beobachtung Thoms wurde in den folgenden Jahren von Erdheim (1903, 1904), Löwenstein (1907), Lucien (1909) u. a. bestätigt, wobei allgemein die in den Hinterlappen eindringenden Zellen als gewöhnliche Vorderlappenzellen betrachtet wurden.

Eine Zuspitzung der Frage brachte die Arbeit von Aschoffs Schüler Tölken (1912), in der die in den Hinterlappen einwandernden Zellen ebenso wie vorausgehend schon von Herring (1908) sowie von Halliburton, Chandler und Sikes (1909) im Gegensatze zur landläufigen Auffassung als umgewandelte Zellen des Zwischenlappens bezeichnet wurden. Auch Aschoff (1913) trat für die Eigenart dieser Zellen ein. Hinsichtlich der Bedeutung des Zwischenlappens der menschlichen Hypophyse sprach sich übrigens auch Tölken ziemlich reserviert aus, denn die im Alter stattfindende Umwandlung seiner Zellen schien ihm nicht gerade für eine besonders lebhafte Funktion dieses Hypophysenabschnittes zu sprechen.

Allgemeines Interesse gewann die Zwischenlappenfrage vor allem dadurch, daß Biedl (1913) der Pars intermedia des Menschen einen wesentlichen inkretorischen Einfluß auf die Stoffwechselvorgänge des Organismus zuerkannte. Ja 1921 bezeichnete Biedl in seinem bekannten Referat auf dem 34. Kongreß für innere Medizin den Zwischenlappen geradezu als „eine Stoffwechseldrüse mit funktioneller Korrelationswirkung, deren Inkret auf die Art des Bedarfes und Verbrauches an Stoffen, auf die einzelnen Komponenten des Stoffwechsels, auf den Gesamtumsatz und die Regulation der Körperwärme, sowie auf die Tätigkeit der einzelnen vegetativen Organe Einfluß nimmt, wobei der Aktionsmodus im einzelnen noch näher zu definieren ist“.

Im Gegensatz dazu hatten schon Gentes wie namentlich Stendell (1914) darauf hingewiesen, daß der Zwischenlappen des Menschen von vergleichend-anatomischen Gesichtspunkten aus betrachtet als rudimentär zu bezeichnen sei. Noch weiter ging E. J. Kraus (1913), der die Existenz eines Zwischenlappens in der menschlichen Hypophyse im postnatalen Leben leugnet. Auch v. Hann (1918) betonte den Unterschied zwischen der wohl entwickelten Pars intermedia der Versuchstiere und dem gleichnamigen rudimentären Abschnitt des Menschen. 1922 wies namentlich Plaut auf die Kleinheit, Variabilität und den frühzeitigen Altersschwund des menschlichen Zwischenlappens hin, den infolgedessen auch er als rudimentäres Organ wertet. Er hält es für äußerst unwahrscheinlich, daß dieses Gewebe ein lebenswichtiges Organ im Sinne Biedls darstellt. „Die Hypothesen, die mit den Begriffen Hyperfunktion, Hypofunktion oder Dysfunktion der Pars intermedia des Menschen arbeiten, stehen in Widerspruch zu den anatomischen Befunden. Die anatomischen Unterschiede zwischen der Hypophyse des Menschen einerseits und der Hypophyse der anderen Tiere müssen bei Beurteilung von Tierversuchen und Extraktwirkungen besonders beachtet werden.“ Interessanterweise verhält sich der Zwischenlappen anthropoider *Affen* nach den Feststellungen Plauts (1922, *Schimpanse*; 1930, *Orang-Utan*; ähnlich wie beim Menschen (s. auch S. 293).

Noch ablehnender ist die Stellungnahme Erdheims (1924, ebenso 1926), der auf Grund seiner Hypophysenstudien kategorisch erklärt: „Der Mensch aber hat keinen Zwischenlappen." ERDHEIM erkennt auch das hintere Blatt der Hypophysenhöhle nicht als Homologon der Pars intermedia an, da es sich später zu Vorderlappengewebe ausdifferenziere. Auch KRAUS (1924) betont, daß die Marksubstanz der menschlichen Hypophyse „gegenüber dem Vorderlappen prinzipiell nichts Verschiedenes darstellt, zumal Kolloidfollikel, wenn auch kleiner und spärlicher, auch in den übrigen Teilen des Vorderlappens vorkommen; sie ist vielmehr ein Teil des Vorderlappens, der sich nur durch den höheren Kolloidgehalt, der — nebenbei gesagt — oft äußerst gering ist, von dem übrigen Vorderlappengewebe unterscheidet". BERBLINGER und MUTH (1923) stellen in Abrede, daß beim Erwachsenen eine selbständige, nur dem Zwischenlappen zukommende Epithelzellenform anzutreffen ist.

Der um den Zwischenlappen entbrannte Streit führte dazu, daß sich in den folgenden Jahren eine ganze Reihe von Autoren eingehender mit der mikroskopischen Struktur der fraglichen Gegend befaßte. In rascher Aufeinanderfolge erschien eine Anzahl von Arbeiten, die die Frage nach dem Vorhandensein oder Fehlen eines Zwischenlappens durch erneute histologische Untersuchung zu entscheiden suchten.

DAYTON (1926) kommt dabei zu einem völlig negativen Ergebnis. Er bezeichnet, wie ERDHEIM, die gesamte strittige Region als RATHKEsche Cysten, da ihre Gesamtheit den letzten bleibenden Residuen der RATHKEschen Tasche entspreche. Die RATHKEschen Cysten stellten aber kein eigenartiges Gewebe dar, sondern bestünden zum großen Teil aus undifferenzierten typischen Vorderlappenzellen. „Sie sind schon rein morphologisch als ein sehr minderwertiges Vorderlappengewebe anzusehen und bloß ein, wenn auch quantitativ ganz geringer Teil des Vorderlappens selbst. Sie sind identisch mit der Hypophysenhöhle, wie wir sie beim Menschen nur im Kindesalter, beim Tier zeitlebens finden." „Während aber beim Tier hinter der Hypophysenhöhle, zwischen ihr und dem Hinterlappen, noch ein Zwischenlappen liegt, der an sich hoch differenziert, doch vom Vorderlappen ganz verschieden ist, findet man hinter dem Lager der RATHKEschen Cysten beim erwachsenen Menschen keine Spur von einem Zwischenlappen, sondern es folgt sofort der Hinterlappen."

Auch KASCHE (1926) stellt beim Menschen das Vorhandensein einer selbständigen Pars intermedia in Abrede. Der Autor vermag auch mit Hilfe der von MAURER und LEWIS (1922) angegebenen Färbemethode, mit der sich in der Schweinehypophyse die Zellen des Zwischenlappens in charakteristischer Weise färben, beim Menschen keine besonderen, von den Vorderlappenepithelien abweichenden Zellformen nachzuweisen. Die basophilen Zellen aber, die in der sog. Pars intermedia angetroffen werden, hält er für identisch mit den gleichnamigen Zellen des Vorderlappens.

Im Gegensatze zu diesen beiden Autoren bezeichnet SCHÖNIG (1926) den Zwischenlappen der menschlichen Hypophyse „vom morphologischen Standpunkt aus als den besonders aktiven, d. h. am meisten differenzierungsfähigen Teil" des Organes. SCHÖNIG stützt sich dabei auf die Umwandlung des hintersten Zellbelages der Hypophysenhöhle zu kolloidgefüllten Bläschen, auf die Entstehung von Basophilen aus Follikelepithelien, auf die mit dem Alter zunehmende Einwanderung von Basophilen in den Hinterlappen, das relativ häufige Auftreten heterotroper Mundbuchtdrüsen und das Vorkommen lymphknötchenartiger Gebilde.

Die Auffassung SCHÖNIGs wurde von KRAUS (1927) wie BERBLINGER (1927) unter Aufrechterhaltung ihres schon früher vertretenen entgegengesetzten Standpunktes abgelehnt. Namentlich BERBLINGER befaßt sich eingehend mit den einzelnen von SCHÖNIG angeführten Beweisstücken, um sie zu entkräften. Im gleichen Jahre veröffentlichte GUIZZETTI (1927a) eine erschöpfende morphologische Darstellung der menschlichen Pars intermedia, der noch weitere Arbeiten über die basophilen Zellstränge des Zwischenlappens (1927 b, 1933) und über die tubulösen Drüsen (1928) folgten. Die Stellungnahme GUIZZETTIs zur Streitfrage ergibt sich daraus, daß er im Drüsenteil der menschlichen Hypophyse zwischen dem Lobo principale, der Pars intermedia und der Porzione linguiforme unterscheidet, den Zwischenlappen also als besonderen Abschnitt anerkennt. Bemerkenswert ist auch die Feststellung GUIZZETTIS, daß das im Bereich der Pars intermedia auftretende Kolloid zum Teil mucinhaltig ist und sich dadurch vom Kolloid des Vorderlappens unterscheidet, das mucinfrei und nur basophil ist.

LEWIS und LEE (1927) kommen ebenso wie RASMUSSEN (1928, 1930) zu dem Ergebnis, daß die in den Hinterlappen einwandernden Basophilen zur Hauptsache nicht dem Vorderlappen entstammen, sondern sich aus der Zwischenlappenanlage entwickeln und als solche beim Erwachsenen einen Teil der Pars intermedia darstellen. Die Autoren halten es daher für zweckmäßig, für die fragliche Gegend einschließlich des Kolloids den Namen Pars intermedia zu belassen, auch wenn sie sich von der Pars intermedia tierischer Hypophysen morphologisch in mehrfacher Hinsicht unterscheidet. BUCY (1932) schließt sich in seiner zusammenfassenden Darstellung diesem Standpunkt an.

1930 tritt ASCHOFF erneut für die Existenz und die Sonderstellung einer Pars intermedia ein. Er betont unter anderem, „daß die von den indifferenten Zellen des hinteren Epithelsaumes gebildeten basophilen und eosinophilen Zellen sowohl in der Größe des Zelleibes, wie auch in der protoplasmatisch-granulären Differenzierung durchschnittlich hinter den eosinophilen und basophilen Zellen des Vorderlappengewebes zurückbleiben". Kurz darauf nimmt PIETSCH (1930) in einer die Pars tuberalis des Hirnanhanges betreffenden Arbeit auch zur Zwischenlappenfrage Stellung. Er stellt fest ,daß zwischen Pars tuberalis und Pars intermedia der menschlichen Hypophyse entgegen CAMERON (1029) weder eine strukturelle noch genetische Beziehung besteht. Im übrigen ist PIETSCH der Auffassung, daß die Pars intermedia im Laufe der Phylogenese eine Rückbildung erfährt, indem ihre Funktion vom Vorderlappen übernommen wird. Der Prozeß ist in der menschlichen Hypophyse abgeschlossen. „Der Mensch hat keinen Zwischenlappen als morphologisch abgegrenztes Gebilde. Er ist im Vorderlappen aufgegangen. Die embryonale Anlage des Zwischenlappens liefert in der ausgereiften Hypophyse ganz spärliche Zellformationen zwischen Hinterwand der Hypophysenhöhle und Hinterlappen. Doch zeigen diese Zellen Vorderlappencharakter. Ebenso sind die Basophilen im Hinterlappen typische Vorderlappen-Basophile. Das Gebiet der Cysten ist nicht als Zwischenlappen anzusprechen, da die Cysten aus Hohlsprossen der kranialen Hypophysenhöhlenwand hervorgehen."

BENDA (1932) bezeichnet die „Marksubstanz" als das unscheinbarste, aber verwickeltste Gebilde der menschlichen Hypophyse. Er vermag sie nicht als Äquivalent des tierischen Zwischenlappens anzuerkennen. Auch er glaubt, daß die Zwischenlappenfunktion beim *Menschen* und den *Anthropoiden* vom Vorderlappen übernommen wurde und daß wir vorerst auf den morphologischen Nachweis der Zwischenlappenfunktion verzichten müssen.

PLAUT (1936) ergänzt seine früheren Feststellungen an *Anthropoiden* durch neue Untersuchungen an *Kapuzineraffen, Gibbon, Orang-Utan* und *Schimpanse.* Während die Vertreter der *Cebus*-Familie eine große Pars intermedia besitzen, verhält sie sich bei den *Hylobatiden* und *Anthropomorphen* bezüglich ihrer Größe wie beim *Menschen.* PLAUT betrachtet sie bei diesen nach wie vor als rudimentär. Bemerkenswerterweise fand PLAUT im Hinterlappen von *Orang-Utan, Schimpanse* und wahrscheinlich auch *Gibbon* keine Epithelzellen; bei zwei *Kapuzineraffen* sowie bei *Cebus capillatus* waren einige vorhanden. KOCH (1937) fand die Reduktion des Zwischenlappens bei einem erwachsenen *Gorilla* sogar noch stärker als beim Menschen[1].

So ergibt sich, daß sich die Ansichten über das Vorhandensein oder Fehlen einer Pars intermedia auch heute noch scharf gegenüberstehen. Wohl von allen Autoren wird anerkannt, daß sich der von ASCHOFF, TÖLKEN, BIEDL, SCHÖNIG, LEWIS und LEE, GUIZZETTI, RASMUSSEN u. a. als Pars intermedia bezeichnete Bezirk einer menschlichen Hypophyse von dem gleichnamigen Anteil einer Säugetierhypophyse morphologisch beträchtlich unterscheidet. Einzelne Autoren, wie BENDA, KRAUS, bringen das dadurch zum Ausdruck, daß sie beim Menschen von einer „Markschicht" oder „Marksubstanz" sprechen und die Bezeichnung Zwischenlappen oder Pars intermedia für die tierische Hypophyse reservieren. Wenn aber BENDA zugunsten der Bezeichnung „Marksubstanz" anführt, daß sie unverbindlich ist, so ist das nicht ganz zutreffend, denn PERE-MESCHKO, auf den sie zurückgeht, gebrauchte sie ohne Unterschied für tierische wie menschliche Hypophyse. Sie ist also in dieser Hinsicht nicht besser als die beiden anderen und wird außerdem den topographischen Verhältnissen nicht völlig gerecht.

Des weiteren scheinen mir viele, wenn auch nicht alle Autoren darin über-einzustimmen, daß sich der gesamte Aufbau der Pars intermedia der menschlichen Hypophyse von dem des Vorderlappengewebes unterscheidet, selbst wenn man zugibt, daß ihre einzelnen Bausteine, wie z. B. die „undifferenzierten" Drüsenzellen oder die basophilen Zellen mit den entsprechenden Vorderlappenzellen morphologisch übereinstimmen oder ihnen zum mindesten ähnlich sind. Die Eigenart der Bauart geht doch schon daraus hervor, daß sie ohne weiteres die Diagnose auf menschliche Hypophyse gestattet. Schon von diesem Gesichtspunkt aus scheint es mir daher voll berechtigt, diese Zone auch durch einen eigenen Namen vom Vorderlappen zu unterscheiden.

Entwicklungsgeschichtlich steht fest, daß die Zone beim Menschen nicht völlig der Pars intermedia einer Säugetierhypophyse entspricht, insofern sich an ihrem Aufbau nicht nur die Abkömmlinge der hinteren Wand der Hypophysenhöhle, sondern zu einem beträchtlichen Teil auch die Rückbleibsel der Hypophysenhöhle selbst beteiligen. Damit kommen im Gegensatze zum Säugetierzwischenlappen auch Anteile der vorderen Wand, d. h. Vorderlappengewebe, in die Zone.

Ein weiterer Unterschied gegenüber der tierischen Hypophyse ergibt sich durch das Verhalten der in den Hinterlappen eindringenden basophilen Zellen, die in dieser Menge und Eigenart in der Säugetierhypophyse fehlen. Auf die Frage, ob diese Stränge vom Vorderlappen her eingewandert sind oder der hinteren Wand der Hypophysenhöhle entstammen, wird später eingegangen. Rechnet man aber diese Zellstränge, wie es mit Recht z. B. von RASMUSSEN, GUIZZETTI, LEWIS und LEE geschieht, zur Pars intermedia, so wird bei ihrer Durchmischung mit Hinterlappengewebe auch ein gewisser Anteil des letzteren zur Pars intermedia geschlagen. Daraus ergibt sich aber, daß die von ERD-HEIM gebrauchte Bezeichnung „RATHKEsche Cysten" oder Cystenregion nicht umfassend genug ist, ganz abgesehen davon, daß sich am Aufbau der Region nicht nur Cysten, sondern auch Zellstränge, lymphoides Gewebe und tubulöse Drüsen beteiligen.

---

[1] Kürzlich berichtete ASCHOFF (1939) über die Hypophyse eines 2jährigen *Schimpansen-*weibchens, in der die Hypophysenhöhle noch vorhanden war. Das Epithel der hinteren Wand war meist undifferenziert. „Ich fand dort, wie beim Menschen, nur Zellen, die den Hauptzellen glichen. Gelegentlich waren diese Zellen noch umfangreicher geworden und hatten sich in Kolloidzellen oder Schleimzellen umgewandelt. Eine weitere Umwandlung in eosinophile oder basophile Zellen konnte ich nicht feststellen."

Um einen Mittelweg zu finden und durch die Namengebung doch den Unterschied der Verhältnisse beim *Menschen* gegenüber der *Säugetier*hypophyse zum Ausdruck zu bringen, möchte ich vorschlagen, die fragliche Region beim *Menschen* von der Geburt an als Zwischenzone oder Zona intermedia zu bezeichnen und den Namen Zwischenlappen oder Pars intermedia nur für den entwicklungsgeschichtlich einheitlichen Anteil der tierischen Hypophyse zu gebrauchen[1]. Den *Anthropomorphen* würde dann wie aus den PLAUTschen Untersuchungen zu folgern ist, eine Zwischenzone zukommen. Nach dem vorausgehend Gesagten, verbinden sich demnach mit der vorgeschlagenen Bezeichnung ganz bestimmte Begriffe; sie soll also nicht etwa die ja schon zur Genüge vorhandenen Synonyma um ein weiteres vermehren.

b) Die Komponenten der Zwischenzone der menschlichen Hypophyse.

Von manchen Autoren, wie z. B. von HERRING oder CAMERON, wurde das ganze Grenzgebiet zwischen Vorder- und Hinterlappen einschließlich der Pars

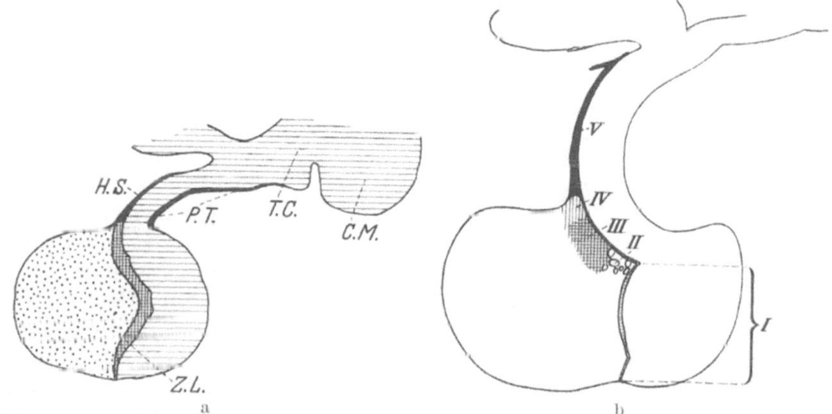

Abb. 188a. Schematischer Sagittalschnitt durch die menschliche Hypophyse nach CAMERON (1929, Textabb. 1, reprod. nach PIETSCH s. u. *CM* Corpus mammillare; *HS* Hypophysenstiel; *PT* Pars tuberalis (schwarz); *TC* Tuber cinereum; *ZL* Zwischenlappen.
Abb. 188b. Schematischer Sagittalschnitt durch die Hypophyse einer 27jährigen Frau nach PIETSCH (1930, Textabb. 5 S. 240). *I* Gebiet der rudimentären Pars intermedia; *II* Cystengebiet; *III* Region der Kernhaufen; *IV* Übergangsteil; *V* Pars tuberalis.

tuberalis als einheitlicher Abschnitt zusammengefaßt und als funktionelle Einheit betrachtet. Das ist, wie jetzt feststeht, weder von entwicklungsgeschichtlichen noch von strukturellen Gesichtspunkten aus haltbar. GUIZZETTI wie namentlich PIETSCH wiesen darauf hin, daß die Grenzzone vielmehr in eine Reihe gesonderter Abschnitte zerfällt. So unterscheidet PIETSCH nicht weniger als fünf verschiedene Areale (s. Abb. 188b), und zwar 1. das Gebiet der eigentlichen rudimentären Pars intermedia, 2. das Cystengebiet, das aus dem Umschlagteil des Hypophysensäckchens hervorgeht, 3. die Region der Kernhaufen, 4. das Übergangsgebiet vom Vorderlappen zur Pars tuberalis und schließlich 5. die Pars tuberalis selbst.

---

[1] In einer inzwischen erschienenen Arbeit bezeichnet HABERMANN (1938) „das gesamte zwischen Vorder- und Hinterlappen gelegene Gebiet mit seinen Cysten Aussprossungen und besonderen Zellformen als Intermediazone", während er „den Ausdruck Zwischenoder Mittellappen nur für die Gewebsteile verwenden will, die einschließlich des Zellbelages der hinteren Hypophysenhöhlenwand sich von dieser als epitheliale Formation in all ihren Entwicklungsstadien neurohypophysenwärts erstrecken". Ich ziehe es aus den oben angeführten Gründen vor, die Bezeichnung „Zwischenlappen" oder „Pars intermedia" bei der postnatalen Hypophyse des Menschen überhaupt zu vermeiden.

Gegen diese Einteilung läßt sich einwenden, daß das von PIETSCH unter 4. abgetrennte Übergangsgebiet genetisch und strukturell so eng mit der Pars tuberalis zusammenhängt, daß eine besondere Abtrennung von ihr nicht angezeigt erscheint. Weiterhin zeichnet sich die unter 3. als Region der Kernhaufen bezeichnete Gegend bei guter Erhaltung der Zellen weniger durch das Vorhandensein von Kernhaufen als durch die Armut an chromophilen Zellen aus. Sie besteht vorwiegend aus jungen undifferenzierten Zellen und γ-Zellen, die sich von den als Kernhaufen bezeichneten Plasmodien deutlich unterscheiden. Unter Berücksichtigung dieser Punkte möchte ich in der Grenzschicht zwischen Drüsenteil und Hirnteil die in Abb.189a schematisch dargestellten Abschnitte unterscheiden, die nicht nur histologisch, sondern auch entwicklungsgeschichtlich auseinanderzuhalten sind; nämlich

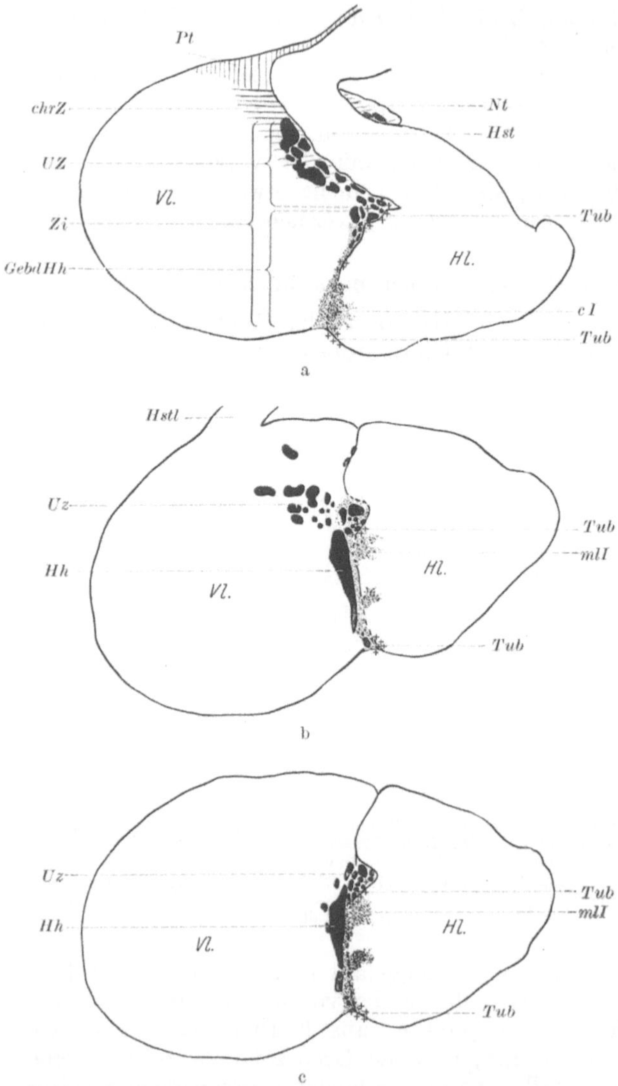

1. die Zwischenzone (Zona intermedia), die dem ganzen Ausbreitungsgebiet der Hypophysenhöhle entspricht. Auf ihre weitere Unterteilung wird im nachfolgenden noch näher eingegangen;

2. die chromophobe Zone, die dem Vorderlappen zugehört; ihre Abgrenzung ist unscharf; nach oben geht sie allmählich in den Basalteil der Pars tuberalis über, von unten her wird sie in

Abb. 189 a—c. Medianer (a), paramedianer (b) und lateraler (c) Sagittalschnitt durch die Hypophyse eines Erwachsenen. *cI* caudale Infiltrationszone; *chrZ* chromophobe Zone (horizontal schraffiert); *GebdHh* Gebiet der Hypophysenhöhle und ihrer Reste; *Hh* Hypophysenhöhle (schwarz); *Hst* Hypophysenstiel; *Hstl* seitlicher Anschnitt des Hypophysenstiels; *mlI* mediolaterale Infiltrationszone; *Nt* Nacktenteil; *Pt* Pars tuberalis (vertikal schraffiert); *Tub.* Tubulöse Drüsen (Kreuzchen); *Uz* Umschlagszone mit Evaginationen und Umschlagscysten; *Zi* Zona intermedia. Das Ausbreitungsgebiet der Drüsenzellstränge der Zona intermedia sowie der basophilen Intermediazellen ist fein punktiert.

wechselndem Ausmaß von den Evaginationen der Hypophysenhöhle durchsetzt (s. S. 307ff und S. 312);

3. die Pars tuberalis (s. S. 248ff.).

Die Zwischenzone der menschlichen Hypophyse umfaßt

a) die Hypophysenhöhle bzw. die meist länglichen Cysten, die bei ihrer Aufteilung aus ihr hervorgehen (,,RATHKEsche Cysten"). Sie nehmen das untere Drittel oder die Hälfte der an den Hinterlappen grenzenden Region ein, können aber seitlich des Hypophysenstieles unter Umständen weit nach aufwärts reichen (s. Abb. 189b, ferner Abb. 190b);

b) **die Umschlagszone mit den Ausstülpungen (Evaginationen)**, die in wechselnder Stärke vom kranialen Ende der Hypophysenhöhle ausgehen; die Zone entspricht dem Übergangsteil (zona di transizione) GUIZZETTIs. Die Evaginationen bilden sich nach ihrer Abschnürung von der Hypophysenhöhle zu meist rundlichen oder sackförmigen, kolloidhaltigen Cysten um („Umschlagscysten"). Sie liegen in dem Winkel, der am Austritt des Hypophysenstieles aus dem Hinterlappen zwischen beiden gebildet wird und begleiten Vorder- und Seitenfläche des Hypophysenstieles in wechselndem Ausmaß nach aufwärts (s. Abb. 189a und b);

c) die aus der Hinterwand der Hypophysenhöhle entstehenden **Zellstränge**, aus denen sich sog. **Zellstrangcysten** entwickeln können. Beide enthalten in wechselndem Maße auch basophile Zellen (**basophile Intermediazellen**);

d) die in den Hinterlappen einzeln oder in Strängen eindringenden **basophilen Intermediazellen**;

e) die in ihrem Aussehen an heterotope Mundhöhlendrüsen erinnernden **tubulösen Drüsen**, die in leere oder kolloidhaltige Cysten („Drüsencysten") übergehen können und sich vorwiegend im caudalen Teil der Zwischenzone oder in dem Winkel zwischen Hypophysenstiel und Hinterlappen finden;

f) **lymphoides Gewebe**, das in der Zwischenzone in sehr wechselndem Ausmaß entwickelt ist und häufig fehlt.

Die Ausbildung dieser einzelnen Teile der Zwischenzone ist individuell sehr wechselnd. Auch das Lebensalter ist von Einfluß. SCHÖNIG versuchte vier Altersstufen aufzustellen, die er folgendermaßen charakterisierte:

1. **Embryonaler Typus** (bis zum 2. Lebensjahr): Einheitliche Hypophysenhöhle, kein Kolloid, kein Bindegewebe.

2. **Kindlicher Typus** (2.—12. Jahr): Fakultative Bindegewebsbildungen und Hypophysenhöhlenaufteilung, Kolloidbildung, keine massigen Basophileneinwanderungen in den Hinterlappen.

3. **Erwachsener Typus** (13.—55. Jahr): Kolloidreichtum, fakultative Bindegewebs- und Follikelbildungen, stärker werdende Basophileneinwanderungen.

4. **Alterstyp** (von 55 Jahren an): Bindegewebsreichtum, fakultative Follikelbildung, Kolloidreichtum, massige Basophileneinwanderung.

Die Einteilung ist, sowohl was die einzelnen Merkmale wie die Abgrenzung der Altersperioden betrifft, nicht sehr glücklich. So ist natürlich auch beim „embryonalen Typ" bereits Bindegewebe vorhanden. Auch Kolloid kann zu dieser Zeit schon nachweisbar sein. Unklar ist auch, was mit der Bezeichnung „fakultativ" gemeint ist. Zudem bedingen die individuellen Schwankungen in der Ausbildung der einzelnen Merkmale so starke Überschneidungen, daß sich die SCHÖNIGsche Einteilung nur schwer durchführen läßt, ohne den tatsächlichen Befunden Zwang anzutun.

Über das Gewicht der menschlichen Zwischenzone und seine Beziehungen zum Gesamtgewicht der Hypophyse u. dgl. s. S. 42f.

c) Die histologische Struktur der Zwischenzone der menschlichen Hypophyse.

α) Die Hypophysenhöhle.

Während der Kindheit ist die Hypophysenhöhle zumeist als gut ausgebildeter, einheitlicher Spaltraum erhalten. Dabei ist zu berücksichtigen, daß mediane Sagittalschnitte über die Ausdehnung der Höhle nach oben in der Regel nur eine unvollständige Vorstellung geben, da sie in den seitlichen Bezirken meist beträchtlich weiter kranialwärts reicht. Man vergleiche dazu die Abb. 190a und b, die die Hypophysenhöhle eines 3 Monate alten Kindes auf einem medianen und paramedianen Sagittalschnitt schematisch wiedergeben.

Die Aussagen darüber, wie lange die Hypophysenspalte als ungeteilte Höhle erhalten bleibt, sind sehr schwankend. Nach THOM — um nur einige der Angaben zu erwähnen — ist sie nur beim Kind in ganzer Größe vorhanden. Zu Ende des 3. oder Anfang des 4. Dezenniums treten neben der Höhle kleine Cysten auf, die durch partielle Obliteration entstehen. CREUTZFELD beobachtet die Zerteilung vom 2. Jahrzehnt an. BIEDL findet die einheitliche Hypophysenhöhle etwa bis zum 10. Jahr vor. SCHÖNIG läßt die Aufteilung schon während des 2. bis 12. Lebensjahres stattfinden. Nach GUIZZETTI ist die Hypophysenhöhle in der Regel bis zum Ende des 16. Lebensjahres offen. Dann kommt es in der Mehrzahl der Fälle zu einem raschen Verschluß. Zwischen dem 20. und 30. Lebensjahr ist die Höhle nur noch in einem Drittel der Fälle vorhanden. Nach dem 30. Lebensjahr ist sie in den meisten Fällen und nach dem 40. mit sehr seltenen Ausnahmen immer verschlossen. BERBLINGER (1927) kann ein regelmäßiges Erhaltenbleiben der Hypophysenhöhle bis zum 16. Lebensjahr nicht bestätigen; er findet sie vielmehr häufig schon bei 1jährigen Kindern in einzelne Cysten aufgeteilt. Unter rund 470 Hypophysen von Erwachsenen traf

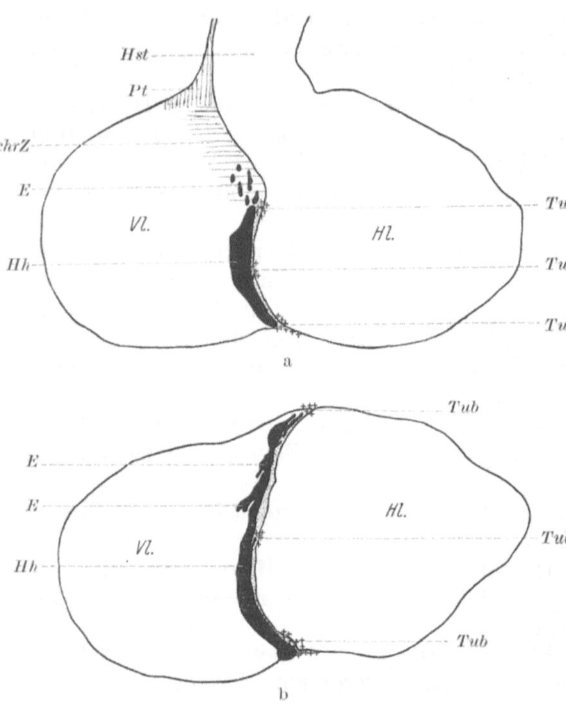

Abb. 190a und b. Medianer (a) und para medianer (b) Sagittalschnitt durch die Hypophyse eines 3 Monate alten Knaben. *ChrZ* chromophobe Zone (horizontal schraffiert); *E* Evaginationen (schwarz); *Hh* Hypophysenhöhle (schwarz); *Hst* Hypophysenstiel; *Pt* Pars tuberalis (vertikal schraffiert); *Tub* tubulöse Drüsen (Kreuzchen). Das Verbreitungsgebiet von Epithelsträngen und basophilen Intermediazellen ist fein punktiert.

BERBLINGER nur 12mal eine erhaltene Hypophysenhöhle an, unter 30 Kinderhyphopysen nur 1mal, woraus sich im ganzen eine Häufigkeit von 2,6% errechnet. Nach meinen Erfahrungen dürfte dieser Prozentsatz, zumal für normale Hypophysen, doch zu niedrig sein; auch AHLSTRÖM (1935) verzeichnet unter 53 Hypophysen im Alter von 20—83 Jahren 6 Fälle mit erhaltener Höhle (und zwar bei 37, 44, 46, 47, 56 und 64 Jahren alten Individuen). In Ausnahmefällen kann die Aufteilung der Hypophysenhöhle aber stark beschleunigt oder verzögert sein. Ein Beispiel eines sehr frühzeitigen, noch während der Fetalzeit beginnenden Verschlusses bietet der in Abb. 24 (S. 34) wiedergegebene Sagittalschnitt durch die Hypophyse eines 7 Monate alten Embryos, bei dem sich an Stelle einer einheitlichen Hypophysenhöhle nur noch kleinere, spaltförmige Cysten vorfinden. Im Gegensatz dazu zeigt Abb. 31 (S. 48) das Beispiel einer ungewöhnlich lange erhaltenen Hypophysenhöhle, wie man sie beim erwachsenen Menschen in dieser Vollständigkeit und Ausdehnung allerdings nur selten zu Gesicht bekommt.

Hier erstreckt sich die Höhle im Mittelteil der Hypophyse von der Unterfläche der Drüse bis zur Abgangsstelle des Hypophysenstieles; in den Seitenteilen aber reicht sie noch hinauf bis zur Oberfläche der Hypophyse. Selbst die seitlichen Aussackungen der Hypophysenhöhle, die zur Embryonalzeit den Hypophysenstiel umfassen und sich häufig auf dessen Dorsalseite vereinigen (die sog. Vorderlappenhörner, vgl. Abb. 22 und 23, *H, H*) sind noch vorhanden. Die Höhle erreicht einen anterior-posterioren Durchmesser von 2,5 mm. Der Vorderlappen ist in diesem Falle demnach völlig von den rückwärts der Höhle gelegenen Teilen abgetrennt, ein Befund, der für die Frage der Herkunft der basophilen Zellstränge der Zwischenzone von Bedeutung ist (s. S. 329).

Zur Zeit ihrer vollen Ausbildung ist die Hypophysenhöhle von einer **vorderen** (distalen) und **hinteren (paraneuralen) Wand** begrenzt (s. auch S. 286); beide Blätter gehen am kranialen und caudalen Ende mit einer kurzen gebogenen Zwischenstrecke (,,kranialer" und ,,caudaler Umschlag) ineinander über.

Der Charakter des **Epithels der hinteren Wand** ist in den einzelnen Entwicklungsperioden recht verschieden. Bei 4—5 Monate alten Embryonen findet man ein hohes, mehrschichtiges Epithel vor, das von cytoplasmaarmen, dichtgedrängten, undifferenzierten Zellen gebildet wird und auf einer feinen Basalmembran aufgezogen ist. Von dieser aus schneiden immer wieder Scheidewände in das Epithel ein. Dadurch werden an der Basalseite

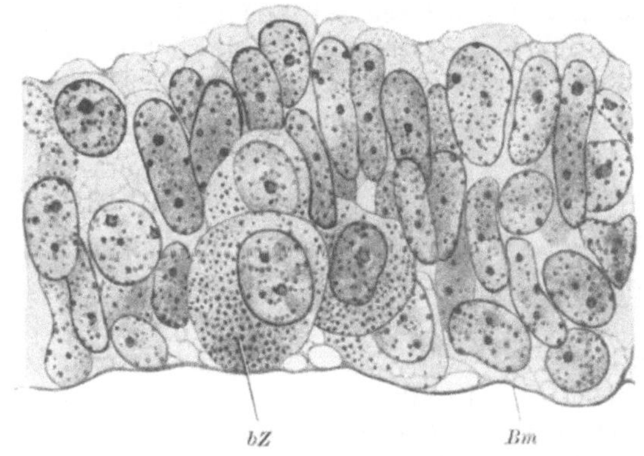

Abb. 191a. Epithel der hinteren (paraneuralen) Wand der Hypophysenhöhle eines menschlichen Embryos von 143 mm Sch. St.L. (ME 45). *Bm* Basalmembran; *bZ* Zelle mit β-Granula.

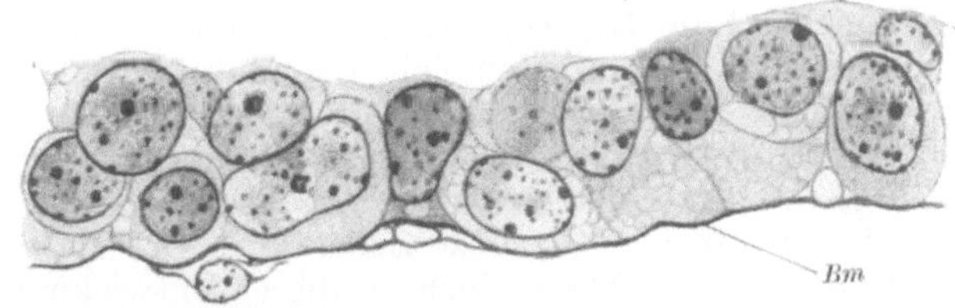

Abb. 191b. Epithel der vorderen (distalen) Wand der Hypophysenhöhle des gleichen Embryos. Fix. Bouin. Paraffin. 7 μ. Kresazan. Vergr. 1:1250.

Gruppen von Epithelzellen zusammengefaßt, von denen später die Bildung von Zellsträngen ausgeht. Die Kerne sind in der oberen Schicht des Epithels vorwiegend länglich, in den tieferen ovoid und rundlich. Mitosen sind ziemlich häufig anzutreffen. Vereinzelt sind cytoplasmareichere Zellen eingestreut, deren Zelleib bei Azanfärbung intensiv blau gefärbte Granula enthält (s. Abb. 191a, *bZ*). Im Laufe der letzten Embryonalmonate kommt es zu einem starken Abströmen der Epithelzellen in die subepitheliale Bindegewebsschicht, in der sie dicht aneinander gedrängte Zellstränge bilden. Dadurch geht die Höhe des Epithels immer mehr zurück, so daß sich beim Neugeborenen meist nur mehr ein 1—2schichtiges kubisches Epithel vorfindet, dessen proliferative Tätigkeit stark abgenommen hat.

Während der **Kindheit** ist die hintere Wand der Höhle gewöhnlich von einem einschichtigen Epithel bekleidet, das in den mittleren zwei Vierteln von niedrig kubischen, 4—5 μ hohen Zellen mit liegenden ovalen Kernen gebildet wird. In den äußeren Vierteln nimmt die Zellhöhe gewöhnlich etwas zu, so daß man hier 8—9 μ hohe kubische Zellen mit rundem Kern vorfindet. Die Lagerung wird hier unregelmäßiger; auch Stellen mit zweischichtigem Epithel kommen vor. Am kranialen wie caudalen Ende der Hinterwand können auch Zylinderzellen auftreten.

Die Oberfläche der Epithelzellen zeigt für gewöhnlich weder Flimmerhaare noch Cuticula. In einigen Fällen, so bei einem 12jährigen Knaben und einem 25jährigen Erwachsenen, finde ich jedoch an der hinteren Wand für kurze Strecken typisches mehrzeiliges Flimmerepithel vor. Die 22—25 μ hohen Zylinderzellen sind mit echten, 5—6 μ langen Cilien versehen, die von gut sichtbaren Basalkörnern ausgehen.

Die Mehrzahl der kubischen Epithelzellen besitzt ein helles, substanzarmes Cytoplasma ohne besondere Affinität zu sauren oder basischen Farbstoffen. Der Kern ist ziemlich chromatinarm, ohne echten Nucleolus, der oft durch ein großes Chromatinkorn vorgetäuscht wird. Zwischen diesen undifferenzierten Zellen sind, wie ich im Gegensatz zu GUIZZETTI feststellte, fast ständig auch einzelne basophile Zellen eingestreut. Das Epithel der hinteren Wand finde ich in Azan- und Silberpräparaten auf einer deutlich erkennbaren Membrana propria aufgezogen; GUIZZETTI stellt dagegen das Vorhandensein einer Basalmembran in Abrede.

Wesentlich anders verhält sich das Epithel der vorderen Wand der Hypophysenhöhle. Schon zur Embryonalzeit zeigt es, wie ein Vergleich der Abb. 191a und 191b lehrt, ein gänzlich verschiedenes Aussehen. Während das Epithel der hinteren Wand eine Höhe von 30—37 μ erreicht, mißt die Breite des ventralen um die gleiche Zeit nur 10—15 μ. Es besitzt den Charakter eines unregelmäßig 1—2schichtigen kubischen Epithels, dessen Unterfläche vielfach in unmittelbarem Zusammenhang mit angrenzenden, aus ihm hervorgegangenen Zellsträngen des Vorderlappens steht. An diesen Stellen ist natürlich die zarte Basalmembran unterbrochen. Gegen Ende des Embryonallebens treten zwischen den undifferenzierten Zellen auch einzelne α-Zellen auf.

Während der Kindheit ist das Epithel der vorderen Wand im allgemeinen zweischichtig, die Lagerung der Zellen aber sehr unregelmäßig (s. Abb. 220). Dadurch, daß die einzelnen Zellen sehr ungleich groß sind, ist auch die Höhe des Epithels Schwankungen unterworfen. Die Zellen haben teils polygonale, teils zylindrische Form; die Längsdurchmesser betragen im ersteren Fall meist 6—10 μ, im letzteren 20—25 μ. An der Oberfläche des Epithels kommen oft abgeplattete, nur 2—3 μ dicke Zellen vor. Die Verbindung mit Drüsensträngen des Vorderlappens bleibt auch in dieser Entwicklungsperiode häufig erhalten.

Die im Deckepithel liegenden α- und β-Zellen gleichen völlig jenen des Vorderlappens; die übrigen Zellen haben das Aussehen von undifferenzierten Zellen und kleinen und mittleren γ-Zellen. Die letzteren besitzen ein gut begrenztes, helles, wabiges Cytoplasma mit spärlichen, sich nur blaß färbenden Granulationen. Der meist basal gelegene rundliche Kern enthält fein verteiltes Chromatin. Dazwischen trifft man auch zusammengeschrumpfte Zellen mit dunklen, pyknotischen Kernen, die zugrunde gehen.

Das geschilderte Aussehen der epithelialen Auskleidung bleibt gewöhnlich auch erhalten, wenn die Hypophysenhöhle über das Pubertätsalter hinaus persistiert. Als Beispiel diene das in Abb. 192 wiedergegebene hintere und vordere Epithel der Hypophysenhöhle eines jungen Mannes. Nicht selten läßt sich feststellen, daß in einem solchen Falle namentlich die Zellen der hinteren Wand cytoplasmareicher werden. Kommt es jedoch bei Persistenz der Hypophysenhöhle infolge übermäßiger Ablagerung von Kolloid zu einer starken Erweiterung der Höhle, dann wird die epitheliale Auskleidung in zunehmendem Maße abgeplattet, wobei aber gewöhnlich an der vorderen Wand einzelne mehrschichtige Epithelreste zurückbleiben. So ist die Hypophysenhöhle des in Abb. 31 wiedergegebenen Hirnanhanges allseitig mit einem niedrigen, einschichtigen Plattenepithel von 2—3 μ Dicke ausgekleidet, das an der Vorderwand noch mit einzelnen zweischichtigen Epithelbezirken von 20—25 μ Höhe untermischt ist.

Der Kolloidgehalt der kindlichen Hypophysenhöhle ist großen Schwankungen unterworfen. Neben schmalen, spaltartig ausgebildeten Höhlen, die nur wenig Kolloid enthalten, trifft man auch stark erweiterte an, die prall mit Kolloid gefüllt sind. Fraser (1921) deutet dieses wechselnde Bild im Sinne periodischer Funktionsschwankungen. Er unterscheidet dementsprechend zwischen einem Ruhestadium und einem Aktivitätsstadium. Im Ruhestadium ist die Hypophysenhöhle leer. Ihre hintere Wand wird zu dieser Zeit von einem einschichtigen, kubischen Epithel gebildet. Unter ihm liegt eine schmale, gefäßführende Bindegewebsschicht, in der sich auch kleine Gruppen von kubischen Zellen vorfinden, die den Deckepithelien ähnlich sind. Im Aktivitätsstadium ist die Höhle dagegen mit Kolloid angefüllt, unter Umständen so stark, daß sie ein Drittel der Organgröße und mehr erreicht. In dieser Periode findet Fraser im Bereich der hinteren Wand eine Zone von rundlichen, feingranulierten Zellen. Die Schicht kann 10 bis 12 Zellagen breit sein; die Zahl wechselt in den einzelnen Abschnitten aber beträchtlich. Von einem regelmäßigen kubischen Deckepithel, wie es während der Ruhezeit vorhanden ist, soll nach Fraser in der Aktivitätsperiode nichts mehr zu sehen sein. Diese periodischen, physiologischen Schwankungen sollen nur in der Zeit zwischen

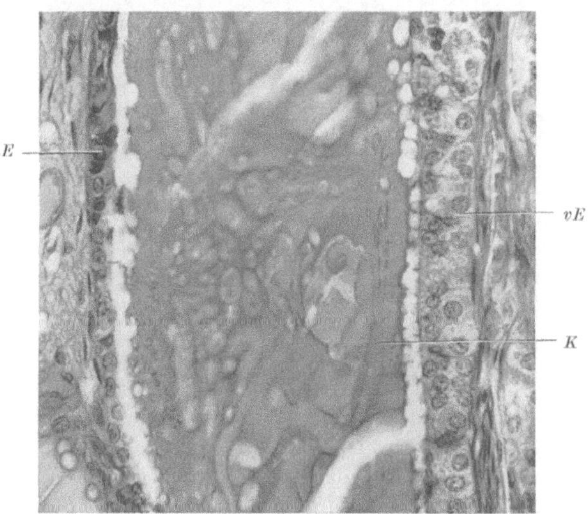

Abb. 192. Vorderes (*vE*) und hinteres (*hE*) Epithel der Hypophysenhöhle eines 19½jährigen Mannes. *K* Kolloid. F'x. Formol. Paraffin. 7 μ. Hämalaun-Eosin. Vergr. 1:320.

Geburt und Ende der Adolescenz auftreten. Fraser möchte sie mit den während dieser Zeit so deutlich hervortretenden Schwankungen im Gewebswachstum in Verbindung bringen. Auch Brander nimmt einen Wechsel von Füllung und Leerung der Hypophysenhöhle an. Man findet in der Tat Präparate, in denen die Wandung der Höhle einen Einriß zeigt und das Kolloid in kleinerer oder größerer Menge ausgetreten ist. Zumeist ist es aber schwer, in solchen Fällen auszuschließen, daß der Riß nicht postmortal bei der Herausnahme der Hypophyse erfolgte. Zu denken gab mir aber die Beobachtung, daß auch bei einem Hingerichteten, dessen Hypophyse unmittelbar nach dem Tode auf dem Gefäßwege in situ fixiert und erst nach Alkoholbehandlung sorgfältig herausgenommen wurde, die noch weitgehend erhaltene Hypophysenhöhle am caudalen Ende geplatzt und das anliegende Gewebe von Kolloid durchtränkt war. Ich halte es daher nicht für unmöglich, daß sich die mit Kolloid gefüllte Hypophysenhöhle von Zeit zu Zeit entleert. Eine präformierte ständige Kommunikation von Hypophysenhöhle und Subduralraum durch eine am vorderen Rand der Hypophyse, an der Lamina postoptica befindliche Mündung, wie sie von B. Haller für alle Wirbeltiere angenommen wurde, ist dagegen sicher nicht vorhanden. Sie konnte auch von keinem der späteren Untersucher nachgewiesen werden.

β) Die Überreste der Hypophysenhöhle beim Erwachsenen.
(Die „Rathkeschen Cysten".)

In der Zwischenzone des älteren, erwachsenen Menschen trifft man, wie schon erwähnt, zumeist keine einheitliche Hypophysenhöhle mehr an. In einem kleinen, nicht feststehenden Prozentsatz der Fälle kann sie völlig verschwinden, zumeist aber finden sich an ihrer Stelle lange Zeit, zum Teil bis ins Greisenalter hinein, Cysten vor, deren Inneres in wechselndem Maße mit kolloidartigen Substanzen angefüllt ist. Es wäre aber verfehlt, wollte man alle in der Zwischenzone vorkommenden Cysten als unmittelbare Rückbleibsel der Hypophysenhöhle betrachten, wie es namentlich in der älteren Literatur geschah. Nur ein Teil der im Bereich der Zwischenzone gelegenen Cysten kommt hierfür in Betracht. In mittleren Sagittalschnitten sind es die an der Grenze von Vorderlappen und Zwischenzone zwischen Unterfläche des Hirnanhanges und Abgang des Hypophysenstieles gelegenen Cysten; aber auch diese gehen nicht alle direkt aus der Hypophysenhöhle hervor, denn ein Teil derselben bildet sich durch Kolloidablagerung aus Zellsträngen der Zwischenzone („Zellstrangcysten") oder aus tubulösen Drüsen („Drüsencysten"). Dazu kommen noch Cysten, die durch intrafollikuläre Kolloidbildung aus Drüsensträngen des Vorderlappens entstehen („Vorderlappencysten"). Noch schwieriger kann die Entscheidung der Frage in seitlichen Sagittalschnitten werden, da hier die

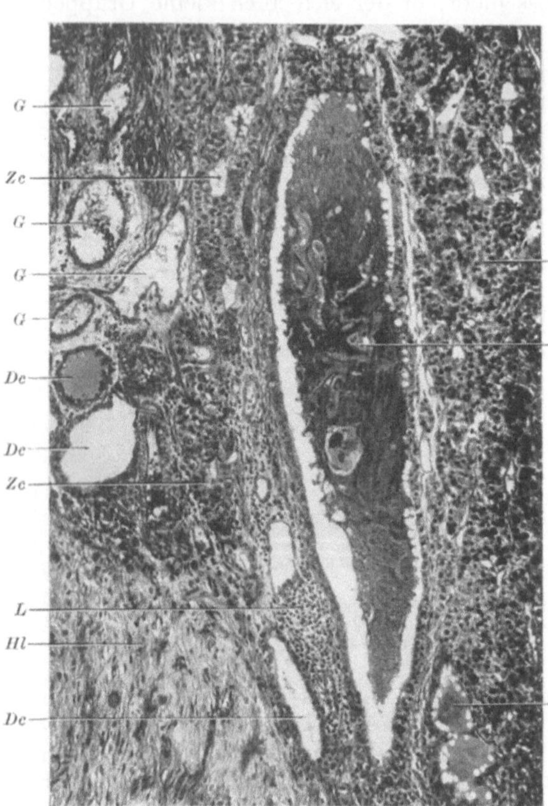

Abb. 193. Längsschnitt durch eine aus der Hypophysenhöhle hervorgegangene Rathkesche Cyste. *Dc* Drüsencysten; *G* Blutgefäß; *Hl* Hinterlappen; *L* Lymphocytenansammlung; *Vc* Vorderlappencyste; *Vl* Vorderlappen; *Zc* Zellstrangcyste mit Drüsenzellstrang. Hinger. 25 Jahre.. Fix. Susa. Paraffin. 7 μ. Färbung nach Masson. Vergr. 1: 90.

Hypophysenhöhle, wie schon S. 298 dargetan wurde, sehr weit kranialwärts reichen kann, so daß hier zu den schon erwähnten Cysten noch die aus den Evaginationen hervorgehenden („Umschlagscysten") hinzukommen. Zum Unterschied von diesen Cysten anderer Herkunft seien die unmittelbar aus der Hypophysenhöhle hervorgegangenen als Rathkesche Cysten benannt. Eine solche besteht also folgerichtig aus zwei Anteilen: einer distalen Wand, die sich auf das vordere (distale) Epithel der Hypophysenhöhle zurückleitet, und einer paraneuralen Wand, die dem hinteren (paraneuralen) Epithel der Höhle entspricht. Aus beiden Anteilen können sekundäre Ausstülpungen hervorgehen, die sich dann dadurch voneinander unterscheiden, daß nur die aus der distalen Wand entstehenden α-Zellen enthalten.

Die Bezeichnung „Rathkesche Cyste" wurde zum ersten Male von Erdheim gebraucht, von diesem aber auf sämtliche Cysten der Zwischenzone ausgedehnt. F. J. Kraus (1914) benennt die embryonale Hypophysenhöhle als primäre Rathkesche Cyste und wählt für alle im postfetalen Leben entstandenen Cysten die zusammenfassende Bezeichnung „Sekundärcysten".

Die Herkunft der Rathkeschen Cysten (im oben definierten engeren Sinne) aus der Hypophysenhöhle läßt sich naturgemäß am leichtesten bei jüngeren Individuen (etwa von 18—30 Jahren) erkennen, wo sie sich gewöhnlich in Gestalt länglicher, kolloidgefüllter, spaltenartiger Hohlräume vorfinden. So ist bei der in Abb. 193 wiedergegebenen Cyste nicht zu bezweifeln, daß sie aus der ursprünglichen Hypophysenhöhle hervorgegangen ist. Pietsch hat daher meines Erachtens Unrecht, wenn er eine direkte Beteiligung der Hypophysenhöhle an der Bildung der Cysten in Abrede stellt und alle Cysten auf die Sprossungen der kranialen Umschlagsstelle der Hypophysenhöhle zurückführt.

Eine andere Frage ist, wie lange die auf die Hypophysenhöhle zurückgehenden Rathkeschen Cysten im höheren Alter erhalten bleiben. Tölken findet im 5. Jahrzehnt noch ansehnliche Reste der Hypophysenhöhle vor, doch ist es fraglich, ob er sie beim Stand der damaligen Kenntnisse von Cysten anderer Genese abzutrennen vermochte. Auch Kasche (1926) erwähnt bei einem 50jährigen und einem Greisen noch Reste der Höhle. Soyer dagegen ist der Auffassung, daß das, was beim erwachsenen Menschen topographisch der Hypophysenhöhle substituiert ist, eine sekundäre Bildung darstellt, die rein funktionellen Ursprungs ist und während des Lebens vom Vorderlappen her mehrmals entsteht und wieder vergeht. Nach F. J. Kraus haben die meisten Cysten, vor allem in Hypophysen reifer und älterer Individuen, mit der Hypophysenhöhle nichts anderes gemein, als die gleiche Lage an der Grenze der zwei Hypophysenlappen. Sie entstehen nach ihm „durch kolloide Einschmelzung des Parenchyms der Marksubstanz". Im Gegensatz dazu entnehme ich meinen Präparaten, daß auch in Hypophysen älterer Individuen noch Rathkesche Cysten angetroffen werden können, wenn es auch in älteren Hypophysen oft schwer ist, zu entscheiden, ob eine Cyste auf die Hypophysenhöhle zurückgeht oder erst später vom Vorderlappen her gebildet wurde. Eine Beweis dafür, daß sich Reste der Hypophysenhöhle tatsächlich bis ins hohe Alter erhalten können, liefern die gelegentlich auch im Greisenalter noch anzutreffenden, mit Flimmerepithel versehenen Cysten (s. S. 306); denn es ist nicht bekannt, daß sich Flimmerepithelzellen aus Drüsenzellen des Vorderlappens differenzieren können.

Bezüglich der Ursachen, die zur Aufteilung der einheitlichen Höhle in einzelne Cysten führen, bestehen beträchtliche Meinungsverschiedenheiten. Thom, Creutzfeld u. a. nehmen an, daß die Hypophysenhöhle durch vordringende Zellstränge des Vorderlappens zerteilt wird. Andere Autoren, wie Schönig, machen eine Wucherung des Bindegewebes dafür verantwortlich, während Pietsch eine solche in Abrede stellt. Kraus macht Abschnürungs- und Ausstülpungsvorgänge verantwortlich. Auch Berblinger (1927) sieht den Anstoß zur Bildung von Cysten nicht in einer Abschnürung durch Bindegewebe, sondern in einem aktiven Wachstum des Epithels, worauf auch die Faltungen und schlauchähnlichen Sprossungen hindeuten. Ich möchte auf Grund der Untersuchung kindlicher Hypophysen eine der Ursachen der Aufteilung der einheitlichen Hypophysenhöhle auch in Verklebungen zwischen Vorder- und Hinterwand erblicken, die vermutlich im Anschluß an eine Entleerung ihres Kolloidinhaltes eintreten. Der Vorgang beginnt mit einem Aneinanderlegen und Verkleben der beiden Epithelien. An diesen Stellen geht dann die anfänglich noch vorhandene regelmäßige Anordnung der Epithelzellen immer mehr verloren; schließlich vermengen sich die Zellen der vorderen und hinteren Wand zu regellosen Zellhaufen, in die dann von außen her das umgebende Bindegewebe eindringt und die Zerteilung der Höhle vervollständigt.

Die Form der RATHKEschen Cysten ist auf Sagittalschnitten meist längsgestreckt und schmal, ihre Längenausdehnung im übrigen aber sehr wechselnd. Bald trifft man umfangreiche Spalten von 1—3 mm Länge, bald sind mehrere kürzere der Länge nach hintereinandergereiht. Charakteristisch für die RATHKEschen Cysten ist außer ihrer Lage auch das Verhalten ihrer epithelialen Auskleidung, die namentlich bei jüngeren Individuen (18—30 Jahre) an vorderer und hinterer Wand im Prinzip die gleichen Unterschiede zeigt, wie das Epithel der Hypophysenhöhle. (Man vgl.

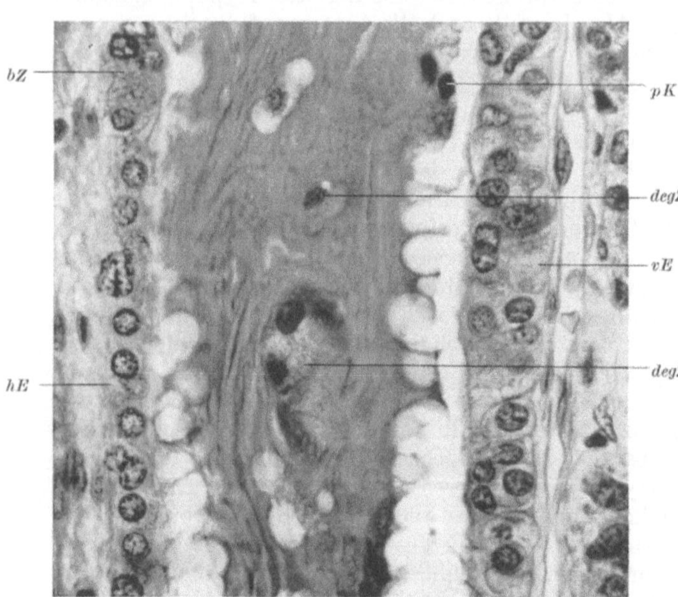

dazu die Abb. 192 und 194). Wie dort ist auch hier die hintere Wand von einem vorwiegend einschichtigen Epithel bekleidet (s. Abb. 195a und b). Im allgemeinen sind die Zellen aber jetzt cytoplasmareicher und differenzierter, als zur Zeit der Kindheit (s. Abb. 220). Sie sind nicht alle gleicher Art, sondern lassen ohne besondere Schwierigkeit zwei Typen unterscheiden. Die Zellen des einen Typus — sie bilden die Mehrzahl — haben kubische bis unregelmäßig polygonale Form (s. die unbezeichneten Epithelzellen der Abb. 195a und b). Die 9—12 μ hohen, meist gut begrenzten Zellen wölben sich mit ihrer Oberfläche zum Teil leicht gegen das Lumen vor.

Abb. 194. Teilstück einer RATHKEschen Cyste. *bZ* Gruppe von basophilen Zellen; *degZ* ins Lumen der Cyste ausgestoßene, degenerierende Drüsenzellen; *hE* hinteres (paraneurales) Epithel der Cyste; *pK* pyknotische Kerne; *vE* vorderes (distales) Epithel. Hinger. 26 Jahre. Helly. Paraffin. 7 μ. Hämalaun-Eosin. Vergr. 1 : 600

Dabei läßt sich bei einzelnen mit überraschender Klarheit ein Vorquellen des Cytoplasmas erkennen (s. Abb. 195b, bei *1*, ferner Abb. 195a bei *1*), das ich als Zeichen einer sekretorischen Tätigkeit deuten möchte. Die Vorgänge führen im weiteren Verlauf zur Ausbildung von Sekretblasen (Randvakuolen), die namentlich in Abb. 195a bei *2* in ihrem Zusammenhang mit dem Zelleib sehr schön zu sehen sind.

Das Cytoplasma des in Rede stehenden Zelltypus wechselt in seinem Aussehen, ist im ganzen aber dunkler und kompakter als beim zweiten. Es erweckt zum Teil einen dichten, fast homogenen Eindruck, zum Teil läßt es noch flockige Einlagerungen erkennen, die sich in Kresazanpräparaten blaß violett färben. Die meist rundlichen Kerne zeigen im fixierten Zustand feinkörniges, ziemlich gleichmäßig verteiltes Chromatin in mittlerer Menge.

Der zweite Zelltypus fällt durch seine mehr rundliche Form wie durch sein helles, vakuolisiertes Cytoplasma auf, in dem blaß violett gefärbte, körnig-flockige Einlagerungen sichtbar sind (s. Abb. 195a und b, *hZ*). Der Durchmesser dieser, der Basalmembran meist breit anliegenden Zellen schwankt zwischen 10—15 μ, der des bläschenförmigen Kernes um 7,5 μ.

Zellen des einen wie des anderen Typus können entarten; dabei kommt es unter gleichzeitigem Zusammenschrumpfen des Zelleibes zu einer Verdichtung des Cytoplasmas. Gleichzeitig vergröbern sich die Chromatinkörnchen des Kernes, der schließlich verklumpt. Die zusammengeschrumpften Zellen werden vor oder nach ihrer kolloidalen Entartung in die Höhle der Cyste ausgestoßen, wo sich ihre Substanz unter allmählicher Auflösung dem dort liegenden Kolloid beimengt.

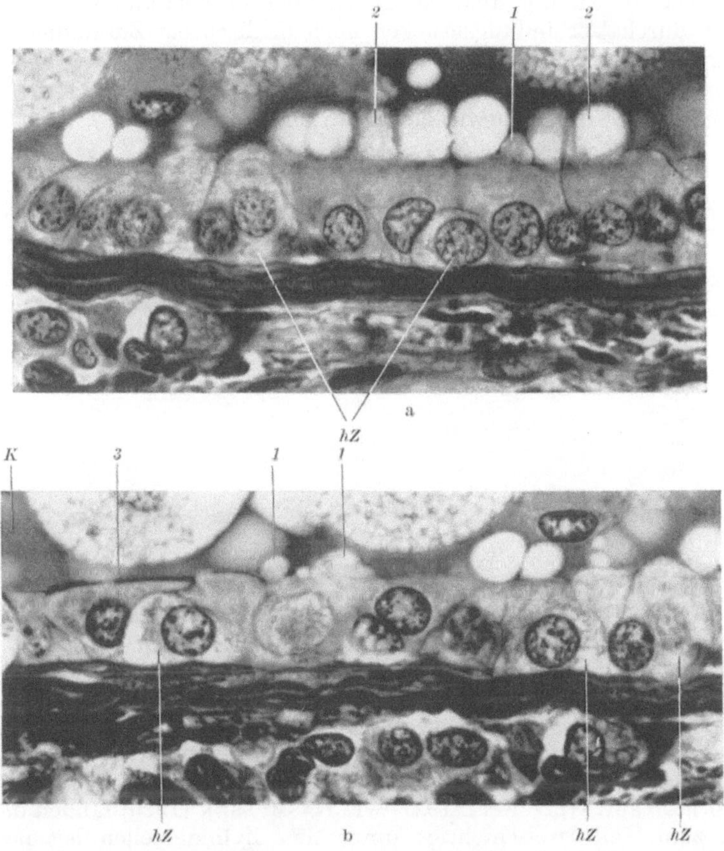

Abb. 195a und b. Hinteres (paraneurales) Epithel einer RATHKEschen Cyste. *hZ* helle Zellen des Typus II; *K* Kolloid; *1* Vorquellen des mit Sekretvakuolen angefüllten Cytoplasmas; *2* Sekretblase (= Randvakuole), deren Unterfläche noch in unmittelbarem Zusammenhang mit der Zelloberfläche steht; *3* Zelle mit verbreiteter, cuticulaartiger Oberfläche. Hinger. 28jährig. Fix. Sublimat-Formol-Eisessig nach STIEVE. MASSONsche Bindegewebsfärbung, modifiziert nach WALLART-HOUETTE. Vergr. 1:950.

Außer diesen beiden Zelltypen treten in der Rückwand der RATHKEschen Cysten, teils einzeln, teils in kleinen Herden, basophile Zellen auf, die nach ihrem färberischen Verhalten den β-Zellen des Vorderlappens gleichen. Niemals dagegen traf ich in der Hinterwand der RATHKEschen Cysten α-Zellen an. Wenn sich vielmehr in seltenen Fällen in Azanpräparaten einmal eine rot gefärbte Zelle vorfand, so ließ sich bei genauer Betrachtung unschwer erkennen, daß es sich nicht um α-Granula einer eosinophilen Zelle, sondern um das rot gefärbte Kolloid einer entarteten Zelle handelt.

Das Epithel der vorderen Wand ist überwiegend mehrschichtig gebaut (s. Abb. 196). Dabei ist die Lagerung der Zellen sehr unregelmäßig. Abb. 196 zeigt eine charakteristische Stelle, an der sich die wechselnd geformten Zellen zu einer unregelmäßig verlaufenden Doppelreihe übereinanderschieben. Neben kubischen, unregelmäßig polygonalen und rundlichen Zellformen können auch zylindrische auftreten, die die ganze Höhe des Epithels durchziehen und sich im abgebildeten Falle aus Zellen des Typus II entwickelt haben. Auch die basal liegenden hellen, kugeligen Zellen des Typus II, wie die häufig arkadenförmig darüberliegenden dunkleren Zellen des Typus I sind in der Abbildung gut erkennbar. Daneben trifft man in der Vorderwand fast ständig auch typische α- und β-Zellen an. Häufig steht das Epithel der Vorderwand selbst in älteren Hypophysen durch Verbindungsbrücken noch in direktem Zusammenhang mit Zellsträngen des Vorderlappens.

Der unter dem Epithel liegende Bindegewebsstreifen ist an der Hinterwand gewöhnlich kräftiger entwickelt als an der vorderen.

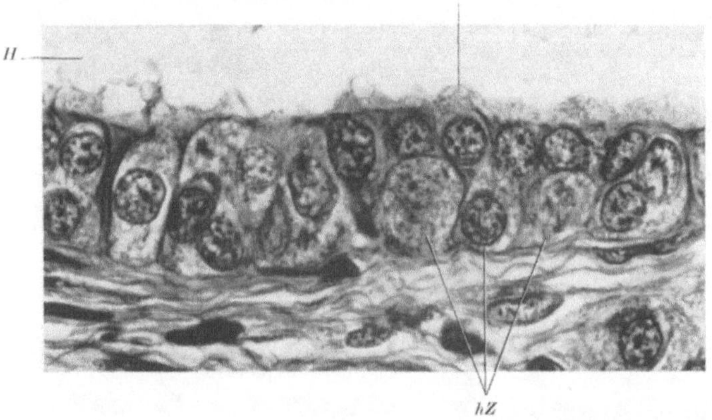

Abb. 196. Epithel aus der vorderen Wand einer RATHKEschen Cyste. *H* Höhle der Cyste; *hZ* helle Zellen des Typus II; * Ausfließen von Cytoplasma. Technik und Vergr. wie Abb. 195.

Über das Vorkommen von Flimmerepithel in den RATHKEschen Cysten. Ähnlich wie in der Hypophysenhöhle fand ich mehrmals auch in RATHKEschen Cysten typisches Flimmerepithel vor. In einem Fall ist fast eine ganze Cyste damit ausgekleidet. Die Höhe der zylindrischen Epithelzellen mißt 15—20 μ, die Breite des Flimmerbesatzes etwa 5 μ. Die Flimmerhaare sitzen in typischer Weise auf Basalkörnern auf. GUIZZETTI (1927) wie RASMUSSEN (1929) fanden das Flimmerepithel zum Teil zweischichtig; unter den Zylinderzellen lag noch eine Reihe ovoider oder kubischer Zellen. Außerdem traf LAUNOIS (1904) wie später RASMUSSEN die Flimmerzellen zum Teil mit Becherzellen untermischt, deren Sekretinhalt sich mit Mucicarmin färbte. Auch ich konnte bei einem 65jährigen in einer Cyste neben Flimmerzellen typische, Schleim sezernierende Becherzellen beobachten. Das Vorhandensein von Flimmerepithel kann als sicheres Zeichen dafür betrachtet werden, daß sich die betreffende Cyste auf Reste der Hypophysenhöhle zurückleitet und sich nicht sekundär aus Vorderlappengewebe entwickelt hat.

Das Vorkommen von Flimmerzellen in der menschlichen Hypophyse wurde von manchen Autoren bezweifelt. So konnten BOYCE und BEADLES (1893), trotzdem sie mehr als 100 menschliche Hypophysen untersuchten, niemals Flimmerzellen auffinden. Auch LOTHRINGER vermißte sie beim Menschen, ebenso HÖPPLI (1921), KASCHE (1926) und HABERMANN (1938). STENDELL hält ihre Existenz beim Menschen für fraglich. Diesen negativen Angaben stehen jedoch zahlreiche positive gegenüber; so von HENLE, MÜLLER, KRAUSE, PEREMESCHKO, LAUNOIS, THAON, JORIS, CREUTZFELD, KOHN, DIALTI, TÖLKEN,

Tello, Biedl, Dayton, Erdheim, Kiyono, Guizzetti, Bailey, Rasmussen. Allerdings ist das Vorkommen der Zellen nicht gerade häufig. Kiyono traf sie unter 50 Fällen nur einmal. Guizzetti unter 54 3mal (10, 27, 36 Jahre), Rasmussen unter 200 2mal (28 und 71 Jahre); in meinem Material fand ich sie in 7 Fällen (10, 23, 24, 25, 36, 59, 65 Jahre). Die Angabe von Bryant (1916), der sie in allen normalen, frisch fixierten menschlichen Hypophysen angetroffen haben will, steht allein. Seine Deutung der Flimmerzellen als „Sinneszellen" ist unhaltbar; sie wurde schon von Rasmussen (1929) mit Recht abgelehnt.

Auch in tierischen Hypophysen wurden von einigen Autoren Flimmerzellen aufgefunden, so von Lothringer, Rogowitsch, Stieda beim *Kaninchen*, von Dostojewsky beim *Rind*, von Vanderburgh, Kirkman beim *Meerschweinchen*, von Collin (1926) beim *Haushuhn*. Trautmann (1909) stellt ihr Vorkommen bei den Haussäugetieren (mit Ausnahme vielleicht des *Schweines*) in Abrede. Bei der *Maus* sah ich typisches Flimmerepithel in Cysten der Pars tuberalis und des Vorderlappens.

Die Bedeutung der Flimmerzellen ist unbekannt. Vermutlich dürften sie sich, ähnlich den Plattenepithelresten der Pars tuberalis, entwicklungsgeschichtlich als zufällige Einschlüsse aus der primären Mundbucht erklären, denen keine physiologische Rolle zukommt. Kirkman glaubt allerdings, daß die Flimmerzellen nicht lediglich von embryonalen oder phylogenetischen Gesichtspunkten aus zu werten sind, sondern eine physiologische Bedeutung haben. Welcher Art diese ist, vermag jedoch auch Kirkman nicht anzugeben.

γ) Die Umschlagszone mit den Evaginationen (Ausstülpungen) der Hypophysenhöhle.

Historisches. Als erster beschrieb Lothringer (1886) in der sog. Umschlagszone der *Hunde-* und *Schweine*hypophyse besondere, mit zylindrischem Epithel ausgekleidete Schläuche, die vom nasalen Ende der Hypophysenhöhle ausgehen. Sie sind bei den genannten Tieren besonders stark entwickelt und erstrecken sich von ihrer Ursprungsstelle bis nahe an die Oberfläche des Hirnanhanges (weiteres s. S. 285f.). Trotz ihres auffallenden Verhaltens blieben die Gebilde jedoch lange Jahre unbeachtet. Erst Sterzi (1904) weist wieder auf die tief eindringenden Ausstülpungen des oberen Hypophysenhöhlenumschlages hin, die er nicht nur bei *Hund* und *Katze*, sondern auch beim Kind beobachtete. Thaon (1907) erwähnt ihr Vorkommen beim *Menschen, Hund* und *Hammel* nur mit wenigen Zeilen. Stendell (1914) bezeichnet den Umschlagsteil „mit seinen Cysten, Hypophysenhöhlenausstülpungen und zahlreichen Blutgefäßen als eine zwischen Haupt- und Zwischenlappen vermittelnde Gewebspartie", ohne sich näher mit seinem Bau beim Menschen zu befassen. Eine eingehende histologische Untersuchung der Evaginationen der menschlichen Hypophyse erfolgte erst 1927 durch Guizzetti, auf den auch die Bezeichnung „Evaginationen" zurückgeht.

Vorkommen und Lage der Evaginationen. Die Evaginationen sind beim Menschen in ihrem Zusammenhang mit der Hypophysenhöhle am besten während der Embryonalentwicklung (s. Abb. 22) und während der ersten Lebensjahre zu beobachten. Im Laufe der Kindheit und Adoleszenz wird ihre Verbindung mit der Hypophysenhöhle allmählich gelöst. Die Evaginationen gehen vom caudalen wie vor allem vom kranialen Umschlag der Hypophysenhöhle aus. Die Evaginationen des kranialen Umschlages erstrecken sich als einzeln oder verzweigt verlaufende Schläuche und Spalten in die chromophobe Zone (Übergangszone), die kranial der Hypophysenhöhle zwischen Hirnteil und Vorderlappen liegt und nach aufwärts in die Pars tuberalis übergeht (s. Abb. 189 und 190).

Über die vom caudalen Umschlag ausgehenden Evaginationen s. S. 331.

In den ersten Lebensjahren haben die Evaginationen die Gestalt von schmalen, zum Teil mit Ausbuchtungen versehenen Spalten, die auf Sagittalschnitten vorwiegend parallel der Vorder-Hinterlappengrenze verlaufen. Bei Verschluß der Hypophysenhöhle, nicht selten auch schon früher, verwandeln sie sich zum Teil in unregelmäßig gestaltete Cysten, die namentlich in dem Winkel unter der Abgangsstelle des intraglandulären Abschnittes des Hypophysenstieles wie auch an dessen Vorder- und Seitenflächen zu finden sind (s. Abb. 189). Es ist aber zu beachten, daß die Lage allein kein Urteil über die Herkunft der Cysten gestattet. Nicht alle hier gelegenen Cysten entstammen den Evaginationen; ein Teil derselben kann auch aus Rückbleibseln der Hypophysenhöhle wie durch kolloide Umbildung aus Zellsträngen des Vorderlappens oder der chromophoben Zone entstehen. Die aus den Evaginationen hervorgegangenen Cysten seien in Anbetracht ihrer genetischen Beziehung zum Umschlagsteil der Hypophysenhöhle kurz als „Umschlags-cysten" bezeichnet.

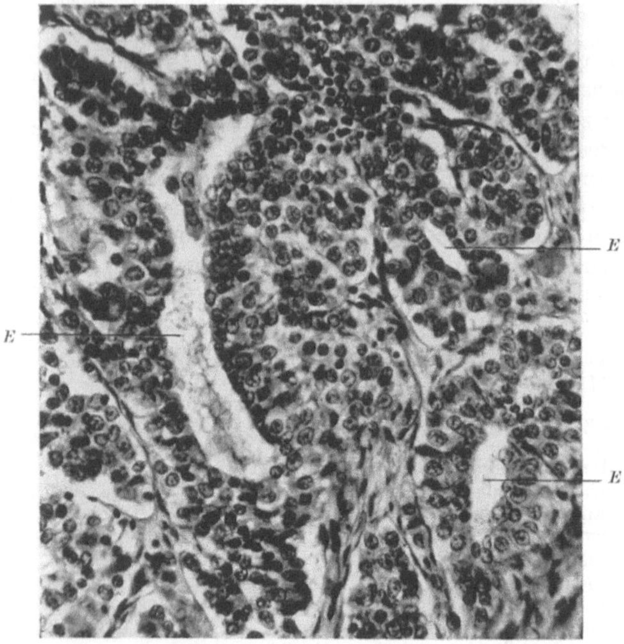

Die Umschlagscysten bleiben in wechselnder Menge bis ins Greisenalter erhalten. Nach GUIZZETTI stellen sie aber keine stabilen Bildungen dar: Wenn die Sekretion stark ist, wie zur Zeit der Schwangerschaft, dann werden sie umfangreich; ist sie beendet, so bilden sie sich unter Resorption ihres Inhaltes zurück.

Ein Teil der Evaginationen soll nach GUIZZETTI dadurch unkenntlich werden, daß sich vordere und hintere Wand derselben aneinanderlegen, wodurch sie das Aussehen solider Zellstränge gewinnen. Zu Zeiten vermehrter Tätigkeit sollen sie sich wieder öffnen und sich in Cysten umwandeln.

Die mikroskopische Struktur der Evaginationen. Die Evaginationen sind von einem Epithel

Abb. 197. Evaginationen aus der Hypophyse eines 3 Monate alten Kindes (♂). Die oberflächliche dicht gedrängte Kernreihe wie die basalwärts erfolgende Zellproliferation ist gut zu erkennen. *E* Evaginationen. Fix. Formol. Paraffin. 7 μ. Hämalaun-Eosin. Vergr. 1 : 325.

ausgekleidet, das von dem der dorsalen Wand der Hypophysenhöhle völlig verschieden ist und auch gegenüber dem der ventralen Unterschiede zeigt (GUIZZETTI). Beim Neugeborenen besteht es aus einer dichtgedrängten Reihe von runden oder ovoiden Kernen, die nur von spärlichem Cytoplasma ohne gut erkennbare Zellgrenzen und ohne besondere Affinität zu sauren oder basischen Farbstoffen umgeben sind. Diese Darstellung ist auch für die in Abb. 197 sichtbaren Evaginationen aus der Hypophyse eines 3 Monate alten Kindes noch zutreffend. Wenn aber GUIZZETTI als besonderes Kennzeichen der Evaginationen hervorhebt, daß ihnen zur Zeit der Geburt, wie auch später, im Gegensatz zu den übrigen Drüsensträngen, eine richtige Basalmembran fehlt, so vermag ich das nicht zu bestätigen, da ich an Silberpräparaten auch die Evaginationen stets von einer typischen, von argyrophilen Fasergeflechten gebildeten Basalmembran umschlossen finde. Die Angabe von GUIZZETTI erklärt sich vielleicht daraus, daß sich das Epithel der Evaginationen an der Basalseite, wie es auch in Abb. 197 zu sehen ist, sehr oft in kernreiche Ansammlungen von undifferenzierten Drüsenzellen fortsetzt, die in dichten Scharen gegen die

Peripherie vorwuchern und dabei die Basalmembran vor sich herschieben. Da die Basalmembran zudem an gewöhnlichen Präparaten, wie auch die Abb. 197 und 198 zeigen, infolge ihrer Zartheit schlecht sichtbar ist, kann in solchen Fällen leicht ein Fehlen derselben vorgetäuscht werden.

Etwa 8 Monate nach der Geburt setzt die Differenzierung des Epithels der Evaginationen ein, die dann rasch fortschreitet, so daß sie im 3. Lebensjahr beendet ist (GUIZZETTI). Dabei erscheinen an Stelle der dichtgedrängten Kernhaufen helle Zellen von rundlich-polygonaler Form, welchen als zweite Zellart kleinere, nur mit spärlichem Cytoplasma versehenen Zellen aufliegen (s. Abb. 198 und 199). Die erstgenannten hellen Zellen besitzen einen rundlichen, bläschenförmigen Kern von 6—7 μ Durchmesser. Der relativ chromatinarme, meist etwas exzentrisch gelegene Kern ist von reichlichem Cytoplasma umgeben, das sich mit den verschiedenen Färbemethoden nur blaß anfärbt. Ein Teil der Zellen enthält feine, sich mit Azan oder Kresazan nur blaßgrau oder blaßviolett färbende Körnchen, in anderen ist das

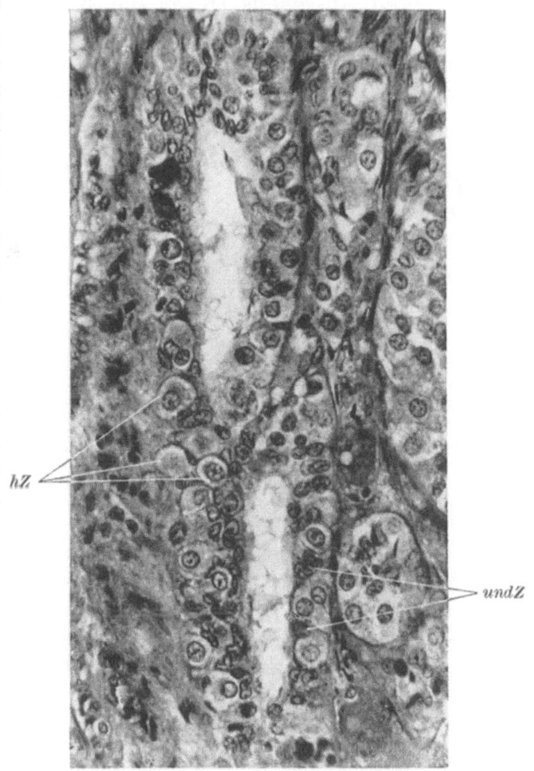

Abb. 198. Evaginationen aus der Hypophyse eines 19jährigen. *hZ* helle Zellen (= cellule globoso-poliedriche nach GUIZZETTI: „Kugelzellen"); *undZ* undifferenzierte Zellen. Fix. Sublimat-Formol-Eisessig. Paraffin. 7 μ. Hämalaun-Eosin. Vergr. 1:325.

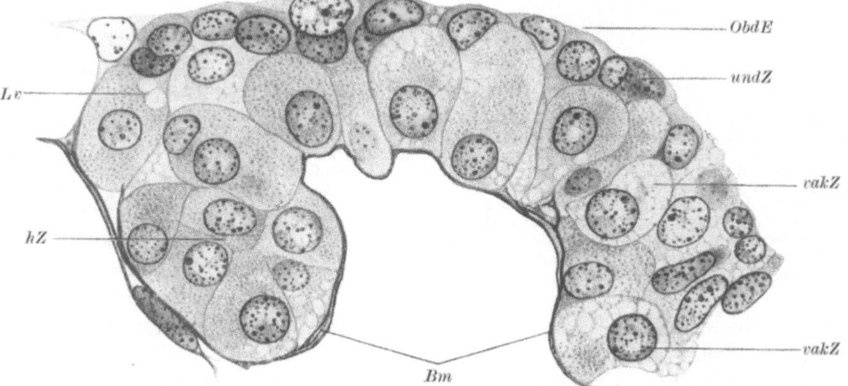

Abb. 199. Ausschnitt aus dem Epithel einer Evagination. *Bm* Basalmembran; *hZ* helle Zellen; *Lv* Lipoidvakuolen; *ObdE* Oberfläche des Epithels (der Lichtung der Evagination zugekehrt); *undZ* undifferenzierte Zellen; *vakZ* vakuolisierte Zelle. 28jähriger Mann. Fix. Sublimat-Formol-Eisessig. Paraffin. 7 μ. Kresazan. Vergr. 1:820.

Cytoplasma von kleinen, zartwandigen Vakuolen durchsetzt (s. Abb. 199), deren Inhalt bei Sudanfärbung ungefärbt bleibt. Daneben finden sich auch einzelne scharf begrenzte, typische Lipoidvakuolen (s. Abb. 199, *Lv*). Dank ihres hellen,

ungefärbten Aussehens treten die stark vakuolisierten Zellen nach allen Färbungen besonders deutlich hervor (s. Abb. 198 und 199, *vakZ*). Die beschriebenen Zellen liegen vorwiegend in der basalen Schicht des Epithels; sie bilden
hier oft größere Gruppen, die zapfen- oder strangartig in die Umgebung vordringen,
dabei aber stets von einer deutlichen, auch in Abb. 199 gut sichtbaren Basalmembran bedeckt sind.

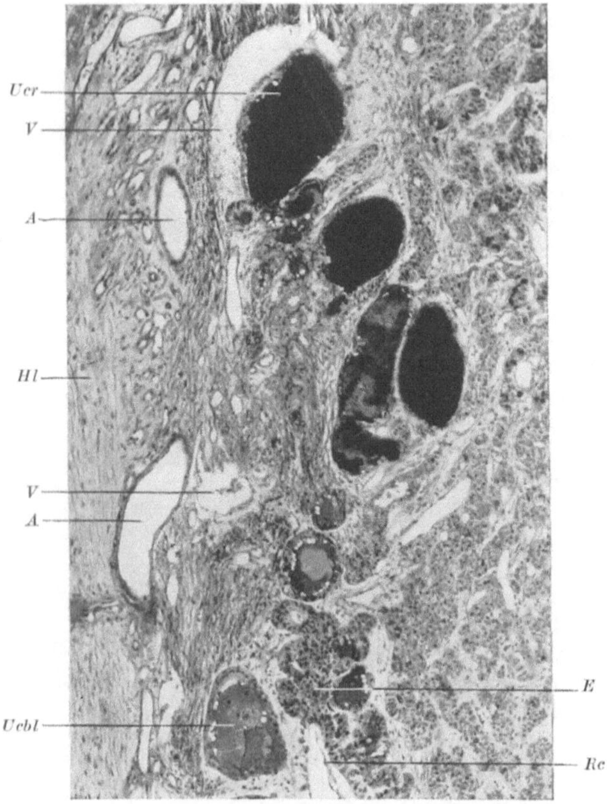

Morphologisch sind diese hellen Zellen, die sich ähnlich auch im Epithel der Hypophysenhöhle und der RATHKE-schen Cysten vorfinden, von der Gruppe der γ-Zellen des Vorderlappens mit Sicherheit nicht zu unterscheiden. Für funktionelle Unterschiede liegen bis jetzt keine Beweise vor. Ob die feinvakuolisierten Zellen mit der besonderen Beschaffenheit des Sekretes der Evaginationen (s. S. 354) in Beziehung stehen, ist unbekannt. Der Nachweis einer metachromatisch färbbaren Substanz im Innern ihres Zelleibes ist mir nicht geglückt.

Die zweite Zellart der Evaginationen unterscheidet sich von den eben beschriebenen durch ihre dunkleren, oft ovoiden oder gestreckten Kerne, wie durch ihr spärliches, dichtes Cytoplasma, das bei Azanfärbung einen grauen Farbton annimmt. Charakteristischerweise sind die Zellen meist derart angeordnet, daß sie die hellen Zellen in dünner Schicht arkadenförmig gegen den Hohlraum der Evagina-

Abb. 200. Gruppe von Umschlagscysten. Am unteren Rand der Abbildung ist eben noch der kraniale Umschlag der RATHKE-schen Cyste sichtbar, mit dem eine Reihe von Epithelsträngen und Evaginationen in direktem Zusammenhang steht. Dann folgt eine Anzahl kleinerer, mit azanblauem (im Photo grau) Kolloid gefüllter Umschlagscysten. Nach oben zu kommen große Umschlagscysten, die vorwiegend azanrotes (im Photo schwarz) Kolloid enthalten. Einzelne Cysten enthalten rotes und blaues Kolloid. Zwischen den Umschlagscysten Bindegewebe und einzelne Drüsen-zellbalken. *A* Arterie; *E* Evaginationen; *Hl* Hinterlappen; *Rc* RATHKEsche Cyste; *Ucbl* Umschlagscyste mit azanblauem Kolloid; *Ucr* Umschlagscyste mit azanrotem Kolloid; *V* Vene. Hinger. 25jähriger. Fix. Susa. Paraffin. 7 μ. Azan. Vergr. 1:64.

tionen zu bedecken (s. Abb. 199). Einzelne der Zellen kommen auch zwischen
die hellen Zellen zu liegen, wobei ihr dunkler Kern meist eine gestreckte
oder auch dreieckige Form annimmt. Ihrem ganzen Verhalten nach möchte ich
diese zweite Zellart als undifferenzierte Zellen betrachten.

Die hellen Zellen entsprechen ohne Frage den „cellule globosopoliedriche
delle evaginazione", die GUIZZETTI in den Evaginationen beschreibt. Die
zweite Zellart GUIZZETTIs, die „cellule piramidale" sind wohl den undifferenzierten Zellen zuzurechnen.

GUIZZETTI vergleicht die Pyramidenzellen mit den von TELLO beschriebenen Zellen der
Pars intermedia, die mit Nervenfasern in Verbindung stehen; ferner mit den länglichen

Zellen, die von GEMELLI, GENTES, PIRRONE, TRAUTMANN, PENDE im Zwischenlappen tierischer Hypophysen gefunden und verschiedentlich als Gliaelemente oder auch als Sinneszellen gedeutet wurden. Daß sie eine Phase der Kugelzellen darstellen, lehnt GUIZZETTI ab, da die Unterschiede zu stark und keine Übergänge zu sehen sind.

Die Umschlagscysten. Solange die Evaginationen mit der Hypophysenhöhle in offener Verbindung stehen, wird das in ihnen entstehende Sekret in die Höhle entleert. Nach Unterbrechung dieser Abflußmöglichkeit erweitern sich die Spalten bei Fortdauer der Sekretion allmählich zu größeren Hohlräumen (s. Abb. 200). Das Epithel dieser Umschlagscysten bewahrt dabei anfänglich sein bisheriges Aussehen, um sich dann mit zunehmender Vergrößerung der Cyste allmählich abzuflachen. Dabei bleiben charakteristischerweise an einzelnen Stellen lange Zeit kleine Inseln von höherem wie auch von mehrschichtigem Epithel erhalten. Selbst in den großen Umschlagscysten, bei denen die Wandung bis zu einem dünnen einschichtigen Plattenepithel verdünnt ist, findet man immer wieder einzelne dieser Zellanhäufungen eingefügt (s. z. B. die große, mit *Ucr* bezeichnete Cyste der Abb. 200). Der Umriß der Umschlagscysten ist häufig nicht gleichmäßig rund, sondern mit Buckeln und Einbuchtungen versehen. Der ungleichmäßige Bau

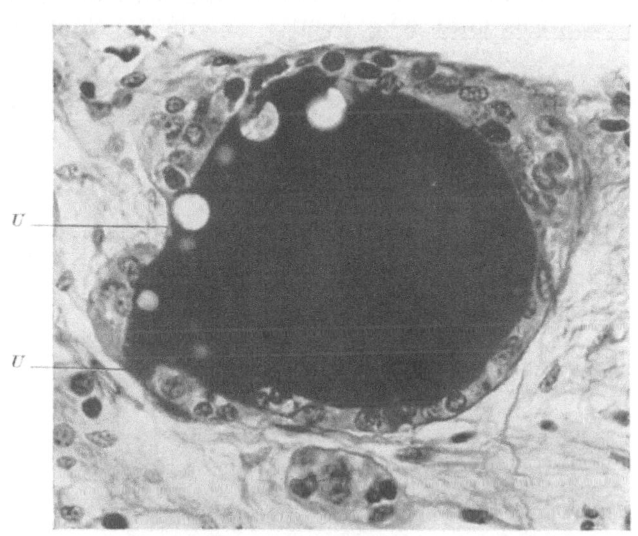

Abb. 201. Umschlagscyste aus der Zona intermedia. Die Cyste ist mit azanblauem Kolloid gefüllt; an mehreren Stellen ist das Epithel unterbrochen (*U*), so daß das Kolloid bis an die Basalmembran reicht. Hinger. 25 Jahre. Fix. Susa. 5 μ. Paraffin. Azan. Vergr. 1:470.

des Epithels ist auch in Abb. 201, die eine junge, mit azanblauem Kolloid gefüllte Umschlagscyste wiedergibt, gut zu erkennen. Diese Abbildung ist noch insofern von Interesse, als sie einen Vorgang zeigt, der vermutlich zu einer Entleerung des Cysteninhaltes führt. Wie man sieht, ist das Epithel der Umschlagscyste an drei Stellen völlig unterbrochen, so daß auch bei Untersuchung mit stärkster Vergrößerung keine Reste einer cytoplasmatischen Auskleidung mehr zu erkennen sind. Der Inhalt der Cyste reicht hier unmittelbar bis an die Basalmembran. Die Unterbrechung erfolgt vermutlich durch eine lokale Einschmelzung von Drüsenzellen. Der Einwand, es möchte sich um eine künstliche Zerreißung des Epithels handeln, schaltet im vorliegenden Fall aus, da die Hypophyse in situ auf dem Gefäßweg fixiert und erst nach der Alkoholbehandlung schonend herausgelöst wurde. Es liegt nahe, anzunehmen, daß an derartigen Stellen schließlich die Basalmembran reißt oder durchlässig wird und dann ein Übertritt des Inhaltes in das Bindegewebe erfolgt.

Die unregelmäßigen Zellanhäufungen wie die bucklige Umrißkontur führt GUIZZETTI mit Recht als Unterscheidungsmerkmal gegenüber den aus den tubulösen Drüsen hervorgegangenen Cysten an. Als weiteres Kennzeichen hebt GUIZZETTI das Fehlen einer ununterbrochenen, richtigen Basalmembran hervor. Dem letzteren vermag ich nicht beizupflichten, da ich die Umschlagscysten an geeignet gefärbten Präparaten stets von einer solchen umschlossen finde.

Der Hohlraum der Evaginationen enthält häufig fädiges Gerinnsel, während die Umschlagscysten mit Kolloid gefüllt sind, die kleineren gewöhnlich mit azanblauem, die großen älteren häufig mit azanrotem (s. Abb. 200). Besonders hervorzuheben ist das Verhalten des Sekretes der Evaginationen und Umschlagscysten gegenüber den sog. Schleimfarbstoffen, das später noch eingehender geschildert wird (s. S. 354f.).

Anhang.

Die chromophobe Zone.

Schon oben wurde erwähnt, daß sich die Evaginationen des kranialen Umschlages mehr oder weniger weit in die chromophobe Zone erstrecken. Es sei daher hier noch kurz auf diesen, eigentlich dem Vorderlappen zugehörigen Abschnitt eingegangen. Als chromophobe Zone bezeichne ich in der menschlichen Hypophyse jenen zwischen Umschlagszone und Pars tuberalis gelegenen Teil des Vorderlappens, der unmittelbar an den intraglandulären Abschnitt des Hypophysenstieles angrenzt (vgl. Abb. 189a die horizontal gestrichelte Zone). Dieser Bezirk unterscheidet sich vom typischen Vorderlappengewebe vor allem durch das völlige Fehlen von α-Zellen (s. Abb. 202). Die Zellstränge sind vorwiegend aus undifferenzierten Zellen und γ-Zellen aufgebaut, zwischen welchen vereinzelte β-Zellen eingestreut sind. Auch einzelne ε-Zellen können vorkommen. Ein weiteres Merkmal besteht in der stärkeren Entwicklung des interstitiellen

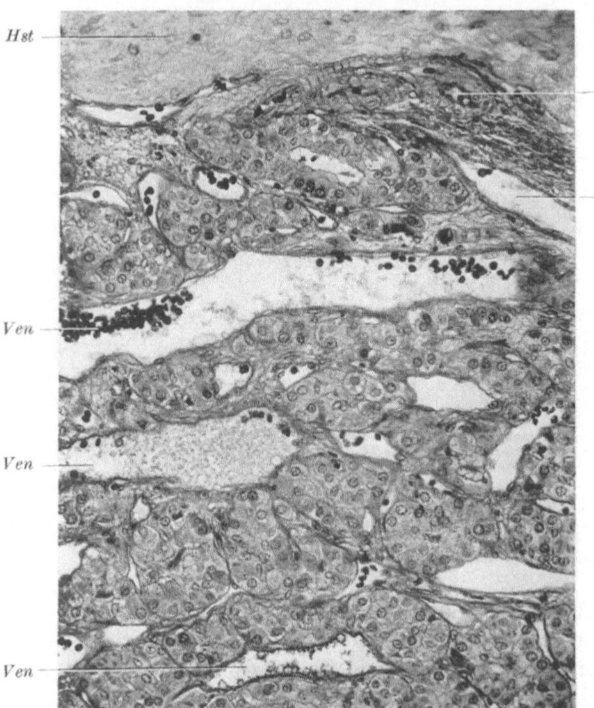

Abb. 202. Chromophobe Zone aus einer menschlichen Hypophyse. *Art* arterielles Gefäß; *Hst* intraglandulärer Abschnitt des Hypophysenstieles; *Ven* venöse Gefäße. Hinger. 25 Jahre. Fix. Susa. Paraffin. 5 µ. Azan. Vergr. 1:200. Die Aufnahme ist mit Grünfilter gemacht; vorhandene α-Zellen müßten daher als dunkle Zellen sichtbar sein.

Bindegewebes, die zum Teil auch damit zusammenhängt, daß der Bezirk von zahlreichen venösen Gefäßen (Pfortadervenen) durchzogen wird, deren Wandung von reichlicherem Bindegewebe umgeben ist, als die der Sinuscapillaren. In Hypophysen älterer Individuen ist das Bindegewebe in der chromophoben Zone noch wesentlich stärker entwickelt als in Abb. 202.

Die chromophobe Zone entspricht jenem Abschnitt, den Rogowitsch, Thom und andere als dreieckigen Raum, Pietsch als Region der Kernhaufen (s. Abb. 188b, S. 295), Guizzetti als „parte di transizione dalla pars intermedia alla prozione linguiforme" bezeichnet.

δ) Die Zellstränge, Pseudofollikel und Zellstrangcysten der Zona intermedia.

Die Zellstränge. Zwischen Hypophysenhöhle (bzw. RATHKEschen Cysten) und Hinterlappen sind bei 20—30jährigen beinahe regelmäßig größere und kleinere Zellstränge anzutreffen. Ihre Zugehörigkeit zur Zona intermedia ist namentlich dann einwandfrei festzustellen, wenn, wie in Abb. 203, noch größere Reste der Hypophysenhöhle erhalten sind und Zusammenhänge mit deren hinterer Epithelwand und den Zellsträngen bestehen.

Die Zellstränge sind in den lateralen Bezirken der Zona intermedia meist stärker ausgebildet als im medianen. Ihre Menge ist von Fall zu Fall verschieden. Als Beispiel einer kräftigen Entwicklung der Zellstränge diene Abb. 203. In anderen Fällen beschränken sie sich auf wenige Bälkchen; ein extremes Beispiel hierfür gibt GUIZZETTI (1927b, S. 635), der bei einem 20jährigen Mädchen nur drei sich über 9 Schnitte erstreckende Stränge fand. Auch RASMUSSEN (1930) berichtet von einem ähnlichen Befund.

Die Oberfläche der Zellstränge ist gleich jenen des Vorderlappens von einer zarten Basalmembran umhüllt. Dadurch unterscheiden sie sich von weiteren nicht umschlossenen, frei im Bindegewebe liegenden Zellanhäufungen und Zellreihen vorwiegend basophiler Zellen, die gleichfalls in der Zona intermedia vorkommen und später geschildert werden sollen.

Die Form der Zellstränge, die bei starker Ausbildung vielfach miteinander in Verbindung stehen, erscheint auf dem Schnittbild sehr wechselnd: Neben schmalen, längsgestreckten Strängen finden sich auch

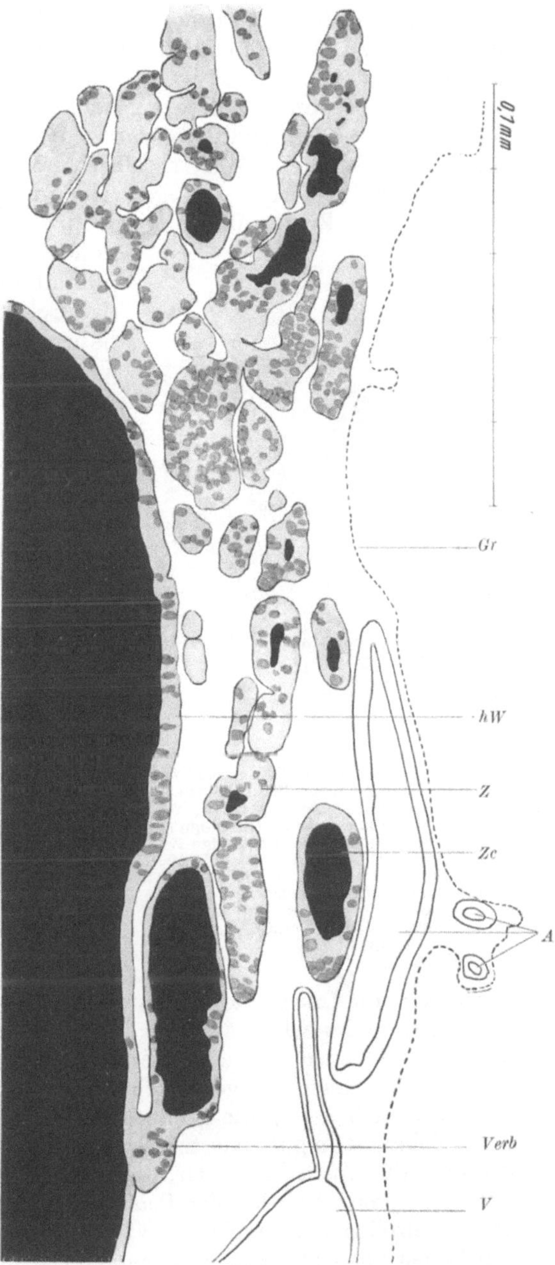

Abb. 203. Drüsenzellstränge zwischen RATHKEscher Cyste und Hinterlappen. Die basophilen Intermediazellen sind in dunklerem Grau eingetragen. Kolloid schwarz. *A* arterielle Gefäße; *hW* hinteres Epithel der RATHKEschen Cyste; *Gr* Grenze zwischen Zona intermedia und Hinterlappen; *V* venöses Gefäß; *Verb* Verbindung zwischen Zellstrangcyste und hinterer Wand der RATHKEschen Cyste; *Z* Drüsenzellstrang; *Zc* Zellstrangcyste. Hinger. 25 Jahre. Fix. Susa. Paraffin. 10 μ. Azan. Vergr. 1 : 112.

rundliche, unregelmäßig geformte oder gelappte Gebilde (s. Abb. 203). Nicht selten bilden sich im Innern der Stränge Hohlräume aus, die sich allmählich zu kolloidgefüllten Pseudofollikeln und Cysten („Zellstrangcysten") erweitern können (s. Abb. 203).

Die Zellstränge werden von verschiedenen Arten von Drüsenzellen aufgebaut, die morphologisch den undifferenzierten Zellen, den β- und den γ-Zellen des Vorderlappens gleichen. Auch ε-Zellen kommen im kranialen Teil der Zona intermedia vereinzelt vor. Dagegen fehlen normalerweise α- und δ-Zellen. Bei Feststellung von α-Zellen müssen durch eingehende Prüfung Verwechslungen mit kolloidentarteten β- oder γ-Zellen, die ebenfalls intensiv rot gefärbt sein können und dadurch gewisse Ähnlichkeit mit α-Zellen haben, ausgeschlossen werden. Unter dieser Voraussetzung konnte ich nur in ganz seltenen Fällen in unmittelbar an der Grenze des Hinterlappens ziehenden Zellsträngen vereinzelte α-Zellen auffinden.

Wie später gezeigt wird (s. S. 329 f.), unterscheiden sich die β- und γ-Zellen der Zwischenzone von den entsprechenden Zellen des Vorderlappens durch ihre Entstehung aus dem hinteren Epithel der Hypophysenhöhle. Ob sich mit diesem genetischen Unterschied auch ein funktioneller verbindet, ist eine zur Zeit noch ungeklärte Frage. Es erscheint mir daher zweckmäßig, die Zellen vorerst nicht einfach als β- und γ-Zellen, sondern als basophile Intermediazellen und chromophobe Intermediazellen (abgekürzt bIZ und $chrIZ$.) zu bezeichnen und damit die Möglichkeit einer Sonderstellung offen zu lassen.

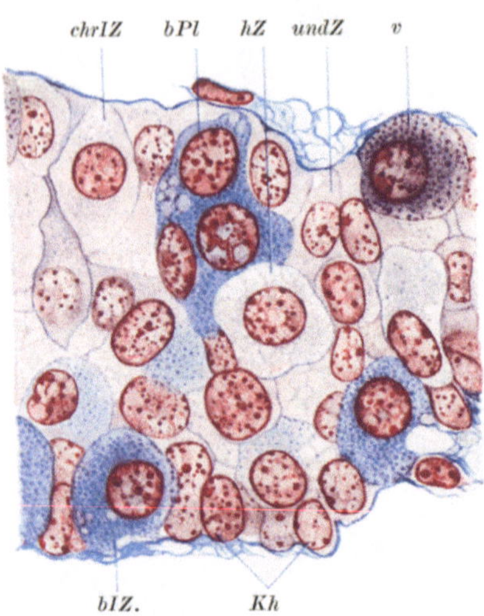

Abb. 204. Teilstück aus einem Drüsenzellstrang der Zona intermedia. *undZ* undifferenzierte Zellen; *bIZ* basophile Intermediazellen; *bPl* basophiles Plasmodium; *chrIZ* chromophobe Intermediazelle; *hZ* helle bläschenförmige Zelle; *Kh* mehrkerniges undifferenziertes Plasmodium (Kernhaufen); *undZ* undifferenzierte Zellen mit deutlichen Zellgrenzen; *v* basophile Intermediazelle mit violetten Granulationen. Hinger. 25 Jahre. Fix. Susa. Paraffin. 7 μ. Azan. Vergr. 1 : 1000.

Die undifferenzierten Zellen treten meist in Gestalt kleiner Zellnester auf; sie liegen bald im Innern des Zellstranges, bald sind sie gegen die Oberfläche des Stranges zu zwischen anderen Zellarten eingeschoben (s. Abb. 204). Der rundliche, ovale oder längliche Kern von mittlerem Chromatingehalt ist von einem schmalen, nur blaß gefärbten Cytoplasmasaum umgeben. Die kleinsten Formen messen $5 \times 5\,\mu$, die größeren bis zu 8 und 10 μ. Die Begrenzung der größeren Zellen ist in gut fixierten Präparaten meist deutlich zu sehen. Daneben finden sich aber auch kleine Gruppen von Kernen, zwischen welchen jegliche Zellgrenzen fehlen: Mehrkernige Plasmodien, aus denen später wieder undifferenzierte Einzelzellen hervorgehen. Wie im Vorderlappen stellen die undifferenzierten Zellen auch hier das Reservematerial dar, aus dem der Nachschub von chromophoben und basophilen Intermediazellen erfolgt.

Die basophilen Zellen der Zona intermedia färben sich mit Hämalaun violett, mit Azan intensiv blau, mit Kresofuchsin oder Resorcinfuchsin schwarzblau-blauviolett, mit Kresazan blauviolett-braunviolett, mit KRAUSEscher Kolloidfärbung rot usw. Bei einzelnen der Zellen fällt auf, daß ihre Granula im Azanpräparat nicht blau, sondern violett gefärbt sind (s. Abb. 204 und 207), eine Erscheinung, die auch bei manchen β-Zellen des Vorderlappens vorkommt. Bei Kresazananfärbung treten die Granula in diesem Falle intensiv rotviolett gefärbt hervor. Die Granulationen der basophilen Zellen zeigen demnach in färberischer Beziehung das gleiche Verhalten wie die der β-Zellen des Vorderlappens (s. auch S. 103 f.).

Die Größe der bI-Zellen ist in den Zellsträngen der Zwischenzone im allgemeinen etwas geringer als im Vorderlappen. Das Durchschnittsmaß schwankt um $12,5\,\mu \times 12,5\,\mu - 12,5\,\mu \times 15\,\mu$. Die größten Formen erreichen etwa $13 \times 17\,\mu$. Der Kern der typischen bI-Zellen ist oft chromatinreicher als der der undifferenzierten Zellen. Auch mehrkernige Zellen kommen vor (s. Abb. 204). Die Zahl der Basophilen schwankt in den einzelnen Zellsträngen, wie die schematische Zeichnung der Abb. 203 übersichtlich zeigt, beträchtlich; bald finden sich nur einige wenige, bald ist beinahe der ganze Zellstrang nur aus Basophilen aufgebaut. Abb. 204 läßt auch erkennen, daß die Menge der β-Granula in den einzelnen Zellen stark wechselt: Wie im Vorderlappen sind auch bei den Basophilen der Zona intermedia junge, typische, hyperchromatische und hypochromatische Formen zu unterscheiden.

Während der Zelleib der typischen Basophilen zahlreiche β-Granula enthält, sind die jungen Formen durch die noch spärliche Zahl der Granula und ihre geringere Zellgröße charakterisiert (s. Abb. 204). Ihre Entstehung aus undifferenzierten Zellen läßt sich an dem Auftreten und der allmählichen Zunahme ihrer Granula sehr deutlich verfolgen.

Als erster wies Tölken (1912) darauf hin, daß sich alle Übergänge von den „undifferenzierten Epithelsaumzellen zu ausgesprochenen basophilen Zellen" finden. Kraus betont, daß sich in der Marksubstanz die Entstehung von Basophilen aus sog. „Übergangszellen" ganz besonders gut beobachten läßt. Guizzetti unterscheidet als Ausgangsstufe schlecht begrenzte „Elementi primordiali indifferenziati", die im weiteren Verlauf in cytoplasmareichere, gut begrenzte Zellen übergehen. Das Cytoplasma dieser Zellen zeigt einen mittleren Farbton zwischen acidophil und basophil und enthält noch keine Granula. Guizzetti stellt diese Zellen als „präbasophile Zellen" den Übergangszellen von Kraus gleich. Aus ihnen entstehen unter Auftreten basophiler Granula dann die basophilen Zellen. Auch Rasmussen schildert, daß sich helle Zellen der Pars intermedia allmählich vergrößern und in basophile Zellen umwandeln.

Sehr leicht sind die hyperchromatischen bI-Zellen zu erkennen, die durch ihren dunklen chromatinreichen oder pyknotischen Kern, ihre verklumpte, intensiv gefärbte Granulamasse und ihre zackige, unregelmäßige Zellkontur gekennzeichnet sind (s. Abb. 208). Sie gehen schließlich in azanblaues oder azanrotes Kolloid über, das dann entweder an Ort und Stelle langsam eingeschmolzen oder in das Innere einer Cystenhöhle ausgestoßen wird.

Die hypochromatischen bI-Zellen unterscheiden sich von den reifen Formen durch die Verminderung ihrer Granula wie durch eine verstärkte Vakuolisierung ihres Zelleibes, die namentlich in dessen Randzone deutlich hervortritt. Es handelt sich hier um Basophile, die den größten Teil ihrer Granula abgegeben oder in Sekret umgewandelt haben; bei einem Teil dieser hypochromatischen Zellen ist es aber auch möglich, daß sie niemals die Granuladichte der typischen bI-Zellen erreicht haben. Die Zellen gleichen den hypochromatischen β-Zellen des Vorderlappens, sind aber im Durchschnitt kleiner als diese.

Die chromophoben Intermediazellen endlich, die als dritter Zelltypus am Aufbau der Zellstränge beteiligt sind, haben im ganzen große Ähnlichkeit mit den γ-Zellen des Vorderlappens. Sie unterscheiden sich von den undifferenzierten Zellen vor allem durch ihre Größe, von den bI-Zellen durch das Fehlen von β-Granula. Die Zellen dieses Typus entsprechen den chromophoben, indifferenten oder neutrophilen Zellen, den Hauptzellen, Isthmuszellen, Übergangszellen oder indifferenten Cystenepithelien des Schrifttums, die gewöhnlich als undifferenziertes Zellmaterial betrachtet werden, das sich im Laufe der Zeit zu basophilen Zellen entwickelt.

Diese chromophoben Intermediazellen treten im Azanpräparat als blaßviolett gefärbte, mit deutlichen Zellgrenzen versehene Elemente hervor (s. Abb. 204—209). Ihre Gestalt ist von Lage und Umgebung abhängig und daher sehr wechselnd. Zum Teil sind sie rundlich oder polygonal, zum Teil kubisch

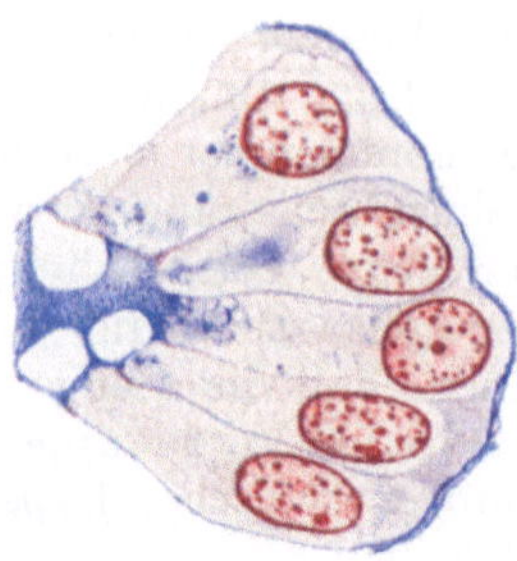

Abb. 205. Chromophobe Intermediazellen aus einem Pseudofollikel der Zona intermedia. Im Cytoplasma sind feine azanblaue Kolloidtröpfchen sichtbar. Hinger. 25 Jahre. Fix. Susa. Paraffin. 5 μ. Azan. Vergr. 1 : 1000.

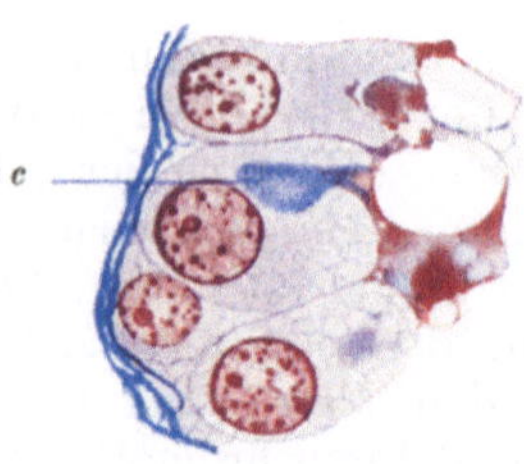

Abb. 206. Chromophobe Intermediazellen aus einer Zellstrangcyste. c chromophobe Intermediazelle mit einem kolbenförmigen Kolloidtropfen, der am apikalen Zellenende mit dem Cystenkolloid zusammenhängt. 28jähriger. Fix. Sublimat-Formol-Eisessig. Paraffin. 5 μ. Azan. Vergr. 1 : 1000.

oder zylindrisch. Im allgemeinen herrschen kleine und mittlere Formen vor $(7,5 \times 7,5\,\mu — 10 \times 12\,\mu)$. Zylindrische Zellen (s. Abb. 205) erreichen eine Länge bis zu 20—22 μ, sind aber dementsprechend schmäler. Der rundliche

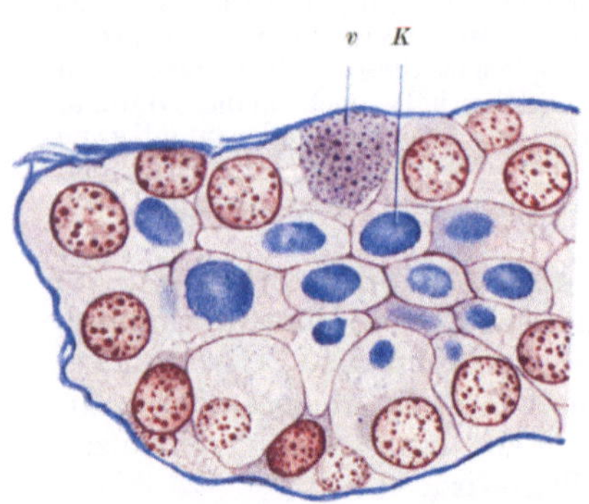

Abb. 207. Flachschnitt durch die Wandung eines Pseudofollikels aus der Zona intermedia, um die intracelluläre Lage der kolbenförmigen Kolloidtropfen zu zeigen. K kolbenförmiger Kolloidtropfen auf dem Querschnitt; v violette basophile Intermediazelle. 28jähriger. Fix. Sublimat-Formol-Eisessig. Paraffin. 5 μ. Azan. Vergr. 1 : 1000.

bis ovale Kern zeigt mittleren Chromatingehalt; er ist häufig heller, als der der Basophilen. Das Cytoplasma hat gewöhnlich ein fein vakuolisiertes Aussehen. Es enthält in wechselnder Menge feine Körnchen, die sich mit Azan nur blaßviolett färben und sich dadurch deutlich von α-, β-, δ und ε-Granula unterscheiden. Bei Kresazanfärbung treten sie ähnlich wie in den γ-Zellen des Vorderlappens etwas besser hervor.

Chromophobe Intermediazellen, die die Auskleidung eines Pseudofollikels oder einer Cyste bilden, enthalten in ihrem Cytoplasma des öfteren auch azanblaues Kolloid. In einem Teil dieser Zellen tritt es in Gestalt feiner, isoliert liegender Tröpfchen im Cytoplasma zwischen Kern und Zelloberfläche auf (s. Abb. 205); in andern haben sie sich im apikalen Teil der Zelle angesammelt, um schließlich zu einem großen Tropfen zusammenzufließen, der mit dem intrafollikulären Kolloid zusammenhängt und unter Umständen bis in die Nähe des Kernes reichen kann (s. Abb. 206 und 208 die mit c bezeichnete Zelle). Daß die Lage des Kolloidtropfens nicht durch Projektion von intercellulär gelegenem Kolloid in das Zellinnere vorgetäuscht wird, ergibt sich auch aus Abb. 207, die einen Flachschnitt durch die Wandung eines Pseudofollikels wiedergibt, bei dem die in der Mitte gelegenen Zellen etwa im apikalen Drittel quer durchgeschnitten sind. Die intracelluläre Lage des Kolloidpfropfes tritt hier überzeugend zutage (s. auch S. 359, Abs. 3).

Ebenso wie im Epithel der RATHKEschen Cysten und der Evaginationen finden sich auch in den Zellsträngen und Zellstrangcysten einzelne Zellen, die durch ihre kugelige Gestalt, ihren hellen fast ungefärbten Zelleib und den runden, bläschenartigen Kern hervortreten (vgl. Abb. 204 *hZ*). Auf sie trifft die auf S. 304 und 309 gegebene Beschreibung zu.

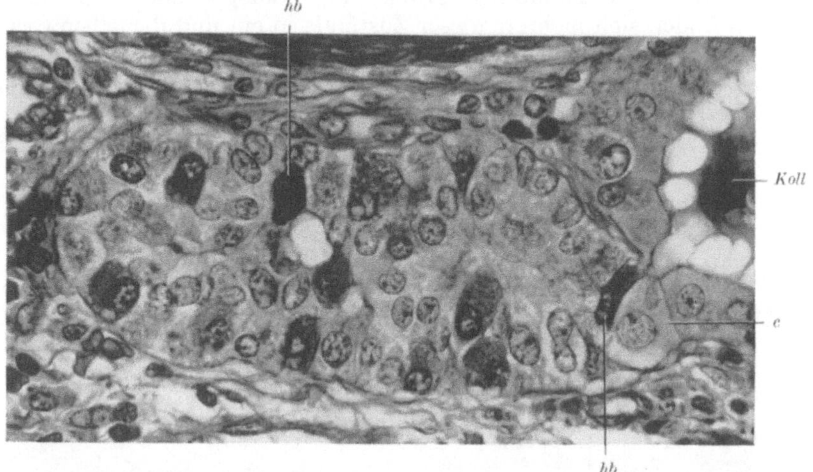

Abb. 208. Zellstrang aus der Zona intermedia. Die basophilen Intermediazellen sind an ihrer dunkleren Tönung erkennbar. *hb* hyperchromatische basophile Intermediazelle; *c* chromophobe Intermediazelle mit kolbigem intracellulären Kolloidtropfen, der mit dem Kolloid der Cystenhöhle zusammenhängt; *Koll* Cystenhöhle mit Randvakuolen und Kolloid. Hinger. 23 J. Fix. Sublimat-Formol-Eisessig. Paraffin. 5 μ. Azan. Vergr. 1 : 600.

Die Pseudofollikel und Zellstrangcysten. Nicht selten bildet sich im Innern eines Zellstranges unter Auseinanderweichen der Zellen ein schmaler Spaltraum aus, der zunächst nur mit etwas wäßrigem, substanzarmem Sekret

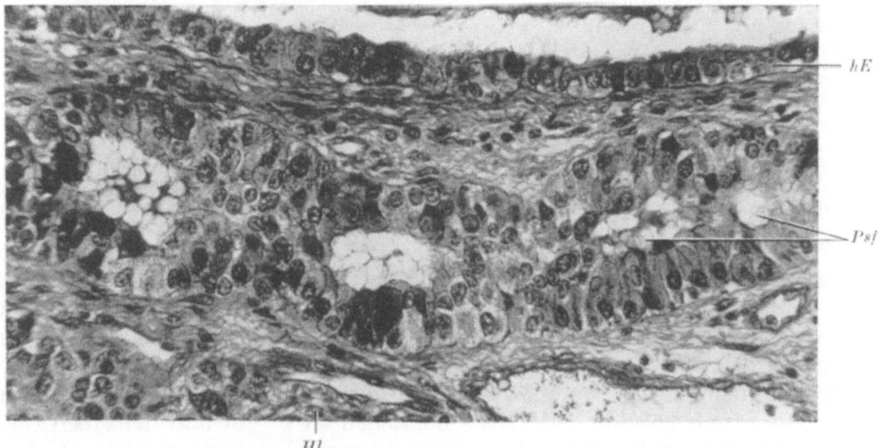

Abb. 209. Drei aneinandergereihte Pseudofollikel in einem Zellstrang der Zona intermedia. Der Zellstrang setzt sich aus basophilen (dunkel) und chromophoben Intermediazellen (hell) zusammen. In den Follikelhöhlen liegen Sekretblasen und dünnflüssiges Kolloid. *hE* hinteres Epithel der Hypophysenhöhle; *Hl* Hinterlappengewebe; *Psf* Pseudofollikel. Hinger. 25 J. Fix. Susa. Paraffin. 5 μ. Bindegewebsfärbung nach MASSON. Vergr. 1 : 325.

gefüllt ist (s. Abb. 209). Dadurch entstehen Gebilde, die zunächst den Pseudofollikeln des Vorderlappens gleichen. Allmählich erweitert sich die Lichtung zu einem länglichen oder rundlichen Hohlraum, während sich die anfangs regellos liegenden Drüsenzellen epithelartig umordnen. Der Inhalt der in dieser Weise entstehenden Cysten bleibt in einem Teil der Fälle substanzarm und wäßrig; zumeist aber gewinnt er mit zunehmender Größe der Cyste kolloidartige Beschaffenheit. Er erscheint im fixierten Präparat unter den verschiedensten Formen: vakuolisiert, feinkörnig, grobkörnig, homogen oder schlierig. Unter Umständen finden sich mehrere dieser Zustände in ein und derselben Cyste vor.

Zur Unterscheidung von Cysten anderer Herkunft seien die aus Zellsträngen über den Pseudofollikel entstandenen wie im Vorderlappen als „Zellstrangcysten" bezeichnet. Charakteristisch für sie ist neben dem Ort ihres Auftretens das Verhalten ihrer Wandung. Während die aus den tubulösen Drüsen

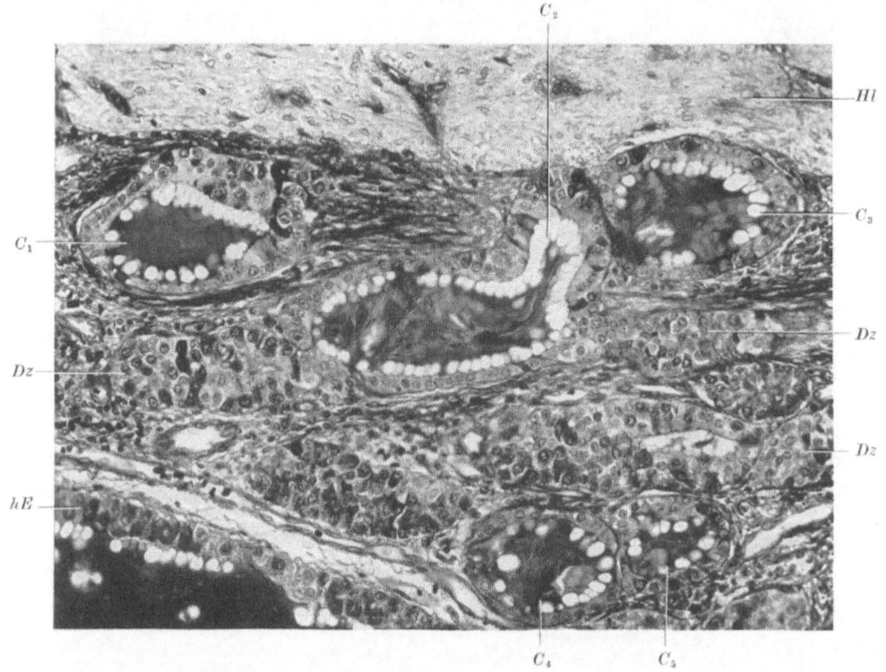

Abb. 210. Zellstrangcysten in der Zona intermedia einer menschlichen Hypophyse. Bei der mittleren Cyste (C_2) ist der unmittelbare Übergang ihrer Wandung in Drüsenzellstränge deutlich zu erkennen. *Dz* Drüsenzellstrang; *hE* hinteres Epithel einer RATHKEschen Cyste; *Hl* Hinterlappen; C_{1-5} Zellstrangcysten verschiedener Größe. Hinger. 25 J. Fix. Susa. 5 *µ*. Paraffin. Azan. Vergr. 1 : 200.

hervorgehenden Drüsencysten (s. S. 345 f.) von einem gleichmäßigen und gleichartigen Epithel ausgekleidet sind, zeigt die Wandung der sekundären Cysten ein viel unruhigeres Bild (vgl. Abb. 210 und 228). Nicht nur, daß sich in ihr neben den chromophoben Intermediazellen oft zahlreiche basophile Intermediazellen vorfinden — vereinzelt können diese auch in älteren Drüsencysten auftreten —, auch Gestalt und Höhe der Zellen ist in ein und derselben Cyste häufig starken Schwankungen unterworfen. Immer wieder wechseln einschichtige Stellen mit solchen, an denen die Zellen in zwei und mehreren Schichten übereinanderliegen, ein deutliches Merkmal für die Herkunft aus Zellsträngen. Häufig stehen sie mit solchen noch in direktem Zusammenhang (s. Abb. 210). Die Zellstrangcysten der Zona intermedia gleichen demnach hinsichtlich Entstehung und Aussehen weitgehend jenen des Vorderlappens, von denen sie sich nur dadurch unterscheiden, daß sie keine α-Zellen zeigen, während diese in den Vorderlappencysten ziemlich regelmäßig nachzuweisen sind. Auf Spätstadien mit sehr starker Kolloidfüllung der Höhle und entsprechender Dehnung und Abplattung des Epithels können sich die Merkmale der Zellstrangcysten, RATHKEschen Cysten, Umschlagscysten und Drüsencysten allerdings so stark verwischen, daß zumal bei gewöhnlichem Sektionsmaterial eine Feststellung der Herkunft unmöglich wird.

ε) Die basophilen Zellen der Zona intermedia.

Während die basophilen Zellen des Vorderlappens immer innerhalb der von einer Basalmembran umschlossenen Zellstränge liegen, finden sie sich in der Zona intermedia nicht nur in den Zellsträngen sondern auch frei im Bindegewebe der Region vor. Bald treten sie dabei als einzelne Zellen, bald als kleinere oder größere Gruppen auf, die einer umhüllenden Basalmembran völlig entbehren. Nicht selten bilden sie auch lange Zellreihen von 10—120 μ Breite, die auf Sagittalschnitten parallel der Vorder-Hinterlappengrenze verlaufen und bei Fehlen von Hypophysenhöhle oder RATHKEschen Cysten direkt an den Vorderlappen angrenzen. Es können auch mehrere dieser Zellreihen, nur durch schmale Bindegewebszüge getrennt, nebeneinander liegen. In ihrem färberischen Verhalten stimmen diese reihenweise oder einzeln auftretenden basophilen Intermediazellen völlig mit jenen der Zellstränge überein. Sie haben seit langem die Aufmerksamkeit vor allem dadurch auf sich gezogen, daß sie sehr oft auch in das Gewebe des Hinterlappens eindringen.

αα) *Die Invasion der basophilen Intermediazellen in den Hinterlappen.*

Das Phänomen wurde zum ersten Male von THOM (1901) in der Hypophyse einer 90jährigen Greisin beobachtet, wo er „im Hinterlappen auf einer Seite zahlreiche stark cyanophile Zellen" fand, „welche, mit dem Vorderlappenepithel zusammenhängend und ihm gleichend, ein Sarkom vortäuschen" (s. auch Zitat S. 291). Die Angabe THOMs wurde einige Jahre später von ERDHEIM (1903) und LOEWENSTEIN (1907) durch ähnliche Beobachtungen bestätigt; letzterer hielt aber die eindringenden Zellen für Hauptzellen. Der spezifisch basophile Charakter der Zellen wurde erst von LUCIEN (1909) sowie von ERDHEIM und STUMME (1909) erkannt.

Im Anfangsstadium der Invasion ist leicht zu beobachten, wie basophile Intermediazellen einzeln das Bindegewebe der Zona intermedia verlassen und in das Parenchym des Hinterlappens einwandern (s. Abb. 211). Sie können sich dabei dem Verlauf von eindringenden Blutgefäßen anschließen und der Oberfläche des Gefäßbindegewebsstranges entlang wandern. Namentlich im Beginn der Infiltration und später an der Randzone des Herdes im Innern des Hinterlappens trifft man die Basophilen jedoch sehr oft auch abseits von Gefäßen direkt im Glia- und Nervenfasergewebe. Verhältnismäßig selten liegen sie beim Erwachsenen dagegen zwischen den Fasern des eindringenden Gefäßbindegewebes selbst. Diese Befunde sprechen dagegen, daß die Basophilen lediglich passiv durch die Gefäße in den Hinterlappen mitgenommen werden. Das ganze Verhalten der Zellen läßt sich in der Hypophyse des Erwachsenen gar nicht anders deuten, als daß sie aktiv in den Faserfilz des Hinterlappens einwandern, wie das im Gegensatze zur Ansicht späterer Autoren auch von KOHN, STUMPF, VOGEL, GUIZZETTI u. a. angenommen wurde.

Die Gestalt der in den Hinterlappen eindringenden basophilen Intermediazellen ist namentlich bei den isoliert liegenden sehr wechselnd. Neben ovoiden und rundlichen Formen trifft man auch birnförmige, vieleckige, längsgestreckte und gekrümmte an; die Kontur der Zellen zeigt namentlich bei lebensfrischer guter Fixierung oft kleine Protuberanzen wie auch längere Fortsätze, die in die Spalten des Fasergewebes vorfühlen. All das weist auf eine amöboide Fortbewegungsart der Zellen hin, die möglicherweise durch eine chemotaktische Reizwirkung des Hinterlappens (GUIZZETTI 1927b) angelockt werden. Die Durchschnittsgröße der Zellen beträgt 12—14 μ, die der Kerne 6 μ; sie sind also etwas kleiner als im

Vorderlappen. Doch kommen auch einzelne große Formen vor. Die Kerne der eindringenden Zellen, die einen mittleren Chromatingehalt aufweisen, liegen regelmäßig exzentrisch. Das Cytoplasma enthält wechselnde Mengen von Körnchen, die das Verhalten und die Farbreaktionen der β-Granula zeigen. Nicht selten sind zwei- und mehrkernige basophile Zellen (s. Abb. 211), die durch amitotische Kernteilung entstanden sind. Sie finden sich zu allen Lebenszeiten bis ins Greisenalter. Auch LEWIS und LEE nehmen eine Vermehrung durch Amitose an. Bei starker Proliferation können auch Mitosen auftreten (GUIZZETTI 1927b).

Durch amitotische Vermehrung der eingedrungenen Basophilen, vor allem aber durch erhöhten Nachschub aus der Zwischenzone, kann es zu einer zunehmenden Ausbreitung und Verdichtung der Infiltrationszone kommen. Dabei

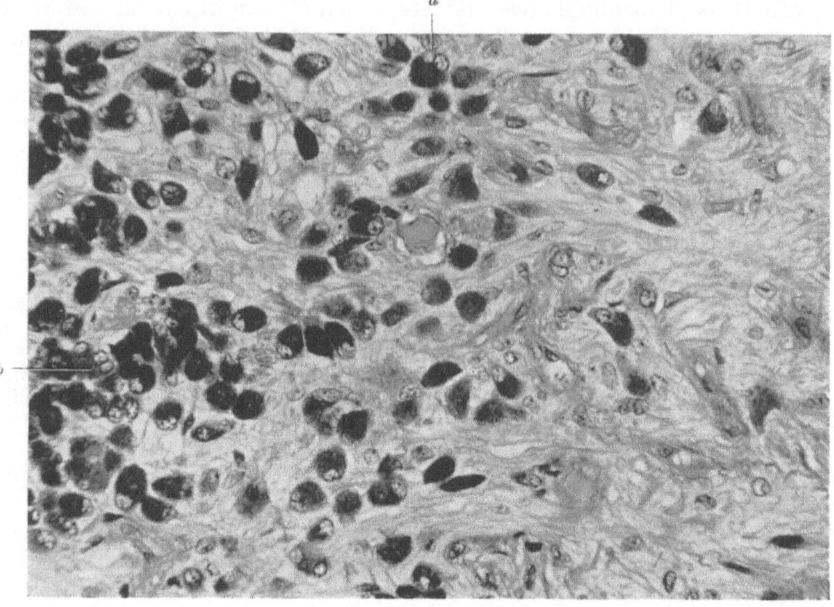

Abb. 211. Eindringen einzeln liegender basophiler Intermediazellen in das Gewebe des Hinterlappens. *a* zweikernige basophile Intermediazelle; *b* mehrkerniges basophiles Plasmodium. 56jähriger Mann. Pneumonie. BOUIN. Paraffin. 5 μ. Kresazan. Vergr. 1 : 325.

reihen sich die Zellen zum Teil palisadenartig den Gefäßbindegewebssträngen entlang aneinander (s. Abb. 212), zum Teil breiten sie sich zwischen diesen diffus oder in Strängen im Fasergewebe des Hinterlappens aus. Bei starker Invasion wird das letztere durch die Basophilen weitgehend verdeckt und schließlich auch teilweise ersetzt. Im Bereich dieser dichten Infiltrationsherde sind oft zahlreiche zweikernige Basophile zu beobachten, die durch amitotische Kernteilungen entstehen. Auch basophile Plasmodien mit 4—10 und mehr Kernen sind anzutreffen. Bei starker Invasion kommt es vor, daß von einer Gruppe von Basophilen auch einzelne undifferenzierte Zellen der Zona intermedia in den Hinterlappen mitgenommen werden, die sich dann erst hier zu basophilen Zellen differenzieren. Auch chromophobe Intermediazellen können solchermaßen in den Hinterlappen gelangen.

In dieser Weise schließt sich bei starker Infiltration ein Herd von dicht gelagerten basophilen Intermediazellen ohne Abgrenzung an das Ursprungsgebiet an, wodurch der Bereich der Zona intermedia über die ursprüngliche

Grenze hinaus in den Hinterlappen hinein erweitert wird. An der Peripherie des Herdes ist gegen das Parenchym des Hinterlappens zu immer eine Auflockerung der Zellmasse festzustellen; zuletzt herrscht wieder der einzellige Ausbreitungstypus vor, so daß auch bei großen Herden die äußerste Zone ein ähnliches Bild zeigt, wie es für den Beginn der Infiltration beschrieben wurde. Dadurch erhält die Oberfläche des Infiltrationsherdes bis zu einem gewissen Grade ein strahlenförmiges Aussehen.

Abweichend davon ist ein zweiter Typus der Infiltration, bei dem die basophilen Intermediazellen geschlossen in epithelartigen Strängen in den Hinterlappen vordringen, während die zwischen diesen liegenden Gebiete mehr oder weniger frei von basophilen Einzelzellen sind (s. Abb. 213). Die unregelmäßig zackig gestalteten Stränge werden von dicht aneinanderliegenden Basophilen gebildet; sie zeigen an ihrer Oberfläche keinerlei Abgrenzung durch eine Basalmembran oder sonstiges Fasergewebe, sondern liegen völlig nackt im Parenchym des Hinterlappens. Sie erinnern in ihrem Aussehen an die Zellstränge einer Gewebekultur von Epithelzellen. Diese Zellstränge sind es, die im älteren Schrifttum immer wieder den Vergleich mit carcinomatösen Epithelwucherungen veranlaßten (Thom,

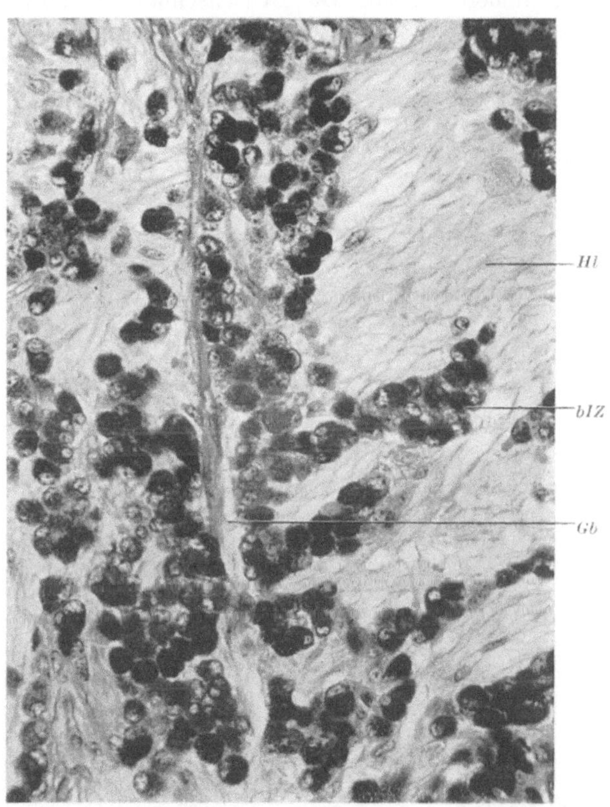

Abb. 212. Aufreihung von basophilen Intermediazellen (*bIZ*) entlang einem Gefäßbindegewebsstrang (*Gb*) im Innern des Hinterlappens (*Hl*). 56jähriger Mann. Pneumonie. Fix. Bouin. Paraffin. 5 μ. Kresazan. Vergr. 1 : 325.

Caselli, Loewenstein, Lucien). Der Unterschied gegenüber diesen ergibt sich schon daraus, daß ebenso wie bei den eindringenden basophilen Einzelzellen auch bei den Strängen jedes Anzeichen einer destruierenden oder phagocytären Tätigkeit fehlt.

Bei der obigen Darstellung schloß ich mich der Auffassung jener Autoren an, die das Auftreten einzelner Basophiler im Hinterlappen auf eine Einwanderung durch aktive, amöboide Ortsveränderung dieser Zellen zurückführen. Beim Eindringen von geschlossenen epithelialen Strängen handelt es sich dagegen um ein mit Zellvermehrung verbundenes, in physiologischen Grenzen vor sich gehendes Wachstum, das von Zellsträngen der Zona intermedia aus in der Richtung zum Hinterlappen erfolgt und dem Grade der Zellvermehrung parallel geht. Das Eindringen der Zellstränge in das Gewebe der Neurohypophyse ist, wie Guizzetti richtig sagt, die natürliche und einfache Konsequenz der Proliferation.

Im Gegensatz dazu wird von anderen Autoren eine aktive Bewegung der Basophilen bestritten. So versucht DIECKMANN das Vorhandensein von Einzelzellen wie „Alveolen" im Hinterlappen durch Heterotopie zu erklären. Er stützt sich dabei vor allem auf Untersuchungen bei Neugeborenen und Säuglingen und nimmt an, daß die genannten Gewebselemente beim Einwachsen der bindegewebigen Septen und der Gefäße rein passiv in den Hinterlappen mitgenommen werden. Die Drüsenschläuche und Alveolen sollen nach ihrer Verlagerung in basophile Einzelzellen zerfallen, also das Ausgangsmaterial für die Basophilen sein. DIECKMANN verkennt dabei, daß die von ihm erwähnten Gebilde, die offensichtlich den tubulösen Drüsen (s. S. 338) entsprechen, Gebilde eigener Art sind, die Jahrzehnte lang erhalten bleiben können und sich, wenn überhaupt, so nur teilweise in Basophile verwandeln. Es ist an Serienschnitten auch leicht zu erkennen, daß die tubulösen Drüsen eigenes Wachstum haben und nicht einfach von Gefäßen mitgezogen werden. Dagegen soll nicht in Abrede gestellt werden, daß auf frühen Entwicklungsstadien, solange ein Einwachsen von Gefäßen in den Hinterlappen stattfindet, einzelne Basophile von den Gefäßen aus der Zona intermedia in den Hinterlappen mitgenommen werden können. Daß diese Möglichkeit aber nicht verallgemeinert werden

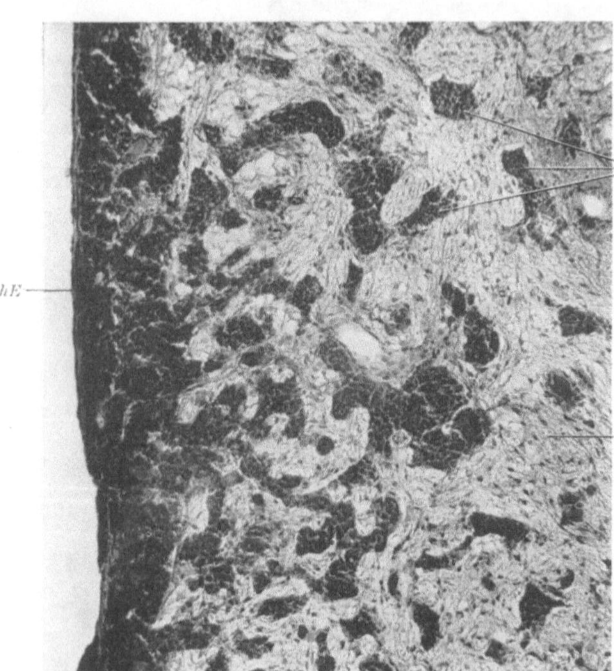

Abb. 213. Epithelartige Stränge von basophilen Intermediazellen (*bE*), die von der Zone intermedia aus in das Gewebe des Hinterlappens eindringen. *hE* Hinterwand der Hypophysenhöhle; *Hl* Gewebe des Hinterlappens. Hinger. Fix. Alkohol-Formol. Paraffin. 10 μ.

darf, ergibt sich schon daraus, daß die Basophilen selbst beim Embryo und Neugeborenen zumeist nicht im Bindegewebe des Gefäßstranges, sondern auf demselben liegen, also wohl seiner Oberfläche entlang wandern. Auch das isolierte Vorkommen von Basophilen im Hinterlappengewebe abseits von Gefäßen ist durch Heterotopie nicht erklärbar. Das alles gilt noch in erhöhtem Maße für die Invasion beim Erwachsenen, die, wie sich doch immer wieder beobachten läßt, nicht von einzelnen heterotopen Herden im Innern des Hinterlappens, sondern vom Rand der Zona intermedia ausgeht. Ich pflichte daher GUIZZETTI bei, wenn er es ablehnt, die reguläre Basophileninvasion mit einer Heterotopie in Verbindung zu bringen.

Die Ausgangspunkte der Basophileninvasion. Die basophilen Intermediazellen bevorzugen bei ihrem Eindringen in den Hinterlappen bestimmte Punkte der Zona intermedia, über deren Lage die Ansichten der verschiedenen Autoren allerdings nicht völlig gleichlaufen. GUIZZETTI (1927b) unterscheidet eine mediolaterale und eine caudale Infiltrationszone. Die mediolaterale Infiltrationszone ist paarig. Man findet sie auf Horizontalschnitten zu beiden Seiten der Mitte in Gestalt zweier dreieckiger Felder (s. Abb. 214b). Die Basis der Infiltrationszone liegt im Bereich der Zona intermedia, die Spitze erstreckt sich mehr oder weniger weit in den Hinterlappen. Die Höhe dieser Infiltrationszone ergibt sich aus paramedianen Sagittalschnitten: Sie liegt hier im mittleren Drittel der Zona intermedia dicht unter der Eintrittsstelle der Gefäße in den Hinterlappen (s. Abb. 214a, punktiert). Bei starker Infiltration können die beiden Areale über die Mitte hinweg miteinander verschmelzen. Die caudale Infiltrationszone findet sich auf Sagittalschnitten am unteren Ende der Zona intermedia dicht bei der Kapsel der Hypophyse (s. Abb. 214a);

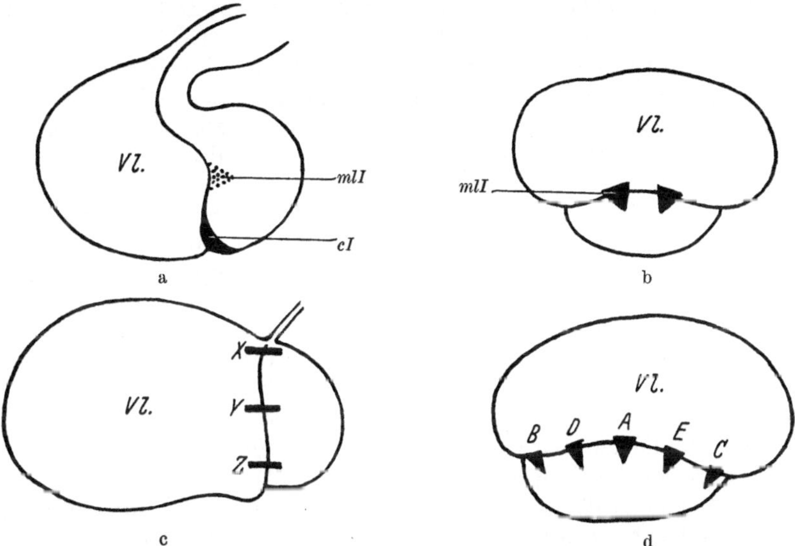

Abb. 214 a—d. Schematische Darstellung der Prädilektionsstellen für die Invasion der basophilen Intermediazellen. a und b Infiltrationszonen nach GUIZZETTI (1927b); a sagittaler Medianschnitt; b Horizontalschnitt; *cI* caudale Infiltrationszone; *mlI* mediolaterale Infiltrationszonen; c und d Infiltrationszonen nach WADE (1938) c paramedianer Sagittalschnitt; d Horizontalschnitt. Weiteres im Text.

sie bildet im ganzen eine halbmondförmige, mit der Konvexität gegen den Vorderlappen gekehrte Zone. Im Gegensatze zu den mediolateralen Zonen ist sie unpaar und median gelegen; gegen die Seiten zu nimmt sie an Umfang ab.

In manchen Fällen kommt es auch bei schwacher Infiltration zu einem Zusammenfließen der einzelnen Zonen zu einem kontinuierlichen, aber immer ungleichmäßigen Stratum. Sehr häufig sind Asymmetrien, so daß die Infiltration auf der einen Hälfte des Hinterlappens stärker ist als auf der anderen.

Die Basophilen der mediolateralen und der caudalen Infiltrationszone zeigen nach GUIZZETTI gewisse Unterschiede, insofern die der letzteren im allgemeinen etwas kleiner sind (8—10 μ gegen 12—14 μ, Kern 5 μ gegen 6 μ). Der Kern ist bei den Zellen der caudalen Infiltration chromatinreicher, dunkler gefärbt. Ferner sind die Zellen mehr zu Alveolen gruppiert, die gewöhnlich dicht beieinander liegen, so daß das Hinterlappengewebe stark zurücktritt. An der Peripherie der Zone dringen die Basophilen aber auch hier wieder einzeln in das Hinterlappengewebe vor.

Nach der Darstellung von WADE (1938) gibt es längs der Grenze von Vorder- und Hinterlappen 5 Stellen, von denen das Eindringen der Basophilen in den Hinterlappen seinen Ausgang nehmen kann. Eine ist zentral gelegen (s. Abb. 214d, *A*), zwei auf der rechten und linken Außenseite (*B*, *C*) und zwei zwischen beiden (*D*, *E*). Invasionen starken Grades gehen von den 5 Punkten aus, um dann längs der Zwischenzone mehr oder weniger zu verschmelzen. Bei schwächeren Invasionen liegt eine gewöhnlich zentral (bei *A*), die beiden anderen seitlich bei

B und *C*. Bei Untersuchung in der Richtung von caudal nach kranial fand WADE beiderseits starke Variationen im Grad der Invasion. Am regelmäßigsten findet sich die Zone am caudalen Ende (s. Abb. 214c, bei *Z*), unregelmäßiger ist sie bei *Y*, am schwächsten bei *X*.

Die Häufigkeit des Vorkommens von basophilen Zellen im Hinterlappen. VOGEL sah vom 2. Lebensjahr an in nahezu 100% der Fälle eine Einwanderung. TÖLKEN (1912) beobachtete sie unter 105 Hypophysen 50mal. DIECKMANN (1924) fand bei Kindern unter einem Jahr in der Hälfte der untersuchten Fälle (64) Drüsenelemente vor, worunter er sowohl basophile Zellen als auch tubulöse Drüsen versteht. In Drüsen von 1—70 Jahren traf er sie dagegen nur in 39% der Fälle (41) an. SCHÖNIG (1926) beobachtete bei 67 Hypophysen 19mal stärkere Einwanderung. Nach LEWIS und LEE (1927) dagegen sind die Basophilen ein normaler und konstanter Bestandteil des Hinterlappens. Sie trafen sie in 30 Drüsen von 0—73 Jahren ständig an. Die niedrigen Zahlen von TÖLKEN und DIECKMANN erklären sie daraus, daß diese keine vollständigen Serien untersuchten. GUIZZETTI fand die medio-laterale Infiltration für sich allein zwischen 11—48 Jahren nur in einzelnen Fällen vor. In einem Viertel der Fälle zwischen 11—75 Jahren war nur die caudale Infiltration vorhanden. Beide Infiltrationen zusammen fanden sich in einem Drittel der Fälle von 16—73 Jahren. LEARY und ZIMMERMANN stellten in 64,7% von 153 Hypophysen Infiltration fest. BUTT und VAN WARD (1935) trafen in 84% von 126 untersuchten Hypophysen eine Infiltration an. Ein ähnlicher Prozentsatz wird von SCRIBA angegeben (80% bei 287 Hypophysen beiderlei Geschlechts im Alter von 21—90 Jahren). Da BUTT wie SCRIBA Stufenschnitte mit 70 bzw. 200 μ Zwischenraum untersuchten, ist anzunehmen, daß sich die von ihnen gefundenen Prozentsätze mit Invasion bei Untersuchung lückenloser Serien noch weiter erhöhen würden. PLAUT (1935) fand die Infiltration bei Erwachsenen wie Kindern praktisch immer vor, wenn er eine hinreichend große Zahl von Schnitten untersuchte. Im ganzen ergibt sich, daß das Eindringen der Basophilen in den Hinterlappen viel häufiger stattfindet, als von TÖLKEN, DIECKMANN, SCHÖNIG, GUIZZETTI u. a. angenommen wurde.

Der Umfang der Basophileninvasion. Seit langem ist bekannt, daß die Menge der in den Hinterlappen eingedrungenen Basophilen großen Schwankungen unterliegt. Die älteren Angaben hierüber beruhen allerdings häufig nur auf Schätzungen, die an einem oder wenigen Schnitten vorgenommen wurden. Nach dem vorausgehend Gesagten ist es klar, daß sich dabei je nach der Lage des Schnittes ein gänzlich falsches Bild ergeben kann. Erst in neuerer Zeit werden der Schätzung wenigstens Stufenschnitte zugrunde gelegt (KRAUS und TRAUBE 1928, SCRIBA 1936, WADE 1938). Nach SCRIBA, der vier verschiedene Stärken unterscheidet, besitzen im Durchschnitt 55% der Hinterlappen Erwachsener einen großen bzw. sehr großen Basophilengehalt; bei weiteren 21% ist er „mäßig groß" und nur bei 4% enthält der Hinterlappen sehr wenige Basophile; bei 20% fehlen sie.

WADE unterscheidet 5 Gruppen. Gruppe 1: Fehlende Einwanderung; höchstens einige wenige Zellen im Hinterlappen. Gruppe 2: Schwache Einwanderung; die größte Zellmasse, die in einem Gesichtsfeld innerhalb des Hinterlappens gefunden wird, ist geringer als ein Viertel des Gesichtsfeldes ($^2/_3$ in. Obj.; Ok. 2[1]). Gruppe 3: Mittlere Einwanderung: Größer als $^1/_4$, kleiner als $^1/_2$ Gesichtsfeld. Gruppe 4: Starke Einwanderung; größer als $^1/_2$, kleiner als $^3/_4$ Gesichtsfeld. Gruppe 5: Sehr starke Einwanderung; größer als $^3/_4$ Gesichtsfeld. Nach WADE orientieren Horizontalschnitte über die Invasion

---

[1] Entspricht etwa einem Objektiv von 16 mm Brennweite und einem Okular 5×, also einer 50—60fachen Vergrößerung.

besser als Sagittalschnitte, während Scriba die letzteren für zuverlässiger und übersichtlicher hält.

Der Einfluß des Alters. Im Hinterlappen des Neugeborenen und Säuglings trifft man in der Regel nur geringe Mengen von basophilen Zellen an; ihre Anwesenheit in diesem Altersstadium wurde unter anderen von Erdheim, Vogel, Dieckmann, Lewis und Lee, Guizzetti, Scriba, Wade festgestellt. Ich kann ihr Vorkommen bestätigen und die Angaben dahin erweitern, daß das Auftreten von Basophilen in der Neurohypophyse schon um die Mitte der Embryonalzeit zu beobachten ist (s. S. 327 f,). Nach Guizzetti sollen aber nun diese, während der ersten Lebensjahre nachweisbaren Basophilen keine richtigen Basophilen sein und wieder verschwinden. Er beruft sich dabei auch auf Erdheim, der die Basophilen des Neugeborenen als „Fetalform" bezeichnet. Die eigentliche Einwanderung beginnt nach Guizzetti frühestens und in seltenen Fällen erst gegen Ende des 1. Jahrzehntes. Sein jüngster Fall war 7 Jahre alt; eine ausgesprochene Invasion fand er erst bei einem 11jährigen, Tölken sogar erst bei einem 18jährigen, Cooper bei einer 20jährigen.

Es ist richtig, daß die Granula der basophilen Intermediazellen einer Säuglingshypophyse zumeist feiner und spärlicher sind als in den reifen bI-Zellen des Erwachsenen. Den gleichen Unterschied gegenüber den reifen Zellen zeigen aber auch die jungen bI-Zellen der erwachsenen Drüse, von denen sich die bI-Zellen der Säuglingshypophyse nicht wesentlich unterscheiden. Es ist meines Erachtens daher unberechtigt, die letzteren als besondere Form abzutrennen, zumal sich ja auch durch die Jahre der Kindheit immer wieder das Eindringen von einzelnen Basophilen feststellen läßt. Nach all dem scheint mir also der von Guizzetti angegebene Zeitpunkt für den frühesten Beginn der Invasion zu spät zu sein. Dagegen pflichte ich Guizzetti bei, daß die zur Embryonalzeit oder in der Kindheit eingedrungenen Basophilen für gewöhnlich nicht als heterotope Ausgangsherde für spätere Zeiten erhalten bleiben, sondern wie es auch beim Erwachsenen der Fall ist, nach und nach zugrunde gehen. Es ist aber möglich, daß ausnahmsweise der eine oder andere dieser Herde erhalten bleibt und später proliferiert. Auf diese Weise ließen sich die abgeschlossenen basophilen Herde erklären, die in seltenen Fällen tief im Innern der Neurohypophyse ohne Zusammenhang mit der Oberfläche angetroffen werden.

Im ganzen genommen ist der Umfang der Invasion während des 1. Jahrzehntes normalerweise nur sehr gering. Demgegenüber kommt es im 2. und noch mehr im 3. Jahrzehnt zu einer wesentlichen Verstärkung der Einwanderung, die nach allgemeiner Auffassung mit fortschreitendem Alter weiter zunimmt. Im einzelnen bestehen allerdings in den Angaben der Autoren gewisse Unstimmigkeiten. Kohn bemerkt, daß sich die Basophilen vorwiegend im späteren Lebensalter vorfinden; aber auch in mittleren Jahren (um die 40) traf er sie oft in voller Ausbildung an. Nach Guizzetti nimmt die Invasion vom 10. Jahr bis zum Greisenalter fortschreitend zu, sowohl hinsichtlich der Zahl der Drüsen, die Einwanderung zeigen, wie hinsichtlich der Ausdehnung der Invasion. Zwischen 10—20 Jahren fand er sie bei $^1/_3$ (und zwar nur mäßig stark), zwischen 20—30 in $^2/_3$, zwischen 30—85 Jahren in $^4/_5$ seiner Fälle vor. Auch Stumpf, Cooper, Kiyono, Schönig, Lewis und Lee, Krause und Traube, Parsons, Spark, Leary und Zimmermann u. a. stellten mit fortschreitendem Alter eine Zunahme der Einwanderung fest. Krause und Traube trafen bei Männern unter 30 Jahren im Hinterlappen keine oder nur spärliche Basophile an. Nach Rasmussen (1928), dessen Messungen sich aber auf den gesamten epithelialen Anteil der Zona intermedia, also nicht nur auf die einwandernden Basophilen beziehen (s. auch Tabelle 6 auf S. 43, ferner Abb. 29), scheint dieser mit dem Alter etwas anzuwachsen. Statistisch gesichert ist die Zunahme aber nur bei einem Vergleich des Wertes unter 30 Jahren mit dem über 60. Butt und van Ward (1935) trafen die stärkste Infiltration zwischen 61—70 Jahren; aber auch bei Individuen unter 30 Jahren fanden sich Beispiele kräftiger Infiltration. Scriba (1936) behauptet, daß vom 3. Jahrzehnt an im Durchschnitt keine erhebliche Zunahme der Basophilen mehr festzustellen ist.

Im ganzen geht aus den im Schrifttum vorliegenden Angaben hervor, daß auch bei gesunden Menschen mittleren Alters, namentlich beim männlichen Geschlecht, im Hinterlappen reichliche Mengen von basophilen Intermediazellen angetroffen werden können. Ihr Vorkommen ist also ein normaler Befund, der nicht erst, wie Lucien (1911) glaubte, im hohen Alter auftritt. Des weiteren steht fest, daß sich der Umfang der Infiltration mit fortschreitendem Alter gewöhnlich verstärkt.

Allgemein gültige Feststellungen sind um so schwieriger, als in jedem Lebensalter starke Schwankungen auftreten können. Selbst im Greisenalter kommen, wie Beobachtungen von Tölken, Kohn, Kraus, Guizzetti u. a. zeigen, Fälle vor, bei denen die Basophilen im Hinterlappen mehr oder weniger vermißt wurden.

Ob Beziehungen zwischen Konstitution und Stärke der Hinterlappeninvasion bestehen, ist fraglich. Schönig veranlaßte die Beobachtung, daß drei durch Unglücksfall Verstorbene im Alter von 24, 30 und 34 Jahren eine besonders starke Einwanderung von Basophilen aufwiesen, die Frage aufzuwerfen, ob bei Menschen, die aus voller Gesundheit heraus plötzlich sterben, die Einwanderung stärker angetroffen wird als bei den durch lange Krankheit Geschwächten. Kraus und Traube (1928), die im Vorderlappen eine Beziehung zwischen Menge der Basophilen und Konstitutionstypus annehmen (s. S. 191), vermissen eine solche im Hinterlappen. So war der Hinterlappen von Männern, deren Vorderlappen große Mengen von Basophilen enthielt, davon fast frei. Auch Scriba, sowie Leary und Zimmermann (1937) sprechen sich zur Frage in ablehnendem Sinne aus.

Der Einfluß des Geschlechts auf den Basophilengehalt des Hinterlappens. Nach Guizzetti (1927 b) ist die Infiltration beim männlichen Geschlecht sicher stärker als beim weiblichen, bei dem sie im Durchschnitt später beginnt und geringe Grade erreicht. Zum gleichen Ergebnis kommen Kraus und Traube, die im Hinterlappen von 26—28jährigen Frauen jede Einwanderung von Basophilen vermißten. In Übereinstimmung mit diesen Beobachtungen steht, daß nach den quantitativen Untersuchungen von Rasmussen die Parenchymmenge der Zwischenzone beim Mann zu allen Lebenszeiten etwas größer ist als bei der schwangeren oder nicht schwangeren Frau (s. Abb. 29, S. 44). Auch Scriba gewann den Eindruck, daß sich im Hinterlappen der Frau im allgemeinen weniger Basophile vorfinden als beim Mann. Ebenso fanden Leary und Zimmermann, Spark sowie Wade bei weiblichen Drüsen schwächere Einwanderung als bei männlichen. Nach all diesen Beobachtungen dürfte es erwiesen sein, daß der Hinterlappen beim männlichen Geschlecht häufiger und reichlicher Basophile enthält als beim weiblichen.

Bemerkenswert ist ferner die Angabe von Erdheim und Stumme (1909), daß bei Schwangeren das Eindringen von Basophilen in den Hinterlappen vermißt wird. Im Gegensatze dazu beobachtete Vogel (1912) in 8 von 11 Schwangerschaftsfällen eine lebhafte Einwanderung. Bei eigenen Untersuchungen an 32 Schwangerschaftshypophysen fand ich weder die eine noch die andere Angabe voll bestätigt; entgegen Erdheim konnte ich kein völliges Fehlen der Basophilen im Hinterlappen feststellen, andererseits war aber die Menge der eingedrungenen Zellen entgegen Vogel im Vergleich zum Befund bei Nichtschwangeren doch sichtlich vermindert.

Die Ursache und Bedeutung des Unterschiedes in der Infiltrationsstärke beim männlichen und weiblichen Geschlecht ist unbekannt. Eine vorausgegangene Schwangerschaft allein kann für die schwächere Infiltration bei weiblichen Hypophysen nicht die Ursache sein, da sich dieser Befund, wie die Fälle von KRAUS und TRAUBE zeigen, auch im Hinterlappen von Nulliparen erheben läßt.

ββ) Die Herkunft der Zellstränge und der basophilen Zellen der Zona intermedia.

Für die Beantwortung der Frage, ob den basophilen Zellen der Zona intermedia eine selbständige Bedeutung zukommt, ist die Klärung ihrer Herkunft von wesentlicher Bedeutung. Seit langem stehen sich hier zwei Theorien gegenüber. Nach der einen entstammen die in den Hinterlappen eindringenden Basophilen dem Vorderlappen (THOM, ERDHEIM 1903, 1927, LOEWENSTEIN, THAON, VOGEL, STUMPF, HÖPPLI, BERBLINGER, DAYTON, v. HANN, KASCHE, PIETSCH u. a.). Die zweite Auffassung dagegen geht dahin, daß die Basophilen aus den indifferenten Zellen der Pars (Zona) intermedia entstehen (CUSHING und GOETSCH 1910, LEWIS 1910[1], TÖLKEN, ASCHOFF, GOLDZIEHER, PLAUT, SCHÖNIG, KIYONO, GUIZZETTI, LEWIS und LEE, ORLANDI, RASMUSSEN, CUSHING, WADE u. a.). Eine zwischen beiden Extremen vermittelnde Auffassung vertritt LUNGHETTI, der eine Herkunft aus dem „lobo paranervoso" sowie aus den ventralen und lateralen Übergangsrändern des Vorderlappens annimmt.

Im nachfolgenden soll zuerst die Entstehung der Zellen im Laufe der embryonalen Entwicklung und dann ihre Herkunft in der Drüse des Erwachsenen dargestellt werden.

Die Entstehung der Zellstränge und das erste Auftreten der basophilen Intermediazellen zur Embryonalzeit. Die ersten Zellstränge der Zona intermedia treten schon in verhältnismäßig früher Embryonalzeit auf. So sind ihre Anlagen in der in Abb. 15 wiedergegebenen Hypophyse eines 10wöchigen Embryos bereits deutlich sichtbar. Es sind teils schlauchartige, mit Lumen versehene Ausbuchtungen, teils geschlossene Epithelstränge, die beide aus dem zellreichen, hohen Epithel der Dorsalwand des Hypophysenbläschens hervorgehen, im weiteren Verlauf in den zwischen diesem und der Hinterlappenanlage gelegenen Mesenchymstreifen vordringen und hier Knospen treiben. Ein Teil der Schläuche entwickelt sich zu tubulösen Drüsen, ein anderer verliert das Lumen und unterscheidet sich schließlich nicht von den aus kompakten Anlagen entstandenen Strängen.

Schon bei 17—18 Wochen alten menschlichen Embryonen läßt sich die Anwesenheit von basophilen Zellen feststellen. Das Epithel der Hinterwand besteht zu dieser Zeit aus dicht gedrängten, cytoplasmaarmen Zellen, deren Kerne in mehrfacher Schicht übereinander liegen. In den oberen Lagen sind sie vorwiegend länglich, in den tieferen dagegen oval und rundlich; dem entsprechen zylindrische, polygonale und rundliche Zellformen. Die Epithelhöhe beträgt 27—36 μ. Zwischen diesen zahlreichen, noch undifferenzierten Zellen sind einzelne cytoplasmareichere Formen eingestreut (s. Abb. 215), die sich durch feine, mit Azan leuchtend blau, mit Kresofuchsin schwarzblau oder dunkelviolett gefärbte Granula auszeichnen, färberisch also das gleiche Verhalten

---

[1] Der Gedanke wurde für die menschliche Hypophyse erstmals wohl 1910 von CUSHING und GOETSCH sowie D. LEWIS ausgesprochen. Erstere bezeichnen die in den Hinterlappen eindringenden Zellen als „unaltered cells of the pars intermedia"; LEWIS schreibt: „These cells (invading the posterior lobe) are not be regarded as invasions from the anterior lobe but as distinct cellular elements of the Hypophysis, forming what has been called by HERRING the pars intermedia." Die ersten eingehenden Untersuchungen zur Frage der Herkunft stammen von TÖLKEN (1912).

zeigen, wie die um diese Zeit auch im Vorderlappen schon anzutreffenden β-Zellen Auch in den vom Epithel abzweigenden Zellsträngen sind sie in geringer Zahl vorhanden. Einzelne der im Hinterwandepithel oder in den Zellsträngen gelegenen Basophilen haben sogar den geschlossenen Epithelverband bereits verlassen, um in das interstitielle Mesenchymgewebe einzudringen. Die größten dieser basophilen Zellen besitzen einen Durchmesser von 12—14 μ, die Granula sind noch sehr fein und erst in mäßiger Zahl vorhanden. Bei einem Embryo von 180 mm S.S.L. fanden sich einzelne dieser basophilen Zellen bereits im Gewebe der Neurohypophyse vor. Aus diesen Befunden geht einwandfrei hervor, daß schon in der Embryonalzeit in der Hinterwand des Hypophysensäckchens wie in den ihr entstammenden Zellsträngen basophile

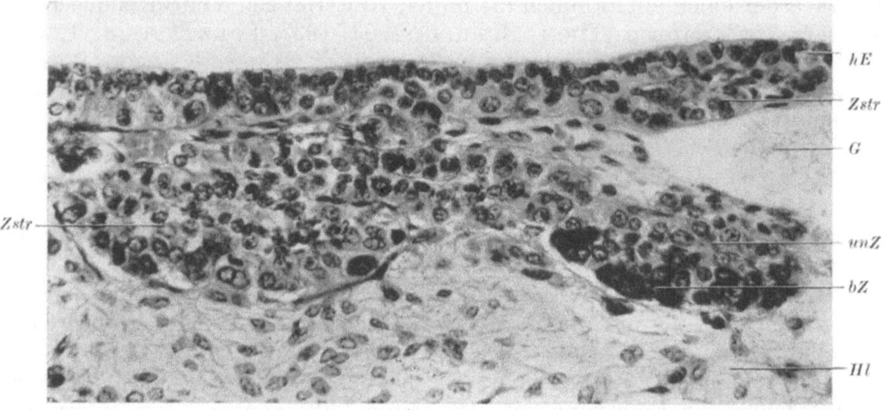

Abb. 215. Zellstränge mit basophilen Intermediazellen, die vom hinteren Epithel der Hypopnysennöhle ausgehen und gegen den Hinterlappen vordringen. *bZ* basophile Intermediazellen; *G* Blutgefäß; *hE* hinteres Epithel der Hypophysenhöhle; *Hl* Hinterlappen; *unZ* undifferenzierte Zellen; *Zstr* Zellstränge. Menschlicher Embryo von 145 mm S.S.L. Fix. BOUIN. 10 μ. Kresazan. Vergr. 1 : 330.

Zellen entstehen. Daß diese Basophilen, wie eine Reihe von Autoren für die postembryonale Zeit behauptet, aus dem Vorderlappen eingewandert sind, ist hier mit völliger Sicherheit auszuschließen.

Im Laufe der weiteren Embryonalentwicklung nimmt die Bildung von basophilen Zellen wie ihre Abwanderung ins Bindegewebe der Zona intermedia noch sichtlich zu. Besonders reichlich treten sie am unteren Ende der Zona intermedia, im Bereich der späteren caudalen Infiltrationszone auf. Die frei im Bindegewebe gelegenen Basophilen vermehren sich stellenweise zu kleinen, nicht abgegrenzten Zellgruppen; andere finden sich im Gewebe des Hinterlappens, zum Teil entlang von Gefäßen, zum Teil einzeln, abseits von diesen. Ein Beispiel dafür bietet Abb. 216, die einen Ausschnitt aus dem Hinterlappen eines 6 Monate alten Embryos wiedergibt. Man sieht einen schrägen Längsschnitt durch ein aus der Pars intermedia eingedrungenes Blutgefäß, in dessen Umgebung sich eine größere Anzahl von basophilen Intermediazellen befindet. Auch die im rechten unteren Quadranten der Abbildung sichtbare Reihe von bI-Zellen liegt einem tiefer gelegenen, in diesem Schnitt nicht getroffenen Gefäß auf. Daneben finden sich aber auch einzelne isoliert liegende bI-Zellen. Das Eindringen von basophilen Intermediazellen in den Hinterlappen ist demnach schon während der zweiten Hälfte des Embryonallebens zu beobachten.

Gegen Ende der Embryonalzeit nimmt die proliferative Tätigkeit des dorsalen Epithels ab, ohne jedoch völlig zu erlöschen, so daß sie auch beim Neugeborenen noch nachweisbar ist. Sie bleibt auch während der Kindheit erhalten.

Selbst beim Erwachsenen im 2. und 3. Jahrzehnt trifft man noch Zusammenhänge zwischen dorsalem Epithel der Hypophysenhöhle bzw. einer RATHKESCHEN Cyste und Zellsträngen an (s. z. B. Abb. 202, ferner RASMUSSEN 1930, Abb. 1), die auf eine Fortdauer der proliferativen Fähigkeit hinweisen. Nach GUIZZETTI kann sie beim Erwachsenen auch erneut wieder auftreten.

In der Zona intermedia von Neugeborenen und Säuglingen habe ich, in Bestätigung BERBLINGERs (1927) und im Gegensatze zu einer Angabe SCHÖNIGs, stets basophile Intermediazellen angetroffen.

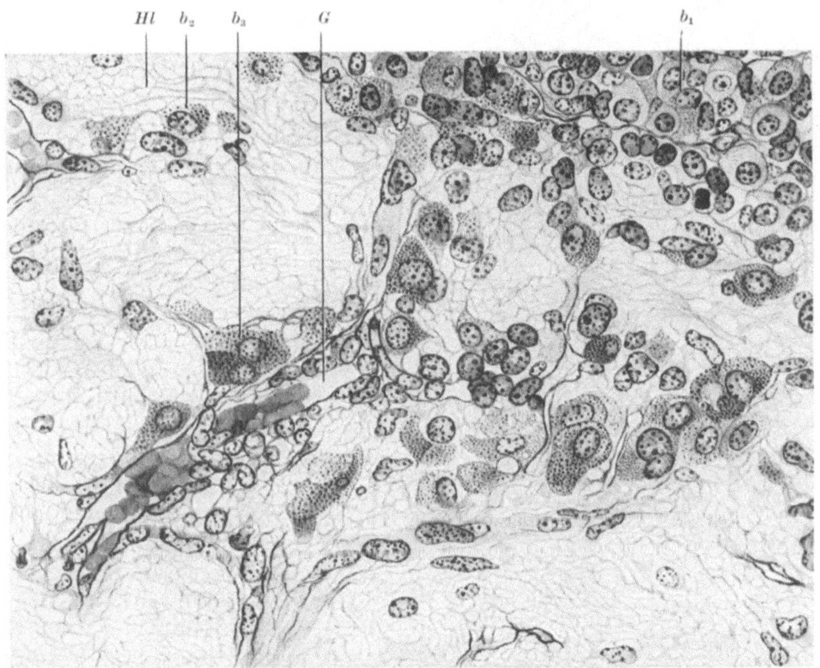

Abb. 216. Randzone des Hinterlappens eines 6 Monate alten menschlichen Embryos. Man sieht zahlreiche basophile Intermediazellen, die teils einzeln (b_2), teils entlang der Wandung von Gefäßen (b_3) in das Fasergewebe des Hinterlappens (*Hl*) eindringen. *G* Blutgefäß; im Innern desselben einige Erythrocyten; b_1 basophile Intermediazelle im Innern eines Zellstranges der Zona intermedia. ME 47. (23 cm S.S.L.). Fix. BOUIN. Paraffin. 7 μ. Kresazan. Vergr. 1 : 540.

Die Herkunft der basophilen Intermediazellen in der Hypophyse des Erwachsenen.

Lange Zeit war es unentschieden, ob die im Hinterlappen der Erwachsenen auftretenden Basophilen dem Vorderlappen oder der Pars intermedia entstammen. Noch 1927 erklärte BERBLINGER unter Ablehnung des von ASCHOFF, TÖLKEN, SCHÖNIG u. a. vertretenen Standpunktes, daß eine wirkliche Begründung dafür fehle, „die Basophilen im Hinterlappen von den Basophilen, die man im Vorderlappen kennt, abtrennen zu wollen". Nach PIETSCH (1930) kann man in einem großen Teil der Fälle, besonders bei massenhafter Basophileneinwanderung, einen kontinuierlichen Zusammenhang dieser Basophilen mit jenen des Vorderlappens beobachten. Für einen Teil der Basophilen nimmt aber auch PIETSCH ebenso wie BERBLINGER, HÖPPLI, KASCHE, DAYTON an, daß sie „offenbar aus dem hinteren Belag der Hypophysenhöhle hervorgegangen sind". In letzter Zeit gewinnt die Auffassung mehr und mehr an Boden, daß die in den Hinterlappen eindringenden Basophilen ausschließlich oder wenigstens vorwiegend der Zona intermedia entstammen (s. z. B. SCRIBA 1936, WADE 1938). Durch die Arbeiten von LEWIS und LEE (1927), RASMUSSEN (1930) und namentlich durch die sehr eingehenden Untersuchungen von GUIZZETTI (1927 b) wurde erwiesen, daß die Basophilen der Zona intermedia beim Erwachsenen in großer Zahl aus der Dorsalwand der Hypophysenhöhle und der RATHKEschen Cysten wie auch aus den Zellsträngen und sekundären Cysten hervorgehen. GUIZZETTI und RASMUSSEN haben dafür überzeugende Bilder gegeben, die ich in meinen eigenen Präparaten voll bestätigt fand. Seltener verwandeln sich Epithelzellen der Umschlagscysten und der Drüsencysten in basophile Zellen; auch sie können dann aus dem Zellverband der Cysten in das Bindegewebe der Zona intermedia austreten und schließlich in den Hinterlappen gelangen.

Daß basophile Zellen im Bereich der Zona intermedia entstehen, kann nach den vorliegenden Befunden nicht mehr bestritten werden. Gegenstand der Kontroverse ist dagegen noch der besondere Charakter dieser Basophilen und der Anteil der Basophilen des Vorderlappens an der Infiltration. Was die letztgenannte Frage betrifft, so gelangen die Basophilen des Vorderlappens nach der Annahme von BERBLINGER (1927) auf zwei Wegen in den Hinterlappen, nämlich seitlich dort, wo die Brücke von Vorderlappengewebe auf den Hinterlappen hinüberreicht, dicht unter der Hypophysenkapsel; zweitens in der Mitte, dort, wo die Gefäße in den Bindegewebspfeilern verlaufen, die sich zwischen den beiden Lappen ausdehnen.

Da es nach Verschwinden der Hypophysenhöhle oft schwer

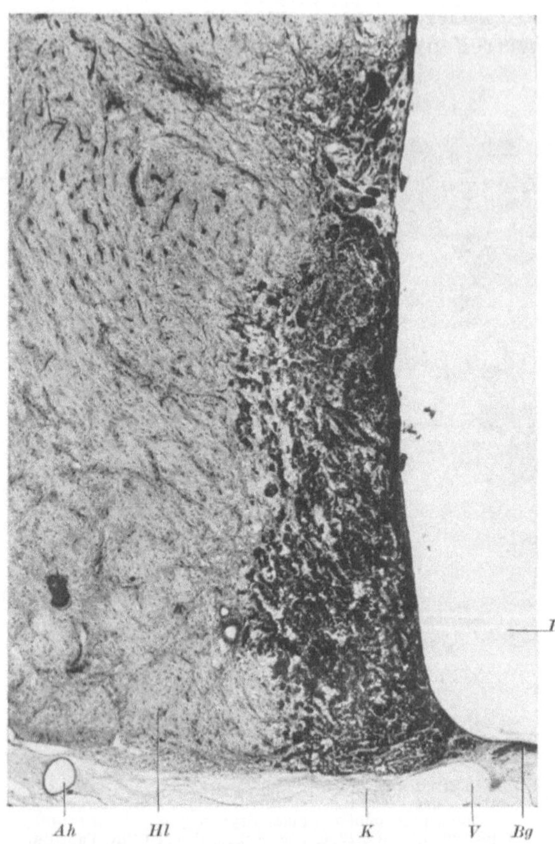

Abb. 217. Starke Infiltration des Hinterlappens mit basophilen Intermediazellen. Diese entstammen hier unzweideutig dem hinteren Epithel der Hypophysenhöhle, die in diesem Falle außergewöhnlich lange und vollständig erhalten ist. *Ah* Ast der Art. hypophys. inferior; *Bg* sklerosierter Bindegewebsstreifen am caudalen Umschlag der Hypophysenhöhle; *Hh* Hypophysenhöhle; *Hl* Hinterlappengewebe; *K* bindegewebige Kapsel der Hypophyse; *V* Kapselvene. Hinger. 30 Jahre. Fix. Alkohol-Formol. Paraffin. 10 μ. Azan. Vergr. 1 : 32.

ist, eine scharfe Grenze zwischen Vorderlappen und Zona intermedia zu ziehen und ein Eindringen von Zellmaterial des Vorderlappens auszuschließen, sind Untersuchungen an Drüsen mit völlig erhaltener Hypophysenhöhle von besonderem Interesse. Fälle dieser Art werden von beiden Parteien ins Treffen geführt. Schon SCHÖNIG beschreibt eine Drüse, bei der zwischen Vorder- und Hinterlappen eine große einheitliche, etwa 1 mm tiefe Kolloidcyste lag, so daß keine direkten Berührungsstellen zwischen beiden Teilen gefunden wurden. Trotzdem waren hinter der Mitte der Cyste im Hinterlappen massenhaft basophile Zellen vorhanden. Gegen diese Beobachtung macht BERBLINGER (1927) geltend, daß nach seinen Erfahrungen gerade bei Hypophysen mit erhaltener Höhle im Hinterlappen nur selten basophile Zellen anzutreffen sind. Aber auch wenn sie vorhanden sind, können sie nach BERBLINGER trotz der Trennung durch die Hypophysenhöhle aus dem Vorderlappen eingewandert sein, da seitlich zwischen Vorder- und Hinterlappen eine Zellbrücke besteht. An Hand der vorliegenden Angaben läßt sich nicht feststellen, wieweit dieser Einwand bei dem SCHÖNIGschen Fall zutrifft, für einen von mir selbst beobachteten Fall besitzt er jedenfalls keine Gültigkeit.

Es handelt sich um die in Abb. 31 im Übersichtsbild wiedergegebene, schon auf S. 299 erwähnte Drüse, bei der Vorder- und Hinterlappen durch eine bis zu 2,5 mm breite kolloidgefüllte Höhle getrennt sind. In dieser Drüse ist im Hinterlappen eine sehr kräftige Invasion basophiler Zellen zu erkennen (s. Abb. 217), die ohne Zusammenhang mit seitlichen Berührungsstellen zwischen Vorderlappen und Hinterlappen steht. Wo solche wie auf Abb. 32 vorhanden sind, besteht keine Infiltration. Andererseits ist an den Infiltrationszonen die Entstehung der Basophilen aus der dorsalen Wand der Hypophysenhöhle, wie namentlich aus den Zellsträngen der Zona intermedia, einwandfrei zu erkennen. Hier läßt sich also mit Sicherheit behaupten, daß die gesamten, stark ausgebildeten Infiltrationsherde von Basophilen besiedelt werden, die in der Zona intermedia entstanden sind, sich also genetisch ausschließlich auf das hintere Epithel des Hypophysensäckchens zurückleiten.

Von manchen Autoren wurde namentlich die caudale Infiltrationszone mit einem Einwuchern von Basophilen des Vorderlappens in Verbindung gebracht. Die hier bestehenden Verhältnisse wurden erst von GUIZZETTI (1927b) geklärt. Darnach kann man bei Neugeborenen und Säuglingen hinsichtlich des Verhaltens dieser Region 2 Gruppen unterscheiden: Bei der ersten liegt der caudale Umschlag der Hypophysenhöhle dicht der Kapsel an; hier ist hinter der Höhle kein Fortsatz von Drüsengewebe zu sehen. Bei der zweiten erstreckt sich vom unteren Ende der Hypophysenhöhle aus zwischen Kapsel und Hinterlappen ein schmaler Streifen von Drüsengewebe nach rückwärts; er wurde von MARRO (1905) beschrieben und als prolungamento falciforme inferiore bezeichnet.

Die weitere Entwicklung vollzieht sich nach GUIZZETTI in folgender Weise. Bei der ersten Gruppe kann die geschilderte Lage des caudalen Umschlags erhalten bleiben; von der Dorsalwand aus bilden sich meist einige Zellstränge, von denen die caudale Infiltration ihren Ausgang nimmt. In andern Fällen dieser Gruppe rückt das caudale Ende etwas von der Kapsel ab. So sah GUIZZETTI bei 2—3jährigen Kindern, daß der caudale Umschlag der Hypophysenhöhle in einiger Entfernung von der Kapsel endigte, während sich in den Zwischenraum ein Streifen von Epithelzellen eingeschoben hat. Derselbe kann sich aus folgenden drei Komponenten zusammensetzen: 1. Aus mehreren Drüsenbläschen, die sich aus dem caudalen Umschlagsrand der Hypophysenhöhle gebildet haben; sie entsprechen den Evaginationen des kranialen Endes und sezernieren wie diese mucinhaltigen Sekrete; sie können sich späterhin zu Cysten erweitern (caudale Evaginationen bzw. caudale Umschlagscysten), 2. aus Zellsträngen von undifferenzierten und präbasophilen Zellen; sie liefern durch Reifung die basophilen Zellen der caudalen Infiltration und 3. aus tubulösen Drüsen. Die drei Komponenten sind nicht immer vollzählig vorhanden; der Streifen kann auch nur aus einer oder zweien derselben bestehen. Jedenfalls stammt die caudale Infiltration bei dieser ersten Gruppe vom hinteren Epithel der Hypophysenhöhle. Das Gebiet ist auch nach Verschwinden der Hypophysenhöhle gegen den Vorderlappen gut abzugrenzen.

Die zweite Gruppe ist durch das Vorhandensein des MARROschen Fortsatzes gekennzeichnet. MARRO (1905) hat diese Bildung folgendermaßen beschrieben: „Am Sagittalschnitt von menschlichen Hypophysen macht das Drüsengewebe an der Unterfläche des öfteren nicht entsprechend dem Sulcus Halt, der makroskopisch die beiden Lappen zu trennen scheint. Es schickt vielmehr oft einen dünnen, sichelförmigen Fortsatz nach hinten, der von Drüsentubuli mit gut sichtbarem Lumen und auch von Kolloidgewebe gebildet wird und sich zwischen Kapsel und Hinterlappen erstreckt. Von einem derartigen zungenförmigen Fortsatz kann die ganze untere Seite bedeckt sein." Weiter fügt Marro hinzu, daß die den Fortsatz bildenden Elemente sich nicht immer auf den Raum zwischen Hinterlappen und Kapselbindegewebe beschränken, sondern auch zwischen die Fasern des Hinterlappens selbst eindringen können. Der Marrosche Fortsatz kann sich von der Embryonalzeit bis ins Greisenalter vorfinden.

Für die Beurteilung des Marroschen Fortsatzes und seiner Beziehungen zur caudalen Infiltration ist es wichtig, einen Blick auf seine Genese zu werfen, zumal derselbe in der Drüse des Erwachsenen fälschlicherweise oft als ein gegen den Hinterlappen zu vordringender Streifen von Vorderlappengewebe betrachtet wird. Wie Abb. 17 (S. 30) zeigt, können die ersten Zellstränge und Drüsengänge, die zu seiner Bildung führen, schon bei 13—14 Wochen alten Embryonen sichtbar sein. Sie entstammen dem untersten Teil der Dorsalwand der Hypophysenhöhle. Sehr deutlich tritt die Anlage des Marroschen Fortsatzes in Abb. 21 bei einem Embryo von 18 Wochen hervor. Sie besteht zum Teil aus Drüsenschläuchen, die in die Hypophysenhöhle einmünden und sich später zu tubulösen Drüsen entwickeln, zum Teil aus kompakten Zellsträngen. In Abb. 24 (S. 34) ist die Anlage schwächer entwickelt, aber doch sichtbar. Abb. 15, 17 und 21 lassen auch die nur wenig beachtete Tatsache erkennen, daß die Hypophysenhöhle an ihrem unteren Ende frontalwärts umbiegt und das hintere Epithel sich auf der Unterfläche der Hypophyse noch eine Strecke weit in dieser Richtung fortsetzt (s. auch S. 28), so daß sich also sogar noch die äußerste auf den Vorderlappen herüberreichende Drüsenschicht in ihrer Anlage auf die Dorsalwand zurückleitet. Jedenfalls ist diesen Befunden zu entnehmen, daß der Marrosche Fortsatz nur aus der hinteren Wand der Höhle seinen Ursprung nimmt.

So ergibt sich, daß die im Hinterlappen auftretenden basophilen Zellen, sei es nun, daß sie in der mediolateralen oder in der caudalen Infiltrationszone eindringen, normalerweise der Zona intermedia entstammen, also letzten Endes Abkömmlinge des hinteren Epithels der Hypophysentasche sind, während sich die Basophilen des Vorderlappens auf das vordere Blatt zurückleiten. Um diesen Unterschied auch in der Namengebung zum Ausdruck zu bringen, möchte ich die sich auf die Hinterwand zurückleitenden Basophilen als basophile Intermediazellen (bI-Zellen) bezeichnen.

Eine weitere, viel diskutierte Frage ist, ob sich diese bI-Zellen auch morphologisch oder funktionell von den Basophilen des Vorderlappens unterscheiden. Bekannt ist das schon von Erdheim und von Loewenstein beobachtete häufige Fehlen von Lipoidvakuolen in den bI-Zellen, ein Befund, der von Schönig, Guizzetti, Rasmussen, Scriba, Wade u. a. bestätigt wird und auch in der Abb. 218 deutlich hervortritt. Wie ich Berblinger ohne weiteres zugebe, finden sich auch bI-Zellen mit Lipoidvakuolen, bald spärlicher, bald reichlicher, letzteres namentlich in Krankenmaterial. Aber im ganzen ist das Auftreten der Vakuolen in den bI-Zellen doch seltener. Ob sich der Unterschied nur aus andersartigen Ernährungsbedingungen erklärt, ist unbekannt. Erdheim folgert aus dem Befund, daß die in den Hinterlappen eindringenden Basophilen relativ jung sind.

Im färberischen Verhalten konnte zwischen den β-Zellen des Vorderlappens und den basophilen Intermediazellen bis jetzt kein Unterschied festgestellt werden. Nur MacCallum und Mitarbeiter (1935) geben an, daß sich die basophilen Zellen des Vorderlappens nach Fixation in Zenker-Formol mit Kupferhämatoxylin schwarz färben, während die der Zona intermedia ungefärbt bleiben. Diese Angabe MacCallums konnte jedoch nicht bestätigt werden. Denn Kupferhämatoxylin stellt, wie Rasmussen (1936) zeigte, auch bei Einhaltung der vorgeschriebenen Fixierung in erster Linie die eosinophilen Zellen dar, während die basophilen im Vorder- wie Hinterlappen nicht oder nur schwach gefärbt werden.

Ein anderer Unterschied ist die geringere Größe der b I-Zellen, die von Aschoff, Tölken, Schönig, Dayton, Guizzetti, Lewis und Lee, Rasmussen (1930), Scalabrino u. a. hervorgehoben wird. Wade findet die b I-Zellen dagegen nur anfänglich im Durchschnitt kleiner; nach völliger Reifung sollen sie sogar größer als im Vorderlappen werden. Nach Dayton erklärt sich die Kleinheit der b I-Zellen ganz befriedigend aus schlechteren Vascularisationsverhältnissen, während Berblinger die kleinere, stärker wechselnde Form auf die besonderen Wachstums- und Ausbreitungsbedingungen im Maschenwerk der Neurohypophyse zurückführt. Nach Kraus (1923) büßen die Basophilen beim Eindringen in die Neurohypophyse die Fähigkeit der cyclischen Metamorphose, die die Basophilen des Vorderlappens besitzen, ein. Sie scheinen „auf der Höhe des Reifezyklus gewissermaßen erstarrte Chromophile zu sein, die sich nicht mehr in Hauptzellen zurückverwandeln".

Ein weiterer Unterschied wurde bei Fällen von hypophysärem Basophilismus (Cushing) festgestellt, in welchen es nach Crooke (1935) zu sehr ausgesprochenen hyalinen Veränderungen im Cytoplasma der basophilen Zellen kommt. Wie schon Crooke beobachtete und Rasmussen (1936) an weiteren Fällen bestätigt, beschränken sich diese Degenerationserscheinungen auf die Basophilen des Vorderlappens, während sie bei den im Hinterlappen liegenden basophilen Zellen nur ganz vereinzelt festzustellen sind.

Zu diesen nicht sehr ergiebigen morphologischen Differenzen gesellen sich einige Beobachtungen, die für das Bestehen funktioneller Unterschiede angeführt werden. Als solcher wird vor allem die gegenseitige Unabhängigkeit der Zahl der Basophilen in Vorder- und Hinterlappen betont. Schon 1923 wies Kraus darauf hin, daß „die basophilen Wucherungen im Hinterlappen bezüglich ihrer Menge eine weitgehende Unabhängigkeit von den Schwesterzellen des Vorderlappens zeigen". Der Autor folgert daraus, daß die beiden eine verschiedene Aufgabe zu erfüllen haben. Auch Guizzetti (1927 b) stellt einen direkten oder entgegengesetzten Parallelismus zwischen der Zahl der Basophilen in Vorder- und Hinterlappen in Abrede. Jede dieser Zellarten „va da se e fa da se". Kraus und Traube (1928) betonen als Zeichen der gegenseitigen Unabhängigkeit, daß der Hinterlappen, auch wenn der Vorderlappen sehr viel Basophile enthält, so gut wie frei davon sein kann; bei reichlichen Basophilen im Hinterlappen sind sie allerdings gewöhnlich auch im Vorderlappen zahlreich vorhanden. Daß die Basophilen im Hinterlappen eine andere Bedeutung und Funktion haben, ist nach Kraus und Traube schon deshalb einleuchtend, weil beide Arten ihre Tätigkeit unter anatomisch und physiologisch ganz verschiedenen Bedingungen zu entfalten haben.

Auch in der Reaktion auf den Altersfaktor sollen sich die Basophilen des Vorderlappens und die basophilen Intermediazellen verschieden verhalten. So gibt Guizzetti an, daß die letzteren später auftreten als die ersteren, eine Angabe, der ich jedoch nach dem auf S. 327 f. Gesagten, nicht uneingeschränkt beipflichten kann. Besser fundiert ist die Angabe, daß die Basophilen des Hinterlappens mit steigendem Alter an Zahl zunehmen, während die Menge der Basophilen im Vorderlappen durch das Alter nicht beeinflußt wird (Guizzetti 1927 b, Kraus und Traube, Rasmussen 1930).

Als weiteres Zeichen der Unabhängigkeit der Reaktion läßt sich anführen, daß Biggart im Vorderlappen von weiblichen Kastraten von 41, 44 und 58 Jahren eine deutliche Zunahme der Basophilen antraf, während im Hinterlappen, wie seinen Protokollen zu entnehmen ist, trotz des Alters eine Invasion fehlte oder nur geringen Umfang erreichte.

Im ganzen genommen erscheint das über die Frage vorliegende Beobachtungsmaterial noch zu spärlich, um gesicherte Schlußfolgerungen über das Vorhandensein oder Fehlen funktioneller Unterschiede zwischen den Basophilen des Vorderlappens und der Zona intermedia zu gestatten.

γγ) *Das Schicksal der basophilen Intermediazellen.*

Nach weitverbreiteter Annahme verwandeln sich die in den Hinterlappen eingedrungenen Basophilen in hyaline Körper, die sog. HERRINGschen Körper, die dann durch die interstitiellen Spalten des Hinterlappengewebes in den Recessus infundibularis (HERRING) oder zu den Nervenzellen des Tuber cinereum (EDINGER, COLLIN) gelangen. In letzter Zeit wurden gegen diese Auffassung namentlich von GERSH und TARR (1935) bemerkenswerte Einwände erhoben, so daß eine eingehende Überprüfung des morphologisch Sichtbaren notwendig ist.

Bei genauer Betrachtung gut fixierter Präparate ergibt sich zunächst eine Feststellung, die bisher merkwürdigerweise wenig Beachtung fand; zum mindesten ein Teil der in den Hinterlappen eingedrungenen Basophilen geht, ähnlich wie im Vorderlappen, über das hyperchromatische Zellstadium durch langsames Einschmelzen zugrunde, ohne sich in einen hyalinen Körper zu verwandeln. Die hyperchromatischen Formen sind auch an Azan- und Kresazanpräparaten gut zu erkennen (s. Abb. 218). Besonders deutlich treten sie aber in Präparaten hervor, die mit Mucicarmin und polychromem Methylenblau gefärbt sind, wobei die reifen Basophilen carminrot, die hyperchromatischen, in kolloider Einschmelzung begriffenen Basophilen dagegen intensiv blauviolett gefärbt sind (s. Abb. 219). An solchen Präparaten läßt sich sehr leicht erkennen, daß diese hyperchromatischen Zellformen allmählich immer kleiner und kleiner werden und so im wahren Sinne des Wortes zu kleinen zackigen Körperchen einschmelzen, die schließlich gänzlich verschwinden, ohne daß sich eine Beziehung zu den sog. hyalinen Körpern ergäbe. Die einzelnen Stufen der Einschmelzung sind in Abb. 218 und 219 deutlich zu verfolgen. **Ein Teil der basophilen Intermediazellen geht also zweifellos durch allmähliche Einschmelzung zugrunde, ohne morphologisch sichtbare Reste zu hinterlassen.**

Während diese kolloide Einschmelzung der basophilen Intermediazellen bis jetzt wenig Beachtung fand, geht die landläufige Auffassung dahin, daß sich die basophilen Intermediazellen schließlich in die sog. granulären und hyalinen Körper HERRINGs verwandeln. Die Einwände, die gegen das

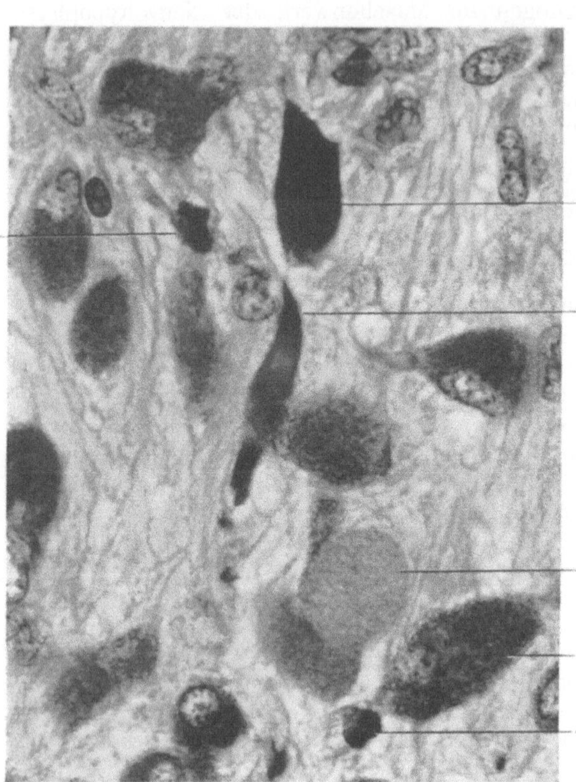

Abb. 218. Basophile Intermediazellen im Fasergewebe des Hinterlappens. *a* hyperchromatische bI-Zelle im Anfangsstadium der Hyperchromasie; *b* hyperchromatische bI-Zelle; *c* in Einschmelzung begriffene bI-Zelle; *d* Reste von eingeschmolzenen bI-Zellen. *e* granulärer HERRINGscher Körper. 56jähriger Mann. Pneumonie. Fix. Sublimat-Formol-Eisessig. Paraffin. 5 μ. Kresazan. Vergr.1 : 950.

Zutreffen dieser Annahme sprechen, sollen später bei der Beschreibung der genannten Einlagerungen eingehender erörtert werden (s. S. 424 und 445 ff.).

δδ) *Die physiologische Bedeutung der basophilen Intermediazellen.*

Die Funktion der basophilen Intermediazellen wie die Bedeutung ihrer Invasion in den Hinterlappen ist noch immer unbekannt. Zum Teil sind es Aussagen negativer Natur, die darüber vorliegen. So bezeichnet es GUIZZETTI

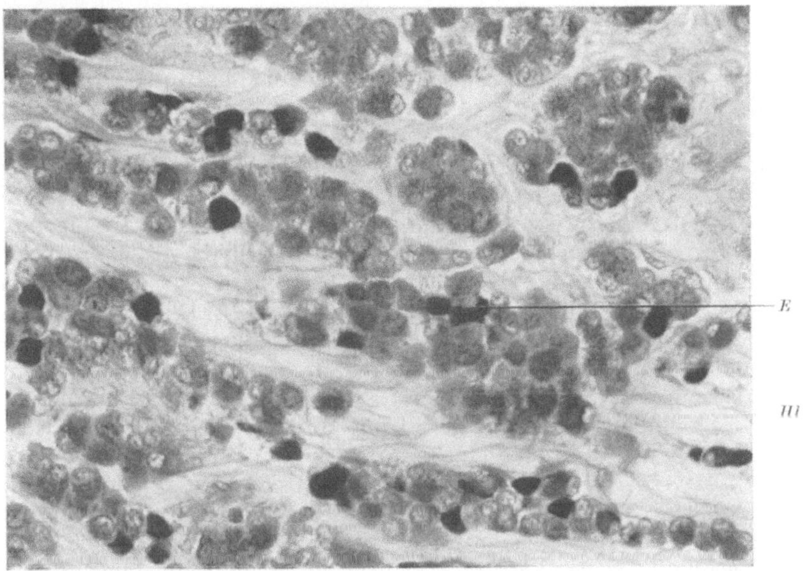

Abb. 219. Gruppe von basophilen Intermediazellen im Hinterlappen. Die Mehrzahl der bI-Zellen ist in grauem Ton wiedergegeben; sie entsprechen den durch mucicarmin intensiv rotgefärbten typischen bI-Zellen. Eine kleinere Zahl von Zellen, mit meist gezackter Umrißkontur tritt in schwarzem Ton hervor. Sie entsprechen den durch polychromes Methylenblau intensiv blaugefärbten hyperchromatischen bI-Zellen; *E* Reste von vier schon ziemlich weit eingeschmolzenen hyperchromatischen Zellen; *Hl* Fasergewebe des Hinterlappens. 57jähriger Mann. Fix. BOUIN. Paraffin. 5 μ. Mucicarmin. Polychromes Methylenblau. Vergr. 1:420.

als sicher, daß die bI-Zellen weder eine Beziehung zur Geschlechtsfunktion noch einen Einfluß auf das Wachstum haben. Gegen die erstgenannte These könnte man auf die Beobachtung ZONDEKs (1933) hinweisen, daß sich in dem an den Vorderlappen angrenzenden Drittel des menschlichen Hinterlappens Prolan (bzw. Prosylan) nachweisen ließ, während das mittlere und hintere Drittel davon frei war. Man könnte versucht sein, die positive Reaktion auf eingewanderte Basophile zurückzuführen. Es ist jedoch auch möglich, daß bei den Versuchen die Abtrennung des Vorderlappengewebes nicht hinreichend vollständig war oder daß das Prolan aus dem Vorderlappen in die angrenzende Zone des Hinterlappens diffundierte. Eindeutige Resultate ließen sich bei menschlichem Material nur bei Verwendung von Hypophysen mit erhaltener Hypophysenhöhle gewinnen.

Auch die auf pathologischem Gebiete erhobenen Befunde geben zur Zeit noch keine gesicherten Hinweise. Mit der Beobachtung, daß die Proliferation wie Invasion bei chronischer Tuberkulose besonders kräftig ist (TÖLKEN, SCHÖNIG, GUIZZETTI), läßt sich vorerst nicht viel anfangen.

Viel diskutiert wurde in den letzten Jahren die Frage, ob den basophilen Intermediazellen eine Bedeutung für die Genese der Eklampsie und besonders

verschiedener Formen der Blutdrucksteigerung zukommt. Als erster hatte
Berblinger (1920, 1925, 1930) eine Zunahme der basophilen Zellen des Vorderlappens bei Nierenkranken mit starker Blutdrucksteigerung und bei Urämie
festgestellt, was Höppli, Skubizewski, Kiyono u. a. bestätigten. Auch spätere
Beobachtungen bestärkten Berblinger in der Auffassung, daß zwischen der
Vermehrung der Basophilen und der dauernden Blutdruckerhöhung ein kausaler
Zusammenhang besteht (Berblinger 1932). Rasmussen (1936) dagegen
konnte in 90 Fällen keine Korrelation zwischen Zahl der Basophilen des Vorderlappens und Höhe des Blutdruckes feststellen. Nicht weniger widerspruchsvoll
sind die Angaben über das Verhalten der basophilen Intermediazellen. Anselmino und Hoffmann (1931) glaubten im Blut von Schwangeren mit Hydrops,
Nephropathie und Eklampsie antidiuretische und teilweise auch blutdrucksteigernde Stoffe nachweisen zu können. Sie führten dementsprechend die
genannten Schwangerschaftstoxikosen auf eine gesteigerte Bildung dieser
Stoffe im Hinterlappen zurück, was übrigens später von Byrom und Wilson,
Theobald, Levit u. a. nicht bestätigt werden konnte. Zunächst schien sich
aber aus den Arbeiten von Cushing (1933, 1934) für die Anselmino-Hoff-
mannsche Hypothese auch eine morphologische Grundlage zu ergeben. Denn
Cushing fand nicht nur bei dem nach ihm benannten Krankheitsbild, sondern
auch bei Eklampsie und genuiner Hypertonie eine starke Ansammlung basophiler Zellen im Hinterlappen. Diesen drei Krankheitsbildern gemeinsam ist
eine Erhöhung des Blutdruckes. Er betrachtet daher eine exzessive Einwanderung der basophilen Intermediazellen als Zeichen einer gesteigerten Funktion
der Pars intermedia und einer vermehrten Bildung von vasopressorischen und
antidiuretischen Wirkstoffen, eine Auffassung, der sich Anselmino und
Hoffmann (1934), sowie Büttner für Eklampsie, Meessen (1935) für essen-
tiellen Hochdruck anschlossen. Dagegen wiesen Ahlström, Berblinger u. a.
auf Fälle von Eklampsie hin, bei denen sich im Hinterlappen keine oder nur
wenige Basophile vorfanden, ebenso wie auch im weiblichen Hinterlappen
starke Basophilenherde ohne Eklampsie beobachtet wurden (Philipp 1935).
Aber auch die Beziehungen zur Hypertonie sind keineswegs gesichert. Marcano (1935) kommt zwar zum Ergebnis, daß eine stark gesteigerte Einwanderung
von Basophilen bei Nichthypertonikern selten, bei Hypertonikern häufig ist;
damit stimmt jedoch wenig überein, daß er in 30 von 49 Fällen von genuiner
Hypertonie die Einwanderung nur gering oder kaum angedeutet fand.
Marcano versucht diese wenig bestätigenden Resultate ähnlich wie Meessen
durch die unbewiesene Annahme zu erklären, daß die Einwanderung in zeit-
weisen Schüben erfolgt, die nicht immer auf dem Höhepunkt getroffen werden.
Marcano muß auch zugeben, daß zwischen Höhe des Blutdrucks und dem
Grad der Basophileneinwanderung keine eindeutige Relation gefunden wurde.
Ahlström (1935) sah bei hypertonischen Krankheitszuständen in 96% der Fälle
Invasion, davon bei 60% in stärkerem Grade, bei nichthypertonischen der
gleichen Altersstufe dagegen nur in 68 bzw. 37%. Er hebt aber hervor, daß
sich auch Hypertonische ohne nennenswerte Invasion und Nichthypertonische
mit reichlicher Invasion finden. Leary und Zimmermann (1937) fanden bei
52 unter 67 Hypertonikern eine merkliche oder stärkere Infiltration; bei 29
dieser Fälle war sie sehr stark (19 ♂ und 10 ♀). Dagegen zeigten unter 86 Nichthypertonikern nur 22 eine merkliche Infiltration, darunter nur 6 sehr stark
(alle ♂). Die Autoren kommen zu dem Ergebnis, daß namentlich verstärkte
Infiltrationen bei Hypertonikern häufiger sind als bei Nichthypertonikern.

Im Gegensatze dazu konnte Spark (1935) zwischen Zellinvasion und Blutdrucksteigerung keine Beziehungen feststellen. Auch Butt und Ward (1936),
Parsons (1936), Rasmussen (1936) und Plaut (1936) sprechen sich gegen

das Bestehen einer Korrelation zwischen Invasion und Blutdrucksteigerung, Arteriosklerose und Eklampsie aus. Ebensowenig vermag SCRIBA die Basophilenherde des Hinterlappens als pathologisch-anatomische Grundlage von Hochdruck oder Eklampsie anzuerkennen. Nach ihm ist ein großer Basophilengehalt im Hinterlappen von Erwachsenen ein allgemein häufiger Befund, der bei Hypertonikern und Nichthypertonikern in annähernd 55% der Fälle erhoben werden kann, während in den restlichen 45% bei beiden Kategorien in entsprechendem Verhältnis mäßige oder keine Basophilenherde im Hinterlappen gefunden werden.

Es ergibt sich also, daß zur Zeit kein gesicherter Anhaltspunkt dafür besteht, die basophilen Intermediazellen mit der Sekretion des blutdrucksteigernden Wirkstoffes des Hinterlappens in Verbindung zu bringen. Ihre Bedeutung ist nach wie vor unbekannt.

Anhang. Das Vorkommen von eosinophilen Zellen im Infiltrationsgebiet des Hinterlappens. Um die Abkunft des in den Hinterlappen eindringenden Zellmaterials aus dem Vorderlappen zu erweisen, wird von den Verfechtern dieser Theorie gerne auf Fälle hingewiesen, in denen im Hinterlappen neben den Basophilen auch typische Eosinophile nachgewiesen seien, während von gegnerischer Seite gerade das Fehlen der Eosinophilen als Beweis einer Abstammung aus der Zona intermedia ins Feld geführt wird. Insofern kommt dem Nachweis von eosinophilen Zellen im Hinterlappen eine gewisse Bedeutung zu.

Geht man dem Beweismaterial näher nach, so ist man überrascht, wie selten das Vorkommen gesicherter Fälle ist. Aus älterer Zeit liegt eine Angabe von ERDHEIM vor. TÖLKEN sah in 2 Fällen unter reichlicheren Basophilen vereinzelte Eosinophile; bei einem dritten, einer Schwangeren, hatten bemerkenswerterweise alle eindringenden Epithelzellen das Aussehen von Eosinophilen. Gegen die Beobachtungen TÖLKENs ist einzuwenden, daß sie sich nur auf Hämatoxylin-Eosinfärbung stützen, die namentlich bei älterem Sektionsmaterial über den Charakter der Zellen täuschen kann, da die Basophilen dabei, wie ich selbst einmal in einem Falle beobachtete, vielleicht unter dem Einfluß postmortaler Veränderungen, bei dieser Färbung einen rötlichen Farbton annehmen können, während spezifische Färbungen den wahren Charakter der Zellen ohne weiteres aufdecken. Auch GUIZZETTI (1927, S. 633) machte eine solche Erfahrung bei der Hypophyse einer 20jährigen, während er in seinem sonstigen reichen Material ebenso wie COOPER und KRAUS das Vorkommen von eosinophilen Zellen im Hinterlappen vermißte. BERBLINGER (1927) traf in 2 Fällen eosinophile Epithelien mitten im Hinterlappen an und bei einem Beobachter wie BERBLINGER möchte ich die Richtigkeit der Feststellung nicht bezweifeln, obwohl der Erhaltungszustand der Hypophysen, nach den Mikrophotographien zu schließen, nicht sonderlich gut war. RASMUSSEN (1930) traf in der Zona intermedia nur gelegentlich eosinophile Zellen an und dann nur einzelne, gewöhnlich in der Nähe der Hypophysenspalte. WADE fand einmal an der äußersten lateralen Seite einen Herd von eosinophilen Zellen, der dicht dem Hinterlappen anlag, ohne jedoch in ihn einzudringen. SCALABRINO (1935) hatte in 2 von 52 Fällen „den Eindruck, daß auch eosinophile Elemente oder doch solche mit Neigung zur Acidophilie des Protoplasmas sich an der Einwanderung beteiligt haben". In meinen eigenen Präparaten konnte ich im Innern des Hinterlappens niemals typische α-Zellen auffinden. Dagegen traf ich ab und zu in Fällen mit starker Infiltration zwischen den eingewanderten basophilen Intermediazellen einzelne undifferenzierte oder chromophobe Intermediazellen an.

Somit ergibt sich, daß α-Zellen im Infiltrationsgebiet des Hinterlappens normalerweise fehlen. Gegenüber den zahlreichen negativen Befunden sind einzelne positive, auch wenn sie jeder Kritik standhalten, als Beweismittel für die Herkunft der Basophilen ohne Gewicht. Ja, man kann sogar die Frage aufwerfen, welche abnormen Bedingungen in jenen Fällen das außergewöhnliche Auftreten von eosinophilen Zellen im Hinterlappen veranlaßten.

ζ) Die tubulösen Drüsen der Zwischenzone.

Historisches. Die tubulösen Drüsen der Zwischenzone wurden zum erstenmal von ERDHEIM (1904) abgebildet und beschrieben. Vermutlich wurden die Gebilde schon einige Jahre vorher von THOM (1901) gesehen, der im Hinterlappen eines einjährigen Kindes zwei Tubuli erwähnt, „deren einschichtiges Zylinderepithel deutliche Lumina begrenzt".

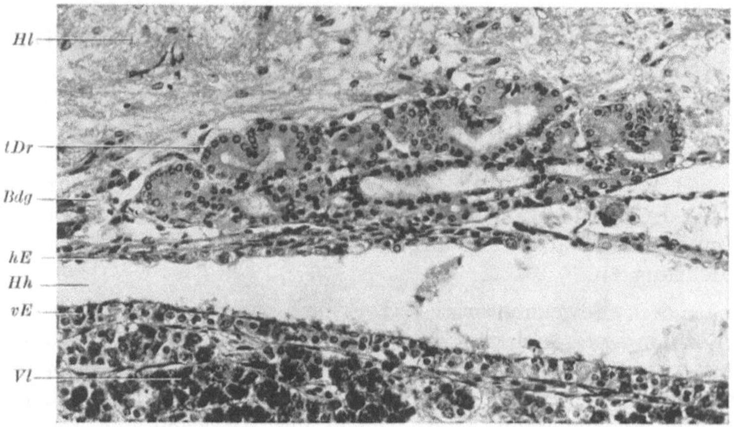

Abb. 220. Tubulöse Drüsen im Bindegewebe der Zona intermedia. *hE* (paraneurales) Epithel der Hypophysenhöhle; *Hh* Hypophysenhöhle; *Hl* Hinterlappen; *vE* vorderes Epithel der Hypophysenhöhle; *Vl* Vorderlappen. 9 Monate altes Kind (♂). Fix. Formol. Paraffin. 7 μ. Hämalaun-Eosin. Vergr. 1 : 180.

THOM hielt sie jedoch irrtümlich für Überreste der ehemaligen Infundibularhöhle. 1908 beschrieb CREUTZFELDT „Cysten" mit hohen blassen feingranulierten Epithelien, die ein sehr kleines Lumen umschließen, das leer ist oder ganz blasses, gekörntes Sekret enthält. CREUTZFELDT deutet die Gebilde als versprengte Schleimdrüsenkeime. LUCIEN (1909) berichtete kurz über kleine Drüsen, die er in die Hypophysenhöhle einmünden sah. NEUBERT (1909) erwähnt speicheldrüsenartige Gebilde im Hinterlappen. Eine eingehendere histologische Beschreibung lieferte erst BEVACQUA (1911), der die Drüsen im Hinterlappen eines 6jährigen Kindes antraf. TELLO (1912) fand sie bei zwei Kindern, OBERLING (1924) bei einem 30jährigen Mann. Einen gewissen Abschluß der Morphologie der tubulösen Drüsen brachten die sorgfältigen Untersuchungen von GUIZETTI (1927a, 1929) und von LEWIS und LEE (1927).

In der Deutung der tubulösen Drüsen bestehen im Schrifttum beträchtliche Widersprüche. ERDHEIM (1904) bezeichnet sie als „Speicheldrüschen", ohne zu entscheiden, ob es sich um Eiweiß- oder Schleimdrüsen handelt. Später (1927) spricht er von „typischen Schleimdrüsen". LUCIEN, BEVACQUA, TELLO, LUNGHETTI nehmen zur Frage nicht eingehender Stellung. JONNESCO (1913) vermißte eine Färbbarkeit mit Mucicarmin. OBERLING (1924) fand bei dem von ihm beobachteten Fall alle Merkmale einer gemischten Speicheldrüse vor; neben Drüsenhauptstücken, die nur aus Eiweißdrüsenzellen bestanden, traf er auch solche aus Schleimdrüsenzellen, sowie GIANUZZISCHE Halbmonde. SCHÖNIG findet eine große Ähnlichkeit mit den Eiweißdrüsen der Mundhöhle. DAYTON spricht von „kleineren, mit Schleim erfüllten Lumina, die wohl aus Dilatation von Schleimdrüsen hervorgehen". GUIZZETTI stellt fest, daß sich die Sekretkörnchen der Drüsen zwar mit Mucicarmin färben, im übrigen aber keine anderen Farbreaktionen des Mucins geben. Auch sonst findet er Unterschiede gegenüber typischen Schleimdrüsenzellen. So ist der Kern immer rund, niemals abgeplattet an die Basis gedrückt und pyknotisch. Die Zellen bleiben immer zylindrisch, werden nicht bauchig; die Sekretkörnchen sind stets kompakt, nicht aufgequollen oder zerflossen. Guizzetti bezweifelt, daß man alle Sekrete, die sich mit Mucicarmin färben, als Mucin bezeichnen kann und möchte daher auch die Bezeichnung der Drüsen als „Schleimdrüsen" vermeiden. Lewis und Lee sprechen von Drüsen mit tubuloracemosem Charakter. Rasmussen (1928a) gibt zu, daß die Drüsen große Ähnlichkeit mit Schleimdrüsen haben, hält aber vor einer Entscheidung weitere mikrochemische Untersuchungen über die Beschaffenheit des Sekretes für erforderlich. Bucy urteilt, daß es echte Drüsen sind; ihre Beziehungen zu den Speicheldrüsen erscheinen ihm, wenn man den Ursprung dieses epithelialen Gewebes aus dem Mundhöhlenepithel berücksichtigt, sehr wahrscheinlich.

Die Form der tubulösen Drüsen. Auf dem Schnittbild trifft man die tubulösen Drüsen bei schwacher Vergrößerung als rundliche, ovale und längliche Durchschnitte von Epithelschläuchen an, die in wechselnder Zahl herdweise

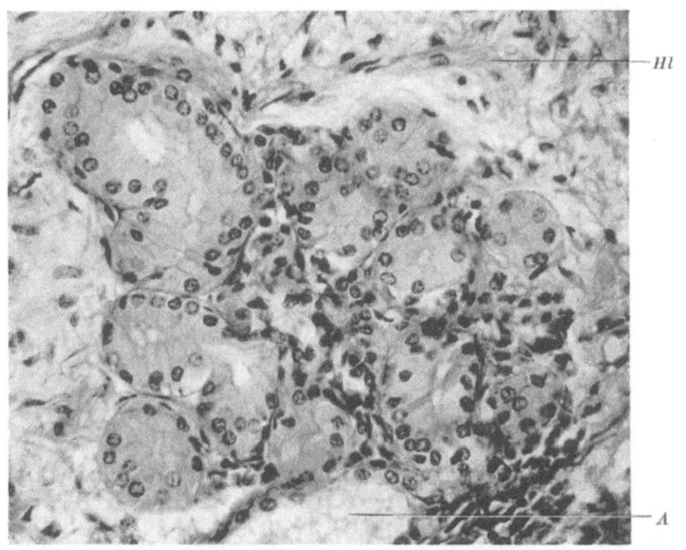

Abb. 221. Drüsenläppchen im Gewebe des Hinterlappens. *A* Ausführungsgang; *Hl* Hinterlappengewebe. 38 Jahre. Fix. Bouin. Paraffin. 7 μ. Hämalaun-Eosin. Vergr. 1 : 305.

dicht aneinanderliegen. Bezeichnenderweise sind sie aber niemals von einer Kapsel umschlossen. Ob sie nun im Bindegewebe der Zwischenzone (Abb. 220) oder im Fasergewebe des Hinterlappens (Abb. 221, 222) eingebettet sind, immer liegen sie frei und ohne eine andere Abgrenzung als ihre Basalmembran im umgebenden Gewebe. Wie schon der auf Guizzetti zurückgehende Name besagt, besitzen die Drüsen die Gestalt von zylindrischen Schläuchen; sie sind mehr oder weniger stark gewunden, ohne jedoch direkte Knäuel zu bilden. Ein von Lewis und Lee angefertigtes Rekonstruktionsmodell einer einzelnen Drüse zeigt 6 gewundene Tubuli, die sich zu einem kurzen Ausführungsgang vereinigen (s. Abb. 223). Eine stärkere sekundäre Verästelung der einzelnen Drüsentubuli ist gewöhnlich nicht zu beobachten. Die Zahl der zu einer Drüseneinheit vereinigten Tubuli schwankt beträchtlich. Neben solchen, die nur aus einem einzigen Kanälchen bestehen, findet man andere, die bis zu 10 und mehr Schläuche zählen. Sie bilden jeweils ein Drüsenläppchen wechselnder Größe. Durch Aneinanderlagerung mehrerer Läppchen können, wie in Abb. 222, umfangreichere Drüsenkomplexe entstehen. Auch in diesem Falle ist keinerlei kapselartige Umhüllung zu sehen. Jedes Läppchen ist zum mindesten mit einem Ausführungsgang versehen, der ursprünglich nach kürzerem oder längerem Verlauf von hinten her in die Hypophysenhöhle oder in eine Rathkesche Cyste einmündet.

Die Lage der tubulösen Drüsen ist insofern konstant, als sie sich, ihrem Ursprung aus der dorsalen Wand der Hypophysenhöhle entsprechend,

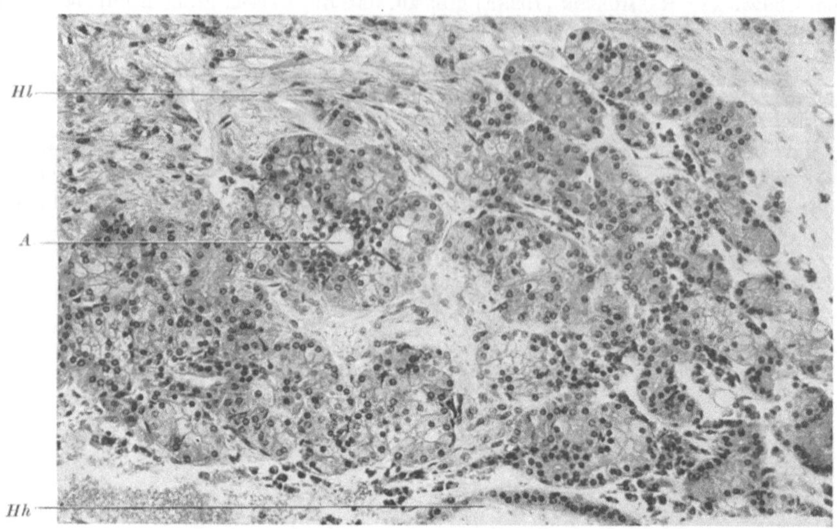

Abb. 222. Gruppe von mehreren Drüsenläppchen. Sie sind ohne umschließende Kapsel direkt in das Gewebe des Hinterlappens (*Hl*) eingebettet. *A* Ausführungsgang; *Hh* Hypophysenhöhle. Hinger. 25 Jahre. Fix. Susa. Paraffin. 7 μ. Hämalaun-Eosin. Vergr. 1 : 145.

nur in deren Ausbreitungsbereich vorfinden. Innerhalb dieses Gebietes aber ist ihre Lage wechselnd. Zum Teil beschränken sich die Drüsen auf den schmalen, zwischen Hypophysenhöhle und Hinterlappen liegenden Bindegewebsstreifen (s. Abb. 220), sehr oft jedoch erstrecken sie sich mehr oder weniger weit in den Hinterlappen hinein (s. Abb. 222). Bevorzugte Orte für das Vorkommen der Drüsen finden sich nahe dem oberen Ende, in der Mitte und namentlich am unteren Ende der Hypophysenhöhle; im letzteren Falle schieben sie sich meist in Form eines schmalen Gewebsstreifens eine Strecke weit unter dem Hinterlappen zwischen diesem und der Organkapsel vor. Die Hauptorte ihres Auftretens sind in den schematischen Abb. 189 und 190 durch Kreuzchen gekennzeichnet. Es ist dabei zu berücksichtigen, daß sie häufiger etwas paramedian als median liegen. Auch seitlich in der Nähe des lateralen Umschlagsrandes der Hypophysenhöhle können sie anzutreffen sein. Die Ausbuchtung der Hypophysenhöhle auf die Rückseite des Hypophysenstieles macht es verständlich, daß die Drüsen, wie eine Beobachtung ERDHEIMs zeigt, auch hier im sog. Nackenteil vorkommen können. LEWIS und LEE stellten vereinzelt sogar ein Eindringen der tubulösen Drüsen in den Hypophysenstiel fest. Über irgendeine Beziehung der Lage und Anordnung zu Alter oder Geschlecht ist nichts bekannt.

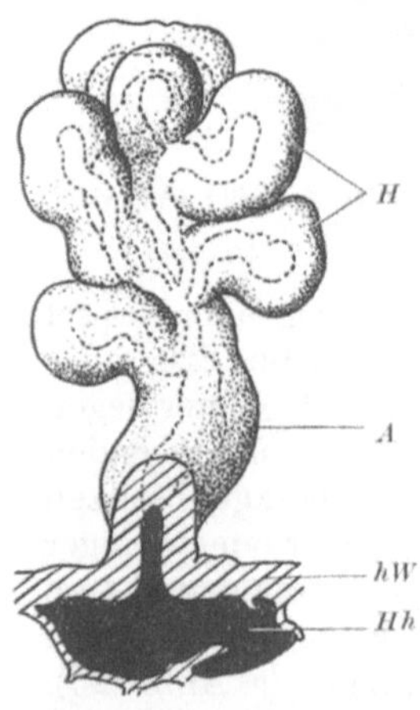

Abb. 223. Wachsplattenrekonstruktion einer einfachen tubulösen Drüse. *A* Ausführungsgang; *H* tubulöse Hauptstücke der Drüse; *Hh* Hypophysenhöhle; *hW* hintere Wand der Hypophysenhöhle. Umzeichnung nach einer Abbildung von LEWIS und LEE (1927).

Das Vorkommen der tubulösen Drüsen. Beim Neugeborenen sind die Drüsen in der Regel vorhanden. ERDHEIM (1904) fand sie in allen von ihm untersuchten Neugeborenenhypophysen (6 Fälle) vor. Das gleiche berichtet

Guizzetti (1929), der sie in diesem Alter stets, wenn auch in wechselnder Stärke, antraf (11 Fälle). Meine eigenen Erfahrungen (4 Fälle) stimmen damit überein. Nur Lewis und Lee berichten, daß sie bei einem Neugeborenen und einem 2jährigen Knaben trotz der Untersuchung vollständiger Schnittserien die Drüsen vermißten. In seltenen Ausnahmefällen scheinen sie also schon zur Zeit der Geburt zu fehlen.

Die Angaben über das Vorkommen der Drüsen während der Kindheit sind widersprechend. Lewis und Lee fanden die Drüsen bei Kindern unter 4 Jahren nur in der Hälfte der Fälle vor und glauben schon zu dieser Entwicklungszeit eine deutliche Tendenz zur Abnahme feststellen zu können. Nach dem 4. Jahr sollen sie in typischer Ausbildung nicht mehr vorkommen. Zwar fanden sich gelegentlich noch Reste vor, die in ihrem allgemeinen Aussehen an die früheren Drüsen erinnerten, doch glaubten Lewis und Lee in diesen Fällen Unterschiede, wie größere Zellen, helleres Cytoplasma, dunkleren Kern feststellen zu können. Im Gegensatze dazu berichtet Guizzetti, daß die Entwicklung der tubulösen Drüsen auch nach der Geburt noch fortschreitet und erst in der Kindheit ihren Höhepunkt erreicht. Nach ihm bleiben die Drüsen bis zum Verschluß der Hypophysenhöhle, der sich um das 16. Lebensjahr oder etwas später vollzieht, voll ausgebildet. Dann nimmt die Umwandlung der Drüsen in Cysten zu. Scriba (1936) fand die tubulösen Drüsen unter 47 Fällen des 1. Lebensjahrzehntes 18mal (= 38%) reichlich entwickelt, 8mal (= 17%) spärlich; 21mal (= 45%) fehlten sie. Ich selbst konnte in 16 Hypophysen zwischen dem 1. und 16. Lebensjahr stets tubulöse Drüsen auffinden.

Über das Vorkommen der tubulösen Drüsen beim Erwachsenen liegen eingehende Untersuchungen von Rasmussen (1933) an 235 sorgfältig ausgewählten normalen Hypophysen vor (s. Tabelle 19). Darnach wurden die Drüsen bei der Frau beträchtlich häufiger angetroffen als beim Manne, so daß in dieser Hinsicht also ein deutlicher Geschlechtsunterschied besteht. Ein Einfluß des Alters konnte beim männlichen Geschlecht dagegen nicht festgestellt werden. Auch die beim weiblichen Geschlecht bei einem Vergleich der Zahlen über und unter dem 50. Lebensjahr erkennbare Differenz ist nach Rasmussen statistisch nicht hinreichend gesichert, um die Annahme einer durch das Alter bedingten Reduktion zu gestatten. Die Schwangerschaft hat auf das Vorkommen der Drüsen keinen Einfluß.

Tabelle 19. Absolute und relative Zahl der normalen menschlichen Hypophysen, die in der Zona intermedia und im Hinterlappen tubulöse Drüsen enthalten. (Nach Rasmussen 1933.)

Zahl der Fälle	Geschlecht	Alter	Bemerkung	Zahl der H. mit tub. Drüsen	Prozent
47	♂	über 50 Jahre		23	49
64	♂	unter 50 Jahre		31	48
111	♂	20—76 Jahre	Summe	54	49
36	♀	über 50 Jahre		25	69
64	♀	unter 50 Jahre	nicht schwanger	52	81
24	♀	unter 50 Jahre	schwanger	20	83
124	♀	19—84 Jahre	Summe	97	78

Daß die tubulösen Drüsen entgegen der Annahme von Lewis und Lee auch beim Erwachsenen vorhanden sein können, beobachtete schon Erdheim, der sie bei 5 Erwachsenen antraf und dazu bemerkte, daß sie in allem den Drüsen von Neugeborenen glichen. Guizzetti traf sie nach dem 30. Lebensjahr 3mal an. Nach ihm werden vollentwickelte Drüsen nach diesem Zeitpunkt nur noch ausnahmsweise angetroffen; wohl aber findet man noch lange Zeit die aus ihnen entstandenen Cysten. Nach dem 40. sollen nach GUIZZETTI aber auch diese seltener werden, nach dem 65. seien sie sogar vollständig verschwunden. SCHÖNIG (1926) fand tubulöse Drüsen unter 95 Fällen 18mal, und zwar in allen Lebensaltern, nach BERBLINGER (1927) sind sie dagegen bei Kindern und Erwachsenen nur ganz selten erhalten. OBERLING beschrieb Drüsen bei einem 30jährigen, MARESCH (1930) bei einem 31jährigen Mann und einer 37jährigen Frau. In

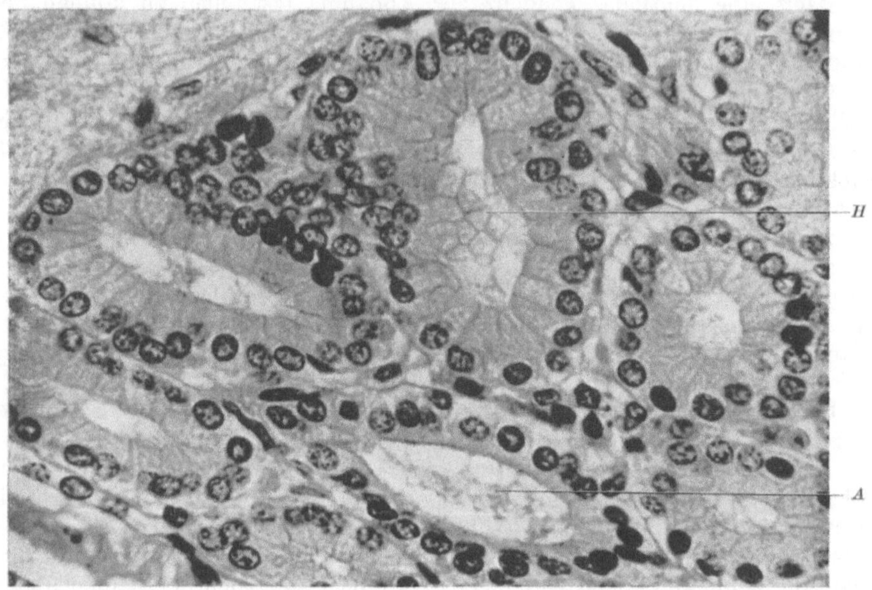

Abb. 224. Tubulöse Drüsen aus der Hypophyse eines 3 Monate alten Kindes. *A* Ausführungsgang; *H* Flachschnitt durch ein Hauptstück. Die prismatische Form der Zellen ist gut sichtbar. Fix. Sublimat-Formol-Eisessig. Paraffin. 7 μ. Azan. Vergr. 1 : 600.

meinem eigenen Material finde ich tubulöse Drüsen im Alter von 20—35 Jahren beinahe in allen hinreichend in Serienschnitten untersuchten Hypophysen vor. Sind sie in diesem Alter häufig nicht schwächer entwickelt als in den Jahren der Kindheit. Aber auch bei älteren Individuen sind sie, wie ich in Bestätigung der Angaben RASMUSSENs finde, oft noch in gut entwickeltem Zustand vorhanden. Selbst im Greisenalter traf ich sie noch an. Angaben wie die von BEVACQUA, der die tubulösen Drüsen bei 80 Erwachsenen in keinem einzigen Falle antraf, erklären sich wohl daraus, daß die Hypophysen nicht in vollständigen Serien untersucht wurden. Bei ihrer oft nur geringen Ausdehnung — nicht selten erstrecken sich die tubulösen Drüsen nur über 5—7 Schnitte — können sie dann leicht übersehen werden. Dazu kommt, daß sie in schlecht erhaltenem Sektionsmaterial oft schwer erkennbar sind.

Die mikroskopische Struktur. Histologisch läßt sich an jeder tubulösen Drüse zwischen dem sezernierenden Hauptstück und dem sekretableitenden Ausführungsgang unterscheiden (s. Abb. 224 und 225). Das Hauptstück, das einen Durchmesser von 30—48 μ hat, wird von einem hohen einschichtigen zylindrischen bis zylindro-konischen Epithel gebildet. Die Höhe der Drüsenzellen mißt 13—22 μ; auf dem Flachschnitt durch die Zellkuppe zeigen die Zellen polygonale, prismatische Form (s. Abb. 224). Die im basalen Drittel des Zelleibes gelegenen Kerne von 5—7 μ Durchmesser sind rund, niemals

abgeplattet und an die Wand gedrückt wie bei vollentwickelten Schleimdrüsen;
sie zeigen in fixiertem Zustand einen mittleren Chromatingehalt. Ein echter
Nucleolus ist meist nicht vorhanden, gelegentlich wird er durch Chromatinkörnchen vorgetäuscht. Ab und zu findet sich ein hyperchromatischer oder
pyknotischer Kern, der gewöhnlich einer degenerierenden Zelle angehört
(s. Abb. 227).

Der Zelleib der Drüsenzellen zeigt ein wechselndes Verhalten, so daß sich
nach meinen Beobachtungen zwischen 3 verschiedenen Typen unterscheiden

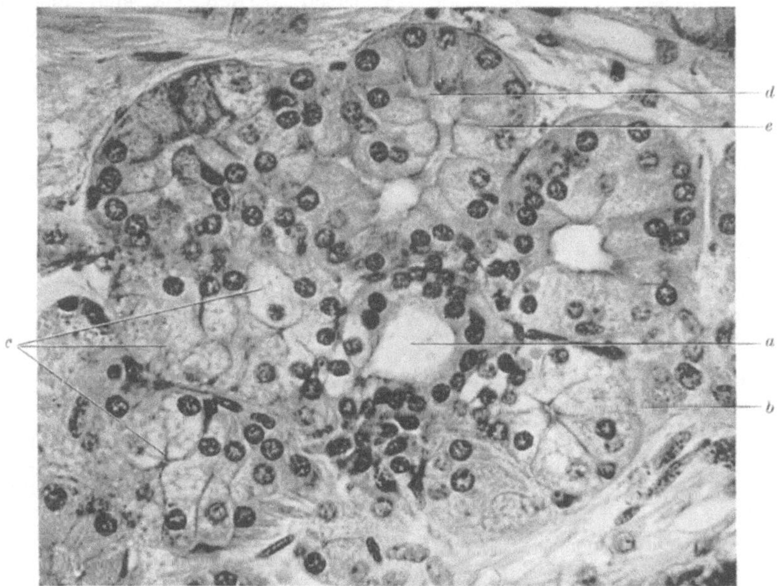

Abb. 225. Drüsenläppchen mit Ausführungsgang (a) und Hauptstücken (Ausschnitt aus Abb. 226). b quer-
getroffenes Hauptstück mit engem Lumen und hellen vakuolisierten Drüsenzellen; c helle vakuolisierte Drüsenzellen; d Hauptstück mit dunklen Drüsenzellen; e intercelluläre Sekretcapillaren. Hinger. 25 J. Fix. Susa.
Paraffin. 7 μ. Hämalaun-Eosin. Vergr. 1:450.

läßt. In einem Teil der Zellen hat das Cytoplasma im fixierten Präparat ein
feinflockiges, dichtes Aussehen, ohne daß man in ihm jedoch isolierte Sekretgranula von besonderer Färbbarkeit feststellen könnte (s. Abb. 224). In Hämalaun-
Eosinpräparaten färben sich diese häufig vorkommenden Zellen blaßrot.

Seltener findet sich ein zweiter Typus, der sich von dem eben genannten
durch hellere Färbung unterscheidet. Sie ist durch eine feine Vakuolisierung
des Zelleibes bedingt. Zellen dieser Art haben eine gewisse Ähnlichkeit mit
Schleimdrüsenzellen (s. Abb. 226). Bei genauerer Untersuchung ergeben sich
aber deutliche Unterschiede; vor allem läßt sich der Inhalt der Vakuolen mit
keiner der zur Färbung des Mucins gebräuchlichen Methoden zur Darstellung
bringen. Auch der Kern verhält sich, wie die Abb. 225 und 226 zeigen, anders
als in mukösen Drüsenzellen.

Neben diesen beiden Erscheinungsformen findet sich noch eine dritte, die
durch deutlich färbbare Sekretkörnchen charakterisiert ist (s. Abb. 227). Es
handelt sich dabei um feine, isoliert liegende kompakte Kügelchen, die sich gegen
die Zelloberfläche zu dicht zusammendrängen, ohne dabei bläschenförmig
aufzuquellen oder zu größeren Tropfen zusammenzufließen. Der basale Teil
der Zellen ist meist frei von diesen Körnchen, die sich in sublimatfixierten
Präparaten mit Eosin rötlich, mit Azan leuchtend ultramarinblau färben. Ich

konnte die Sekretgranula, die sich von den in den Zellen des Vorderlappens nachweisbaren Kolloidtröpfchen deutlich unterscheiden, bei Kindern wie bei Erwachsenen beobachten. Auch bei Feten und Neugeborenen sind sie — in geringerer Menge — schon nachweisbar.

Am besten werden die Körnchen nach GUIZZETTI (1929) durch Sublimat konserviert. In solchen Päparaten färben sie sich elektiv mit Mucicarmin. Auch nach Fixierung in Formol, Pikrinsäure und absolutem Alkohol sind sie erhalten, treten aber hier nicht so scharf hervor wie nach Sublimatfixierung. Als ungeeignet bezeichnet GUIZZETTI dagegen die Fixierung in ZENKERscher Flüssigkeit. Möglicherweise hängt es mit dem Einfluß der Fixierungsflüssigkeit auf das Aussehen der Körnchen zusammen, daß LEWIS und LEE im Apex der Drüsenzellen nur grobe Tropfen sehen, die sie als Kolloid bezeichnen. In der dazugehörigen Abbildung geben sie übrigens nur große verwaschene Flecken wieder.

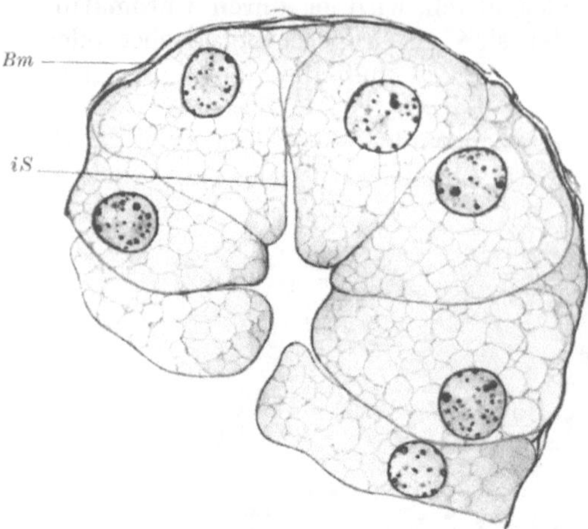

Abb. 226. Helle vakuolisierte Drüsenzellen aus dem Hauptstück einer tubulösen Drüse. *Bm* Basalmembran; *iS* intercelluläre Sekretcapillare. Hinger. 25 J. Fix. Susa. Paraffin. 5 μ. Azan. Vergr. 1 : 1250.

Sehr schön werden die Körnchen nach meinen Erfahrungen auch durch Sublimatgemische (Susa u.dgl.) fixiert. In Kresazanpräparaten treten sie dann sehr scharf in schwarzem bis schwarzblauem Farbton hervor. Das gleiche ist nach Formolfixierung der Fall.

Trotz der Färbbarkeit mit Mucicarmin können die Sekretkörnchen nicht einfach als Mucin bezeichnet werden; abgesehen davon, daß sich mit Mucicarmin die verschiedensten Strukturen färben lassen, fehlt den Körnchen, wie GUIZZETTI hervorhebt, sowohl echte Metachromasie wie wahre Basophilie. Ferner färben sie sich, im Gegensatz zu Mucin, mit Azofarbstoffen (z. B. mit Bismarckbraun) nicht stärker als das übrige Gewebe.

Die Menge der Sekretkörnchen wechselt, so daß sie in ein und demselben Organ bald stärker, bald schwächer hervortreten. Auch zwischen den einzelnen Hypophysen bestehen in dieser Hinsicht große Unterschiede. So finde ich die Drüsenzellen gleichalter Hypophysen im einen Falle dicht beladen mit Sekretkörnchen, im andern dagegen mehr oder weniger frei davon, trotz übereinstimmender Fixierung und gleicher Güte des Erhaltungszustandes.

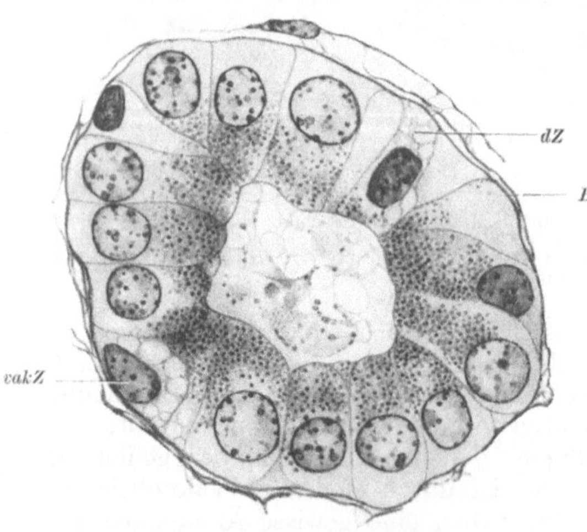

Abb. 227. Drüsenzellen aus dem Hauptstück einer tubulösen Drüse. Im apikalen Teil der Zellen liegen zahlreiche feine Sekretkörnchen. *Bm* Basalmembran; *dZ* erschöpfte, degenerierende Zelle mit dunklem hyperchromatischen Kern; *vakZ* vakuolisierte Zelle. 30jährige Frau. Fix. Sublimat-Formol-Eisessig. Paraffin. 5 μ. Azan. Vergr. 1 : 1250.

Die Frage, ob die beschriebenen Zelltypen verschiedenartige Zellen oder nur verschiedene Erscheinungsformen ein und derselben Zellart darstellen, läßt sich zur Zeit nicht einwandfrei beantworten. Sicher ist aber, daß die beschriebenen Unterschiede nicht etwa durch die Einwirkung verschiedener Fixierungsflüssigkeiten vorgetäuscht sind, da sie sich in ein und demselben Präparat vorfinden können. Entwicklungsgeschichtlich wäre es sehr wohl möglich, daß sich die tubulösen Drüsen der Zwischenzone aus heterotopen Eiweiß- und Schleimdrüsenzellen zusammensetzen, die beide infolge der fremden Umgebung von ihrer Normalstruktur abweichen. Andererseits könnte es sich aber auch um wechselnde Funktionsstadien handeln. GUIZZETTI stellt allerdings einen zyklischen Wechsel von Phasen völliger Ruhe und gesteigerter Tätigkeit in Abrede. Nach ihm ist die Sekretion der Drüsenzellen wie beim Oberflächenepithel der Magenschleimhaut eine kontinuierliche. Diese Annahme GUIZZETTIs steht jedoch in Widerspruch dazu, daß zahlreiche Zellen der tubulösen Drüsen trotz einwandfreier Fixierung keine Sekretkörnchen enthalten.

Das Lumen der Hauptstücke zeigt wechselnden Durchmesser. Zum Teil ist es wie bei dem quergetroffenen Tubulus a der Abb. 225 sehr eng, 2—3 μ; an anderen Stellen erweitert es sich bis zu einem Durchmessern von 17 μ und mehr, ohne daß sich eine Beziehung zum Charakter der auskleidenden Zellen erkennen ließe. Dagegen ist die Lichtung im allgemeinen um so weiter, je niedriger die Drüsenzellen sind. Bei den mit enger Lichtung versehenen Hauptstücken sind zwischen den Drüsenzellen öfters feine intercellulär gelegene Sekretcapillaren festzustellen (s. z. B. Abb. 225). Auch zwischen den hellen, vakuolisierten Zellen können Sekretcapillaren ausgebildet sein (s. Abb. 226).

Gegen den Ausführungsgang zu wird die Lichtung allmählich weiter. Gleichzeitig nimmt auch die Zellhöhe der Drüsenzellen langsam ab, so daß der Übergang des sezernierenden Hauptstückes in den sekretableitenden Endabschnitt ganz allmählich vor sich geht. Der Ausführungsgang selbst ist von einem einschichtigen, kubischen Epithel ausgekleidet (s. Abb. 222, 224). Die 6—10 μ hohen Epithelzellen besitzen runde, 5—6 μ messende Kerne von mittlerem Chromatingehalt. Im Cytoplasma dieser Zellen, das sich mit Eosin blaßrot, mit Azan blaßgrau färbt, sind keine Sekretkörnchen mehr sichtbar. Der Ausführungsgang kann beträchtliche Länge erreichen und eine gute Strecke weit neben der Hypophysenhöhle verlaufen, ehe er in diese einmündet.

Was das Sekret der tubulösen Drüsen betrifft, so ist das Innere der Drüsenhauptstücke im fixierten Präparat gewöhnlich leer (s. Abb. 225) oder mit etwas fädigem oder körnigem Gerinnsel versehen (s. Abb. 224 und 227). Einzelne Lichtungen können auch eine kolloidartige, homogene Masse enthalten. Das gleiche ist bei den Ausführungsgängen zu beobachten. GUIZZETTI nimmt an, daß die Sekretkörnchen nach ihrem Austritt aus dem Zelleib zu einer kolloiden Masse verschmelzen, die dann in die Hypophysenhöhle entleert wird. Erst bei Behinderung des Abflusses komme es zu einer Anstauung innerhalb der tubulösen Drüse. Bei Beginn der cystischen Erweiterung findet GUIZZETTI den Hohlraum häufig mit einer homogenen Substanz gefüllt, die sich weder mit sauren noch mit basischen Farbstoffen stark färbt. Mit Mucicarmin nimmt sie einen schwach rötlichen Farbton an; bei Prüfung formolfixierter Gefrierschnitte konnte GUIZZETTI aber weder die Metachromasie noch die echte Basophilie des gewöhnlichen Mucins feststellen. Die Flüssigkeit enthält reichlich koagulable Albuminoide. In alten Cysten dickt der abgelagerte Inhalt ein; er wird dann acidophil und bekommt eine Beschaffenheit, die GUIZZETTI mit dem Aussehen der Wachszylinder des Harnes vergleicht. Im Verhalten gegenüber Aurantia unterscheidet sich dieses Kolloid nach dem gleichen Autor aber deutlich vom Schilddrüsenkolloid.

Die Drüsencysten. Schon ERDHEIM beobachtete, daß der Ausführungsgang der tubulösen Drüsen zuweilen nicht vollständig kanalisiert ist. Die

dadurch bewirkte Anstauung des Sekretes führt allmählich zu einer cystischen
Erweiterung des Ganges, die schließlich auch auf die Drüsenhauptstücke über-
greift. Das gleiche ist der Fall, wenn mit zunehmendem Alter der Verschluß
der Hypophysenhöhle eintritt. Die cystische Umwandlung bezeichnet ERDHEIM
auch als den Grund, warum man die Drüsen beim Erwachsenen seltener antrifft.
Die Cystenbildung findet sich aber nicht nur beim Erwachsenen, sie kann zu
jeder Altersperiode auftreten, selbst beim Neugeborenen kann sie schon in
beträchtlichem Umfang nachweisbar sein.

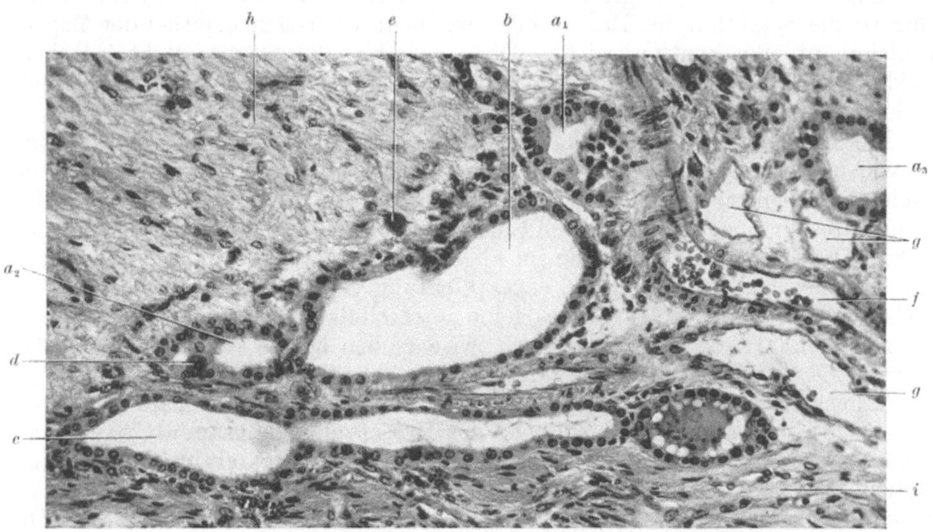

Abb. 228. Drüsencysten aus der Zona intermedia einer menschlichen Hypophyse. a_1—a_3 junge, sich entwickelnde
Drüsencysten, deren Entstehung aus Hauptstücken von tubulösen Drüsen noch deutlich erkennbar ist. b voll-
entwickelte Drüsencyste mit einschichtigem kubischem Epithel; c gangartig entwickelte Drüsencyste; die mit
Kolloid gefüllte Cyste am einen Ende des Ganges steht damit in Verbindung; d basophile Intermediazelle im
Epithel einer Drüsencyste; e basophile Intermediazelle in unmittelbarer Umgebung einer Drüsencyste; f arte-
rielles Blutgefäß; g venöse Blutgefäße; h Hinterlappen; i Bindegewebe der Zona intermedia. Hinger. 25 J.
Fix. Susa. Paraffin. 5 μ. Azan. Vergr. 1 : 200.

Die aus den tubulösen Drüsen hervorgehenden Cysten seien kurz als „Drüsencysten" bezeichnet (s. Abb. 228). Sie können sich aus Drüsenhauptstücken,
wie aus dem Ausführungsgang entwickeln. Cysten der erstgenannten Herkunft
sind anfänglich noch daran zu erkennen, daß sie von höheren Epithelzellen ausgekleidet sind, die unter Umständen auch noch Sekretgranula enthalten können.
Auf späteren Stadien läßt sich dagegen nicht mehr entscheiden, ob sie aus dem
Ausführungsgang oder dem Hauptstück hervorgegangen sind.

Die Drüsencysten sind durchgehends von einem einschichtigen Epithel
ausgekleidet. Die Höhe der Epithelzellen wechselt mit der Größe der Cysten.
In den kleineren sind die Zellen niedrig zylindrisch oder kubisch, in den großen
Cysten können sie bis zu ganz flachen, nur mehr 2—3 μ hohen Zellen abgeplattet
sein. Die rundlichen Kerne zeigen mittleren Chromatingehalt, das Cytoplasma
färbt sich in Azanpräparaten blaßgrau. Im übrigen sind Kern und Cytoplasma
auch in großen Cysten und bei starker Abflachung gut erhalten und im allgemeinen ohne Degenerationserscheinung.

Die allmähliche Entstehung der Drüsencysten läßt sich auf Abb. 228 sehr
gut verfolgen. So zeigt das Epithel der im Anfang der Umwandlung stehenden
Cysten a_1—a_3 noch unverkennbar den Charakter von Drüsenzellen, wie sie in
den Hauptstücken tubulöser Drüsen zu beobachten sind; in den anderen Cysten
(Abb. 228, b, c) haben die Epithelzellen der Wandung dagegen schon die typische,

niedrig kubische Gestalt angenommen, die für vollentwickelte Drüsencysten charakteristisch ist. Auch in Abb. 229 wird das Epithel der großen Drüsencysten bei *a* am oberen Ende noch von großen cytoplasmareichen Drüsenzellen gebildet; im unteren Teil der Cyste, wie in den daneben liegenden, mit etwas Gerinnsel gefüllten Cysten ist es dagegen stark abgeplattet, so daß zwischen

diesem und dem Ausgangszustand kaum mehr eine Ähnlichkeit besteht. Trotzdem läßt sich auf Grund der einzelnen Entwicklungsstufen mit Sicherheit behaupten, daß Cysten dieser Art auf tubulöse Drüsen zurückgehen.

Eine auffallende Erscheinung ist, daß sich in manchen Drüsencysten auskleidende Epithelzellen unter Auftreten von basophilen Granulationen in basophile Zellen verwandeln können, die sich in keiner Hinsicht von typischen basophilen Intermediazellen unterscheiden. Auch in Abb. 228 ist bei *d* eine derartige Zelle sichtbar. Im weiteren Verlauf vermögen diese Zellen auch den epithelialen Verband zu verlassen und in das umgebende Gewebe auszuwandern (s. Abb. 228 bei *e*).

Die Drüsencysten treten einzeln oder in Gruppen auf. Im ersteren Fall haben sie rundliche oder längliche Form, im letzteren zeigen sie oft Vorwölbungen und Einbuchtungen, zum Teil deshalb, weil sie sich durch gegenseitigen Druck in ihrer Form beeinflussen. Bei günstiger Schnittrichtung er-

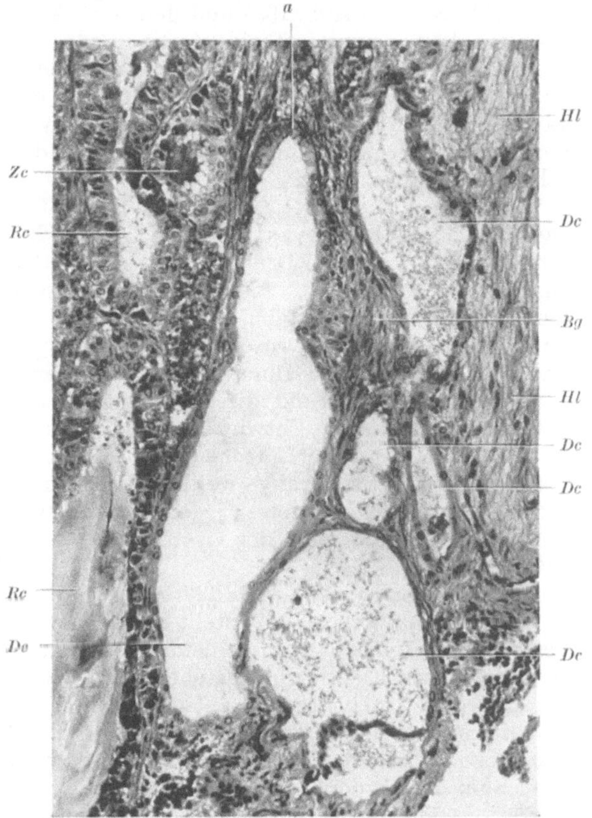

Abb. 229. Drüsencysten aus dem caudalen Abschnitt der Zona intermedia. *a* Drüsenzellen; *Bg* Bindegewebe; *Dc* Drüsencyste; *Hl* Hinterlappen; *Rc* RATHKEsche Cyste; *Zc* Zellstrangcyste. Hinger. 28 J. Fix. Sublimat-Formol-Eisessig n. STIEVE. Paraffin. 5 μ. Kresazan. Vergr. 1 : 150.

kennt man indessen, daß zum Teil auch die ursprüngliche Form der Drüsenanlage noch nachwirkt. Daraus erklärt es sich auch, daß die Cysten häufig miteinander zusammenhängen. Die Cystengruppen können beträchtliche Größe erreichen (400—600 μ im Durchmesser); einzeln liegende Cysten überschreiten dagegen selten einen Durchmesser von 80—100 μ.

Zur Gruppe der tubulösen Drüsen und ihrer Ausführungsgänge gehören auch die langen gestreckten Gänge, die man bisweilen bei Neugeborenen und Kindern unter dem hinteren Epithel der Hypophysenhöhle antrifft. Die von einem einschichtigen kubischen Epithel ausgekleideten Gänge münden caudal meist in die Hypophysenhöhle ein. Das andere Ende der Gänge endigt entweder blind oder tritt mit tubulösen Drüsen in Verbindung. Auch beim Erwachsenen können diese Gänge noch erhalten sein, wo sie dann zwischen Hinterlappen und Hypophysenhöhle bzw. RATHKEschen Cysten liegen. Die Gänge, deren

Lumen gewöhnlich erweitert ist, sind hier häufig in eine Anzahl länglicher, hintereinander gereihter Cysten zerteilt, die aber oft durch schmälere Verbindungsstücke miteinander kommunizieren. Das auskleidende Epithel gleicht dem der Drüsencysten.

Unterscheidung der Drüsencysten von Cysten anderer Herkunft. Der gleichmäßige Charakter des Epithels der Drüsencysten ermöglicht es, sie von den cystischen Überresten der Hypophysenhöhle („RATHKEsche Cysten", (vgl. Abb. 228 mit Abb. 193) und den sog. „Zellstrangcysten" (vgl. Abb. 228 mit Abb. 210) zu unterscheiden, die beide durch die wechselnde Bauart des auskleidenden Drüsenzellepithels, wie den verschiedenartigen Charakter dieser Zellen gekennzeichnet sind. Während sich bei den RATHKEschen Cysten im Bereich der Vorderwand alle Zellformen des Vorderlappens in buntem Wechsel am Aufbau der Wandung beteiligen, zeigt das Epithel der Drüsencysten ein sehr gleichmäßiges Bild.

Auch die aus den Evaginationen der Hypophysenhöhle hervorgehenden Cysten („Umschlagscysten" (vgl. Abb. 228 mit Abb. 200 und 201) unterscheiden sich von den Drüsencysten durch den ungleichartigen Charakter des auskleidenden Epithels. Als weiteres Unterscheidungsmerkmal, das ich jedoch nicht bestätigen kann, gibt GUIZZETTI (1927a) an, daß die Umschlagscysten, im Gegensatze zu den Drüsencysten, einer typischen Basalmembran entbehren und nur von lockerem Bindegewebe umgeben sind.

So leicht es an Hand dieser Merkmale ist, die einzelnen Cystenarten auf frühen und mittleren Entwicklungsstadien auseinanderzuhalten, so schwierig, ja unmöglich kann die Entscheidung bei alten, durch das abgelagerte Kolloid maximal gedehnten Cysten werden, bei denen sich schließlich nur mehr ein membranartig abgeplattetes, jeder Merkmale entbehrendes Epithel vorfindet. Hier kann nur die Lage der Cysten noch gewisse Hinweise auf die Herkunft geben.

Die physiologische Bedeutung der tubulösen Drüsen und ihres Sekretes. GUIZZETTI (1929) stellt in Abrede, daß die tubulösen Drüsen lediglich versprengte Anlagen von Schleimdrüsen darstellen, die auf einem unreifen Stadium ihrer Entwicklung stehengeblieben sind. Der anatomische Aufbau der Drüsen ist vielmehr voll entwickelt; die Drüsen besitzen eine regelmäßige, lebhafte sekretorische Tätigkeit, die schon zur Fetalzeit einsetzt und während der ganzen Wachstumsperiode des Körpers, also viele Jahre hindurch, bis zum Verschluß der Hypophysenhöhle andauert. Eine Steigerung oder Abnahme der Sekretion während der Schwangerschaft oder bei Erkrankungen konnte GUIZZETTI dagegen nicht feststellen. In eigenen Präparaten fand ich die Drüsencysten bei Schwangeren des öfteren auffallend kräftig entwickelt und stark mit Sekret gefüllt. Aus alldem geht hervor, daß die Drüsenzellen auch beim Erwachsenen noch sekretorisch tätig sind.

Völlig entgegengesetzt ist der von BENDA (1932) eingenommene Standpunkt. BENDA möchte den Drüsen höchstens eine auf das Fetalleben und die früheste Kindheit beschränkte Funktion zuerkennen. Nach ihm wäre „auch die Deutung möglich, daß sich bei dem frühzeitigen Abortieren der eigentlichen Zwischenlappenanlage des Menschen aus dem Anlagematerial eine andere ziemlich indifferente Formation des Mutterbodens entwickelt und jene Drüschen nur eine choristomartige Versprengung von Mundhöhlendrüsen darstellen". Er stellt sie in dieser Hinsicht den Platteninseln des Stieles an die Seite, ohne daß sie diesen jedoch, wie BENDA hinzufügt, an pathologischer Bedeutung gleichkommen.

Nach der Häufigkeit des Vorkommens der tubulösen Drüsen und der Drüsencysten zu schließen, glaube ich nicht, daß die von BENDA vertretene Auffassung zutrifft. Zum mindesten steht fest, daß die Drüsen auch beim Erwachsenen noch sezernieren und das Sekret in die Hypophysenhöhle entleeren oder in cystenartigen Hohlräumen speichern. Welche physiologische Bedeutung aber diesem Sekret zukommt, ist zur Zeit noch völlig unbekannt.

η) Das Cystenkolloid der Zwischenzone.

Alle Spalten und Cysten der Zona intermedia, die sich, wie im vorausgehenden gezeigt wurde, durch die Art ihrer epithelialen Auskleidung bis zu

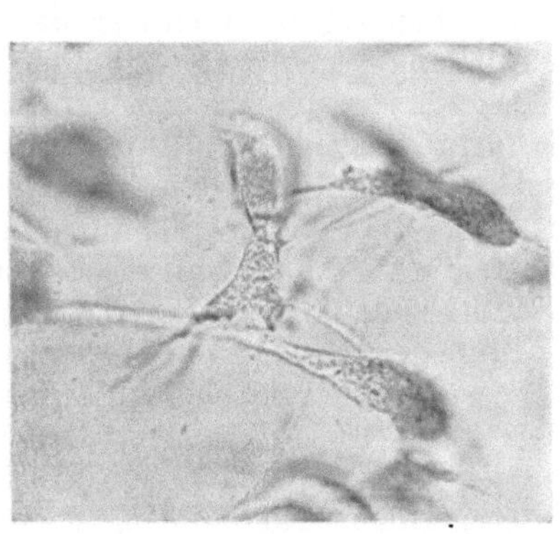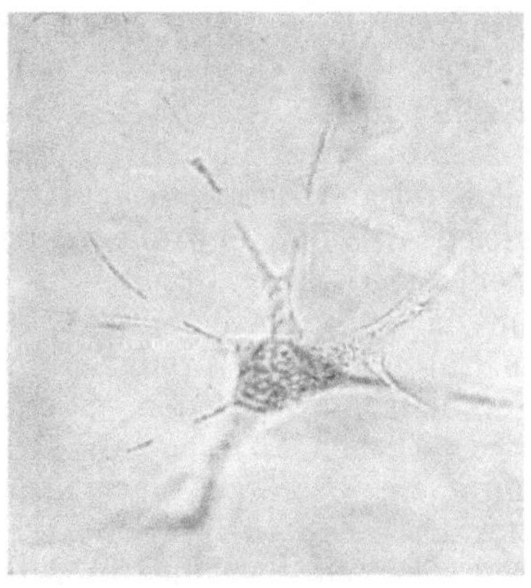

a   b

Abb. 230a und b. Mit pseudopodienartigen Fortsätzen versehene Zellen im Kolloid einer Hypophysenhöhle. Hinger. 24 Jahre. Zur Herstellung des Präparates wurde ein Tropfen des frisch entnommenen ziemlich dünnflüssigen Kolloid ohne weiteren Zusatz mit einem Deckglas bedeckt, mit Wachs umrandet und unter Vorschalten eines Grünfilters photographiert. Vergr. 1 : 925.

einem gewissen Grade voneinander gut unterscheiden lassen, sind mit einem Inhalt gefüllt, der sich schon im frischen, unfixierten Zustand meist als recht verschiedenartig erweist. Neben wäßriger, substanzarmer Flüssigkeit trifft man namentlich in den größeren Cysten eine weißliche bis gelbliche Substanz an, deren Konsistenz von dünnflüssiger bis zu zähflüssiger, gallertartiger oder sogar hyalin schneidbarer Beschaffenheit schwanken kann. Bei 20 bis 25jährigen Hingerichteten fand ich bei der unmittelbar nach dem Tode vorgenommenen Untersuchung in der Hypophysenhöhle einen dünnflüssigen bis gallertigen, fast farblosen glasigen Inhalt vor. Bei einem 24jährigen enthielt dieser eine Anzahl freier Zellen, die zum Teil abgekugelt waren, zum Teil gleich den Zellen einer Gewebekultur pseudopodienartige Fortsätze aussandten, die eine Länge bis zu $100\,\mu$ erreichten (s. Abb. 230a und b). Das Cytoplasma der Zellen enthielt neben einzelnen Lipoidtröpfchen

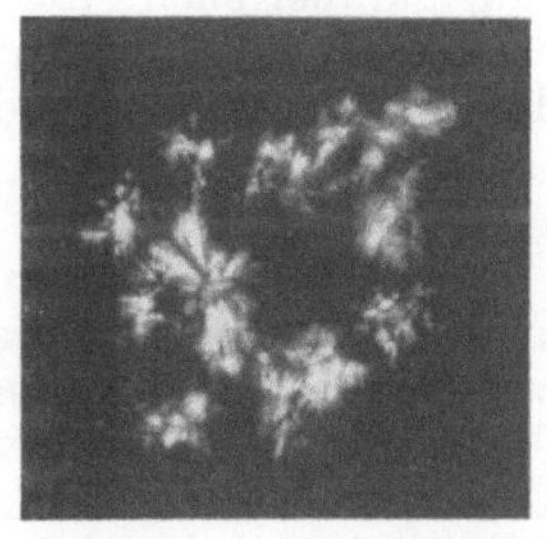

Abb. 231. Doppelbrechende, büschelförmige Krystallnadeln im Kolloid einer Hypophysenhöhle. Hinger. 24 Jahre. Herstellung des Präparates wie bei Abb. 230. Aufnahme im polarisierten Licht.

feine, nicht doppelbrechende Körnchen. Weiterhin fanden sich im Kolloid kleine Drusen von feinen büschelförmigen Krystallnadeln (s. Abb. 231), die doppeltbrechend waren und sich in den in Wasser, Formol oder Glycerin eingeschlossenen Präparaten im Laufe eines Tages langsam lösten.

Über das chemische Verhalten der allgemein als „Kolloid" bezeichneten Masse ist wenig bekannt. Im Schrifttum trifft man immer wieder auf die Angaben, daß das Kolloid in kaltem wie warmem Wasser, in Alkohol und

Äther völlig unlöslich ist. Beim Kochen in Wasser gibt es keine Gelatine. In Essigsäure quillt es im Gegensatz zu Mucin auf, um sich dann zu lösen. Verdünnte Salzsäure löst es, während es in Alkalien aufquillt. Die Xanthoproteinreaktion ist positiv. Diese von LAUNOIS (1904), THAON (1907), BIEDL (1914) u. a. übernommenen Angaben gehen auf DÜRCK zurück und beziehen sich ursprünglich auf das „Kolloid" im allgemeinen (Schilddrüse, Hypophyse, Samenblasen, Prostata). Für das Cystenkolloid der Hypophyse treffen sie, wie sich aus dem folgenden ergibt, nur teilweise zu.

Eine Ergänzung erfahren diese spärlichen Angaben durch Beobachtungen von GUIZZETTI über den Inhalt der Evaginationen und Umschlagscysten. Beide erscheinen in Gefrierschnitten von unfixierten Hypophysen leer, da der Inhalt völlig flüssig ist. Nach vorheriger Einwirkung von Ammonsulfatlösung findet sich dagegen eine Substanz mittlerer Dichte vor, die sich mit Toluidinblau, Thionin und Safranin metachromatisch färbt (positive Schleimreaktion). Das gleiche ist der Fall, wenn die frische Drüse für 10 Minuten in physiologischer NaCl-Lösung auf 50—70⁰ erwärmt wird. Bei 90⁰ wird die metachromatische Färbung negativ. Saure Lösungen erhalten, alkalische lösen die Substanz.

Die Entdeckung des Jodgehaltes des Schilddrüsenkolloids durch BAUMANN gab Veranlassung, auch dem morphologisch ähnlichen Kolloid der Hypophyse einen beträchtlichen Jodgehalt zuzuschreiben; später wurde ein solcher von HALLIBURTON, CANDLER und SIKES (1909), SEAMAN (1920), SIMPSON und HUNTER u. a. dagegen bestritten. Neuerdings finden sich aber wieder positive Angaben, die sich allerdings in Anbetracht der geringen Kolloidmengen einer Hypophyse meist auf den Jodgehalt des Gesamtorganes beziehen. So geben STURM und BUCHHOLZ für 7 menschliche Hypophysen einen durchschnittlichen Jodgehalt von 80 γ-% an. Auch KOPPENHÖFER (1933) fand die Hypophyse des erwachsenen Menschen jodhaltig. Der Jodgehalt ist beim männlichen Geschlecht durchschnittlich größer als beim weiblichen. Die Hypophyse Schwangerer ist völlig jodfrei. Bei plötzlich aus voller Gesundheit Verstorbenen ist er höher (höchster gefundener Wert 13,45 γ) als bei Kachektischen (0—2 γ). Ein Parallelgehen von Kolloidmenge und Jodgehalt konnte KOPPENHÖFER dagegen nicht beobachten. Das thyreotrope Hormon ist jodfrei. Auch NÖTHER, der das Kolloid von mehreren tausend Rinderhypophysen sammelte, fand im Gegensatz zu SIMPSON und HUNTER einen durchschnittlichen Jodgehalt von 1,34 mg-%.

Auch im fixierten Präparat bietet der Inhalt der Hypophysenhöhle und der Cysten ein überaus wechselndes Bild. Ohne Zweifel wird sein Fällungsbild auch durch die einzelnen Fixierungsflüssigkeiten in verschiedener Weise beeinflußt, so wie es BUCHER (1938) für das Kolloid der Schilddrüse beschrieb; aber auch bei Einhalten der gleichen Methodik findet man im Aussehen des Cysteninhaltes zwischen verschiedenen Drüsen wie auch in ein und demselben Organ weitgehende Unterschiede vor. Ich verweise z. B. auf das ganz verschiedene Aussehen des Kolloids in den Umschlagscysten der Abb. 201, in der Hypophysenhöhle der Abb. 233 und 234 und in den Zellstrangcysten der Abb. 210, die alle der gleichen Hypophyse entstammen und auf dem Gefäßweg mit Susa fixiert wurden. Das gleiche läßt sich beim Inhalt der Cysten des Vorderlappens feststellen (vgl. z. B. Abb. 126 und 127). Hier muß das verschiedene Bild des Cysteninhaltes doch mit vital vorhandenen Unterschieden seiner Beschaffenheit zusammenhängen. Der Einfluß der Fixierungsflüssigkeiten auf das Fixierungsbild des Kolloids darf also auch nicht überschätzt werden.

Ein Teil der Cysten erscheint im fixierten und gefärbten Schnittpräparat vollkommen leer. Der Einwand, der Inhalt möchte zusammengesintert sein und in anderen Schnitten liegen, läßt sich durch Untersuchung von Serienschnitten leicht widerlegen. Trotz des Fehlens eines sichtbaren Inhaltes ist aus der oft prallen Spannung der Wandung und dem weiten, nicht kollabierten Lumen derartiger Cysten zu folgern, daß sie in vivo mit einer Flüssigkeit gefüllt sind. Gegen eine vor der Fixierung erfolgten Entleerung spricht die Unversehrtheit der Wandung. Cysten dieser Art gehen namentlich aus tubulösen Drüsen hervor (s. Abb. 228); auch Zellstrangcysten können leer erscheinen.

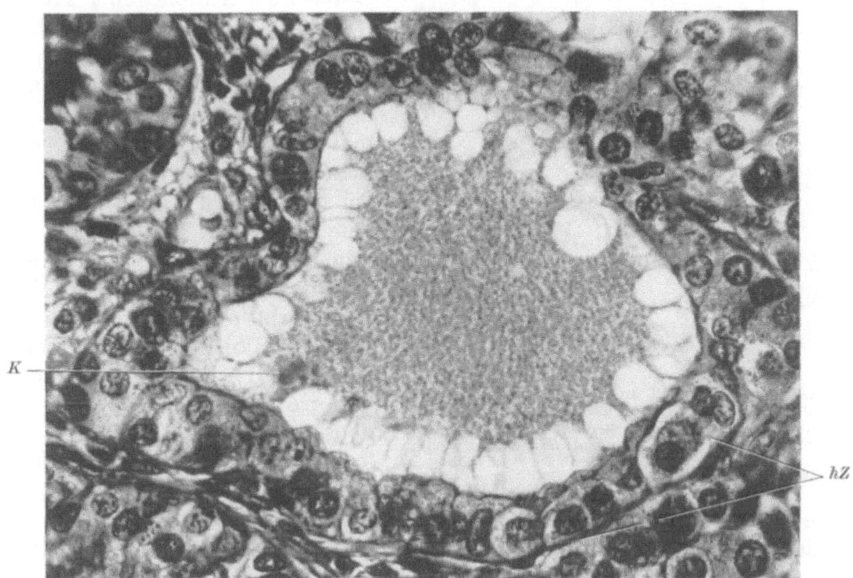

Abb. 232. Zellstrangcyste aus der Zona intermedia mit feinkörnigem Cysteninhalt und Randvakuolen. *hZ* Gruppen von „hellen Zellen"; *K* kleine homogene Kolloidtropfen. Hinger 25 J. Fix. Susa. Paraffin. 5 μ. Bindegewebsfärbung nach MASSON. Vergr. 1 : 550.

In anderen Cysten ist der geringe Eiweißanteil des Inhaltes in Gestalt eines spärlichen, feinflockigen Gerinnsels niedergeschlagen (s. Abb. 229), ein Befund, der häufig in Drüsencysten, ferner in der Hypophysenhöhle älterer Feten und Neugeborener erhoben werden kann. Auch spärliche, fädige Gerinnsel kommen vor, namentlich in jungen spaltartigen Evaginationen.

Die Lichtung kleinerer Cysten ist nicht selten von einem schaumartigen Wabenwerk ausgefüllt (s. Abb. 197 und 198). Die Wabenwände sind anfangs sehr zart, so daß man an ihre Entstehung aus aneinanderliegenden Sekretblasen (s. S. 356) denken könnte; die Wabenräume erscheinen leer, sind aber in vivo zweifellos mit einer substanzarmen, wäßrigen Flüssigkeit gefüllt. Allmählich werden die Wände durch substanzreichere Sekretbestandteile verstärkt und verdickt. Dann tritt zwischen den Waben, die zum Teil platzen und gelöst werden, ein gröberer Niederschlag oder homogenes Kolloid auf, das sich mit Azan blau färbt (s. Abb. 209).

Die zuerst nur spärlich vorhandene, flockig körnige Substanz kann eine starke Zunahme erfahren, so daß sie mehr oder weniger den ganzen Hohlraum einer Cyste ausfüllt und nur die Randzone noch von Sekretblasen besetzt ist (s. Abb. 232). Man trifft diese „präkolloide" Substanz, die vermutlich ein durch die Fixierung erzeugtes Fällungsprodukt aus eiweißreicherem Sekret darstellt, namentlich in Zellstrangcysten und in der Hypophysenhöhle von

Kindern. Die Substanz ist in Azanpräparaten hellblau gefärbt. Die Größe und Form der Körnchen des Niederschlages ist sehr wechselnd. Abb. 233 zeigt den verhältnismäßig grobkörnigen Niederschlag aus der Hypophysenhöhle eines Erwachsenen.

Innerhalb des körnig flockigen Niederschlages läßt sich gelegentlich (s. z. B. Abb. 232, *K*) das Auftreten kleiner homogener Tropfen („Kolloidtropfen") beobachten, die wohl die nächste Stufe in der Verfestigung des Cysteninhaltes darstellen. Sie leiten über zu den mannigfaltigen Erscheinungsformen des eigentlichen „Kolloids". Im einfachsten Fall findet man eine homogen aussehende, anscheinend noch relativ dünnflüssige Masse, die sich mit Azan blau färbt und kurz als „azanblaues Kolloid" bezeichnet sei (s. Abb. 201). Es kann in kleineren und größeren Cysten der verschiedensten Herkunft auftreten. Gelegentlich finden sich in ihm feine, faden- oder nadelförmige Strukturen, die sich mit Azan rot färben (s. Abb. 239 und 240) und Ähnlichkeit mit Fibrinfäden haben. Häufig ist das Kolloid nicht gleichmäßig homogen, sondern von schlierigen Streifen durchzogen (s. Abb. 234, ferner Abb. 192 und 194), die sich in den verschiedensten Abstufungen von Blau färben. Auch mit gröber gekörnten Partien kann das Kolloid untermischt sein, wie sich auch seine eigene „homogene" Beschaffenheit im fixierten Zustand oft in eine mit stärkster Vergrößerung eben noch erkennbare Körnung auflöst (s. Abb. 235).

Zu dem beschriebenen Kolloid gesellt sich ein zweites, das sich in Azanpräparaten durch seine leuchtend rote Farbe auszeichnet („azanrotes Kolloid") und gleichfalls in den verschiedensten Variationen anzutreffen ist. So tritt es in kleinen oder großen homogenen Tropfen und Kugeln auf, die scharf begrenzt mitten in azanblauem Kolloid eingelagert sind (s. Abb. 235). In anderen Cysten findet man eine innige, streifige Durchmengung beider Arten; wieder andere enthalten teils rotes, teils blaues Kolloid (s. Abb. 200); und schließlich

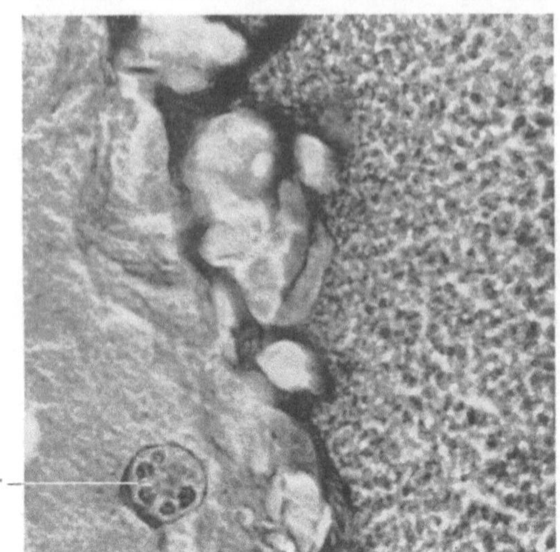

Abb. 233. Azanblaues Kolloid aus der Hypophysenhöhle eines Erwachsenen. Die Substanz ist zum Teil grobkörnig, zum Teil schollig geronnen. *Zr* Rest einer degenerierenden Zelle. Hinger. 25 J. Fix. Susa. Paraffin. 5 μ. Azan. Vergr. 1 : 550.

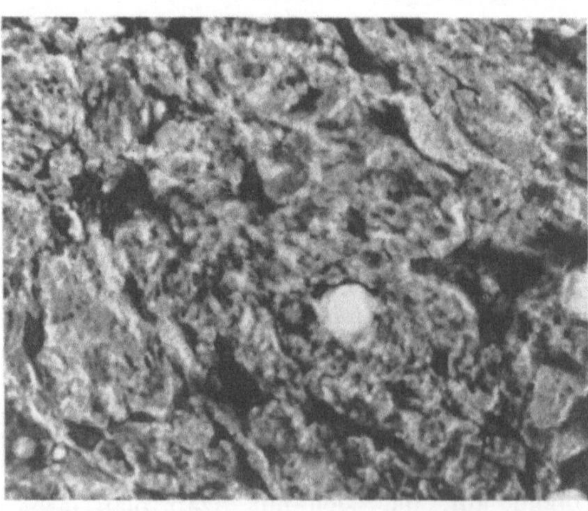

Abb. 234. Schlierig geronnenes azanblaues Kolloid aus der Hypophysenhöhle eines Erwachsenen. Hinger. 25 J. Fix. Susa. Paraffin. 5 μ. Azan. Vergr. 1 : 550.

gibt es Cysten, die ausschließlich mit azanrotem Kolloid angefüllt sind (s. Abb. 200, *Ucr*). Cysten der letzteren Art finden sich namentlich bei älteren Individuen unter den Umschlagscysten.

Das verschiedene färberische Verhalten des Cystenkolloids ist seit langem bekannt, doch sind die Angaben hierüber wenig einheitlich. Schon LOTHRINGER bemerkt, daß sich das Kolloid in Hämatoxylin-Eosinpräparaten zuweilen violett, zuweilen rosa färbt. CREUTZFELDT findet bei gleicher Färbung bis zum 40. Jahr in den Cysten vorwiegend blaß rosa gefärbtes Kolloid, manchmal mit bläulichem Rand. Alterskolloid ist nach ihm dunkler, leuchtend rot mit dunklerem rotem oder blauem Rand. Nach TRAUTMANN zeigt das Kolloid bald schwache, bald starke Eosinophilie. Ferner findet er, namentlich in den Cysten, ein sich mit Hämatoxylin blaufärbendes Kolloid von schwacher und starker basophiler Reaktion. STENDELL beobachtete Kolloidklumpen von stark acidophiler bis zu deutlich basophiler Reaktion. Die Norm bilden nach ihm „blasse Nuancen der Färbung". KRAUS trifft die von ihm beschriebenen drei Kolloidarten (s. S. 158) auch in den Cysten an; am häufigsten das gerbsäurefeste, an zweiter Stelle das fuchsinophile, an letzter das fuchsinophobe. KRAUS bemerkt aber, daß die Mengenabschätzung dadurch erschwert ist, daß in ein- und derselben Cyste alle drei Substanzen durcheinander vorkommen können. Nach KASCHE (1926) ist das Kolloid meist eosinophil, teils gleichmäßig, teils gefleckt; in den zentralen Partien finden sich dunklere Farbtöne, selten auch basophil tingierte Massen. Von deutlich eosinophilem Kolloid kommen alle Abstufungen über blaß rosa, blaß violett bis zu typisch basophiler Färbung vor.

Azanblaues und azanrotes Kolloid entsprechen nicht einfach dem eosinophilen und basophilen Kolloid der Hämalaun-Eosinfärbung. Das eosinophile Kolloid färbt sich vielmehr mit Azan zum Teil blau, zum Teil rot. Wodurch diese verschiedene Färbbarkeit bedingt ist, ist für die eine Methode so ungeklärt wie für die

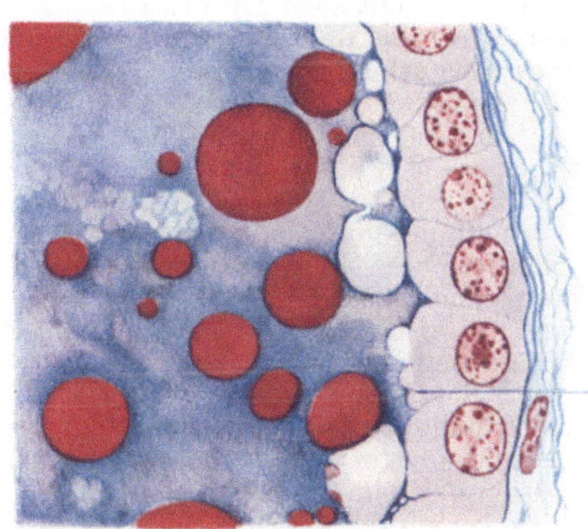

Abb. 235. Azanrotes und azanblaues Kolloid aus einer Umschlagscyste. Das azanblaue Kolloid ist ganz fein gekörnt. *a* tröpfchenartiges Vorquellen des Cytoplasmas (vgl. damit auch Abb. 195 b, 1). Hinger. 25 J. Fix. Susa. Paraffin 5 μ. Azan. Vergr. 1 : 1000.

andere; auch die vielgebrauchten Bezeichnungen acidophil und basophil entbehren für die Kolloidfärbung noch einer gesicherten Grundlage. Nach COLLIN erklärt sich das differente färberische Verhalten des Kolloids lediglich aus Unterschieden in der Konzentration. STENDELL dagegen vermutet, daß der verschiedenen Färbbarkeit chemische Unterschiede zugrunde liegen, und daß sie vom Grad der Reife und des Alters des Sekretes, sowie von der Art der zugrunde gegangenen Zellen abhängig ist. Nach ihm ist die ältere Substanz lichter und minder intensiv färbbar, lockerer und dünner als die jüngere, die sich (mit Eosin) leuchtend tingiert und von stärkerer Konzentration ist. Das scheint mir für das Cystenkolloid der menschlichen Hypophyse nicht zuzutreffen. Verfolgt man nämlich Auftreten und Verhalten des Kolloids während der verschiedenen Lebensabschnitte, so findet man, daß es in den Cysten anfänglich dünnflüssig ist und mit zunehmendem Alter seine Konsistenz vermehrt. Dabei färbt sich das jüngere, flüssigere Kolloid azanblau, das eingedickte azanrot. Im gleichen Sinne spricht die Beobachtung, daß sich bei konzentrisch geschichtetem Kolloid die äußeren Schichten azanblau, das Innere dagegen oft azanrot färbt. Das azanrote Kolloid ist danach das ältere und durch Eindickung oder Wasserabgabe aus azanblauem hervorgegangen. In diesem Falle liegt der verschiedenen Färbbarkeit also sehr wahrscheinlich ein Unterschied in der Dichte zugrunde. Neben diesem durch Eindickung oder Alterung verändertem Kolloid gibt es aber noch azanrotes Kolloid, das schon bei seiner Entstehung durch Einschmelzung von Zellen rot gefärbt ist (vgl. dazu

S. 167). Hier könnte der Färbeunterschied gegenüber azanblauem Kolloid doch durch eine abweichende chemische Beschaffenheit bedingt sein.

Gesichert ist das Vorliegen chemischer Unterschiede für jenen Teil des Kolloids, der sich mit den sog. Schleimfarbstoffen zur Darstellung bringen läßt. Er wird seit langem wegen seiner Färbbarkeit mit Mucicarmin und seiner typischen Metachromasie als Mucin oder mucinhaltige Substanz betrachtet.

Daß sich in der Hypophyse außer den basophilen Zellen auch ein Teil des Kolloids mit Mucicarmin färbt, wurde zum erstenmal von COMTE (1898) beobachtet. Der Autor schließt daraus, daß das Kolloid eine dem Mucin nahestehende Substanz enthält. Zu einer ähnlichen Schlußfolgerung kam NEUMAYER (1900). THAON (1907) entdeckte die metachromatische Färbung des Kolloids mit Methylviolett oder Anilinwasser-Thionin. Er deutet die Farbreaktion dahin, daß ein gewisser Anteil des Hypophysenkolloids dem Mucin nahesteht. Die Färbbarkeit des Kolloids mit Mucicarmin, Bismarckbraun und Thionin betont auch TRAUTMANN (1909), doch geht aus seinen Angaben nicht hervor, ob er den wesentlichen Punkt, die Metachromasie, beobachtet hat. BOLSI (1926) dagegen hat diese bei Färbung mit Safranin, Thionin und Toluidinblau gesehen, ohne jedoch die Bedeutung der Reaktion zu erkennen.

Am eingehendsten befaßte sich bis jetzt GUIZZETTI (1927a) mit der vorliegenden Frage. Nach seinen Feststellungen erfolgt der Nachweis der mucinartigen Substanz am besten an Gefrierschnitten von frischem Formolmaterial (Fixierung 1 — mehrere Tage in 10%igem Formol) durch Färbung mit polychromem Methylenblau, Safranin, Thionin oder Toluidinblau (die drei letztgenannten Farbstoffe werden in gesättigter Lösung in 2% Carbolsäure angewandt). Nach der Färbung kurz abspülen in mit Essigsäure angesäuertem Wasser und Untersuchung in Wasser. Unter diesen Bedingungen färbt sich ein Teil des Cysteninhaltes mit Safraninorange gelb, mit polychromem Methylenblau oder Thionin lebhaft rot, mit Toluidinblau violett, zeigt also die für Mucine charakteristische Färbung. Wesentlich ist, daß die Reaktion an Gefrierschnitten erfolgt; an Paraffinschnitten mißlingt sie. Für den Mucincharakter der metachromatischen Substanz spricht auch ihr Verhalten gegenüber Lösungsmitteln. Durch mehrstündige Einwirkung verdünnter Essigsäure wird die Reaktion nicht beeinflußt, während sie durch 24stündige Einwirkung alkalischer Lösungen aufgehoben wird. Die Färbung mit Mucicarmin, bei der sich die metachromatische Substanz rot färbt, hält GUIZZETTI für sich allein nicht für Mucin beweisend, da sich mit Mucicarmin außer Mucin bekanntermaßen auch eine Reihe anderer Substanzen färbt.

Während nun die früheren Autoren nur allgemein von einem Mucingehalt des Kolloids sprechen, ohne diesen näher zu lokalisieren, findet GUIZZETTI die mucinartige Substanz auf die Evaginationen und die aus diesen hervorgehenden kleineren Umschlagscysten beschränkt. Auch der Inhalt der Hypophysenhöhle kann sich, solange ihm Sekret aus den Evaginationen beigemengt ist, schwach metachromatisch verhalten. Die kolloidartige Substanz in den größeren Umschlagscysten zeigt dagegen keine Metachromasie; sie ist einfach basophil. Das gleiche gilt nach GUIZZETTI für den Inhalt der tubulösen Drüsen und ihrer Cysten, sowie für das Kolloid des Vorderlappens. Die sich metachromatisch färbende Substanz entspricht nach GUIZZETTI dem frisch bereiteten Sekret der Evaginationen. Wird es, statt resorbiert zu werden, in den Cysten aufgestapelt, so verwandelt es sich unter Verlust seiner Metachromasie in kolloidartige, einfach basophile Substanz. Die metachromatische Substanz tritt frühestens am Ende des 1. Lebensjahres auf. Bis zum Ende des 7. Jahres enthalten die Evaginationen nur mucinartige Substanz, kein basophiles Kolloid. Im übrigen dauert dann die Sekretion von mucinartiger Substanz während des ganzen Lebens an. Besonders lebhaft ist sie während der Schwangerschaft.

Auf Grund eigener Untersuchungen kann ich die Angaben GUIZZETTIs, denen manche Autoren, z. B. BENDA (1932) skeptisch gegenüberstehen, bestätigen. Ich fand in allen unter Einhaltung der vorgeschriebenen Technik untersuchten Hypophysen bis ins Greisenalter hinein metachromatisch gefärbtes Kolloid (s. Abb. 236). Es war in normalen Drüsen auf das Gebiet der Evaginationen beschränkt; ich bin mir aber nicht ganz sicher, ob alle in der chromophoben Zone gelegenen, metachromatisches Kolloid enthaltenden Cysten auf Evaginationen zurückgehen. Die Metachromasie ist in den kleinen Cysten am stärksten. Niemals fand ich in den Pseudofollikeln des Vorderlappens oder der Pars tuberalis metachromatisch gefärbtes Kolloid. In allen Hypophysen war bei Thionin- oder Toluidinblaufärbung außer metachromatisch gefärbtem und einfach basophilem Kolloid auch ungefärbtes Kolloid vorhanden.

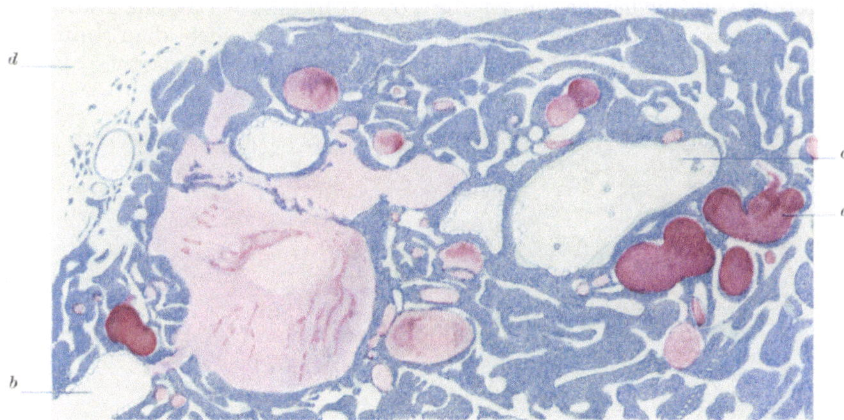

Abb. 236. Metachromatisch gefärbtes Kolloid aus der Zona intermedia einer menschlichen Hypophyse. In den kleineren Cysten (*a*) ist das Kolloid intensiv violett gefärbt, in den großen hellviolett, vermutlich infolge Abnahme der Konzentration der sich metachromatisch färbenden Substanz. Einzelne Cysten (*b*) enthalten ungefärbtes Kolloid. In der mit *c* bezeichneten Cyste liegen im ungefärbten Kolloid einige basophile Kolloidtropfen. Die Zellstränge sind schematisch blau gefärbt gezeichnet. 30jährige Wöchnerin. 3 Wochen nach der Geburt. Fix. Formol 1 : 4. Gefrierschnitt 15 μ. Toluidinblaufärbung nach Guizzetti. Beobachtung in Wasser. Vergr. 1 : 70.

In der Hypophyse einer 3 Wochen nach der Geburt verstorbenen Wöchnerin fand sich das metachromatisch gefärbte Kolloid besonders reichlich vor (s. Abb. 236), während das sonst häufig zu sehende einfach basophile Kolloid bis auf kleine Reste fehlte. Hier zeigte auch das Kolloid einzelner Drüsencysten und Zellstrangcysten schwache Metachromasie.

ϑ) Die Entstehung des Cystenkolloids der Zwischenzone.

Die Frage, in welcher Weise die Hypophysenhöhle und die Cysten der Zwischenzone mit Kolloid gefüllt werden, findet im Schrifttum eine sehr verschiedene Beantwortung. Nach der ursprünglichen Auffassung, wie sie von Lothringer, Thaon u. a. vertreten wurde, entsteht das Kolloid im Vorderlappen und sammelt sich dann, zum mindesten teilweise, in der Hypophysenhöhle, bzw. in den aus dieser hervorgehenden Cysten. B. Haller (1898) läßt sogar die sekretführenden Drüsenschläuche des Vorderlappens direkt in die Hypophysenhöhle einmünden.

Im Gegensatze dazu steht jene andere Auffassung, nach der das Kolloid der Cysten an Ort und Stelle gebildet wird. Dabei ist das Kolloid nach der Auffassung von F. J. Kraus und anderen Autoren wie in den übrigen Teilen der Hypophyse so auch hier ausschließlich das Produkt einer direkten Umwandlung von Hypophysiszellen; auch Bailey behauptet, daß niemals eine andere Entstehung des Cystenkolloids gezeigt werden konnte, als die durch Degeneration. Thaon u. a. betrachten dagegen das Cystenkolloid nicht als Zeichen eines degenerativen Einschmelzungsprozesses, sondern als Produkt einer sekretorischen Tätigkeit.

Einen vermittelnden Standpunkt nimmt Fraser ein. Nach ihm entstammt der Inhalt der Hypophysenhöhle zwei Quellen: der Pars intermedia und dem

Vorderlappen. Die erstere liefert das homogene Kolloid, das den Hauptanteil des Inhalts darstellt; der zweite Zufluß erfolgt aus dem Vorderlappen „genauer gesagt, durch die eosinophilen Substanzen, die in den größeren Zellen liegen". Während diese zum überwiegenden Teil in den Blutstrom übertreten, gelangt ein kleinerer in die Hypophysenhöhle, wo er, ehe er sich in Kolloid auflöst, angeblich in Gestalt kleiner rundlicher Körperchen erkannt werden kann.

Wiederum verschieden davon ist die von GUIZZETTI vertretene Auffassung. GUIZZETTI trennt bei der Beantwortung der Frage zwischen dem Inhalt der Hypophysenhöhle und dem Inhalt der verschiedenen Cystenarten. Bei der

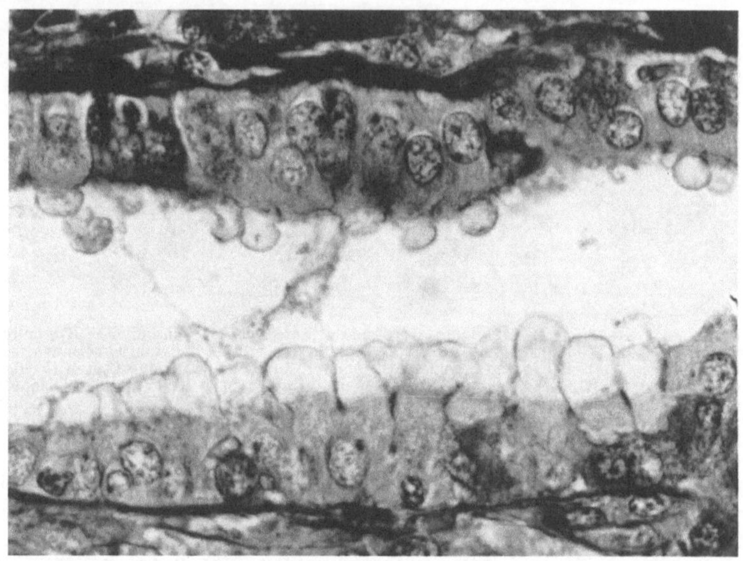

Abb. 237. Sekretbläschen an der Oberfläche der Drüsenzellen einer Zellstrangcyste. Hinger. 23 J. Fix. Susa. Paraffin. 5 μ. Kresazan. Vergr. 1 : 950.

Hypophysenhöhle hält es GUIZZETTI für erwiesen, daß diese keine eigene Sekretion hat. Die in ihr vorübergehend abgelagerten Sekretionsprodukte stammen nach diesem Autor aus den Evaginationen und den tubulösen Drüsen, in welchen sie durch sekretorische Tätigkeit der Wandzellen entstehen.

Wenn ich nun zu diesen verschiedenen Theorien auf Grund meiner eigenen Beobachtungen Stellung nehme, so komme ich zu folgenden Ergebnissen. Eine Beteiligung des Vorderlappens an der Lieferung des Cystenkolloids der Zona intermedia besteht bei der menschlichen Hypophyse nur insofern, als einzelne Vorderlappencysten das in ihnen gebildete Kolloid in die Hypophysenhöhle oder in RATHKEschen Cysten entleeren können. Auch in diesem Falle handelt es sich aber nicht im Sinne von COLLINA, PIRONE, FRASER um eine von den eosinophilen Zellen ausgearbeitete Substanz, da das Kolloid der Vorderlappencysten durch sekretorische Tätigkeit wie auch durch Einschmelzung der verschiedensten Drüsenzellen entsteht (s. S. 160ff.). Einen wesentlichen Anteil des Kolloids der Hypophysenhöhle stellt namentlich im 1. und 2. Jahrzehnt der schon von GUIZZETTI beobachtete Zufluß aus den Evaginationen und tubulösen Drüsen. Außerdem beteiligt sich aber, wie ich im Gegensatze zu GUIZZETTI beobachtete, auch die Wandung der Hypophysenhöhle selbst an der Bildung ihres Inhaltes, und zwar durch Sekretion und Zelleinschmelzung. Das ist in gesteigertem Maße auch in den RATHEKEschen Cysten der Fall, bei denen die

Zufuhr aus tubulösen Drüsen und Evaginationen mehr und mehr in Wegfall kommt.

Schon bei Beschreibung der RATHKEschen Cysten wurde das in den Abb. 195a und b sichtbare Vorquellen des Cytoplasmas wie das Auftreten von großen Bläschen an der Zelloberfläche im Sinne einer Sekretion gedeutet (s. S. 304). Besonders deutlich sind diese Sekretbläschen in jenen Cysten zu beobachten, deren Höhle nicht mit Kolloid, sondern mit einer substanzarmen, wäßrigen Flüssigkeit gefüllt ist. Ein Beispiel hierfür gibt Abb. 237, an der, wie ich betonen möchte, nicht die geringste Retusche vorgenommen wurde. Man sieht hier, wie aus dem apikalen Ende der Drüsenzellen zuerst rundliche Bläschen austreten, die von einer deutlich erkennbaren Membran umgeben sind. Anfangs sind sie nur klein, so daß sie auf jeder Zelle isoliert liegen und nur einen Teil der Zelloberfläche einnehmen; dann vergrößern sie sich mehr und mehr, bis sie breit auf der Oberfläche der Mutterzellen aufsitzen und gegenseitig aneinanderstoßen; dabei wird ihre Form länglich mit abgerundeter Oberfläche (s. die untere Zellreihe der Abb. 237). Wie auf der Abbildung sehr schön zu erkennen ist, geht das Cytoplasma der Zelle ohne scharfe Abgrenzung in den Hohlraum der Sekretbläschen über, der mit einer substanzarmen Flüssigkeit gefüllt ist, deren Eiweißkomponente namentlich in den kleineren durch die Fixierungsflüssigkeit in Gestalt von spärlichem Gerinnsel niedergeschlagen wird. Die an der Epitheloberfläche zwischen den Zellen in Bruchstücken sichtbaren, dunklen Linien entsprechen Kittlinien, die, wenn sie in der Schnittebene liegen, durch Projektion unter Umständen eine trennende Linie zwischen Zelloberfläche und Sekretbläschen vortäuschen können. Nach Erreichen einer gewissen Größe scheinen die Sekretbläschen zu platzen und ihren Inhalt in die Cystenhöhle zu entleeren, wobei die kollabierte faltige Hülle des Bläschens anfangs noch deutlich erkennbar ist. Seltener trifft man abgeschnürte runde Sekretbläschen frei im Innern der Cyste an.

Die beschriebenen Gebilde, die am schönsten in unmittelbar nach dem Tode fixierten Drüsen zu sehen sind, lassen sich meines Erachtens nur als Ausscheidungsphasen eines von den Wandzellen bereiteten flüssigkeitsreichen und eiweißarmen Sekretes deuten. Man findet sie in der Hypophysenhöhle, in RATHKEschen Cysten, Umschlagscysten, Zellstrangcysten und Drüsencysten. Der Einwand einer durch die Fixierungstechnik bedingten künstlichen Entstehung kann gegenüber den beschriebenen Gebilden, die in nur mit dünner Flüssigkeit gefüllte Cysten hereinragen, nicht erhoben werden.

Schwieriger wird die Frage, wenn die Cyste mit einem substanzreicheren Inhalt gefüllt ist. So könnte man gegen die Deutung der in Abb. 232 sichtbaren Vakuolen als aneinanderliegende, gegenseitig verklebte Sekretblasen vorbringen, daß diese Ähnlichkeit nur eine äußerliche sei und behaupten, daß die Strukturen hier erst bei der Fixierung durch blasige Gerinnung des Cysteninhaltes künstlich entstünden. Der gleiche Einwand wird ja seit langem auch gegen die sog. Randvakuolen erhoben, wie sie in kolloidgefüllten Cysten der Zona intermedia wie des Vorderlappens hervortreten (s. z. B. Abb. 210, S. 318 und Abb. 126, S. 163).

Die Randvakuolen der Hypophysencysten gleichen in Größe und Aussehen weitgehend den gleichnamigen Strukturen der Schilddrüsenfollikel. Wie in der Schilddrüse unterliegt ihr Vorkommen auch in der Hypophyse großen Schwankungen. In der Hypophysenhöhle (s. Abb. 192), in den RATHKEschen Cysten (s. Abb. 195), Zellstrangcysten (s. Abb. 210), jungen Umschlagscysten (s. Abb. 200, Ucbl) sind sie meist in großer Zahl vorhanden, in den älteren, mit azanrotem Kolloid gefüllten Umschlagscysten dagegen oft nur vereinzelt (siehe Abb. 200, Ucr). Auch die individuellen Schwankungen können sehr groß sein;

in manchen Drüsen sind die Randvakuolen nur spärlich, in anderen bei gleicher Fixierung wieder sehr reichlich entwickelt.

Die Randvakuolen der Schilddrüse wurden bekanntlich von zahlreichen Autoren (ZEISS 1877, BABER 1881, LANGENDORFF 1889, HÜRTHLE 1894, DE QUERVAIN 1904 u. a.) als Schrumpfungserscheinungen gedeutet, die durch den Einfluß der Fixierung künstlich erzeugt werden. Im Gegensatze dazu betrachteten sie VERSON (1871), v. WYSS (1889), ANDERSSON (1894), UHLENHUTH (1927, 1928), UOTILA (1937) v. HAGEN (1936, 1938) als vital vorhandene Gebilde, die mit der Ausscheidung eines „chromophoben" Kolloids in Verbindung stehen. Auch BUCHER (1938) hält es für sicher, daß ein Teil der Randvakuolen der Schilddrüse schon intravital vorhandene Bildungen darstellt; er trennt diese daher als „primäre" Vakuolen von anderen, erst postmortal durch die Fixierung entstehenden „sekundären" Vakuolen ab. Weiteres darüber siehe den Handbuchabschnitt über Schilddrüse von BARGMANN.

Viel spärlicher sind die Angaben, die bis jetzt über die Randvakuolen der Hypophyse vorliegen. Als erster erwähnt sie THOM (1901), der sie, angeregt durch die Beobachtungen von ANDERSSON, mit der Bildung eines chromophoben Kolloids in Verbindung bringt. Nach THOM sind die Vakuolen nicht Schrumpfungserscheinungen, sondern degenerierte chromophobe Zellen, die infolge spezifischer Sekretionstätigkeit in das Lumen der Cysten ausgestoßen wurden. Das durch sie gebildete chromophobe Kolloid soll dazu dienen, das chromophile zu verdünnen. Im Gegensatze dazu deutet TRAUTMANN (1909) die am Rand wie im Innern des Kolloids gelegenen Vakuolen als durch Fixation hervorgerufene auf Schrumpfung beruhende Kunstprodukte. TRAUTMANN beruft sich dabei darauf, daß nach Gefäßinjektionen der Fixierungsprozeß in der, die Gefäße füllenden Gelatinemasse ähnliche Bilder hervorruft. Aus neuerer Zeit liegt eine übereinstimmende, ablehnende Angabe von KASCHE (1926) vor.

Es soll nicht in Abrede gestellt werden, daß den Randvakuolen gleichende Gebilde durch den Fixierungsvorgang künstlich erzeugt werden können; vermutlich sind auch die in Abb. 131 sichtbaren, intravaskulär gelegenen Vakuolen in dieser Weise entstanden. Andererseits führen mich aber meine Untersuchungen dazu, die in den verschiedenen kolloidhaltigen Cysten der Hypophysis auftretenden Randvakuolen zu einem beträchtlichen Teil den Sekretbläschen gleichzusetzen, die ich weiter oben in den flüssigkeitsgefüllten, kolloidfreien Cysten beschrieb. Als Stütze für diese Auffassung dient unter anderem Abb. 195a und b, in der die allmähliche Entwicklung der Sekretbläschen (Randvakuolen) aus cytoplasmatischen Protuberanzen ebenso schön zu verfolgen ist, wie in Abb. 237, obwohl im ersteren Fall neben den Sekretbläschen auch Kolloid vorhanden ist. Sehr häufig werden die Randvakuolen durch den Einfluß der Fixierungsflüssigkeit und der Nachbehandlung noch vergrößert und zerrissen, wie es z. B. auch in Abb. 194 der Fall ist.

Für die intravitale Existenz eines Teiles der Randvakuolen spricht ferner, daß sie nicht nur in Gefrierschnitten von formolfixierten Drüsen anzutreffen sind (s. z. B. Abb. 236b und c), sondern auch in Gefrierschnitten frischer unfixierter Organe, die mit Messertiefkühlung nach SCHULTZ-BRAUNS gewonnen sind. Auch osmiumfixierte Präparate zeigen Randvakuolen. All diese Beobachtungen veranlassen mich, wenigstens einen Teil der Randvakuolen als intravital vorhandene, mit wasserreicher Flüssigkeit gefüllte Sekretbläschen zu deuten.

Eine weitere Frage ist, ob alle intravital vorhandenen Randvakuolen im Sinne einer sekretorischen Tätigkeit zu erklären sind. Die Frage ist um so berechtigter, als in neuerer Zeit die Randvakuolen der Schilddrüse auf Grund der nach Verabreichung von thyreotropem Hormon eintretenden Veränderungen bekanntlich mit der Einschmelzung des gespeicherten Kolloids in Verbindung gebracht und als Absorptions- oder Resorptionsvakuolen gedeutet werden (ARON, OKKELS, SEVERINGHAUS, GUYÉNOT, PONSE und DOTTRENS u. a.). Da zu vermuten ist, daß derartige Resorptionsvorgänge auch in den Cysten der

Hypophysen stattfinden können, so ist es möglich, daß die gleiche Deutung auch für einen Teil der Randvakuolen der Hypophyse zutrifft.

Spaltbildungen zwischen Epithelwandung und Kolloid wie in Abb. 193, große Vakuolen im Innern des Kolloids stellen natürlich Artefakte dar, die teils der Fixierung, teils der anschließenden Nachbehandlung zur Last fallen. Ungeklärt dagegen ist die Frage bezüglich der kleinen Vakuolen, die wie in Abb. 239f. im Innern des Kolloids auftreten. Auch sie werden in der Schilddrüsenliteratur häufig und zum Teil mit Recht den Schrumpfungsvakuolen zugerechnet. Es ist aber fraglich, ob sie alle einheitlicher Natur sind. So können auch Lipoideinlagerungen vorliegen, ferner könnten es aber auch abgelöste, mit Flüssigkeit gefüllte Randvakuolen sein, deren Inhalt sich dem Kolloid noch nicht beigemengt hat.

Welche Bedeutung dem von den Sekretbläschen gelieferten „chromophoben Kolloid" zukommt, ob es zur Verdünnung des „chromophilen" Kolloids dient, wie manche Autoren glauben, oder ob aus ihm durch Kondensation oder andere Vorgänge im Cystenhohlraum schließlich chromophiles Kolloid entsteht, ist für die Hypophyse ebensowenig bekannt wie für die Schilddrüse.

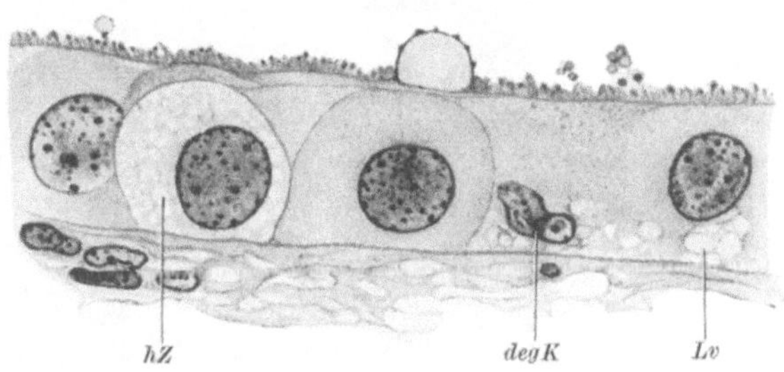

Abb. 238. Stäbchensaum mit feinen Körnchen und Tröpfchen auf der Oberfläche des hinteren Epithels der Hypophysenhöhle. In der Mitte ist ein größeres Sekretbläschen sichtbar. *degK* degenerierender Kern einer Wandzelle; *hZ* helle Zelle; *Lv* Lipoidvakuolen. Hinger. 23 J. Fix. Susa. Paraffin. 5 μ. Azan. Vergr. 1 : 1250.

Jedenfalls ist die Bläschenbildung nicht der einzige Vorgang, der in den Cysten mit einer sekretorischen Tätigkeit in Verbindung gebracht werden kann. So findet man in der Hypophysenhöhle und in RATHKEschen Cysten die Oberfläche des auskleidenden Epithels des öfteren von einem schmalen, feingestreiften Saum bedeckt, von dem sich feine Körnchen und Tröpfchen abzulösen scheinen (s. Abb. 238). Der Saum ist gewöhnlich nur streckenweise zu beobachten; er kann, wie Abb. 195b bei 3 zeigt, auch auf die Oberfläche einzelner Zellen beschränkt sein. Gerade Bilder der letztgenannten Art sprechen dagegen, daß es sich dabei nur um eine durch die Fixierung bewirkte Ausfällung aus dem Cysteninhalt handelt. Möglicherweise entspricht der Stäbchensaum der „cuticulaähnlichen" Bildung, die LOTHRINGER in der Hypophysenhöhle beobachtete. Mit dem an einzelnen Stellen nachweisbaren echten Flimmerbesatz (s. S. 306) hat er dagegen nichts zu tun.

Ein Teil der Cystenepithelien enthält im Cytoplasma feine azanblaue Kolloidtröpfchen, die sich im apikalen Teil der Zelle ansammeln und zu größeren Tropfen verschmelzen können. Andere zeigen große Kolloidtropfen, die zapfenartig in das Cytoplasma der Zellen hineinragen und mit dem Kolloid der Cystenhöhle zusammenhängen (s. Abb. 205—208). Auch hier kann es sich um Sekretionsvorgänge handeln; es ist aber auch möglich, daß diese Bilder im Sinne einer Kolloidresorption zu deuten sind.

Neben echten Sekretionsprozessen seitens der auskleidenden Drüsenzellen spielt bei der Entstehung des Cystenkolloids schließlich auch die Einschmelzung von Zellen eine in ihrem Ausmaß allerdings wechselnde Rolle. Sie erfolgt entweder innerhalb des Epithelverbandes der Wandung oder erst nach dem Austritt der Zellen im Innern der Cyste. Im ersteren Falle wird der Zelleib der Drüsenzelle in gleicher Weise, wie es für die Drüsenzellen des Vorderlappens beschrieben wurde (s. S. 167), allmählich in Kolloid verwandelt, das schließlich in Tropfenform in die Cystenhöhle ausgestoßen wird. In den meisten Fällen entsteht dabei azanrotes Kolloid, zu dem jede in der Wandung vorkommende Zellart eingeschmolzen werden kann. Der Vorgang kann unter Umständen Veranlassung zur Verwechslung mit α-Zellen geben. Das in die Höhle ausgestoßene Kolloid scheint innerhalb des azanblauen Kolloids noch einige Zeit als roter Tropfen erhalten zu bleiben; wie lange, entzieht sich unserer

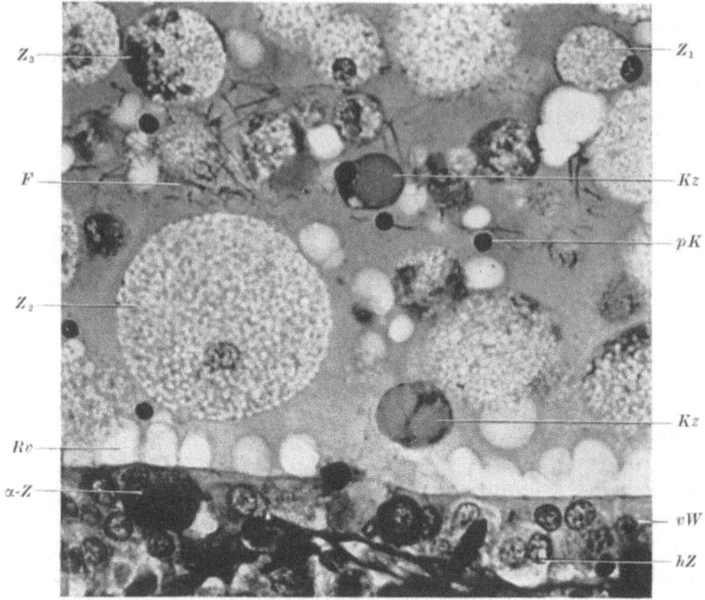

Abb. 239. Abgestoßene Zellen im Innern einer RATHKEschen Cyste. *α-Z* α-Zelle in der vorderen Wand der Cyste; *F* azanrote fadenartige Strukturen, die das azanblaue Kolloid durchziehen; *hZ* doppelkernige helle Zelle; *Kz* „Kolloidzellen"; *pK* isoliert liegender pyknotischer Kern; *Rv* Randvakuolen; *vW* vordere (distale) Wand der RATHKEschen Cyste; *Z₁* kleine lipoidhaltige Kugelzelle; *Z₂* große lipoidhaltige Kugelzelle mit feinen azanblauen Kolloidtröpfchen; *Z₃* Kugelzelle mit vermehrtem Kolloidgehalt. Hinger. 28 J. Fix. Sublimat-Formol-Eisessig. Paraffin. 5 *μ*. Azan. Vergr. 1:515.

Kenntnis. Aber nicht alle azanroten Kolloidtropfen sind auf eingeschmolzene Zellen zurückzuleiten. So haben z. B. die in Abb. 235 dargestellten sicher anderen Ursprung.

Nach der Darstellung von KRAUS (1914) verfallen Chromophile beider Art wie im Vorderlappen so auch in den Cysten der Umwandlung in gerbsäurefestes Kolloid; die granulierten und entgranulierten basophilen Zellen liefern dabei das fuchsinophile, die eosinophilen das fuchsinophobe Kolloid. Gelegentlich färben sich die aus den Zellkernen resultierenden Zerfallsprodukte tiefblau und bilden wolkige Massen, die in dem übrigen, mehr homogenen Cysteninhalt suspendiert erscheinen.

Sehr häufig findet die kolloide Einschmelzung der Drüsenzellen erst nach ihrem Austritt ins Innere der Cystenhöhle statt. In manchen Cysten, namentlich in RATHKEschen Cysten, kann der Austritt der Zellen sehr großen Umfang annehmen, so daß das Kolloid dicht von Zellen durchsetzt ist (s. Abb. 239 und 240). Dabei lösen sich sehr oft auch wohlerhaltene Drüsenzellen aus dem Epithelverband, um ins Innere der Cyste zu gelangen und sich hier, wenn das Kolloid dünnflüssig genug ist, abzukugeln.

Ein Teil dieser Zellen verfällt dann ohne weitere Größenzunahme der Auflösung, wobei die dunkelgefärbte pyknotische Kernkugel den Untergang des Cytoplasmas oft überdauert (s. Abb. 239, *pK*.) Ein anderer Teil der Zellen verwandelt sich allmählich zu den eigenartigen Zellkugeln, wie sie in Abb. 239

und 240 so deutlich hervortreten. Im Cytoplasma dieser Zellen, die anfangs nur 10—13 μ messen, also nicht größer sind als andere Epithelzellen der Wandung, treten zunächst einige Lipoidtröpfchen auf. Allmählich vergrößert sich der Zelleib, die Zahl der Lipoidtröpfchen vermehrt sich, bis sie schließlich gleichmäßig das ganze Cytoplasma durchsetzen. Im Sudan gefärbten Gefrierschnitt fallen diese Zellen als große, mit dicht gelagerten Lipoidtröpfchen angefüllte Kugeln auf. Im Paraffinschnitt tritt dagegen das filigranartige Wabenwerk

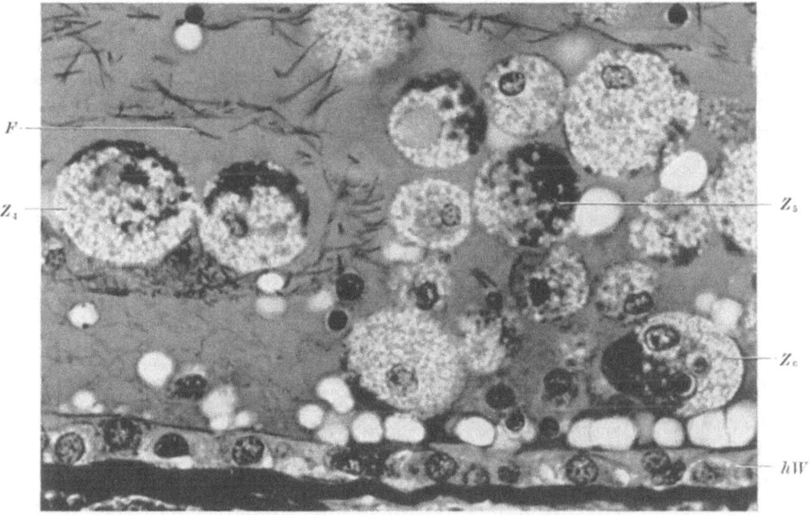

Abb. 240. Desgl. wie Abb. 239. *hW* hintere (paraneurale) Wand der RATHKESchen Cyste; in den Zellen deutlich erkennbare Lipoidvakuolen; Z_4 und Z_5 lipoidhaltige Kugelzellen mit fortschreitender kolloiden Einschmelzung; Z_6 lipoidhaltige Kugelzelle mit Resten phagocytierter Zellen. Herkunft usw. wie in Abb. 239.

des Cytoplasmas deutlich hervor (s. Abb. 239, Z_2). In ihm liegen kleine Tröpfchen von azanblauem Koloid. Einzelne dieser Zellen erreichen Durchmesser von 50—60 μ; dabei fällt auf, daß der Zellkern an dieser Größenzunahme nicht teilnimmt, sondern bestenfalls seine ursprüngliche Größe beibehält. Er ist in seiner Vitalität zweifellos geschwächt, worauf auch der Verlust der Spannung seiner Kernmembran wie die Verklumpung einzelner Chromatinkörnchen hinweist. Ein Teil dieser Zellen geht schließlich in der Weise zugrunde, daß die Zellmembran verschwindet, der ganze Zellinhalt ausfließt und sich dem Cysteninhalt beimengt. So kommt es, daß das Kolloid verschiedentlich auch kleinere oder größere extracelluläre Lipoidtröpfchen enthält. Bei Anwendung der von mir angegebenen Sudanmethode konnte ich übrigens feststellen, daß sich das Kolloid einzelner Cysten diffus hellorangerot färbt, also lipoidhaltig ist, während es in anderen völlig ungefärbt bleibt.

Bei einem andern Teil der lipoidhaltigen Kugelzellen vergrößern sich die zwischen den Lipoidtröpfchen gelegenen Kolloidkügelchen, um schließlich zu unregelmäßig geformten kolloiden Massen zusammenfließen (s. Abb. 239, Z_3). Weiter fortgeschrittene Stadien der kolloiden Einschmelzung sind in Abb. 240 bei Z_4 und Z_5 zu sehen. Das in den Zellen auftretende Kolloid färbt sich in der Mehrzahl der Zellen mit Azan blau, in einem kleineren Teil dagegen leuchtend rot. Einzelne Zellen enthalten blau wie rotgefärbtes Kolloid. Die Lipoidzellen können auch phagocytäre Eigenschaften entwickeln; so ist auf Abb. 240 bei Z_6 eine zum Teil kolloid entartete Zelle sichtbar, in deren Zelleib noch die Reste von zwei phagocytierten Zellen liegen.

Außer den beschriebenen Zellen sind noch kleinere, etwa 15 μ messende zu sehen, deren Zelleib siegelringartig einen oder mehrere große Kolloidtropfen umschließt, während sich ihr Lipoidgehalt auf wenige Tröpfchen beschränkt (s. Abb. 239, *Kz*). Auch diese Zellen verfallen schließlich der Einschmelzung.

Der Anteil von Sekretion und Zelleinschmelzung an der Bildung des Kolloids ist in den einzelnen Cystenarten recht verschieden. Während in RATHKEschen Cysten und in Zellstrangcysten oft ein beträchtlicher Teil des Kolloids durch Zelleinschmelzung entsteht, spielt in den Umschlagscysten, tubulösen Drüsen und Drüsencysten gewöhnlich die Sekretion die Hauptrolle. Ungeklärt ist die Entstehung des Mucins in den Evaginationen und kleineren Umschlagscysten. GUIZZETTI hält es für sicher, daß es weder durch Becherzellen sezerniert wird, noch durch Degeneration und Auflösung von Zellen entsteht. Er glaubt auch, in einigen Zellen der Wandung metachromatische Körnchen gesehen zu haben, hält die Beobachtung aber nicht für hinreichend gesichert. Auch in meinen eigenen Präparaten ergaben sich keine Anhaltspunkte für das Vorhandensein metachromatisch gefärbter Zelleinlagerungen. Die mehrfach erwähnten und auf den Abbildungen sichtbaren „hellen Zellen" haben mit der Produktion der durch Mucicarmin färbbaren Substanz nichts zu tun.

ι) Das Verhalten der Lipoide in den Drüsenzellen der Zwischenzone.

Die einzelnen Cystenarten der Zwischenzone zeigen hinsichtlich ihres Lipoidgehaltes beträchtliche Unterschiede. In den Drüsenzellen der Hypophysenhöhle und der RATHKEschen Cysten kommen die Lipoide in einer etwa den Verhältnissen des Vorderlappens entsprechende Menge vor. Wie dort treten teils Vollkörner, teils Halbmonde oder Ringformen auf, letztere namentlich in höherem Alter. Auch einzelne dicht mit Lipoidtröpfchen beladene Zellen finden sich; diese entsprechen aber nicht den im vorausgehenden mehrfach erwähnten sog. hellen Zellen, die nur spärliche oder mäßige Mengen von Lipoidtröpfchen enthalten. Auf die großen lipoidreichen Kugelzellen, die sich häufig im Innern der RATHKEschen Cysten oder der Hypophysenhöhle vorfinden, wurde vorausgehend (S. 360f.) schon hingewiesen.

Spärlich sind die Lipoidtröpfchen in den Wandzellen der Umschlagscysten und der Drüsencysten; die abgeplatteten Wandzellen großer Drüsencysten sind zum Teil frei von Lipoiden, zum Teil finden sich neben den beiden Kernpolen einige feine Tröpfchen. Sehr gering ist der Lipoidgehalt der Hauptstücke der tubulösen Drüsen. Die Drüsenzellen derselben enthalten nur sehr feine, staubförmige Lipoidtröpfchen, die in geringer Zahl über das Cytoplasma verteilt sind. Oft fehlen sie auch vollständig.

In den Zellsträngen und Zellstrangcysten der Zwischenzone verhalten sich die Lipoidtröpfchen ähnlich wie in den entsprechenden Gebilden des Vorderlappens; der Lipoidgehalt der Zellen ist eher etwas geringer, keinesfalls größer. Die basophilen Intermediazellen sind, wie schon ERDHEIM und andere Autoren beobachteten, sogar lipoidärmer als im Vorderlappen. Das gilt namentlich für die in den Hinterlappen eingedrungenen Basophilen, die im Durchschnitt noch lipoidärmer sind, wie die in den Zellsträngen der Zwischenzone gelegenen. Vor allem sind die großen Lipoidtropfen, durch die die β-Zellen des Vorderlappens ausgezeichnet sind, hier viel seltener anzutreffen.

Wie im Vorderlappen nimmt der Lipoidgehalt der Drüsenzellen auch in der Zwischenzone in höheren Lebensaltern sichtlich zu.

ϰ) Das Verhalten des Glykogens in den Drüsenzellen der Zwischenzone.

Nach den Untersuchungen von NEUBERT sollen sich die Cystenepithelien der Zwischenzone häufig durch ihren Glykogenreichtum auszeichnen. Unter 22 Hypophysen fand er in 12 Fällen in der Zwischenzone Glykogen vor, namentlich im Epithel kleiner Cysten ohne kolloiden Inhalt, in deren Zylinderzellen es meist in feinsten Körnchen über das Cytoplasma verteilt auftrat. Auch in größeren, dem Kern dicht anliegenden Schollen oder korallenschnurartig der Zellgrenze entlang angeordnet traf er das Glykogen an. In manchen Fällen war es auch im Lumen der Cyste nachweisbar, zum Teil in inniger Vermischung mit Kolloid, besonders in 2 Diabetesfällen. Das im Innern der Cysten gelegene Glykogen führt NEUBERT auf die Umwandlung desquamierter Epithelien in Glykogen zurück. In Anbetracht dieser Befunde glaubt sich NEUBERT berechtigt, „die Glykogenablagerung in der Cystenschicht als physiologische Erscheinung an den Cystenepithelien zu betrachten“.

Bei eigenen Untersuchungen an menschlichen Hypophysen verschiedenen Alters, die zum Teil unmittelbar nach dem Tode in absolutem

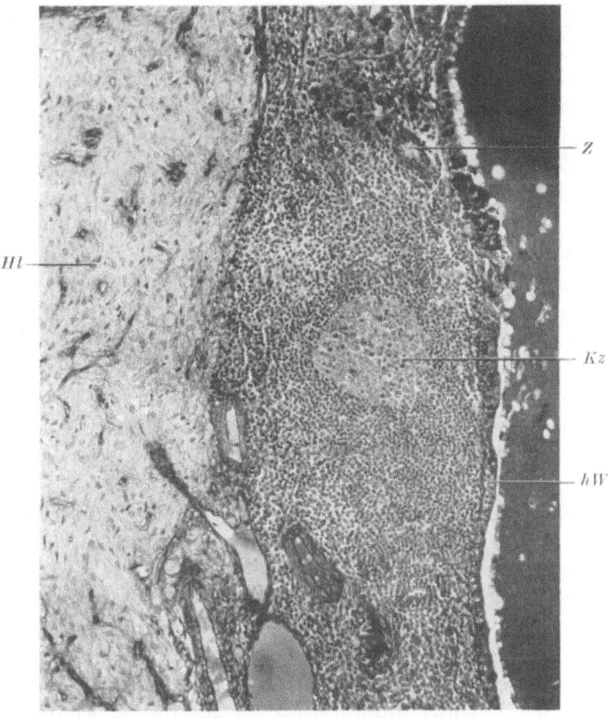

Abb. 241. Lymphoides Gewebe in der Zona intermedia einer menschlichen Hypophyse. *Hl* Hinterlappen; *hW* hintere Wand einer großen RATHKEschen Cyste; *Kz* Keimzentrum; *Z* Zellstrang. Hinger. 25 J. Fix. Susa. Paraffin. 7 µ. Azan. Vergr. 1:128.

Alkohol oder nach CARNOY fixiert und in Celloidin eingebettet waren, traf ich nur in einzelnen Zellen der einen oder anderen tubulösen Drüse einige Glykogenkörnchen an; in den übrigen Parenchymteilen der Zwischenzone war mit keiner der gebräuchlichen Methoden (Jod, Färbung nach BEST oder BAUER) Glykogen nachzuweisen. Nur in einem Fall fand ich einen kleinen Haufen polygonaler Zellen vor, deren Cytoplasma reichlich Glykogen enthielt. Darnach trifft die Annahme NEUBERTs, daß die Drüsenzellen der Zona intermedia besonders glykogenreich sind, für normale Fälle nicht zu. Dafür, daß das Glykogen der Cystenepithelien (und der Neurohypophyse) wie NEUBERT annimmt, „als Ausdruck deren rudimentär-primitiver Natur aufzufassen“ ist, fehlt jede Unterlage.

Auch die tierische Pars intermedia ist nach meinen Beobachtungen an Meerschweinchen, Maus, Ratte, Katze sehr glykogenarm. In Übereinstimmung damit konnte auch BEATO (1935) im Zwischenlappen weder beim Rind noch Schwein Glykogen nachweisen.

λ) Das lymphoide Gewebe der Zona intermedia.

Eine Besonderheit der Zona intermedia ist das Vorkommen von lymphoidem Gewebe, von dem die übrigen Teile der Hypophyse normalerweise gänzlich frei sind. Eingehendere Angaben über die Häufigkeit seines Auftretens liegen für Drüsen gesunder Individuen nicht vor. Bei pathologischem Sektionsmaterial trafen SIMONDS und BRANDES (1925) unter 200 Hypophysen 20mal lymphoide Einlagerungen an. KIYONO (1936) beobachtete sie in 10 Fällen, bei 6 davon fiel das verhältnismäßig jugendliche Alter auf. SCHÖNIG sah in 5 normalen Hypophysen, darunter von 3 Verunglückten im Alter von 28—30 Jahren, lymphocytäre Elemente in die Zwischenzone eingelagert. Ich traf lymphoides Gewebe bei 3 Hingerichteten von 20, 24 und 25 Jahren an, bei einigen anderen 20—30jährigen fehlte es. Aus diesen Befunden ergibt sich, daß das lymphoide Gewebe also keinen konstanten Bestandteil der Zwischenzone darstellt, aber andererseits auch nicht als selten bezeichnet werden kann. Bemerkenswerterweise findet es sich des öfteren gerade bei gesunden, plötzlich verstorbenen jugendlichen Individuen vor. Das Vorkommen von lymphoidem Gewebe in der Zwischenzone ist nach allem nicht als Zeichen einer krankhaften Veränderung zu werten.

Das lymphoide Gewebe findet sich gewöhnlich in der Mitte der Bindegewebsschicht der Zona intermedia, zwischen Hypophysenhöhle bzw. RATHKESchen Cysten und Hinterlappen, zumeist in Gestalt von rundlichen oder ovalen Herden geringer Größe, die ziemlich scharf abgegrenzt sind und sich niemals in das Gebiet des Hinter- oder Vorderlappens erstrecken. Meist liegen die Lymphocyten gleichmäßig verteilt zwischen spärlichen Gitterfasern, seltener trifft man im Innern des Herdes, wie in Abb. 241, ein typisches Keimzentrum an. Bei größerer Ausdehnung des Herdes können innerhalb desselben auch Teile von Drüsenzellsträngen oder dergleichen angetroffen werden.

SCHÖNIG nimmt an, daß das Auftreten von lymphoidem Gewebe in der Zona intermedia entwicklungsgeschichtlich mit der Abkunft des Zwischenlappens aus der Mundbucht zu erklären ist. Zur Stütze dieser Auffassung verweist er darauf, daß auch HABERFELD sowohl in der Rachendachhypophyse als auch in Hypophysengangresten lymphoides Gewebe eingelagert fand.

Als weiterer Bestandteil sind in der Zwischenzone ziemlich regelmäßig, aber in wechselnder Menge, Gewebsmastzellen zu beobachten. Ihr Vorkommen wird auch von GUIZZETTI und BENDA (1932) erwähnt. Außerdem fand ich bei jungen Individuen (Hing.) regelmäßig kleine Herde von Plasmazellen vor, die namentlich in CARNOY-Präparaten nach Färbung mit Methylgrün-Pyronin überaus deutlich hervortreten.

d) Die Pars intermedia in der Reihe der Vertebraten.

α) Das Vorkommen des Zwischenlappens.

Vorkommen wie Ausbildung des Zwischenlappens zeigen innerhalb der *Wirbeltier*klassen sehr beträchtliche Unterschiede. Schon bei den *Säugetieren* ist das Verhalten der Pars intermedia recht wechselnd. Bei den *Marsupialiern* wurde das Vorhandensein einer Pars intermedia von TILNEY (1911, *Opossum*), STENDELL (1914 *Känguruh*), PARKER (1917 verschiedene australische *Beuteltiere*), DAWSON (1938 *Opossum*) nachgewiesen, im ganzen ist sie aber bei dieser Ordnung der *Mammalier* nur schwach entwickelt. So besteht sie beim *Opossum*, wo sie den ganzen Hinterlappen meist vollständig umkleidet, nur aus einer einzigen Lage abgeplatteter, undifferenzierter Zellen, die sich nur an wenigen Stellen zu einem einschichtigen, mit einzelnen granulierten Zellen untermischten Zylinderepithel verstärkt (DAWSON, s. Abb. 151 c). Bei *Insektivoren* (HALLER 1909, *Igel*; STENDELL 1914) bedeckt der Zwischenlappen gleich einem mehrschichtigen Epithel die ventrale Seite des Hinterlappens. Nach STENDELL „weist er noch recht ursprüngliche Verhältnisse auf. Er ist fast ohne Blutgefäße und läßt von einem Bindegewebsstroma nichts erkennen". Auch *Chiropteren* besitzen eine Pars intermedia; bei der *Fledermaus* bedeckt sie als ziemlich dünnes Blatt die ventrale Fläche des Hinterlappens (HALLER 1909, *Vesperugo noctula*; SAWYER 1936, *Myotis lucifugis*). Sehr gut ist der Zwischenlappen bei den *Rodentieren* entwickelt. Ganz besonders kräftig bei der *Maus* (s. Abb. 177a), bei der er 18,8 ($\female$) bis 19,3 ($\male$) Prozent der Gesamthypophyse beträgt (SALLER 1933). Auch *Ratte* (s. Abb. 177b), *Meerschweinchen* (s. Abb. 177c) und *Kaninchen* (s. Abb. 177d) besitzen gut entwickelte epithelartig gebaute Zwischenlappen, wenn sie auch prozentual kleiner sind als bei der *Maus* [*Ratte* 7,7 ($\female$) bis 9,7 ($\male$)% (JACKSON 1917), *Kaninchen* 12,4% (BJÖRKMAN 1915)].

In der Ordnung der *Edentata Xenarthra* ist beim zwei- und dreizehigen *Faultier* eine gut entwickelte Pars intermedia nachzuweisen, ebenso beim *Ameisenbär*, während sie beim *Gürteltier* auffallenderweise fehlt (WISLOCKI 1938). Zur Embryonalzeit ist zwar bei letzterem nach OLDHAM (1938) eine Hypophysenhöhle vorhanden, deren hinteres Epithel aus einer unregelmäßig angeordneten Schicht von dicht gepackten Zellen besteht. Im übrigen sind aber Drüsenteil und Hinterlappen schon zu dieser Zeit durch eine kräftige Bindegewebsschicht voneinander getrennt.

Die *Carnivoren* besitzen eine kräftig ausgebildete Pars intermedia. Beim *Steinmarder* liegt sie als eine gleichmäßig dicke, fast ebene Platte der Ventralseite des Hinterlappens an (HALLER 1909). Beim *Hund* ist der Hinterlappen mehr oder weniger allseitig von ihr umschlossen (s. Abb. 181), während sie bei der *Katze* den mittleren Bereich der Dorsalseite des Hinterlappens meist frei läßt (s. Abb. 180a, S. 280). Aus der Unterordnung der *Pinnipedier* liegen Angaben über den *Seehund* (WISLOCKI und GEILING 1936, *Phoca vitulina*) und das *Walroß* (erwähnt bei OLDHAM 1938) vor, die beide einen wohlentwickelten Zwischenlappen besitzen.

Ganz abweichend liegen die Verhältnisse bei den *Cetaceen:* bei keinem der bisher untersuchten *Wale* konnte auch nur ein Rest einer Pars intermedia aufgefunden werden (WISLOCKI 1929 *Tümmler*; VALSÖ 1936 *Blauwal*; WISLOCKI und GEILING 1936 *Pottwal, Finnwal, Blauwal*). Auch die Hypophysenhöhle fehlt bei diesen *Tieren* vollständig. Dadurch daß der Vorderlappen allseitig von einer duralen Kapsel umschlossen ist, während der Hinterlappen von sämtlichen Hirnhäuten umhüllt wird, sind beide Hypophysenanteile durch dicke, derbe Bindegewebsschichten voneinander getrennt (s. Abb. 151b, S. 240).

Die *Ungulaten* weisen durchgehends einen starken Zwischenlappen auf. Beim *Pferd* und *Kamel* umhüllt er den Hinterlappen vollständig, beim *Esel* beinahe; bei *Rind, Schaf, Ziege, Schwein, Elefant*[1] liegt er in breiter Schicht nur der Ventralseite des Hinterlappens an (TRAUTMANN 1909, STENDELL 1914). Eine Besonderheit besteht beim *Rind*, von dessen Zwischenlappen ein konischer Zapfen in die Hypophysenhöhle vorspringt (s. Abb. 151a), der merkwürdigerweise die Struktur von Vorderlappengewebe zeigt ("Conus of Wulzen". WULZEN 1914, ATWELL und MARINUS 1918). Auch beim *Schwein* beschreibt DE BEER (1926) ein ähnliches Gebilde.

Aus der Ordnung der *Sirenien* ist bis jetzt nur ein von OLDHAM, CLEERY und GEILING (1938) veröffentlichter Befund bei *Trichechus inunguis* (amerikanischer *Manati*) bekannt: Hier sind Vorderlappen und Hinterlappen, ähnlich wie bei den *Walen*, durch ein dichtes bindegewebiges Septum getrennt, während die Pars intermedia vollständig fehlt.

---

[1] In der Hypophyse eines 30 Jahre alten indischen Elefanten ($\female$) fand WISLOCKI (1939) Vorder- und Hinterlappen durch eine starke Bindegewebsschicht getrennt. Eine Pars intermedia war nicht nachweisbar. Zum gegenteiligen Befund von STENDELL nimmt WISLOCKI nicht Stellung.

Unter den *Primaten* besitzen die niederen Affengattungen, soweit bis jetzt bekannt, einen typischen Zwischenlappen, der in epithelartiger Schicht der Ventralseite des Hinterlappens anliegt und den Vorderlappen vollständig abtrennt (Bild ohne Speziesangabe bei HERRING 1908; ferner bei TILNEY 1911 *Cynocephalus babuin* und STENDELL 1914 *Hapale jacchus*). Bei den *Hylobatiden* und *Anthropomorphen* finden sich dagegen ähnliche Verhältnisse wie beim *Menschen* (PLAUT 1922, 1930, 1936; BENDA 1931), worüber schon S. 291 und 293 Näheres gesagt wurde.

Innerhalb der Klasse der *Vögel* ist die Pars intermedia durchgehends schlecht entwickelt. Doch sind die Angaben darüber, ob der Zwischenlappen gänzlich fehlt oder Spuren eines solchen vorhanden sind, nicht ganz einheitlich. Sicher ist, daß zwischen den verschiedenen Gattungen Unterschiede bestehen. STERZI (1904) unterscheidet bei *Haushuhn, Truthuhn* und *Gans* neben dem Vorderlappen (porzione inferiore) eine porzione media, die von einer dünnen, an vielen Stellen unterbrochenen epithelialen Schicht gebildet wird und den Hinterlappen umgibt. TILNEY (1913) trennt beim *Huhn* einen ziemlich breiten, zwischen dem caudalen Ende des Vorderlappens und dem Hinterlappen liegenden Streifen als Pars intermedia ab. Nach STENDELL (1914) dagegen zeigen alle untersuchten *Vogel*arten *(Taube, Huhn, Truthuhn, Ente, Gans, Goldammer, Star)* nur eine ungemein dünne, höchstens 5—6 Zellschichten betragende Lamelle, die dem Hirnteil ventral anliegt und am caudalen Ende mit dem Vorderlappen in Verbindung steht. DE BEER (1926) wiederum vermißte bei *Taube* und *Ente* eine Pars intermedia vollständig (s. Abb. 151 d, S. 240), beim *Huhn* konnte er unter 7 Fällen nur einmal eine Andeutung einer solchen erkennen; aber auch sie unterschied sich durch starken Gefäßreichtum und eosinophile Zellen von einer typischen Pars intermedia. Bei *Buteo buteo* ,,scheint die Pars intermedia nur einen zarten Überzug um den Hirnteil zu bilden" (POKORNY 1926). Bei *Sylvia atra* fand der gleiche Autor zwischen Drüsen- und Hirnteil nicht nur Bindegewebe, sondern sogar einen kleinen hyalinen Knorpel, ebenso bei *Fringilla caelebs,* bei der ein zwar kleiner, aber deutlich unterscheidbarer Zwischenlappen vorhanden sein soll. Bei *Apus apus* traf POKORNY nur winzige Anteile in unmittelbarer Nähe des Hirnteils, die aber wahrscheinlich der Pars tuberalis zugehören. (s. auch S. 277 f.). Ebensowenig wie DE BEER konnte PAINTER (1938) bei der *Ente* einen Zwischenlappen auffinden. RAHN (1938) vermißte ihn auch beim *Haushuhn,* doch sind nach diesem Autor ,,in der entsprechenden Gegend cytologisch einige Zellstränge festzustellen, die verschieden gedeutet werden können". ATWELL (1939) fand, daß die Hypophysenhöhle beim Hühnchen schon am 11. Bebrütungstag verschwunden ist. Abgesehen von einer vor diesem Zeitpunkt stattfindenden vorübergehenden Berührung zwischen Vorder- und Hinterlappen bleiben beide völlig getrennt. Vom 18. Bebrütungstag ab liegt zwischen beiden Lappen eine mäßig starke Schicht von Bindegewebsfasern. Eine besondere Pars intermedia konnte ATWELL während der Embryonalzeit und beim eintägigen Hühnchen nicht feststellen.

Bei meinen eigenen Untersuchungen konnte ich bei der geschlechtsreifen männlichen *Taube* entgegen den Angaben von STENDELL (1914), KRAUSE (1922) und POKORNY (1926) keinerlei Spuren einer Pars intermedia auffinden. Sie fehlt hier gänzlich (s. Abb. 177 e, S. 276); Vorder- und Hinterlappen sind durch ziemlich kräftiges Bindegewebe vollständig voneinander getrennt. Die Zellstränge, die KRAUSE bei der *Taube* als Zwischenlappen beschreibt und abbildet, entsprechen, wie schon S. 277 gezeigt wurde, in Wirklichkeit der Pars tuberalis. Das gleiche gilt für die Zellkomplexe, die HERRING (1908 d) beim Haushuhn als Pars intermedia bezeichnete. Ich selbst vermochte bei Haushühnern beiderlei Geschlechts keine Pars intermedia aufzufinden (vgl. Abb. 177 f, S. 276); Hinterlappen und Vorderlappen waren stets durch Bindegewebe getrennt. Bei dieser Sachlage erscheint es unwahrscheinlich, daß der Hinterlappen der Truthahnhypophyse, wie v. Soos (1934) es zeichnet, von einer breiten Pars intermedia umgeben ist.

Reptilien besitzen durchgehends eine Pars intermedia, ihre Ausbildung ist aber sehr wechselnd. Bei der *Brückenechse* liegt der Zwischenlappen in Gestalt einer median sehr dünnen, seitlich beiderseits verdickten Platte dem caudalen Ende des Hinterlappens an, ventral geht er ohne scharfe Grenze in den Vorderlappen über (STENDELL 1914). WYETH und ROOF (1923) bezeichnen diesen Bezirk als „vierten Lappen" der Hypophyse und beschreiben als Pars intermedia ein den Hypophysenstiel begleitendes zweischichtiges Epithel (Innenschicht hohes Zylinderepithel, Außenschicht kubisches Epithel). Bei den *Schildkröten* liegt der Zwischenlappen meist als dünnes Blatt der Ventralseite des Hinterlappens an (s. Abb. 151 e). Vom Vorderlappen ist sie durch mehr oder weniger erhaltene Reste der Hypophysenhöhle getrennt. Rostralwärts kann sie an die Pars tuberalis stoßen oder von ihr durch einen Zwischenraum getrennt sein. Die *Krokodilier* zeigen eine gut entwickelte Pars intermedia, die den hohlen Hinterlappen vollständig umhüllt (BAUMGARTNER 1916, *Alligator*).

Bei *Sauriern (Lacerta, Scincus, Varanus, Basiliscus, Chamaeleon, Agana* u.a.) besteht der Zwischenlappen häufig nur aus einem schmalen, von wenigen Zellreihen aufgebauten drüsigen Blatt, das sich an den Hinterlappen innig anschmiegt (GENTES 1907, STENDELL 1914). Die Verbindung mit dem Hauptlappen erfolgt meist nur an dessen caudalem Ende durch eine schmale Brücke (s. Abb. 151 f). Außergewöhnlich kräftig ist der Zwischenlappen dagegen bei *Anolis carolinensis* entwickelt (s. Abb. 151 g), wo er sogar den Vorderlappen an Größe übertrifft (PORIS und CHARIPPER 1938). Bei *Eidechsen* liegt innerhalb des Zwischenlappens häufig eine spaltförmige Höhle, die sich, wie BAUMGARTNER (1916) und DE BEER (1926) zeigen, auf die ursprüngliche Hypophysenhöhle zurückleitet (s. 151 f). Die *Ophidier* besitzen meist eine gut entwickelte Pars intermedia, die bei gelapptem Hinterlappen, wie z. B. bei *Coronella austriaca*, alle Furchen und Spalten desselben ausfüllt (s. Abb. 151 h). Bei anderen Arten stellt die Pars intermedia nur einen schmalen gebogenen Streifen dar (s. Abb. 151 i, *Thamnophis radix*).

Die *Amphibien* weisen durchgehends eine Pars intermedia auf, die mit dem Hirnteil in enger Lagebeziehung steht. Auch bei *Gymnophionen* ist ein Zwischenlappen vorhanden; nach LAUBMANN (1926) umgibt er kapuzenförmig den Hinterlappen, doch ist die Abgrenzung aus der Darstellung nicht mit hinreichender Klarheit zu entnehmen. Bei *Urodelen* zeigt der Zwischenlappen unterschiedliches Verhalten. Bei *Proteus anguineus, Menobranchus* und *Triton* legt er sich als dünne ausgedehnte Platte dem planen, unverdickten Zwischenhirnboden an (STENDELL). Bei *Salamandra maculosa, Ambystoma*arten, *Necturus mac., Spelerpes bislin.* und *Amphiuma means* bildet der Zwischenlappen einen caudal vom Hinterlappen und dorsal vom Vorderlappen liegenden Abschnitt (s. Abb. 178, S. 278). Kräftiger als bei den *Urodelen* ist die Pars intermedia gewöhnlich bei den *Anuren* entwickelt, bei denen sie zwerchsackförmig zwischen Hinterlappen und Vorderlappen eingezwängt ist (s. Abb. 151 k und 179). Sie tritt infolgedessen auf seitlichen Sagittalschnitten besser hervor, als auf Medianschnitten, die nur den dünnsten Teil des Zwischenlappens treffen. Auch bei Anuren ist der Zwischenlappen mit dem Hirnteil untrennbar vereinigt, während der Zusammenhang mit dem Vorderlappen nur sehr locker ist.

In der Klasse der *Fische* wird der Zwischenlappen charakteristischerweise von zahlreichen groben bis feinsten Ausläufern des Hirnteils durchsetzt: die mit wenigen Ausnahmen durch die ganze *Wirbeltier*reihe verfolgbare innige

Verbindung von Zwischenlappen und Hirnteil erreicht damit ihren Höhepunkt. Auch durch ihre relative Größe zeichnet sich die Pars intermedia der *Fische* aus. STENDELL findet sie in keiner anderen *Vertebraten*klasse so stark entwickelt und folgert daraus, daß sie bei den *Fischen*, namentlich bei den *Selachiern*, auch in funktioneller Hinsicht auf dem Höhepunkt ihrer Entwicklung steht.

Bei den *Elasmobranchiern* nimmt der Zwischenlappen den caudalen Teil der Hypophyse ein (s. Abb. 151 p, q). Er bildet hier eine umfangreiche, knollige Verdickung („Hypophysenkopf", HALLER, GENTES; „porzione superiore" STERZI).

Auch die Hypophyse der *Teleostomer* zeichnet sich durch einen kräftig entwickelten Zwischenlappen aus, der von zahlreichen Ausläufern des Hirnteils durchzogen ist (s. Abb. 151 l—n). Die von STENDELL bei *Ganoiden (Acipenser, Lepidosiren)* und *Teleostiern (Anguilla, Mormyrus, Gnathonemus, Esox, Cyprinus)* erhobenen Befunde wurden durch spätere Arbeiten bei diesen wie auch anderen *Knochenfischen* bestätigt. In Einzelheiten zeigt aber auch hier wieder jede Fischart ihre Besonderheiten.

Von den *Cyclostomen* schließlich besitzen die *Petromyzonten* einen schmalen Zwischenlappen, der schalenartig dem noch dünnen, nur schwach entwickelten Hirnteil unmittelbar anliegt (s. Abb. 151 r).

β) Die histologische Struktur des Zwischenlappens.

Der histologische Bau der tierischen Pars intermedia ist so charakteristisch, daß ein gut orientierter Schnitt durch den Zwischenlappen genügt, um die Tierart erkennen zu können. Eine erschöpfende vergleichend-histologische Darstellung müßte daher den Zwischenlappen für jede Tierart gesondert beschreiben. Dies ist für eine Reihe von Arten, dem damaligen Wissensstand entsprechend, durch STENDELL (1914) geschehen. Seitdem haben sich Material wie Fragestellungen in verschiedener Hinsicht erweitert, so daß eine erneute eingehende Bearbeitung wünschenswert ist. An dieser Stelle möchte ich mich jedoch darauf beschränken, den Bau des tierischen Zwischenlappens an einigen wenigen Beispielen zu beschreiben, wobei ich mich vor allem auf eigene Präparate stütze.

Trotz der zahlreichen Unterschiede im einzelnen gibt es, wie schon lange bekannt, eine Reihe von Merkmalen, die dem Zwischenlappen so ziemlich aller Tierarten gemeinsam sind und seine Eigenart gegenüber den anderen Abschnitten der Hypophyse bedingen. Dazu gehört — abgesehen von der engen Lagebeziehung zum Hinterlappen — vor allem der geschlossene, epithelähnliche Bau, der ja seinerzeit auch LOTHRINGER zur Bezeichnung „Epithelsaum" veranlaßte. Das epithelartige Aussehen wird noch betont durch das einheitliche, gleichmäßige Bild der Drüsenzellen, die im allgemeinen schwach basophilen Charakter haben, ohne jedoch den β- oder δ-Zellen des Vorderlappens zu gleichen. Die Drüsenzellen der Pars intermedia stellen vielmehr einen eigenen Zelltyp der Hypophyse dar, während die Zelltypen des Vorderlappens im Bereich des Zwischenlappens fehlen. Nur bei Tierarten mit frühzeitigem Schwund der Hypophysenhöhle (z. B. *Meerschweinchen, Kaninchen, Pferd, Esel*) kommt es an der Grenze von Vorder- und Zwischenlappen öfters zu einer gegenseitigen Vermischung der Zellarten.

Wie bei voll funktionierenden Drüsenzellen nicht anders zu erwarten, weisen auch die Zellen der Pars intermedia gewisse cyclische Veränderungen auf, die sich in einer wechselnden Färbbarkeit von Zelleib wie Kern bemerkbar machen. Dies führte im Schrifttum zur Unterscheidung von „hellen" und „dunklen" Zellen, die bei einzelnen Tierarten, wie beim *Hund*, schwächer, bei anderen, wie *Maus, Esel, Pferd, Schwein,* stärker hervortreten. Die Färbungsunterschiede veranlaßten TRAUTMANN sogar das Vorkommen zweier verschiedener Zellarten anzunehmen; näher liegt es m. E., in den hellen und dunklen Zellen lediglich verschiedene Funktionszustände ein und derselben Zellart, nämlich der Intermediazelle, zu erblicken. Dafür spricht die Beobachtung, daß sich bei eingehenderer Untersuchung in der Pars intermedia der verschiedensten Säugetiere eine lückenlose Reihe von Übergängen aufstellen läßt, die von undifferenzierten Zellen zu voll funktionierenden typischen Intermediazellen, und von diesen zu in Rückbildung begriffenen hyperchromatischen Intermediazellen führt. Diese Stadien werden bei ein und derselben Tierart je nach dem Funktionszustand des Zwischenlappens bald reichlicher, bald spärlicher angetroffen.

Ein weiteres Merkmal der Pars intermedia bildet die im Vergleich zum Vorderlappen nur schwache Ausbildung des intraparenchymatösen Blutgefäßnetzes. Ausnahmen sind in dieser Hinsicht nur für den Zwischenlappen der *Selachier* bekannt, der sich durch einen besonderen Gefäßreichtum auszeichnet (STENDELL). Auch das Bindegewebe beschränkt sich innerhalb des Drüsengewebes gewöhnlich auf spärliche dünne Züge, die sich nur bei großen Tierarten, wie *Pferd, Rind, Esel, Elefant,* entsprechend der Größenzunahme des Gesamtorganes verstärken. Nach diesen allgemeinen Bemerkungen sollen die Merkmale des Zwischenlappens an einzelnen Beispielen näher beschrieben werden.

Der Zwischenlappen des *Hundes* umschließt, wie die Abb. 181 und 182f (S. 282) auf Längs- und Querschnitt zeigen, die ganze kolbige Auftreibung des Hinterlappens mit einem zusammenhängenden Drüsengewebe, das an verschiedenen Stellen zapfenartig in den Hinterlappen eindringt. Wenn diese Pars intermedia, bei schwacher Vergrößerung betrachtet, einem mehrschichtigen Epithel gleicht, so ergeben sich bei stärkerer doch eine Reihe von Unterschieden: Vor allem fehlt im Gegensatze zum Verhalten eines geschichteten Plattenepithels einerseits ein regelmäßiges Stratum cylindricum und andererseits eine allmähliche Abplattung der Zellen gegen die Oberfläche zu. Gewöhnlich findet sich an der obersten Zellschicht, die das Drüsengewebe gegen die Hypophysenhöhle abschließt, ein breiter Cytoplasmasaum, auf den später noch näher zurückzukommen ist.

Die Dicke des Epithelsaumes ist nicht an allen Stellen gleich. Im mittleren Bereich beträgt sie bei 1—3jährigen *Hunden* im Durchschnitt 40—60 µ; ein Beispiel dafür gibt Abb. 242. Gegen die Umschläge zu, namentlich gegen die ventrale, nasale Umschlagszone, kommt es regelmäßig zu einer wesentlichen Verdickung auf 150—200 µ und mehr. Der Charakter des Drüsengewebes bleibt dabei unverändert, nur die Zahl der Zellreihen hat sich von 4—8 auf 15—20 erhöht. Gerade bei diesen dicken Zellschichten tritt das Eigenartige ihres Baues besonders hervor: die geringe Ausbildung des Bindegewebes und die Armut an Blutgefäßen. Dadurch unterscheidet sich die typische Pars intermedia vom paraneuralen Epithel der Umschlagszone (vgl. Abb. 242 mit Abb. 186) wie von der Pars tuberalis (s. Abb. 183). Nur an wenigen Stellen — auf Abb. 242 ist keine getroffen — dringen von der Unterlage her einzelne zarte Bindegewebssepten in das Drüsengewebe ein. Sie sind dann häufig von spärlichen Blutcapillaren begleitet, die sich durch ihre enge Lichtung deutlich von den weiten Sinuscapillaren des Vorderlappens unterscheiden.

Unter den Parenchymzellen der Pars intermedia lassen sich drei verschiedene Funktionsstadien erkennen, die gegenseitig durch Übergänge verbunden sind und sich sowohl durch das Verhalten ihres Kernes wie Cytoplasmas unterscheiden; ich möchte sie als undifferenzierte, typische und hyperchromatische Intermediazellen bezeichnen. Für die Erkennung der einzelnen Formen

empfiehlt sich beim *Hund* neben Azanfärbung besonders die Bindegewebsfärbung nach Masson (Fixierung: Susa oder Sublimat-Formol-Eisessig).

Die typischen Intermediazellen treten bei Massonscher Färbung durch
ihren hellen, nur blaß gefärbten Zelleib hervor. Sie zeigen auf dem Schnittbild bei klaren, gut erkennbaren Zellgrenzen eine rundliche bis polygonale Form.
Die größten von ihnen messen 12—15×15 μ, die kleinsten etwa 7×7 μ. Sie
besitzen bläschenförmige, rundliche bis rundlichovale Kerne mit feinverteilten
Chromatinkörnchen und 1—2 Nucleolen. In ihrem Cytoplasma, das bei Massonscher Färbung einen zartblauen, blassen Ton annimmt, liegen feine, rötlich-
violett gefärbte Körnchen. Bei Kresazanfärbung erscheinen die Körnchen grauviolett, bei Azanfärbung bläulich. Sie stimmen in ihrer Form und ihrem färberischen Verhalten weder mit β- noch mit δ-Granula überein.

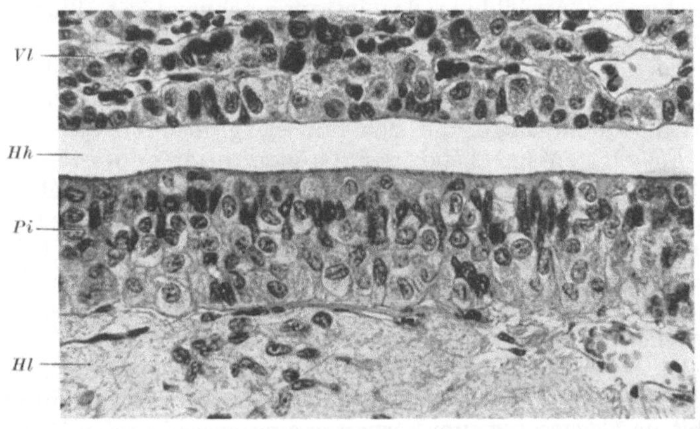

Abb. 242. Pars intermedia einer *Hunde*hypophyse. *Hh* Hypophysenhöhle; *Hl* Hinterlappen; *Pi* Pars intermedia; *Vl* Vorderlappen. *Hund* (♂), 1¹/₂jähr. Fix. Sublimat-Formol-Eisessig. Paraffin. 7 μ. Säurefuchsin-
Tuchechtgelb nach Wallart-Houette. Vergr. 1 : 325.

Die undifferenzierten Zellen unterscheiden sich von den eben beschriebenen bei Massonscher Färbung durch ihr dunkleres, dichtes, rötlich-violett
gefärbtes Cytoplasma, das frei von Granulationen ist, wie durch die meist
längliche Form des Kernes. Die Begrenzung ihres Zelleibes ist oft schwer erkennbar, die Menge des Cytoplasmas spärlich. Namentlich an jenen Stellen,
an denen mehrere Kerne gruppenweise dicht nebeneinander liegen, ist eine
Abgrenzung einzelner Zellen häufig unmöglich.

Die hyperchromatischen Zellen, die in der Pars intermedia des *Hundes*
oft nur wenig hervortreten, finden sich einzeln zwischen den übrigen eingeschlossen. Der schmale, rötlich-violette Zelleib wird von den umgebenden Zellen
zusammengepreßt und nimmt dabei, ähnlich den hyperchromatischen Zellen
des Vorderlappens, vielgestaltige Formen an. Der Kern dieser Zellen ist häufig
dunkel, hyperchromatisch bis pyknotisch.

Die Verteilung der beschriebenen Zellformen ist nun derart, daß die undifferenzierten Zellen vielfach die gegen die Hypophysenhöhle gekehrte Oberfläche der Pars intermedia einnehmen (s. Abb. 243), um hier eine schmale,
deckende Schicht zu bilden. Die Zellgrenzen sind dabei oft schwer sichtbar.
Aus einem an der Oberfläche hervortretenden, zierlichen polygonalen Kittleistennetz, dessen Maschenweite 4—5 μ mißt, lassen sich Rückschlüsse auf eine
sonst kaum erkennbare prismatische Zellform ziehen. Die zu diesen Zelleibern
gehörigen länglichen Kerne liegen häufig zu Gruppen zusammengeschoben an
der Grenze von oberem und mittlerem Drittel des Epithels. Aus dieser Zone

erstrecken sich einzelne der Zellen mit schmalen Zelleibern gegen die Basis zu, an der sich ein Teil derselben anheftet. So bilden die undifferenzierten Zellen ein arkadenartiges Gerüst, das dann von typischen Intermediazellen ausgefüllt wird. Dabei läßt sich beobachten, daß die kleinsten der typischen Intermedia-

zellen, die gerade einen schmalen, hellen Cytoplasmasaum zeigen, sehr oft im oberflächlichen Drittel des Epithels auftreten, während sich die cytoplasmareichsten vorwiegend in der basalen Schicht finden.

Der Sinn dieses ganzen Aufbaues, der in Abb. 243 schematisch dargestellt ist, wird verständlich, wenn man die germinative Schicht im Gegensatze zum sonstigen Verhalten eines mehrschichtigen Epithels, nicht an der Basis, sondern an der Oberfläche sucht. Die hier gelegene dunkle Schicht, die die Pars intermedia gegen die Hypo-

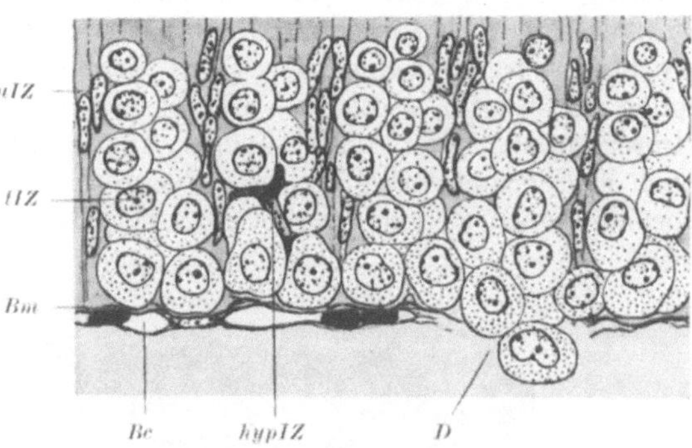

Abb. 243. Schematische Darstellung des Aufbaues der Pars intermedia der *Hunde*hypophyse. *Bm* Basalmembran; *Bc* Blutcapillaren mit Erythrocyten; *D* Durchbruch der Intermediazellen in den Hinterlappen; *hypIZ* hyperchromatische Intermediazelle; *tIZ* typische Intermediazelle; *uIZ* undifferenzierte Intermediazelle.

physenhöhle abschließt, wird von jungen undifferenzierten Zellen gebildet. Sie stellen gleichsam das Stratum germinativum dar, von dem aus sich einzelne Zellen zu sekretorisch tätigen „hellen" Intermediazellen differenzieren. Die

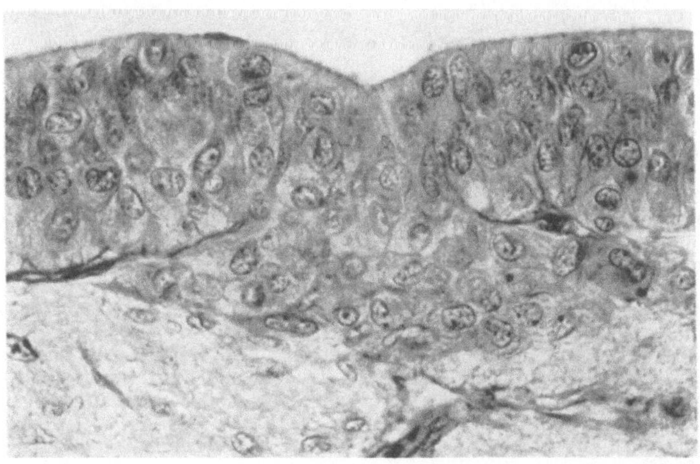

Abb. 244. Durchbruch von Intermediagewebe in den Hinterlappen. Die Unterbrechung der bindegewebigen Grenzschicht an der Durchbruchsstelle ist deutlich sichtbar. Man beachte auch die Einziehung der Oberfläche der Pars intermedia. Die in den Hinterlappen eingedrungenen Intermediazellen lassen Auflösungserscheinungen erkennen. *Hund* (♂), 1½jähr. Fix. Sublimat-Formol-Eisessig. Paraffin. 7 μ. Azan. Vergr. 1 : 520.

Proliferationsrichtung ist im vorliegenden Falle also nicht gegen die Oberfläche, sondern gegen die Basis gerichtet. Daher trifft man die kleinen runden Formen der typischen Intermediazellen häufiger im oberflächlichen Drittel, die großen, reifen, polygonalen dagegen besonders im basalen Drittel des Epithels, wo sie unmittelbar an das kräftig entwickelte, zwischen Pars intermedia und

24*

Hinterlappen gelegene Blutgefäßnetz stoßen. Die hellen, fein granulierten Zellen stellen ohne Frage das Sekretionsstadium der Intermediazellen dar.

Bei verstärkter Proliferation können die Intermediazellen die basale bindegewebige Grenzschicht durchbrechen und in das Gewebe des Hinterlappens eindringen. Der in Abb. 243 schematisch dargestellte Vorgang ist in der Mikroaufnahme Abb. 244 auch in natura sehr deutlich zu erkennen; auch die Durchbrechung des Bindegewebes ist gut sichtbar. Ein großer Teil der Intermediazellen verfällt im weiteren Verlaufe, namentlich nach dem Eindringen in den Hinterlappen, einer allmählichen Auflösung. Ein kleinerer Teil schrumpft nach Entleerung seines Sekretes zusammen, verdichtet sich und wird zu hyperchromatischen Zellen (s. Abb. 243, *hypIZ*).

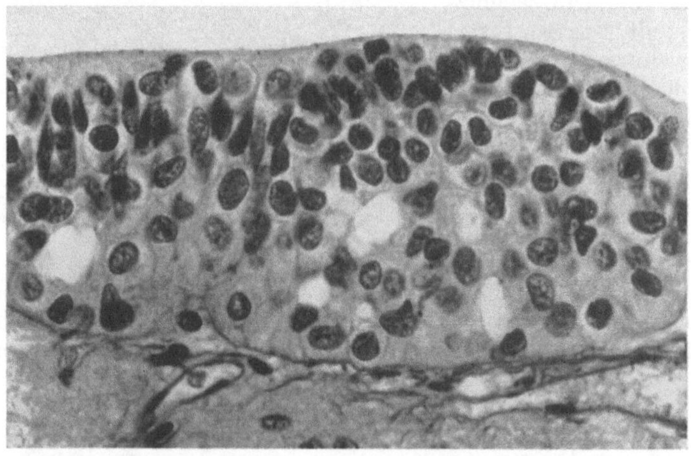

Abb. 245. Auftreten intercellulärer Lücken in der Pars intermedia einer *Hunde*hypophyse. Hund (♂), 1¹/₂jährig. Fix. Sublimat-Formol-Eisessig. Paraffin. 7 μ. MASSONsche Färbung. Vergr. 1 : 520.

Die mit länglichen Kernen versehenen undifferenzierten Zellen imprägnieren sich bei Anwendung des Golgiverfahrens oder anderer Silbermethoden häufig intensiv schwarz. Sie wurden beim *Hund* und namentlich bei der *Katze* von einer Reihe von Autoren beobachtet (LOTHRINGER, BERKLEY, RETZIUS, GENTES, GEMELLI, HERRING, TRAUTMANN, STENDELL u. a.), aber in sehr verschiedenem Sinne gedeutet. Die Mehrzahl der Autoren hält sie für ependymäre Stützzellen, die vom Hinterlappen her in die Pars intermedia eingewandert seien. Auch STENDELL (1914) spricht von „wahren ektodermalen Stützzellen vom Typus der Ependymelemente des Zentralnervensystems“. TRAUTMANN (1909) beschreibt in Golgipräparaten neben diesen, von ihm als fadenartig bezeichneten Gebilden, die von der Oberfläche des Epithels zur Basis ziehen, noch verästelte, die verschiedenartig zu ersteren verlaufen, mannigfaltige Gestalten aufweisen und weder Basis noch Peripherie erreichen; erstere hält TRAUTMANN für Ependymzellen. Letztere, die meinen hyperchromatischen Zellen entsprechen dürften, werden von STENDELL als Gliazellen gedeutet. Zu diesen Deutungen ist zu bemerken, daß die Imprägnation der Zellen durch Silbersalze kein Beweis für ihre ependymäre Natur ist. Aber auch strukturell und histogenetisch liegt für das Zutreffen dieser Ansichten nicht der geringste Beweis vor. Die Auffassung von BENDA (1931), nach der diese sog. Ependym- und Gliazellen nichts anderes als Capillarendothelien sind, trifft, wovon man sich an guten Präparaten leicht überzeugen kann, höchstens für einzelne der Zellen, niemals für die Hauptmasse der Gebilde zu. Das gleiche gilt für die Deutung KOHNs (1909), daß die „säulenförmigen und zylindrischen Elemente des Epithelsaumes“ feine kernführende Bindegewebsseptula seien.

Alle Untersucher der Pars intermedia des *Hundes* berichten vom Vorkommen kleinerer und größerer Cysten, deren Höhlung mit einem homogenen, kolloidähnlichen Inhalt gefüllt ist. Vielfach werden die Cysten mit den Follikeln der Schilddrüse verglichen. Nach STENDELL entstehen sie dadurch, daß gewisse Zelldistrikte durch Hypersekretion zugrunde gehen und dabei histolytisch zerfallen. Durch allmähliche Umwandlung werden die zusammengeballten Zellen zu Zwischenlappenkolloid, das „somit in einen Hohlraum zu liegen kommt, dessen Wandzellen sich dabei zusammengeschlossen und geglättet haben". STENDELL deutet die Cystenbildung als Alters- und Ermüdungserscheinung.

Bei meinen eigenen Untersuchungen fand ich, daß die Bildung der Intermediacysten beim *Hund* damit beginnt, daß zwischen einzelnen typischen Intermediazellen kleine Lücken auftreten, die offensichtlich mit einer substanzarmen Flüssigkeit gefüllt sind (s. Abb. 245). Die Lücken weiten sich allmählich aus, bis sie die Größe einer oder mehrerer Zellen erreichen, wobei die umgebenden Zellen den Hohlraum meist ganz regellos umlagern (s. Abbildung 246). Auch bei größeren Cysten steht das unregelmäßige Verhalten ihrer Wandzellen in starkem Gegensatze zu dem gleichmäßigen Bild der Zellen eines Schilddrüsenfollikels. Ein weiterer Unterschied gegenüber letzteren besteht darin, daß keine dieser Cysten von einer Basalmembran oder sonstigen bindegewebigen Hülle umgeben ist (s. Abb. 246). Die Wandzellen derselben stehen vielmehr in unmittelbarem Zusammenhang mit den umgebenden Intermediazellen, von denen sie sich auch strukturell nicht unterscheiden. Sehr deutlich macht sich das Fehlen einer

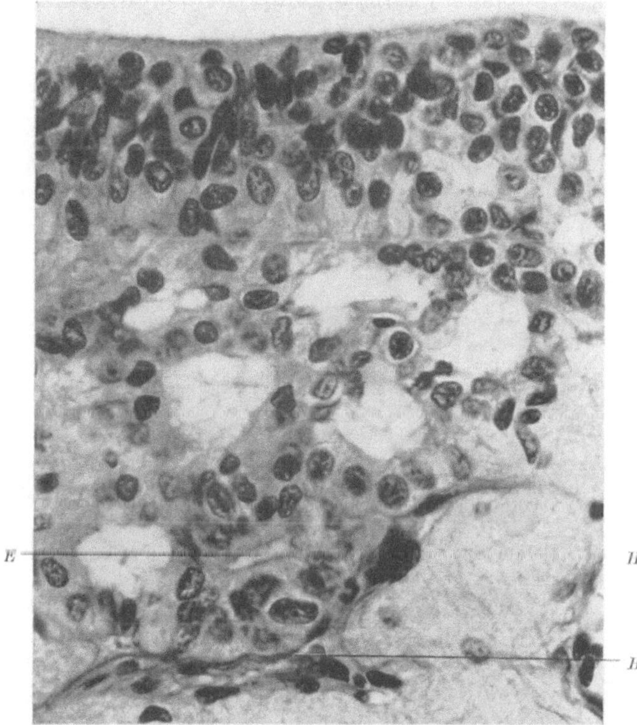

Abb. 246. Ausweitung der intercellulären Lücken zu cystenartigen Hohlräumen, die mit dünnflüssigem Sekret gefüllt sind. Man beachte die unregelmäßige Anordnung der Wandzellen sowie das Fehlen von Balsamembranen. *E* Schrägschnitt durch einen epithelialen Gang; *Bg* mitgerissenes Fragment der bindegewebigen Grenzzone zwischen Pars intermedia und Hinterlappen. Herkunft und Technik wie Abb. 245. Vergr. 1 : 520.

Basalmembran namentlich bei den größeren, in das Gewebe des Hinterlappens vorgeschobenen Cysten bemerkbar, denen höchstens einzelne mitgerissene Fragmente der ursprünglichen bindegewebigen Grenzschicht anliegen (s. Abb. 246, *Bg*).

Das weitere Verhalten dieser Cysten ist sehr bemerkenswert. Zunächst kann man häufig feststellen, daß sich die auskleidenden Drüsenzellen abplatten und die Kerne auseinanderrücken (s. Abb. 247, Cyste *a*). Der Vorgang erfolgt meist nicht gleichmäßig über die ganze Cyste, sondern streckenweise, so daß einzelne Teile der Cyste noch mit kubischen, andere schon mit ganz abgeplatteten Zellen ausgekleidet sind. Schließlich sind die Kerne wie in der Cyste *b* oder Abb. 247 stellenweise weit auseinandergezogen, während das Cytoplasma auf eine ganz dünne Lamelle reduziert ist. Zuletzt kommt es zu einer völligen Auflösung auch dieser letzten Reste der cellulären Auskleidung, so daß der Cysteninhalt, wie in Cyste *c*, unmittelbar an das umgebende Gewebe des Hinterlappens angrenzt und schließlich in dessen Maschenräume ausfließt. Eingedicktes Kolloid kann sich in Gestalt rundlicher hyaliner Körper noch längere Zeit isoliert im Fasergewebe erhalten. Besonders schön lassen sich diese Vorgänge an Präparaten verfolgen, die mit der MASSONschen Bindegewebsfärbung gewonnen wurden, durch die auch das diffus das Fasergeflecht des Hinterlappens durchtränkende Kolloid in saphirblauem Farbton klar erkennbar wird. Nach solchen Präparaten ist trotz der Untersuchungen von GERSH und TARR nicht zu bezweifeln, daß tatsächlich kolloidartige Substanzen, die durch die sekretorische Tätigkeit der Intermediazellen entstehen, beim *Hund*

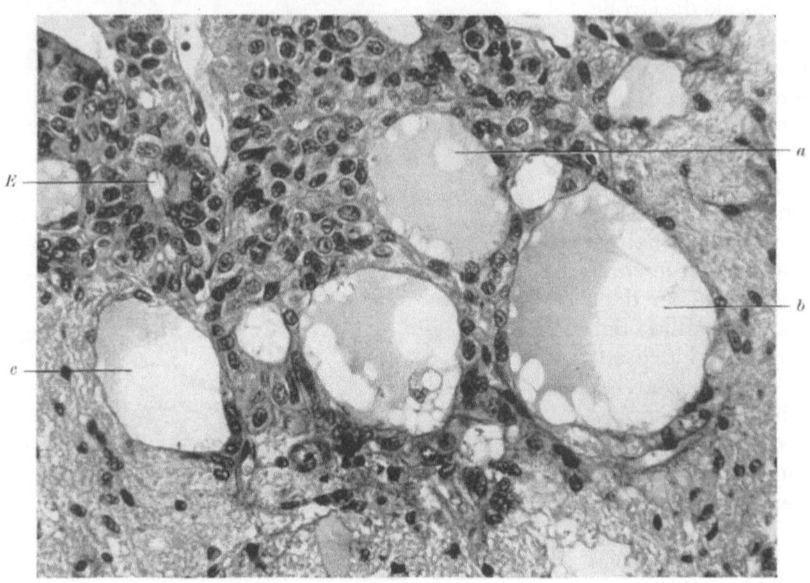

Abb. 247. Größere Cysten der Pars intermedia im Gewebe des Hinterlappens. *E* Schrägschnitt durch einen epithelialen Gang. Weitere Erklärung im Text. Hund (♂), 1¹/₂jährig. Fix. Sublimat-Formol-Eisessig. Paraffin. MASSONsche Färbung. Vergr. 1 : 325.

(wie auch bei anderen Tierarten) in den Hinterlappen übertreten und sich hier ausbreiten, so wie es von HERRING, DA COSTA, COLLIN u. a. seit langem vertreten wird.

Zwischen den Cysten finden sich des öfteren auch schmale Hohlräume, die durch eine regelmäßigere Epithelauskleidung gekennzeichnet sind (s. Abb. 246, *E* und 247, *E*). Bei diesen handelt es sich um Anschnitte von gang- oder spaltenartigen Einsenkungen, die mit der Hypophysenhöhle in Verbindung stehen (s. Abb. 182f). In ihnen gewinnt das Epithel durch Ausbildung eines oberflächlichen Cytoplasmasaumes, ähnlich wie in den Spalten der Umschlagszone, das Aussehen eines Zylinderepithels.

Bei alternden *Hunden* sind in der Pars intermedia gewöhnlich Rückbildungsvorgänge wechselnder Stärke anzutreffen. In extremen Fällen kann es zu einer hochgradigen Atrophie des ganzen Zwischenlappens kommen (ROMEIS 1931).

Die Pars intermedia der *Katze* erweckt den Eindruck eines mehrschichtigen, von rundlichen, polyedrischen und spindelförmigen Zellen gebildeten Epithels, das einen großen Teil des Hinterlappens bedeckt (s. Abb. 180a, S. 280). Merkwürdigerweise zeigt auch das äußere, vom dorsalen Umschlag ausgehende Blatt, das bei anderen Tierarten, z. B. beim *Hund*, dem Vorderlappen gleicht, bei der *Katze* histologisch in seinem medianen Teil noch den Charakter von

Intermediagewebe. Die Dicke der Pars intermedia schwankt zwischen 60 bis 100 µ, gegen die Umschlagszonen zu, namentlich nasal, kommt es zu einer beträchtlichen Verbreiterung auf 250—350 µ.

Bei genauerer Untersuchung ergeben sich gegenüber dem Zwischenlappen des *Hundes* im Aufbau eine Reihe von Unterschieden. So bleibt das Cytoplasma der undifferenzierten Zellen bei der *Katze* fast ungefärbt. An der Oberflächenschicht der Pars intermedia beteiligen sich neben undifferenzierten Zellen auch zahlreiche typische Intermediazellen, so daß der beim *Hund* vorhandene einheitliche Oberflächensaum fehlt. Die typischen Intermediazellen sind durch ein helles, schwach basophiles Cytoplasma charakterisiert, in dem feine, sich mit Azan hellblau färbende Körnchen liegen. Neben den meist exzentrisch liegenden, bläschenförmigen Kern findet sich häufig ein großer, lockerer Netzapparat; im Cytoplasma sind zahlreiche körner- und fadenförmige Mitochondrien darzustellen. Wie in den Drüsenzellen des Vorderlappens, zeigt der Netzapparat auch in den Intermediazellen cyclische Veränderungen, die bis zu einer starken Auflockerung und Fragmentierung des Netzes gehen. Die Angabe DE BEERS (1926), daß der Netzapparat in den Intermediazellen eine dicke kompakte Masse bildet, trifft nur für undifferenzierte und junge Zellen zu.

Bei einzelnen Zellen ist eine Verdichtung des Cytoplasmas zu beobachten, die eine Zunahme seiner Färbbarkeit bedingt und im weiteren Verlauf zur Ausbildung „dunkler" hyperchromatischer Zellen führt (s. Abb. 248), deren Zelleib sich mit Azan intensiv ultramarinblau färbt. Sie enthalten meist einen dunklen, stark rot gefärbten Kern. Die hyperchromatischen Zellen schmelzen, wie sich in Abb. 248 klar verfolgen läßt, unter Pyknose des Kernes zu kolloidartiger Substanz ein, die sich in den zwischen den Intermediazellen auftretenden Intercellularspalten tropfenartig weiter ausbreitet oder in kleinen Cysten ansammelt. Letztere entbehren, wie es schon beim *Hund* geschildert wurde und wie es für die Cysten des tierischen Zwischenlappens charakteristisch ist, einer Basalmembran oder einer sonstigen bindegewebigen Umhüllung. Die Zahl der Cysten ist bei der *Katze*, deren Pars intermedia etwas reicher von Blutcapillaren durchzogen ist, im Bereich des Zwischenlappens im allgemeinen geringer als beim *Hund*.

Sehr günstige Bedingungen für Untersuchung und Experiment bietet der Zwischenlappen der *Nagetiere (Maus, Ratte, Meerschweinchen, Kaninchen)*. Schon im vorausgehenden Abschnitt (s. S. 365) wurde die besondere Größe des Zwischenlappens der *Maus* hervorgehoben, der sich als 110—140 µ dickes Polster zwischen Vorder- und Hinterlappen einschiebt (s. Abb. 177a). Die kräftige Ausbildung kommt auch in der auffallenden Größe seiner Zellen zum Ausdruck. Sie erreichen Durchmesser von 22—25—30 µ und übertreffen damit an Größe nicht nur die Drüsenzellen des eigenen Vorderlappens, sondern auch

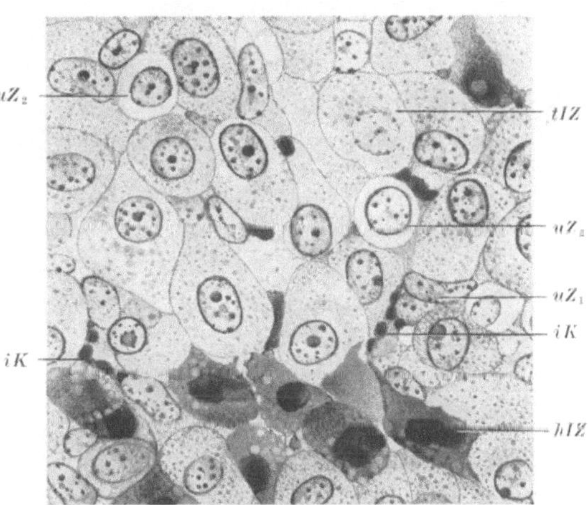

Abb. 248. Ausschnitt aus der Pars intermedia der *Katze*. *hIZ* hyperchromatische („dunkle") Intermediazellen; *iK* intercellulär gelegene Kolloidtropfen, die durch Einschmelzung hyperchromatischer Zellen entstanden sind; *tIZ* typische Intermediazellen; uZ_1 Kerne von cytoplasmaarmen undifferenzierten Zellen; uZ_2 undifferenzierte Zellen, die sich zu typischen Intermediazellen entwickeln. *Kater*. Fix. Susa. Paraffin. 7 µ. Azan. Vergr. 1 : 920.

die Intermediazellen weit größerer *Tiere*, wie z. B. des *Hundes* oder der *Katze*. Aber nicht nur der Größe, auch der Form und Struktur nach unterscheiden sich die reifen Zellen der Pars intermedia von jenen des Vorderlappens.

Die einzelnen Funktionsstadien der Intermediazelle lassen sich bei der *Maus* am schönsten durch Azanfärbung darstellen. Die undifferenzierten Zellen sind in diesem Falle durch ihr spärliches, körnchenfreies, fast ungefärbtes Cytoplasma gekennzeichnet. Man trifft sie auf Sagittalschnitten am reichlichsten an der Oberfläche der Pars intermedia, wo sie stellenweise kleine Nester dicht zusammenliegender Kerne bilden. Die typischen Intermediazellen, die gewöhnlich die Hauptmasse bilden, treten als große, blaßblau gefärbte Zellen hervor (s. Abb. 249). Sie enthalten feine körnige Einlagerungen, die sich mit Azan lichtblau, mit Hämalaun blaßblaugrau, mit MASSONscher Färbung rötlich-violett färben. Bei geeigneter Fixierung und Färbung sind im Cytoplasma auch zahlreiche Mitochondrien in Körner- und Fadenform nachzuweisen. Der Golgiapparat, dessen Ver-

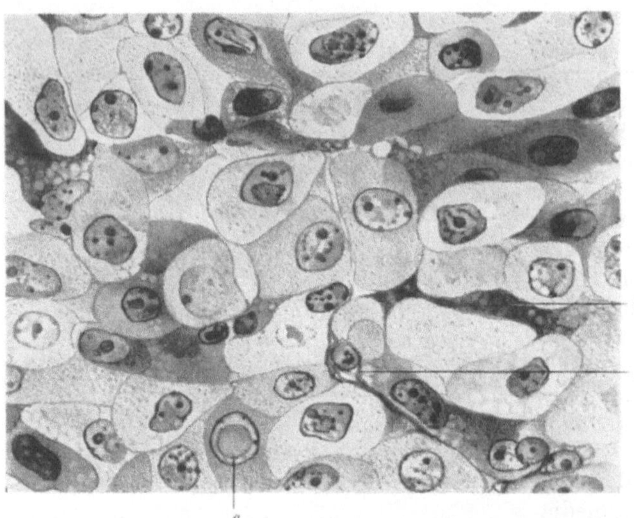

Abb. 249. Typische (hell) und hyperchromatische (dunkel) Intermediazellen aus der Pars intermedia einer geschlechtsreifen *Maus*. Die Übergangsstadien sind gut zu erkennen. *a* kolloidartige Reste von eingeschmolzenen hyperchromatischen Zellen; *b* Bindegewebsfäserchen und Anschnitt einer Blutcapillare; *c* große Kernkugel im Kern einer Intermediazelle. *Maus* (♂). 8 Monate alt, Fix. Sublimat-Formol-Eisessig. Paraffin. 7 μ. Azan. Vergr. 1 : 920.

halten von URASOV (1928) näher untersucht wurde, ist in den reifen Zellen meist in Gestalt eines großen, weitmaschigen Netzes vorhanden. Im bläschenförmigen, exzentrisch liegenden Kern ist verhältnismäßig häufig eine große Kernvakuole zu beobachten (s. Abb. 249), die aus einem acidophilen Nucleolus entsteht und sich durch periodische Entleerung ins Cytoplasma am Sekretionsprozeß der Zelle beteiligt (URASOV).

Von diesen hellen, meist polyedrisch geformten Zellen führt eine geschlossene Reihe von Übergängen zu intensiver gefärbten **hyperchromatischen Zellen**, die namentlich im Azanpräparat durch ihre ultramarinblaue Färbung stark hervortreten. Sie sind meist etwas kleiner als die typischen Intermediazellen und in ihrer Gestalt durch die Druckwirkung der prallen Nachbarzellen stark beeinflußt (s. Abb. 249), so daß längliche, spindelige und gezackte Formen entstehen. An MASSON-Präparaten findet man den vorher blaßrötlich gefärbten Zelleib von einer bläulich-violetten Substanz durchtränkt, in der rötlich-violette Körnchen sichtbar sind. Die Hyperchromasie beruht also nicht auf einer Verklumpung der Granula, sondern auf einer Veränderung der intergranulären Substanz. In einzelnen Zellen sind grobe kugelige Einlagerungen zu sehen; in anderen treten mehr oder weniger zahlreiche rundliche Vakuolen auf (s. Abb. 249). Außer dem Zelleib zeigen auch die Kerne der hyperchromatischen Zellen gesteigerte Färbbarkeit. Am Ende der Reihe stehen schmale, zusammengepreßte, hyperchromatische Zellen mit intensiv rot gefärbten pyknotischen Kernen, die schließlich einschmelzen. Von manchen Autoren werden die Zellen des *Mäusezwischenlappens* den basophilen Zellen des Vorderlappens gleichgesetzt. Demgegenüber sei betont, daß die Intermediazellen morphologisch weder in ihrer typischen noch in ihrer hyperchromatischen Form mit den β-Zellen des Vorderlappens übereinstimmen, trotzdem ihre Granula bei längerer Färbung das Kresofuchsin etwas annehmen.

Bei Azanfärbung trifft man in einzelnen Intermediazellen auch vereinzelte feine tiefblaue Kolloidtröpfchen an; in diesem Zusammenhang sei erwähnt, daß Urasov im Zwischenlappen der *Maus* eine holokrine und merokrine Kolloidsekretion beschreibt.

Von Bindegewebe und Blutgefäßen ist die epithelartige zusammenhängende Masse des Zwischenlappens der *Maus* nur spärlich durchzogen.

Die Pars intermedia der *Ratte* ist vor allem durch zwei Merkmale charakterisiert. Zunächst ist ihre der Hypophysenhöhle zugekehrte Oberfläche durchgehends von einem einschichtigen, niedrigen, kubischen Epithel überzogen, das von der darunter liegenden Drüsenmasse durch eine zarte, aber deutlich feststellbare Basalmembran getrennt ist. Vielfach sind die Zellen des Deckepithels stark abgeplattet. An anderen Stellen bildet das Epithel cytoplasmaarme, kernreiche Epithelknospen, die die superfizielle Basalmembran durchbrechen und Proliferationszentren für neues Intermediagewebe darstellen. Das Cytoplasma der Deckzellen wie das der undifferenzierten Zellen färbt sich bei Massonscher Färbung nur ganz blaßrötlich-violett. Das zweite Merkmal besteht darin, daß die epitheliale Masse des Parenchyms durch bindegewebige Septen, die von der oberflächlichen Basalmembran bis zur basalen durchschneiden und Gefäße führen, in größere Komplexe zerteilt wird, die ihrerseits wieder fast gefäßlos sind.

Nach Baillif (1938) steht Form und Größe der Zellen des oberflächlichen Deckepithels in Abhängigkeit von der Tätigkeit der Drüse. Bei starker Aktivität zeigen die Epithelzellen Zylinderform, zahlreiche Mitochondrien und einen hypertrophischen Golgiapparat. Bei geringer Tätigkeit sind sie kubisch bis flach. In der Hypophysenhöhle ist eine in ihrem Ausmaß wechselnde Speicherung von Kolloid festzustellen, deren Bedeutung ungeklärt ist.

Die Drüsenzellen des Zwischenlappens haben polyedrische, vielfach längliche Form; sie sind durchschnittlich etwas kleiner als bei der *Maus* und haben vorwiegend ovoide und längliche Kerne. Bei Massonscher Färbung findet man das Cytoplasma von einer sich hell saphirblau färbenden Substanz durchtränkt, die sich vereinzelt auch zu großen, etwas stärker gefärbten Tropfen von Kerngröße kondensiert. An der Grenze von Zwischen- und Hinterlappen läßt sich neben dem Übertritt von Intermediazellen in günstigen Fällen auch eine massenhafte Abgabe dieser Substanz in Maschenräume des Hinterlappens beobachten. Bei Azanfärbung, bei der sich Cytoplasma und Sekret blaßbläulich färben, trifft man neben dieser Sekretsubstanz vereinzelt noch kleine dunkelblau gefärbte Kolloidtröpfchen. Bei beiden Färbungen sind im Cytoplasma außerdem auch feine körnig-fädige, rötlich gefärbte Einlagerungen sichtbar, die vermutlich Mitochondrienresten entsprechen.

Im Zwischenlappen schwarzer, grauer und grauweißer *Ratten* ist häufig das Vorkommen von braunem bis braunschwarzem Pigment festzustellen. Es wurde hier zum erstenmal von Poos (1927) nach Entfernung endokriner Organe, z. B. der Epithelkörper, beobachtet und irrtümlich als eine durch den Eingriff bedingte unspezifische Degenerationserscheinung gedeutet. Lehmann (1928) wie Addison und Frazer (1932) wiesen jedoch nach, daß das Pigment auch bei normal gefärbten *Ratten* vorhanden ist. Das Vorkommen von Pigment zeigt eine gewisse Abhängigkeit von der Spezies. So traf Benjamin (1935) das Pigment in der Pars intermedia und Pars tuberalis bei wilden *Ratten* in 42%, bei domestizierten nur in 11% der Fälle an, während es bei reinen *Albinos* ständig fehlte. Geschlecht und Schwangerschaft sind auf das Vorkommen des Pigmentes ohne Einfluß. LEHMANN konnte das Pigment vom 5. Lebensmonat an feststellen, vom 15. an fand er die Pigmentkörnchen gröber, ihre Ablagerungen ausgedehnter. Das Pigment stammt nach BENJAMIN aus den Leptomeningen der Hypophyse, die bei gefärbten *Ratten* stets Pigment enthalten. Die pigmentführenden *Melanophoren* wandern den Gefäßen und Bindegewebssepten entlang in die Pars intermedia ein. Zum Teil dringen die pigmentbeladenen Fortsätze der *Melanophoren* auch zwischen die Drüsenzellen der Pars intermedia ein. Die Drüsenzellen selbst sind nach BENJAMIN frei von Pigment. In eigenen Präparaten konnte ich jedoch in der Nähe von Pigmentzügen vereinzelte Intermediazellen beobachten, die Pigmentkörner enthielten. Feststellungen dieser Art erfordern große Sorgfalt, da Täuschungen durch Anschnitte, Überlagerung und auch künstliche Verschleppung von Pigmentkörnchen (Mikrotommesser, Druckwirkung u. dgl.) leicht möglich ist.

Beim *Meerschweinchen* kommt es zu einer fast vollständigen Verlötung von Vorder- und Zwischenlappen (vgl. Abb. 177c); nur am caudalen Ende bleibt gewöhnlich noch ein ganz kleiner Rest der Hypophysenhöhle erhalten, in dem sich als distale Auskleidung meist Flimmerzellen vorfinden. Mit diesem weitgehenden Verschwinden der Hypophysenhöhle hängt es zusammen, daß man in der obersten Zellschicht der Pars intermedia häufig einzelne α-Zellen antrifft, die zweifellos vom Vorderlappen her eingedrungen sind. Die Intermediazellen selbst sind im Durchschnitt kleiner als bei *Maus* und *Ratte*, ihre Form ist vielfach polyedrisch. Die größtenteils rundlichen Kerne sind im Vergleich zum Zelleib groß (5,6—6,2 μ). Die Menge des Cytoplasmas zeigt je nach dem Tiere oft große Schwankungen; so trifft man Hypophysen mit überwiegend cytoplasmaarmen Intermediazellen (10—12 μ), während in anderen der Durchschnitt bei 14—16 μ liegt.

Das Cytoplasma färbt sich bei Azan- wie bei MASSONscher Färbung oft nur ganz blaßblau. WEIS (1934) bezeichnet die Zellen sogar als chromophob und setzt sie morphologisch den Hauptzellen des Vorderlappens gleich. Das ist wohl nicht richtig, denn man trifft auch Drüsen, in denen der basophile Charakter der Intermediazellen nicht zu bezweifeln ist. Auch hyperchromatische Zellen finden sich in wechselndem Maße vor. Im Cytoplasma sind feine flockige, rötlich-violette Einlagerungen sichtbar. Außerdem trifft man in vielen Zellen — ein typischer Befund für die Intermedia des *Meerschweinchens* — 1—3 grobe, intensiv rot gefärbte Schollen von der Größe eines Nucleolus. Azanblaue, intercellulär gelegene Kolloidtröpfchen sind nur spärlich nachweisbar. Bindegewebe und Gefäße sind beim *Meerschweinchen* stärker entwickelt als bei der *Maus*. Im Gegensatze zum Verhalten bei der *Ratte* bildet das Bindegewebe meist schräg verlaufende, nicht völlig durchschneidende Septen, so daß das Parenchym auf dem Längsschnitt in zusammenhängende dicke, unregelmäßige Stränge zerteilt erscheint.

Am reichlichsten unter den Nagetieren ist das Bindegewebe in der Pars intermedia des *Kaninchens*.

Die Hypophyse der großen *Haussäugetiere* besitzt durchgehends einen kräftig entwickelten Zwischenlappen. Nähere Angaben über dessen histologischen Bau finden sich bei TRAUTMANN (1909) und BEATO (1935). Hier sei nur kurz auf die Pars intermedia des *Schweines* eingegangen, bei welcher MAURER und LEWIS (1922) zwei Zellarten beschreiben: kubische bis zylindrische Zellen, die kolloidhaltige Follikel auskleiden und Kolloid produzieren, und die eigentlichen Intermediazellen, die die Hauptmasse des Zwischenlappens bilden. Die letzteren unterscheiden sich, wie auch KASCHE (1926) bestätigte, von allen Zellarten des Vorderlappens und stellen einen eigenen Zelltypus dar. Sie enthalten sehr feine Granula, die sich in Säureviolett-Säurefuchsin nach Fixierung in Zenker-Formol

lichtblau färben. Ein weiteres Merkmal ist ihre große Labilität. Wie mir eigene
Präparate zeigten, lassen sich die Intermediazellen auch bei Azanfärbung durch
ihre feinen, hellblau gefärbten Granula von den Zellen des Vorderlappens unterscheiden. In diesen Präparaten treten neben den hellen typischen Intermediazellen auch ultramarinblaugefärbte, hyperchromatische Formen sehr deutlich
hervor. Die letzteren entsprechen den von TRAUTMANN erwähnten, dunkler
gefärbten Zellen; daß KASCHE diese vermißte, erklärt sich wohl daraus, daß er
nur eine Hypophyse untersuchte und die
dunklen Zellen nicht in jedem Organ gleich
stark ausgebildet sind.

Aus der Klasse der *Reptilien* möchte ich
als Beispiel die Pars intermedia von *Lacerta
viridis* in ihrem Aufbau kurz schildern. Sie
bedeckt hier mit ihren vorderen zwei Dritteln den Hirnteil mit einer dünnen epithelartigen Platte, während sie sich im caudalen
Drittel beträchtlich verdickt (s. Abb. 151f,
S. 240). Im Bereich des vorderen Abschnittes
lassen sich, wie Abb. 250 zeigt, drei Schichten unterscheiden: eine äußere, eine mittlere
und eine innere, welch letztere dem Hirnteil anliegt. Äußere wie innere Schicht
werden von einem einschichtigen, etwa 15 μ
hohen Zylinderepithel gebildet. Beide sind
von einer bindegewebigen, mit Gefäßen versehenen Membran bedeckt. Die Zylinderzellen sind derart orientiert, daß ihre rundlichen, etwa 5 μ im Durchschnitt messenden
Kerne jeweils gegen die mittlere Schicht zu
liegen, während der Apex der Zellen den
Bindegewebsmembranen zugekehrt ist. Die
Zylinderzellen enthalten zahlreiche feine
Granula, die sich mit Azan lichtblau färben.
Dazwischen finden sich auch einzelne hyper-
chromatische Zylinderzellen mit stark dunkelblau gefärbten Granula. Die
mittlere Schicht wird von kleinen Zellen gebildet, deren spärliches, unscharf
begrenztes Cytoplasma sich blaßviolett färbt. Sie stellen m. E. undifferenzierte
Zellen dar.

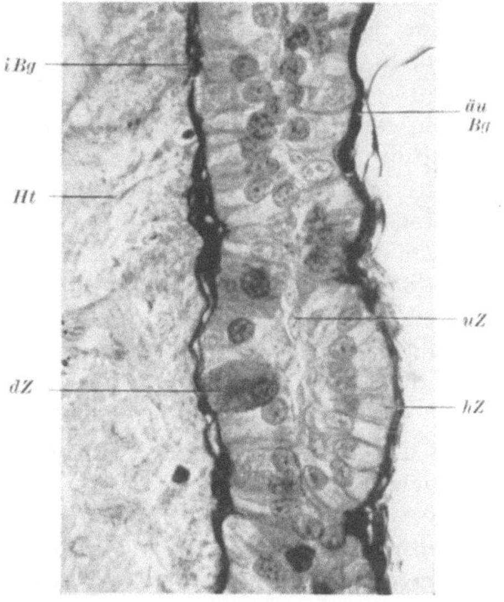

Abb. 250. Teilbild aus dem rostralen Abschnitt
der Pars intermedia einer *Eidechse*. *äuBg* äußere Bindegewebsmembran; *dZ* Zelle mit
dunkelblau gefärbten Granula; *hZ* Zellen
mit hellblau gefärbten Granula; *Ht* Hirnteil;
iBg innere Bindegewebsmembran; *uZ* undifferenzierte Zelle. Geschlechtsreife *Eidechse* (♂).
Juli. Fix. Sublimat-Formol-Eisessig. Paraffin.
5 μ. Azan. Vergr. 1 : 550.

Im caudalen verdickten Abschnitt der Pars intermedia, in dem meist noch
ein Rest der Hypophysenhöhle erhalten ist, trifft man durch Bindegewebe
getrennte Zellstränge und Zellnester, deren Außenzone, wie eben geschildert,
von zylindrischen, schwach basophilen Zellen gebildet wird, während sich
zentral polygonale Zellen vorfinden, die teils den basophilen, teils den undifferenzierten Zellen zuzurechnen sind. Auch hier enthält die bindegewebige Hülle
dünne Blutcapillaren; das Innere der Zellstränge selbst ist dagegen im ganzen
Bereich der Pars intermedia gefäßlos.

STENDELL (1914) und DE BEER (1926) beschränken sich auf die kurze Bemerkung,
daß sich die Zellen der Pars intermedia bei *Sauropsiden* basophil färben, während BAUM-
GARTNER (1916) sie als schwach eosinophil bezeichnet. Eingehendere Angaben liegen nur
für *Anolis carolinensis* vor, die sich durch eine außergewöhnlich stark entwickelte Pars
intermedia auszeichnet (s. Abb. 151 g). Bei dieser amerikanischen *Eidechsen*art vermögen
PORIS und CHARIPPER mit Hilfe der MASSONschen Färbung zwei Zellarten darzustellen:
zylindrische Zellen mit feinen purpurroten Granula und große ovale Zellen mit unregelmäßig geformtem Kern und rötlich-orange gefärbtem Cytoplasma. Die ersteren dürften

den schwach basophilen Zellen von Lacerta vir. entsprechen. Bei einer *Schlangenart (Thamnophis radix)* findet SILER (1936) acidophile Zylinderzellen, die Hypophysenhöhle und Hirnteil begrenzen, und unregelmäßige, schwach basophile Zellen im Innern.

In der Klasse der *Amphibien* wird der Zwischenlappen von einer einheitlichen Masse von Zellen gebildet, die weder von Bindegewebssepten noch von Gefäßen durchzogen ist (STENDELL, DE BEER und eigene Beobachtung bei *R. esculenta*). Dies gilt für Urodelen wie Anuren[1]. Entlang der Grenze von Pars intermedia und Hirnteil breitet sich dagegen ein sehr stark entwickeltes Netz weiter Sinuscapillaren aus, die sich etwas in die Pars intermedia vorbuchten. Was das Verhalten der Intermediazellen betrifft, so finde ich den Zwischenlappen bei *Rana esculenta* von polyedrischen Zellen aufgebaut, deren nicht sehr reichliches Cytoplasma sich bei Azanfärbung bläulich tingiert. Es enthält sehr feine bläuliche Körnchen sowie zahlreiche kleine, mit wäßriger Flüssigkeit gefüllte Vakuolen (Untersuchung im April). Wie bei höheren Wirbeltieren unterscheiden sich die Intermediazellen auch bei Amphibien deutlich von den intensiv blau gefärbten, mit viel reichlicherem Cytoplasma und gröberen Granula versehenen basophilen Zellen des Vorderlappens. In einzelnen Intermediazellen liegt eine leuchtend rotgefärbte große Kolloidkugel. Besonders reichlich sind die Kugeln, die Durchmesser bis zu 7 μ erreichen, in der dem Hinterlappen anliegenden Zone der Pars intermedia, wo sie sich intra- wie intercellulär vorfinden.

STENDELL, der die Kolloidkugeln bei *Bufo* als „Sekrettropfen" beschrieb, ist der Auffassung, daß sie im weiteren Verlauf in den Hinterlappen eindringen. Auch bei *R. esculenta* möchte man nach dem Azanpräparat einen derartigen Übertritt annehmen, zumal die Gefäße des Hinterlappens von dichten Haufen von rot gefärbten Kolloidschollen umsäumt sind. Die Anwendung der MASSONschen Färbung, bei der sich das Kolloid des Zwischenlappens leuchtend rot, das des Hinterlappens dagegen ultramarinblau färbt, läßt indessen einwandfrei erkennen, daß an keiner Stelle ein Übertritt roter Kolloidkugeln in den Hinterlappen stattfindet. Auch Zwischenstufen zwischen beiden Arten sind nicht zu beobachten.

Der basophile Charakter der Intermediazellen wird auch von STENDELL für *Bufo vulgaris*, von DE BEER für *Amphibien* im allgemeinen, von CHARIPPER für *Necturus* angegeben. ATWELL (1918b) bezeichnet dagegen die Pars intermedia bei *Rana pipiens* und *catesbeiana* als chromophob.

Als Beispiel für das Verhalten des Zwischenlappens eines *Knochenfisches* möchte ich kurz die Pars intermedia der *Forelle* beschreiben (s. Abb. 251). Wie bei allen bisher untersuchten *Teleostier*hypophysen wird der Zwischenlappen auch hier von zahlreichen Fortsätzen des Hirnteils (Neuralfortsätze) durchzogen. Außerdem finde ich aber auch zarte, bindegewebige Membranen, die nicht nur eine Grenzschicht zwischen Neuralfortsätzen und Drüsengewebe bilden, sondern von hier aus auch für sich in das Parenchym eindringen und dasselbe in unregelmäßig zusammenhängende Zellstränge zerteilen, die demnach mit einer der Basalmembran entsprechenden zarten, bindegewebigen Hülle bedeckt sind. Mit dem Bindegewebe, das sich infolge seiner Zartheit nur bei spezifischer Färbung hinreichend deutlich verfolgen läßt, dringen auch einzelne Blutcapillaren zwischen die Stränge des Parenchyms ein. Die Mehrzahl der Blutgefäße verläuft jedoch mit den Neuralfortsätzen.

Die Parenchymstränge werden von vielgestaltigen, sich gegenseitig in der Form beeinflussenden Drüsenzellen aufgebaut, deren Zelleib sich mit Azan rötlich-violett färbt und sich dadurch von den leuchtend rot gefärbten, eosino-

---

[1] Eine abweichende Angabe macht nur ATWELL (1918b), der die Pars intermedia von Rana pipiens und catesbeiana stark von Blutgefäßen durchzogen findet.

philen, den intensiv blau gefärbten basophilen, wie den mit feinen violetten Granula versehenen, sog. chromophoben Zellen deutlich unterscheidet, so daß sich mit Recht auch hier von besonderen Intermediazellen sprechen läßt. Der Zwischenlappen besteht fast ausschließlich aus diesen Zellen. Nur vereinzelt finden sich in den Randbezirken einige Basophile. In mancher Hinsicht aufschlußreicher als die Azanfärbung ist die Färbung nach MASSON, bei der sich in einem Teil der blaßbläulich-violett gefärbten Intermediazellen feine bläuliche Körnchen, in einem anderen rotviolette, schollige Einlagerungen zeigen,

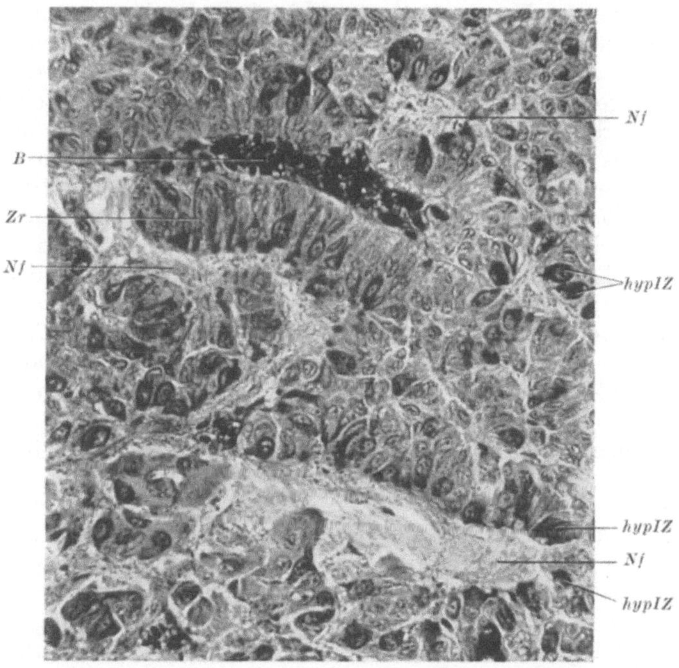

Abb. 251. Teilbild aus der Pars intermedia einer *Forelle*. *B* Blutgefäß mit Eyrthrocyten gefüllt. *hypIZ* hyperchromatische Intermediazellen; die rotvioletten Einlagerungen kommen in der Photographie in dunklem Ton wieder; *Nf* Neuralfortsätze (Verzweigungen des Hirnteils); *Zr* Zellstrang, dessen länglich geformte Intermediazellen reihenweise angeordnet sind. Geschlechtsreife *Forelle* (♂). Juni. Fix. Sublimat-Formol-Eisessig. Paraffin. 5 μ. MASSONsche Bindegewebsfärbung. Vergr. 1 : 320.

die in wechselnder Menge auftreten. In extremen Fällen ist die Anhäufung so stark, daß der ganze Zelleib rotviolett gefärbt erscheint. Die Form dieser hyperchromatischen Zellen ist wechselnd; neben rundlichen findet man polygonale, mit zugespitzten Ecken versehene eckige, keulenförmige oder schmale bis zu 27 μ lange Zellen. Sehr häufig läßt sich beobachten, wie die intensiv gefärbten, zugespitzten Zellenden sich durch die Basalmembran in das Fasergewebe der Neuralfortsätze erstrecken und hier kleine rötliche, eckige Brocken abschnüren, die in großer Zahl entlang der Oberfläche des Parenchyms zwischen den Fasern der Neuralfortsätze angehäuft sind.

Das Gesagte gilt für die im Frühsommer (Juni) untersuchte Hypophyse der geschlechtsreifen *Forelle*. Über etwaige, durch jahreszeitliche Einflüsse bedingte Abweichungen werde ich später an anderer Stelle berichten.

Wie in der ganzen Tierreihe, so sind auch hier bei den verschiedenen Arten der *Knochenfische* Unterschiede im feineren Aufbau der Pars intermedia festzustellen. Auch hinsichtlich des Charakters der Intermediazellen bestehen in den Angaben des Schrifttums beträchtliche Differenzen, die zum Teil auch durch die wechselnde Untersuchungstechnik bedingt sein mögen. STENDELL bezeichnet die Zellen des Zwischenlappens als meist lebhaft basophil. Bei einem *Hecht* beschreibt er aber die den Verästelungen des Hirnteils aufsitzenden zylindrischen Zellen als vorwiegend acidophil, die im Innern der Zellstränge liegenden rundlichen und polygonalen Zellen als basophil. DE BEER (1926) findet die Pars intermedia gewöhnlich von gleichartigen basophilen Zellen aufgebaut. Beim *Stichling* wird der Zwischenlappen nach BOCK (1928) von polygonalen gleichartigen Zellen gebildet, die in regellosen, bindegewebs- und gefäßfreien Haufen zusammenliegen. Die letzteren werden durch die Fortsätze der Neurohypophyse voneinander getrennt. Im ganzen erweckt der Zwischenlappen einen basophilen Eindruck; bei eingehenderer Untersuchung ist jedoch zu erkennen, daß in den Intermediazellen zeitweise zweierlei Sekret auftritt: ein dem Kern anliegendes basophiles, das gekörnt ist, und ein homogen aussehendes, schwach acidophiles, das den peripheren Teil der Zelle einnimmt. BOCK betrachtet das basophile als Prosekret, das sich bei Bedarf in acidophiles Sekret verwandelt. In der Ausbildung der basophilen und acidophilen Substanz ist ein deutlicher Jahreszyklus festzustellen: das Maximum der Tätigkeit der Intermediazellen liegt im Vorfrühling und Frühling, das Minimum im Spätsommer und Herbst (s. auch S. 192). Nach MATTHEWS (1936, *Fundulus*) ist das Cytoplasma der Zellen des Zwischenlappens gewöhnlich basophil. Daneben finden sich aber auch eosinophile und einzelne chromophobe Zellen; ferner eine Anzahl großer, scharf begrenzter Zellen, deren Cytoplasma sich mit Azur-Eosin blaßlavendelblau färbt, und einzelne große Zellen mit unregelmäßig verteilten, intensiv gefärbten basophilen Einlagerungen. Das Vorkommen der einzelnen Zellarten (z. B. Eosinophile: Maximum im Spätfrühjahr und Anfang Sommer; Basophile: Maximum im Sommer und Herbst) steht in Abhängigkeit von Jahreszeit und anderen, noch ungeklärten Faktoren. v. HAGEN (1936, *Aal*) wiederum kann keine jahrescyclischen Veränderungen beobachten; nach ihm sind die Zellen des Zwischenlappens meist basophil, nur die an den Hirnteil angrenzenden Zellen, die schlanke, keulenförmige Gestalt haben, sind eosinophil. BELL (1938, *Goldfisch*) findet in der Pars intermedia zwei Zelltypen vor: große rundliche bis abgeplattete und kleinere, mehr polygonale Zellen. Die ersteren sind in der Überzahl. Ihr Cytoplasma ist bei MASSON-Färbung durch zahlreiche blaßblaue Granula gekennzeichnet. Diese Zellen nehmen das Innere wie auch den Randteil der Zellstränge ein. Die polygonalen Zellen sind kleiner als die basophilen; sie liegen immer den Bindegewebsmembranen der Zellstränge an. Ihr Cytoplasma ist dicht, fein granuliert. Sie nehmen sowohl saure wie basische Farbstoffe an und färben sich bei MASSON-Färbung rötlich-purpur. BELL bezeichnet sie als amphiphil und vermutet, daß sie mit den von STENDELL und MATTHEWS gefundenen eosinophilen Zellen identisch sind.

Bei den *Selachiern* ist die Pars intermedia durchgehends kräftig entwickelt. Ihre Zellmasse wird von vorwiegend vertikal verlaufenden Sinuscapillaren und Hirnteilfortsätzen durchzogen und dadurch scheinbar in Zellstränge zerlegt. Die den Blutgefäßen und Fortsätzen zugekehrten peripheren Zellen sind zylinderepithelartig geordnet, die tiefer gelegenen haben polyedrische Gestalt (STENDELL). Im Gegensatze zu der bei allen anderen Tierarten festzustellenden relativen Gefäßarmut ist das Gefäßnetz im Zwischenlappen der *Selachier* besonders kräftig entwickelt. Eine weitere Besonderheit besteht darin, daß die Intermediazellen bei *Selachiern* acidophilen Charakter haben (TILNEY 1911, STENDELL 1914, BAUMGARTNER 1916, HOWES 1936). Nur DE BEER findet den Zwischenlappen ausschließlich von basophilen Zellen gebildet. Das Cytoplasma erscheint nach STENDELL (*Scyllium canicula*) sehr gelockert, körnig, durchaus nicht homogen, die Zellgrenzen undeutlich. Die im Cytoplasma zu beobachtenden kleinen

Tröpfchen fließen nach STENDELL nach ihrer Ausscheidung intercellulär zu großen, mit Pikrinsäure stark färbbaren Tropfen zusammen. Auch BAUM-GARTNER beschreibt in den Intermediazellen von *Squalus* zahlreiche kleine Granula.

Bei *Petromyzonten* zeigen die Intermediazellen stark basophilen Charakter (STENDELL 1914, DE BEER 1926, TILNEY 1937). Nach GENTES und STENDELL besteht der Zwischenlappen aus spindelförmigen Zellen, die mit der Längsachse senkrecht zur Oberfläche des Hirnteils stehen. Bei *Petromyzon marinus* dringt der Hirnteil mit fingerartigen Fortsätzen in die Pars intermedia ein, wobei TILNEY (1937) zwischen beiden Geweben keinerlei trennende Bindegewebsschicht vorfindet.

4. Die Rachendachhypophyse (Hypophysis pharyngea).

Historisches. 1904 wies ERDHEIM nach, daß sich bei Feten und Neugeborenen unter dem Epithel des Rachendaches ständig etwas Hypophysengewebe vorfindet (s. auch S. 25). ERDHEIM bezeichnete diese Rückbleibsel des Hypophysenganges als Rachendachhypophyse. Schon Jahre vorher hatte KILLIAN (1888) gelegentlich seiner Untersuchungen über die Bursa und Tonsilla pharyngea beobachtet, daß sich am Rachendach bis zur Geburt Reste des Hypophysenganges erhalten, aus denen sich Hypophysengewebe entwickeln kann. 1907 erweiterte CIVALLERI die ERDHEIMschen Feststellungen dahin, daß auch Erwachsene aller Lebensalter eine Rachendachhypophyse besitzen, die in ihrer histologischen Struktur mit dem Vorderlappen der Hypophyse völlig übereinstimmt. 2 Jahre später veröffentlichte ERDHEIMs Schüler HABERFELD (1909) eine sehr ausführliche Arbeit, in der er zum Ergebnis kommt, daß ausnahmslos jeder Erwachsene eine Rachendachhypophyse besitzt. Weitere Beobachtungen über das Organ wurden von PENDE (1910), ARENA (1910), CITELLI (1911), TOURNEUX (1912) und CHRISTELLER (1912) mitgeteilt.

a) Die Lage der Rachendachhypophyse.

Die Rachendachhypophyse liegt, wie der sagittale Medianschnitt der Abb. 252 gut erkennen läßt, gewöhnlich dicht hinter der Ansatzstelle des Vomer an der Unterfläche des Keilbeins. Sie ist im abgebildeten Falle in das derbe, unter dem Periost des Keilbeins gelegene Bindegewebe eingebettet und durch die breite Schicht des lymphoepithelialen Gewebes der Tonsilla pharyngea vom Rachendachepithel getrennt. Zwischen Vomer und Keilbein sind im Schnitt einige weite Venen sichtbar. Oberhalb der Rachendachhypophyse sieht man das Keilbein an der Stelle des früheren Canalis craniopharyngeus von einer weiten Vene durchbrochen.

PENDE gibt als Orientierungspunkt für die makroskopische Umgrenzung der Region eine Einbuchtung an, die der obere Rand der Nasenscheidewand seiner Verbindung mit dem Keilbein entsprechend bietet; die Einbuchtung weist die Gestalt eines Dreiecks auf, wobei die Basis dem Keilbein, die Spitze dem hinteren Rand des Vomer zugekehrt ist (Fossa sphenovomeriana). Nach CHRISTELLER kann die Rachendachhypophyse auf der ganzen Strecke angetroffen werden, die von der Schleimhaut des oberen Endes der Choanenscheidewand entlang dem hinteren Vomerrand bis zu dessen Hinterspitze und nach Durchquerung der Fossa sphenovomeriana bis zum Periost der Unterfläche des Keilbeins sich erstreckt. „Im Einzelfalle wird die Lage durch rein lokale individuelle Verhältnisse bedingt, die bei der Rückbildung des embryonalen Hypophysenganges den Ort der bestehenbleibenden Hypophysengewebskeime durch ihre stärkere rein mechanisch zur Geltung gebrachte Wachstumstendenz jeweils bestimmen."

HABERFELD glaubte annehmen zu können, daß die Rachendachhypophyse mit zunehmendem Alter vom Epithel abrückt, so daß sie bei Feten und Neugeborenen noch mehr oder weniger mit der Schleimhaut zusammenhängt, bei Erwachsenen dagegen mehr in die Tiefe verlagert ist. Demgegenüber stellte

CHRISTELLER fest, daß es nicht möglich ist, mit fortschreitendem Alter ein derartiges Abrücken in tiefere Schleimhautschichten zu verfolgen. Als Beweis dafür führt CHRISTELLER Fälle an, in welchen die Rachendachhypophyse einerseits bei ganz jugendlichen Individuen schon weit von der Schleimhaut entfernt lag, andererseits bei Greisen noch in Zusammenhang mit der Schleimhaut stand. Ich fand diese Feststellungen CHRISTELLERs an eigenem Material bestätigt und kann sie noch dahin ergänzen, daß die Rachendachhypophyse, bzw. ihre Anlage, schon bei Embryonen durch eine breite Mesenchymzone vom Epithel des Rachendaches getrennt sein kann.

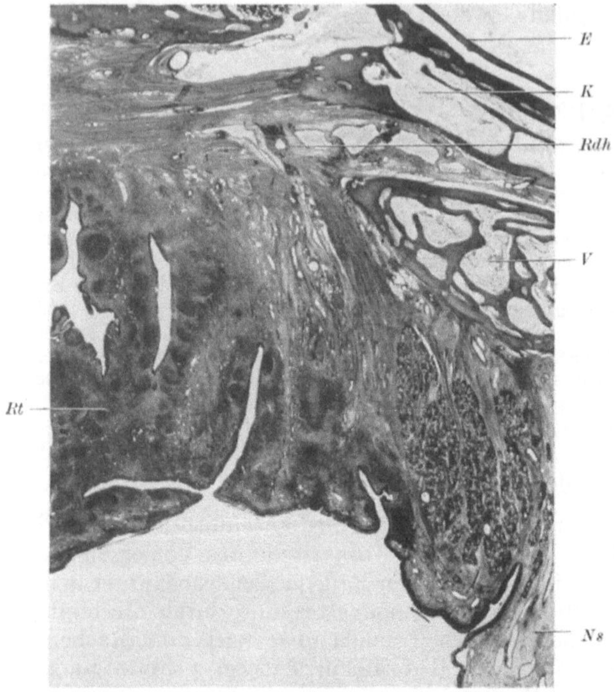

Für die nicht ganz einfache Herausnahme der Rachendachhypophyse wurden von HABERFELD, PENDE und CHRISTELLER verschiedene Verfahren vorgeschlagen. Entscheidend für die Art des Vorgehens ist, ob das Gesicht des Toten verletzt werden darf oder nicht. In Fällen, in welchen der Schädel voll zur Verfügung steht, verfahre ich in folgender Weise:

1. Nach Eröffnung der Schädelhöhle und Entfernung des Gehirns wird mit einer chirurgischen Knochensäge durch einen senkrechten, bis in die Mundhöhle gehenden Frontalsägeschnitt der vordere Gesichtsteil abgesägt. Die Säge wird dabei über den kleinen Keilbeinflügeln 0,5 cm nasal der vorderen Leiste des Sulcus chiasmatis angesetzt. Zur Erleichterung des Sägens löst man vorher die Weichteile an Schläfe und Wange in etwa 2 ccm Breite bis zur Höhe des Mundwinkels ab.

Abb. 252. Medianer Sagittalschnitt durch die Gegend der Rachentonsille (*Rt*) und Rachendachhypophyse *(Rdh)*. *E* Epithel der Keilbeinhöhle (von der Unterlage etwas abgehoben); *K* Keilbein; *Ns* Nasenseptum; *V* Vomer. Hinger. 28 J. (♂). Fix. Formol-Alkohol auf dem Gefäßweg. Paraffin. 15 *µ*. Hämalaun-Eosin. Vergr. 1 : 8.

Nach Ausführung des Sägeschnittes blickt man oben in die eröffnete Keilbeinhöhle; in der Mitte ist die Nasenscheidewand mit dem Vomer, rechts und links sind die Choanen mit den durchsägten Nasenmuscheln, unten die Pars horizontalis des Gaumenbeins sichtbar.

2. Durch je einen lateralen Sagittalsägeschnitt wird das mittlere Gewebsstück, das von der Schädelbasis bis zur Mundhöhle reicht, von den beiden Seitenteilen abgetrennt. Die Säge wird etwa 1—1,2 cm seitlich des Proc. clinoideus poster. (2—2,2 cm von der medianen Sagittallinie) angesetzt.

3. Der Clivus wird mit einem geraden Meißel in der Mitte zwischen hinterer Sattellehne und Foramen occipitale magnum senkrecht zur Oberfläche durchschlagen. Durchschneidet man dann von der durchmeißelten Furche aus mit einem Messer schräg nach abwärts dringend die Muskel- und Schleimhautwand des Pharynx, dann läßt sich der ganze Gewebswürfel ohne Schwierigkeit herausheben. Nimmt man nun vorsichtig die abgesägten Teile der unteren und mittleren Muschel aus den Choanen, so liegt das obere Dach der Rachenhöhle frei. Die Wülste der Rachentonsille wie die für die Lokalisation der Rachendachhypophyse wichtige Fossa sphenovomeriana sind deutlich sichtbar.

Das Präparat kommt nun zunächst für einige Tage in die Fixierungsflüssigkeit. Daran anschließend wird es bis zum 96%igen Alkohol durchgeführt. Dann werden die seitlich der Choanen liegenden Teile durch zwei parallele Sagittalsägeschnitte vorsichtig abgesägt und das

Mittelstück dadurch auf etwa 2 cm Breite verschmälert. Das Präparat kommt dann durch die absteigende Alkoholreihe in Wasser und wird zur Entkalkung in 2 Liter 5%iger Salpetersäure gehängt, die einmal erneuert wird. Nach etwa 5 Tagen wird es für 24 Stunden in 5%ige Alaunlösung übertragen, einige Stunden in mehrmals gewechseltem destillierten Wasser, dann 24 Stunden in fließendem Wasser ausgewaschen und schließlich durch steigenden Alkohol bis zum 80%igen gebracht. Nun wird wie bei CHRISTELLER mit Rasierklingen ein die Symmetrieebene des Präparates enthaltendes, etwa 5 mm breites Stück des Rachendaches herausgeschnitten, das vorne den hinteren Rand des Vomer, oben eine etwa 2 mm dicke Scheibe der Keilbeinunterfläche und hinten die Rachentonsille umfaßt. Schließlich wird durch Dioxan, Methylbenzoat-Celloidin und Benzol in Paraffin eingebettet.

Müssen Verletzungen des Gesichtes vermieden werden, so wird nach dem Vorgehen von CHRISTELLER ein ähnlicher Gewebswürfel mit Stichsäge oder Meißel von der Schädelbasis aus herausgenommen, was mühseliger und hinsichtlich Vermeidens einer Beschädigung der Rachendachhypophyse auch unsicherer ist.

Bei Adenotomie der Rachentonsille bleibt die Rachendachhypophyse in der Regel an Ort und Stelle zurück. SLOBODNIK (1928) konnte in 65 durch Adenotomie entfernten Rachentonsillen niemals Spuren einer Rachendachhypophyse auffinden.

b) Das Vorkommen der Rachendachhypophyse.

Alle Autoren, die sich mit der Histologie der Rachendachhypophyse eingehender befaßten, stimmen dahin überein, daß die Drüse beim Menschen in der Jugend wie im Alter ständig nachzuweisen ist (CIVALLERI, HABERFELD, PENDE, CHRISTELLER). Sie wurde selbst bei 70—80jährigen Greisen noch nachgewiesen. Ein Fehlen des Organes dürfte beim Menschen daher mehr einer fehlerhaften Technik als einem tatsächlichen Befund zuzuschreiben sein.

Über die Entwicklung der Rachendachhypophyse vergleiche S. 25. Ferner die Arbeiten von FRAZER (1911) und TOURNEUX (1912).

c) Die Größe und Gestalt der Rachendachhypophyse.

CIVALLERI, HABERFELD und PENDE finden das Organ beim Erwachsenen in der Regel größer als bei jungen Individuen. Es soll bis zum reifen Alter an Größe zunehmen und dann in seinem Umfang ungefähr gleichbleiben. Als durchschnittliche Länge geben HABERFELD und PENDE beim Fetus 3 mm, beim Neugeborenen 4 mm, beim Erwachsenen 5—6 mm an, während die Dicke zwischen 0,5—1 mm schwankt. Bei Frauen soll die Rachendachhypophyse im Durchschnitt etwas länger sein als bei Männern (5,5 mm gegen 5,1 mm). Im Gegensatz dazu fand CHRISTELLER die Größe der Rachendachhypophyse durchaus unregelmäßig und wechselnd. Nach ihm besteht zu Alter und Geschlecht keinerlei Beziehung, weshalb er von der Aufstellung von Durchschnittsmaßen Abstand nimmt. Nach meinen eigenen Beobachtungen sind schon beim Embryonen und Neugeborenen sehr starke individuelle Unterschiede in der Größe festzustellen.

Die Gestalt der Rachendachhypophyse ist nach HABERFELD ausnahmslos strangförmig. Der Strang kann Einschnürungen und Verdickungen zeigen oder leicht S-förmig gewellt sein. Gegen das obere Ende wird er gewöhnlich breiter bis zu keulenförmiger Anschwellung. CHRISTELLER traf dagegen die allergrößten Verschiedenheiten an: Retorten-, Hammer-, Halbkreisform, unregelmäßige knotige Verdickungen, Fadenform mit kolbigen Anschwellungen wechseln einander ab, kurz bei jedem Individuum ist die Gestalt der Rachendachhypophyse wieder anders und stets ist sie durch die Form der sie begrenzenden Gebilde bedingt. Ich möchte mich diesen Feststellungen CHRISTELLERs anschließen und sie dahin ergänzen, daß schon zur Embryonalzeit die Gestalt der Rachendachhypophyse überaus wechselnd ist. So traf ich z. B. bei einem Embryo von 22 Wochen eine Rachendachhypophyse von unregelmäßiger Strangform, bei einem Embryo von 32 Wochen eine solche von gleichmäßiger Eiform an.

d) Der mikroskopische Bau der Rachendachhypophyse.

Die Kapsel. Die Angaben über die Begrenzung der Rachendachhypophyse sind widersprechend. HABERFELD findet beim Erwachsenen das die Drüse umgebende Bindegewebe etwas dichter gefügt, wodurch eine Art Kapsel entsteht. CIVALLERI unterscheidet einen Typus mit zarter Kapsel und einen zweiten ohne eigene Hülle. PENDE hat den Eindruck, daß dem Organ eine eigentliche Kapsel fehlt; der von PENDE rings um die Drüse beobachtete und auch in seinen Abbildungen wiedergegebene Spaltraum ist sicher durch Schrumpfung hervorgerufen. Nach CHRISTELLER kann von einer eigenen bindegewebigen Kapsel keine Rede sein. Auch in meinen eigenen Präparaten konnte ich niemals eine typische Kapsel beobachten; das Drüsengewebe liegt vielmehr meist ohne eine derartige Abgrenzung zwischen den Fasern des umgebenden Bindegewebes. Selbst wenn die Rachendachhypophyse kräftig ausgebildet ist, findet man sie höchstens von einem feinen bindegewebigen Häutchen umschlossen, daß bei Isolieren des Organes an diesem haften bleibt, aber infolge seiner Zartheit kaum als Kapsel bezeichnet werden kann.

Der Aufbau der Rachendachhypophyse ist von Fall zu Fall verschieden. Ganz im allgemeinen läßt sich wohl sagen, daß er nur selten die Entwicklungshöhe des Vorderlappens erreicht. Schon zur Embryonalzeit scheinen Unterschiede im Bau zu bestehen. So findet HABERFELD die Rachendachhypophyse durchaus solid; erst beim Neugeborenen zeige sie Andeutungen eines alveolären Baues. In eigenen Präparaten kann ich dagegen schon bei 5—6 Monate alten Embryonen netzig zusammenhängende mit Basalmembranen umhüllte Zellstränge erkennen, zwischen welchen dünnwandige, weite Blutcapillaren verlaufen, woraus hervorgeht, daß die Angabe HABERFELDs zum mindesten keine allgemeine Gültigkeit besitzt. Das gleiche gilt für die Angabe CHRISTELLERs, daß das Organ im fetalen Stadium einen soliden Zellstrang darstelle und eines Bindegewebsgerüstes noch entbehre.

Auch beim Erwachsenen kann der Aufbau beträchtliche Unterschiede zeigen. Nach HABERFELD und CHRISTELLER ist die Anordnung der Bindegewebszüge stets derart, daß diese länglich-ovale oder rundliche Alveolen abgrenzen. CIVALLERI unterscheidet einen Typus mit zartem und einen zweiten mit breitem, derbem bindegewebigen Alveolarsepten. Bei einem 30jährigen Hingerichteten finde ich tubulöse und tubulo-alveoläre Zellstränge vor, die in ihrer Gestalt gewisse Ähnlichkeit mit den Zellschläuchen von Speicheldrüsen besitzen. In einzelnen der Zellstränge sind auch kanälchenartige Lumina sichtbar. In der Mitte der in Rede stehenden Rachendachhypophyse liegt ein Hohlraum von 200 μ im Durchmesser, der von geschichtetem Plattenepithel ausgekleidet wird. Auch von anderen Autoren wird das Vorkommen von kanälchen- wie cystenartigen Hohlräumen, die zum Teil mit Kolloid gefüllt sind, berichtet. Im interstitiellen Bindegewebe können reichlich Lymphocyten und Plasmazellen auftreten. Im Alter soll das Bindegewebe nach HABERFELD wie CITELLI an Menge zunehmen.

Die Zellarten der Rachendachhypophyse. HABERFELD findet in der Rachendachhypophyse zur Fetalzeit undifferenzierte Zellen vor. Schon beim Neugeborenen treten aber dieselben Zellformen auf wie im Vorderlappen. Beim Erwachsenen überwiegen weitaus die Hauptzellen, während die chromophilen Zellen stark in der Minderzahl sind. Unter diesen sind die Eosinophilen zahlreicher als die Basophilen. Die ersteren sind ausnahmslos vorhanden, die letzteren können auch fehlen. Ähnliche Angaben macht PENDE, nach dem die Rachendachhypophyse mehr der Pars intermedia als dem Vorderlappen gleicht. Arena erwähnt nichts von chromophilen Elementen. Nach CHRISTELLER bilden die Hauptzellen sehr häufig den Hauptbestandteil der Rachendachhypophyse; ihnen gegenüber treten die Chromophilen an Zahl weit zurück. Eosinophile Zellen fand CHRISTELLER unter 31 Fällen nur in 19; aber auch in diesen war ihre Zahl sehr gering; basophile Zellen traf er nur in der Hälfte der Fälle an.

Bei meinen eigenen Untersuchungen finde ich in der Rachendachhypophyse vor allem undifferenzierte Zellen vor, sowohl als vielkernige Plasmodien (Kernhaufen) als auch in Gestalt kleiner undifferenzierter Einzelzellen. Aus ihnen entwickeln sich Zellen mittlerer Größe (7—10 μ), die mit deutlichen Zellgrenzen und einem blassen, schwach färbbaren Cytoplasma versehen sind. α- und β-Zellen fehlen zum Teil vollständig, zum Teil sind sie — namentlich letztere — nur spärlich vorhanden.

Sehr häufig ist das Auftreten von Plattenepithelien zu beobachten, wobei die größte Mannigfaltigkeit und Regellosigkeit vorherrscht. Ihre Menge schwankt von einem einzigen kleinen Haufen bis zu großen Komplexen. Ja, in einem von CHRISTELLER beobachteten Falle bestand die ganze Rachendachhypophyse ausschließlich aus Plattenepithelien. Im Gegensatze zu den Angaben früherer Autoren konnte CHRISTELLER dabei feststellen, daß mit zunehmendem Alter keine Zunahme der Plattenepithelherde festzustellen ist. Sie können in der Jugend vorkommen, so gut wie sie im Greisenalter fehlen können.

Die aus der Rachendachhypophyse austretenden Venen ziehen zum Teil gegen die Verbindung von Keilbein und Vomer, zum Teil dringen sie an der früheren Eintrittsstelle des Canalis craniopharyngeus ins Keilbein ein, dessen Gefäßnetz wiederum in Verbindung mit den abfließenden Venen der Hypophyse steht (s. Abb. 330, S. 491). Dadurch besteht die Möglichkeit einer direkten Gefäßverbindung zwischen der der Rachentonsille anliegenden Rachendachhypophyse und Hypophyse, die in pathologischer Hinsicht (z. B. als Infektionsweg) von Bedeutung sein kann (CITELLI, NOVI, SALMON, FROSSARD).

Die Rachendachhypophyse des Menschen stellt also ein in seiner Größe, Lage und Form sehr wechselndes Organ dar. Auch die Differenzierung seines Zellbestandes zeigt viel größere individuelle Schwankungen als die ersten Untersucher annahmen. Es geht daher auch nicht an, die Rachendachhypophyse generell als volldifferenziertes Vorderlappengewebe zu bezeichnen, das, wie CIVALLERI und HABERFELD annahmen, auch funktionell diesem gleichwertig ist. Ebensowenig läßt sich aber die Rachendachhypophyse mit PENDE der Pars intermedia gleichsetzen. Wenn man sie einem bestimmten Anteil der Hypophyse zuteilen möchte, so meines Erachtens am ehesten noch der Pars tuberalis. Dafür spricht insbesondere ihre Herkunft aus dem Hypophysengang, einem Abschnitt der dem Ursprungsgebiet der Pars tuberalis unmittelbar benachbart liegt. Auch histologisch bestehen Übereinstimmungen wie das Auftreten von Plattenepithelherden, die relativ schmale, strangartige Gestalt der Zellstränge, die geringe Entwicklung chromophiler Zellen. Aber auch hier ist ein Zurückbleiben der Entwicklung festzustellen, insofern die Rachendachhypophyse meist nicht die volle Differenzierung einer Pars tuberalis erreicht.

Daß die Rachendachhypophyse in ihrer Anlage dem Vorderlappen nicht ganz gleichwertig ist, wird auch von CIARDULLO (1926) betont. Der Hypophysengang entspricht eben nicht voll der eigentlichen Hypophysentasche. Ob aber bei der Bildung des Anlagematerials der Rachendachhypophyse, wie CIARDULLO annimmt, ein auf die SEESSELLsche Tasche zurückgehender entodermaler Anteil mitbeteiligt ist, erscheint mir nach dem auf S. 20 Gesagten für den Menschen fraglich.

Hinsichtlich der physiologischen Bedeutung möchte ich mich der Schlußfolgerung CHRISTELLERs anschließen, daß die Rachendachhypophyse von so schwankender Beschaffenheit ist, daß mit einer regelmäßigen Beteiligung an den inkretorischen Vorgängen im physiologisch arbeitenden Organismus nicht gerechnet werden kann.

Damit ist jedoch die Möglichkeit einer inkretorischen Tätigkeit unter besonderen Verhältnissen nicht ausgeschlossen. Eine Reihe von Fällen läßt vielmehr erkennen, daß es in der Rachendachhypophyse zu einer weiteren Ausdifferenzierung ihres Zellmaterials im Sinne einer kompensatorischen Hypertrophie kommen kann. So war bei einer von CHRISTELLER beobachteten Dystrophia adiposogenitalis die Rachendachhypophyse erheblich vergrößert und das Zellmaterial zum größten Teil zu vollentwickelten α-Zellen ausdifferenziert, während der Vorderlappen der Hypophyse selbst erheblich komprimiert und geschädigt war. Daß auch exzessive Entwicklungsprozesse möglich sind, lehrt ein von ERDHEIM (1926) veröffentlichter Fall von Akromegalie, bei dem sich bei intakter Hypophyse in der Rachendachhypophyse ein typisches eosinophiles Adenom vorfand. Aus beiden Beispielen ergibt sich die Forderung, daß in allen wichtigen Fällen auch eine Untersuchung der Rachendachhypophyse vorzunehmen ist.

Über das Vorkommen der Rachendachhypophyse bei *Tieren* liegen nur sehr spärliche Angaben vor. ARAI (1907) fand bei jungen wie erwachsenen *Kaninchen* und *Katzen* entlang des Verlaufes des Canalis craniopharyngeus kleine Stücke von Hypophysengewebe, die er als Nebenhypophyse (Hypophyses accessoriae) bezeichnete. Je nach ihrer Lage unterschied er zwischen einer Hypophysis accessoria cranii, Hypophysis accessoria canalis craniopharyngei und einer Hypophysis accessoriae pharyngis. Einen kleinen Kanal, den er zuweilen unterhalb des hinteren Keilbeinkörpers im Fettgewebe *(Kaninchen)* oder im Periost *(Katze)* eingelagert fand, deutet ARAI als „Überrest des Verbindungsganges der RATHKESCHEN Tasche". Histologisch gleichen die beobachteten Drüsenfragmente nach dem Autor dem Vorderlappen. TOURNEUX (1912) beobachtete bei *Hunde*embryonen Reste des Hypophysenganges, die während der ganzen Fetalperiode bis zur Geburt persistierten. Über das spätere Verhalten macht der Autor keine Angaben.

Im Gegensatze zu ARAI konnte HABERFELD bei erwachsenen Tieren nur zweimal eine Rachendachhypophyse nachweisen. Sie fanden sich bei zwei *Katzen* am blinden Ende eines mit Zylinderepithel ausgekleideten Kanals, der vom Epithel der Rachenhöhle ausging. Bei *Frosch, Kröte, Ringelnatter, Igel, Fledermaus, Ratte, Hund* und *Makakus* vermißte HABERFELD jede Spur einer Rachendachhypophyse. PENDE untersuchte *Hunde, Katzen, Ochsen* und *Kapaunen* auf das Vorkommen von Rachendachhypophysen, ohne sie auch nur ein einziges Mal auffinden zu können. Auch mir glückte es bis jetzt niemals.

Bei niederen *Tieren* wurde eine Rachendachhypophyse nur bei *Chimaera monstrosa* gefunden (KOLMER 1923, FAHRENHOLZ 1928), wo sie ständig vorzukommen scheint. Sie liegt hier als ein mit gut ausgebildeten Drüsenschläuchen versehenes Organ zwischen Mundhöhlenschleimhaut und Schädelbasis. Bezeichnenderweise fehlt bei *Chimära* das bei *Selachiern* vorhandene Ventralsäckchen, das bei den *Rochen* an einem kurzen Stiel (Pedunculus interhypophysarius) hängend, zusammen mit Gehirn und den anderen Hypophysenteilen in dem gemeinsamen Cavum cranii liegt, während es bei den *Haien* weiter ventralwärts verschoben zusammen mit einem Teil des Saccus vasculosus, des Infundibulum und der dorsalen Hypophysenanteile in eine Aushöhlung der Schädelbasis (Sella turcica) eingelagert ist. Bei *Chimära* ist nach FAHRENHOLZ die bei den *Haien* eingeleitete Ventralverlagerung des Ventralsäckchens weitergeführt, so daß dieses unter Schwund des verbindenden Pedunculus interhypophysarius an die Ventralfläche der Schädelbasis gelangt. Auch KOLMER homologisiert das Ventralsäckchen mit der Rachendachhypophyse.

D. Der Hirnteil der Hypophyse.

1. Der Hinterlappen (Neurohypophyse)[1].

a) Der Aufbau des Hinterlappens.

Das Grundgewebe des Hinterlappens besteht aus Neuroglia und zahlreichen marklosen Nervenfasern; beide Anteile zeigen eine für die Neurohypophyse spezifische Ausbildung. Ganglienzellen sind dagegen im Bereich des Hinterlappens nicht vorhanden. Zu den genannten Gewebsbestandteilen kommen — gewissermaßen als ortsfremde Elemente — die von der Zona bzw. Pars intermedia stammenden, in wechselndem Ausmaß auftretenden Epithelzellen und das mit den Gefäßen eindringende Bindegewebe.

Betrachtet man ein gewöhnliches Übersichtspräparat der Neurohypophyse, so wird man jedoch von den Bauelementen des Grundgewebes nicht allzuviel erkennen. Ihre Darstellung erfordert die Anwendung spezifischer Methoden. Das Außerachtlassen dieser Forderung und das lange Fehlen geeigneter Methoden ist der Grund dafür, warum sich die Neurohypophyse so lange einer geweblichen Analyse entzog, und, wie namentlich die nur sehr geringen Kenntnisse über ihre pathologischen Veränderungen zeigen, in vieler Hinsicht noch immer entzieht.

Nur der allgemeine Aufbau des Hinterlappens läßt sich bis zu einem beschränkten Grade auch an einem gewöhnlichen Übersichtspräparat erkennen. So zeigt ein etwa mit Hämalaun-Eosin gefärbter Sagittalschnitt durch den ganzen Hinterlappen, daß das Parenchym nicht über die ganze Fläche hin gleichmäßig strukturiert ist, sondern eine Gliederung in dunklere und hellere Bezirke aufweist (s. Abb. 253).

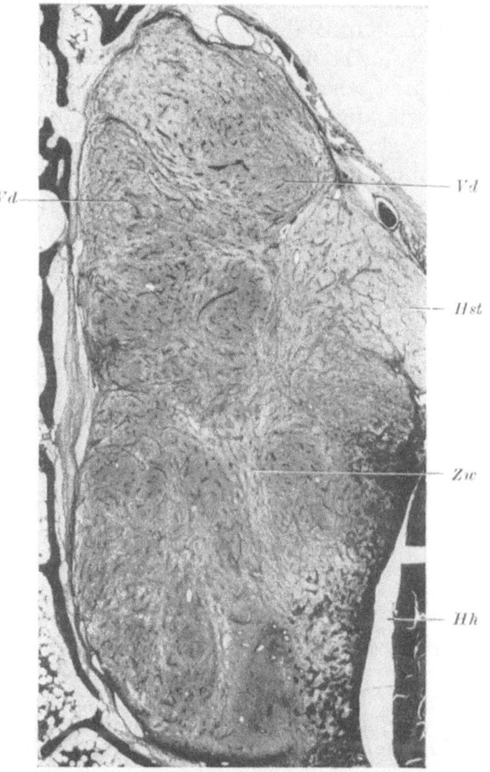

Abb. 253. Mittlerer Sagittalschnitt durch eine menschliche Neurohypophyse. Die dunkleren Verdichtungszonen (*Vd*) und helleren Zwischenstreifen (*Zw*) treten deutlich hervor. Auf der linken Seite der Abbildung sind die Knochenbälkchen der hinteren Wand des Türkensattels sichtbar. *Hh* Hypophysenhöhle (mit Kolloid gefüllt). — *Hst* Abgangsstelle des Hypophysenstieles. Hinger. 30 Jahre. Fix. Alkohol-Formol. Paraffin. 10 μ. Hämalaun-Eosin. Vergr. 1:15.

Die ersteren haben auf dem Schnittbilde rundliche oder ovoide Form; ihr Fasergewebe erscheint dichter verfilzt. Sie werden durch dazwischen liegende hellere Streifen getrennt, die ihr Aussehen einer mehr aufgelockerten, längsorientierten Bauart verdanken. Durch diese Unterschiede entsteht auf dem Übersichtsbild der Eindruck von Läppchenbildungen, ohne daß jedoch zwischen Verdichtungszonen und Zwischenstreifen eine scharfe Grenze bestünde:

---

[1] In der amerikanischen Literatur hat sich jetzt für den Hinterlappen ziemlich allgemein die Bezeichnung „Infundibular process" durchgesetzt, während unter „Posterior lobe" neuerdings (z. B. bei GERSH 1939) der Hirnteil einschließlich des Zwischen- und Trichterlappens verstanden wird.

beide Teile gehen vielmehr fließend ineinander über. An keiner Stelle läßt sich etwa eine scharfe Begrenzung durch bindegewebige Hüllen oder Zwischenwände erkennen. Noch heller als in den Zwischenstreifen erscheint die Struktur des Hypophysenstieles, dessen parallel verlaufende Faserbündel sich nach dem Eintritt in den Hinterlappen in die genannten Zwischenstreifen aufsplittern. Dieser bald besser, bald schlechter hervortretende Aufbau ist in gleicher Weise wie auf dem Längsschnitt auch auf Querschnittsbildern zu beobachten.

Eine Vorstellung vom körperlichen Aussehen dieser Verdichtungszonen läßt sich am besten gewinnen, wenn man bei einer frischen, unfixierten Neurohypophyse unter dem binokularen Mikroskop vorsichtig die bedeckende Kapsel ablöst. Da das Gewebe der Zwischenzonen leichter zerreißbar ist als das der dichter gebauten Verdichtungszonen, gelingt es, die letzteren mehr oder weniger vollständig zu isolieren. Man findet dann nach Einbringen in die Fixierungsflüssigkeit rundliche, warzenförmige und wurstartige Gebilde vor, die dicht aneinanderliegen (s. Abb. 254). Daß sie tatsächlich den Verdichtungszonen entsprechen, läßt sich durch eine nachfolgende histologische Untersuchung isolierter Teile leicht erweisen.

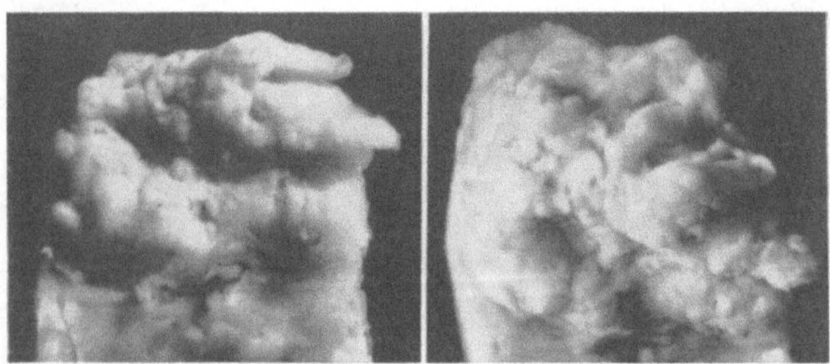

Abb. 254. Oberflächenbild einer menschlichen Neurohypophyse nach Ablösen der bedeckenden fibrösen Kapsel. Die Verdichtungszonen treten als rundliche, warzen- oder wurstförmige Gebilde hervor. Aufnahme des in der Fixierungsflüssigkeit (Bromammoniumformol) liegenden Präparates unter seitlicher Oberflächenbeleuchtung. Hinger. ♂. 40 Jahre. Vergr. 1:5.

Der beschriebene Aufbau erinnert an die Darstellung, die VIRCHOW (1857) vom makroskopischen Verhalten des Hinterlappens gegeben hat: ,,Wenn der hintere Lappen gut entwickelt ist und man ihn recht vorsichtig auslöst, so sieht man, daß er aus einer traubigen Zusammenhäufung keulenförmiger Zapfen besteht, welche gegen den Stiel hin zusammenhängen und ihre dickeren, rundlichen und bis 1 mm im Durchmesser haltenden Endkolben am hinteren und unteren Umfange hervortreten lassen. SANTORINI scheint dieselben gesehen zu haben, da er den hinteren Lappen der Schleimdrüse aus ,ungleichen Körnchen und Därmchen' bestehen läßt. Diese kolbigen Zapfen sehen von außen weißlich, markig aus und haben eine sehr weiche, brüchige Beschaffenheit.'' LUSCHKA (1860) widersprach diesen Angaben VIRCHOWs mit dem Hinweis, daß ,,sowohl frische als auch in Chromsäure erhärtete Präparate in den verschiedensten Richtungen ganz gleichartige Schnittflächen zeigen, an welchen ich niemals eine solche Sonderung in zapfenartige Portionen zu unterscheiden vermochte''. Das vorausgehend Gesagte zeigt, daß in den Beobachtungen VIRCHOWs doch etwas Richtiges enthalten ist.

Die Verdichtungszonen sind nicht gleichzusetzen den von GREVING (1926) beschriebenen ,,Inselbildungen'', auf deren feinere Struktur ich später noch eingehender zurückkommen werde (s. S. 438).

Die Ursache der beschriebenen Sonderung in hellere und dunklere Zonen ist in erster Linie im Verhalten des Glia- und Nervengewebes zu suchen: während diese — in unseren Übersichtspräparaten nicht erkennbar — innerhalb der Verdichtungszonen aufgeknäuelt und verfilzt sind, verlaufen sie in den Zwischenstreifen in aufgelockerten, mehr einheitlich orientierten Längszügen. Bis zu einem gewissen Grade nimmt auch der Verlauf der Gefäße und damit

auch das begleitende Bindegewebe an diesem Aufbau teil, insofern die Gefäße
in den Verdichtungszonen stark aufgewunden sind, in den Zwischenstreifen
dagegen häufig gestreckt verlaufen. Auf dem Schnittbild findet man infolgedessen innerhalb der Verdichtungszonen vorwiegend kurze, quer und schräg
getroffene oder gekrümmte Gefäßstücke vor, während sie in den Zwischenstreifen oft auf größere Strecken hin der Länge nach angeschnitten sind
(s. Abb. 255).

Auch die Kerne sind nicht gleichmäßig über die ganze Fläche des Parenchyms
verteilt. So sind sie auf einem Sagittalschnitt durch den ganzen Hinterlappen

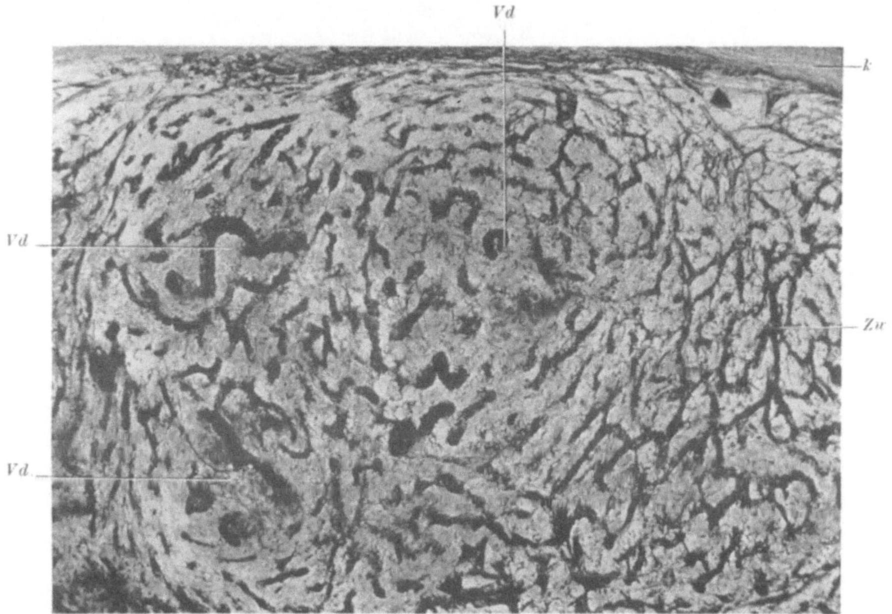

Abb. 255. Menschliche Neurohypophyse. Die Blutgefäße sind infolge Silberimprägnation der sie umgebenden
Gitterfasern deutlich sichtbar. Die Aufknäuelung der Gefäße innerhalb der Verdichtungszonen (*Vd*) wie ihr
mehr gestreckter Verlauf in den Zwischenstreifen (*Zw*) ist gut zu erkennen. Hinger. 47 Jahre. ♀. Fix.
Bromammoniumformol. Paraffin. 15 μ Perdrau. Vergr. 1:65.

im oberen, gegen das Diaphragma zu gelegenen Abschnitt meist zahlreicher
und dichter gelegen als im unteren. Extreme Beispiele dieses Verhaltens geben
die Abb. 256a und b, die ein und derselben Hypophyse entstammen. Während
in Abb. 256a die Kerne weit verstreut und durch reichliches Fasergewebe getrennt
sind, liegen sie in Abb. 256b dicht gedrängt und zum Teil in Reihen geordnet.

Weiterer Aufschluß über die Natur des Fasergewebes und sein feineres Verhalten läßt sich aus den gewöhnlichen Präparaten nicht gewinnen; das zu den
Kernen gehörige Cytoplasma ist an ihnen sehr schwer zu erkennen und das
zwischen den Kernen gelegene Fasergewebe ist ohne besondere differenzierende
Färbung von dem mit den Gefäßen eindringenden Bindegewebe kaum zu unterscheiden. Bei dieser Sachlage ist es nicht verwunderlich, daß lange Zeit die
Meinung vorherrschte, der Hinterlappen bestünde vorwiegend aus Bindegewebe.

So betrachtet Luschka die überwiegende Mehrzahl der im Hinterlappen vorhandenen
Elemente als Bindegewebszellen von überaus mannigfaltiger Form und Größe. Von ihnen
leitet er auch das Fasergerüst ab, das das ganze Parenchym durchsetzt. Gleichzeitig bemerkt Luschka aber, daß sich die Fasern von gewöhnlichem Bindegewebe durch ihre eigentümliche Rigidität, durch den gestreckten, vielfach durchkreuzten Verlauf und durch
dunkle, eine hellere Mitte begrenzende, scharfe Konturen unterscheiden. Eine große Zahl

der im Hinterlappen vorkommenden Formbestandteile hält LUSCHKA übrigens für degenerierte Flimmerepithelzellen, so daß „die Hauptmasse des Hinterlappens im wesentlichen
nur eine Wucherung bindegewebiger und epithelialer Bestandteile darstellt". Für zahlreiche
ältere Autoren, wie W. MÜLLER (1871), v. MICHALKOVICZ (1875), HOFFMANN und RAUBER

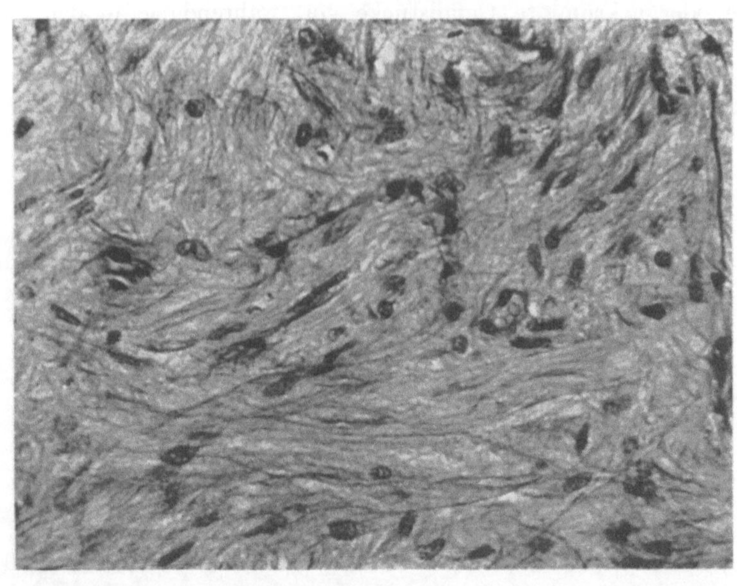

a

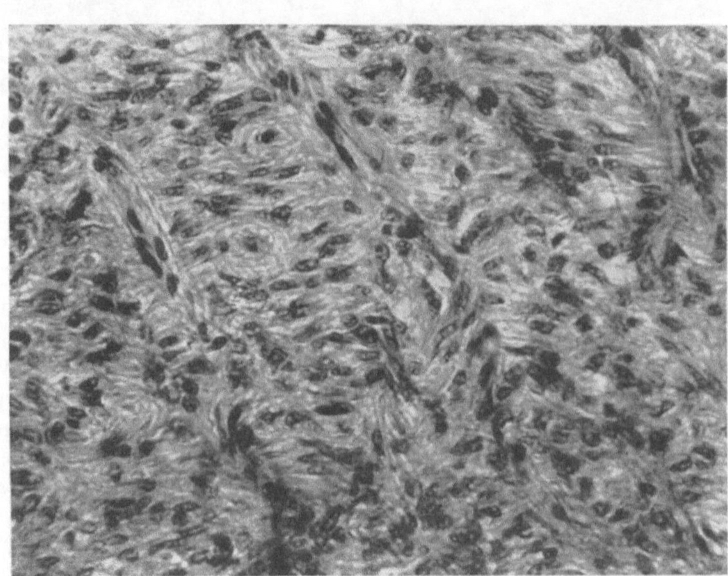

b

Abb. 256a und b. Neurohypophyse bei nichtspezifischer Färbung; a kernarmes, b kernreiches Gebiet. Hinger.
45 Jahre. ♀. Fix. Carnoy. Celloidin-Paraffin. Hämalaun-Eosin. Vergr. 1:325.

(1886) ist der Hinterlappen lediglich ein bindegewebiger Anhang des Gehirns; noch 1907
bezeichnet JORIS die Neurohypophyse als eine „ruine conjonctivo-neuroglique", eine Ansicht, die sich namentlich in Lehrbüchern noch lange erhielt.

Heute ist m. E. nicht mehr zu bestreiten, daß die wesentlichen Bestandteile
des Hinterlappens in spezifisch ausgebildeten Zellen der Neuroglia und spezifisch

entwickelten Nervenfasernetzen zu suchen sind. Trotzdem bestehen bezüglich der feineren Struktur dieser Gewebselemente wie auch hinsichtlich des Ausmaßes, in dem sich Glia, Nervengewebe und Bindegewebe am Aufbau des Hinterlappens beteiligen, selbst im Schrifttum der letzten Jahre noch beträchtliche Meinungsverschiedenheiten, die im nachfolgenden auf Grund eigener Untersuchungen geklärt werden sollen.

b) Die Neuroglia des Hinterlappens.

α) Historisches.

Das Vorkommen von Gliagewebe im Hinterlappen wird zum erstenmal von LOTHRINGER (1886) erwähnt. Er findet im Hinterlappen der *Hunde*hypophyse zur Hauptsache sich spitzwinklig durchflechtende Faserzüge. „Diese Stellen, von schmalen bindegewebigen Septen durchzogen, bilden eine Grundlage, in deren Zwischenräumen lockere Gewebsmassen enthalten sind." „Die letzteren bestehen aus sternförmig verästelten, durch Ausläufer untereinander verbundenen Zellen, deren Anordnung aufs evidenteste dem Gliagewebe an Nervenzellen armer Hirnteile entspricht." „Die Abgrenzung beider Formelemente — des aus Faserzügen und Glianestern gemischten Gewebes — ist keine scharfe."

Eine Erweiterung der Kenntnisse brachte die Anwendung der Golgimethode, durch die im Hinterlappen neben zahlreichen Fasern auch mit Fortsätzen und Verästelungen versehene Zellen imprägniert wurden. Während aber BERKLEY (1894) den überwiegenden Teil dieser Zellen als Ganglienzellen deutet, ist RETZIUS (1894) der Auffassung, daß sich die in dem dichten Fasergewebe liegenden Zellen „überall durch ihre charakteristische Formen als Gliazellen erkennen lassen". „Ein Teil von ihnen ist als Sternstrahler zu bezeichnen; andere tragen nur einzelne, zuweilen einseitig entspringende Fortsätze, die mit Zacken und moosförmig verästelten Vorsprüngen versehen sind." Die Gliaelemente bilden im übrigen ein dichtes Flechtwerk, ohne eigentliche Anordnung; nur in der Umgebung der Blutgefäße findet sich „eine tubuläre, im ganzen eine flächenhafte Ausbreitung der Zellenfortsätze". Niemals sah RETZIUS ein gegenseitiges Anastomosieren der Gliazellen. Auch „echte Langsternstrahler" fand er bei einem 17jährigen „und zwar im Halsteil nahe vor dem Übergang zum Trichter". Im Hypophysenstiel ordnen sich die Gliazellen, die hier als Ependymzellen zu bezeichnen sind, mehr oder weniger senkrecht zur Oberfläche.

Die Beobachtungen von RETZIUS wurden von TRAUTMANN (1909) bei verschiedenen Haussäugetieren bestätigt. Auch dieser fand in Golgipräparaten zahlreiche verästelte Neurogliazellen, die sich aber im Hypophysenstiel und im Hinterlappen verschieden verhalten. Im Hypophysenstiel finden sich neben zahlreichen Ependymzellen, deren Fortsätze senkrecht zur Oberfläche des Stieles orientiert sind, Kurzstrahler, Doppelschwanzstrahler, Langsternstrahler und Fußsternstrahler, deren Fortsätze sich an den Gefäßwänden knopfartig ansetzen. Die Neuroglia des Hinterlappens setzt sich vornehmlich aus Elementen zusammen, die untereinander nicht anastomosieren, aber ein dichtes Flechtwerk bilden. Dicht unter der Pars intermedia findet TRAUTMANN Neurogliazellen, die sich durch ihre geringe Ausdehnung und sehr mannigfaltigen Verlauf ihrer meist moosartigen Fortsätze auszeichnen. Daneben trifft er auch den Langsternstrahlern ähnliche Elemente, dann flächenartig um die Gefäße gekrümmte Neurogliazellen, ferner Kurzsternstrahler und Fußsternstrahler, wobei sich zwischen den einzelnen Tierarten im einzelnen Unterschiede ergaben. Im ganzen hatte TRAUTMANN aber den Eindruck, daß die Neuroglia im Hinterlappen der Haustiere viel weniger reichlich ist als im Gehirn.

Während diese Arbeiten sich vor allem auf Golgipräparate stützen und in erster Linie das Verhalten der Zellen berücksichtigen, versuchte BENDA (1903) mit Hilfe der WEIGERTschen Gliafärbung und ähnlicher Methoden näheren Aufschluß über das Fasergewebe zu gewinnen. BENDA kommt dabei zu dem Ergebnis, daß die Hauptmasse des Hinterlappens aus faserarmer Glia besteht, die weniger entwickelt ist als die des Gehirns. Auch eine Reihe anderer Autoren spricht der Glia des Hinterlappens besondere Eigenart zu. So glaubt RUBASCHKIN (1904), daß sie im Hinterlappen ihren embryonalen Charakter beibehält. KOHN (1909) nimmt als Grundgewebe eine Glia an, die frei von Nervengewebe ist und daher in ihrem Bau von der Glia des Zentralnervensystems erheblich abweicht. Auch mit der ependymären sei sie nicht ohne weiteres zu vergleichen. Im ganzen charakterisiert sie KOHN als eine Art ependymärer Glia, die primitiver ist als diejenige des Gehirns und Rückenmarks und sich von dieser durch einfache Zellformen, geringere Differenzierung der Fasern und reichlicheres Protoplasma unterscheidet. Nach STUMPF (1911) bildet die Glia im Hinterlappen wie im Gehirn ein zusammenhängendes Maschenwerk von protoplasmatischer Substanz, in welcher die Kerne eingelagert sind. Neben dem protoplasmatischen Syncytium finden sich Stützfasern, zum Teil intraprotoplasmatisch, zum Teil den Protoplasmasträngen angelagert oder auch ganz frei. Die Menge des Protoplasmas ist in

den einzelnen Bezirken des Hinterlappens sehr wechselnd, so daß an einzelnen Stellen mehr
das Protoplasma, an anderen mehr die Gliafasern vorherrschen. Mit dem Alter erfährt die
protoplasmatische Substanz mehr und mehr eine Umwandlung in Fasergewebe. Glia- und
Bindegewebe sind nach STUMPF vielfach regellos miteinander verfilzt.

Auch hinsichtlich des Vorkommens und der Menge der Gliafasern bestehen in den Angaben der Autoren starke Gegensätze. Während BENDA sie in der Neurohypophyse nur
spärlich antrifft, glaubt HOENIG (1922) außerordentlich dichte Geflechte dieser Fasern feststellen zu können. HOENIG hält die bei Anwendung der Natronlauge-Silbermethode von
SCHULTZE-STÖHR hervortretenden Fasergeflechte für Gliafasern, die zum Teil mit Bindegewebe untermischt sind. Die gleichen Fasergeflechte werden, den Abbildungen nach zu
schließen, von TROSSARELLI (1935) als Bindegewebe gedeutet, während GREVING (1926) die
mit der SCHULTZE-STÖHRschen Methode dargestellten Strukturen als Nervenfasern bezeichnet. HOLZER (1926) wiederum steht dem Vorkommen echter Gliafasern skeptisch
gegenüber. SCHEELE (1929) fand mit der HOLZERschen Methode im „eigentlichen Neuro-
hypophysengewebe" so gut wie niemals Fasern, die man der Glia hätte zurechnen können.

Das Verhalten der cellulären Komponenten der Glia wurde lange Zeit völlig vernachlässigt. Neue Aufschlüsse brachten in dieser Richtung erst die Untersuchungen von BUCY
(1930, 1932), die zur Aufstellung eines besonderen Zelltypus, der Pituicyten, führten.
Auf sie wird nachfolgend noch eingehend zurückzukommen sein. Später wurden diese
Zellen durch GRIFFITHS (1938) auch für niedrigere Wirbeltierarten beschrieben.

Nur langsam und schrittweise gelang es also, das Verhalten der Neuroglia
innerhalb der Neurohypophyse aufzuklären. Aber selbst in den letzten Jahren
stehen sich die Ansichten über die Deutung der beobachteten Strukturen noch
schroff gegenüber. So bezeichnete noch SCHEELE (1929) die Fragen, welcher
Art das Grundgewebe ist, in das die zahlreichen Nervenfasern eingebettet liegen
und welcher Art die in diesem Gewebe liegenden Kerne sind, als offen. Wie
wenig gesichert und geklärt die Kenntnisse über den Anteil der Neuroglia am
Aufbau des Hinterlappens sind, erhellt am besten aus der Tatsache, daß keine
einzige dieser Arbeiten eine Abbildung enthält, die das Verhalten des Grundgewebes der Neurohypophyse und seine Beziehungen zu den übrigen Gewebsbestandteilen klar zur Darstellung brächte. Das vorliegende Abbildungsmaterial
beschränkt sich vielmehr auf die mehr oder weniger schematische Wiedergabe
einzelner Zellen oder auf Mikrophotographien, die nur Teile der vorhandenen
Strukturen erkennen lassen.

Die Ursache dieser Lücke ist wohl in den Schwierigkeiten zu suchen, die
einer klaren Darstellung der Neuroglia und einer eindeutigen Analyse ihrer
Strukturen entgegenstehen. Auch mir ist es erst nach jahrelangen Versuchen
geglückt, eindeutige Präparate zu gewinnen und dadurch dem Ziele näher-
zukommen. Wie in anderen Fällen zeigt sich auch hier wieder die bekannte
Tatsache, daß sich die Strukturen nach ihrer mit Hilfe spezieller Methoden
erzielten Analyse schließlich auch an einfachen Präparaten auffinden lassen.

Die Neuroglia der Hypophyse unterscheidet sich, wie schon frühere Autoren
erkannten, weitgehend von jener des Zentralnervensystems. Dieser Unterschied
liegt aber nicht darin begründet, daß die Neuroglia im Hinterlappen auf einem
undifferenzierten, embryonalen oder primitiven Ausbildungszustand stehengeblieben ist, wie z. B. BENDA, RUBASCHKIN, KOHN und IBANEZ annahmen, sondern
darin, daß sich die Glia der Neurohypophyse, ihrer andersartigen Aufgabe entsprechend, in einer besonderen Weise differenziert. Der Darstellung des eigentümlichen Verhaltens der Neuroglia im Hinterlappen des Menschen sollen jedoch
die wichtigen Befunde BUCYS an der Neurohypophyse des Rindes vorausgeschickt
werden.

β) Die Pituicyten in der Neurohypophyse des Rindes.

Mit Hilfe der RIO-HORTEGAschen Methode zur Darstellung der Oligodendrogliazellen bzw. der PENFIELDschen Modifikation des Verfahrens konnte
BUCY (1930, 1932) in der Neurohypophyse des *Rindes* zahlreiche verzweigte

Zellen feststellen, die ohne Frage den Gliazellen zuzurechnen sind, obwohl sie sich in ihrem Aussehen von allen bisher bekannten Gliazelltypen unterscheiden. Sie gleichen weder Astrocyten noch Oligodendro- oder Mikrogliazellen, noch amöboiden Gliazellen. Wegen ihres besonderen, für die Neurohypophyse charakteristischen Aussehens bezeichnete sie BUCY als „Pituicyten".

Die Pituicyten der *Rinder*hypophyse haben nach BUCY zwei Merkmale gemeinsam: sie imprägnieren sich alle mit der PENFIELDschen Silbercarbonattechnik und ferner besitzen sie praktisch alle einen oder mehrere Fortsätze, die entweder am Bindegewebe der Gefäße, an Bindegewebssepten oder an der Bindegewebskapsel des Hinterlappens endigen. Im übrigen bestehen aber in

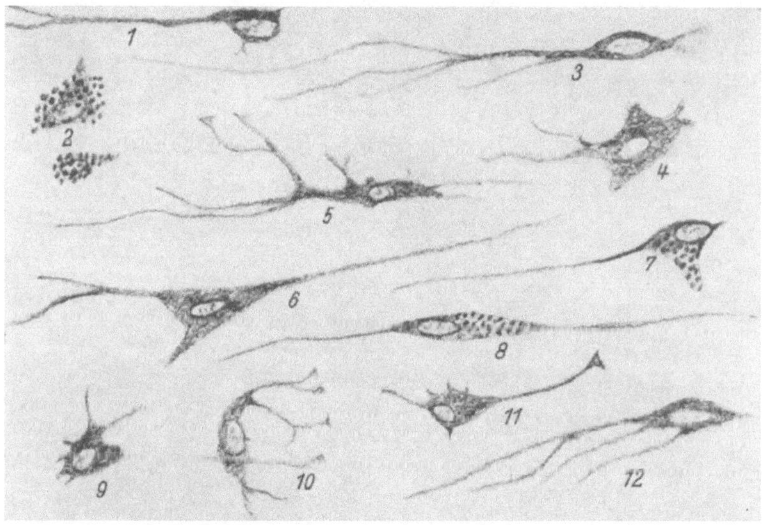

Abb. 257. Verschiedene Formen von Pituicyten aus dem Hinterlappen des Rindes. Die Abbildung zeigt die große Verschiedenheit in Größe und Form der Zellen. Im Cytoplasma einzelner Zellen sind Pigmentkörnchen sichtbar. Nach BUCY (1930, S. 515, Abb. 5).

der Gestalt der einzelnen Zellen sehr starke Unterschiede. Die Mehrzahl der Zellen pflegt entweder bipolar oder unipolar zu sein. Dies trifft besonders für die Zellen des Hypophysenstieles zu, in dem die Zellen parallel den Nervenfasern liegen. Im Hinterlappen selbst ist diese parallele Anordnung weniger ausgesprochen; hier gibt es außer den bipolaren Zellen noch zahlreiche andere Formen.

Die bipolaren Zellen haben gewöhnlich zwei sehr lange Fortsätze, die sich für weite Strecken durch das Netzwerk der Zellen und Fortsätze des Hinterlappens erstrecken. Sehr häufig teilen sich diese Fortsätze dichotom, aber noch öfters geben sie zahlreiche kürzere Äste ab. Neben diesen uni- und bipolaren Zellen finden sich andere, deren Form sehr vielgestaltig ist, so daß sich, wie BUCY sagt, meist keine zwei gleichen. Neben Zellen mit ein oder zwei langen Fortsätzen oder einigen kurzen finden sich solche, die nur zahlreiche kurze Fortsätze besitzen. Aber auch sie endigen mit einem ihrer Fortsätze am Bindegewebe. Einige besitzen mehrere solcher Gefäßfüßchen. Abb. 257 zeigt eine schematische Zeichnung BUCYs, in der eine Anzahl der verschiedenen Pituicyten wiedergegeben ist. Das Cytoplasma der Zellen ist zum Teil sehr fein granuliert, zum Teil ist es dicht schwarz imprägniert, so daß die Feststellung einzelner Granula nicht möglich ist.

γ) Die Pituicyten der menschlichen Neurohypophyse.

Wie schon bemerkt, gründen sich die Untersuchungen BUCYs auf die Neurohypophyse des *Rindes*. Über die menschliche Neurohypophyse liegt seitdem nur eine kurze Bemerkung von BENDA (1932) vor, der, anscheinend ohne BUCYs Arbeit zu kennen, über unveröffentlichte Untersuchungen von CASPER berichtet; dieser fand mit Hilfe der RIO-HORTEGA-Methode dunkel gefärbte Fasern, die sich auf längere Strecken in longitudinalem Verlauf verfolgen lassen oder Verzweigungen aussenden, die sich nach zweimaliger, nahezu rechtwinkliger Knickung ebenfalls dem longitudinalen Verlauf des Bündels anschließen.

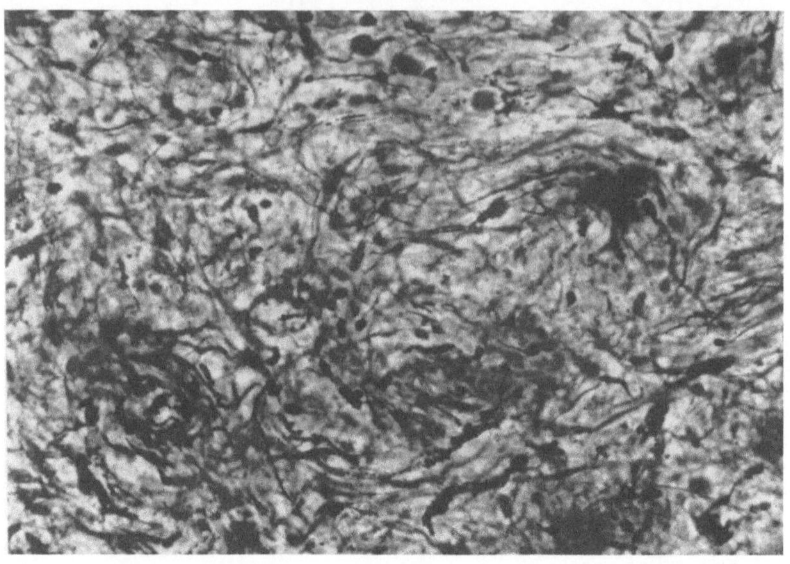

Abb. 258. Übersichtsbild der menschlichen Neurohypophyse bei Darstellung der Pituicyten mittels der Hortegamethode. Die Pituicyten und ihre Fortsätze, die teils stärker, teils schwächer geschwärzt sind, bilden dichte Geflechte. Hinger. 28 Jahre. ♂. Fix. Bromammonium-Formol. Gefrierschnitt. 20 μ; imprägniert nach RIO HORTEGA (Methode für Mikroglia. Taschenb. § 1513). Vergr. 1:325.

Ferner berichtet BENDA kurz über unveröffentlichte Untersuchungen von BELMONTE, der in der *Pferde-* und *Schweine*neurohypophyse „ein dichtes Geflecht von Gliazellen fand", die mit wenigen, aber äußerst fein verzweigten Ausläufern versehen, sich dem Typus der Oligodendrocyten anschließen. Am Stiel traf er eine Mantelschicht von Astrocyten, „deren peripherisch gerichtete Ausläufer palisadenartig gegen die Oberfläche verlaufen und sich hier zu einer Art Grenzmembran gegen den von den weichen Häuten stammenden Bindegewebsbelag verflechten".

In Anbetracht dieser dürftigen und auch nicht völlig mit BUCY übereinstimmenden Angaben war es notwendig, über das Verhalten der Pituicyten des Menschen eigene Untersuchungen durchzuführen, über die nachfolgend berichtet wird. Eine Übertragung der BUCYschen Befunde auf den Menschen ohne vorherige Nachprüfung am Objekt selbst erschien um so weniger angezeigt, als ja gerade bei der Hypophyse zwischen Tier und Mensch in vieler Hinsicht ganz beträchtliche strukturelle Unterschiede bestehen.

Die nachfolgend als „Pituicyten" benannten Zellen umfassen die verschiedenen Zellen, die von anderen Autoren im Hinterlappen der Hypophyse mehr oder weniger unvollständig beobachtet und als Neurogliazellen, Pigmentzellen, Gliazellen, Drüsenzellen, Parenchymzellen, Liponeurocyten (Mottram und Cramer 1923), Makrophagen (Geiling und Lewis 1935) bezeichnet wurden. Bucy selbst macht darauf aufmerksam, daß die von ihm dargestellten Zellen Ähnlichkeit mit den Zellen besitzen, die Berkley, Retzius, Trautmann u. a. mit Hilfe der Golgimethode zur Darstellung brachten. Von all den angeführten Bezeichnungen erscheint mir die von Bucy vorgeschlagene am treffendsten. Ich möchte sie nur insofern erweitern, als ich damit das gesamte Zellmaterial neuroektodermaler Herkunft bezeichne, das im menschlichen Hinter-

lappen vorhanden ist, während die Darstellung Bucys streng genommen nur einer Erscheinungsform der Pituicyten, nämlich den Faserpituicyten, entspricht.

αα) Methodisches.

Wie in der Neurohypophyse des *Rindes* kommt auch beim Menschen für die Darstellung der Pituicyten vor allem die von Rio Hortega für Oligodendrogliazellen angegebene Silbercarbonatmethode in Betracht. Kann das Material — was vorzuziehen ist — in den ersten Tagen nach dem Einlegen verarbeitet werden, so verfährt man am besten nach der Originalmethode; später ist die Anwendung der von Penfield (1928) angegebenen Modifikation zu empfehlen. Argyrophile und kollagene Bindegewebsfasern sowie Nervenfasern sind in gelungenen Hortegapräparaten ungefärbt oder blaß getönt.

Interessante Bilder gaben mir auch Carnoypräparate, die zur Darstellung der Nervenfasern nach Bodian imprägniert waren, aber dann länger als normal vergoldet wurden. In ihnen treten die Fortsätze der Pituicyten neben den schwarz imprägnierten Nervenfasern in grauem Ton hervor (s. Abb. 259). Derjenige,

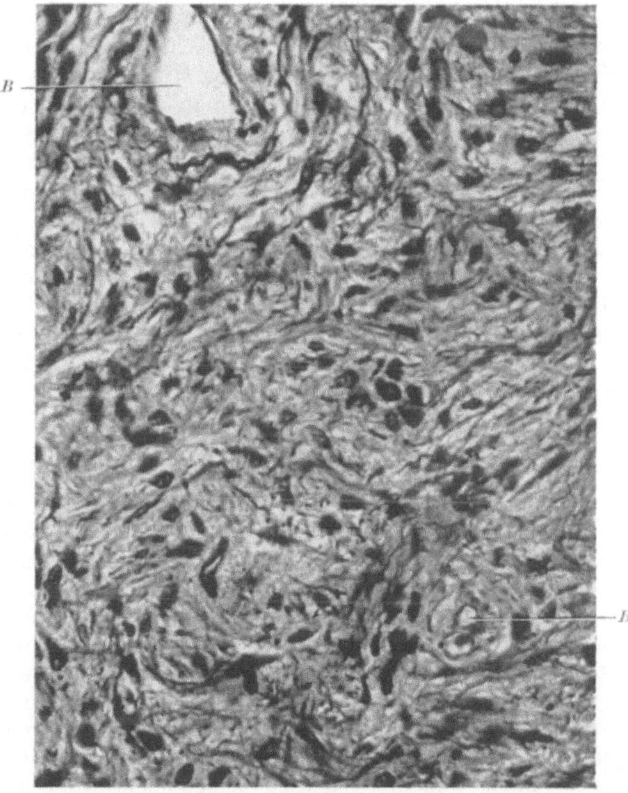

Abb. 259. Pituicyten der menschlichen Hypophyse. Auch hier ist das vielgestaltige Geflecht ihrer Fortsätze deutlich erkennbar. Die feinen, schwarz imprägnierten Fasern entsprechen marklosen Nervenfasern. *B* Blutgefäß. Hinger. 45 Jahre. ♀. Fix. Carnoy. Celloidin-Paraffin. 10 μ. Imprägnation nach Bodian mit verstärkter Vergoldung. Vergr. 1:360.

der auf Grund von Silberpräparaten mit dem charakteristischen Bild der Pituicyten und ihrer Fasern vertraut ist, findet Teile der Strukturen auch in Bouinpräparaten wieder, die z. B. mit der Methylenblau-Tannin-Säurefuchsin-Methode gefärbt sind, die Kraus (1912) zur Färbung des Kolloids angab.

Zur Trennung von Pituicytenfasern und Bindegewebe dienten Paraffinschnitte von Carnoy- oder Bouinmaterial, die in nachfolgender Weise gefärbt wurden: 1. Vorbehandlung mit übermangansaurem Kali und Oxalsäure. 2. Silberimprägnation und Vergoldung nach Bielschowsky-Maresch (1 und 2 nach § 1217 meines Taschenbuches). 3. Auswaschen in fließendem Wasser ½ Stunde., 4. Säurefuchsin, 2 g, dest. Wasser 100 ccm, Eisessig 1 ccm 5 Min. 5. Abspülen in dest. Wasser. 6. Einstellen in 1%ige Phosphormolybdänsäure 5 Min. 7. Abspülen in dest. Wasser. 8. Eintauchen in 1%ige Essigsäure. 9. Abtrocknen. 10. Absoluter Alkohol. 11. Xylol. 12. Caedax. In Präparaten dieser Art heben sich die Pituicytenfasern durch intensiv rote Färbung sehr deutlich gegen die schwarz imprägnierten Gitterfasern ab. Auch die Bindegewebsfärbung nach Masson liefert eindrucksvolle Bilder, wenn auch bei ihr die feinsten Gitterfasern nicht in der Schärfe hervortreten wie bei der vorausgehenden Methode. Auf diese Weise läßt sich einwandfrei nachweisen, daß die mit der Hortegamethode dargestellten Elemente wirklich als gesonderte spezifische Strukturen existieren und nicht etwa nur durch unvollständig dargestellte Bindegewebsstrukturen vorgetäuscht werden.

Zur Trennung von Pituicytenfasern und Nervenfasern wurde an Stelle der Imprägnation des Bindegewebes eine solche der Nervenfasern nach BODIAN vorausgeschickt und dann in obiger Weise mit Säurefuchsin nachgefärbt.

Betrachtet man Präparate, deren Pituicyten einschließlich der Fortsätze durch eine der angeführten Silbermethoden sichtbar gemacht sind, bei mittelstarker etwa 300facher Vergrößerung, so sieht man sich einem fast unentwirrbaren Geflecht von Zellen und Fasern gegenüber (s. Abb. 258 und 259), das sich zwischen den Gefäßnetzen des Hinterlappens ausbreitet. Bei eingehender Analyse der Strukturen erkennt man aber, daß der von BUCY beim *Rind* beschriebene Zelltypus nicht der einzige ist, der diese Masse bildet, sondern daß sich neben ihm auch andere Formen abgrenzen lassen. So gelang es mir in der Neuroglia des menschlichen Hinterlappens allmählich mindestens vier verschiedene Formen von Pituicyten zu unterscheiden, die ich als Reticulopituicyten, Mikropituicyten, Faserpituicyten (Fibropituicyten) und Adenopituicyten bezeichnen möchte. So wie sie alle durch fließende Übergänge miteinander verbunden sind, haben sie auch alle die Fähigkeit zu sekretorischer Tätigkeit gemeinsam, die morphologisch im Vorhandensein von feinen Körnchen und Sekretvakuolen ihren Ausdruck findet. Die Faserdifferenzierungen der Neuroglia aber möchte ich in Gliafasern der gewöhnlichen Art und in besondere Pituicytenfasern trennen.

ββ) Die Reticulopituicyten.

Die Reticulopituicyten werden von cytoplasmareichen Gliazellen gebildet, die gegenseitig in netzartiger Verbindung stehen und gewissermaßen den primitiven Ausgangspunkt der übrigen Pituicytenformen bilden. Die klare Darstellung dieses cytoplasmatischen Netzwerkes ist infolge seiner großen Labilität technisch schwierig; an Sektionsmaterial mißlingt sie wegen seiner raschen postmortalen Veränderung in den meisten Fällen, und das mag der Grund dafür sein, daß das Netzwerk bisher wohl ab und zu erwähnt, aber nie genauer dargestellt wurde. Am schönsten konnte ich das Pituicytenreticulum an Hortegapräparaten von Hingerichteten verfolgen; aber auch in diesen wird es von den viel stärker hervortretenden Faserpituicyten häufig so sehr überdeckt, daß man es erst nach einigem Suchen zu Gesicht bekommt. Ist dies aber einmal geglückt, dann gelingt es, reticuläre Pituicyten über die ganze Neurohypophyse hin aufzufinden, wenn auch ihre Menge und ihr Verhalten dabei beträchtlichen Schwankungen unterworfen ist.

Ein Beispiel für typische Reticulopituicyten gibt Abb. 260. Es sind unregelmäßig geformte Zellen, die nach allen Seiten hin schmälere und breitere, oft stachelförmige cytoplasmatische Fortsätze aussenden, die sich wiederum mit solchen benachbarter Zellen vereinigen und so ein dreidimensionales Netzwerk bilden. In dem abgebildeten Beispiel, wie in zahlreichen anderen, läßt sich mit völliger Sicherheit erkennen, daß sich die Fortsätze der Zellen nicht etwa nur aneinanderlegen oder berühren, sondern ein echtes Kontinuum bilden — ob durch unvollständige Teilung oder durch sekundäre Verschmelzung, müssen spätere histogenetische Untersuchungen ergeben. Die Zellen sind nicht in ein Netz eingelagert, wie das von manchen für die Glia des Zentralnervensystems angegeben wird, sondern bilden selbst ein cytoplasmatisches Netzwerk. Das zum Teil feinwabig strukturierte Cytoplasma enthält kleine, nur blaß imprägnierte Körnchen, die vermutlich Mitochondrien und Sekretkörnchen entsprechen.

Daneben finden sich in einzelnen Zellen in wechselnder Menge auch gröbere, intensiv geschwärzte Pigmentkörner oder deren Vorstufen. Außerdem sind im Cytoplasma auch zahlreiche feine, mit Flüssigkeit gefüllte Vakuolen sichtbar (vgl. Abb. 260 und 298). Die Kerne haben rundliche bis ovoide Form. Sie sind in Hortegapräparaten oft dunkel imprägniert. Bei normaler Kernfärbung mit Hämatoxylin oder dgl. zeigen sie mittleren Chromatingehalt. Ab und zu trifft man einen Kern, der sich wie in Abb. 260 durch besondere Größe auszeichnet. Kerne dieser Art sind im Schrifttum (STUMPF, HOENIG) als „Monstregliakerne" bekannt. In Präparaten, die nach CHAMPY-KOLATSCHEW osmiert sind, finde ich neben den Kernen von Gliazellen häufig einen sehr kleinen Golgiapparat, dessen osmiophile Substanz von Körnchen und kurzen gekrümmten Stäbchen gebildet wird. Zum Teil ist er kugelig geformt (2,5 bis 4 μ im Durchmesser), zum Teil länglich, abgeplattet. Da in diesen Präparaten aber die Zellform nicht deutlich erkennbar ist, bin ich nicht sicher, welcher Pituicytenart die Netzapparate zugehören.

Die Maschenweite des cytoplasmatischen Netzwerkes wie die Breite der Netzbalken zeigen beträchtliche Unterschiede. Je größer die Maschenräume, desto schmäler und dünner gewöhnlich die verbindenden Cytoplasmabrücken, ein Verhalten, das auch in Abb. 260 rechts oben deutlich zu erkennen ist.

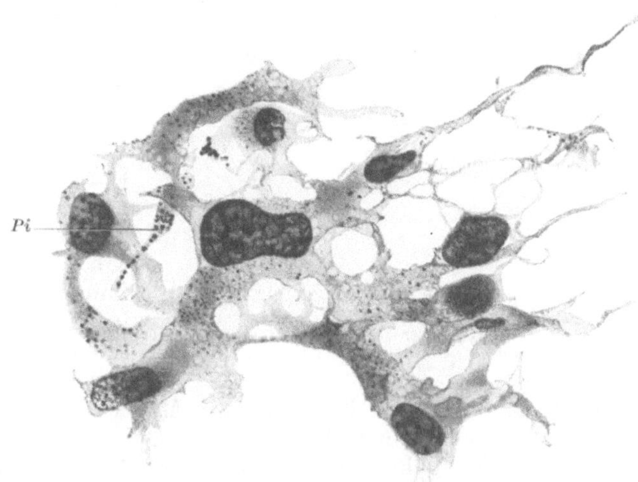

Abb. 260. *Reticulopituicyten* aus dem menschlichen Hinterlappen. *Pi* abgeschnittener, mit Pigmentkörnchen versehener Zellfortsatz. Hinger. 28 Jahre. ♂. Fix. Bromammonium-Formol. Gefrierschnitt 20 μ. Hortega. Vergr. 1:920.

Menge und Verhalten der Reticulopituicyten unterliegen in den einzelnen Teilen der Neurohypophyse großen Schwankungen. Neben Bezirken, in welchen sie überwiegen und das Grundgewebe infolgedessen einem feinen engmaschigen Schwammgewebe gleicht, finden sich andere, in denen sich das Netzwerk in Einzelzellen aufgelöst hat oder durch Faserpituicyten und deren Fortsätze gänzlich in den Hintergrund gedrängt ist.

Im Schrifttum ist das Pituicytenreticulum weder abgebildet noch genau beschrieben. STUMPF berichtet zwar, daß die Neuroglia des Hinterlappens „ein zusammenhängendes Maschenwerk von protoplasmatischer Substanz bildet, in welcher die Kerne eingelagert sind". Die primitiven Abbildungen STUMPFs lassen jedoch erkennen, daß ihm offenbar nur sehr mangelhafte Präparate vorgelegen haben und er mehr die damalige, vom Zentralnervensystem her geläufige Auffassung über den Bau der Glia auf die Neurohypophyse übertrug. In den letzten zusammenfassenden Darstellungen von BUCY (1932) und BENDA (1932) finden sich über den retikulären Bau des Gliagewebes der Neurohypophyse keinerlei Angaben.

γγ) Die Mikropituicyten.

Diese zweite Erscheinungsform der Pituicyten unterscheidet sich von der eben besprochenen retikulären Form zunächst dadurch, daß sie von einzelnen, isolierten Zellen gebildet wird, die aber, wie in Abb. 261 in ihrer Anordnung und Lage oft noch an ein Netzwerk erinnern. Wegen ihrer geringen Größe seien sie als Mikropituicyten bezeichnet. Es sind kleine, zarte, zerfetzt und zerrissen aussehende Zellen, die nach allen Richtungen hin äußerst unregelmäßig gestaltete cytoplasmatische Fortsätze aussenden (s. Abb. 262). Diese sind zum Teil dünn, fadenförmig, zum Teil platten- oder segelartig, teils kompakt, teils spitzenartig durchlöchert; schließlich endigen sie in feinsten, sich oft noch dichotomisch teilenden Ausläufern frei im Gewebe oder mit kleinen, am Gefäßbindegewebe ansetzenden Füßchen. Der Kern erscheint im Hortegapräparat eigentümlich hell, bläschenförmig, scharf konturiert; in seinem Innern liegen ein bis mehrere dunkel imprägnierte, rundliche Körnchen. Auch bei Färbung mit Methylenblau, Toluidinblau u. dgl. erwecken die Kerne einen blassen chromatinarmen Eindruck; die erwähnten Körner färben sich dabei

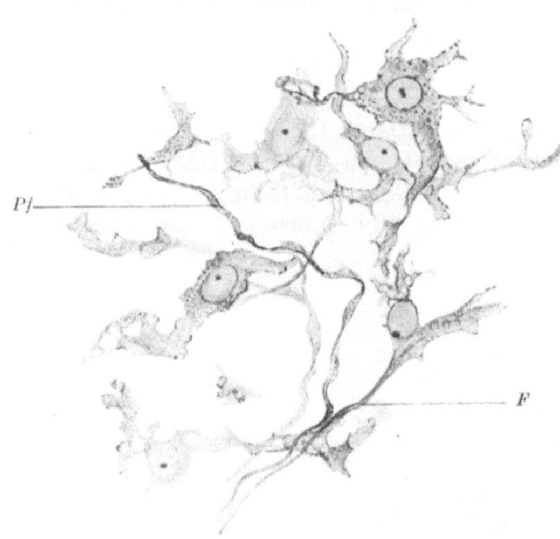

Abb. 261. Gruppe von *Mikropituicyten* aus dem menschlichen Hinterlappen. *F* faserartig differenzierter Fortsatz. — *Pf* Pituicytenfaser. Hinger. 28 Jahre. ♂. Fix. Bromammonium-Formol. Gefrierschnitt. 20 μ. Hortega. Vergr. 1:530.

dunkelblau, ebenso bei Färbung nach Mann oder Dominici, entsprechen also keinen echten acidophilen Nucleolen. Im Cytoplasma der Zellen sind im Hortegapräparat kleine Vakuolen und feine Körnchen sichtbar. Die Verlaufsrichtung

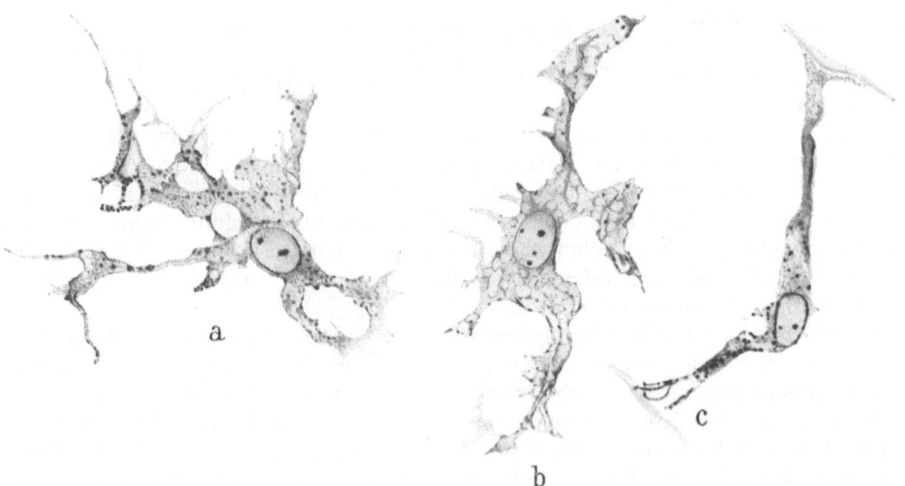

Abb. 262. Einzelne *Mikropituicyten*; a und b multipolare Formen. c bipolare Zelle mit Gefäßfüßchen. Herkunft und Technik wie in Abb. 261. Vergr. 1:920.

der Fortsätze wechselt: bald erstrecken sie sich gleichmäßig nach allen Richtungen, bald sind sie in einer Richtung besonders kräftig entwickelt, so daß die Zelle eine länglich gestreckte Gestalt annimmt. Ein Merkmal der Mikropituicyten ist, daß die Zellfortsätze meist rein cytoplasmatischer Natur sind und noch keine Faserdifferenzierungen erkennen lassen; doch können solche durch Kantenansichten segelförmiger Fortsätze vorgetäuscht werden. Nur vereinzelt läuft ein Fortsatz wie in Abb. 261, *F* schließlich in eine dunkler imprägnierte Faser aus.

Nach Aussehen und Verhalten dieser Zellen ist m. E. nicht zu bezweifeln, daß sie der Glia zuzurechnen sind und nicht etwa Abkömmlinge des Mesenchyms wie Histiocyten, Wanderzellen oder dgl. darstellen. Die Zellen wurden im Schrifttum der Neurohypophyse bis jetzt noch nicht beschrieben; weder die schematischen Abbildungen von STUMPF noch die von BUCY (s. Abb. 257)

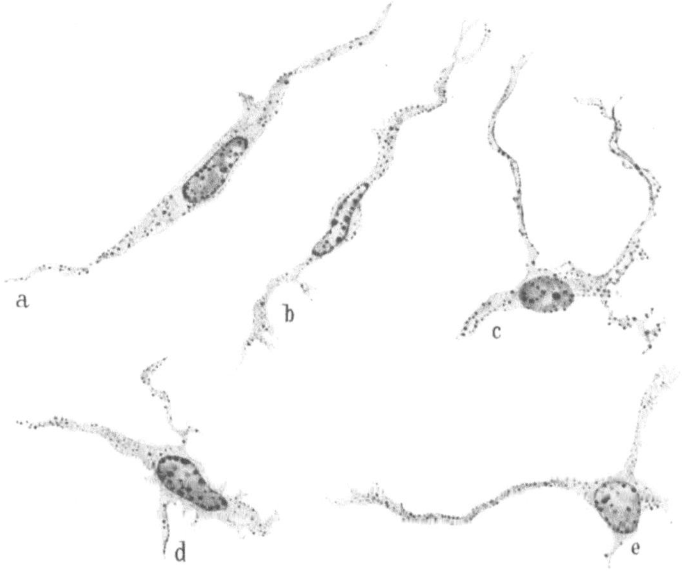

Abb. 263. *Vorstufen von Faserpituicyten* aus der menschlichen Neurohypophyse. a und b bipolare, c—e multipolare Formen. Die Fortsätze sind noch rein cytoplasmatisch, unterscheiden sich in ihrer Gestalt aber deutlich von den Fortsätzen typischer Mikropituicyten (vgl. Abb. 262). Hinger. 32 Jahre. ♂. Fix. Bromammonium-Formol. Gefrierschnitt 20 *μ*. Hortega. Vergr. 1:920.

stimmen mit ihrem Aussehen überein. Die Mikropituicyten errinnen etwas an Reizformen der Glia des Zentralnervensystems, so z. B. an das Gliastrauchwerk, wie es von SPIELMEYER (1922, Abb. 107, S. 163) in der Molekularschicht des Kleinhirns abgebildet wird. Da das Strauchwerk im Zentralnervensystem in Verbindung mit degenerativen Prozessen des Nervengewebes auftritt, ist es wichtig zu betonen, daß sich die Mikropituicyten auch in der Neurohypophyse gesunder Hingerichteter vorfinden, so daß kein Anlaß besteht, sie als pathologische Reizform zu betrachten. Sie sind ein normales, stets nachweisbares Strukturelement des Hinterlappens.

δδ) Die Fibropituicyten (Faserpituicyten).

Ein großer Anteil des Gliagewebes wird von den Faserpituicyten und ihren Faserfortsätzen gebildet. Eine Vorstufe der typischen Faserpituicyten stellen die in Abb. 263 wiedergegebenen Zellen dar. Sie unterscheiden sich von Reticulopituicyten durch ihre Loslösung aus dem retikulären Verband; von den Mikropituicyten durch ihre Größe, ihren chromatinreichen Kern, der je nach der Zellform länglich, oval oder rund ist, ferner durch eine relative Abnahme und Verdichtung des Cytoplasmas in der Umgebung des Kernes wie im Bereich der Fortsätze; von typischen Faserpituicyten aber dadurch, daß ihre Fortsätze

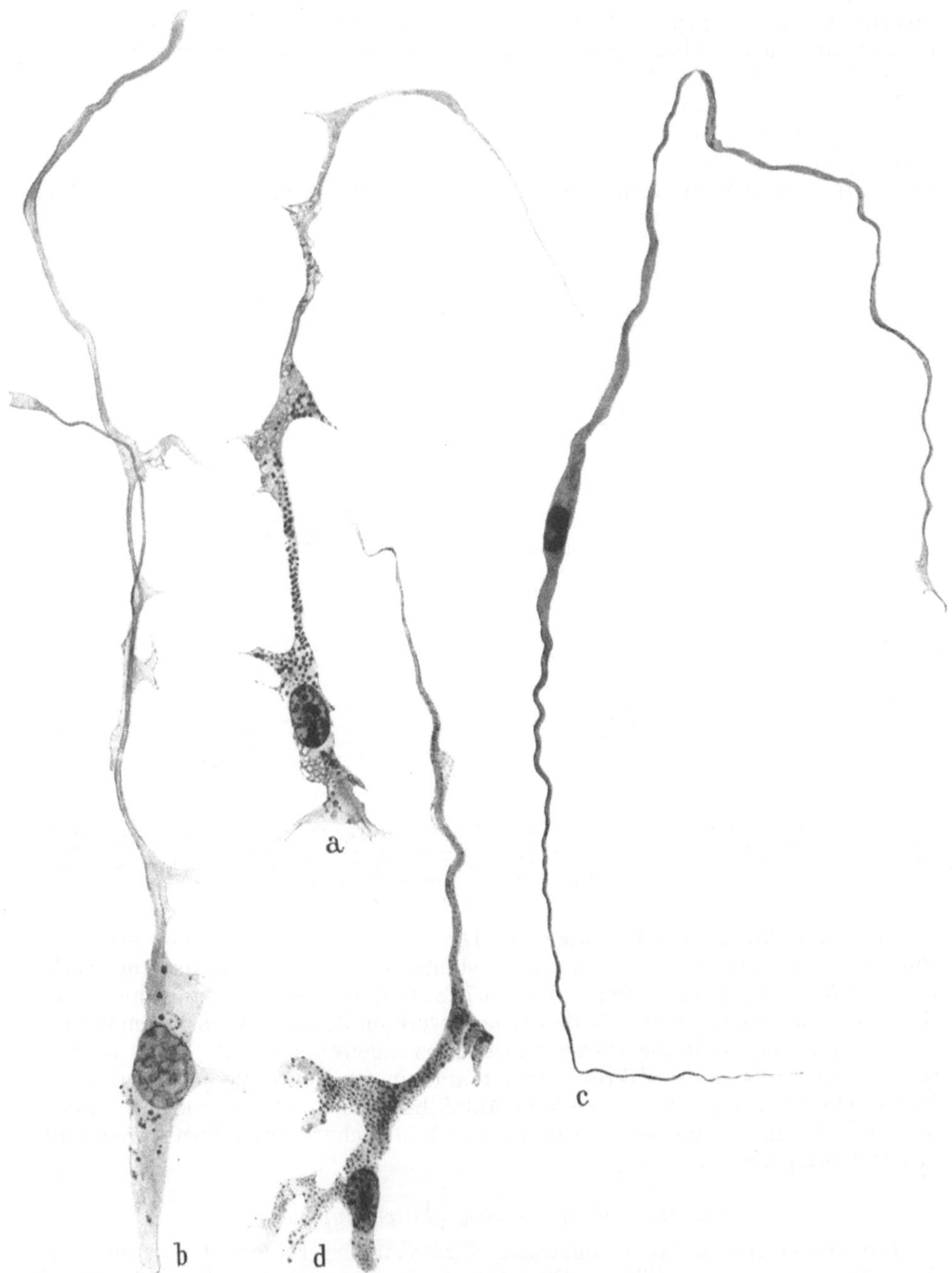

Abb. 264. *Faserpituicyten (Fibropituicyten)* aus der menschlichen Neurohypophyse. Weiteres im Text. Hinger. 32. Jahre. ♂. Fix. Bromammonium-Formol. Gefrierschnitt. 20 μ. Hortega. Vergr. 1:920.

noch rein cytoplasmatischer Natur sind. Die Form der Zellen ist sehr viel-gestaltig: sie schwankt zwischen multipolar, bipolar und unipolar. Bei den ersteren verlaufen die Fortsätze meist sehr unregelmäßig und gekrümmt nach allen Richtungen, so daß man sie im Schnittpräparat selten über größere Strecken hin verfolgen kann. Auch bei den in Abb. 263 c—e gezeichneten Zellen, die nach allen Seiten hin dünne, unregelmäßig geformte Fortsätze aussenden, liegen sie nur teilweise in der Schnittebene des Präparates. Leichter gelingt es, die längsgestreckten Fortsätze uni- oder bipolar geformter Zellen zu verfolgen (s. Abb. 263 a). Abb. 263 b zeigt eine ähnliche Zelle, deren Fortsätze sich etwas

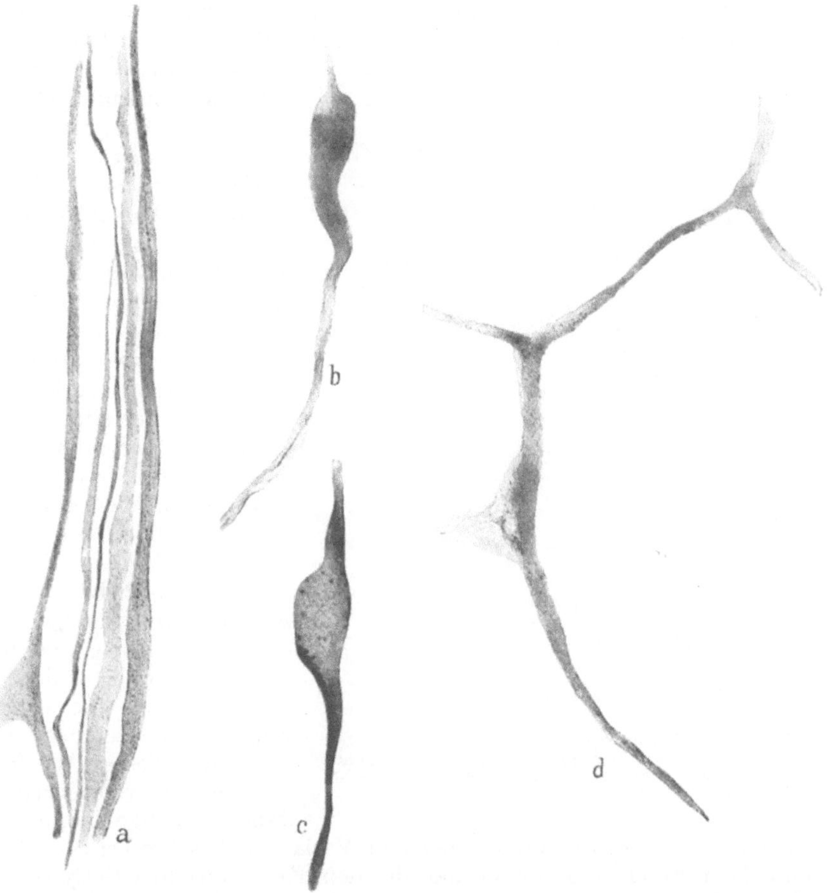

Abb. 265. *Pituicytenfasern* aus dem menschlichen Hinterlappen. a Bündel verschieden dicker, gleichsinnig verlaufender Pituicytenfasern mit ständigem Schwanken des Kalibers. Die am weitesten links gelegene Faser zeigt noch einen Cytoplasmaanhang. — b Kleine homogene Anschwellung einer Pituicytenfaser. — c feingekörnte Anschwellung. — Anastomosenbildung zwischen Pituicytenfasern. Hinger. 19 Jahre. ♂. Fix. Bromammonium-Formol. Gefrierschnitt. 20 μ. Hortega. Vergr. 1:920.

stärker verzweigen, aber ebenfalls rein cytoplasmatisch sind. Im Cytoplasma all dieser Zellen liegen feine, zum Teil auch einige gröbere Körnchen, die weit in die Fortsätze hinein zu verfolgen sind.

Zellen dieser Art leiten in zahlreichen Zwischenstufen über zu den typischen Faserpituicyten, die in eigenartige, spezifisch strukturierte Faserfortsätze auslaufen (s. Abb. 264). Die Übergänge lassen sich am leichtesten an den uni- und bipolaren Formen verfolgen. So zeigt Abb. 264a eine mit ovalem Kern versehene Zelle mit einem langen Fortsatz, der, im Anfangsteil noch rein cytoplasmatischer Natur, schließlich in eine geißelförmige Faser ausläuft. Der

Fortsatz ist zunächst nicht glatt konturiert, sondern mit eigentümlichen, dornartigen, cytoplasmatischen Auswüchsen versehen, die in kurze Spitzen auslaufen. Erst im Endabschnitt nimmt er den Charakter einer gleichmäßig strukturierten, aus verdichteter Substanz bestehenden Faser an, die zuerst noch einen dornartigen Seitensproß, dann eine kleine spindelartige Anschwellung zeigt und schließlich frei im Gliagewebe mit einer feinen Spitze endigt. Abb. 264b zeigt eine ähnliche Zelle, deren Fortsatz sich in eine kürzere und eine längere Pituicytenfaser gabelt. Die kürzere, feinere Faser ist glatt und schwillt zuletzt zu einem kleinen, frei im Gliagewebe liegenden Plättchen an; die längere zeigt zunächst wieder die dornartigen Auswüchse und geht dann in eine typische, glatte Pituicytenfaser über, deren Ende im Schnitt nicht getroffen ist, Bei der in Abb. 264c wiedergegebenen bipolaren Zelle waren beide Faserfortsätze bis ans Ende durch die Ebenen des Schnittes verfolgbar. Sie haben beide die cytoplasmatischen Anhänge verloren und endigen beiderseits nach gekrümmtem Verlauf mit einer feinen Spitze frei im Gliagewebe; nur von dem einen Ende ist noch ein kleiner cytoplasmatischer Rest zu sehen. Abb. 264d gibt einen mit mehreren lappigen Fortsätzen versehenen Faserpituicyten wieder; einer der Fortsätze geht in eine typische junge Pituicytenfaser über. Beispiele dieser Art ließen sich beliebig vermehren und dabei in Länge, Verlauf und Zahl der Faserfortsätze die verschiedensten Varianten beschreiben.

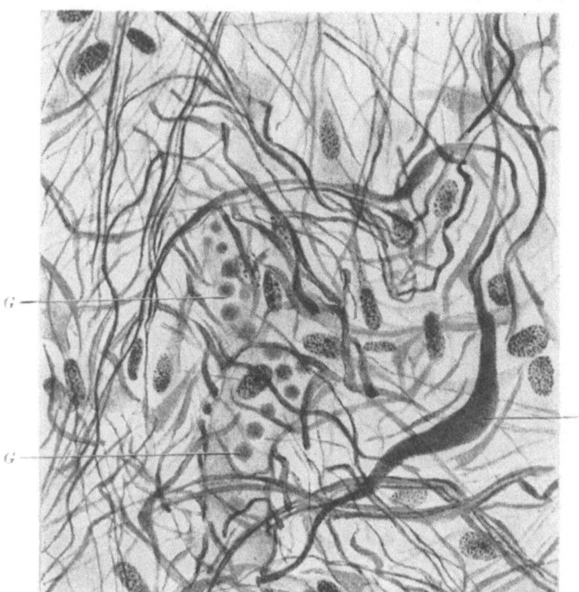

Abb. 266. Geflecht von Pituicytenfasern um ein mit Erythrocyten gefülltes Blutgefäß (*G*) des Hinterlappens. *A* spindelförmige homogene Anschwellung einer Pituicytenfaser. Hinger. 19 Jahre. ♂. Fixierung usw. wie Abb. 265. Vergr. 1:530.

Auch bei den Faserpituicyten enthält das dem Kern benachbarte Cytoplasma neben feinen Körnchen häufig auch kleine Sekretvakuolen (s. z. B. Zelle a in Abb. 264).

εε) Die Pituicytenfasern.

Die vollentwickelten Pituicytenfasern nehmen eine Mittelstellung zwischen cytoplasmatischen Ausläufern und typischen Gliafasern ein (s. Abb. 265). Von ersteren (s. Abb. 263) unterscheiden sie sich durch die dichtere, gleichmäßige Beschaffenheit ihrer Substanz; von letzteren (s. Abb. 274) dadurch, daß sie morphologisch wie funktionell der cytoplasmatischen Vorstufe noch näher stehen. Was das färberische Verhalten der Pituicytenfasern betrifft, so werden sie durch die Hortegamethode in grauem bis schwarzem Ton imprägniert. In Azanpräparaten treten sie im Gegensatze zu den leuchtend rot gefärbten Gliafasern infolge ihrer blassen, grauvioletten Färbung nur wenig hervor. Das gleiche gilt für die Kresazanfärbung. Günstiger ist die MASSONsche Bindegewebsfärbung, durch die sie im Gegensatze zum blau tingierten Bindegewebe in rötlich violettem Ton, die groben Gliafasern dagegen rot gefärbt werden. In polychromem Methylenblau-Säurefuchsin nach KRAUS tingieren sich die Pituicytenfasern lebhaft rot, heben sich aber von dem gleichfalls rot gefärbten Bindegewebe nur mäßig ab.

Bei all diesen Färbungen zeigt die Pituicytenfaser eine eigenartig homogene Beschaffenheit, die namentlich bei den dickeren Fasern klar hervortritt. Bei Fasern, die nicht zu dunkel mit Silber imprägniert sind, lassen sich mit stärkster Vergrößerung sehr feine längsorientierte Teilchen erkennen. Eine ab und zu sichtbare längsgerichtete Faserung ist meist durch Drehung und Kantenansicht der Faser vorgetäuscht. Die breiteren Fasern erwecken oft mehr den Eindruck eines Bandes als den einer drehrunden Faser, was durch das abgeplattete Querschnittsbild namentlich der gröberen Fasern häufig bestätigt wird. Die öfters zu beobachtende Wellung der Faser dürfte durch eine postmortal eingetretene Entspannung bedingt sein.

Die Länge der Pituicytenfasern schwankt in weiten Grenzen; neben kürzeren finden sich sehr häufig auch sehr lange. Im Schnittpräparat gelingt es nur selten, sie vom Kern bis zu ihrem Ende, geschweige, wie in Abb. 264 c, von einem bis zum anderen Ende durchzuverfolgen. Auch Untersuchungen am frischen Präparat führen in dieser Hinsicht, namentlich bei längeren Fasern, nicht zum Ziel, da die Pituicytenfasern, die viel weniger widerstandsfähig sind als Gliafasern, beim Zupfen sehr leicht reißen und sich daher nur stückweise isolieren lassen. Immerhin konnte ich in Längsschnitten des Hypophysenstieles, in dem sich die Fasern wegen ihres gestreckten Verlaufes vielfach besser verfolgen lassen als im Hinterlappen, nicht selten Längen von 700—900 μ messen, wobei es sich aber nur um Teilstücke handelte, so daß diese Zahlen durchaus keine Maximalwerte darstellen. In Wirklichkeit können die Fasern noch wesentlich länger sein. Auch die Frage, ob jede Pituicytenfaser einen kernhaltigen Abschnitt besitzt, oder ob die größeren Fasern, was wahrscheinlich ist, nach Lösung von der Mutterzelle oder nach Untergang des Kernes selbständig weiter wachsen, kann zur Zeit noch nicht beantwortet werden.

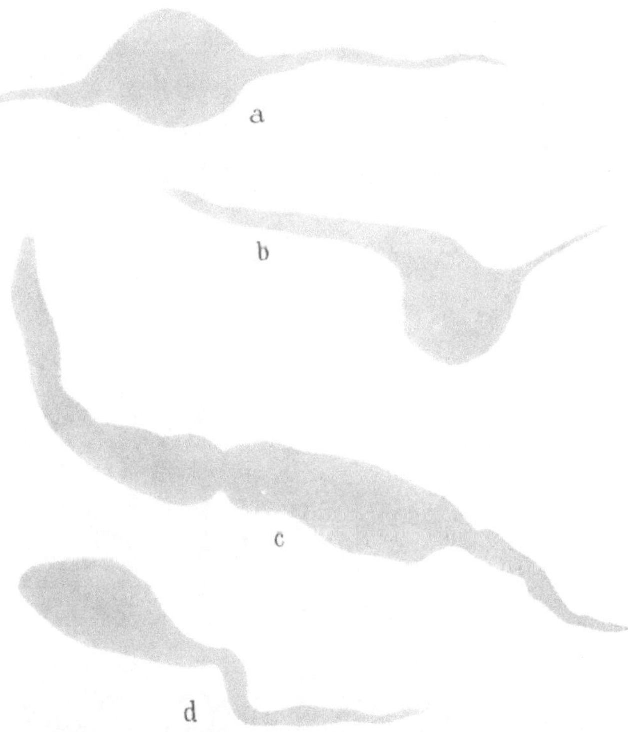

Abb. 267. Verschieden geformte *homogene Anschwellungen* von Pituicytenfasern aus der Neurohypophyse eines 22 jährigen. Es wurden Beispiele ausgewählt, bei denen auf beiden, oder wenigstens auf *einer* Seite die fortsetzende Pituicytenfaser sichtbar ist. Die Anschwellungen zeigen homogenes Aussehen, ohne Einlagerung von Vakuolen oder Körnchen. Hinger. ♂. Fix. Bouin. Paraffin. 10 μ. Polychromes Methylenblau-Tannin-Säurefuchsin nach KRAUS. Vergr. 1:920.

Die Dicke der Pituicytenfasern wechselt (s. Abb. 265 und 266); neben feinen, nur Bruchteile eines Mikron messenden Fasern trifft man andere von $2—3\,\mu$ Breite, ohne daß sich dabei der Charakter der Fasern ändern würde. Es ist auch nicht so, daß die Dicke der Fasern im höheren Alter zunähme; im Gegenteil, oft können gerade in Hypophysen jüngerer Individuen (18—35 Jahre) dicke Fasern reichlicher auftreten als bei älteren. Charakteristischerweise bleibt die Stärke der Pituicytenfasern nicht gleichmäßig; die Faser zeigt vielmehr ständig kleinere und größere örtliche Schwankungen ihres Kalibers.

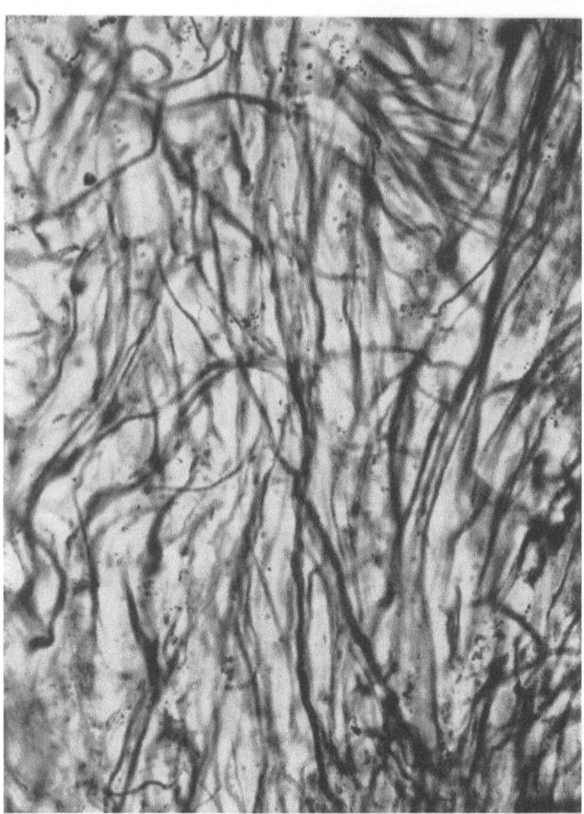

Abb. 268. Geflecht von Pituicytenfasern in der Neurohypophyse. Hinger. 47 Jahre. ♀. Fix. Bromammonium-Formol. Gefrierschnitt. 20. μ. Hortega. Vergr. 1:550.

Anschwellungen dieser Art sind im Beginn ihrer Bildung auch in Abb. 265 b, c und 266 zu sehen. Allmählich können sie zu beträchtlicher Größe heranwachsen. Dabei nehmen sie die verschiedensten Gestalten an: Neben Spindeln trifft man Kugel-, Birn-, Keulen- und Zwerchsackformen (s. Abb. 267 a—d). Auch lange bandartige Verbreiterungen der Fasern sind zu beobachten. Ein weiterer Formenreichtum ergibt sich dadurch, daß sich die Anschwellungen an ein und derselben Faser nicht selten in größeren und kleineren Abständen wiederholen, wodurch diese ein knotiges oder rosenkranzähnliches Aussehen gewinnt. Die Anschwellungen zeigen namentlich am Anfang die gleiche homogene Beschaffenheit, die die Pituicytenfaser auszeichnet. (Homogene Anschwellung.) Sehr oft aber treten in ihnen körnige Strukturen auf, über die später noch eingehender berichtet wird (s. S. 413). Die Anschwellungen sind für die Pituicytenfaser so charakteristisch, daß sie geradezu als Merkmal benutzt werden können, um die Faser von Bindegewebsfasern oder Nervenfasern zu unterscheiden.

Der Verlauf der Pituicytenfasern ist sehr wechselnd. Bei einem großen Teil ist er wellig, gekrümmt, bogenförmig, verschlungen, so daß, wie in Abb. 266 dichte knäuelartige Geflechte entstehen. An anderen Stellen sind die Geflechte in die Länge gezogen (s. Abb. 268), an wieder anderen sind die Fasern auf kürzere oder längere Strecken in einer Richtung ausgerichtet; oft liegt dann eine größere Zahl von Fasern mehr oder weniger bündelartig nebeneinander (s. Abb. 265 a, 270, B und 271, B). Faserstreifen dieser Art ziehen oft in rechtem Winkel über ein Blutgefäß hinweg; andere schließen sich dem Verlauf eines Blutgefäßes an, das sie auf diese Weise mit einem Mantel gleichsinnig verlaufender Fasern umgeben (s. Abb. 269). Ein Teil der Fasern zieht wie in Abb. 268 auf lange Strecken einzeln, isoliert, ein anderer steht, wie Abb. 265d einwandfrei zeigt, in echtem syncytial-retikulärem Zusammenhang. Eine Beziehung zu dem auf S. 389 beschriebenen Gesamtaufbau des Hinterlappens ergibt sich insofern, als die dichten knäuelartigen Geflechte vorwiegend in den Verdichtungszonen, die längsorientierten Fasern und Fasergeflechte vor allem in den Zwischenstreifen zu beobachten sind.

Die Endigung der Pituicytenfasern erfolgt in sehr verschiedener Weise. Ein Teil der Fasern hört mit einer langen, fein ausgezogenen Spitze mitten im Gliagewebe auf, ohne daß es möglich wäre, einen Ansatz festzustellen (s. Abbildung 264a, c, d). Seltener ist eine plättchenartige Verbreiterung des Faserendes wie in Abbildung 264b. Die Mehrzahl der Fasern setzt dagegen an Gefäßen, Bindegewebssträngen oder an der Innenseite der bindegewebigen Kapsel des Hinterlappens an. Die Endigung der Fasern erfolgt dabei häufig in Form von typischen Gefäßfüßchen, wie sie vom Zentralnervensystem her bekannt sind und auch von Bucy in der *Rinder*neurohypophyse beobachtet wurden. So zeigt die Mikroaufnahme der Abb. 270 ein von der Zwischenzone her ein-

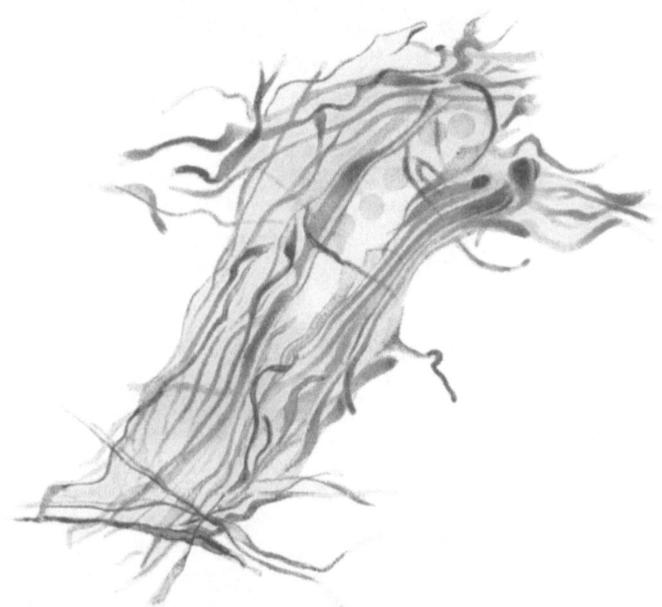

Abb. 269. Mantel von vorwiegend längsverlaufenden Pituicytenfasern um ein Blutgefäß des Hinterlappens. Hinger. 47 Jahre. ♀. Fix. Bromammonium-Formol. Gefrierschnitt. 20 μ. Hortega. Vergr. 1:530.

dringendes Blutgefäß, das ebenso wie die feine, zwischen Hinterlappen und Zwischenzone verlaufende Bindegewebsmembran von zahlreichen Pituicytenfasern umlagert ist, die schließlich (s. Abb. 270 bei *E*) mit Endfüßchen ansetzen. Die Fasern sind dabei in eigenartiger Weise verflochten und bilden auf diese Weise gegen Gefäße wie gegen die Zwischenzone zu eine Grenzschicht, die jedoch sehr verschieden stark ausgebildet ist, ja streckenweise sogar zu fehlen scheint. Auch die Faserscheiden der Gefäße zeigen starke Unterschiede in der Stärke ihrer Entwicklung.

Ein anderer Teil der Pituicytenfasern endigt dagegen mit eigentümlichen kolbigen Anschwellungen, wie sie in der unretuschierten Mikroaufnahme der Abb. 271 sehr schön zu sehen sind. Die Endkolben dringen dabei häufig zwischen das Fasergeflecht der Gitterfasern ein, wobei beide Anteile bei entsprechenden Färbemethoden (z. B. Bielschowskysäurefuchsin oder Bindegewebsfärbung nach Masson, s. S. 397) deutlich voneinander zu trennen sind (s. auch Abb. 307).

Das Innere dieser Endkolben, die oft flache pseudopodienartige Vorwölbungen zeigen, erscheint bei Hortega- wie Massonpräparaten zum Teil homogen (s. Abb. 272a), zum Teil fein vakuolisiert (s. Abb. 272b). Auch Pigmentkörnchen sind gelegentlich in der Anschwellung nachweisbar. Ab und zu schwillt ein Endkolben auch zu einem homogenen kugeligen Gebilde an (s. Abb. 272c).

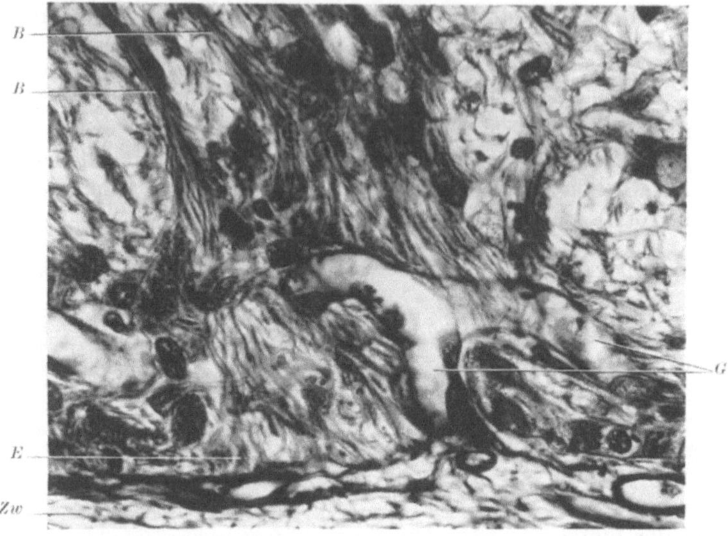

Abb. 270. Fasermantel von Pituicytenfasern um ein Blutgefäß, das von der Zwischenzone (*Zw*) her in den Hinterlappen eindringt. *B* Bündel von gleichsinnig verlaufenden Pituicytenfasern. — *E* Endfüßchen einer Pituicytenfaser an der bindegewebigen Grenzschicht zwischen Hinterlappen und Zwischenzone. — *G* Blutgefäß. Hinger. 25 Jahre. ♂. Fix. Susa. Paraffin. 7 μ. MASSONsche Bindegewebsfärbung. Aufnahme mit Gelbfilter auf panchromatische Platte. Vergr. 1:550.

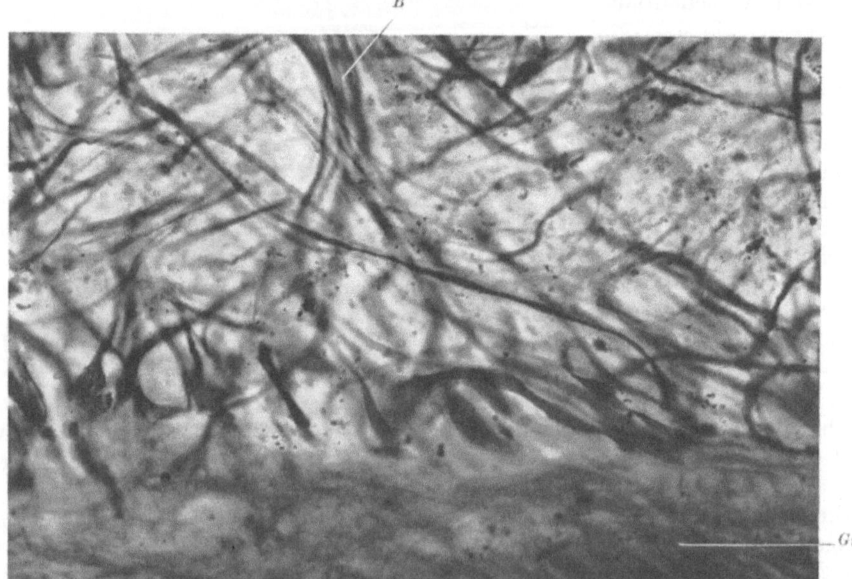

Abb. 271. Kolbenartige Endanschwellungen von Pituicytenfasern an der bindegewebigen Grenzschicht (*Gr*) zwischen Hinterlappen und Zwischenzone. *B* Bündel von Pituicytenfasern. Hinger. 47 Jahre. ♀. Fix. Bromammonium-Formol. Gefrierschnitt. 20 μ. Hortega. Aufnahme mit Rotfilter auf panchromatische Platte. Vergr. 1:550.

Zumeist endigt eine Pituicytenfaser nur mit einem (ungeteilten) Endkolben, seltener kommt es zu einer dichotomen Teilung des Endkolbens. Bilder letzterer

Art können übrigens sehr leicht auch durch eine Überlagerung der Kolben zweier Fasern vorgetäuscht werden. Liegt eine größere Zahl von Endkolben nebeneinander, so kommt es zu Bildern, die an die von ACHUCARRO und SACRISTAN, WALTER und RIO HORTEGA bei der Zirbeldrüse beschriebenen Randgeflechte erinnern. Sie sind namentlich um Blutgefäße des Hinterlappens, an der Grenze von Hinterlappen und Zwischenzone wie an der Oberfläche des Hypophysenstieles zu beobachten. Imprägnationen, wie sie in Abb. 270 und 271 zu sehen sind, erhielt ich im übrigen nur in Hypophysen von Hingerichteten, die schon kurze Zeit nach dem Tode fixiert wurden. Die Endkolben scheinen gegen postmortale Schädigungen sehr empfindlich zu sein.

Erwähnt sei noch, daß die Pituicytenfasern an manchen Stellen die bindegewebige Grenzmembran zwischen Hinterlappen und Zwischenzone durchbrechen und mehr oder weniger weit in das Bindegewebe der letztgenannten eindringen.

ζζ) Die Gliafasern.

Neben den vorausgehend geschilderten Pituicytenfasern sind im Hinterlappen auch typische Gliafasern nachzuweisen, die in ihrer Struktur jenen des Zentralnervensystems

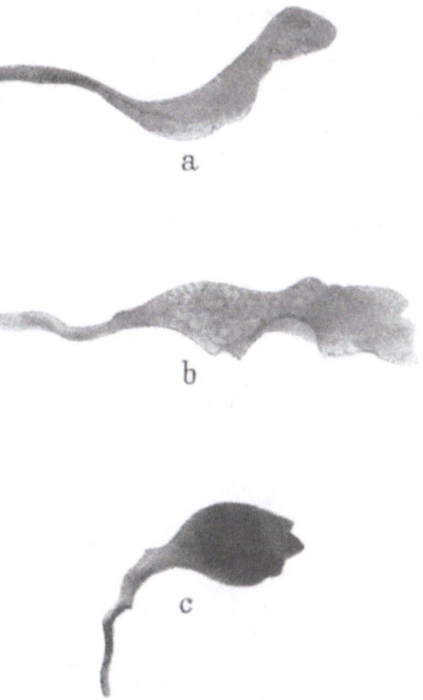

Abb. 272. Kolbenartige Endanschwellungen von Pituicytenfasern. Weiteres im Text. Hinger. 47 Jahre. ♀. Fix. Bromammonium-Formol. Gefrierschnitt. 20 μ. Hortega. Vergr. 1:920.

gleichen. Sie lassen sich mit den dafür üblichen Methoden (WEIGERT, BENDA, HOLZER) ohne besondere Schwierigkeit zur Darstellung bringen. Bei Azanfärbung

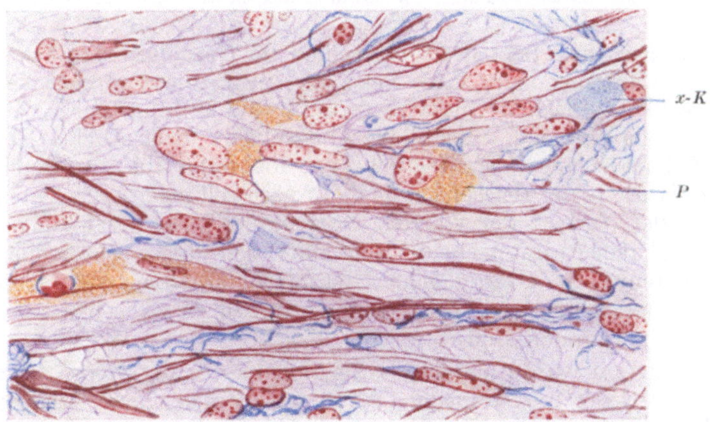

Abb. 273. Typische *Gliafasern* (rot) im Hinterlappen einer menschlichen Hypophyse. Das perivasculäre Bindegewebe ist blau, Pituicytenfasern und Nervenfasern sind blaß violett gefärbt. *P* pigmenthaltiger Pituicyt. — *x-K* hellblau granulierter x-Körper (vgl. S. 445). Hinger. 25 Jahre. ♂. Susa. Paraffin. 7 μ. Azan. Vergr. 1:530.

treten sie namentlich nach Fixierung in Sublimatgemischen (Susa u. dgl.) als intensiv rot gefärbte Fasern hervor, während sich Pituicytenfasern und

Nervenfasern dabei nur blaß violett anfärben (s. Abb. 273). In Eisenhämatoxylinpräparaten sind sie als schwarz gefärbte Fasern sehr gut sichtbar. Durch diese Befunde werden die negativen Angaben von HOLZER und SCHEELE (s. S. 394, Abs. 2) widerlegt.

Wie ein Vergleich von Abb. 274 und 268 ohne weiteres zeigt, unterscheiden sich die typischen Gliafasern nicht nur färberisch, sondern auch gestaltlich sehr deutlich von typischen Pituicytenfasern. Die Differenzierung zur Faser ist bei ihnen weiter fortgeschritten als bei den dem Cytoplasma näherstehenden Pituicytenfasern. Dem entspricht auch die Pigmentlosigkeit der typischen Gliafaser, im Gegensatz zu dem häufigen Vorkommen von Pigment in der Pituicytenfaser.

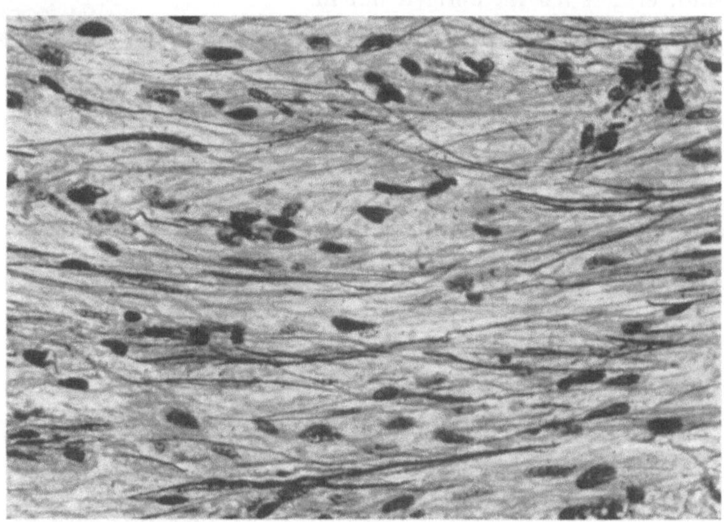

Abb. 274. Gliafasern durch REGAUDsche Eisenhämatoxylinlösung intensiv schwarz gefärbt. Hinger. 45 Jahre. ♀. Carnoy. Celloidin-Paraffin. 7 μ. Eisenhämatoxylin nach REGAUD. Vergr. 1:325.

In gleicher Richtung liegt der Unterschied im Verhalten der Faserdicke. Die starken Schwankungen der Faserdicke, die die Pituicytenfasern kennzeichnen, werden bei der typischen Gliafaser vermißt; die einzelne Faser zeigt in ihrem Verlauf nur geringfügige, allmähliche Änderungen in der Dicke. Dazu kommt, daß die Gliafasern niemals eine Dicke von mehreren Mikron erreichen, die bei Pituicytenfasern (ganz abgesehen von den Anschwellungen) durchaus nicht selten ist. Auch der Verlauf der starren, gestreckt oder in geschwungenem Bogen ziehenden Gliafasern unterscheidet sich stark von dem wechselvollen Verhalten der Pituicytenfasern. Der gleiche Ursprung von Glia- wie Pituicytenfasern macht es verständlich, daß beide Fasertypen durch Zwischenstufen lückenlos miteinander verbunden sind.

Im Schrifttum wurde bis jetzt unter den Fasern der Neuroglia des Hinterlappens nicht weiter unterschieden. Nach dem vorausgehend Gesagten erscheint es mir aber wohl begründet, den Unterschied in der Ausbildung und im Verhalten auch in der Namengebung zum Ausdruck zu bringen.

Die Gliafasern, die in den verschiedensten Längen vorkommen, sind nicht gleichmäßig über den ganzen Hinterlappen verteilt. Gewöhnlich sind sie gegen die Zwischenzone zu sowie im oberen Viertel des Hinterlappens reichlicher vorhanden als im unteren, doch kann der Ort ihrer Häufung auch wechseln. Der Menge nach stehen die Gliafasern der Neurohypophyse weit hinter jenen des

Zentralnervensystems zurück. Das stellte schon BENDA (1903) fest, als er mit seiner eigenen wie mit der WEIGERTschen Methode im Hinterlappen nur sehr spärliche Gliafasern darstellen konnte. KOHN erklärte diesen Befund BENDAs damit, daß die gliale Differenzierung weniger vollständig ist, so daß die Neuroglia bei Anwendung elektiver Methoden faserarm erscheint. Nach STUMPF steht die Menge der Gliafasern in Abhängigkeit vom Alter; sie sind zahlreicher bei älteren Personen, spärlicher in jugendlichem Alter; bei Neugeborenen sollen sie fehlen.

Die Gliafasern endigen zum großen Teil mit Gefäßfüßchen am Bindegewebe der Gefäße. Eine typische marginale Glia ist jedoch im Hinterlappen nicht ausgebildet.

ηη) Die pigmenthaltigen Pituicyten.

Ein wechselnder Teil der Zellen des Hinterlappens enthält namentlich in höherem Lebensalter grünlich gelbliche bis gelblich bräunliche Pigmentkörnchen. An Hortegapräparaten läßt sich unschwer feststellen, daß es zum großen Teil Faserpituicyten sind, in denen das Pigment auftritt und abgelagert wird. Sein Vorkommen beschränkt sich aber nicht auf diese Erscheinungsform der Gliazellen; gegebenenfalls ist es auch in Reticulo- und Mikropituicyten wie in den noch zu besprechenden Adenopituicyten (s. S. 425) nachweisbar. Die pigmenthaltigen Pituicyten stellen demnach keinen besonderen Typus der Pituicyten, sondern lediglich einen bestimmten Funktionszustand derselben dar.

Im Schrifttum erfährt die Frage, in welchen Zellen des Hinterlappens das Pigment lokalisiert ist, eine sehr verschiedene Beantwortung. KOHN findet das Pigment nur in Gliazellen und Gliafasern vor; STUMPF dagegen bestreitet, daß die von KOHN isolierten pigmenthaltigen Zellen der Glia zugehören. Nach ihm liegt das Pigment überwiegend in Wanderzellen, die keine Beziehung zum Glianetz besitzen, und nur zum allerkleinsten Teil in der Glia selbst. Nach VOGEL ist das Pigment zunächst nur in vereinzelten Zellen von länglich zylindrischer Gestalt aufgespeichert. Bei zunehmender Menge soll es in ganz auffallender Weise die Bindegewebszüge, z. B. um die Gefäße herum, zur Ablagerung bevorzugen. Später bilden die Pigmentzellen nach VOGEL fast regelmäßig förmliche „Nester", die den Eindruck von Knotenpunkten der den Hinterlappen nach allen Richtungen durchziehenden Bindegewebsstränge machen. PUCCINELLI findet es zum Teil in Gliazellen, zum Teil in fixen perivasculären Zellen. Auch BUCY (1932) nimmt einen vermittelnden Standpunkt ein. Er trifft zahlreiche pigmenthaltige Zellen entlang den Gefäßen und Bindegewebssepten an. Sie haben gewöhnlich länglich ovoide oder polygonale Form und entsprechen nach dem Autor Wanderzellen, die das Pigment aufgenommen haben. Andererseits findet BUCY aber auch pigmentbeladene Zellen, die alle färberischen und morphologischen Eigenschaften von Pituicyten haben. Nach meinen eigenen Untersuchungen möchte ich die **überwiegende Mehrzahl der pigmentführenden Zellen den Pituicyten, also der Neuroglia**, zurechnen. Pigmentführende Wanderzellen finden sich in normalen Hinterlappen nur sehr spärlich. Ich konnte sie im Hinterlappen im Bereich der Gefäßadventitia, zwischen den Faserbündeln der Kapsel und im Bindegewebe der Zwischenzone, sehr selten auch im Vorderlappen beobachten und auch dann immer nur in geringer Menge. Der Größe nach sind sie wesentlich kleiner als die pigmentführenden Pituicyten. Ich halte es aber für möglich, daß bei abnorm starken Pigmentablagerungen, die meist auch von einer Vermehrung des Bindegewebes begleitet sind, die Zahl der pigmentbeladenen Histiocyten vermehrt ist. Bei Präparaten, die mit Methylenblau, Thionin oder dgl. gefärbt sind, hat man sich vor Verwechslung mit häufiger vorkommenden Gewebsmastzellen zu hüten, deren Granula nach verschiedenen Fixierungen (z. B. CARNOY, BOUIN) auch im Paraffinschnitt noch erhalten sind und sich mit den genannten Farbstoffen ebenso stark färben wie die Pigmentkörnchen.

Die Form der pigmentführenden Pituicyten ist ebenso mannigfaltig wie es für die pigmentfreien geschildert wurde. So zeigt Abb. 275, die einen kleinen Pigmentherd der Neurohypophyse im Übersichtsbild wiedergibt, die verschiedensten Zellformen. Neben schmalen spindelförmigen Zellen mit stabförmigem Kern finden sich auch unregelmäßig gestaltete polygonale oder mit plumpen Fortsätzen versehene Formen. Häufig trifft man auch lange bandförmige Zellen, die sich bei günstiger Schnittrichtung auf lange Strecken hin (80 bis

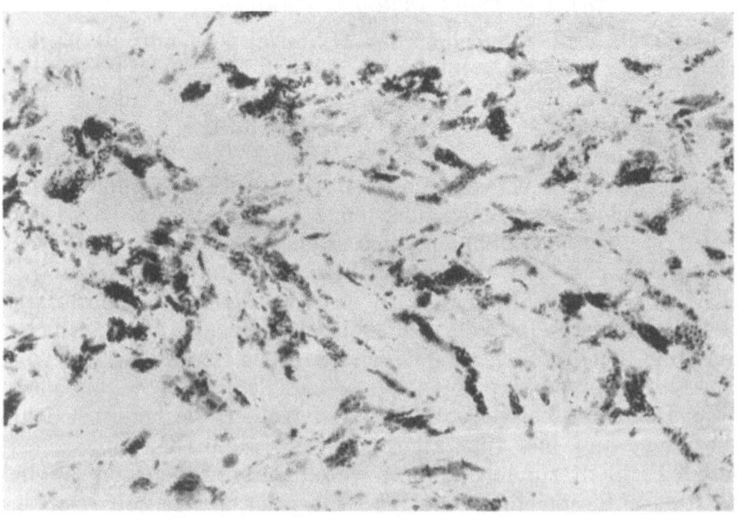

Abb. 275. Herd von pigmenthaltigen Pituicyten im menschlichen Hinterlappen. Hinger. 69 Jahre. ♂. Carnoy. Paraffin. 10 µ. Argentaffine Reaktion nach MASSON mit FONTANAscher Lösung. Vergr. 1:200.

100 µ) verfolgen lassen. Ein Teil der pigmentführenden Pituicyten zeigt gegenüber pigmentfreien eine eigentümliche Hypertrophie des Zelleibes. Der Kern weist in den sehr stark mit Pigment beladenen Zellen oft unregelmäßige Kontur, Schrumpfungen oder pyknotische Veränderungen auf, die bis zu einem Verlust des Kernes fortschreiten können.

Wenn die Pigmentkörner den Zelleib dicht anfüllen, so läßt sich schon ohne weitere Färbung Aufschluß über die grobe Gestalt der Zellen gewinnen, zumal sich die Körnchen nicht auf das dem Kern benachbarte Gebiet beschränken, sondern sich häufig auch bis weit in die Fortsätze der Zellen hinein erstrecken (s. auch Abb. 281). Besser noch als Schnittpräparate orientieren dann Zupf- und Quetschpräparate des frischen Objektes, namentlich nach Neutralrotfärbung, durch die die Pigmentkörnchen intensiv rot gefärbt werden (KOHN, s. auch S. 421). Da die pigmentführenden Fortsätze gewöhnlich unregelmäßigen Verlauf nehmen, und oft weit ins umgebende Gewebe eindringen, trifft man im Schnittpräparat immer wieder auf kleine, scheinbar isoliert liegende Anhäufungen von Pigment. Da sich zudem das umgebende Cytoplasma gewöhnlich nur schlecht färbt, wurden diese Stellen verschiedentlich so z. B. von STENDELL, als frei im Gewebe liegende Pigmenthaufen gedeutet, während es in Wirklichkeit sehr oft abgeschnittene Teile von Pituicyten sind (s. z. B. Abb. 260, *Pi*). Damit soll aber nicht in Abrede gestellt werden, daß auch extracelluläres Pigment vorkommt;

namentlich in Altershypophysen trifft man Pigmenthäufchen an, die nach Zugrundegehen von Kern und Cytoplasma frei im Fasergewebe der Glia liegen.

Wie im Cytoplasma der Pituicyten treten auch in den Pituicytenfasern häufig Pigmentkörnchen auf. Hierbei sind es namentlich die spindeligen und kugeligen Anschwellungen, die sich durch die Einlagerung von typischen Pigmentkörnchen auszeichnen. Doch sind sie sehr oft auch in die Substanz der Fasern eingelagert. Sie treten zuerst als einzelne Körnchen auf, zu denen sich immer weitere gesellen, bis die Anschwellung bis auf eine schmale homogene Randzone völlig damit angefüllt ist (s. Abb. 276). Dabei läßt sich beobachten, daß die Pigmentkörnchen oft nicht beliebig über die homogene Anschwellung verstreut, sondern, wie in Abbildung 276a, im Bereich einer kleinen, scharf abgegrenzten rundlichen Zone auftreten, die sich dann allmählich vergrößert. Da sich die Pigmentkörnchen mit basischen Teerfarbstoffen, wie z. B. Methylenblau, gleich Chromatinkörnchen intensiv färben, kann das Gebilde gewisse Ähnlichkeit mit einem Kern haben. Wahrscheinlich kamen auch schon Verwechslungen mit Kernen vor; so wenn z. B. Blair Bell angibt, daß einzelne hyaline Körper Herrings Kerne enthielten, andere dagegen nicht, weshalb er die hyalinen Körper für degenerierende Zellen hielte. Aber auch dafür, daß die Pigmentkörnchen, wie es in solchen Fällen oft den Anschein hat, aus einem zugrunde gehenden Kern hervorgehen, fand ich bis jetzt keinen sicheren Anhaltspunkt. Erwähnt sei noch, daß die Zone häufig, wie in Abb. 276a, zentral liegt, nicht selten aber auch in randstandiger Lage anzutreffen ist. Aus den spindeligen pigmentierten Anschwellungen gehen größere, rundliche, dicht pigmentierte Körper hervor, die im Schnittpräparat häufig genug ganz isoliert im Gewebe zu liegen scheinen, in Wirklichkeit aber, wie namentlich Zupfpräparate einwandfrei zeigten, zumeist in den Verlauf einer Pituicytenfaser eingeschaltet sind. Auch in Schnitten gelingt es bei einem Teil der Körper auf beiden Seiten oder wenigstens auf einer Seite des Körpers eine zugehörige Pituicytenfaser aufzufinden. Die Möglichkeit, daß es bei einzelnen dieser Körper allmählich zu einer völligen Abschnürung kommt, ist jedoch nicht auszuschließen.

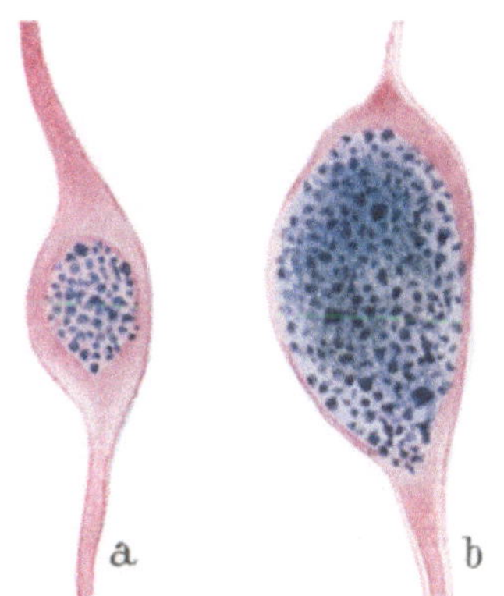

Abb. 276. *Pigmentierte Anschwellungen* von Pituicytenfasern. a Kleiner circumscripter Pigmentherd, Außenzone noch homogen. b Weiter fortgeschrittenes Stadium. Bei beiden Anschwellungen sind die zu- und abführenden Pituicytenfasern sichtbar, die im Präparat wie in der Originalzeichnung noch auf längere Strecke zu verfolgen sind, kostenhalber aber nicht ganz reproduziert wurden. Hinger. 22 Jahre. ♂. Fix. Bouin, Paraffin. 7 μ. Polychromes Methylenblau, Tanin-Säurefuchsin. Vergr. 1:920.

Die mit Pigment beladenen Körper wurden von älteren Autoren, wie Virchow, Luschka, Benda, Neubert u. a., als völlig isoliert liegende Elemente betrachtet und fälschlich meist als Ganglienzellen oder als Reste von solchen gedeutet. Nur Kohn hat den Zusammenhang richtig erkannt und beschrieben.

Außer diesen spindeligen oder rundlichen, mit echten Pigmentkörnchen versehenen Gebilden, die als pigmentierte Anschwellungen bezeichnet seien, finden sich im Hinterlappen noch granuläre Anschwellungen, die sich von ersteren schon am ungefärbten Präparat dadurch unterscheiden, daß die in ihnen liegenden Granula keine Eigenfarbe besitzen. Auch im färberischen Verhalten zeigen diese chromophoben Körnchen gegenüber den Pigmentkörnchen charakteristische Unterschiede. So färben sie sich mit Neutralrot nur blaßrot, in Hämalaun blaßgrau. In Methylenblau, Thionin, Toluidinblau bleiben sie im Gegensatz zum Pigment fast ungefärbt. Besonders schön tritt der Unterschied gegenüber den Pigmentkörnchen bei Färbung mit Methylenblau-Tannin-

Säurefuchsin nach Kraus hervor (namentlich nach Bouin- oder Carnoy-Fixierung): während sich die Pigmentkörnchen dabei intensiv blau färben, nehmen die chromophoben Körnchen einen rötlichen bis gelblich-rötlichen Farbton an (s. Abb. 277).

Ebensowenig wie die pigmentierten Körper stellen die granulären Körper isoliert liegende Gebilde dar. Auch bei ihnen handelt es sich meist um Anschwellungen von Pituicytenfasern. So ist auch in Abb. 277d zu beiden Seiten der spindeligen, mit chromophoben Körnchen gefüllten Anschwellung einwandfrei je eine abgehende Pituicytenfaser zu sehen, in deren einer eine Anzahl von Pigmentkörnchen liegt. Auch Abb. 278 zeigt einwandfrei den Übergang einer großen keulenförmigen, mit zahllosen chromophoben Körnchen durchsetzten Anschwellung in eine Pituicytenfaser, die schließlich zu einem kernhaltigen Bezirk führt. Gar nicht selten trifft man innerhalb der homogenen Anschwellung einer Pituicytenfaser eine kleine, scharf begrenzte Kugel an, die im ersten Augenblick an einen Kern erinnert, ohne daß sich jedoch eine Beziehung dazu nachweisen ließe. Bei genauerer Untersuchung findet man in ihrem

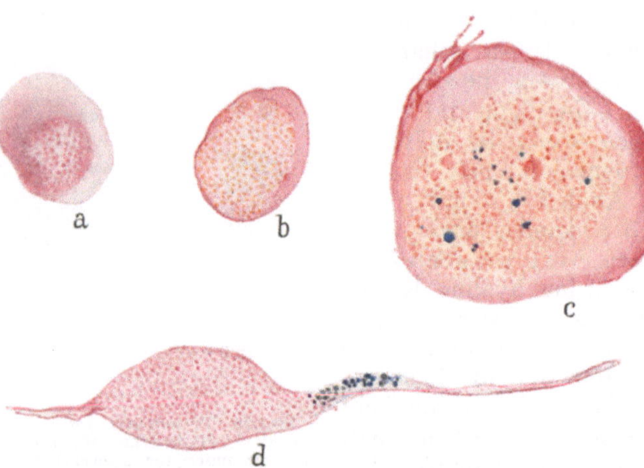

Abb. 277. *Granuläre Anschwellungen* aus der Neurohypophyse. a Homogene Anschwellung mit rundlichem kernartigem Gebilde, in dessen Innerem blaß gefärbte (chromophobe) Körnchen liegen. — b Etwas späteres Stadium. — c Große granuläre Anschwellung. — d Spindelförmige granuläre Anschwellung, bei der die zu- und abführende Pituicytenfaser getroffen ist, während sie bei den Anschwellungen a—c außerhalb der Schnittebene liegen. In der rechtsseitigen Pituicytenfaser sind einige Pigmentkörnchen sichtbar. Hinger. 22 Jahre. ♂. Fix. Bouin. Paraffin. 7 μ. Polychromes Methylenblau-Tannin-Säurefuchsin. Vergr. 1:920.

Innern eine Anzahl chromophober Körnchen vor (s. Abb. 277a). Kugeln dieser Art scheinen sich im weiteren Verlauf unter Zunahme der Granula zu vergrößern, bis schließlich nur noch am Rande der Anschwellung ein Rest von homogener Substanz zu sehen ist (s. Abb. 277b).

Ebenso wie die Pigmentkörnchen beschränken sich auch die chromophoben Körnchen nicht lediglich auf die Pituicytenfasern und deren Anschwellungen, sondern können auch im eigentlichen Cytoplasma der Pituicyten auftreten. Hier wie dort sind sie nicht selten auch mit mehr oder weniger zahlreichen Pigmentkörnchen untermischt (s. Abb. 277c).

Gebilde, wie sie in Abb. 277a—c, sowie in Abb. 276 wiedergegeben sind, wurden auch von Jonnesco (1913) gesehen, von ihm aber als Umwandlungsstufen eosinophiler Zellen in Pigment betrachtet. Dabei deutet Jonnesco den mit schwach färbbaren Körnchen versehenen Binnenkörper als degenerierenden Kern, aus dessen Zerfallsprodukten allmählich Pigmentkörnchen entstehen.

Die Frage, in welcher Beziehung die chromophoben Körnchen zu den echten Pigmentkörnchen stehen, ist wohl dahin zu beantworten, daß sie eine Vorstufe des Pigments darstellen. Dafür spricht, daß man an einem nur mit Hämalaun gefärbten Präparat alle denkbaren Tonabstufungen zwischen grauen chromophoben Körnchen und gelblichen Pigmentkörnchen beobachten kann. Weiter läßt sich zugunsten dieser Auffassung anführen, daß die Körnchen, die bei Vornahme der Massonschen Silberreaktion zum überwiegenden Teil ungefärbt bleiben, in einzelnen Körpern Zwischentönungen bis zum argentaffinen Pigment erkennen lassen. Daß sich das Pigment aber nicht ausschließlich über diese Vorstufe bildet, geht daraus hervor, daß nicht selten zwischen den chromophoben Körnchen Pigmentkörnchen selbständig als feinste Stäubchen auftreten.

In einzelnen granulären Anschwellungen schwellen die chromophoben Körnchen zu eigenartigen gröberen Granula an, die schließlich in kleine rundliche Bläschen übergehen, die dicht aneinandergelagert den von einer Hülle begrenzten Körper dicht ausfüllen. Der Inhalt der kleinen Bläschen hat jede Färbbarkeit verloren. Auch durch Fettfarbstoffe ist er nicht darstellbar. Zum Unterschied von den vorausgehend beschriebenen Gebilden möchte ich diese Form als vesiculäre Anschwellungen bezeichnen. Auch sie sind in den Verlauf einer Pituicytenfaser eingefügt; so läßt auch die in Abb. 279a wiedergegebene vesiculäre Anschwellung auf einer Seite eine abgehende Pituicytenfaser erkennen, wobei das Eindringen der Bläschen in den Faserfortsatz beweist, daß die Faser tatsächlich in unmittelbarer Verbindung mit der Anschwellung steht und der Zusammenhang nicht etwa durch eine angelagerte Pituicytenfaser nur vorgetäuscht wird. In Abb. 279c sind auf der einen Seite des vesiculären Körpers sogar zwei abgehende Pituicytenfasern zu sehen.

Granuläre wie pigmentierte Anschwellung wurden von Vogel (1911) zusammen als „Pigmentkörper" bezeichnet. Dabei glaubt Vogel, daß die granulären Anschwellungen das Zwischenstadium zwischen den in den Hinterlappen eingedrungenen, zugrunde gehenden basophilen Zellen und vollentwickeltem Pigment darstellen, eine Auffassung, die nach dem vorausgehend Gesagten unzutreffend ist (s. auch S. 424). Außer diesen „Pigmentkörpern" erwähnt Vogel noch eine andere Art „kernloser granulierter Gebilde", die sich durch ihre scharfe Begrenzung wie durch grobe, mit Hämalaun graublau gefärbte Granula auszeichnen. Für ihre Entstehung kann Vogel keinerlei Anhaltspunkte finden. Vermutlich handelt es sich dabei um die oben genannten vesiculären Anschwellungen bzw. deren Vorstufe.

ϑϑ) Das Pigment der Pituicyten.

Historisches. Das Vorkommen eines gelblich-bräunlichen Pigments im Hinterlappen wird schon von Virchow (1857) erwähnt. Luschka (1860) beschreibt blaßbräunliche grobe Pigmentkörnchen. Henle (1879) spricht von Klümpchen eines feinkörnigen gelben Fettes, das regellos in der Masse des Hinterlappens zerstreut ist. Schwalbe (1881) findet das Pigment in

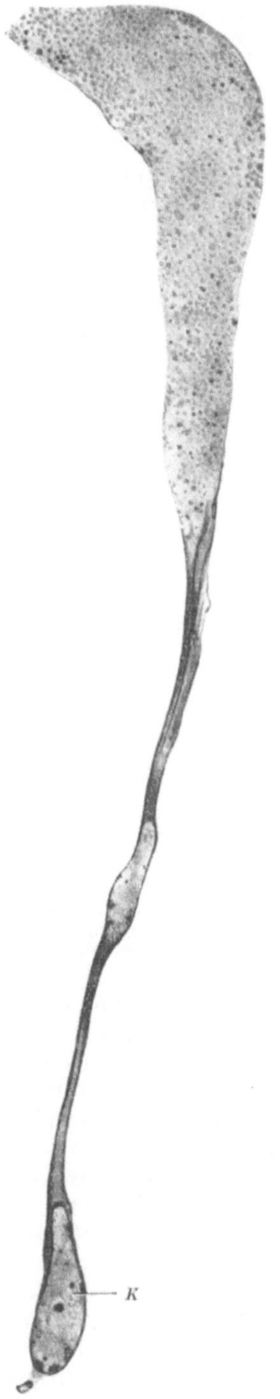

Abb. 278. Keulenförmige granuläre Anschwellung, deren oberes Ende abgeschnitten ist, während das andere in eine mit einer kleinen kernähnlichen Anschwellung versehene Pituicytenfaser übergeht, die zu einem typischen Kern (K) führt. Zwischen den zahllosen nur blaß imprägnierten chromophoben Körnchen liegen einzelne dunklere Pigmentkörnchen. Hinger. 32 Jahre. ♂. Fix. Bromammonium-Formol. Gefrierschnitt. 20 μ. Hortega. Vergr. 1:920.

großen Zellen eingeschlossen. TOLDT (1888) hebt die Ähnlichkeit hervor, die diese Zellen dank ihres Pigmentgehaltes mit Ganglienzellen besitzen. BENDA (1903) wird durch ihn an sympathische Ganglienzellen erinnert. All diese Angaben beschränken sich lediglich auf die Feststellung des Vorkommens einer gefärbten Substanz. Eine eingehende Untersuchung der pigmenthaltigen Zellen wie des Pigments selbst erfolgte erst 1910 durch KOHN; sie wurde in ihrer Gründlichkeit durch keine spätere Arbeit erreicht. Im gleichen Jahr erschien eine kurze Mitteilung von CLUNET und JONNESCO, der dann noch Untersuchungen von LIVON und PEYRON (1911), STUMPF (1911, 1912), VOGEL (1912), JONNESCO (1913) und TRAUTMANN (1915, *Ziege*) folgten. Aus neuerer Zeit liegen noch Untersuchungen von LUBARSCH (1917), SPATZ (1922), PUCCINELLI (1926), KIYONO (1927) und STERN (1932) vor.

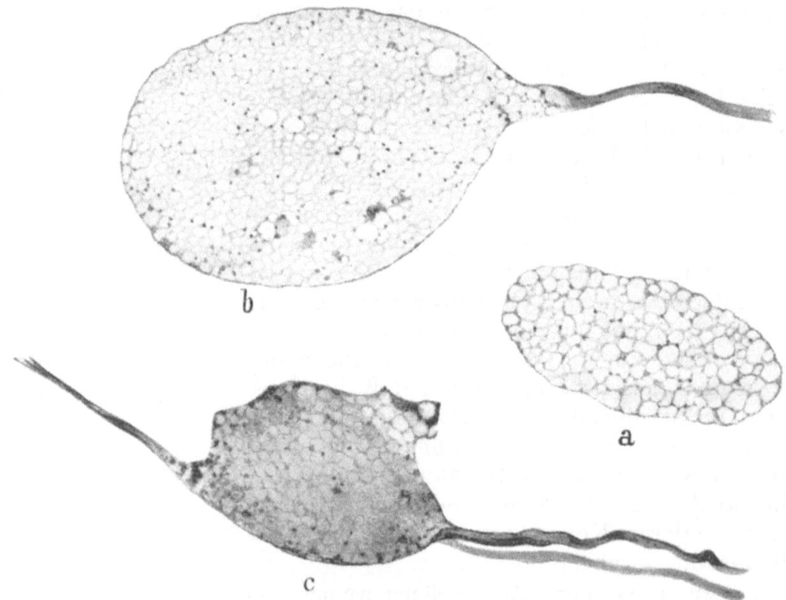

Abb. 279. *Vesiculäre Anschwellungen* aus der menschlichen Neurohypophyse. a Vesiculäre Anschwellung mit ziemlich gleichmäßigen Bläschen; die zugehörigen Pituicytenfasern sind im Schnitt nicht getroffen. — b Vesiculäre Anschwellung mit Pituicytenfaser. Zwischen den kleinen Bläschen sind einzelne größere, sowie feine Pigmentkörnchen sichtbar. — c Vesiculäre Anschwellung mit teilweise nur verschwommen sichtbaren Bläschen. Dazwischen Pigmentkörnchen. Herkunft und Technik a und b wie Abb. 277, c wie Abb. 278. Vergr. 1:920.

In frischem Zustand untersucht, hat das Pigment eine grünlich- bis bräunlichgelbe Farbe. Die Größe der Pigmentkörnchen schwankt von feinsten Pünktchen, die bei stärkster Vergrößerung eben noch wahrnehmbar sind, bis zu groben, 6—7 μ messenden Schollen. Dabei kommen in ein und derselben Zelle häufig die verschiedensten Größen vor. Die Gestalt der Körnchen ist sehr ungleichmäßig: sie zeigen eckige, kantige, schotterartige Form (s. Abb. 280a); drehrunde oder regelmäßig krystalloide Formen fehlen. In einem Tropfen Wasser suspendiert, zeigen die Körnchen keine BROWNschen Bewegungen (CLUNET und JONNESCO).

Die Löslichkeit des Pigments. Den meisten Reagenzien gegenüber ist das Pigment außerordentlich resistent. Die im Schrifttum darüber vorliegenden Angaben sind jedoch nicht ohne Widerspruch, weshalb eine Nachprüfung und Ergänzung notwendig war. Dabei kam ich zu folgenden Ergebnissen.

In anorganischen und organischen Säuren ist das Pigment in frischem wie formolfixiertem Zustand unlöslich. Salzsäure, Salpetersäure, Schwefelsäure, Essigsäure, Ameisensäure lösen es auch in unverdünntem Zustand und bei langer Einwirkungsdauer nicht auf. In erwärmter Schwefelsäure wird das Pigment dunkler, aber nicht gelöst.

Die Wirkung der Ätzalkalien (Natronlauge, Kalilauge) wird von deren Anwendungsweise wie auch von der Vorbehandlung des Präparates beeinflußt. Bedeckt man Gefrierschnitte von frischem oder gekochtem Material mit einem Tropfen 10%iger Natron- oder Kalilauge und einem Deckglas, so nimmt das Pigment sehr bald eine hellgelbliche Farbe an, bleibt aber zunächst während der ersten 12 Stunden ungelöst. Nach 24 Stunden sind die feineren Körnchen verschwunden, die größeren aber noch sichtbar. Nach 48 Stunden liegt an Stelle der Pigmentkörnchen eine krümelige Masse, wobei eine verwaschene, diffus gelbliche Tönung die ursprüngliche Lokalisation des Pigments noch anzeigt. Ammoniak (etwa 25%) wirkt schwächer; in ihm ist selbst nach 48 Stunden zumindest ein Teil der Körnchen noch erhalten.

Behandelt man in gleicher Weise Gefrierschnitte von Formolmaterial, so findet man das Pigment nach 48stündiger Einwirkung von Kali- oder Natronlauge wohl abgeblaßt oder hellgelblich, aber nicht gelöst. Die Körnchen sind noch deutlich sichtbar. Noch schwächer ist die Wirkung von Ammoniak, in dem die Körnchen selbst nach 48stündiger Einwirkung noch gut erhalten sind.

Wiederum anders ist das Verhalten, wenn man Gefrierschnitte von Formolmaterial in eine tief ausgeschliffene, mit Lauge gefüllte Objektträgerkammer überträgt und das aufgelegte Deckglas mit Deckglaskitt abdichtet. In diesem Falle schwimmt der Schnitt frei in der Flüssigkeit, was zur Folge hat, daß sich die lösende Wirkung rascher geltend macht, so daß das Pigment bei Einwirkung von 10%iger Kali- oder Natronlauge schon nach 24 Stunden bis auf geringe Reste gelöst ist. Ammoniak wirkt auch in diesem Falle schwächer. Man findet auch noch nach 24 Stunden einen großen Teil des Pigmentes ungelöst vor.

Somit ergibt sich, daß Ätzalkalien das Pigment der Neurohypophyse, wie auch KOHN beobachtete, lösen. Die gegenteilige Angabe von VOGEL und TRAUTMANN, daß das Pigment von Laugen auch in stärkster Konzentration nicht angegriffen wird, konnte nicht bestätigt werden, ebensowenig die Angabe von CLUNET und JONNESCO, daß Ammoniak völlig wirkungslos ist. Auch Ammoniak wirkt auf die Dauer lösend, aber schwächer als nach den Angaben KOHNs zu erwarten wäre.

Von organischen Lösungsmitteln, wie Aceton, Äthylalkohol, Benzin, Benzol, Chloroform, Dioxan, Eisessig, Methanol, Petroläther, Toluol, Xylol, wird das Pigment weder in der Kälte noch in der Wärme gelöst. In Einklang damit steht, daß es auch durch die üblichen Methoden der histologischen Fixierung und Einbettung nicht angegriffen wird.

Der Eisengehalt des Pigments. Die im Schrifttum darüber vorliegenden Angaben sind sehr widersprechend. CLUNET und JONNESCO erhielten weder mit Kaliumferrocyanid noch mit Schwefelammonium eine positive Reaktion. Auch KOHN konnte mit Hilfe der Berlinerblaureaktion nur ganz vereinzelte blaue Körnchen nachweisen. STUMPF wie VOGEL fanden die Reaktion auf Eisen stets negativ, ebenso TRAUTMANN und LIM (1920), LUBARSCH (1917) dagegen erhielt beinahe immer positive Eisenreaktion: unter 362 Fällen waren nur 12 negativ. LUBARSCH konnte dabei 4 Möglichkeiten unterscheiden: 1. Es finden sich ausschließlich eisenhaltige Pigmentzellen. 2. Es finden sich neben Zellen mit eisenhaltigem Pigment solche, die nur eisenfreies enthalten. 3. Es finden sich neben rein eisenhaltigen oder rein eisenfreien Zellen solche, die beide Arten von Pigment enthalten (gemischtes Pigment). 4. Es finden sich alle drei Arten, eisenhaltiges, eisenfreies und gemischtes Pigment nebeneinander. SPATZ (1922) erhielt oft, aber nicht immer, positive Eisenreaktion; dabei erwies sich aber meist nur ein recht kleiner Teil des Pigments als eisenhaltig. PUCCINELLI (1926) unterscheidet eisenhaltiges und eisenfreies Pigment. KIYONO (1927) fand die Eisenreaktion in den meisten Fällen nur sehr schwach ausgeprägt. Das

Eisenpigment kommt nach ihm meist als Eisenoxydverbindung vor, während
Eisenoxydulverbindungen nur wenig vorhanden sind.

Bei meinen eigenen Untersuchungen ergab sich auch bei sorgfältigster
Technik ganz einwandfrei, daß in der menschlichen Neurohypophyse
eisenhaltiges und eisenfreies Pigment auftritt. In jedem Hinterlappen
konnte, sofern er überhaupt Pigment enthielt, durch die Berlinerblau- wie die
Turnbullblaureaktion neben eisenfreiem auch eisenhaltiges Pigment nachgewiesen werden; nicht nur bei Sektionsmaterial, sondern auch bei Hingerichteten

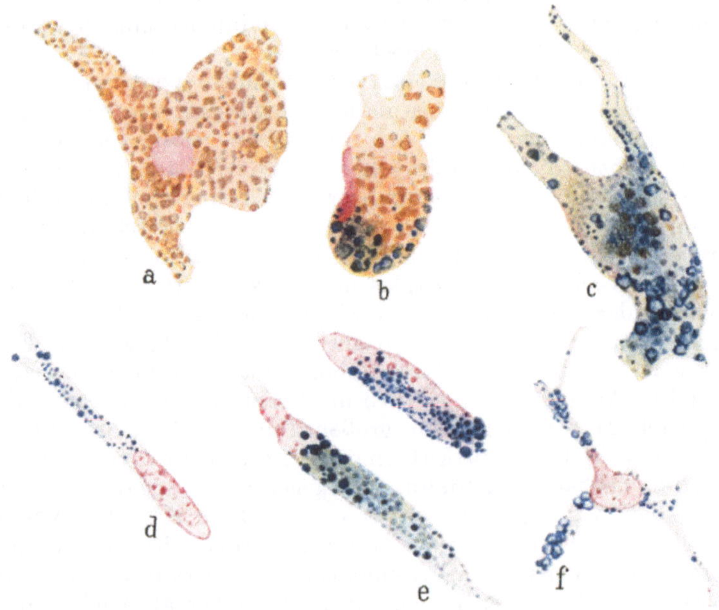

Abb. 280. Pigmenthaltige Pituicyten aus der menschlichen Neurohypophyse. a Der Zelleib enthält nur eisenfreie Pigmentkörnchen; der Kern (blaßrot) ist im Anschnitt getroffen. — b Neben eisenfreien sind auch einzelne
eisenhaltige Pigmentkörnchen vorhanden. Kern an der Seite abgeplattet, pyknotisch. — c Pituicyt mit überwiegend eisenhaltigen Pigmentkörnchen, die zum Teil bläschenförmig aussehen. Die Körnchen dringen auch
in die Fortsätze ein. — d und e spindelförmige Pituicyten mit feinen, zum Teil rein blau gefärbten eisenhaltigen
Pigmentkörnchen. — f multipolarer Pituicyt mit eisenhaltigen Pigmentkörnchen. Hinger. 35 Jahre. Fix.
Absol. Alkohol. Paraffin. Eisennachweis nach TIRMANN und SCHMELZER. Kernfärbung mit Kernechtrot.
Vergr. 1:920.

zwischen 20—69 Jahren. Das eisenhaltige Pigment war aber in den untersuchten Fällen stets in geringerer Menge vorhanden als das eisenfreie. Die
nachweisbare Menge des eisenhaltigen Pigments konnte auch durch die von
KREMER zur Demaskierung empfohlene, mehrtägige Behandlung mit Wasser-
stoffsuperoxyd nicht vermehrt werden. Die Eisenreaktion gelingt ohne Schwierigkeit und mit dem gleichen Ergebnis auch nach verschiedenen Fixierungen
(abs. Alkohol, Carnoy, Formol, Bromformol, Bouin, Susa). Die gegenteiligen
Angaben des Schrifttums erklären sich vermutlich daraus, daß das Material
in diesen Fällen zu spät nach dem Tode fixiert wurde, denn der Eisennachweis
fällt, wie KIYONO beobachtete, schwächer aus, wenn die Reaktion erst längere
Zeit nach dem Tode vorgenommen wird.

Eisenhaltiges und eisenfreies Pigment sind in den einzelnen Zellen in wechselnder Weise verteilt, ohne daß Zellform oder Zellgröße dabei eine Rolle
spielen. In einem Teil der Zellen sind ausschließlich eisenhaltige Körnchen
vorhanden (s. Abb. 280 d—f), in anderen finden sich nur eisenfreie (s. Abb. 280a),
und wieder andere enthalten beide Arten in den verschiedensten Mengenverhält-

nissen nebeneinander (s. Abb. 280 b, c). Die Größe der eisenhaltigen Körnchen schwankt vom feinsten Stäubchen bis zu groben Schollen. Es besteht also kein Anhalt dafür, daß die Pigmentkörnchen erst von einer gewissen Größe an eisenhaltig oder eisenfrei werden; beide Arten können sich voneinander unabhängig entwickeln. Die eisenhaltigen Pigmentkörnchen liegen ebenso wie die eisenfreien zumeist intracellulär.

Der Farbton der eisenhaltigen Pigmentkörnchen wechselt je nach der Stärke des Eisengehaltes von gelbgrün und schmutzig grün über blaugrün bis zu rein blau, das die eisenreichsten Körnchen anzeigt (vgl. Abb. 280). Eine diffuse Blaufärbung des Gewebes, wie sie z. B. im Globus pallidus festzustellen ist, wird, wie schon SPATZ fand und ich bestätigen kann, in der Neurohypophyse nicht angetroffen. Nur in der unmittelbaren Umgebung größerer Ansammlungen von eisenhaltigen Zellen kommt es manchmal zu einer leichten diffusen Durchtränkung, wobei es möglich ist, daß diese erst durch postmortale Veränderungen bedingt ist.

Über das Vorkommen von sog. okkultem Eisen liegen bis jetzt keine Angaben vor. Über das Aschenbild des Hinterlappens s. S. 186.

Die granulären Anschwellungen (s. S. 413) geben im allgemeinen keine Eisenreaktion. Nur einzelne zeigen eine ganz blaß-blaue diffuse Tönung. Ab und zu sieht man zwischen den chromophoben Körnchen einzelne blaue Pünktchen, die Pigmentstäubchen entsprechen.

Die Bleichbarkeit des Pigments. Das Pigment der Neurohypophyse läßt sich mit den dafür üblichen Verfahren ohne Schwierigkeit depigmentieren. So wird es z. B. durch Einstellen in chlorhaltigen Alkohol nach der Methode von P. MAYER in 1—2 Tagen vollständig entfärbt. Ebenso wirkt Behandlung mit 3%iger Wasserstoffsuperoxydlösung, in der die Bleichung 3—5 Tage benötigt. Die gegenteilige Angabe von LUBARSCH fand ich nicht bestätigt.

Die Argentaffinität des Pigments. Nach meinen Untersuchungen zeigt das Pigment in frischem wie fixiertem Zustand, entgegen einer Bemerkung von BUCY (1932) zum größten Teil sehr ausgesprochene Argentaffinität: es reduziert ammoniakalische Silbernitratlösung ohne Anwendung eines weiteren Reduktionsmittels. Präparate, die nach der MASSONschen Methode durch Einstellen in FONTANAsche Lösung hergestellt sind, bringen daher das Pigment in überaus klarer Weise als intensiv schwarz imprägnierte Körner auf ungefärbtem Untergrund zur Darstellung (s. Abb. 275 und 281).

Schnitte von fixierten Präparaten müssen vor Ausführung der Reaktion mehrere Stunden lang sorgfältig mit dest. Wasser ausgewaschen werden. Die Schwärzung tritt dann im Bereich der Hypophyse nur in den Pigmentkörnchen auf (gefunden nach Fixierung in absolutem Alkohol, Carnoy, Formol, Bromammoniumformol).

Nicht zu verwechseln mit dieser Argentaffinität ist die Argentophilie, die bei Anwendung der üblichen Silberimprägnationsmethoden von BIELSCHOWSKY, RIO HORTEGA, RANSON u. a. hervortritt. Auch hierbei imprägniert sich das Pigment tiefschwarz, gleichzeitig aber auch die verschiedensten anderen Substanzen. Der Unterschied zwischen beiden Reaktionsweisen, die an anderem Material von CORDIER, LISON u. a. hervorgehoben wurde, läßt sich besonders schön am Vorderlappen der Hypophyse erkennen: während die Drüsenzellen in FONTANAscher Lösung völlig ungefärbt bleiben [1], treten bei Einwirkung ammoniakalischer und anderer Silberlösungen mit nachfolgender Reduktion auch in einem Teil der Drüsenzellen schwarze Silbergranula auf. Das Pigment der Neurohypophyse ist also im ganzen genommen argentaffin und argentophil,

---

[1] Nur der Nucleolus der Kerne beinahe aller Drüsenzellen des Vorderlappens zeigt in manchen Fällen merkwürdigerweise eine ganz schwache positive Reaktion (blaßgraue Färbung).

ein Teil der Drüsenzellen des Vorderlappens dagegen nur argentophil, ein anderer weder argentaffin noch argentophil.

Eine genaue Durchmusterung der Silberpräparate nach MASSON ergibt, daß nicht alle Pigmentkörnchen der Pituicyten geschwärzt, also argentaffin sind. Neben Zellen mit vollgeschwärzten Körnchen finden sich auch einzelne, deren Pigmentkörnchen noch ihre gelbliche Eigenfarbe zeigen oder nur gebräunt sind, während in anderen geschwärzte und ungeschwärzte Körnchen nebeneinanderliegen. So sind in Abb. 281 a und b zwischen zahlreichen ungeschwärzten Körnchen nur wenige geschwärzte sichtbar; wesentlich zahlreicher sind sie in Abb. 281 d;

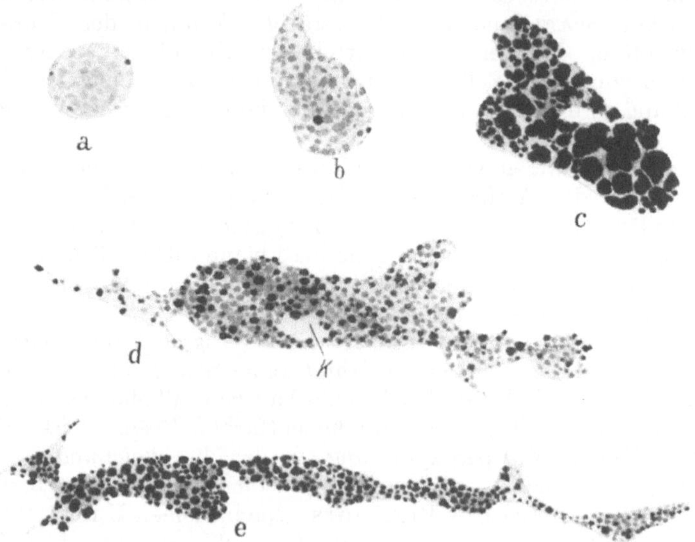

Abb. 281. Argentaffine Reaktion pigmenthaltiger Pituicyten. a Die überwiegende Mehrzahl der Körnchen verhält sich negativ; nur einige wenige sind geschwärzt. — b Etwas stärkere positive Reaktion. — c Sehr starke Reaktion; alle Pigmentkörnchen und Schollen sind stark geschwärzt. — d vielgestaltiger pigmenthaltiger Pituicyt. K Kern (ungefärbt). Ein Teil der Pigmentkörnchen ist nur schwach argentaffin. — e Pituicyt mit mehreren rosenkranzartig hintereinander gereihten pigmentierten Anschwellungen, in der am weitesten rechts gelegenen einige schwach argentaffine Körnchen, sonst alle stark argentaffin. Hinger. 40 Jahre. ♂. Fix. Carnoy. Paraffin. 10 μ. MASSONsche Silberreaktion. Vergr. 1:920.

in Abb. 281 e enthält nur die vorderste Anschwellung der Pituicytenfaser ungeschwärzte Körnchen; in Abb. 281 c sind so ziemlich alle Pigmentkörnchen geschwärzt. Die Erscheinung, daß einzelne Pigmentkörnchen ungeschwärzt bleiben, ist wohl so zu deuten, daß das Pigment erst von einem bestimmten Reifegrad an argentaffin wird. Die Körner der granulären Körper bleiben ungefärbt; sie zeigen weder Eigenfarbe noch Argentaffinität.

Die Färbbarkeit des Pigments. Gegenüber den Fettfarbstoffen (Sudan III, Sudanschwarz, Scharlach, Chlorophyll) verhält sich das Pigment der Pituicyten völlig negativ. Die Färbbarkeit mit Nilblausulfat beruht nicht auf Fettgehalt, sie tritt auch nach mehrtägiger Vorbehandlung mit Äther u. dgl. ein. Die Meinung älterer Autoren, die, wie z. B. HENLE, das Pigment als „Fett" betrachten, ist demnach unrichtig. Das Pigment ist frei von irgendwelchen Fettsubstanzen. Die Ansicht von LIM (1920) und COOPER (1925), daß das Pigment der Neurohypophyse dem in der Reticularis der Nebenniere vorkommenden gleicht, kann daher nicht bestätigt werden, da letzteres bekanntlich lipoidhaltig ist.

Hinsichtlich des Verhaltens gegenüber Osmiumsäure bestehen Unstimmigkeiten. Nach KOHN nimmt das Pigment in frischen Präparaten in 1%iger Osmiumsäure einen dunkleren, bräunlichen oder schwärzlichgrünen Farbton an.

Die größeren Schollen erscheinen mattglänzend mit breitem, dunkel olivfarbenem Saum. Auch nach vorhergehender Chromierung wird das Pigment durch Osmiumsäure leicht gebräunt, vereinzelte Körnchen und Häufchen auch geschwärzt. CLUNET und JONNESCO dagegen stellen eine Bräunung durch Osmiumsäure in Abrede. Später erklärt JONNESCO (1913) seinen von KOHN abweichenden Befund daraus, daß er an Sektionsmaterial arbeitete, das lange in Formol gelegen war. In eigenen Untersuchungen fand ich, daß das Pigment auch frischer formolfixierter Gefrierschnitte durch 24stündiges Einlegen in 2%ige Osmiumsäure weder geschwärzt noch gebräunt wird. Ebensowenig kommt es bei Nachbehandlung der osmierten Schnitte mit 70%igem Alkohol zu einer sekundären Schwärzung oder Bräunung. Daraus geht hervor, daß sich auch durch Osmiumsäure keine Fett- oder Lipoidkomponente des Pigments feststellen läßt. Wenn KOHN vereinzelte Körnchen geschwärzt fand, so kann ich das bestätigen; es handelt sich dabei aber nicht um Pigmentkörnchen, sondern um Fetttröpfchen, die ab und zu zwischen den Pigmentkörnchen liegen und auch mit Sudan sichtbar gemacht werden können.

Im frischen, unfixierten Zustand gelingt die Färbung des Pigments mit einer Reihe von basischen Teerfarbstoffen, wie Methylenblau, Thionin, Toluidinblau, Cresylviolett, Anilinviolett usw., die man in verdünnten Lösungen einwirken läßt. Besonders schön ist die von KOHN empfohlene Färbung mit Neutralrot.

Man legt dazu zerzupfte Stückchen in eine schwache Lösung von Neutralrot in 0,9%iger Kochsalzlösung und findet nach 15—30 Minuten die Pigmentkörnchen leuchtend rot gefärbt, während die granulären Körper nur einen blaßrötlichen Ton angenommen haben. Zupfpräparate dieser Art sind sehr lehrreich. Die Färbung glückt am besten supravital an frischem Material, so lange die Kerne den Farbstoff noch nicht annehmen. Im fixierten Präparat färbt Neutralrot nur einzelne Körnchen (KOHN).

Für fixierte Präparate empfiehlt KOHN besonders Eisenhämatoxylin (namentlich nach Sublimatfixierung), KIYONO GIEMSA-Lösung, BUUY Methylgrün-Pyronin nach PAPPENHEIM-UNNA. Nach meinen eigenen Erfahrungen gibt auch polychromes Methylenblau eine sehr scharfe schöne Färbung des Pigments, man verwendet es zweckmäßig in Verbindung mit Säurefuchsin entsprechend der Kolloidfärbung von KRAUS. Durch wäßrige Lösungen von Toluidinblau, Thionin, Methylenblau wird das Pigment intensiv blaugrün bis grün gefärbt. Bei der Abstufung des Farbtons spielen Eigenfarbe des Pigments wie auch Fixierung eine Rolle. Durch die genannten basischen Teerfarbstoffe werden alle Körnchen intensiv gefärbt, so daß sich im Gegensatze zum Pigment in der Glia des Streifenhügels oder der Substantia nigra kaum ein Korn findet, das seine gelbe Naturfarbe bewahrt hätte (SPATZ)[1]. In Hämalaun, Safranin, Azocarmin, Eosin, Orange, Anilinblau bleibt das Pigment ungefärbt. Durch Kresofuchsin (und Resorcinfuchsin) wird es nach manchen Fixierungen bei langer Einwirkung gefärbt; nach anderen bleibt es ungefärbt. In Kernechtrot nimmt es eine schwach rötliche Tönung an (s. Abb. 280).

Die Natur des Pigments. Die Frage, welcher Gruppe von Pigmenten das der Neurohypophyse zugehört, wird im Schrifttum nicht eindeutig beantwortet. KOHN konnte sich keine bestimmte Meinung darüber bilden. OBERNDORFER glaubt, daß es dem Lipofuscin im Sinne HUECKs zuzurechnen sei. LUBARSCH schließt Melanin wie Lipofuscin aus, hält das eisenhaltige Pigment für Hämosiderin und glaubt, daß auch das eisenfreie hämoglobinogener Natur sei. STERN kommt zum Ergebnis, daß „die chemische Zusammensetzung des Pigments die von Melanin" zu sein scheint. Nach KIYONO ist das Pigment der

---

[1] In pigmentreichen Altershypophysen beobachtete ich ab und zu, daß einzelne grobe Pigmentkonglomerate ihre Eigenfarbe beibehielten.

Neurohypophyse trotz des häufig nachweisbaren Eisengehaltes wahrscheinlich zur Hauptsache ein proteinogenes Pigment. PUCCINELLI ist der Ansicht, daß das eisenfreie wie eisenhaltige Pigment den Lipofuchsinen nahesteht.

Überblickt man die oben mitgeteilten Reaktionen, so zeigt sich, daß das Hinterlappenpigment in seinen Eigenschaften keinem der bekannten Pigmente völlig entspricht. Von gewöhnlichem braunen Abnutzungspigment (Lipochrom, Lipofuscin) unterscheidet es sich durch das Fehlen einer Lipoidkomponente wie durch seine Löslichkeit in Ätzalkalien. Auch die Argentaffinität spricht gegen die Zugehörigkeit. Das Pigment der Neurohypophyse müßte also, wenn es trotz dieses Verhaltens den Abnützungspigmenten zugerechnet werden sollte, ein solches ohne Lipoidkomponente und mit besonderen Eigenschaften sein. Von Hämosiderin unterscheidet sich das Hinterlappenpigment, abgesehen davon, daß nur ein Teil des Pigments eisenhaltig ist, durch seine Bleichbarkeit und seine Löslichkeit in Ätzalkalien. Am nächsten kommt es in seinen Reaktionen den Melaninen, mit denen es die Bleichbarkeit, die Argentaffinität sowie die starke Widerstandsfähigkeit gegen Säuren und organische Lösungsmittel gemein hat. Jedenfalls geht aus allem hervor, daß das Pigment eine spezifische, für den Hinterlappen charakteristische Substanz darstellt, die verschiedene Reifungs- und Alterungszustände aufweist.

Die Menge des Pigments ist in den einzelnen Hypophysen sehr verschieden; trotzdem läßt sich bei einem Vergleich einer größeren Zahl von Hinterlappen eine gewisse Regelmäßigkeit erkennen, bei der vor allem zwei Faktoren, das Alter und das Geschlecht, eine Rolle spielen.

Feststellungen über die Menge des Pigments müssen sich auf Serien oder zum mindesten auf Stufenschnitte gründen, da die Verteilung des Pigments sehr ungleichmäßig ist. Gar nicht selten kann man beobachten, daß sich 100 bis 200 μ von einem fast pigmentfreien Schnitt entfernt eine dichte Anhäufung von Pigment vorfindet. KOHN empfiehlt für Vergleichszwecke vor allem mittlere Sagittalschnitte, da das Pigment in der Medianebene in der an den Drüsenteil grenzenden Region am dichtesten gehäuft sei. Weniger pigmentiert findet er die oberen Partien samt dem Stiel und weit geringer die seitlichen. „Ist die Pigmentierung aber auf voller Höhe, dann erweitert sich ihr Verbreitungsbezirk nach allen Richtungen hin und dehnt sich auch auf die ganze Länge des Stieles aus." Nach STERN ist das Pigment gleichmäßig über den Hinterlappen verteilt, die größten Klumpen liegen aber in der Mitte des Lappens. PUCCINELLI, KIYONO wie COOPER finden das Pigment am stärksten in der Grenzzone gegen den Drüsenteil zu angehäuft, BENDA (1932) namentlich in den hintersten Abschnitten der Neurohypophyse und gegen den Stiel zu. Auch ich traf es sehr häufig gerade in den letztgenannten Zonen an. Im übrigen bestehen aber derartige Schwankungen in der Verteilung des Pigments, daß sich keine bestimmte Regel aufstellen läßt. Sicher ist aber ein mittlerer Sagittalschnitt nicht immer der, der am meisten Pigment zeigt.

Was den Einfluß des Lebensalters auf die Menge des Pigments betrifft, so ist das Pigment in der Neurohypophyse des Neugeborenen noch sehr spärlich; nur ab und zu glückt es hier, eine pigmenthaltige Zelle aufzufinden. Demgegenüber ist bei Kindern schon eine gewisse Zunahme zu verzeichnen. So stellt LUBARSCH fest, daß unter 54 Hypophysen im Alter von 0—15 Jahren nur 7 ganz pigmentfrei waren; sie lagen alle unter 5 Jahren. Vom 10.—20. Lebensjahr fand KOHN regelmäßig Pigmentablagerungen. Vom 20.—30. ist es stets nachweisbar, in seiner Menge aber sehr wechselnd. Vom 30. Lebensjahr aufwärts treten die Pigmentzüge reichlicher und gehäuft auf. Zwischen dem 40. und 50. Lebensjahr traf KOHN regelmäßig sehr reichliche und mächtig entwickelte Pigmenthaufen an, nach dem 50. ausnahmslos sehr dichte und ausgedehnte

Anhäufungen. Vom 60. Lebensjahr an ist oft eine dunklere Färbung zu bemerken; die einzelnen Schollen sind oft gröber und klumpig. Diese Beobachtungen KOHNs wurden im ganzen auch von späteren Untersuchern bestätigt.

Der Alterszunahme des Pigments scheint aber eine gewisse Grenze gesetzt zu sein, ja im Greisenalter soll es auffallenderweise sogar zu einer deutlichen Abnahme kommen (KRAUS 1926). STERN (1932) findet die größte Menge von Pigment in Hypophysen zwischen 40 und 60 Jahren vor. In Drüsen über dieser Altersstufe glaubt er einen Rückgang feststellen zu können; doch ist das diesbezügliche Material STERNs klein und ohne Geschlechtsangabe. ORLANDI traf das Pigment bei Individuen über 80 Jahren nur sehr spärlich an. Bei einer 91- und einer 99 jährigen war es sogar außerordentlich gering. Auch in eigenen Präparaten fand ich bei 70—85 jährigen (6 ♂, 3 ♀) auffallend geringe Pigmentablagerungen. Beobachtungen dieser Art sprechen dafür, daß das Pigment nicht lediglich Schlackenmaterial darstellt.

Andererseits kommen auch individuelle Ausnahmen vor. So erwähnt KOHN z. B. sehr reichliche Pigmentablagerungen bei einem 15jährigen idiotischen Knaben.

Die obigen Feststellungen gelten namentlich für das männliche Geschlecht, beim weiblichen ist die Pigmentmenge im Durchschnitt wesentlich geringer (VOGEL, LUBARSCH, KIYONO). Meine eigenen Präparate haben mir diesen Geschlechtsunterschied bestätigt. So waren auch in der Hypophyse einer 45jährigen Hingerichteten die pigmenthaltigen Zellen trotz des Alters auffallend spärlich. Auch im Greisenalter ist die weibliche Hypophyse, wie auch die vorausgehend angeführten Beispiele zeigen, meist sehr pigmentarm.

Besonderes Interesse beansprucht der Einfluß der Schwangerschaft auf den Pigmentgehalt des Hinterlappens. Schon KOHN fand bei Graviden weniger Pigment als ihrem Alter entsprochen hätte. Auch STUMPF (3 Fälle), VOGEL und LUBARSCH (24 Fälle) berichten von einer auffallenden Pigmentarmut bei Schwangeren, die auch bei der Mehrzahl der von mir untersuchten 32 Fälle festzustellen war.

VOGEL wie LUBARSCH machten diesen Einfluß der Schwangerschaft auch für den oben erwähnten Geschlechtsunterschied verantwortlich; LUBARSCH sucht dies noch durch den Hinweis darauf zu stützen, daß bei Kindern noch kein Geschlechtsunterschied im Pigmentgehalt besteht. Demgegenüber läßt sich einwenden, daß sich der Unterschied erst von der Geschlechtsreife an entwickeln könnte. Jedenfalls habe ich auch die Hypophyse von Frauen, die keine Schwangerschaft durchgemacht hatten oder bei denen sie schon lange zurücklag, im Durchschnitt pigmentärmer gefunden als bei Männern gleichen Lebensalters. Damit soll aber nicht bestritten werden, daß die an und für sich schon pigmentärmere Hypophyse des Weibes durch Schwangerschaft noch eine weitere Verminderung ihres Pigmentgehaltes erfährt.

Die Ursache der Pigmentarmut des Hinterlappens bei Schwangeren und Wöchnerinnen ist nicht geklärt. VOGEL sucht sie in einer erhöhten Sekretion des Vorderlappens und vermutet, daß das vorher abgelagerte Pigment infolge des gesteigerten Stoffwechsels wieder resorbiert wird. KIYONO hält es für möglich, daß die Pigmentbildung auf einem nicht näher geklärten Parallelismus zwischen Keimdrüsen und Hypophysenfunktion beruht, also hormonal beeinflußt wird. Beweise für diese Mutmaßungen stehen noch aus.

Verschiedentlich wurde auch ein Einfluß krankhafter Prozesse auf den Pigmentgehalt der Neurohypophyse angenommen. So hielt B. FISCHER (1910, 1912) das Pigment für ein pathologisches Produkt, das etwa eine braune Atrophie des Hinterlappens bei Schädigung desselben darstelle, eine Auffassung, die heute nicht mehr haltbar ist. VOGEL trifft bei Hirnkranken eine auffallende

Vermehrung des Pigments an, LUBARSCH bei Paralyse. Andererseits wird von VOGEL, LUBARSCH wie KIYONO ein Einfluß kachektischer Zustände in Abrede gestellt. Letzterer findet den Pigmentgehalt auch unabhängig vom Grade der braunen Pigmentierung anderer Organe wie des Herzens und der Leber. Auch zu Krankheiten mit verstärktem Blutzerfall besteht keine Beziehung, ebensowenig zu einer Nekrose des Vorderlappens, Infiltration des Stieles oder der Hypophysenkapsel (KIYONO). Bemerkenswert erscheint mir die Angabe von MEISSER, daß bei einem Fall von Myxödem (Atrophie der Schilddrüse) im Hinterlappen eine Pigmentvermehrung nachzuweisen war. Diese Beobachtung erinnert an die experimentelle Feststellung von TRAUTMANN (1915), daß es bei *Ziegen* nach Thyreoidektomie zu einer auffallenden Zunahme des Pigmentgehaltes der Neurohypophyse kommt, ein Ergebnis, das um so beachtenswerter ist, als der Pigmentgehalt des Hinterlappens bei normalen *Ziegen* nur sehr gering ist.

All diese Beobachtungen haben auch eine Bedeutung für die Frage der Herkunft des Pigments, die überaus verschieden beantwortet wird. Nach KOHN entsteht das in den Gliazellen liegende Pigment weder durch einen Zerfall von Fasersubstanz noch durch phagocytäre Aufnahme von pigmentierter Substanz, sondern wird innerhalb der Gliaelemente selbst gebildet. Dabei gehört es entweder zur normalen Lebenstätigkeit dieser Elemente, pigmentierte Substanz aufzubauen, oder sie werden durch besondere äußere Umstände in die Lage gebracht, solche Stoffe aufzuspeichern. Im übrigen glaubt KOHN, daß das Pigment ein Abbauprodukt der Glia darstellt. STUMPF läßt das Pigment beim Zerfall eingewanderter Vorderlappenzellen entstehen. Das dabei freigewordene Pigment soll vom Saftstrom weitergeführt werden, um dann von verschiedenartigen Zellen des Hinterlappens resorbiert zu werden. Auch VOGEL hält es für das wahrscheinlichste, daß das Pigment aus den zugrunde gehenden Vorderlappenzellen entsteht, nimmt aber zwei verschiedene, nebeneinander herlaufende Prozesse an: einmal Zerfall von eingewanderten Zellen des Hinterlappens, ähnlich wie es auch STUMPF beschreibt; ein anderer Teil der eingewanderten Zellen soll sich dagegen zunächst in sog. „Pigmentkörper" verwandeln, über die schon S. 415 Näheres gesagt wurde. TRAUTMANN (1915) schließt sich dieser Auffassung an und hält es für sehr wahrscheinlich, daß zwischen einwandernden Zellen und Pigmentanhäufungen ein gewisses Korrelationsverhältnis besteht. Das Pigment selbst betrachtet TRAUTMANN als ein Abfallsprodukt. JONNESCO (1913) nimmt an, daß das Pigment aus eosinophilen Zellen entsteht, die aus dem Vorderlappen eingewandert sind. Dabei soll es zunächst zu einer Degeneration der Kerne durch Karyolyse und Karyorhexis kommen, in deren Verlauf sich der Inhalt des Kernes zu Propigment umbildet. Es würde dies nach der Auffassung JONNESCOS offensichtlich der von mir in Abb. 277a wiedergegebenen, aber ganz anders gedeuteten Struktur entsprechen. Im weiteren Verlauf soll sich das Propigment fortschreitend zu Pigment umbilden (etwa Abb. 277c und 276a zu vergleichen), um dann schließlich nach Verschwinden des Protoplasmas als Pigmentmasse frei im Parenchym zu liegen. Von hier soll es durch primitive Zellen der Neuroglia aufgenommen werden, die dadurch zu Pigmentzellen werden. Außerdem sollen sich nach JONNESCO auch hyperplastische abgewanderte Endothelzellen der Gefäße an der Pigmentaufnahme beteiligen. Im Gegensatze zu STUMPF, VOGEL, JONNESCO, STENDELL, TRAUTMANN, SCHÖNIG lehnt KIYONO jeden Zusammenhang zwischen „Einwanderungszellen" und Pigmentbildung ab. KIYONO hält die Annahme für denkbar, daß namentlich in der Grenzzone von Drüsenteil und Hinterlappen ein lebhafter Stoffwechselaustausch herrscht, der den eigenartigen Pigmentniederschlag zur Folge hat. Die weitere Verbreitung des Pigments im Hinterlappen und Stiel führt KIYONO auf einen gegen den Stiel gerichteten Säftestrom zurück. Auch BENDA (1932) hält eine genetische

Beziehung zwischen Basophilen und Pigment für unbewiesen und ziemlich unwahrscheinlich. Als Gegengründe führt er an, daß zwischen der Menge der Basophilen im Nervenlappen und dem Pigmentgehalt keinerlei konstantes Verhältnis besteht; daß Ansammlungsstätte der Basophilen und des Pigments nicht im geringsten übereinstimmen und schließlich, daß weder Basophile mit Pigmentkörnern, noch Pigmentzellen mit basophilen Granula zu sehen sind.

Eine ganz abweichende Ansicht entwickelt TELLO, der das Pigment auf einen Zerfall nervöser Elemente des Hinterlappens zurückführt. Nach ihm sollen letztere unter dem Druck der einwandernden Drüsenzellen zugrunde gehen, das dabei entstehende Pigment aber von Gliazellen, die als „Abräumzellen" im Sinne von MERZBACHER funktionieren, aufgenommen werden. Indessen wird man in Präparaten mit vollständig imprägnierten Nervenfasern auch zwischen kräftigen Herden von basophilen Intermediazellen vergeblich nach den zu Pigment zerfallenden Nervenfasern suchen.

LUBARSCH endlich folgert aus dem teilweisen Eisengehalt des Pigments, daß die Hypophyse ein am Eisenstoffwechsel beteiligtes, wahrscheinlich blutkörperchenzerstörendes Organ ist. Er glaubt, „zwischen verstärktem Blutzerfall und stärkerer Durchlässigkeit der Blutgefäße und der Menge des eisenhaltigen Pigments" gewisse Beziehungen gefunden zu haben. Auch hier fehlt vor allem der Nachweis eines Erythrocytenzerfalls, der von LUBARSCH für den Hinterlappen ebensowenig erbracht wurde, wie von POPA für den Vorderlappen (vgl. S. 237). BENDA (1932) lehnt eine Beziehung zwischen Hinterlappenpigment und Blutfarbstoff ab.

BENDA verweist dabei auf einen Fall von allgemeiner Hämosiderose bei Pigmentcirrhose der Leber, bei dem der ganze Drüsenlappen mit großen Mengen von Hämosiderin angefüllt war, der Hinterlappen dagegen keine Spur von Hämosiderin, wohl aber große Mengen des eisenfreien Pigments in der gewöhnlichen Anordnung enthielt.

PUCCINELLI betrachtet das Hinterlappenpigment als Abnutzungspigment. STERN (1932) weist darauf hin, daß das Pigment im Greisenalter an Menge abnimmt. Nach ihm ist es daher nicht einwandfrei erwiesen, daß das Pigment der Neurohypophyse das Produkt einer Zelldegeneration ist.

Bei kritischer Abwägung der Angaben des Schrifttums und Berücksichtigung eigener Untersuchungen halte ich es für sicher, daß das Pigment der menschlichen Neurohypophyse weder durch Zerfall noch durch Umwandlung basophiler Intermediazellen entsteht. Die von VOGEL und anderen als Übergangsstadien gedeuteten „Pigmentkörper" stellen besondere Bildungen der Pituicyten dar, die mit den eingewanderten Basophilen nichts zu tun haben. Das Pigment gelangt auch nicht durch Phagocytose in den Zelleib und in die Fortsätze der Pituicyten, sondern bildet sich in diesen von kleinsten Körnchen an durch endocelluläre Vorgänge. Die schon von KIYONO aufgeworfene Frage, „ob das Pigment für das Hypophysensekret (besser gesagt die Hinterlappenhormone) bedeutungsvoll ist, oder nur eine Schlacke darstellt", kann jedoch auch heute noch nicht entschieden werden.

ιι) Die Adenopituicyten.

Neben den in den vorausgehenden Abschnitten beschriebenen Formen von Pituicyten findet sich noch eine vierte, die durch ihre plumpe cytoplasmareiche, mehr oder weniger fortsatzlose Gestalt gekennzeichnet ist. Zellen dieser Art seien wegen ihres drüsenzellartigen Charakters als Adenopituicyten bezeichnet. Ein Teil der Zellen liegt einzeln zwischen den Geflechten der Nerven- und Pituicytenfasern, ein anderer bildet kleinere oder größere Gruppen. Der Kern der Adenopituicyten zeigt je nach deren Funktionszustand ein wechselndes Aussehen. Bei jungen und vollentwickelten Stadien ist er rundlich oder oval und von mittlerem Chromatingehalt. Das Chromatin ist in Form kleiner Körnchen über das zarte Liniengerüst verteilt. Die Begrenzung des Cytoplasmas, das feine Körnchen enthält, ist häufig verschwommen und unscharf. Deutlicher tritt es hervor, wenn es ähnlich wie bei anderen Pituicytenformen mit Pigmentkörnchen oder deren Vorstufe angefüllt ist.

In fortgeschrittenen Entwicklungsstadien kommt es zu einer zunehmenden schaumartigen Vakuolisation des Cytoplasmas (s. Abb. 282), wobei auch in frisch und gut fixierten Präparaten oft der Eindruck einer syncytial zusammenhängenden Zellmasse entsteht. Der Inhalt der Vakuolen besteht, wie Färbeversuche mit Sudan, Nilblausulfat, Osmiumsäure u. dgl. ergeben, nicht aus Fett, sondern einer substanzarmen, eiweißhaltigen Flüssigkeit. An den Kernen kommt es zu einer allmählichen Schrumpfung; der Umriß wird unregelmäßig, zerknittert, das Innere hyperchromatisch (s. Abb. 282). Schließlich geht die ganze Zellmasse unter Schwund der Kerne in Sekretblasen über. Der ganze in der Abbildung deutlich zu verfolgende Prozeß ist wohl im Sinne einer holokrinen Sekretion zu deuten.

Kürzlich wurde von GERSH (1939) in der Neurohypophyse der *Ratte* eine besondere Zellform beschrieben, die sich durch ihr Verhalten und ihre Cytoplasmaeinschlüsse deutlich von den Neurogliazellen des Zentralnervensystems unterscheidet. GERSH bezeichnet sie als Glandular cells. Die Zellart ist bei der *Ratte* dadurch charakterisiert, daß sich in ihrem Cytoplasma zahlreiche Tröpfchen vorfinden, die reich an ungesättigten Neutralfetten sind. Sie stellen kein phagocytiertes Material dar, sondern stehen in

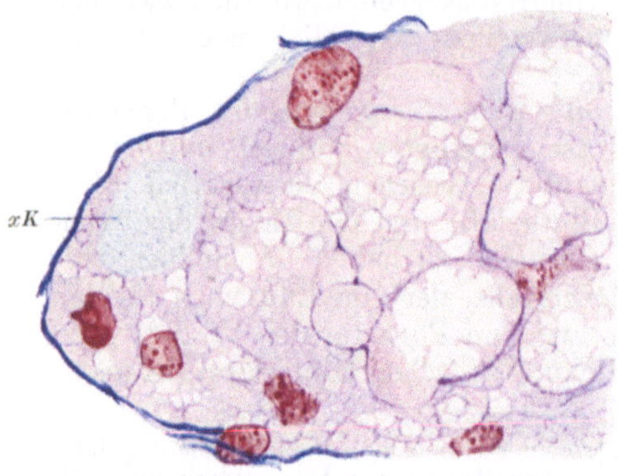

Abb. 282. Adenopituicyten aus der Neurohypophyse eines 25 jährigen. Das Cytoplasma der Zellen ist vielfach stark vakuolisiert, ein Teil der Kerne zusammengeschrumpft und hyperchromatisch. Die in der Mitte der Abbildung gelegenen Zellen sind in voller Auflösung begriffen. *xK* hellblau granulierter x-Körper. Hinger. 25 Jahre. ♂. Fix. Susa (durch Gefäßinjektion). Paraffin. 5 μ. Azan. Vergr. 1:920.

enger Verbindung mit der intracellulären Tätigkeit, die die Produktion spezifischer Wirkstoffe begleitet. Ähnliche Tröpfchen kann GERSH in entsprechenden Drüsenzellen der Maus nachweisen, während die Zellen bei Rind und Taube Körnchen enthalten, die keine Lipoidreaktion geben und wahrscheinlich eiweißartiger Natur sind. Es bestehen demnach in dieser Hinsicht zwischen den einzelnen Tierarten Unterschiede. Es ist daher möglich, daß die in der *Ratte* beschriebenen „Glandular cells" den Adenopituicyten des Menschen entsprechen.

Nach GERSH sezernieren die von ihm beschriebenen Zellen das Adiuretin, wobei aber die in den Zellen sichtbare Lipoidsubstanz nicht identisch ist mit der lipoidfreien antidiuretischen Substanz, möglicherweise aber eine Vorstufe derselben darstellt. Die Drüsenzellen lassen sich nicht nur im Hinterlappen, sondern — in verminderter Menge — auch im Hypophysenstiel und im Bereich der Eminentia mediana nachweisen, den gleichen Stellen, an denen sich auch Adiuretin vorfindet. Die Drüsenzellen zeigen cytologische Veränderungen, die mit physiologischen Schwankungen in der Sekretion des Adiuretins parallel gehen und sich auch experimentell beeinflussen lassen. Das Adiuretin wird durch die Drüsenzellen des Hirnteils gebildet, deren Tätigkeit durch das Supraoptico-hypophyseal-System geregelt wird.

Die „Glandular cells" von GERSH entsprechen vielleicht den „Schaumzellen", die BAILLIF (1938) in der Neurohypophyse der *Ratte* beschrieb und deren Cytoplasma in gewöhnlichen Schnittpräparaten ein schaumiges Aussehen zeigt. Dies ist umso wahrscheinlicher als BAILLIF in osmierten Präparaten die Vakuolen mit einer osmiophilen Substanz gefüllt fand.

κκ) Die sog. Neuroepithelzellen des Hinterlappens.

Gelegentlich trifft man im Hinterlappen älterer Individuen auf eine Ansammlung cytoplasmareicher Zellen, die sich durch ihre Größe wie ihre eigentümliche Granulierung von allen oben beschriebenen Pituicytenformen deutlich unterscheiden. Ein Beispiel hierfür gibt Abb. 283; der im Übersichtsbild wiedergegebene kleine Herd liegt im Hinterlappen einer 47jährigen Hingerichteten, deren Hypophyse im übrigen völlig normale Verhältnisse darbot. Charakteristischerweise ist die Zellgruppe durch keinerlei Kapsel vom umgebenden Gewebe abgetrennt. Dementsprechend dringen auch die umgebenden Blutcapillaren mit begleitenden Gitterfasern in reichlicher Menge von allen Seiten her in das Gewebe ein, um sich in ihm zu verzweigen. Auch die Nervenfasern setzen sich

entgegen einer Angabe von PRIESEL ohne ihren Verlauf zu ändern zwischen den Zellen des Knötchens fort (s. Abbildung 284).

Schon aus dem Übersichtsbild ist ersichtlich, daß sich ein großer Teil der Zellen durch beträchtliche Größe auszeichnet. Durchmesser von $37 \times 42\,\mu$ sind keine Seltenheit, solche von 25—$35\,\mu$ sogar häufig. Dazwischen liegen aber auch kleinere Zellen von 12—$15\,\mu$ und weniger. Die Gestalt der Zellen wechselt. Sehr oft finden sich rundliche oder ovoide Formen. Auch polyedrische Zellen mit abgerundeten Kanten sind oft zu sehen; aber auch spindelförmige und gestreckte Formen kommen vor. Im Vergleich zur Zellgröße ist der stets exzentrisch liegende Kern als klein zu bezeichnen

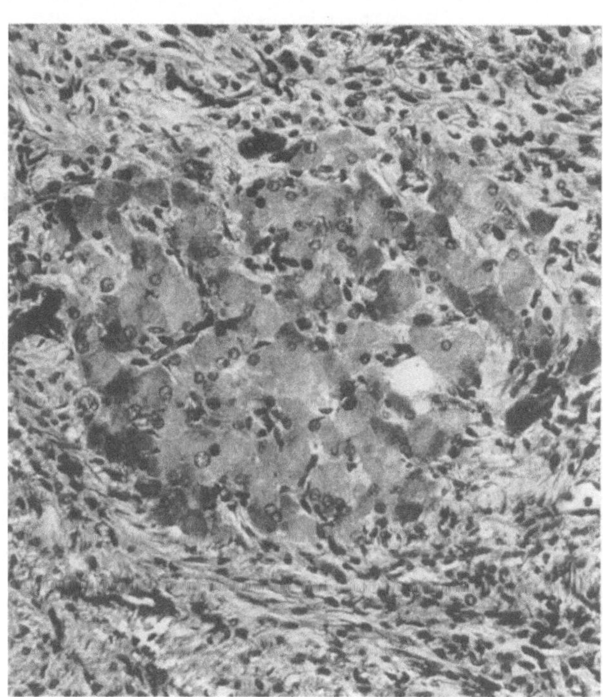

Abb. 283. Kleiner Herd von Neuroepithelzellen im Hinterlappen einer 45jährigen. Der Herd geht ohne scharfe Abgrenzung unmittelbar in das umgebende Parenchym des Hinterlappens über. Einzelne Zellen zeigen eine Hyperchromasie des Cytoplasmas. Hinger. 45 Jahre. ♀. Fix. Carnoy. Celloidin-Paraffin. REGAUDsches Hämatoxylin. Vergr. 1:183.

(Durchmesser $7,5$—$10\,\mu$). Er ist gewöhnlich rundlich, bläschenförmig, nicht sehr chromatinreich. Bei seiner randständigen Lage und der Größe der Zellen ist es verständlich, daß er im Schnittpräparat häufig nicht getroffen ist und dadurch Kernlosigkeit vorgetäuscht wird. Auch zweikernige Zellen kommen vor. Das Cytoplasma, das von einer zarten, aber deutlich erkennbaren Membran umschlossen wird, ist mit feinen, eigenartigen Körnchen angefüllt, die sich verhältnismäßig schwer färben, d. h. sie nehmen alle möglichen Farbstoffe schwach an — sie wurden deshalb im Schrifttum auch als amphophil bezeichnet — ohne sich jedoch mit irgendeinem der Farbstoffe scharf und elektiv zu färben. Bei Hämalaunfärbung erscheinen sie blaßgrau, bei Hämalaun-Eosinfärbung blaßrot, desgleichen bei Giemsafärbung, bei MASSONscher verwaschen blauviolett, mit Kresofuchsin verwaschen grauviolett, bei Azan graublau bis blaßviolett. In Thionin oder Toluidinblau bleiben die Körnchen ungefärbt. In Eisenhämatoxylin ist die Mehrzahl derselben nur unscharf grau gefärbt; dazwischen sind sehr feine, staubförmige Körnchen und ab und zu auch einzelne grobe, schwarz gefärbte

Körner sichtbar. Jedenfalls unterscheiden sich die Granula durch ihr färberisches Verhalten von allen Granulaarten des Drüsenteils; aber auch von den chromophoben Körnchen des Pituicyten (s. S. 413) sind sie verschieden. Gegenüber Fettfarbstoffen verhalten sie sich negativ. In Bielschowskypräparaten zeigen sie mäßige Argentophilie. In der Mitte der großen Zellen ist oft ein dem Zentroplasma entsprechender Hof mit einem Zentrosom sichtbar.

Die Zellen wurden zum erstenmal von STERNBERG (1921) in einer tumorartigen Zellanhäufung im Hinterlappen eines an Magencarcinom verstorbenen 65jährigen Mannes beobachtet. Übereinstimmende Gebilde beschrieben dann PRIESEL (1922b, 20 Fälle), SIMONDS und BRANDES (1925, 8 Fälle), KIYONO (1926, 7 Fälle), KRAUS (1926), LÖFFLER (1930, 15 Fälle) und HAMPERL (1936).

Die Geschwülstchen können einen Durchmesser von 0,25—1 mm erreichen; sie sind dann dank ihrer rein weißen Farbe schon mit freiem Auge zu erkennen. Die kleineren sind nur mikroskopisch nachweisbar. Die Angaben über ihre Lage sind verschieden. Nach PRIESEL bevorzugen sie „die Mittellinie und da namentlich den Hypophysenstiel", einige Male traf er sie auch in dessen oberstenAbschnitt vor dem Tuber cinereum. SIMONDS und BRANDES beobachteten sie mit einer Ausnahme in einem

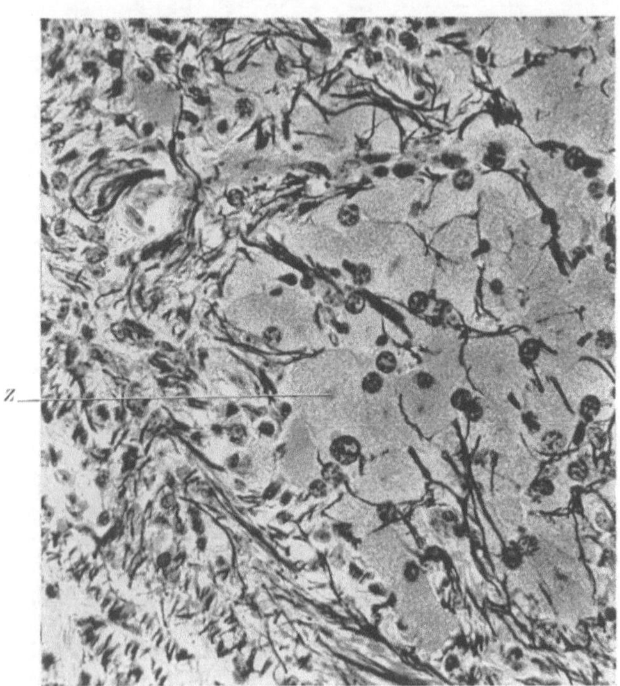

Abb. 284. Neuroepithelzellen aus dem Hinterlappen. Die Nervenfasern, die in großer Zahl auch zwischen den Neuroepithelzellen verlaufen, sind schwarz imprägniert. *Z* Zentroplasma; auch in einigen anderen Zellen sichtbar. Ein Teil der Zellen erscheint kernlos, da die Kerne außerhalb der Schnittebene liegen (s. z. B. rechte obere Ecke). Hinger. 45 Jahre. ♀. Fix. Carnoy. Celloidin-Paraffin. 10 μ. Imprägnation nach BODIAN. Vergr. 1:325.

posterolateralen Quadranten des Hinterlappens. KIYONO fand sie in den meisten Fällen in der Mitte des Hinterlappens oder im Hypophysenstiel. LÖFFLER dagegen konnte „keine Bevorzugung der Mittellinie" feststellen. Die von mir beobachtete Ansammlung liegt in der mittleren oberen Region des Hinterlappens. Aus all dem geht hervor, daß die Lage wechselnd. ist. Ein Geschlechtsunterschied in der Häufigkeit des Vorkommens scheint nicht zu bestehen; LÖFFLER findet beide Geschlechter gleich beteiligt. Das Alter scheint einen gewissen Einfluß zu besitzen: die Knötchen wurden zumeist bei Individuen über 40 Jahren gefunden. Nur SIMONDS und BRANDES berichten von einem 32- und einem 35jährigen Fall.

Große Gegensätzlichkeit besteht in der Deutung der Zellen. STERNBERG selbst hielt das von ihm beobachtete Knötchen für ein Choristom aus mangelhaft ausgereiften neurogenen Elementen. Auch PRIESEL nimmt an, daß die Zellen in genetischer Beziehung zum Neuroepithel des primitiven Trichters stehen, also vom Gewebe der Neurohypophyse nicht prinzipiell verschieden sind. Er führt sie auf Reste vom primären Neuroepithel zurück, die innerhalb dieser Gegend abnorm lange liegen bleiben, vielleicht durch das fortschreitende Organwachstum an andere Stellen verlagert werden, um im späteren Leben sich unter Beibehaltung des epithelähnlichen Charakters weiter zu differenzieren. Zur Bekräftigung der Auffassung einer gliösen Natur bzw. neuroepithelialer Genese der Zellen führt PRIESEL an, daß man ähnliche große Zellen fast regelmäßig hier und da in der Neurohypophyse antrifft. Ferner verweist er auf eine Abbildung von KOHN (1910, Tafel XV, Abb. 1), in der ganz ähnliche Zellen zu sehen sind, die KOHN als „Gruppe großer, protoplasmareicher Gliazellen" bezeichnet. SIMONDS und BRANDES deuten die Zellen als retrogressiv (krankhaft) veränderte Gliazellen. KIYONO geht auf die Frage der Herkunft nicht näher ein, die Bezeichnung der Zellen als Neuroepithelanhäufungen läßt aber seine Auffassung erkennen. KRAUS hebt (wie PRIESEL) hervor, daß im Hinterlappen regelmäßig einzeln oder in kleinen Gruppen gleichartige Zellen vorkommen, die ependymären Bildungen nahestehen. Im Gegensatze dazu betrachtet LÖFFLER die Zellanhäufungen als Adenome, die durch gewächsmäßige Wucherung aus eingewanderten großen Epithelzellen entstehen, die vom indifferenten Epithel der RATHKESchen Cysten oder des Trichterlappens abstammen. Danach würden die Zellen genetisch der Adenohypophyse angehören. HAMPERL schließlich zählt die Zellen dem von ihm aufgestellten und in den verschiedensten Organen beobachteten Zelltypus der Onkocyten zu; sie seien aus einwandernden Basophilen oder allgemeiner aus einwandernden Zellen der RATHKESchen Cysten entstanden, gleichgültig ob und wie sie früher differenziert waren.

Nach meinen eigenen Untersuchungen möchte ich annehmen, daß die in den Abb. 283 und 284 wiedergegebenen Zellen genetisch der Neuroglia zugehören. Für eine Entstehung aus Parenchymzellen des Drüsenteils der Hypophyse im Sinne von LÖFFLER und HAMPERL konnte ich keine Anhaltspunkte gewinnen.

Die Möglichkeit, daß sich die Neuroepithelzellen auf embryonale Reste des Processus infundibularis zurückleiten, ist m. E. durchaus gegeben, obwohl von manchen Autoren (wie z. B. von LÖFFLER) darauf hingewiesen wird, daß die Zellen bisher noch niemals in kindlichen oder jugendlichen Hypophysen nachgewiesen wurden. Dies trifft für ausdifferenzierte Herde zu, dagegen erscheint es mir unwahrscheinlich, daß die Feststellung auch für undifferenzierte Herde Gültigkeit besitzt.

Daß Reste oder Absprengungen des Recessus infundibularis zeitlebens erhalten bleiben können, läßt sich sehr schön an den von Neuroepithel- oder Ependymzellen ausgekleideten Cysten erweisen, die man gelegentlich im Hinterlappen antrifft (s. z. B. Abb. 46, S. 65 bei einem 25jährigen Mann). Cysten solcher Art wurden auch von LANGER (1892) beschrieben. Das Epithel dieser Cysten finde ich von sehr verschiedenem Aussehen. Zum Teil sind es kleine cytoplasmaarme, mit undeutlichen Zellgrenzen versehene Zellen, zum Teil gleichen sie abgeplatteten Endothelzellen, wieder andere stellen große, cytoplasmareiche polygonale Zellen dar, die schließlich sogar den oben beschriebenen Neuroepithelzellen ähnlich werden können. Nach all dem ist die Herkunft dieser Cysten aus dem ursprünglichen Neuroepithel des Processus infundibularis nicht zu bezweifeln, obwohl einschlägige Beobachtungen an kindlichen Hypophysen spärlich sind.

Bei Embryonen sind abgesprengte Neuroepithelherde häufig anzutreffen (s. auch Abb. 18, S. 30). Die Herde können dabei im Innern der Hinterlappenanlage wie an deren Oberfläche liegen. Hierher gehört auch die von HABERFELD (1910) beschriebene, von Ependymepithel ausgekleidete Cyste, die er bei einem

Embryo von 36 cm Länge am unteren Pol des Hinterlappen vorfand, die von
kernreicher Glia umgeben war. Auch bei 4 weiteren Embryonen traf HABER-
FELD ähnliche Gebilde. Unter 12 Neugeborenen waren 10mal Gliazellhaufen
mit gut erhaltenen Ependymzellen nachzuweisen, unter 3 Kindern und 10 Erwachsenen dagegen nur einmal und zwar bei einem $3^1/_2$ Monate alten Kind. Er
lag in diesem Falle am oberen Pol des Hinterlappens.

Außer mikroskopisch kleinen Ependymcysten und Neuroepithelien fand ich
in 2 Fällen (bei einem 25 jährigen und einem 30 jährigen) unter der dorsalen
Oberfläche des Hinterlappens eine flächenhaft ausgebreitete Schicht von cytoplasmareichen polygonalen Zellen mit zum Teil fein gekörntem Cytoplasma, die
ihrem Aussehen nach zwischen Adenopituicyten und Neuroepithelzellen standen,
eine Beobachtung, die mich mit veranlaßt, all diese Gebilde auf einen gemeinsamen Ursprung zurückzuführen.

c) Das Nervengewebe des Hinterlappens.

α) Die Frage des Vorkommens von Ganglienzellen.

Die Herkunft des Hinterlappens aus dem Anlagematerial des Zwischenhirns
macht es verständlich, daß lange Zeit immer wieder nach dem Vorkommen von
Ganglienzellen gefahndet wurde, um so mehr, als im Gewebe des Hinterlappens
sehr häufig Gebilde anzutreffen sind, die eine gewisse Ähnlichkeit mit der
genannten Zellart besitzen.

Der erste Autor, der auf diese an Ganglienzellen erinnernden Formelemente eingehender
hinweist, ist VIRCHOW (1857). Er vermag aus der Masse des Hinterlappens größere, gewöhnlich nach zwei Richtungen in Fasern auslaufende Elemente zu isolieren, „die in der Mehrzahl eine größere und eine kleinere bauchige Anschwellung, seltener zwei größere Ausbuchtungen zeigen. In ihnen ist ein gelblich-bräunlicher Stoff in der Form kleiner Körner vorhanden. Kerne pflegen in ihnen nicht deutlich zu sein. Von ihren Enden gehen lange,
scheinbar platte und zuweilen leicht varicöse Fasern aus, die mir manchmal untereinander
zu anastomosieren schienen. Zuweilen gelang es mir auch, blasse größere Elemente von
rundlicher oder länglicher Form zu finden. Alle diese Teile haben eine sehr große Ähnlichkeit mit Ganglienzellen, gleich wie die ganze Bildung des hinteren Hypophysislappens
sich zunächst dem Habitus grauer Nervensubstanz anschließt." Zuletzt hebt VIRCHOW
jedoch hervor, daß er nicht imstande war, einen wirklichen Zusammenhang mit deutlichen
Nervenfasern aufzufinden.

LUSCHKA (1860) konnte beim erwachsenen Menschen nur vor dem Übergang des Trichters in den Hinterlappen „sehr wenige, meist bipolare Ganglienzellen" beobachten, „welche
überdies gewöhnlich in einer eigentümlichen Entartung begriffen sind." Im Hinterlappen
selbst vermißte LUSCHKA dagegen „Formbestandteile, die unzweifelhaft als Ganglienzellen
angesprochen werden können". „Wohl aber gelingt es leicht, fast in jedem Objekt Körnchen
zur Ansicht zu bringen, welche mit jenen gewisse Ähnlichkeit haben. Namentlich kommen
sehr oft Formen zur Beobachtung, welche an bipolare Ganglienzellen erinnern. Es sind
länglichrunde Gebilde, welche an den Polen in zart konturierte, leicht zerstörbare Fäden
auslaufen. Trotz aller Bemühungen habe ich mit Sicherheit einen Übergang derselben in
dunkel konturierte Nervenröhrchen bis jetzt nicht nachweisen können. Während die
Ausläufer ganz gleichartig und blaß sind, zeigt sich der mittlere aufgetriebene Abschnitt
blaßbräunlich gefärbt und grob granuliert." Bei verschiedener Einstellung und nach längerer
Einwirkung von Essigsäure glaubt er in ihnen auch die Umrisse eines Kernes nachweisen
zu können. „Außer diesen kommen auch andersartig geformte Körper von gleicher Zusammensetzung namentlich mehr verästigte, sowie solche vor, welche schlauchartig in die
Länge gezogen, aber von sehr ungleicher Breite und gewöhnlich mit spitzen Enden versehen sind. In manchen derartigen Gebilden habe ich mehrere Kerne nachweisen können.
Auch ganz runde, mit 1—2 Nuclei versehene, im übrigen blaßbräunlich grob granulierte
Körper werden stets in größerer Anzahl vorgefunden." Was die Bedeutung der Körper
betrifft, so glaubt LUSCHKA einige Berechtigung zur Annahme zu haben, „daß es entartete,
in ihrer Substanz vielleicht in fett- und pigmentartige Moleküle zerfallene Ganglienzellen
sein werden, welche vielleicht durch die verschiedenartigen, in den Trichter hinein stattfindenden Wucherungen in ihrer Kontinuität mit den bezüglichen Nervenröhren gestört
worden sind".

Liest man heute diese Schilderungen von Virchow und Luschka, so besteht kein Zweifel, daß es sich bei den von ihnen beschriebenen Strukturen keinesfalls um Ganglienzellen, sondern um die S. 406 näher beschriebenen Anschwellungen der Pituicytenfasern handelt, die häufig auch Einlagerungen von Pigment zeigen (s. S. 413). Das gleiche gilt von den Angaben Neuberts (1909), der ohne Bedenken von reichlichen, von gut ausgebildeten, von kernlosen, pigmentierten, verkalkten, glykogenhaltigen Ganglienzellen des Hinterlappens spricht und darunter offensichtlich die nämlichen Gebilde versteht, die auch von Virchow und Luschka beschrieben wurden [1].

Ein überzeugter Verfechter des Vorkommens von Ganglienzellen war Berkley (1894), der die Infundibulargegend des *Hundes* einschließlich der Hypophyse vorwiegend mit Hilfe der Golgimethode untersuchte. Die Deutung Berkleys erwies sich später, wie vorausgenommen sei, als irrig; die Beobachtungen an sich sind jedoch sehr sorgfältig und gerade in Hinblick auf die neueren Untersuchungen über die Form der Pituicyten nicht ohne Interesse. Es ist möglich, daß die Fortsätze der Pituicyten in einzelnen Fällen durch die Golgimethode vollständiger zur Darstellung gebracht werden als durch die Hortegasche Methode.

Berkley unterscheidet neben Neurogliazellen 6 verschiedene Gruppen von Ganglienzellen, die er folgendermaßen charakterisiert: 1. Sehr große pyramidenförmige oder ovale Zellen. Sie besitzen einzelne kräftige Dendriten, die sich allmählich in immer feinere Äste aufteilen. Ein als Neurit gedeuteter Fortsatz gibt in der Nähe des Zelleibes nur wenige Kollaterale ab, teilt sich aber später in zahlreiche Äste, die zum Teil an anderen Zellen endigen. 2. Mittelgroße pyramidenförmige und unregelmäßige ovale Zellen, deren Dendriten meist kurz sind, mit Ausnahme eines sehr langen, der sich aber nicht stark verästelt und oft durch zahlreiche kurze härchenartige Fortsätze gekennzeichnet ist. Unter den Dendriten kann immer einer unterschieden werden, der sein Kaliber nicht so rasch vermindert und sich auf lange Strecken hin verfolgen läßt. Jede Zelle besitzt einen Neuriten. 3. Flaschenförmige Zellen, die mit ihren Ästen ein beträchtliches Gebiet bedecken, aber nicht die feingefiederte Aufteilung zeigen wie die unter 1. angeführten Zellen. Ihre feinen Aufzweigungen enden frei im Gewebe, oft mit kleinen Knöpfchen. Die Zellen besitzen 2—4 Fortsätze, die schwer über längere Strecken zu verfolgen sind und in einem feinen Netzwerk zu endigen scheinen. 4. Kleine flaschen- oder pyramidenförmige Zellen, die nicht sehr zahlreich sind. Sie zeigen basal nur einige kurze Fortsätze; apikal dagegen besitzen sie einen sehr langen Fortsatz, der einzelne laterale Äste abgibt, die pinselförmig endigen. 5. Kleine rundliche Zelle mit zahlreichen stark verästelten Dendriten, die zahlreiche stachelige oder knotige Fortsätze aufweisen. 6. Zellen, die kleiner als die unter 4. genannten sind und am oberen Zellende ein dichtes Büschel von feinen Fortsätzen zeigen, während an der basalen Seite nur 2 oder 3 wenig verzweigte kurze Fortsätze abgehen. All diese Fortsätze besitzen nach Berkley typische Neuriten.

Gleichzeitig mit Berkley konnte Retzius (1894) im Hinterlappen mit Hilfe der Golgimethode zahlreiche verästelte Zellen darstellen, deutet sie aber im Gegensatze zu Berkley durchgehends als Gliazellen. Auch Ramon y Cajal (1894) fand in seinen Silberpräparaten spindelförmige, dreieckige und sternförmige Zellen mit kurzen Dendriten, bezeichnet ihre Natur jedoch als zweifelhaft. Retzius wie Cajal sind demnach in der Auslegung der beobachteten Gebilde sehr vorsichtig.

Die Deutungen Berkleys können heute mit Sicherheit als irrig bezeichnet werden. Übrigens stießen sie schon zur Zeit ihrer Veröffentlichung auf lebhafte Kritik. So betonte Koelliker (1896), daß er im Hinterlappen weder beim Neugeborenen noch beim Erwachsenen nervöse Elemente auffinden könnte. Die

---

[1] Unter den Autoren, die in der Neurohypophyse das Vorkommen von Ganglienzellen beschreiben, wird öfters (z. B. bei Trautmann 1911 und Pines 1925) auch Krause (1876) genannt. In Wirklichkeit spricht Krause mit keinem Wort von Ganglienzellen, sondern von spindelförmigen, birnförmigen oder verästelten „Inoblasten", womit Krause Bindegewebszellen und Neurogliazellen bezeichnet. Die Neuroglia wurde damals als „granuliertes Bindegewebe" betrachtet.

als Ganglienzellen bezeichneten Gebilde rechnet er durchgehends der Glia zu. Zu den gleichen Ergebnissen kamen CASELLI (1900), BENDA (1903), GENTÈS (1907), THAON (1907), JORIS (1907), SAVAGNONE (1909), KOHN (1910), TRAUTMANN (1911), TELLO (1912), STENDELL (1914), PINES (1926), STENGEL (1926). GREVING (1926), IBANEZ (1934), sei es nun, daß sie die Golgimethode oder ein anderes zur Darstellung von Ganglienzellen übliches Verfahren benutzten. Aus den letzten Jahren ist die Angabe von RASMUSSEN (1936) anzuführen, daß er bei der Untersuchung von 300 menschlichen Hypophysen im Hinterlappen nur ein einziges Mal eine Ganglienzelle auffinden konnte. Bei meinen eigenen Untersuchungen konnte ich in der vollentwickelten Neurohypophyse des Menschen niemals die Anwesenheit von Ganglienzellen feststellen. In der Hinterlappenanlage des Embryos traf ich dagegen Zellen mit hellen, bläschenförmigen, chromatinarmen Kernen, die Neuroblasten gleichen (s. auch S. 29). Bemerkenswerterweise zeigen aber die Kerne dieser Zellen häufig degenerative Veränderungen. Mit Fortschreiten der Entwicklung nimmt ihre Zahl immer mehr ab, bis sie noch während der Embryonalzeit völlig verschwunden sind. Der Vorgang ist meines Erachtens so zu deuten, daß das in der Anlage ursprünglich vorhandene Ganglienzellmaterial auf diese Weise frühzeitig zum Ausfall kommt.

Aus neuerer Zeit liegt nur eine Angabe von HOENIG (1922) vor, die sich für das Vorkommen von Ganglienzellen ausspricht. Zwar konnte auch HOENIG weder in Toluidinblaupräparaten noch bei Färbung nach VAN GIESON, mit Hämatoxylin-Eosin oder Carmin Ganglienzellen antreffen. Nur die Behandlung mit Silbersalzen, „welche die einzelnen Gewebsbestandteile schärfer voneinander trennt, schafft gelegentlich Bilder, welche immer wieder den Verdacht hervorrufen, daß eingebettet in den dichten Gliafilz, doch auch einzelne sympathische Nervenzellen vorhanden sein möchten". „Daß diese Ganglienzellen in Anbetracht der Gewebestruktur und ihrer (mangelnden ?) Funktion entsprechende Abweichungen im tinktoriellen Verhalten gegenüber dem sonst gewohnten bieten können, erscheint a priori nicht unglaubwürdig." „Einzelne (der Zellen) sind ziemlich groß, birnförmig, haben ein helles (im Silberpräparat) mit schwarzen Körnchen bestäubtes Cytoplasma und einen rundlichen, anscheinend einfach strukturierten Kern." „Die Zelle ist birnförmig oder auch unregelmäßig umrandet, stets geht ein protoplasmareicher Fortsatz von ihr aus. Leider bricht der als Achsenzylinder imponierende starke Fortsatz meist unweit der Zelle ab."

Zu diesen Angaben HOENIGs bemerkt PINES (1926), daß ihn die von der Autorin beschriebenen Zellen eher an Elemente erinnern, die in Gliomen anzutreffen sind. Ihre großen Leiber und ihre Fortsätze fordern zwar einen Vergleich mit Ganglienzellen heraus; „der Mangel aller positiven Ganglienzellmerkmale, das gleichmäßig granulierte Protoplasma und die gleichartig spitz auslaufenden Fortsätze" lassen sie aber davon deutlich unterscheiden. Auch mich vermögen weder die Beschreibung noch die Abbildungen HOENIGs davon überzeugen, daß es sich tatsächlich um Ganglienzellen handelt. Die von HOENIG in Abb. 8 ihrer Arbeit wiedergegebene „Ganglienzelle" entspricht ohne Zweifel Gebilden, wie sie in Abb. 295 a und b zu sehen sind. Der von HOENIG als Kern gedeutete Binnenkörper, der sich bei Silbermethoden oft schwärzt, hat mit einem Kern nichts zu tun. Die beiden anderen von HOENIG abgebildeten „Ganglienzellen" gleichen Nervenendkolben, wie sie in Abb. 293 a und b wiedergegeben sind.

So ergibt sich, daß keine der bisher vorliegenden Angaben über das Vorkommen von Ganglienzellen der Kritik standhält. Der Hinterlappen der menschlichen Hypophyse ist normalerweise frei von Ganglienzellen, deren Anlagematerial schon während der Embryonalzeit ausgemerzt wird.

Daß unter pathologischen Verhältnissen Ganglienzellen auftreten können, soll nicht in Abrede gestellt werden. Dafür spricht auch eine Beobachtung BENDAS (1932), der in einer choristomartigen Neubildung des Hinterlappens „sichere Ganglienzellen" antraf.

β) Die Nervenfasern des Hinterlappens.

αα) Historisches.

Die Ansichten über Vorkommen oder Fehlen von Nervenfasern im Hinterlappen waren bis in die letzte Zeit noch sehr geteilt. Die Gegensätze reichen bis in die Anfänge der Histologie zurück. HANNOVER (1844), der erste Autor, der die menschliche Hypophyse einer genaueren mikroskopischen Untersuchung unterzog, konnte in keinem Teil des Organs Nervenfasern erkennen. ECKER (1854) dagegen berichtet von zarten varicösen Nervenfasern, die vom Trichter her in den Hinterlappen eindringen. Nach LUSCHKA (1860) sind unzweifelhaft nervöse Elemente nur in kleinster Anzahl vorhanden. „Es sind mit den cerebralen übereinstimmende, zur Bildung von Varicositäten sehr geneigte, aber meist feinere Nervenröhren, die immer nur vereinzelt, gewissermaßen auseinandergedrängt, vorzugsweise in der peripherischen Masse jenes Lappens gefunden werden." KRAUSE (1876) schreibt von feinen varicösen Nervenfasern des Hinterlappens, die längs der Trichterwand in diesen herabsteigen. RETZIUS (1894) beobachtet in Golgipräparaten eine große Menge von imprägnierten Fasern. Zum Teil hält er sie für Gliafasern; „ein anderer Teil aber besteht aus Nervenfasern; jedenfalls will ich eine solche Annahme bis auf weiteres nicht bestreiten". „Die Fasern streichen zwischen den Gefäßen hin, teilen sich hier und da dichotomisch, besonders in den peripheren Teilen und endigen frei und verästelt." Auch BERKLEY (1894) beschreibt zahlreiche feine, stets mit Varicositäten versehene Fasern, die er für die Achsenzylinder der von ihm beobachteten „Ganglienzellen" hält. Sie bilden oft dichte, verfilzte Geflechte.

Im gleichen Jahre veröffentlichte auch RAMON Y CAJAL wichtige Beobachtungen über zahlreiche feine Nervenfasern, die er im Hinterlappen einer 2tägigen *Maus* antraf. Ich füge die schwer zugängliche Schilderung CAJALS, die erst viele Jahre später die ihr gebührende Beachtung fand, im französischen Text bei: «Les fibres nerveuses de la souris sont fixes, variqueuses et ramifiées; elles le sont même à tel point qu'elles forment des nids cylindre-axiles autours des cellules. Le lobe supérieur (Hinterlappen) est rempli de ces nids. Les fibres terminales de ce lobe sont formées par la simple ramification d'un faisceau de cylindre-axes inclus dans le pédicule pituitaire ou infundibulaire. En poursuivant ce faisceau vers son origine, on voit qu'il se dispose en éventail pour arriver a une masse grise située derrière le chiasma, et dans laquelle elles prennent naissance. Le plexus terminal du lobe nerveux semble émettre des fibrilles fines, qui s'achèvent par des ramuscules libres et véruqueux non loin de la surface cavitaire ou glandulaire.»

Das Vorhandensein von Nervenfasern wurde in den folgenden Jahren mehrfach bestätigt, so von BOCHENEK (1902) bei *Amphibien*, von GEMELLI (1906) bei *Pferd, Hund* und *Katze*, von GENTES (1907) bei *Hund* und Mensch, wobei neben der Golgimethode auch die CAJALsche Silbermethode zur Anwendung kam. Ähnlich CAJAL findet auch GENTES, daß die Fasern zum Teil aus einem hinter dem Chiasma gelegenen Kern („Noyau retro-optique" = dem späteren Nucleus supraopticus) kommen. Im Stiel verlaufen sie in dessen Längsrichtung einander parallel, um schließlich in den verschiedensten Richtungen in den Hinterlappen auszustrahlen und sich zu außerordentlich faserreichen Netzen zu verflechten. Ein Teil der Fasern bildet, wie GEMELLI und GENTES feststellten, im Hinterlappen dicht unter der Epithelschicht der Pars intermedia ein dichtes Geflecht, von dem aus zahlreiche Äste in die Pars intermedia eindringen, um hier mit kleinen Knöpfchen, Anschwellungen und Plättchen zu endigen. TRAUTMANN (1909) beobachtet im Hinterlappen verschiedener Haustiere Nervenfasern, am reichlichsten beim *Schwein*, am spärlichsten bei der *Katze*. Nach ihm sind sie am zahlreichsten im Anfangsteil des Hypophysenstiels; je näher sie dem Hinterlappen kommen, desto mehr sollen sie an Stärke und Zahl abnehmen. Im Hinterlappen selbst beschreibt TRAUTMANN ein ähnliches Verhalten der Nervenfasern wie die vorausgehenden Autoren. Auch THAON (1907), JORIS (1908), SAVAGNONE (1909), PENDE (1911) und TELLO (1912) bestätigen das Vorkommen von Nervenfasern.

Trotz dieser, zum Teil auch durch gute Abbildungen belegten Beobachtungen wurde das Vorkommen von Nervenfasern immer wieder bezweifelt, ja sogar in Abrede gestellt. So rechnet KOELLIKER „die nervenfaserähnlichen, teils starren, teils mit Varicositäten versehenen Fasern" der Glia zu. Nach KOHN (1910) ist das Gewebe der Neurohypophyse frei von Nervengewebe. HERRING (1908) betrachtet selbst die im Hypophysenstiel ziehenden Fasern für längsverlaufende Ependymfasern. STENDELL (1914) gibt das Vorhandensein einer geringen Zahl von Nervenfasern zu. Er findet im Hypophysenstiel der Säuger nur ein kleines Nervenstämmchen, das durch eine meist geringe Zahl schwacher markloser Nerven gebildet wird und sich im Hinterlappen aufspleißt. „Alles in allem muß der

Hirnlappen der Säuger als ein an Nervenfasern recht armer, bezüglich cerebraler Leistungen geradezu verödeter Hirnabschnitt angesehen werden."

HoENIG (1922) deutet die im Hinterlappen bei Anwendung der Silbermethode von SCHULTZE-STÖHR hervortretenden Fasergeflechte als Gliafasern. Sie hält zwar den Übergang von echten Nervenfasern vom Tuber cinereum in den Hypophysenstiel für sicher, ebenso ihren Übertritt in den Hinterlappen, bemerkt aber dann, daß die Gliafaserung so reichlich ausgebildet ist, daß sie sich über die Menge der vorhandenen Nervenfasern kein Urteil bilden konnte. Im Gegensatz dazu beobachten WATRIN und BAUDOT (1922) im Hinterlappen zahlreiche Nervenfasern, die nach ihrer Meinung teils zentripetal, teils zentrifugal verlaufen. Bei dieser Sachlage kommt BAILEY (1922) in einer zusammenfassenden Darstellung zur Schlußfolgerung: „Im Augenblick gibt es keinen anderen entscheidenden Beweis für die Nervenversorgung der Hypophyse, als daß sympathische Fasern zu den Blutgefäßen führen." Auch COWDRY (1922) findet nur spärliche Nervenfasern vor.

Eine Klärung der Frage und eine Bestätigung der alten Beobachtungen CAJALS brachten die Arbeiten von PINES (1926, 1927) und GREVING (1926). PINES, der die Nervenfasern an *Hunde*hypophysen untersuchte — menschliches Material wurde nur zum Studium der Zellelemente herangezogen — kommt zum Ergebnis, daß im Hinterlappen ein dichtes und reiches Geflecht markloser Nervenfasern vorhanden ist. Die Nervenfasern entstammen einer Kerntruppe, die beiderseits an der Zwischenhirnbasis, lateral am Boden des 3. Ventrikels, etwas hinter und oberhalb des Chiasma gelegen ist. Dieser Nucleus hypophyseus identisch mit der im Schrifttum unter dem Namen Nucleus supraopticus beschriebenen Kerngruppe. Nach GREVING, der sich auf menschliche Präparate stützt, besteht das Gewebe des Hypophysenstieles wie des Hinterlappens zur Hauptsache nicht aus gliösen Elementen, sondern aus echten Nervenfasern. In Begleitung der Nervenfasern, die sich teils aus dicken, teils aus sehr zarten Fasern zusammensetzen, findet GREVING „typische länglichovale Zellen des Endoneuriums, die gleichfalls ein Charakteristicum der echten Nervenfasern sind". Wie PINES stellt auch GREVING einen Zusammenhang der Nervenfasern des Hinterlappens mit den Zellen des Nucleus supraopticus fest (Tractus supraopticus-hypophyseus). Seit diesen Arbeiten wurde das Vorhandensein reichlicher markloser Nervenfasern im Hirnteil der Hypophyse von ORLANDI (1927, Mensch), SCHEELE (1929, Mensch), BUCY (1930, *Rind*), IBANEZ (1934, *Hund, Katze*), CROLL (1934, *Kaninchen*), BODIAN (1937, *Macacus, Katze*) und RASMUSSEN (1938, Mensch) bestätigt. Dabei blieben allerdings eine Reihe von Fragen, wie z. B. das gegenseitige Verhalten von Nervenfasern und Neurogliagewebe, die Endigungsweise der Fasern und anderes, ungeklärt.

ββ) *Methodisches.*

PINES und BUCY verwandten zur Darstellung der Nervenfasern die Pyridin-Silbermethode von CAJAL. RASMUSSEN arbeitete vorwiegend mit einer von LARSELL angegebenen Modifikation der CAJALschen Methode; ferner mit der Golgimethode, die auch IBANEZ zur Anwendung brachte (rasche Golgimethode mit doppelter Imprägnation). GREVING gebrauchte wie HoENIG die Silbermethode von SCHULTZE-STÖHR. CROLL benützte mit kleiner Abänderung die RANSONsche Methode, die bei *Kaninchen* gute Resultate gab, beim Menschen dagegen fehlschlug.

Bei meinen eigenen, an menschlichem Material durchgeführten Untersuchungen erhielt ich mit der Silbermethode von SCHULTZE-STÖHR sehr gute Bilder. Sie hat nur den Nachteil, daß sie leicht auch Teile der Pituicytenfasern mitimprägniert. Die Stückimprägnierung nach BIELSCHOWSKY lieferte neben guten des öfteren auch unvollständige, nicht ganz eindeutige Resultate. Die Golgimethode führte an menschlichem Material in den verschiedensten Modifikationen nur zu Mißerfolgen. Schöne Präparate gab die Pyridin-Silbermethode nach CAJAL, wie die Methode von RANSON. Beide haben aber den Nachteil, daß nur einzelne Regionen gut imprägniert und brauchbar sind. Die besten, vollständigsten und klarsten Imprägnationen erhielt ich mit der von BODIAN zur Imprägnierung von Paraffinschnitten angegebenen Methode.

γγ) *Das Verhalten der Nervenfasern in der menschlichen Neurohypophyse.*

Ein gut imprägniertes Nervenpräparat der menschlichen Neurohypophyse bringt eine so ungeheure Menge markloser Nervenfasern zutage, daß es ganz unverständlich ist, wie im Hinterlappen jemals das Vorhandensein von Nervenfasern in Abrede gestellt werden konnte. Die Fasern bilden, wie schon das Übersichtsbild der Abb. 285 zeigt, dichte Geflechte, zwischen welchen die Gefäße der Neurohypophyse als ausgesparte helle Lücken hervortreten. Die Fasern werden mit Ausnahme der Gefäßnerven dem Hinterlappen in ihrer Gesamtheit durch den Hypophysenstiel zugeführt. Während sie aber in diesem vorwiegend in gleicher Richtung orientiert sind, splittern sie sich unmittelbar nach dem Eintritt in den Hinterlappen in zahllose kleine Stränge, Bündel und Einzelfasern auf, die fontänenartig auseinanderstreben und einen überaus verwickelten Verlauf einschlagen. Ein Teil der Fasern zieht zunächst noch in gestreckter Anordnung weiter; Längsbündel dieser Art trifft man im Innern wie an der Oberfläche des Hinterlappens, gegen die Kapsel wie gegen die Zwischenzone zu. Sie sind auch in Abb. 285 auf Längs-, Quer- und Schrägschnitten sichtbar. Ein anderer Teil der Fasern bildet dichte Faserknäuel, die ohne scharfe Abgrenzung in die Umgebung übergehen (s. Abb. 285 *F'*).

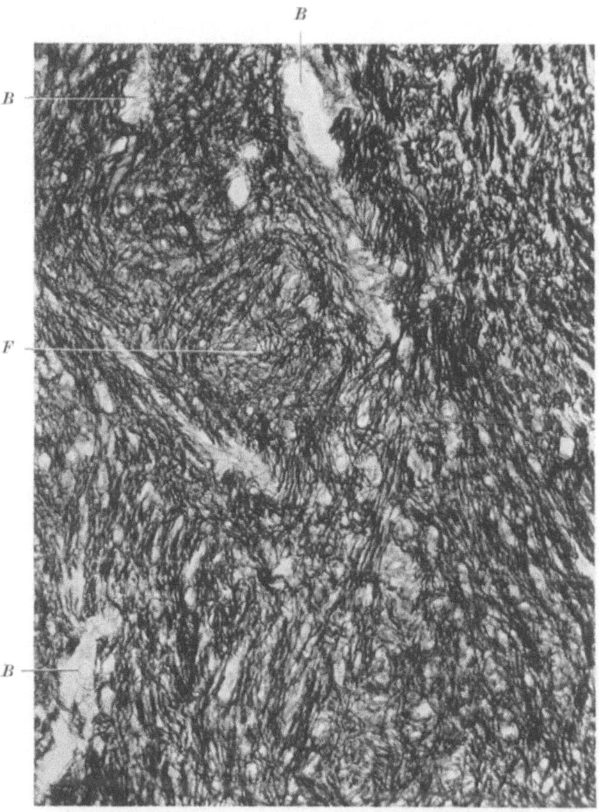

Die Nervenfasern der menschlichen Neurohypophyse sind durchgehends marklos. Nur in einem einzigen Fall, bei einem 20jährigen Hingerichteten, traf ich im Hinterlappen eine größere Zahl von Nervenfasern an, die von einer dünnen, aber deutlich nachweisbaren Markscheide umgeben waren. Diese konnte mit Eisenhämatoxylin nach BENDA-SPIELMEYER, mit Sudan nach ROMEIS, sowie mit Osmiumsäure-Paraphenylendiamin nach W. H. SCHULTZE dargestellt werden, so daß eine Täuschung durch irgendwelche andere Strukturen ausgeschlossen werden kann (s. auch S. 461 und Abb. 311 u. 312).

Abb. 285. Nervenfasergeflechte einer menschlichen Neurohypophyse im Übersichtsbild. Es sind nur die marklosen Nervenfasern imprägniert. Neuroglia und Bindegewebe sind nur ganz blaß sichtbar. Das Bild vermittelt einen Eindruck von der ungeheueren Zahl von Nervenfasern, die den Hinterlappen durchflechten. *B* größere Blutgefäße, als helle Flecken hervortretend, dazwichen zahllose kleinere. — *F* Großer Knäuel von marklosen Nervenfasern (einer Verdichtungszone entsprechend). Hinger. 20 Jahre. ♂. Fix. Formol. Gefrierschnitt 25 µ; imprägniert nach SCHULTZE-STÖHR. Vergr. 1 : 65.

Die markhaltigen Fasern gelangten durch den Hypophysenstiel in den Hinterlappen, knäuelten sich dann aber größtenteils kurz nach dem Eintritt zu einem wirren Geflecht von 400 × 600 µ im Durchmesser auf. Die einzelnen markhaltigen Fasern haben Durchmesser von 1—2,5 µ; sie zeigen varicöse Anschwellungen, die namentlich im Bereich des Knäuels stark ausgebildet sind.

Im Schrifttum wird übereinstimmend angegeben, daß in der Neurohypophyse keine markhaltigen Nervenfasern vorkommen (BENDA, TELLO, HOENIG, PINES, GREVING, SCHEELE, BUCY). Nur TROCELLO (1931) berichtet, beim Menschen unter 4 untersuchten Fällen einmal im Hinterlappen markhaltige Nervenfasern angetroffen zu haben. Bei verschiedenen Tierarten (Rind, Meerschweinchen, Hund) sollen sie nach dem gleichen Autor im Hypophysenstiel wie im Hinterlappen sogar ständig nachzuweisen sein, bei der Katze dagegen nur im Hypophysenstiel. Um keine falschen Vorstellungen über die Häufigkeit des Auftretens markhaltiger Nervenfasern beim Menschen aufkommen zu lassen, füge ich bei, daß der von mir angeführte Fall der einzige ist, den ich unter Hunderten von menschlichen Hypophysen beobachten konnte.

Die in Längszügen verlaufenden marklosen Nervenfasern sind häufig zu kleineren Bündeln geordnet. So sind auch in Abb. 286 mehrere dieser Stränge zu sehen, wie sie von unten her ins Gesichtsfeld treten. Ebenso deutlich kommt die Bündelung längsverlaufender Nervenfasern auf Querschnittsbildern zum Ausdruck. Beispiele hierfür gibt Abb. 287, in der zahlreiche quer und schräg getroffene Bündelchen von Nervenfasern sichtbar sind. Zwischen den Fasern der längsverlaufenden Bündel sind vielfach längliche Kerne sichtbar, die begleitenden Faserpituicyten zugehören. Sie wurden auch von anderen Forschern beobachtet; GREVING bezeichnet sie als Zellen des Endoneuriums, COLLIN als SCHWANNsche Zellen, SCHEELE teils als SCHWANNsche Zellen, teils als Endoneuralzellen bindegewebigen Ursprungs, BUCY als Pituicyten. Die Längsbündel geben auf ihrem Verlauf immer wieder einzelne abzweigende Fasern ab, wodurch sich die Stärke des Bündels immer weiter vermindert. Schließlich splittert sich der noch verbliebene Rest wie in Abb. 286 in zahlreiche Einzelfasern auf.

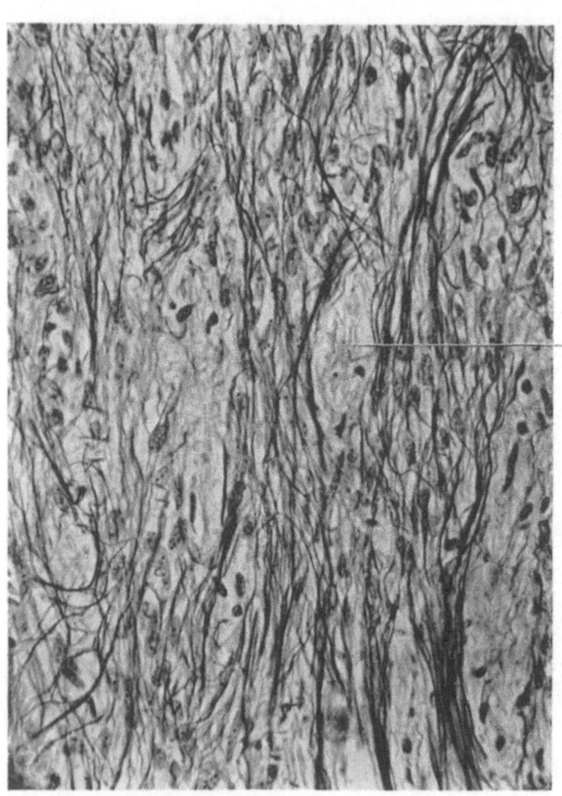

Abb. 286. Längsgetroffene, sich aufsplitternde Bündel markloser Nervenfasern aus dem menschlichen Hinterlappen. *I* sog. Inselbildung. Hinger. 20 Jahre. ♂. Fix. Carnoy. Celloidin-Paraffin. 7 μ. Imprägnation nach BODIAN. Vergr. 1 : 325.

Häufig läßt sich beobachten, wie sich ein Bündel von Nervenfasern in scharfem Bogen um ein Gefäß herumschlingt und es beinahe vollständig umkreist, wobei sich die Fasern am Scheitel der Schleife oft stark zusammendrängen. Auch auf Abb. 288, 289 und 291 sind derartige Schleifen zu sehen, die auch noch faserreicher und dichter sein können. Erwähnt sei, daß auch Pituicytenfasern in ähnlicher Weise verlaufen können; bei genauerer Beobachtung der Strukturunterschiede ist aber eine Verwechslung beider Faserarten ohne Schwierigkeiten zu vermeiden. Manche Nervenbündel beschreiben auch spiralige Gänge um ein Gefäß.

Die einzelnen aufgesplitterten Nervenfasern haben sehr verschiedene Dicke. Neben kräftigen, starken Fasern finden sich feine und feinste, eben noch sichtbare Fäserchen. Daß es sich tatsächlich um Nervenfasern handelt, wird durch

die charakteristische Verlaufsweise wie durch die typischen kleinen varicösen
Auflockerungen, in denen feinste Neurofibrillen sichtbar sind, bewiesen, auch

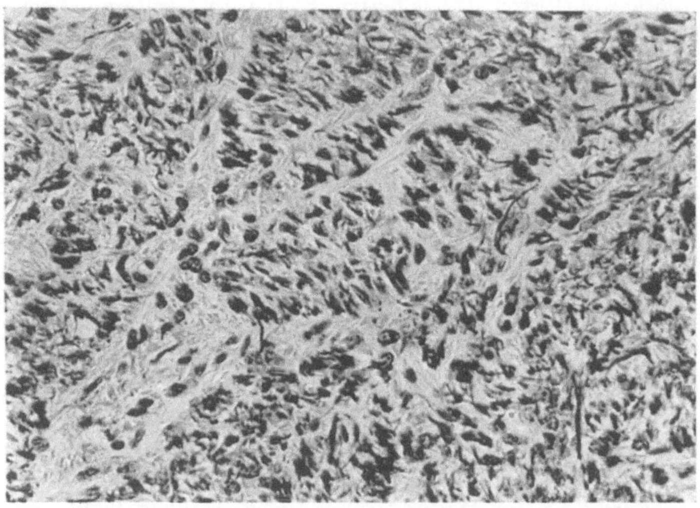

Abb. 287. Vorwiegend quer und schräg getroffene Bündel von marklosen Nervenfasern aus dem menschlichen
Hinterlappen. Herkunft, Technik und Vergrößerung wie Abb. 286.

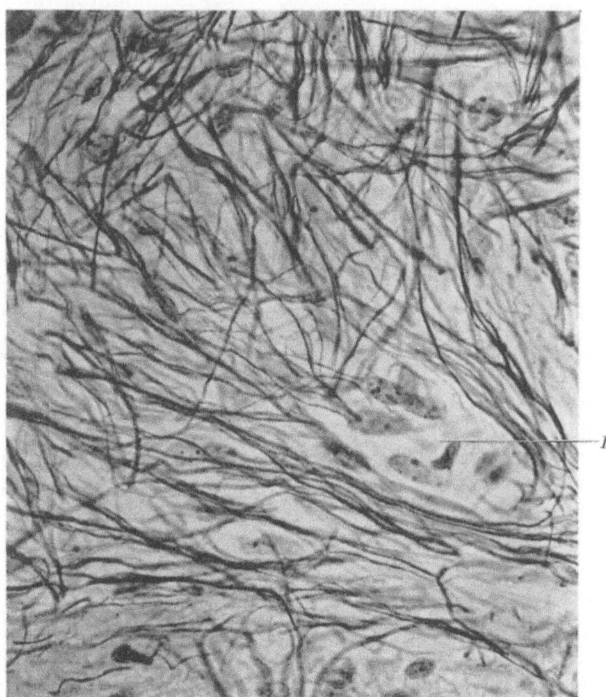

Abb. 288. Geflechte markloser Nervenfasern in der menschlichen Neurohypophyse. *I* Insel mit deutlich er-
kennbarem Blutgefäß. Hinger. 45 Jahre. ♀. Carnoy. Celloidin-Paraffin 10 μ. Imprägnation nach Bodian.
Vergr. 1 : 550.

wenn man ganz von der Beweiskraft der zur Darstellung benutzten Technik
absicht, die namentlich bei Anwendung des Bodianschen Verfahrens nicht

gering anzuschlagen ist; denn mit diesem erhielt ich bei Einhaltung der Vorschriften ausnahmslos nur Nervenfasern, niemals aber Bindegewebs-, Pituicyten- oder Gliafasern dargestellt.

An den aufgesplitterten Einzelfasern treten im weiteren Verlauf immer neue dichotome Teilungen auf, wodurch die Faserstärke immer weiter vermindert wird. Schließlich bilden die zahllosen, in den verschiedensten Richtungen verlaufenden Fäserchen überaus feine, engmaschige Geflechte.

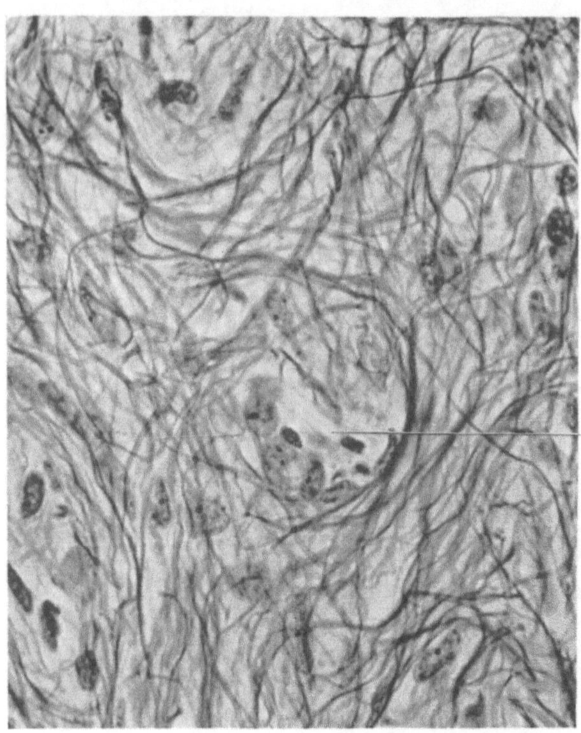

Abb. 289. Nervengeflechte aus dem menschlichen Hinterlappen. *I* Insel mit Blutgefäß. Hinger. 45 Jahre. ♀. Carnoy. Celloidin-Paraffin. 10 μ. Imprägnation nach BODIAN. Vergr. 1 : 720.

An Stellen mit basophiler Infiltration wird das Geflecht der marklosen Nervenfasern durch die eingedrungenen basophilen Intermediazellen mehr oder weniger stark aufgelockert und auseinandergedrängt. Irgendeine direkte Beziehung zwischen basophilen Zellen und den zwischen ihnen verlaufenden Nervenfasern ist jedoch nicht zu erkennen.

Schon oben wurde erwähnt, daß die Nervenbündel oft kreisförmig um Gefäße herumbiegen und, da die Gefäße bei Nervenimprägnation in der Regel ungefärbt bleiben, dadurch helle, nur mit einzelnen Kernen versehene Flecke umschließen. Diese hellen Stellen wurden auch von GREVING beobachtet und von ihm als „Inseln" bezeichnet. Er läßt sie aus einem Komplex von Zellen und zentral gelegenen Capillaren bestehen und vermutet, daß sie „vielleicht die Stätten einer inneren Sekretion darstellen".

Um die feinere Struktur dieser Inseln sichtbar zu machen, empfiehlt es sich, die nach BODIAN imprägnierten Präparate mit Säurefuchsin-Phosphormolybdän-säure-Anilinblau nachzufärben. An Präparaten dieser Art findet man, wie in Abb. 291 im Zentrum der Insel stets ein von blaugefärbten Gitterfasern umgebenes dünnwandiges Blutgefäß vor, das seinerseits wieder von einem Mantel von Pituicytenfasern umschlossen ist, die teilweise mit kolbigen Verdickungen zwischen oder auf den Fasern der Adventitia endigen. Der Gefäßwand liegen ab und zu die Kerne begleitender Adventitiazellen an, zwischen den Pituicyten-fasern finden sich Kerne einzelner Pituicyten. Von irgendwelchen besonderen Drüsenzellen ist dagegen nichts zu sehen.

Neben diesen, durch den Hypophysenstiel dem Hinterlappen zugeführten Nervenfasern, die mit einem kurzen Sammelnamen als „Infundibularnerven" bezeichnet seien, finden sich im Hinterlappen noch Gefäßnerven sympathischer Natur. Sie gelangen vom Plexus carotideus mit den größeren Blutgefäßen in den Hinterlappen und verteilen sich, die sich aufzweigenden Gefäße begleitend, über den ganzen Hinterlappen. Somit ist im Hinterlappen zum mindesten eine doppelte Innervation festzustellen (s. auch Schema Abb. 336).

Die Gefäßnerven bilden entlang der Wandung der Gefäße außerordentlich feine, netzige Geflechte, die sich etwas schwieriger imprägnieren wie die übrigen dickeren Nervenfasern und infolgedessen leicht übersehen werden. Häufig zeigen sie bei gelungener Imprägnation einen etwas schwärzeren Ton als die Infundibularnerven. Die Geflechte sind namentlich an Stellen, an'denen die Gefäßwand flach im Längsschnitt getroffen ist, schön zu verfolgen; sie sind aber, wie Abb. 292 zeigt, auch am Quer- und Schrägschnitt gut erkennbar. Die Nervengeflechte beschränken sich auf die unmittelbare Umgebung der Gefäße. Man glaubt jedoch des öfteren beobachten zu können, daß sich den Gefäßnerven auch feine Äste der Infundibularnerven beimengen.

Die Endigungen der Nervenfasern. Über die Art und Weise, wie die Nervenfasern des Hinterlappens endigen, liegen im Schrifttum nur spärliche, sich zum Teil widersprechende Angaben vor. Verschiedentlich wurden im Hinterlappen, Hypophysenstiel wie auch im Zwischenlappen kleinere und größere rundliche Körper beobachtet, die mit einer Nervenfaser zusammenhängen. Namentlich TELLO (1912) beschrieb derartige Strukturen, die er jedoch ebenso wie TROSSARELLI (1935) als degenerative Erscheinung zugehöriger Nervenfasern deutet. Auch BUCY (1932) findet im Hinterlappen wie namentlich im Hypo-

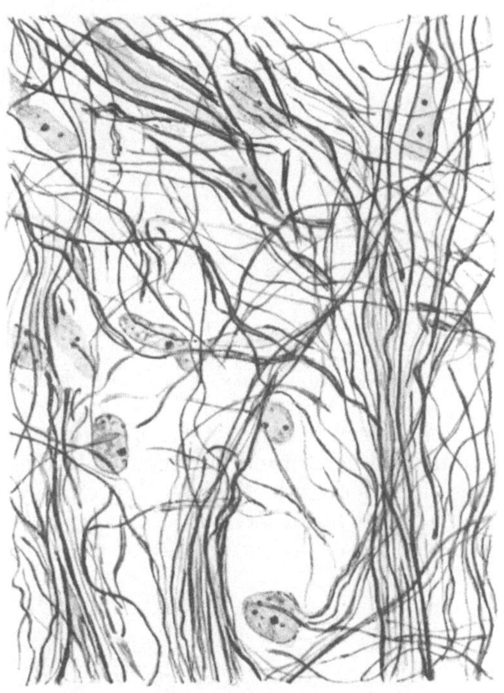

Abb. 290. Marklose Nervenfasern aus dem menschlichen Hinterlappen. Man vergleiche damit den ganz abweichenden Charakter der Pituicytenfasern in Abb. 266. Hinger. 20 Jahre. ♂. Fix. Carnoy. Celloidin-Paraffin. 10 μ. Imprägnation nach BODIAN. Vergr. 1 : 920.

physenstiel zahlreiche runde oder ovale Körper, die mit Nervenfasern in Verbindung stehen. Auch BUCY glaubt, daß sie nervöse Elemente darstellen. TELLO wie BUCY sind ferner der Meinung, daß die genannten Gebilde den hyalinen Körpern von HERRING entsprechen, da sie gleiche Größe, Gestalt und Verteilung zeigen. Im Gegensatz dazu ist RASMUSSEN (1938) der Ansicht, daß die große Mehrzahl der HERRINGschen Körper mit Nervenfasern nichts zu tun hat. Man könne vielmehr Serienschnitten entnehmen, daß die Nervenfaser den von Silbersalzen geschwärzten hyalinen Körper nur durchläuft oder berührt. IBANEZ (1934) unterscheidet an Cajal-, wie namentlich an Golgipräparaten von *Hund* und *Katze* dreierlei Endigungsarten: Im einen Fall geben die Nervenfasern Kollaterale ab, die unter mehrfach aufeinanderfolgender Bifurkation in der Masse des Hinterlappens frei endigen. Eine zweite Gruppe endigt mit kleinen, knopfartigen Anschwellungen an der Grenze von Hinterlappen und Pars intermedia; eine dritte findet zwischen den Zellen der Pars intermedia ihr Ende. Nach BROOKS und GERSH (1938) endigen zahlreiche Äste langer Nervenfasern bei der *Ratte* mit einem feinen Netzwerk, das Parenchymzellen der Neurohypophyse umschließt. RASMUSSEN (1938) dagegen vermochte von derartigen pericellulären Nervenendigungen nichts zu entdecken.

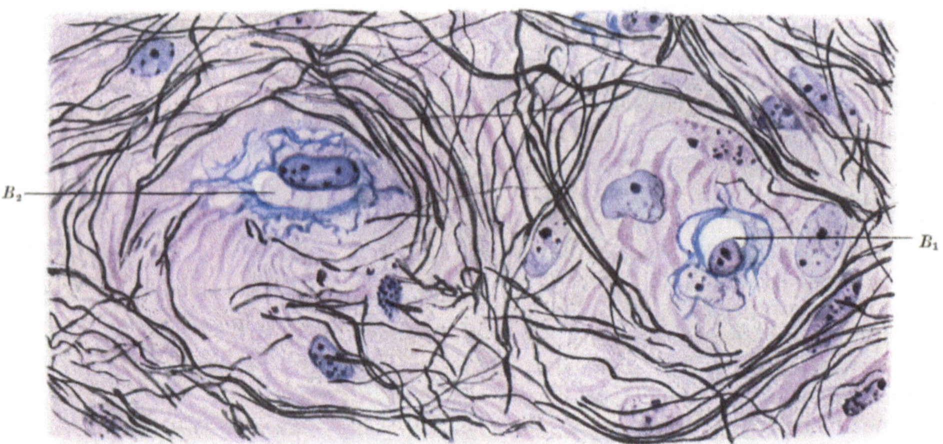

Abb. 291. Zwei „Inseln" aus dem Hinterlappen einer menschlichen Hypophyse. Die marklosen Nervenfasern sind schwarz imprägniert, die Pituicytenfasern violett, die Gitterfasern blau gefärbt. B_1 Blutgefäß quer getroffen. B_2 Blutgefäß schräg getroffen. Hinger. 45 J. ♀. Fix. Carnoy. Celloidin-Paraffin. 7 μ. Nervenimprägnation nach BODIAN. Säure-Fuchsin-Phosphormolybdänsäure-Anilinblau. Vergr. 1 : 920.

Bei meinen eigenen Untersuchungen konnte ich feststellen, daß die weitaus größte Zahl der Infundibularnerven in den schon beschriebenen feinsten Nervengeflechten ihr Ende findet. Nur ein verschwindend kleiner Teil der Nervenfasern dringt in die Zona intermedia ein (s. darüber S. 504). Die feinsten Nervengeflechte lassen keine besondere Orientierung zu Zellkernen oder Drüsenzellen

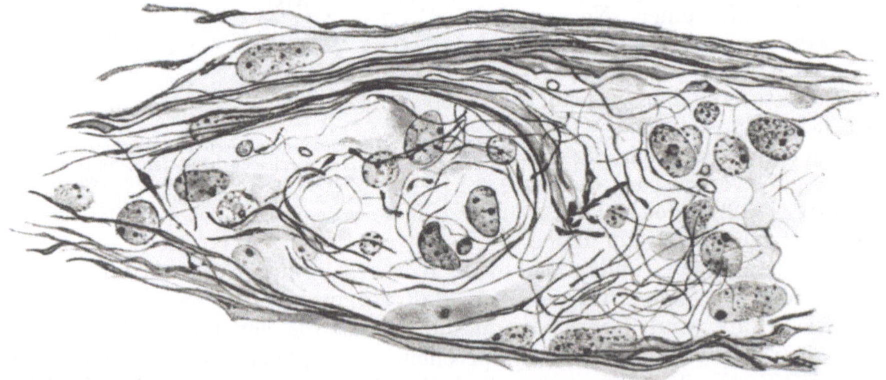

Abb. 292. Insel aus dem Hinterlappen mit Imprägnation der feinen, die Blutgefäße begleitenden Geflechte der Gefäßnerven; an den Längsseiten die groben Faserbündel der Infundibularnerven. Hinger. 45 J. ♀. Fix. Carnoy. Celloidin-Paraffin. 10 μ. Imprägnation nach BODIAN. Vergr. 1 : 920.

erkennen. Trotz eifrigsten Suchens mißlang es auch bei sehr vollständig imprägnierten Präparaten plättchenförmige oder schlingenartige Reticulare aufzufinden. Knopfartige Gebilde, wie sie von IBANEZ in seinen Abb. 7, 8 und 9 gezeichnet werden, entpuppten sich bei sorgfältiger Prüfung stets als Durchschnitte umbiegender, in die Höhe ziehender Fasern. Ebensowenig konnte ich irgendwelche pericelluläre Endapparate auffinden. Bei einzelnen Nervenfäserchen, die in eine feinste Spitze auslaufen und dann nicht mehr weiter zu verfolgen sind, läßt sich immer wieder der Einwand erheben, sie möchten durchschnitten sein oder ihre Fortsetzung unterhalb des Auflösungsvermögens des Mikroskopes liegen.

In guten Präparaten war es stets möglich, innerhalb des Hinterlappens wie auch des Hypophysenstieles jene eigenartigen Kugeln anzutreffen, die TELLO als bolas de degeneratión, BUCY als endbulbs, TROSSARELLI als formation en massue bezeichnet. Sie kommen in sehr verschiedenen Größen vor. So zeigt Abb. 293c ein kleines, nur 2,5 μ dickes Kügelchen, das das Ende einer stark geschlungenen Nervenfaser bildet und mitten im Hinterlappen im perivasculären Bindegewebe eines kleinen Blutgefäßes liegt. Die Nervenfaser endigt hier mit einem feinen Netzwerk von Fäserchen, das die Oberfläche eines kugeligen Körpers umhüllt. Dieser selbst erscheint homogen und nur leicht bräunlich getönt. Wesentlich größer sind die in Abb. 293a und b wiedergegebenen Kugeln. Sie können 10—15 μ und mehr im Durchmesser erreichen. Auch hier wird die Oberfläche des Binnenkörpers von einem engmaschigen Fibrillengitter umschlossen, das durch Aufsplitterung einer Nervenfaser gebildet wird. Bei der in Abb. 293a dargestellten Endigung ist im Binnenkörper schattenhaft noch eine kleinere rundliche Verdichtung sichtbar. Neben rundlichen kommen auch längliche und gelappte Formen von Endkörpern vor.

Die Gebilde entsprechen ohne Zweifel jenen, wie sie von TELLO, BUCY und TROSSARELLI beobachtet wurden. Im Gegensatz zu BENDA und

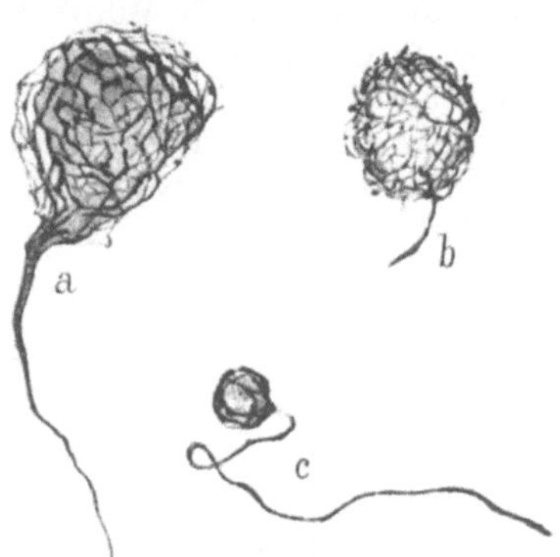

Abb. 293a—c. Nervöse Endapparate aus der menschlichen Neurohypophyse. Hinger 45 J. ♀. Carnoy. Celloidin-Paraffin. 15 μ. Imprägnation nach BODIAN. Vergr. 1 : 1120.

RASMUSSEN bin ich der Auffassung, daß es sich um nervöse Endapparate handelt. Wenn aber TELLO und BUCY diese nervösen Endapparate den hyalinen Körpern HERRINGs gleichsetzen, so vermag ich dem nicht beizupflichten; denn beide Gebilde sind Strukturen eigener Art: die einen stehen in Zusammenhang mit den Nervenfasern, die anderen dagegen entsprechen zumeist homogenen Anschwellungen der Pituicytenfasern.

d) Die interfibrilläre Substanz des Hinterlappens.

Seit langem wird von einer Reihe von Autoren berichtet, daß sich im Hinterlappen, namentlich entlang der Gefäße, auch Kolloid vorfindet, das vom Vorderlappen oder der Zwischenzone stammend, in Begleitung der Gefäße in den Hinterlappen eindringt, um im weiteren Verlauf in den Hypophysenstiel, in den Recessus infundibularis und schließlich auch zu Nervenzentren des Hypothalamusgebietes zu gelangen.

Das Vorkommen von „Kolloid" in der menschlichen Neurohypophyse wurde schon von THOM (1901), ERDHEIM (1903), THAON (1907) u. a. kurz erwähnt. LIVON (1908) sprach dann als erster den Gedanken aus, daß „das innere Sekret der Hypophyse" durch die Nervenfasern des Hinterlappens und des Hypophysenstieles gegen das Gehirn zu weiter geleitet werde. Einen Beweis für diese Annahme schienen die Arbeiten HERRINGs (1908a, e) zu bringen, der im Hinterlappen tierischer Hypophysen [*Katze, Hund, Kaninchen*, später (1908d, 1913) auch bei *Cyclostomen, Elasmobranchiern, Teleostiern, Amphibien, Reptilien, Vögeln*] eigentümliche Einlagerungen beschrieb, die seitdem als „HERRINGsche Körper" bekannt sind. HERRING unterschied nach dem morphologischen

Verhalten der Körper zwischen zwei Formen, den „granular bodies" und den „colloid or hyalin bodies". Erstere leitet HERRING von Epithelzellen der Pars intermedia her, die in den Hinterlappen eingedrungen sind und hier zugrunde gehen. Die hyalinen Körper läßt er auch durch die sekretorische Tätigkeit der Pars intermedia entstehen und aus ihr in den Hinterlappen eindringen, wo sie dann durch die Spalten der Neuroglia dem Recessus infundibuli des dritten Ventrikels zuströmen. CUSHING und GOETSCH (1910) fanden die Darstellung HERRINGs auch bei menschlichen Hypophysen bestätigt. Sie ließen hier die granulären und hyalinen Körper aus den in den Hinterlappen eingedrungenen Basophilen entstehen, ebenso LENNON (1937). In einer späteren Arbeit bringt CUSHING (1933) auch Mikroaufnahmen, durch die die Umwandlung der Basophilen in granuläre Körper und dieser in hyaline Körper erwiesen werden soll. Auch andere Forscher wie SOYER, BIEDL bestätigen das Vorkommen der HERRINGschen Körper und ihre Deutung als wirksame Substanz des Hinterlappens.

EDINGER (1911) glaubte dann, den Weg „des Sekretes der Hypophyse" vom Vorderlappen in den Hinterlappen und Hypophysenstiel durch intraparenchymatöse Tuscheinjektionen erwiesen zu haben. Er fand in seinen Präparaten die Drüsenzellen des Vorderlappens trogartig von tuschegefüllten Sekreträumen umgeben, die sich ihrerseits in perivasculäre Spalten der Blutgefäße fortsetzten. Dabei konnte an diesen Spalten in der Richtung nach den Zellen niemals eine eigene Wandung wahrgenommen werden. Die Sekreträume grenzten vielmehr einerseits direkt an die Zellen, andererseits an die Capillarwand. In den perivasculären Spalten der Blutgefäße breitete sich die Injektionsflüssigkeit, ohne in die Gefäße selbst einzudringen, weiter aus und gelangte so mit diesen in den Hirnteil, in welchem sie in den VIRCHOW-ROBINschen Räumen bis in die Gegend des Tuber cinereum vordrang. EDINGER zog aus dieser Ausbreitung der Injektionsflüssigkeit Rückschlüsse auf den natürlichen Weg des Sekretes, ohne jedoch den Nachweis zu erbringen, daß dieser mit jener auch tatsächlich übereinstimmt.

Ein weiterer Schritt in der Deutung der Sekretionsverhältnisse im Hinterlappen erfolgte durch CELESTINO DA COSTA (1923, 1925). Er fand das feine Fasernetz, das die Blutcapillaren des Hinterlappens umgibt, bei *Katze* und *Meerschweinchen* von einer Substanz erfüllt, die die gleichen färberischen Eigenschaften besitzt wie die hyalinen Körper HERRINGs. Da die fraglichen Gefäße dem Zwischenlappen entstammen, kommt DA COSTA zur Annahme, daß das im Zwischenlappen ausgearbeitete Kolloid zunächst in die Blutgefäße abgegeben wird, durch diese in den Hinterlappen gelangt und hier unter bestimmten Bedingungen die Gefäßwand durchdringt, um sich zeitweise im Hinterlappen anzuhäufen und gegebenenfalls auch in die Ventrikelhöhle überzutreten.

1924—1936 veröffentlichte COLLIN allein und mit Mitarbeitern eine Reihe von Arbeiten, die zum Ziele haben, Ursprung, Verhalten und Weg des im Vorder- bzw. Zwischenlappen ausgearbeiteten Kolloids zu verfolgen. COLLIN unterscheidet im Hinterlappen zwischen perivasculärem und interstitiellem Kolloid. Ersteres findet er wie CELESTINO DA COSTA zwischen Gefäßwand und bindegewebiger Hülle, letzteres völlig unabhängig von Bindegewebe und Gefäßen in Gestalt rundlicher oder unregelmäßiger Tropfen homogenen oder gekörnten Aussehens in den Spalten der Neuroglia. Das Kolloid entsteht beim Menschen durch Degeneration eingedrungener Zellen oder durch Zerfall von Cysten der Cystenzone. Ein Teil des Kolloids gelangt nach COLLIN entlang der Nervenfasern bis zu den Kernen des Hypothalamus, wo es sich in unmittelbarer Nachbarschaft der Nervenzellen nachweisen läßt. COLLIN bezeichnet diese Ausscheidung des Kolloids in das Nervengewebe des Hirnteils und die von hier aus stattfindende Diffusion zu den Zentren des Hypothalamus als Neurocrinie, während er die von HERRING (1908), VERGARA (1924) und ihm selbst (1924) beschriebene Ausscheidung in die Flüssigkeit des 3. Ventrikels als Hydrencephalocrinie abtrennt. Zur Abgabe der Hormone in die Blutbahn (Hämocrinie) tritt noch die Hämoneurocrinie, bei der das Kolloid des Drüsenteils zunächst in die Blutgefäße des Pfortadersystems (s. S. 492 f.) gerät, die in der Höhe des Recessus infundibularis in den Trichter eintreten und sich hier zu einem sekundären Gefäßnetz für den Tuber cinereum auflösen sollen. Dabei soll das auf dem Gefäßweg zugeführte Kolloid wieder durch die Gefäßwandung ins umgebende Gewebe austreten, um so zu den Nervenzellen der Zentren des Tuber cinereum zu gelangen.

Der von COLLIN vertretenen Neurocrinie liegt die Annahme zugrunde, daß das im Nucleus supraopticus und paraventricularis nachweisbare Kolloid dem Hinterlappen entstammt. Im Gegensatze dazu verficht SCHARRER in einer Reihe von Arbeiten (1930—1937) die Auffassung, daß das Kolloid, das in und zwischen den Ganglienzellen der genannten Hypothalamuszentren bei Mensch und Tier nachzuweisen ist, an Ort und Stelle durch sekretorische Tätigkeit der betreffenden Ganglienzellen entsteht („Zwischenhirndrüse“). ROUSSY und MOSINGER (1934), PETERS (1935) und GAUPP (1935, 1936) bestätigen die Befunde SCHARRERs an menschlichem Material und pflichten seiner Deutung bei. COLLIN (1934) macht dagegen geltend, daß die von SCHARRER im Sinne einer Sekretion gedeuteten Bilder ebensogut Resorptionsvorgänge darstellen können. In einer folgenden Arbeit schlagen COLLIN und OLIVEIRA und SILVA (1934), um Verwechslungen zu vermeiden, vor, die eventuelle Sekretion der Ganglienzellen als Neuricrinie von dem als Neurocrinie bezeichneten Vorgang, an dessen Existenz COLLIN auch weiterhin festhält, zu unterscheiden.

HERRING, CUSHING, COLLIN u. a. betrachten das im Hinterlappen usw. vorhandene Kolloid als Hormon oder zum mindesten als Vorstufe der Hinterlappenhormone. Gegen diese Auffassung erhoben GERSH und TARR (1935) eine Reihe bemerkenswerter Einwände. So seien 1. die hyalinen Körper niemals direkt in frischen Präparaten beobachtet worden; 2. seien durch GEILING auch in der Neurohypophyse des *Huhnes* und von *Walen* Massen von Kolloid beschrieben worden, obwohl bei diesen Tierarten eine Pars intermedia wie eine Einwanderung von Zellen fehlt; 3. seien die Ablagerungen von Tier zu Tier verschieden, auch bei gleicher Tierart und gleicher Fixierung und 4. sei es schwer, einen Mechanismus zu finden, durch den sich die Bewegung des trägen Kolloids in den mit Flüssigkeit gefüllten Gewebsspalten erklären ließe. In Einklang mit diesen Bedenken kamen GERSH und TARR auf Grund ihrer Untersuchungen am Hinterlappen von *Hund, Katze, Rhesusaffe, Meerschweinchen, Rind, Schwein* und *Huhn* unter Anwendung der Trocken-Gefrier-Paraffinmethode nach ALTMANN-GERSH zu dem Ergebnis, daß die hyalinen Körper postmortale Kunstprodukte sind, die erst bei Anwendung der gebräuchlichen Fixierungsmethoden auftreten. Sie stellen nach den genannten Autoren Reste einer gleichmäßig verteilten Eiweißsubstanz dar, die im Leben das ganze Netzwerk der Glia des Hinterlappens durchtränkt. Sie bestehen zum Teil aus einem Protein, das sich in seiner Löslichkeit gleich einem Albumin verhält, sich aber hinsichtlich Löslichkeit und pharmakologischer Wirkung vom blutdrucksteigernden Prinzip des Hinterlappens unterscheidet. GERSH und TARR stellen es daher in Abrede, daß die interfibrilläre Eiweißsubstanz und damit auch die aus ihr entstehenden hyalinen Körper mit dem genannten Hormon etwas zu tun haben.

Diese Angaben des Schrifttums, die sich zumeist auf tierische Neurohypophysen beziehen, konnte ich durch eigene Untersuchungen an frisch fixierten Hypophysen von Hingerichteten in mehrfacher Hinsicht ergänzen. Zunächst ergab sich, daß das von Neuroglia und Neurofibrillen gebildete Parenchym des Hinterlappens durchgehends mit einer eiweißhaltigen Flüssigkeit durchtränkt ist. Voraussetzung für deren Nachweis ist, daß die Neurohypophyse kurz nach dem Tode unter sorgfältiger Vermeidung von Verletzungen und Druckschädigung in toto ohne Anschneiden, am besten auf dem Gefäßweg, fixiert wird, da andernfalls zum mindesten ein Teil der interfibrillären Flüssigkeit aus den eröffneten

Gewebsspalten heraussickert. Unter dieser Vorbedingung gelingt der Nachweis der interfibrillären Flüssigkeit nach Fixierung in Susa, Bouin oder Carnoy am schönsten mit der von MASSON zur Färbung des Bindegewebes angegebenen Methode. Die interfibrilläre Substanz nimmt dabei eine helle schieferblaue Farbe an, gegen die sich die rotviolett gefärbten Pituicytenfasern und Neurofibrillen sehr deutlich abheben. Auch in gut fixierten Azanpräparaten ist die diffuse Durchtränkung mit einer interfibrillären Substanz an einer blaßvioletten Tönung des Untergrundes gut erkennbar (s. Abb. 272). Die Konzentration dieser eiweißhaltigen Flüssigkeit ist nicht in allen Bezirken des Hinterlappens gleich; in einzelnen ist sie schwächer, in anderen, namentlich um Gefäße herum, stärker. Dementsprechend zeigt auch das Fixationsbild der interfibrillären Flüssigkeit Unterschiede. Im ersteren Fall ist sie nur als ganz blaß gefärbte, oft von hellen Vakuolen durchsetzte Substanz sichtbar, im letzteren Fall tritt sie als feingekörnte, mehr oder weniger intensiv gefärbte Zwischensubstanz hervor. So zeigt Abb. 294 zahlreiche kleine zwischen dem Fasergewebe liegende Tropfen, die einen feingekörnten Inhalt bergen. Auch in der Menge der interfibrillären Substanz bestehen große Unterschiede. In manchen Bezirken des Hinterlappens ist sie so reichlich vorhanden, daß das Fasergewebe wie in Abb. 294 ödemartig auseinandergedrängt ist; in anderen ist sie zwischen den Fasern nur in Spuren vorhanden. Die interfibrilläre Substanz findet sich nicht nur perivasculär,

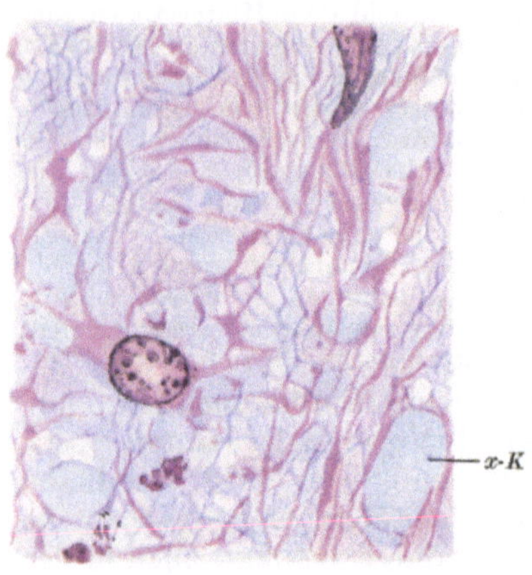

Abb. 294. Interfibrilläre Substanz im Parenchym der menschlichen Neurohypophyse. *x-K* x-Körper. Hinger. 25 J. ♂. Fix. Susa. Paraffin. 5 μ. Bindegewebsfärbung nach MASSON. Vergr. 1 : 920.

sondern stellenweise wie in Abb. 294 auch zwischen den Gefäßen vor; in den perivasculären Bezirken ist, entsprechend den Beobachtungen von CELESTINO, DA COSTA, COLLIN u. a., oft eine Verdichtung der Substanz zu beobachten.

Schon COLLIN (1934) wies darauf hin, daß die Exkretionserscheinungen je nach dem physiologischen Funktionszustand bald stark reduziert, bald maximal gesteigert sein können. CUSHING (1933) gibt an, daß es unter pathologischen Verhältnissen, z. B. bei einer Hyperaktivität der Zwischenzone bei Hochdruck, zu einer so starken Vermehrung der kolloiden Zwischensubstanz kommen kann, daß der tubero-infundibuläre Apparat ein ödematöses Aussehen gewinnt.

Hier und dort kommen auch in der frisch fixierten Neurohypophyse von Hingerichteten auch grobe hyaline Tropfen und Schollen vor, die, wie sich aus ihrem Aussehen (konzentrische Schichtbildung, Buckelform), ihren färberischen Eigenschaften (verschieden gefärbte durch Alterung bedingte Schichtung) und dem Verhalten ihrer Umgebung (Ausweichen von Nervenfasern) ergibt, nicht plötzlich bei der Fixierung durch Ausfällung, sondern nur in vivo allmählich durch Eindickung entstanden sein können. Sie finden sich bei gesunden Menschen jugendlichen und mittleren Alters, aber spärlicher als in tierischen Hinterlappen, in welchen sie, wie z. B. beim *Hund*, beim *Huhn*, bei der *Forelle*, oft in sehr großer Menge nachzuweisen sind.

Die interfibrilläre Substanz entspricht wohl der Eiweißsubstanz, die GERSH und TARR bei ihrer Technik in tierischen Hinterlappen gleichmäßig verteilt fanden. Auch das perivasculäre Kolloid CELESTINO DA COSTAs und COLLINs, wie ein Teil des interstitiellen Kolloids COLLINs ist demgemäß der interfibrillären Substanz zuzurechnen.

Die x-Körper. Wie schon oben erwähnt wurde und wie auch Abb. 294 zeigt, finden sich in der interfibrillären Substanz kleine gekörnt erscheinende Tropfen, von denen eine lückenlose Reihe zu größeren scharf begrenzten Gebilden führt, die bei MASSONscher Färbung durch unscharf konturierte, hellblau gefärbte Körnchen gekennzeichnet sind (s. Abb. 294, x-K). Auch in Azanpräparaten sind sie gut sichtbar, nur in etwas hellerem Blau gefärbt (s. Abb. 272 und 282, x-K). Ich möchte die Gebilde vorerst als x-Körper bezeichnen. Die von einer deutlichen Membran umschlossenen Körper können schließlich Durchmesser bis zu 20 und 30 μ erreichen. Bemerkenswert ist, daß innerhalb eines x-Körpers niemals ein Kern oder auch nur der Überrest eines solchen anzutreffen ist. Im Gegensatze zur interfibrillären Substanz, die in Sektionsmaterial meist nicht oder nur stark verklumpt erhalten ist, sind die x-Körper auch in diesem, wenn es nicht allzu spät fixiert ist, noch nachweisbar, wobei die Körnchen allerdings meist durch Verklumpung vergröbert sind. Die x-Körper sind an keine bestimmte Zone gebunden; sie können in allen Bezirken des Hinterlappens auftreten.

Die y-Körper. Eine weitere ständig nachweisbare Art von Körpern ist in Abb. 295 wiedergegeben. Sie unterscheiden sich von den x-Körpern vor allem dadurch, daß in ihrem Innern eine rundliche Verdichtungszone liegt, die namentlich bei Azan- und Massonfärbung durch ihre abweichende Färbung sehr schön hervortritt. Auch diese, als y-Körper bezeichneten Gebilde entbehren eines Kernes. Ihre Größe wechselt; von kleinen Formen von 5—10 μ Durchmesser führt eine geschlossene Reihe zu solchen von 20—30 μ und mehr. Dementsprechend schwankt auch die Größe der Verdichtungszone, die bei den größeren Formen meist Durchmesser von 10—15 μ erreicht. Der größte von mir beobachtete y-Körper maß 57 μ im Durchmesser, seine Verdichtungszone 25 μ. Die Gestalt der Gebilde ist gewöhnlich kugelig oder ovoid, aber auch gestreckte, keulenartige oder gelappte Formen kommen vor. Zackige Konturen sind meist durch Schrumpfung bedingt. Die scharfe membranartige Begrenzung der Oberfläche ist in Massonpräparaten oft violettrot gefärbt. Auf sie folgt eine bald breitere, bald schmälere blaßblaue Außenzone, in der blau gefärbte Körnchen liegen. Bei großen Körpern wird diese Zone immer lichter, die Lagerung der Körnchen lockerer (vgl. Abb. 295a und b mit c); sie können auch ganz verschwinden, so daß die Randzone des Körpers angefärbt und leer erscheint. Die Verdichtungszone ist rotviolett gefärbt; sie ist von zahllosen rotvioletten Körnchen durchsetzt, die von hier gegen die Peripherie abzuwandern scheinen. Bei Azanfärbung nehmen die peripheren Körnchen einen lichtblauen, die der Verdichtungszone einen violetten Farbton an.

Das Aussehen der Verdichtungszone wechselt. In manchen, wie namentlich in den kleinen y-Körpern, ist sie erst durch eine noch ganz lockere Ansammlung rotvioletter Körnchen angedeutet (s. Abb. 295a). Daß keine Täuschung durch Anschnitt vorliegt, ist leicht festzustellen, wenn der Körper wie in Abb. 295a innerhalb der Schnittdicke liegt. Von Ansammlungen dieser Art bis zu großen Verdichtungszonen finden sich alle Zwischenstufen.

Ab und zu zeigt die Verdichtungszone ein hyalines Aussehen; man kann sie dann auch von einigen kleinen Vakuolen oder substanzhaltigen Bläschen durchsetzt finden. In Präparaten, die zur Darstellung der Neurofibrillen nach BODIAN imprägniert und dann mit Säurefuchsin-Anilinblau nachgefärbt waren, ist die Oberfläche der Verdichtungszone manchmal eigentümlich schwarz bis schwarzblau gefärbt. Die y-Körper sind auch in Sektionsmaterial sichtbar; doch sind hier die Körnchen meist vergröbert und verklumpt.

x-Körper wie y-Körper färben sich mit Hämalaun-Eosin ebenso wie die auf S. 413 beschriebenen granulären Anschwellungen rötlich, so daß bei dieser Färbung eine genauere Unterscheidung erschwert ist. Daraus erklärt sich, daß diese Gebilde von HERRING unter der Bezeichnung „granular bodies" unterschiedslos zusammengefaßt wurden. Die Verdichtungszone entspricht nach HERRING wie auch CUSHING dem zugrunde gehenden Kern der Zelle. Die granulären Körper sollen nach den genannten Autoren aus eingewanderten Zellen der Pars bzw. Zona intermedia, namentlich aus basophilen Zellen, entstehen. Auch JONNESCO (1913) hält die Verdichtungszone für den zugrunde gehenden Kern einer Zelle; es soll sich dabei um eosinophile Zellen handeln, die vom Vorderlappen her in die Neurohypophyse eingedrungen sind.

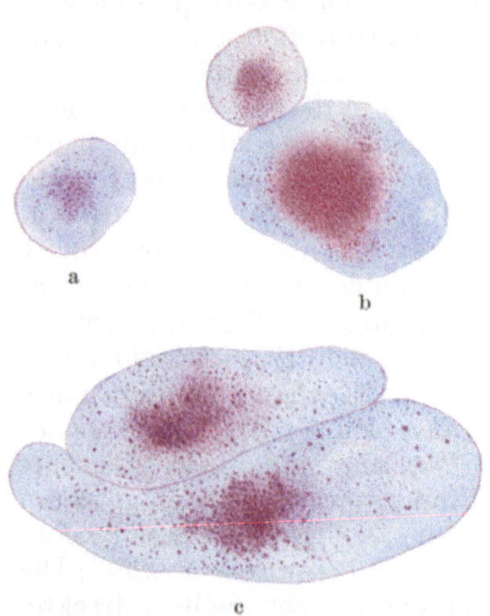

Abb. 295 a—c. y-Körper aus der menschlichen Neurohypophyse. a Kleiner in Entstehung begriffener y-Körper mit Verdichtungszone, die innerhalb der Schnittdicke liegt. b Ein kleiner und ein größerer y-Körper. c Zwei große y-Körper mit vergröberten Körnchen. Bei keinem der Körper läßt sich ein Kern oder Kernrest feststellen; auch im vorausgehenden und nachfolgenden Schnitt nicht. Hinger. 25 J. ♂. Fix. Susa. Paraffin. 10 μ. Bindegewebsfärbung nach MASSON. Vergr. 1 : 920.

Bei genauerer Untersuchung frisch fixierten menschlichen Materials ergeben sich indessen eine Reihe von Befunden, die Zweifel an der Richtigkeit dieser Deutungen aufkommen lassen. Was zunächst die Herkunft der x- und y-Körper betrifft, so läßt sich gegen ihre Entstehung aus basophilen Zellen eine Reihe von Einwänden erheben. So ist häufig festzustellen, daß die Körper auch in Hypophysen mit geringer oder fehlender basophiler Invasion in reichlicher Zahl vorhanden sind. Da es unbekannt ist, wie lange sich die Körper erhalten, so könnte allerdings gegen diesen Einwand vorgebracht werden, daß sich die Körper auf eine frühere, schon abgeklungene Invasion zurückleiten. Es ist jedoch fraglich, ob dies stichhaltig ist; denn man findet die Körper auch in Hinterlappen von Jugendlichen mit geringer Invasion, bei welchen doch in anbetracht ihres jugendlichen Alters aller Wahrscheinlichkeit nach auch in früherer Zeit keine stärkere Zelleinwanderung stattfand. Ferner trifft man die Körper auch bei Schwangeren, deren Hinterlappen gewöhnlich sehr arm an Basophilen ist.

Ein weiterer Einwand gegen eine Abstammung der x- und y-Körper von Basophilen ergibt sich aus ihrer Lage. Sie finden sich nicht nur in der an den Drüsenteil angrenzenden Zone des Hinterlappens, sondern ebenso reichlich auch in seinen übrigen Abschnitten, selbst im Hypophysenstiel, in dem nur sehr selten Basophile anzutreffen sind. Ja sie können hier sogar besonders zahlreich sein. Die x- und y-Körper müßten also aus der Grenzzone, ihrem angeblichen Ursprungsort, in entfernt liegende Gebiete des Hinterlappens eingewandert sein, eine Vorstellung, die bei der Kernlosigkeit der Gebilde beträchtliche Schwierigkeiten bereitet. Auch die Annahme einer passiven Verschleppung der Körper durch eine gegen den Stiel zu gerichteten Strömung bringt keine Lösung; wie wäre in diesem Falle das Auftreten der Körper in dem außerhalb des Strömungsgefälles gelegenen obersten dorsalen Abschnitt des Hinterlappens zu erklären?

Andererseits ist die Tatsache, daß x- und y-Körper auch zwischen eingewanderten basophilen Zellen zu beobachten sind, noch kein Beweis dafür, daß sie auch aus diesen entstanden sind. Da die Körper ja im ganzen Gebiet des Hinterlappens auftreten, kann das Zusammentreffen gerade so gut auch zufälliger Natur sein. Der gewichtigste Einwand aber ist wohl der, daß keiner der Autoren bis jetzt eine lückenlose Übergangsreihe von einer basophilen Zelle zu einem x- oder y-Körper gegeben hat. Auch mir war es nicht möglich, einwandfreie

Zwischenstufen zu finden. Noch weniger läßt sich die von Jonnesco angenommene Herkunft von eosinophilen Zellen beweisen.

Für die Entscheidung der Frage der Herkunft der x- und y-Körper fällt auch die Deutung der Verdichtungszone ins Gewicht. Ist es wirklich erwiesen, daß sie, wie Herring und Cushing annehmen, dem angeschwollenen, hyalinisierten Kern einer Basophilen entspricht? Mir ist ein Beweis für diese Annahme, die sich nur auf den Augenschein bei unspezifischen Färbungen gründet, nicht bekannt. Auch mir gelang er nicht. Obwohl ich hunderte dieser Körper, die größeren auch in Serienschnitten untersuchte, glückte es mir niemals, einen einwandfrei innerhalb eines x- oder y-Körpers gelegenen Kern zu finden. Ebensowenig war es möglich, innerhalb einer Verdichtungszone mit Hilfe spezifischer Färbungen (Fuchsinschwefelsäure, Gallocyanin, Methylgrün u. dgl.) eindeutige Kernreste festzustellen, was doch, wenn sie tatsächlich aus einem Kern hervorgingen, wenigstens manchmal gelingen müßte. Bestenfalls trifft man Kerne an, die der Außenseite der x- oder y-Körper anliegen; diese sind aber stets durch die Oberflächenmembran vom Körper selbst abgetrennt, so daß es sehr fraglich ist, ob sie mit diesen etwas zu tun haben.

Eine Zeit lang glaubte ich, daß die Verdichtungszone der y-Körper dem ursprünglichen Centroplasma und Golgikörper einer Drüsenzelle entspricht, doch ließ sich auch das nicht einwandfrei erweisen.

Das Fehlen der Kerne, wie auch die zahlreichen Zwischenstufen, die man von kleinsten bis zu großen x- und y-Körper nachweisen kann, die

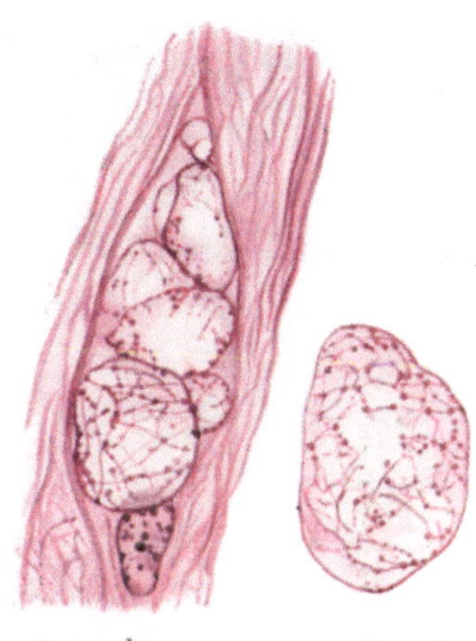

Abb. 296 a und c. z-Körper aus der menschlichen Neurohypophyse. a Einzelner, isoliert liegender z-Körper mit fädigem Inhalt. b Gruppe von z-Körpern verschiedener Größe. Hinger. 25 J. ♂. Susa. Paraffin. 5 μ. Massonsche Bindegewebsfärbung. Vergr. 1 : 920.

allmähliche Entwicklung der Verdichtungszone aus kleinen Anhäufungen von Körnchen ohne Anwesenheit eines Kernes, all diese Beobachtungen erwecken den Verdacht, es möchte sich bei diesen x- und y-Körpern überhaupt nicht um celluläre Gebilde handeln, sondern um spezifische Sekretionserscheinungen des Hinterlappenparenchyms, etwa derart, daß sich die Körper als Produkte der sekretorischen Tätigkeit des Parenchyms aus kleinen interfibrillär auftretenden, mit Flüssigkeit gefüllten Bläschen bilden, die sich allmählich vergrößern und sich schließlich unter Auflösung ihrer Oberflächenmembran in die Spalten des Gewebes entleeren. Die in den Körpern sichtbaren Körnchen könnten eine durch die Einwirkung der Fixierungsflüssigkeit bedingte Ausflockung darstellen, die je nach ihrem chemischen oder physikalischen Verhalten ein differentes färberisches Verhalten zeigt. Ähnliche Fällungsbilder sind ja auch vom Inhalt kolloidgefüllter Cysten bekannt.

Sollten die y-Körper, entgegen den vorausgehenden Ausführungen, Überreste von Zellen darstellen, dann könnten sie sich ihrem ganzen Verhalten nach meines Erachtens nur auf zugrunde gehende Zellen der Neuroglia zurückleiten. Ich werde auf diese Frage in einer späteren Arbeit noch näher eingehen.

Die z-Körper. Außer den x- und y-Körpern findet sich in den interstitiellen Spalten des Parenchyms noch eine weitere eigentümliche Struktur, die in den Abb. 296 und 297 wiedergegeben ist.

Es sind helle Bläschen, die teils einzeln, teils herdartig in kleineren oder größeren Gruppen auftreten. Man denkt zuerst an ein durch Schrumpfung bei der Fixierung entstandenes Kunstprodukt. Indessen sind diese als z-Körper bezeichneten Bläschen nach allen möglichen Fixierungsarten, auch bei Anwendung von osmiumhaltigen Gemischen, nachzuweisen. Sie treten um so schöner hervor, je lebensfrischer die Drüse fixiert wurde.

Die z-Körper sind von einer leicht erkennbaren Membran umschlossen, die sich bei MASSONscher Färbung intensiv rotviolett färbt. Besonders deutlich ist sie an z-Körpern zu sehen, die für sich, isoliert, zwischen Faserbündeln des Parenchyms liegen. Die Bläschen dürften in vivo mit einer wäßrigen Flüssigkeit gefüllt sein, die je nach ihrem Substanzgehalt ein wechselndes Fixierungsbild gibt: So erscheint ein Teil der z-Körper im fixierten Zustand leer, ein anderer enthält etwas Gerinnsel, wieder andere zeigen feine fibrinartige Fäden, die sich bei MASSONscher Färbung rot tingieren. Einzelne der z-Körper enthalten auch Glykogen, das im fixierten Zustand in feineren oder gröberen Tröpfchen an der Innenseite der Oberflächenmembran oder an feinen Fädchen niedergeschlagen ist (s. Abb. 300 b). Fett oder Lipoide sind in den z-Körpern beim Menschen morphologisch nicht nachweisbar.

Die Form der z-Körper ist meist kugelig oder abgeplattet ovoid, letzteres namentlich dann, wenn sie zwischen längsverlaufenden Faserbündeln des Parenchyms gelegen sind. In diesem Fall liegen die Körper

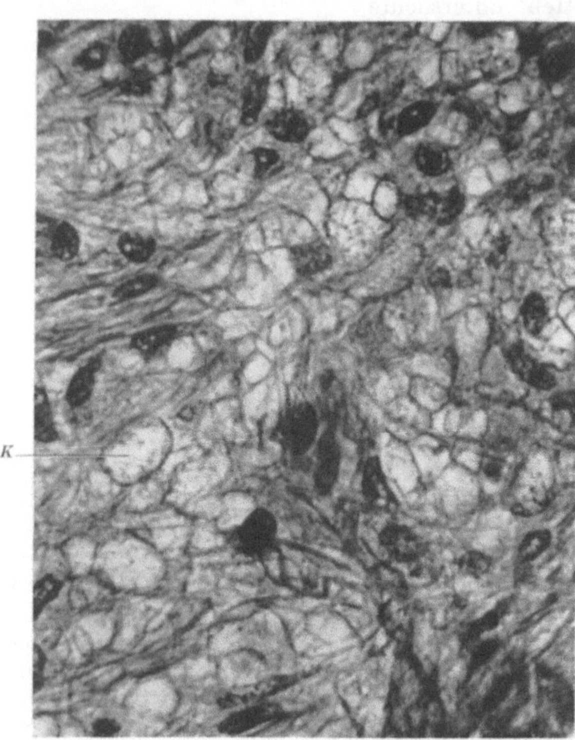

Abb. 297. Zahlreiche Gruppen von z-Körpern *(zK)* zwischen dem Fasergeflecht des Hinterlappens. Hinger. 45 J. ♀. Carnoy-Celloidin-Paraffin. 5 µ. MASSONsche Bindegewebsfärbung. Vergr. 1 : 360.

auch häufig reihenweise hintereinander. An anderen Stellen sind die Bläschen, einem Fettgewebe ähnlich, zu größeren Gruppen zusammengeordnet (s. Abb. 297). Die Größe der Bläschen schwankt von kleinsten nur 2—3 µ messenden bis zu 10—15 µ großen Körpern.

Die z-Körper haben eine gewisse Ähnlichkeit mit Strukturen, die JONNESCO (1913) in der Neurohypophyse des Menschen als Überreste von eosinophilen Zellen beschrieb. Sie sollen aus diesen unter Vakuolisation des Cytoplasmas und saurer Degeneration des Kernes durch Histolyse entstehen.

Die Frage der Entstehung der z-Körper wird durch Abb. 298 meines Erachtens in folgender Weise beantwortet. Die Abbildung zeigt eine kleine Gruppe von Reticulopituicyten, die durch Cytoplasmabrücken in retikulärem Zusammenhang stehen. Im Cytoplasma ist das Auftreten kleiner, mit flüssigem Inhalt gefüllter Bläschen zu erkennen, die sich allmählich zu Körpern vergrößern, die in ihrem Aussehen völlig den vorher besprochenen z-Körpern gleichen. Mit dem Anwachsen des Umfanges der Bläschen ist in ihrem Innern auch das

Auftreten der fibrinartigen Fäden festzustellen. Ob die Körper, wenn sie eine gewisse Größe erreicht haben, dann aus dem Zelleib ausgestoßen, oder unter Auflösung der Zelle frei werden, ist schwer zu entscheiden. Anscheinend kommen beide Prozesse vor. In gleicher Weise kann sich der Vorgang auch in einzelnen, isoliert liegenden Pituicyten abspielen. Die großen, prall mit Flüssigkeit gefüllten z-Körper verfallen schließlich der Auflösung, wobei sich ihr Inhalt in die Maschen des Pituicytenreticulums oder in das Geflecht der Nerven- und Pituicytenfasern entleert, das dadurch bei herdartigen Ansammlungen von z-Körpern aufgelockert und auch spaltartig auseinandergedrängt wird. Der ganze Prozeß ist, meines Erachtens, als Sekretionsvorgang zu deuten.

Die z-Körper können unter Umständen in ihrem Aussehen an gequollene Kerne erinnern (Oberflächenmembran, fibrinartige Fädchen, Körnchen u. dgl.) und dadurch die Frage aufrollen, ob sie vielleicht aus Kernen entstehen. Stellen, wie sie in Abb. 298 wiedergegeben sind, lassen indeß ihre Entstehung aus im Cytoplasma gelegenen Bläschen eindeutig erkennen.

Außer diesen sekretorischen Vorgängen ist auch noch wie schon S. 426 geschildert wurde, eine Auflösung von Pituicyten festzustellen.

Schließlich konnte ich noch beobachten, daß die Fortsätze der Faserpituicyten in begrenzten Bezirken des Hinterlappens eigenartige Auflösungserscheinungen zeigen, so daß sie hier, obwohl sie in benach-

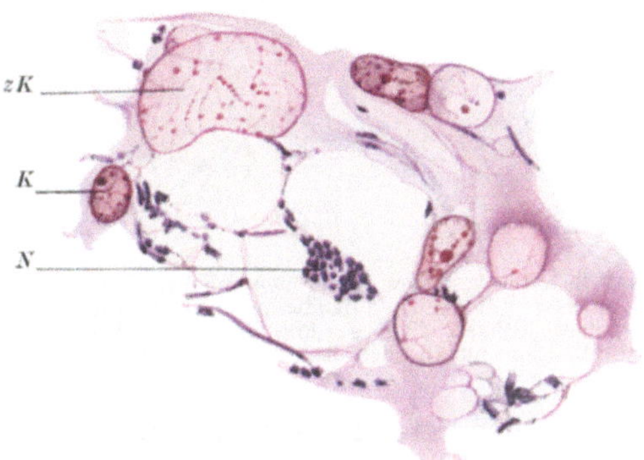

Abb. 298. Reticulopituicyten mit Sekretvakuolen und z-Körpern. *K* Pituicytenkern; *N* Bündel quergeschnittener markloser Nervenfasern; *zK* typischer z-Körper. Hinger. 25 J. ♂ Paraffin. 5 μ. Azan. Vergr. 1 : 920.

barten Teilen gut erhalten und dargestellt sind, nur fragmentiert und verschwommen sichtbar sind. Es ist möglich, daß auch diese Erscheinungen, die ich in einer späteren Arbeit noch eingehender schildern werde, im Sinne periodischer Einschmelzungsvorgänge zu deuten sind.

Aus all dem ergibt sich, daß der Hinterlappen nicht lediglich eine passive, sekretableitende Rolle spielt, sondern einen aktiven, sekretorisch bedeutsamen Anteil der Hypophyse darstellt.

Am Schlusse dieser Ausführungen über die interfibrilläre Substanz der Neurohypophyse möchte ich zusammenfassend zu der Frage Stellung nehmen, wie sich in der menschlichen Neurohypophyse die x-, y- und z-Körper sowie die verschiedenen Formen der Anschwellungen der Pituicytenfasern (homogene, pigmentierte, granuläre und vesikuläre Anschwellung) zu den „granular bodies" und den „colloid or hyalin bodies" HERRINGs verhalten. Nach der vorausgehenden Darstellung ist es kaum nötig noch zu betonen, daß x-, y- und z-Körper Strukturen darstellen, die mit den verschiedenen Anschwellungen der Pituicytenfasern nichts zu tun haben. Es genügt dazu, die Abbildungen dieser verschiedenen Strukturen miteinander zu vergleichen. Dagegen entsprechen x- und y-Körper einem Teil der „granular bodies" HERRINGs, denen auch noch die granulären Anschwellungen der Pituicytenfasern zuzurechnen sind.

Was die „hyalin bodies" HERRINGs betrifft, so ist nach meinen Untersuchungen ein großer Teil derselben den homogenen Anschwellungen der Pituicytenfasern gleichzusetzen, die im Schnittpräparat verständlicherweise viel häufiger als isolierte rundliche oder ovale, wie als spindelige mit zu- und ableitender Pituicytenfasern versehene Körper sichtbar sind. Auf diese von

Pituicytenfasern gebildeten „hyalinen Körper" kann naturgemäß die Angabe von GERSH und TARR, daß alle hyalinen Körper Fixierungsartefakte sind, nicht zutreffen. Sie lassen sich ja auch in frischen mit Neutralrot supravital gefärbten Zupfpräparaten beobachten.

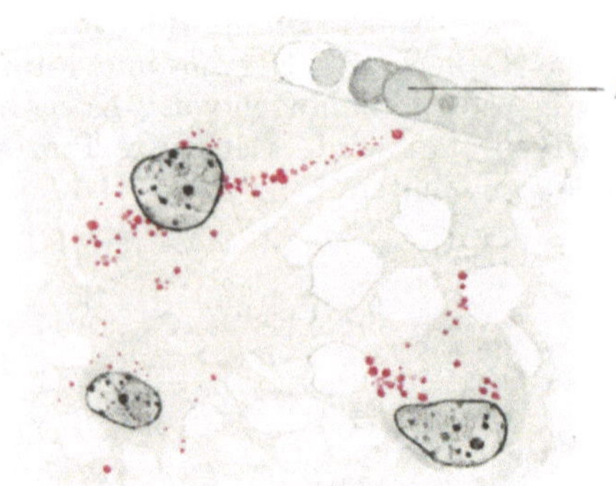

Abb. 299. Pituicyten aus einer menschlichen Neurohypophyse mit feinen Lipoidtröpfchen. *B* Blutcapillare. Hinger. 22 J. ♂. Fix. Formol. Gefrierschnitt 15 µ. Sudan nach ROMEIS. Vergr. 1 : 920.

Ein anderer Teil der hyalinen Körper mag, wie GERSH und TARR fanden, erst unter dem Einfluß der Fixierungsflüssigkeit auf die interfibrilläre Eiweißsubstanz postmortal entstanden sein. Aber auch da trifft man einzelne hyaline Tropfen, die aus den S. 444, Abs. 3 angegebenen Gründen sicher schon in vivo vorhanden sind.

e) Die Lipoidsubstanzen im Hinterlappen.

Über die Lipoidsubstanzen der menschlichen Neurohypophyse liegen meines Wissens keine näheren Angaben vor. Nur JONNESCO (1913) und SCHEELE (1929) bemerken kurz, daß in der Neurohypophyse normalerweise kein Fett darzustellen ist. In eigenen Untersuchungen fand ich die frisch fixierten Neurohypophysen von Hingerichteten durchgehends arm an morphologisch nachweisbarem Lipoid. Es beschränkt sich auf feinste Tröpfchen, die im Zelleib von Pituicyten sichtbar sind und ab und zu auch in die Fortsätze der Pituicyten eindringen (s. Abb. 299). Bei Sektionsmaterial fand ich des öfteren das ganze Parenchym des Hinterlappens von feinen Lipoidtröpfchen durchsetzt; ob es sich dabei um eine postmortale Entmischungserscheinung oder um eine krankhafte Veränderung handelt, vermag ich vorerst nicht zu entscheiden.

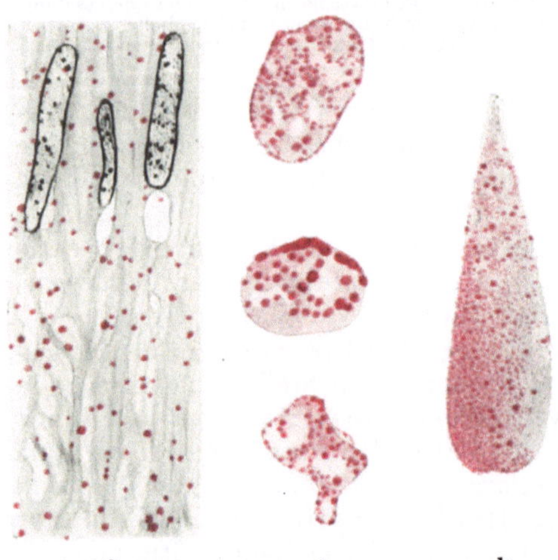

Abb. 300. Glykogen im menschlichen Hinterlappen. a Extracellulär zwischen dem Fasergewebe des Parenchyms liegende Glykogenkörnchen. b Glykogenhaltige Anschwellung einer Pituicytenfaser. c Glykogenhaltige x-Körper. Hinger. 45 J. ♀. Fix. Carnoy. Celloidin-Paraffin. Glykogenfärbung nach BEST. Vergr. 1 : 920.

Bei Tieren kann der Gehalt der Pituicyten an osmiophiler Substanz viel beträchtlicher sein. So findet GERSH (1939) bei *Ratte* und *Maus* in den „Drüsenzellen" (Adenopituicyten) des Hinterlappens zahlreiche tröpfchenförmige Einlagerungen, die sich mit Osmiumsäure schwärzen und positive SMITH-DIETRICH-Reaktion geben. Ihre Rotfärbung mit Nilblausulfat spricht dafür, daß sie reich an neutralen ungesättigten Fetten sind (s. auch S. 426).

f) Das Verhalten des Glykogens im Hinterlappen.

NEUBERT (1909) konnte im Hinterlappen der menschlichen Hypophyse in 21 von 22 Fällen Glykogen nachweisen. Auch in frischen Tierhypophysen war es hier regelmäßig festzustellen. Die Menge des Glykogens war in den menschlichen Neurohypophysen im allgemeinen spärlich, nur bei Diabetikern (2 Fälle) war es in besonders reichlichem Maß vorhanden. Das Glykogen findet sich nach

NEUBERT zum Teil intracellulär in Gliazellen in Form kleiner dicht am Zellkern liegender Körnchen. Weiter ist es in reichlicher Menge in Gestalt freiliegender Tropfen verschiedener Größe nachweisbar, die sich oft zu kleinen Gruppen von 8—10 vereinigen, wobei auch größere Schollen auftreten. „Die kleinsten Tropfen folgen öfters den Faserzügen, liegen sonst aber in Lücken des Gewebes." Außerdem kommt Glykogen in Form erheblich größerer, meist rundlicher, oft gebuckelter Schollen vor, die den HERRINGschen Körpern entsprechen sollen; in einigen Fällen auch in Gestalt glatter Kugeln, die NEUBERT den Corpora amylacea des Nervensystems gleichsetzt. Schließlich soll es noch in „Ganglienzellen" des Hinterlappens auftreten. Daß es sich bei den genannten, durch BESTSches Carmin rot gefärbten Substanzen um Glykogen handelt, stützt NEUBERT durch den Hinweis darauf, daß die Substanzen nach 2stündiger Speicheleinwirkung verschwinden.

In meinen eigenen Untersuchungen konnte ich das ständige, allerdings meist nur sehr spärliche Vorkommen von Glykogen auch in unmittelbar nach dem Tode fixierten menschlichen Neurohypophysen bestätigen. Es ist im Hinterlappen gewöhnlich in verschiedener Lokalisation anzutreffen. Ein Teil liegt in Gestalt feiner Tröpfchen zumeist extracellulär zwischen dem Fasergewebe des Hinterlappens (s. Abb. 300a).

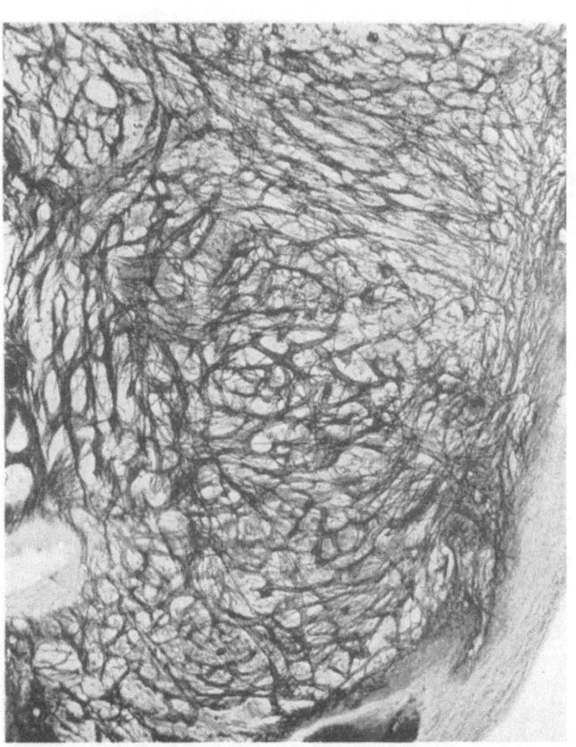

Abb. 301. Gitterfasernetze im Hinterlappen einer 47jährigen. Übersichtsbild aus dem unteren Drittel der Neurohypophyse. Hinger. ♀. Fix. Bromammonium-Formol. Gefrierschnitt. 25 μ. Perdrau. Vergr. 1 : 65.

Stellen dieser Art trifft man jedoch gewöhnlich nur sehr spärlich an. Weiterhin tritt das Glykogen wie in Abb. 300b in Form feinster Stäubchen in den Anschwellungen einzelner Pituicytenfasern auf, die wie ein Vergleich mit den Abbildungen NEUBERTs erkennen läßt, ohne Frage den „Ganglienzellen" dieses Autors entsprechen. Ferner findet es sich in einigen der auf S. 447f. beschriebenen kernlosen Blasen (z-Körper; s. Abb. 300c). Ab und zu sind auch große rundliche oder gebuckelte Schollen zu sehen, die das Carmin annehmen; doch erscheint es fraglich, ob es sich bei diesen Einlagerungen wirklich um Glykogen handelt.

g) Das Bindegewebe des Hinterlappens.

Lange Zeit wurde der Anteil des Bindegewebes am Aufbau des Hinterlappens beträchtlich überschätzt. Dies ging so weit, daß von manchen Autoren das ganze in gewöhnlichen Präparaten zutage tretende Fasergewebe dem Bindegewebe zugerechnet wurde.

29*

Noch 1914 berichtet STENDELL, daß das Bindegewebe namentlich bei höheren Vertebraten die Neuroglia des Hinterlappens an Masse übertreffen kann, wodurch „der Charakter des Hinterlappens als eines cerebralen Abschnittes ganz erheblich entstellt" werde. Das Einwuchern des Bindegewebes wurde nach der Vorstellung STENDELLs erst dadurch möglich, daß der Hirnteil, seiner Funktion als Sekretreceptaculum „entsprechend, die echten nervösen Elemente, wie namentlich Ganglienzellen, verlieren konnte, wodurch auch die Neuroglia der Entartung verfallen mußte". Erst die Anwendung der Silbermethoden von BIELSCHOWSKY, ACHUCARRO, PERDRAU u. dgl. durch TELLO (1912), CELESTINO DA COSTA (1923), COLLIN und KISSEL (1928), BUCY (1930) brachte über das Verhalten und die Begrenzung des Bindegewebes in der Neurohypophyse näheren Aufschluß. TROSSARELLI (1935) untersuchte das Bindegewebe mit Hilfe der Methode VII von DONAGGIO, bei der jedoch, den Abbildungen des Autors nach zu schließen, neben Bindegewebe auch Pituicytenfasern gefärbt werden.

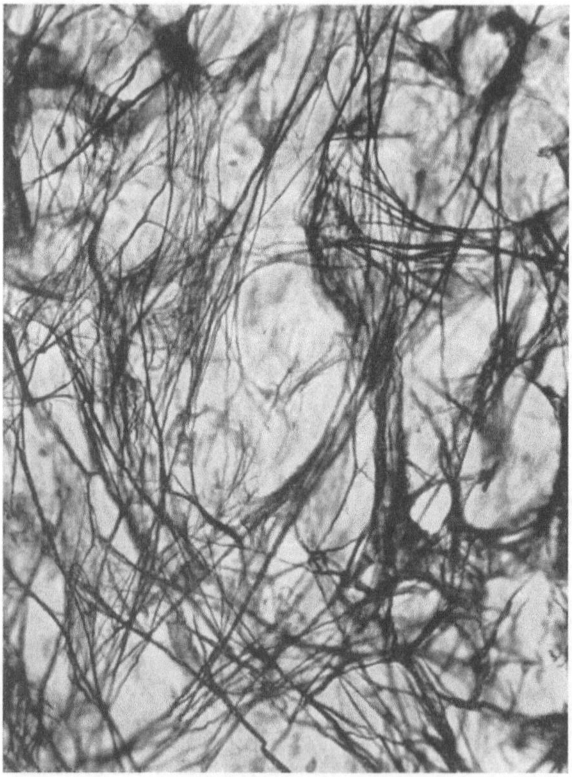

Gewöhnliche mit Hämalaun-Eosin, nach VAN GIESON, DOMINICI u. dgl. gefärbte Präparate geben über das Verhalten des Bindegewebes innerhalb der Neurohypophyse keine Vorstellung. Selbst nach AZAN- oder MASSONscher Färbung ist es nicht in der Vollständigkeit und Klarheit dargestellt, wie es in Bielschowskypräparaten hervortritt. Die schönsten Übersichtspräparate gaben mir 20—30 μ dicke Gefrierschnitte, die nach der Modifikation von PERDRAU imprägniert und nach dem Vergolden zur Entfärbung des Untergrundes vorsichtig mit Fixiernatron behandelt waren, dem eine geringe Menge Ferricyankalium (nach OSTERTAG) zugesetzt war. Die sonst so vorzügliche Eisensilbermethode nach GÖMÖRY ist für Übersichtspräparate weniger brauchbar, da sie im Hinterlappen den Untergrund ziemlich stark mit imprägniert; für die Untersuchung

Abb. 302. Ausschnitt aus der gleichen Stelle bei stärkerer Vergrößerung. Herkunft und Technik wie Abb. 301. Vergr. 1 : 325.

der feinsten Gitterfaserstrukturen an dünnen Paraffinschnitten ist sie dagegen auch hier ausgezeichnet, da sie diese ganz besonders vollständig zur Darstellung bringt.

Das Bindegewebe tritt im Innern der Neurohypophyse vorwiegend als argyrophiles Fasergewebe in Begleitung von Gefäßen auf (s. auch S. 485 und Abb. 322); diese werden bald mit größeren, bald mit kleineren perivasculären Geflechten umhüllt, von welchen immer wieder einzelne Fasern wie auch Faserbündel abzweigen, um mehr oder weniger weit in das umgebende Gliagewebe einzudringen und vielfach benachbarte Gefäßhüllen miteinander zu verbinden. Die Stärke der Faserhüllen hängt nicht einzig und allein von der Größe der Gefäße ab; es bestehen vielmehr auch regionale Unterschiede, insofern die perivasculären Hüllen in einzelnen Bezirken des Hinterlappens stärker, in anderen schwächer entwickelt sind. Faserreiche, kräftig ausgebildete Gefäßhüllen finden sich namentlich im oberen Viertel wie auch an der Dorsalseite des Hinterlappens. Infolge der engen Beziehung zu den Gefäßen wird die Verteilung wie die Verlaufsrichtung des Bindegewebes innerhalb der Neurohypophyse weitgehend durch die Gefäße bestimmt. Größere geschlossene Bindegewebssepten sind in normalen Hinterlappen nicht vorhanden. Kollagenes Bindegewebe findet sich im Innern der Neurohypophyse nur sehr spärlich vor: Nur ab und zu sind den Gitterfasergeflechten größerer Gefäße auch einzelne kollagene Fasern beigemengt. Das Vorkommen von elastischen Fasern wird im Schrifttum zumeist in Abrede gestellt. In eigenen Präparaten konnte ich jedoch in der Adventitia größerer Gefäße stets elastische Fasern nachweisen, wenn sie auch nicht sehr zahlreich sind. Nur selten dringt dagegen eine vereinzelte Faser in die Glia ein.

Das Aussehen der Fasergeflechte läßt zwei Typen erkennen, die unter Umständen in ein und derselben Neurohypophyse auftreten. Der eine Typus wird durch die Abb. 301 und 302, der andere durch die Abb. 303 und 304 gekennzeichnet. Im ersteren Fall findet man starr gestreckt verlaufende Faserbündel, die ein netzig zusammenhängendes Maschenwerk bilden, zwischen dem sich — bei dieser Methode unsichtbar — das von Neuroglia und Nervenfasern gebildete Parenchym ausdehnt. Im zweiten Fall sind die Fasern unregelmäßig gestaltet, gezackt, zum Teil knäuelartig verschlungen. Die Zerteilung des Parenchyms ist in diesem Falle geringer als im erstgenannten.

Wie im Vorderlappen kommt es auch im Hinterlappen mit zunehmendem Alter sehr oft zu einer Vermehrung des Bindegewebes.

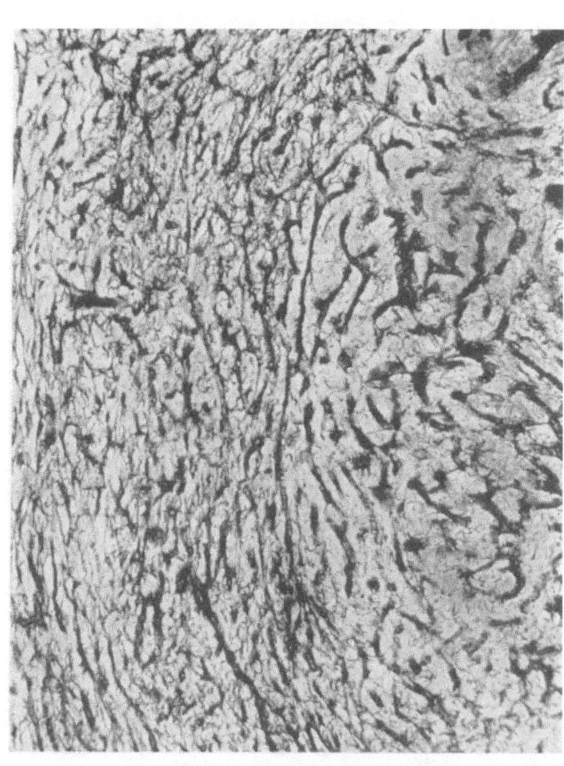

Abb. 303. Gitterfaserhüllen aus dem mittleren Drittel der gleichen Hypophyse wie Abb. 301. Vergr. 1 : 65.

Die perivasculären Hüllen verstärken sich, auch die zwischen den Gefäßen ziehenden Fasern nehmen an Menge wie Stärke zu, während das eigentliche Parenchym streckenweise zur Rückbildung und Verödung gebracht ist.

Die Oberfläche des Hinterlappens wird von einer kräftigen, fibrösen Kapsel bedeckt, die von kollagenen Faserbündeln wie auch reichlichen elastischen Fasernetzen gebildet wird (s. auch S. 60 und Abb. 41). Gegen die Zona intermedia zu ist der Hinterlappen von einer zarten bindegewebigen Fasermembran bekleidet, die individuell verschieden stark und verschieden vollständig entwickelt ist. Während sie in der einen Hypophyse im Azanpräparat als dünne, geschlossene, blaugefärbte Grenzlinie hervortritt, erscheint sie in einer anderen unterbrochen und zerklüftet. Diese bindegewebige Grenzschicht, an der neben kollagenen auch elastische Fasern beteiligt sind, wird seitens des Hinterlappens in wechselndem Maße von Pituicytenfasern und Nervenfasern, seitens der Zwischenzone von Gefäßen und Epithelzellen durchbrochen.

h) Der Entstehungsort der Hinterlappenhormone.

Lange Jahre herrschte die Auffassung vor, daß der Hinterlappen der Hypophyse keinerlei sekretorische Tätigkeit entfalte, sondern zusammen mit dem Hypophysenstiel lediglich der Weiterleitung der im Zwischen- und Vorderlappen gebildeten Hormone diene. Noch BIEDL (1930) kam in einer zusammenfassenden Darstellung der Physiologie der Hypophyse zu dem Ergebnis, daß die sog. Hinterlappenhormone „in erster Reihe oder ausschließlich nur in solchen Geweben gebildet werden können, die aus sekretorischen Zellen aufgebaut sind. Der nervöse Hinterlappen, die Neurohypophyse und der aus nervösem Gewebe bestehende Hypophysenstiel haben keine sekretorischen Gewebselemente, der erstere vielleicht noch aus dem Zwischenlappen eingewanderte. Beide weisen morphologisch nur Sekretionsprodukte auf. Für die tierische Hypophyse kann ich der relativ ausgedehnten Pars intermedia und vielleicht der histologisch glandulär sich präsentierenden Pars tuberalis die Funktion der Inkretproduktion zuerkennen." Auch beim Menschen möchte BIEDL lieber noch dem quantitativ geringen Gewebe der Pars intermedia eine Funktion zuschreiben als dem nervösen Gewebe des Hinterlappens. Wenn einzelne Wirkstoffe im Hinterlappen und Hypophysenstiel in größerer Menge angetroffen würden als in der

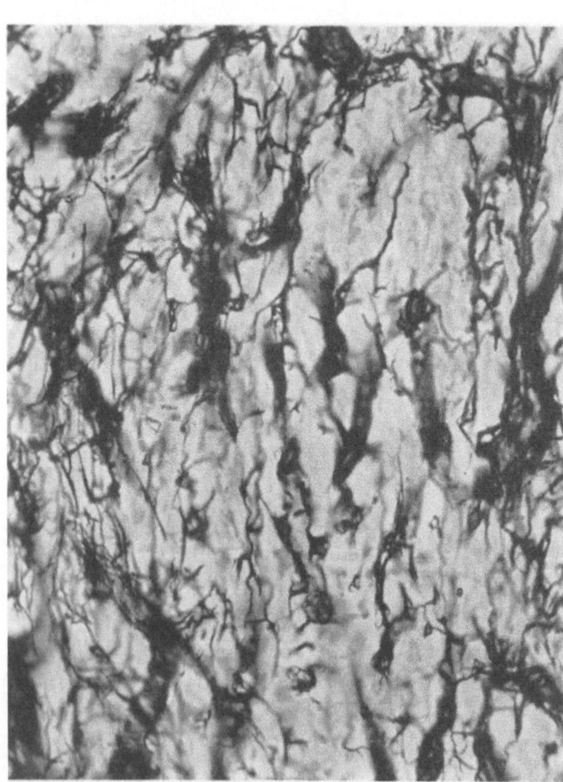

Abb. 304. Ausschnitt aus der gleichen Stelle bei stärkerer Vergrößerung. Herkunft und Technik wie Abb. 301. Vergr. 1 : 325.

Pars intermedia, so sei das kein Beweis für die Produktion, sondern nur der Nachweis des Sekretes in den Abfuhrwegen, oder einer eventuellen Speicherung daselbst. Auch andere Autoren wie HERRING, CUSHING u. a. waren der Überzeugung, daß die sog. Hinterlappenhormone (Oxytocin wie Vasopressin und Adiuretin ebenso wie das Melanophorenhormon) von den Drüsenzellen der Pars intermedia geliefert werden und dann in die Neurohypophyse diffundieren, wo sie in Gestalt von Kolloidtropfen, den sog. HERRINGschen Körpern erscheinen.

Erst in den letzten Jahren wurden schwerwiegende Einwände gegen die Richtigkeit dieser Auffassung laut. An erster Stelle sind in diesem Zusammenhang die Untersuchungen von GEILING und seinen Mitarbeitern zu nennen (DE LAWDER, TARR und GEILING 1934, GEILING 1935, WISLOCKI und GEILING 1937, OLDHAM, McCLEERY und GEILING 1938). Sie erbrachten für eine Reihe von Tierarten *(Huhn, Wal, Seekuh)* den Nachweis, daß im Hinterlappen dieser Tiere sowohl Oxytocin wie Vasopressin vorhanden ist, obwohl hier eine Pars intermedia fehlt und zudem zwischen Vorder- und Hinterlappen eine kräftige trennende Bindegewebsschicht liegt. Auch die Möglichkeit eines Sekretübertrittes aus dem Vorderlappen auf dem Gefäßwege wird von WISLOCKI und KING (1936) und WISLOCKI (1937a, b) in Abrede gestellt. Hier können also Oxytocin und Vasopressin weder von Vorder- noch Zwischenlappen geliefert sein. Das Melanophorenhormon ist in diesen Fällen ebenso wie beim Menschen im Vorderlappen nachweisbar. Auch beim Gürteltier liegt an Stelle einer Pars intermedia eine dicke Bindegewebsschicht OLDHAM (1938). Trotzdem enthält der Hinterlappen mehr Zellen und mehr HERRINGsche Körper als bei den meisten anderen Arten zu sehen sind. Im Hinterlappenextrakt war Melanophorenhormon nur in Spuren, Oxytocin, Vasopressin und Adiuretin dagegen reichlich vorhanden. OLDHAM folgert daraus, daß die letztgenannten Hormone im Hinterlappen selbst entstehen.

Auch Ergebnisse, die mit Hilfe von Gewebekulturen gewonnen wurden, sprechen in diesem Sinne. So fanden GEILING und LEWIS (1935), daß Hinterlappenkulturen der *Ratte* und *Maus*, die etwas Zwischenlappengewebe enthielten, sowohl Vasopressin- wie Melanophorenhormonwirkung aufwiesen, während Kulturen der Pars intermedia allein nur Melanophoren ausbreitende, aber keine blutdrucksteigernde Wirkung besaßen. Ebenso konnten ANDERSON und HAYMAKER (1935) in Zwischenlappenkulturen nur Melanophorenhormon, aber weder Oxytocin noch Adiuretin nachweisen.

Wenn wir nun die Frage aufwerfen, welcher Anteil des Hinterlappenparenchyms für die Hormonproduktion in Betracht kommt, so werden einerseits die Geflechte der Infundibularnerven, andererseits die verschiedenen Formen der Pituicyten ins Auge zu fassen sein. Seitdem durch die Untersuchungen von LOEWI, DALE u. a. erwiesen ist, daß sympathische wie parasympathische Nervenendigungen hormonartige Stoffe abscheiden, liegt es auf der Hand, auch die Endgeflechte der Neurohypophyse mit einer hormonalen Tätigkeit in Verbindung zu bringen. Wenn diese Nervennetze bisher mit den Netzen von Amputationsneuromen verglichen und als mehr oder weniger luxurierende funktionslose Bildungen betrachtet wurden, so stützt sich ein derartiger Vergleich nur auf äußerliche morphologische Ähnlichkeiten. Heute liegt es viel näher, in den eigentümlichen Nervengeflechten des Hinterlappens eine spezifische Struktur mit besonderer funktioneller und zwar sekretorischer Leistung zu erblicken. Weder die durch verhältnismäßig wenig Ästchen erfolgende Innervation des Zwischenlappens bzw. der Zwischenzone noch die Innervation des Hinterlappens selbst würde eine so ungeheure Zahl von Fasern erfordern, wie sie tatsächlich vorhanden ist.

Für eine sekretorische Tätigkeit des Hinterlappenparenchyms sprechen auch die Beobachtungen von FISHER, INGRAM und RANSON (1935, 1938) sowie von FISHER (1937), die nach Verletzung des Tractus supraopticohypophyseus in der Neurohypophyse atrophische Veränderungen der Pituicyten antrafen, die von einer Abnahme der Uterus- und Blutdruckwirkung begleitet waren, während die Melanophorenwirkung unbeeinflußt blieb. Dementsprechend waren auch Pars intermedia und Pars anterior histologisch unverändert.

Mehr noch als die Nervenendigungen sind aber die Pituicyten als Hormonquelle in Betracht zu ziehen. GRIFFITHS (1938a) weist bei der Erörterung der Frage daraufhin, daß GEILING und LEWIS in Gewebekulturen der Neurohypophyse der *Maus* das Auftreten von Vasopressin (Pitressin) nachweisen konnten. Da die explantierten Nervenfasern der Neurohypophyse von ihren im Nucleus supraopticus liegenden Ganglienzellen abgetrennt sind, müssen sie degenerieren. Das in der Kultur auftretende Vasopressin kann daher nicht von den Nervenendigungen gebildet sein. Da in der Kultur auch keinerlei Nervenfasern sichtbar sind, kann mit großer Wahrscheinlichkeit gefolgert werden, daß das Hormon von den Pituicyten gebildet wurde. GRIFFITHS nimmt an, daß auch Oxytocin (Pitocin) nicht von Nervenendigungen, sondern von Pituicyten erzeugt wird.

Auch die histologischen Bilder, über die S. 426 berichtet wurde, sprechen, was Verhalten und Struktur der Pituicyten betrifft, dafür, daß sich die Aufgabe der Pituicyten nicht lediglich in einer Stützfunktion erschöpft, sondern daß diese Zellen auch inkretorische Tätigkeit entfalten.

2. Der Hypophysenstiel (Infundibulum).

a) Die Abschnitte des Hypophysenstiels.

Der Hypophysenstiel (Infundibulum) bildet die Verbindung zwischen Hinterlappen (Neurohypophyse) und Tuber cinereum des Zwischenhirns. Länge, Dicke und Form des Hypophysenstieles zeigen individuell beträchtliche Unterschiede, die auch aus den Umrißlinien der Abb. 27 (S. 38) hervorgehen. Die dünnste Stelle des Hypophysenstieles liegt gewöhnlich kurz vor dem Übergang in den Hinterlappen. Auf dem Sagittalschnitt lassen sich an ihm beim Menschen zwei Abschnitte unterscheiden: Ein distaler, kompakter (Stiel, Pars compacta infundibuli) und ein proximaler hohler (Trichter, Pars cava infundibuli).

Bei Drüsen mit gut entwickeltem Nackenteil kann am Stiel makroskopisch (unter Vernachlässigung der makroskopisch kaum erkennbaren Pars tuberalis) ein im Vorderlappen verlaufender intraglandulärer und ein außerhalb desselben gelegener extraglandulärer Abschnitt unterschieden werden (s. S. 31).

Die Aushöhlung des Trichters ist durch die Trichterhöhle (Recessus infundibuli) bedingt, deren Ausdehnung ebenfalls beträchtliche Schwankungen aufweist. Die Grenze zwischen Stiel und Trichter ist äußerlich nicht erkennbar.

Der oberste Abschnitt, die Erhebung des Bodens des 3. Ventrikels, wird von einer Reihe von Autoren als Eminentia mediana des Tuber cinereum gesondert bezeichnet. Die Eminentia mediana beginnt mit der unmittelbar hinter dem Chiasma auftretenden Vorwölbung und erstreckt sich caudalwärts bis zum Beginn der Area praemamillaris. Seitlich ist sie von den Eminentiae laterales des Tuber cinereum flankiert (TILNEY 1936/37). RANSON und MAGOUN (1939) definieren die Eminentia mediana als „das erweiterte obere Ende des Infundibularstieles, das einen beträchtlichen Teil des Bodens des 3. Ventrikels" bildet.

Entwicklungsgeschichtlich bilden Eminentia mediana, Pars cava und Pars compacta des Infundibulum sowie Lobus posterior eine Einheit. Das geht auch sehr deutlich aus dem übereinstimmenden Verhalten dieser Abschnitte gegenüber Vitalfarbstoffen hervor, das sich, wie die Versuche von WISLOCKI und KING zeigen, von dem der angrenzenden Hirnteile sehr deutlich unterscheidet (s. S. 508). Im übrigen hat schon v. MIHALKOVICZ hervorgehoben, daß „der primitive Trichter nicht allein dem späteren Trichterfortsatz (proc. infundib. crebr.), sondern auch dessen Umgebung (tuber cinereum) entspricht. Der eigentliche Trichterfortsatz bildet sich später aus einem Teil des primitiven Trichters durch selbständiges Auswachsen".

b) Zur Nomenklatur.

In der Nomenklatur des Hypophysenstieles herrscht große Uneinigkeit. Zum Teil wird, wie in den Nomina anatomica (1936) die Bezeichnung „Infundibulum" für den ganzen Hypophysenstiel gebraucht; andere dagegen (z. B. ERDHEIM 1926) benennen damit nur den hohlen Abschnitt desselben. BENDA (1932) vermißt daher eine Bezeichnung für den kompakten Teil des Hypophysenstieles. Die gleiche Unklarheit besteht in der Anwendung der Benennungen: Processus infundibuli, Recessus infundibuli und Tuber cinereum, die zum Teil alle für das gleiche, nämlich den hohlen Abschnitt des Hypophysenstieles, gebraucht werden, obwohl sie im Grunde sehr verschiedene Dinge bedeuten. Nachfolgend werde ich beim Menschen für den hohlen, bis zur Eminentia mediana des Tuber cinereum reichenden Teil des Hypophysenstieles die Bezeichnung Trichter (Pars cava infundibuli) gebrauchen, während mit Recessus infundibuli nur der im Trichter gelegene Hohlraum, die Trichterhöhle, gemeint ist, aber nicht auch deren Wand.

Auch im Gebrauch der Bezeichnung Eminentia mediana bestehen im Schrifttum Unklarheiten. Zum Teil wird sie im Sinne der oben gegebenen Definition nur für den obersten, am Zwischenhirnboden gelegenen Bezirk gebraucht. Andere verstehen dagegen darunter den ganzen hohlen Teil des Trichters. Eine weitere Komplikation ergibt sich dadurch, daß TILNEY (1912) ursprünglich für die Eminentia mediana die Bezeichnung Eminentia saccularis verwandte, womit RETZIUS eine Vorwölbung des Zwischenhirnbodens bezeichnete, die er mit dem Saccus vasculosus der Fische homologisierte. Die Benennung wurde dann bis in die letzte Zeit auch von anderen Autoren gebraucht (z. B. von GERSH 1939). TILNEY selbst hat sie dagegen in seiner letzten Arbeit (1936/37) als unrichtig wieder aufgegeben, da E. mediana und E. saccularis nicht dasselbe sind. Die Eminentia saccularis stellt vielmehr ein Gebilde für sich dar, das beim Menschen eine wechselnde Ausbildung und Lage hat; bei einzelnen liegt sie dicht vor dem Mammillarkörpern, bei anderen unmittelbar hinter der Eminentia mediana und teilweise eng verbunden mit dem Infundibulum (TILNEY). Diese wechselnden Verhältnisse der Eminentia saccularis des Menschen wurde schon von STADERINI, STERZI und PERNA näher erörtert, wobei sie auch zu dem Ergebnis kommen, daß die Eminentia saccularis der Mammalier und der Saccus vasculosus der Fische nicht homologisiert werden können.

COLLIN (1936) unterteilt die „Neurohypophyse" des Menschen in 3 Abschnitte: 1. ein segment proximal ou Infundibulum; es enthält den Recessus infundibuli; 2. ein segment moyen, la Tige und 3. ein segment distal, das dem Hinterlappen entspricht.

WISLOCKI und KING (1937) unterscheiden als Teile der „Neural portion or pars nervosa" 1. den „Infundibular process" (= Hinterlappen), 2. den „Infundibular stalk or stem" und 3. den „Infundibular canal or recess". Nach TILNEY (1936/37) besteht der „Neural lobe" des Menschen aus 1. der Median eminence of tuber cinereum, 2. dem Infundibulum, 3. dem Infundibularstem und 4. dem Infundibular Process. Vergleichend anatomisch unterteilt TILNEY (1937) den „Neural lobe" a) in die „Median eminence", die bei allen Vertebraten die mesiale Protuberanz des Hypencephalons darstellt und b) in den „Infundibular process", der aus einer der Hypophyse und einer dem Saccus zugewandten Oberfläche besteht.

c) Der mikroskopische Bau.

α) Das Neurogliagewebe.

Das Gewebe des Hypophysenstieles wird wie das Parenchym des Hinterlappens von Neuroglia und marklosen Nervenfasern aufgebaut. Das Neurogliagewebe stimmt prinzipiell mit dem des Hinterlappens überein, so daß sich namentlich im Stiel die gleichen Formen von Pituicyten, Pituicytenfasern und Gliafasern vorfinden wie dort. Nur in der Anordnung und Mengenverteilung der einzelnen Typen bestehen Unterschiede. So treten im Hypophysenstiel die gestreckt verlaufenden Faserpituicyten, die des öfteren spindelförmige oder rundliche Anschwellungen aufweisen, besonders stark hervor. Wie im Hinterlappen können die Anschwellungen auch im Hypophysenstiel homogene, granuläre, vesiculäre oder pigmentierte Struktur besitzen. Auch die Fasern selbst sind oft auf lange Strecken mit feinen Pigmentkörnchen versehen. Der Angabe ORLANDIs, daß sich das Pigment im Hypophysenstiel nur in histiocytären Elementen vorfindet, kann ich daher nicht zustimmen.

Die Pituicytenfasern verlaufen in großer Zahl im gleichen Sinne wie die Nervenfasern in der Längsrichtung des Stieles (s. Abb. 305), wobei sie beträchtliche Länge erreichen können. Wie im Hinterlappen sind sie auch hier in gut imprägnierten Hortegapräparaten an ihrer eigenartig homogenen Beschaffenheit deutlich von Nerven- wie Bindegewebsfasern zu unterscheiden. Oft liegen die Nervenfasern den breiteren Pituicytenfasern, die mit schmalen bis zu 30 μ langen Stabkernen versehen sind, dicht an.

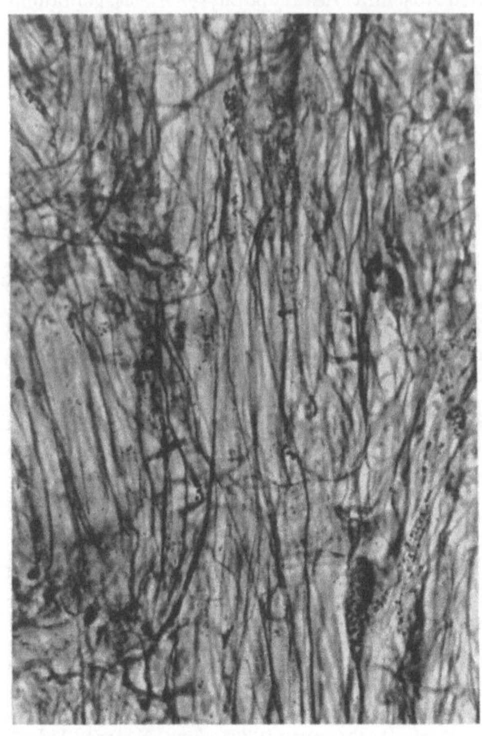

Abb. 305. Pituicytenfasern aus der Pars compacta des Hypophysenstieles. Hinger. 20 J. ♂. Fix. Bromammonium-Formol. Gefrierschnitt 20 μ. Hortega. Vergr. 1 : 325.

Die längs verlaufenden Fasern werden immer wieder von Bündeln quer oder schräg zur Längsachse des Stieles verlaufender Pituicytenfasern überkreuzt. Diese enden, ähnlich wie in den Abb. 271 und 272 mit kolbigen Verdickungen zum Teil an eindringenden Gefäßen, um die sie dichte Faserhüllen bilden, zum Teil an der Stieloberfläche, die oft mit flachen Buckeln in das bedeckende Bindegewebe vorspringt. Die Grenzzone wird auf diese Weise von zahllosen miteinander verflochtenen Pituicytenfasern gebildet, neben denen sich auch ihre cytoplasmareicheren Vorstufen finden. Sie zeigen zum Teil das gleiche Aussehen wie es bei der Neurohypophyse beschrieben wurde, zum Teil findet man, wie in Abb. 306 Zellen mit kurzen, gedrungenen, geweihartigen Fortsätzen. Auch Adeno-, Reticulo- und Mikropituicyten sind sowohl zwischen den Längsbündeln wie im Bereich der Randzonen nachzuweisen. Die gegenseitige Durchflechtung der Fasern und Fortsätze

tritt auch in Abb. 307 sehr deutlich hervor, in welcher Pituicyten (violett), Nervenfasern (schwarz) und Bindegewebe (blau) getrennt sichtbar sind.

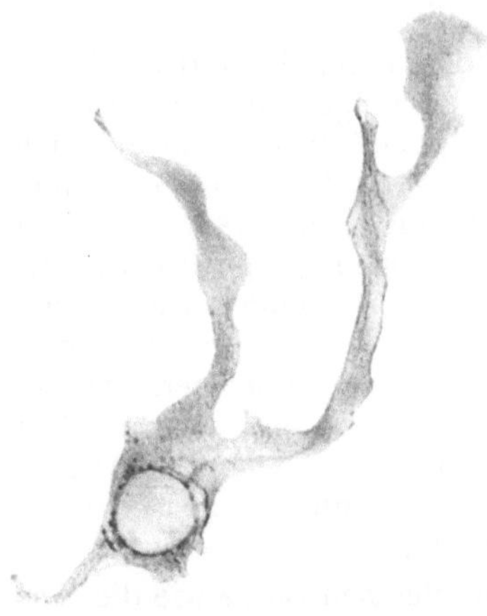

Abb. 306. Pituicyt mit geweihartigen Fortsätzen aus der Randzone des Hypophysenstieles. Hinger. 20 J. ♂. Fix. Bromammonium-Formol. Gefrierschnitt. 20 μ. Hortega. Vergr. 1 : 920.

Zwischen den Pituicytenfasern verlaufen auch typische Gliafasern, die an einzelnen Stellen recht reichlich auftreten können. Sie sind in Eisen- oder Azanpräparaten an ihrer schwarzen bzw. roten Färbung, wie ihrer glatten Faserkontur leicht zu erkennen. Auch sie ziehen oft bündelweise gegen die Oberfläche des Stieles, dringen teilweise auch eine Strecke weit ins Bindegewebe der Pars tuberalis ein.

Neben den Pituicytenfasern und Gliafasern trifft man auch Ependymfasern, die im Bereich des Stieles namentlich an Querschnitten durch demselben an ihrem radiären Verlauf zur Oberfläche des Stieles erkennbar sind. Die oben erwähnten schräg und quer verlaufenden Bündel von Pituicytenfasern sind oft reichlich mit ihnen untermischt. Da beide Faserarten durch Übergänge verbunden sind, gibt es Fälle, in denen es oft recht schwer zu entscheiden ist, welche Art von Faser vorliegt.

Je mehr man sich dem Trichterabschnitt des Hypophysenstieles nähert, desto stärker treten die Ependymfasern hervor. Im Bereich des Trichters nehmen

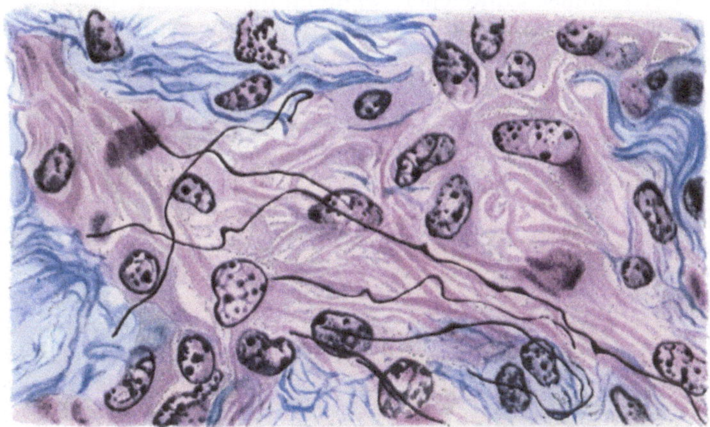

Abb. 307. Schrägschnitt durch die Randzone des Hypophysenstiels. Die Pituicyten und ihre Fasern sind violett, die Nervenfasern schwarz, das Bindegewebe blau gefärbt. Hinger. 45 J. ♀. Fix. Carnoy. Celloidin-Paraffin. Nervenimprägnation nach BODIAN. Säurefuchsin-Phosphormolybdänsäure-Anilinblau. Vergr. 1 : 920.

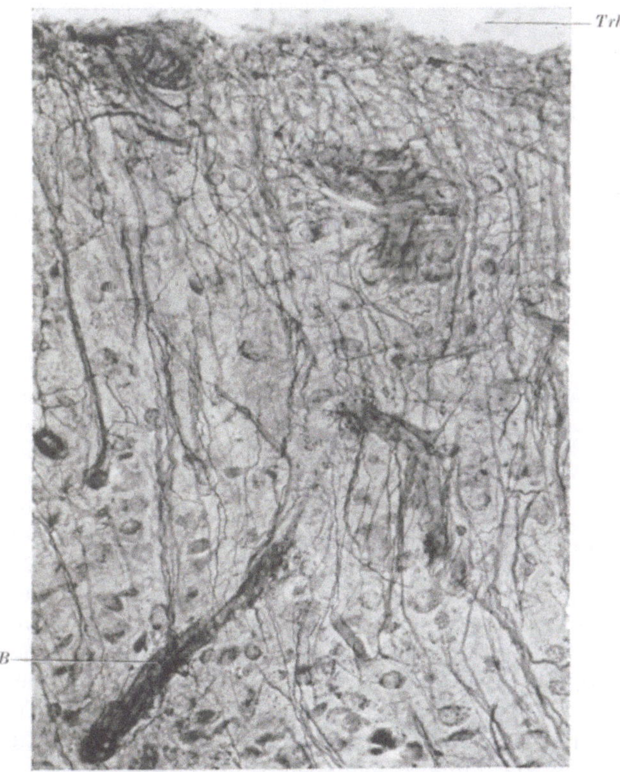

Abb. 308. Durchschnitt durch die Wandung des Trichters in der Nähe der Eminentia mediana. Von der Ependymauskleidung der Trichterhöhle aus ziehen zahlreiche Ependymfasern gegen die Gefäße wie gegen die Oberfläche des Trichters. B Blutgefäße; Trh Trichterhöhle.
Hinger. 47 J. ♀. Fix. Bromammonium-Formol. 20 μ. Hortega. Vergr. 1 : 200.

sie in typischer Weise von dessen Ependymauskleidung ihren Ursprung, um dann radiär gegen die Oberfläche des Trichters auszustrahlen (s. Abb. 308). Sie werden tuberwärts immer zahlreicher, während die Pituicytenfasern allmählich zurücktreten. Auch die Gefäße werden mehr und mehr von Ependymfasern umsponnen. Im Bereich des Trichters erscheinen dann auch typische Astrocyten, die im Stiel meist fehlen.

ORLANDI (1927) findet die Neuroglia des Hypophysenstieles zur Hauptsache aus Mikroglia und einigen Astrocyten gebildet, während protoplasmatische Glia fehlt. Die Mikrogliazellen zeigen einen kleinen, spindelförmigen, intensiv geschwärzten Zellkörper mit sekundären und tertiären feinen Fortsätzen, die in rechtem Winkel abbiegen. In meinen eigenen Präparaten finde ich Mikrogliazellen erst im oberen Abschnitt des Trichters und im Bereich der Eminentia mediana.

β) Das Nervengewebe.

Nicht minder zahlreich als die Pituicytenfasern sind die marklosen Nervenfasern, die in ungeheuerer Zahl von den im Zwischenhirn gelegenen Kernen zum Hinterlappen herabziehen. Nach Berechnungen von RASMUSSEN (1938) schwankt die Zahl der Nervenfasern im Stiel von 40000 beim Neugeborenen bis zu 69000 beim Erwachsenen. Nach meinen Präparaten ist die Zahl eher zu niedrig als zu hoch gegriffen.

Die Nervenfasern des Hypophysenstieles sind normalerweise, namentlich im Bereich der Pars compacta, durchgehends marklos. Sie ziehen teils einzeln, teils in Bündeln wechselnder Stärke (s. Abb. 309 und 310). Auch das Kaliber

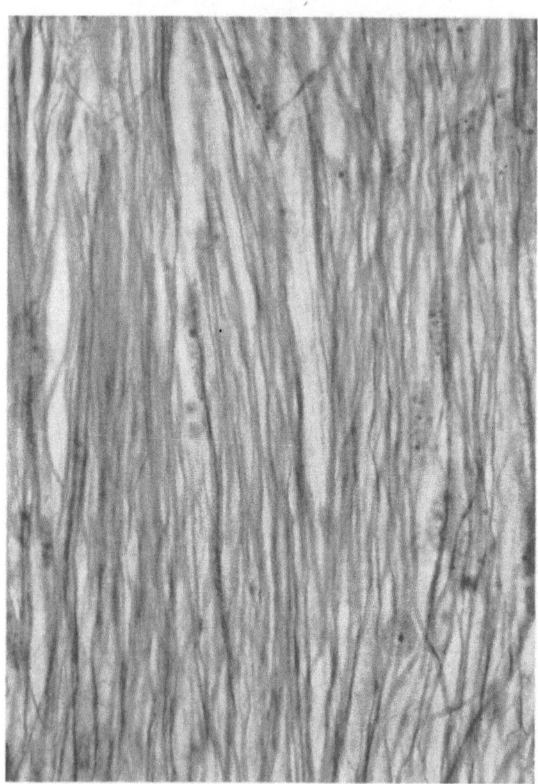

Abb. 309. Bündel von längsverlaufenden Nervenfasern des Hypophysenstiels (Infundibularnerven). Hinger. 45 J. ♀. Fix. Carnoy. Celloidin-Paraffin. 10 μ. Nervenimprägnation nach BODIAN. Vergr. 1 : 550.

der mit typischen Varicositäten versehenen Fasern variiert; neben breiteren verlaufen feine und feinste Fäserchen. Wie im Hinterlappen sind auch im Hypophysenstiel die GREVINGschen Inselbildungen zu beobachten, die wie dort von Blutgefäßen und deren Hüllen gebildet werden (s. Abb. 310). Zum Teil weichen die Nervenfasern, wenn sie in die Nähe der Gefäße kommen, spaltartig auseinander, um sich dann wieder zusammenzuschließen, zum Teil spalten sie Faserbündel ab, die die Gefäßinsel bogenförmig umkreisen. Auch Überkreuzungen von Nervenfasern sind in der Umgebung der Gefäße häufig zu sehen (s. Abb. 310).

Wie im Hinterlappen können auch im Hypophysenstiel im perivasculären Gewebe der Gefäße dichte Geflechte markloser Nervenfasern zur Darstellung gebracht werden. Sie sind überaus fein und nur bei guter Imprägnation und guter Beleuchtung voll sichtbar.

Von den großen längs verlaufenden Faserbündeln zweigen ständig einzelne Fasern ab, die unter Änderung ihrer Verlaufsrichtung in das umgebende Gewebe ziehen. Sie teilen sich vielfach in feine Ästchen auf, die teilweise zwischen den Pituicytenfasern bis zur Oberfläche des Stieles ziehen (s. Abb. 307), ja öfters auch noch in das umgebende Bindegewebe eindringen. Besondere Endapparate vermochte ich weder hier noch zwischen den Fasersträngen aufzufinden, ausgenommen einzelne der kugeligen Endkörper, wie sie S. 440 f. für den Hinterlappen beschrieben wurden. Diese wurden auch von früheren Autoren wie Tello, Bucy im Hypophysenstiel beobachtet.

Das Vorkommen markhaltiger Nerven in der Pars compacta des Hypophysenstieles ist außerordentlich selten. Ich konnte es nur einmal bei einem 20jährigen Hingerichteten beobachten, und zwar in dem gleichen, schon S. 435 erwähnten Fall, in dem sie sich auch im Hinterlappen vorfanden. Dabei handelte es sich, wie das Übersichtsbild der Abb. 311 zeigt, nicht um vereinzelte, versprengte, markhaltige Fasern, sondern um dicke Bündel, die auch im distalen Abschnitt des Stieles noch nachweisbar sind. Abb. 312 gibt einzelne an der Oberfläche eines Bündels gelegene Fasern wieder, deren Charakter als markhaltige Nervenfasern ohne weiteres erkennbar ist. Im Trichterteil des Hypophysenstieles sind markhaltige Nervenfasern häufiger festzustellen, im obersten Teil sind sie wohl ständig nachzuweisen.

Die interfibrilläre Substanz zeigt im Hypophysenstiel im ganzen das gleiche Verhalten wie in der Neurohypophyse, namentlich wenn er ohne Durchtrennen im Zusammenhang mit

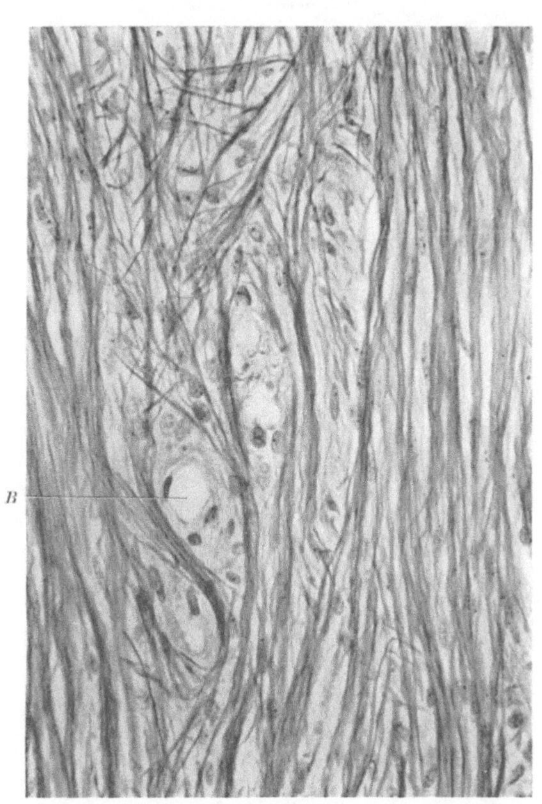

Abb. 310. Bündel von Nervenfasern sowie Inselbildungen aus dem Hypophysenstiel. *B* Blutgefäß in einer Inselbildung. Herkunft und Technik wie in Abb. 309. Vergr. 1 : 325.

Hinterlappen und Tuber cinereum fixiert wird. Bei gewöhnlicher Herausnahme geht dagegen meist ein Teil der Flüssigkeit durch Heraussickern aus der Rißstelle des Stieles verloren. Neben Kolloidtropfen sind auch x-, y- und z-Körper (s. S. 445 ff.) vorhanden. Am reichlichsten sind gewöhnlich die y- und z-Körper anzutreffen. Die letzteren liegen oft gruppenweise in Reihen zwischen den Faserbündeln. Des öfteren läßt sich auch die Auflösung einer derartigen Ansammlung beobachten, wodurch im Parenchym kleinere oder größere, wandungslose Spalträume entstehen, die offensichtlich mit der gleichen substanzarmen Flüssigkeit gefüllt sind, die sich auch im Innern der z-Körper vorfindet. Auch die fibrinartigen Fäden, die in den z-Körpern sichtbar sind, können frei in den Spalten auftreten.

Sehr reich an Kolloid ist die Trichterwand verschiedener Säugetiere, so namentlich bei *Katze* und *Hund*.

Die Oberfläche des Hypophysenstieles ist von dicht anliegenden Bindegewebe umhüllt, das als perivasculäre Scheide auch die zahlreichen in den Hypophysenstiel eindringenden Gefäße begleitet. Im Innern des Hypophysenstieles findet sich Bindegewebe lediglich in der Umgebung der Gefäße, die in sehr großer Zahl in den Hypophysenstiel eindringen (s. auch S. 496 und Abb. 334); nur selten trifft man eine einzelne versprengte Faser innerhalb des Parenchyms. Das Verhalten des Bindegewebes nähert sich also im Hypophysenstiel mehr

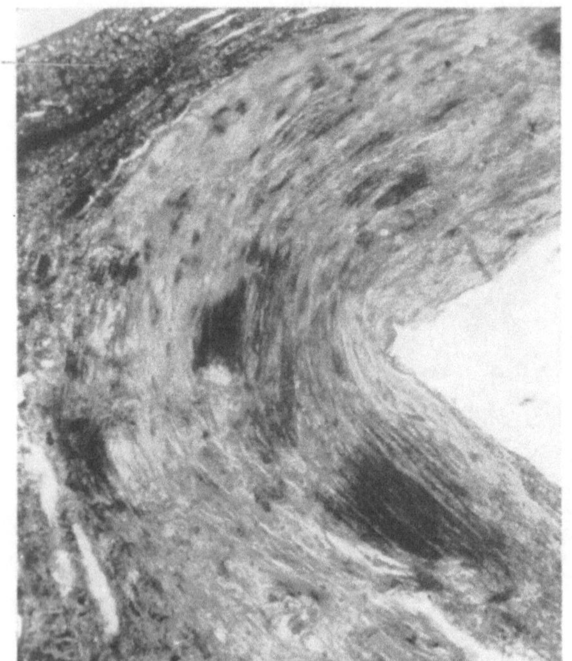

Abb. 311. Bündel von markhaltigen Nervenfasern (schwarz) im Hypophysenstiel (Pars compacta). *Pt* Parstuberalis an der ventralen Seite des Stieles. Hinger. 20 J. ♂. Fix. Formol. Gefrierschnitt. 20 μ. Markscheidenfärbung nach SPIELMEYER. Vergr. 1 : 33.

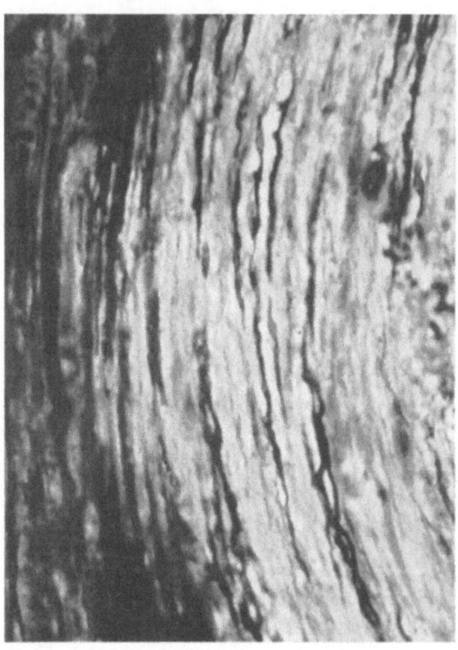

Abb. 312. Einzelne markhaltige Nervenfasern des Hypophysenstiels bei stärkerer Vergrößerung. Herkunft und Technik wie in Abb. 311. Vergr. 1 : 325.

und mehr dem im Zentralnervensystem bestehenden Typus. Eine HELDsche Membran ist jedoch um die Gefäße noch nicht ausgebildet (ORLANDI).

d) Die Trichterhöhle (Recessus infundibuli).

Der proximale Teil des Hypophysenstieles enthält beim Menschen eine Aussackung des 3. Ventrikels, den Recessus infundibuli. Die bisherige Auffassung, daß diese Trichterhöhle spitz zuläuft, ist nach den Untersuchungen von POPA und FIELDING (1930) sowie FL. POPA (1934) dahin zu korrigieren, daß sie mit mehreren fingerförmigen verästelten Aussackungen endigt. In ihrem oberen Bereich ist die Trichterhöhle mit Ependymepithel ausgekleidet; nach unten zu nimmt die Ependymauskleidung allmählich unregelmäßigen Charakter an, um schließlich vollständig zu verschwinden (KIYONO 1926). Auch POPA und FIELDING sowie FL. POPA berichten, daß der Recessus infundibuli an seinem hypophysären Ende ständig seine ependymale Auskleidung verliert. CUSHING (1933) führt den stellenweisen Verlust des Ependyms darauf zurück, daß es durch durchtretende Sekretmassen abgehoben wird. In meinen eigenen Präparaten von Hingerichteten konnte ich bestätigen, daß das Ependymepithel am distalen Ende der Trichterhöhle häufig streckenweise fehlt, so daß die Höhle an diesen Stellen nur durch darunter gelegenes Fasergewebe abgeschlossen ist.

In der Trichterhöhle ist neben abgestoßenen Ependymzellen in wechselnder Menge auch Gerinnsel und Kolloid nachzuweisen. Im Recessus tierischer Hypophysen wurden von COLLIN (1929) neben Kolloid auch mehr oder weniger umfangreiche Komplexe von epithelartig zusammengefügten Drüsenzellen beschrieben. COLLIN erklärt sie als abgelöste Teile der Pars intermedia, die den Hirnteil durchwandert haben und in den Recessus infundibuli gelangten. Die Zellen wandeln sich schließlich in Kolloid um.

Im kompakten Teil des Hypophysenstieles trifft man nicht selten Spalten und Hohlräume wechselnder Größe an, die teils mit Ependymepithel ausgekleidet sind, teils eines solchen entbehren. Sie sind häufig mit dünnflüssigem Kolloid gefüllt. Auch in Abb. 155 (S. 252) ist unten an der Umbiegungsstelle des Stieles eine kleine Cyste sichtbar. Sie stellen, sofern sie noch ependymale Auskleidung haben, Überbleibsel des embryonalen Recessus infundibularis dar. Andere entstehen durch Auflösung von z-Körpern (s. S. 448 f.).

KYLIN (1935) glaubt, daß sich vom Recessus infundibuli aus Gänge in den Hypophysenstiel erstrecken, die er unter dem Namen Ductus hypophyseo-cerebralis zusammenfaßt. Zum Teil handelt es sich dabei um die fingerförmigen Ausstülpungen, die bereits oben erwähnt wurden, zum Teil um die eben beschriebenen Spalten und Cysten, die isoliert im Hypophysenstiel liegen; bei schlecht fixierten, geschrumpften Präparaten kommen, wie auch die Mikroaufnahmen KYLINs zeigen, auch noch artifizielle Spalten hinzu. Wenn KYLIN darauf hinweist, daß die Sonde beim Versuch den Gang vom 3. Ventrikel aus zu sondieren, mit Leichtigkeit bis beinahe an die Hypophyse durchgeht, so ist das bei der lockeren Beschaffenheit des Gewebes leicht verständlich; die Präexistenz eines Ganges wird dadurch aber nicht bewiesen. Weiterhin gibt KYLIN an, daß Tusche, die er in den Recessus infundibuli einspritzte, nach Abschneiden der untersten Spitze der Neurohypophyse an der Schnittfläche ausgetreten sei. Im Gegensatze dazu ist es mir niemals gelungen, ein derartiges zusammenhängendes präformiertes Gangsystem in gut fixierten Präparaten auch mikroskopisch nachzuweisen.

3. Der Ursprung der Infundibularnerven.

Wie schon S. 433 näher ausgeführt wurde, beobachtete RAMON Y CAJAL (1894) als erster, daß die zum Hinterlappen ziehenden Nervenfasern einer grauen Masse entstammen, die hinter dem Chiasma gelegen ist. Auch andere Autoren, wie SAVAGNONE (1909) sahen diese Herkunft, im allgemeinen aber blieb die für die Physiologie des Hinterlappens wie auch der Gesamthypophyse so außerordentlich wichtige Feststellung mehr als 30 Jahre lang ziemlich unbeachtet. Erst 1925 wurde das aus dem Nucleus supraopticus entspringende und zum Hypophysenstiel ziehende Bündel von NICOLESCU und RAILANU abgebildet und kurz darauf von PINES beim *Hund,* von GREVING beim Menschen eingehend beschrieben. Untersuchungen von STENGEL (1926) beim *Hund* brachten eine Bestätigung und Ergänzung der Beobachtungen. GREVING bezeichnete den Faserzug als Tractus supraoptico-hypophyseus und machte es wahrscheinlich, daß sich diesem noch ein weiteres vom Nucleus paraventricularis kommendes Faserbündel (Tractus paraventricularis cinereus) anschließt (s. auch den Abschnitt über die vegetativen Zentren im Zwischenhirn von GREVING (1927) in diesem Handbuch Bd. IV, 1. T., S. 1018).

In den folgenden Jahren wurden diese Feststellungen durch eine Reihe wichtiger Arbeiten (ROUSSY und MOSINGER 1933, LARUELLE 1934, LE GROS

CLARK 1935, FISHER, INGRAM und RANSON 1935, FISHER, INGRAM, HARE und
RANSON 1935, ROUSSY und MOSINGER 1935, 1936, COLLIN 1937), mehrfach gesichert und erweitert. Nach der Darstellung von LARUELLE lassen sich zur
Zeit zwischen Neurohypophyse und Zwischenhirn die nachfolgenden Faserzüge
unterscheiden (s. Abb. 313).

1. Tractus supraoptico-hypophyseus; kommt vom Nucleus supraoptico-hypophyseus. Nach LARUELLE (1934) verläuft ein Teil seiner Fasern
gekreuzt.

Die im linken Nucleus supraopticus befindlichen Ganglienzellen schätzt RASMUSSEN
(1938) auf fast 70000, die im rechten auf 54000. Die beiden Nuclei supraoptici scheinen

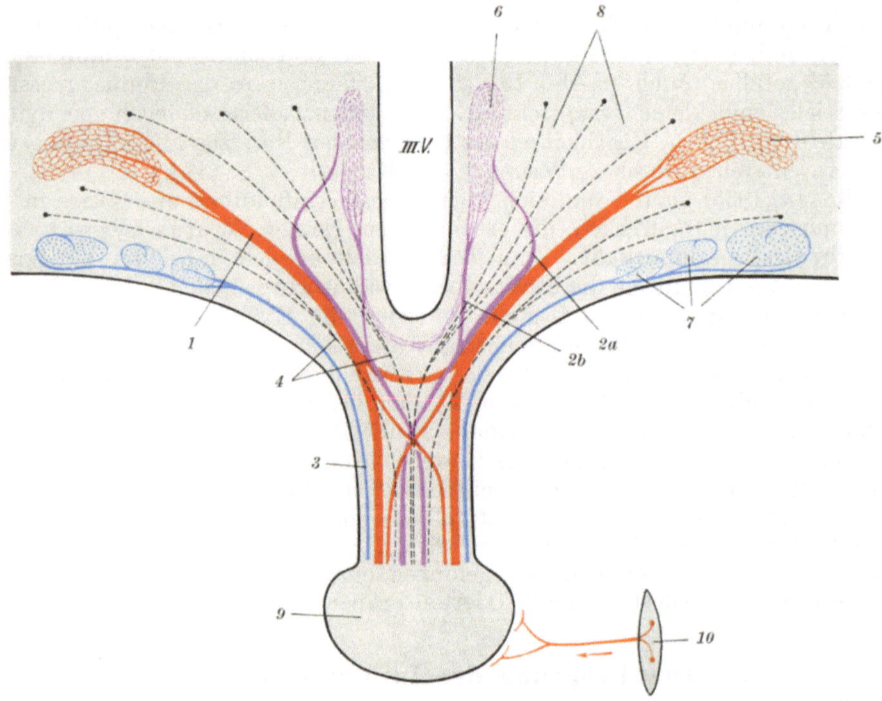

Abb. 313. Schematische Darstellung der zwischen Neurohypophyse und Hypothalamus verlaufende Bahnen
(nach LARUELLE 1934, Tafel I). *1* (rot) Tractus supraoptico-hypophyseus; *2* (violett) Tractus paraventriculo-
hypophyseus; *a* äußeres Bündel; *b* inneres Bündel; *3* (blau) Tractus tubero-hypophyseus; *4* (schwarz) Tractus
hypothalamohypophyseus; *5* Nucleus supraopticus; *6* Nucleus paraventricularis; *7* Nuclei tuberis; *8* zentrales
Höhlengrau; *9* Hypophyse; *10* Ganglion cervicale superius (craniale).

also doppelt soviel Zellen zu enthalten, als nötig sind, um die zum Hinterlappen ziehenden
Fasern (etwa 69000) entstehen zu lassen. Die Kerne sind etwa 5 mm lang; ein einziger
7 μ Schnitt durch die Stelle des größten Durchmessers enthält an die 200 Ganglienzellen,
wobei nur diejenigen gezählt sind, deren Kerne im Schnitt getroffen sind.

2. Tractus paraventriculo-hypophyseus. Der schon von GREVING
erkannte, aber nicht ganz durchverfolgte Faserzug konnte von LARUELLE (1934)
vom Nucleus paraventricularis bis in den Hypophysenstiel verfolgt werden.
LARUELLE unterscheidet bei dem Tractus paraventriculo-hypophyseus zwei
Bündel: ein äußeres, das in nach außen konvexem Bogen, und ein inneres, das
neben der Wand des 3. Ventrikels direkt zur Hypophyse verläuft. Das äußere
entspricht dem von GREVING beobachteten Bündel. Äußeres und inneres Bündel
vereinigen sich gegen den Tuber zu und treten in den mehr axial gelegenen Teil
des Hypophysenstieles ein, wo sie sich in der Mediane kreuzen. Die Fasern des
Tractus supraoptico-hypophyseus liegen lateral von diesem Strang. Die Kreuzung

der Fasern des Tractus paraventriculo-hypophyseus, die feiner sind, erfolgt proximal von jener der gröberen Fasern des Tractus supraoptico-hypophyseus. Die Kreuzungsstellen liegen in der „partie tuberienne de la tige pituitaire".

3. **Tractus tubero-hypophyseus** („faisceau basal-tubéro hypophysaire", LARUELLE). Die Fasern kommen von Zellen der Nuclei tuberis (N. latéronasaux du Tube), wobei LARUELLE jederseits drei Kerne unterscheidet: Einen vorderen, mittleren und hinteren; der hintere, dem Corpus mamillare am nächsten gelegene Kern ist der größte. Die Fasern dieses Bündels verlaufen ungekreuzt im dorsalen Teil des Hypophysenstieles (im Schema der Abb. 313 sind sie ganz lateral eingezeichnet, s. auch Abb. 314, *8* und Abb. 336).

4. **Tractus hypothalamo-hypophyseus** (faisceau hypothalamo-hypophysaire, COLLIN). Er besteht aus zahlreichen feinen Fasern, die von verschiedenen Zellgruppen des zentralen Höhlengraus (Substance grise centrale) stammen

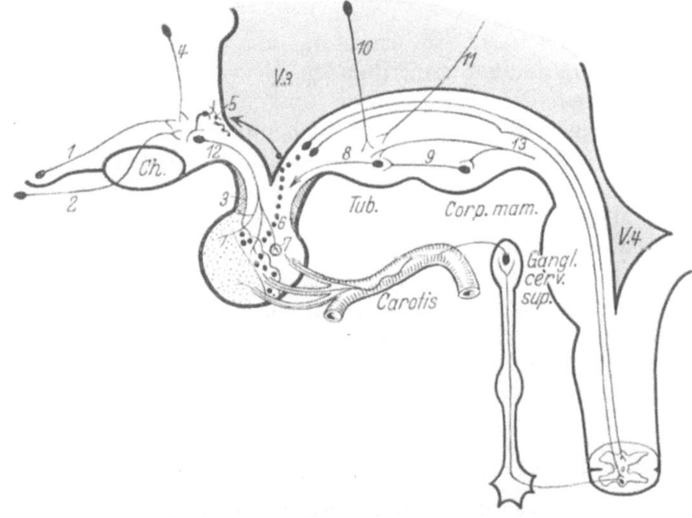

Abb. 314. Schematische Darstellung der Neuroregulation der Hypophyse nach ROUSSY und MOSINGER (1936, S. 1521, Abb. 1). *Carotis* Arteria carotis interna mit sympathischen Gefäßnerven. *Ch.* Chiasma tractus optici; *Corp. mam.* Corpora mamillaria; *Gangl. cerv. sup.* Ganglion cervicale superius und Grenzstrang des Sympathicus mit Reflexbahn vom Cervicalteil des Rückenmarkes, die wiederum mit absteigenden hypothalamischen Bahnen des Zentralnervensystems in Verbindung steht. *1* Tractus amygdalo-supraopticus (olfacto-hypophysäre Reflexe); *2* Tractus retino-supraopticus (optico-hypophysäre Reflexe); *3* Pars tuberalis; *4* Striäre hypothalamische Bahnen (Einfluß von Corp. striatum und Globus pallidus auf die Hypophyse); *5* Subependymäre Nervengeflechte; *6* Weg der Neurokrinie vom Hinterlappen zum Hypothalamus; *7* Zellinseln des Hinterlappens; *8* Tractus tubero-hypophyseus; *9* Tractus mamillo-hypothalamicus (olfacto- und sensible hypophysäre Reflexe); *10* Thalamo-hypothalamische Bahnen; *11* Cortico-hypothalamische Bahnen; *12* Tractus hypothalamo-hypophyseus; *13* Zentral sensible Bahnen (sensibel-hypophysäre Reflexe).

und fächerartig gegen den Hypophysenstiel zusammenlaufen, in dessen Achse sie sich vereinigen.

ROUSSY und MOSINGER (1936) bezeichnen die Gesamtheit der durch den Hypophysenstiel ziehenden Nervenfasern als **Faisceau hypothalamo-hypophysaire** (Tractus hypothalamo-hypophyseus). Die Fasern entspringen nach ihnen aus sieben Kernen des vorderen Hypothalamusgebietes. Ein von ROUSSY und MOSINGER veröffentlichtes Schema (s. Abb. 314) gibt einen Überblick über die mannigfachen Beziehungen, die durch diese neuralen Verbindungen zwischen Hypophyse und dem Hypothalamus mit anderen Systemen bestehen.

Gut begründet sind namentlich die Beziehungen zwischen **Auge** und **Hypophyse**, für die eine Reihe von experimentellen Arbeiten vorliegt (SCHÜRMAYER 1926, KOLLER und RODEWALD 1933, RODEWALD 1935, JORES 1934,

FLORENTIN und STUTINSKY 1936). Es geht daraus hervor, daß die Sekretion von aktivem Intermedin durch die auf das Auge wirkenden Lichtreize gesteuert wird. Sie versiegt bei völliger Dunkelheit wie auch bei lichtdichtem Abschluß der Augenhöhle, während eine Reizung des Opticusstumpfes nach Enucleation durch Lichtstrahlen oder Elektrizität aktivierend wirkt. Nicht nur beim Kaltblüter, auch beim Säugetier und Menschen ist die Produktion des Intermedins von den den Opticus treffenden Lichtreizen abhängig. Diese Feststellung soll nicht nur für das im Zwischenlappen entstehende Intermedin, sondern auch für die Hormongruppe des Hinterlappens gelten (JORES 1937).

Auch die Einwirkung des Lichtes auf den Entwicklungsstand der Keimdrüsen vollzieht sich durch eine vom Auge über die Hypophyse verlaufende Reflexbahn. ROWAN (1928), BISSONETTE (1931, 1936), HILL und PARKES (1933), BENOIT (1935, 1936) brachten hierfür reiches Beweismaterial bei.

Die Beziehungen zwischen Hinterlappen und Wasserhaushalt sind namentlich durch die Versuche von FISHER, INGRAM und RANSON sowie MAGOUN und RANSON (1939) gesichert. Sie erweisen, daß eine Durchtrennung der im Hypophysenstiel verlaufenden zentrifugalen Nervenbahnen zu degenerativen Veränderungen an den Nervengeflechten und Pituicyten des Hinterlappens wie in den zugehörigen Zentren des Zwischenhirns führt, in deren Gefolge Diabetes insipidus eintritt. Damit sind die älteren Angaben von GREVING, STENGEL, KARY u. a. über Faserdegenerationen nach Stieldurchtrennung oder -unterbrechung, die durch Untersuchungen von GAGEL und MAHONEY sowie GAGEL wieder in Frage gestellt waren, bestätigt.

Wegen weiterer Einzelheiten über die gegenseitige Regulation von Hypophyse und Hypothalamus und damit zusammenhängende Probleme verweise ich auf den vortrefflichen Überblick von COLLIN (1937). Die Zentren des Hypothalamusgebietes erfuhren in dem Referat von RANSON und MAGOUN (1939) eine ausgezeichnete Darstellung.

4. Der Hirnteil in der Reihe der Vertebraten.

a) Vorkommen und Gestalt des Hirnteils.

Der Hirnteil stellt einen allen Wirbeltieren zukommenden Abschnitt der Hypophyse dar, der jedoch bei den einzelnen Klassen sehr verschieden stark ausgebildet ist. Der Größe des Hinterlappens wie dem Grade der Differenzierung nach am weitesten entwickelt ist er beim Menschen und in der Klasse der Säugetiere. Er zerfällt hier deutlich in zwei Abschnitte, den Hinterlappen und den Hypophysenstiel. Der Hinterlappen ist bei den Säugetieren zumeist kompakt gebaut (s. Abb. 151a—c, S. 240, Abb. 177a—d, S. 276); nur bei der *Katze* (s. Abb. 180a, S. 280), beim *Löwen* und beim *Schwein* (STENDELL) dringt die Ausstülpung des 3. Ventrikels als Recessus hypophyseus noch tief in den Hinterlappen hinein. [Anmerkung: Die Angabe von STENDELL (1914), daß das auch beim *Hund* der Fall ist, sehe ich in meinen Präparaten nicht bestätigt. Der Recessus infundibuli findet hier am Beginn des Hinterlappens gewöhnlich sein Ende (s. Abb. 181, S. 282). Auch von einer Verzweigung des Recessus in der Wand des Hypophysenstieles konnte ich nichts bemerken (s. Abb. 182b—d)]. Im allgemeinen ist der Hinterlappen der Säugetiere auf der ventralen, oft auch auf den lateralen und der dorsalen Seite vom Zwischenlappen bedeckt. In neuerer Zeit wurden jedoch auch innerhalb der *Mammalier* bemerkenswerte Ausnahmen bekannt (*Gürteltier*, verschiedene *Wale* [s. Abb. 151b], *Seekuh*), worüber schon S. 365 Näheres gesagt wurde. Sie brachten in Verbindung mit Extraktversuchen die Annahme ins Wanken, daß der Hirnteil nur zur Aufnahme und Fortleitung der Zwischenlappenhormone diene, selbst aber sekretorisch nicht tätig sei (s. S. 454ff.).

Sehr beträchtliche Unterschiede bestehen innerhalb der *Mammalier* in der Ausbildung des Hypophysenstieles. Beim *Meerschweinchen* (Abb. 177c), besonders aber bei der *Ratte* (s. Abb. 177d) und beim *Igel* ist er lang und dünn und nur im Anfang mit einer Lichtung versehen. *Katze* (s. Abb. 180a), *Hund* (Abb. 181), *Kaninchen* (Abb. 177d) besitzen dagegen einen mit weitem Recessus infundibuli versehenen Trichter, der häufig auch als Eminentia mediana bezeichnet wird, während ein kompakter Stiel fehlt oder nur kurz ist.

In der Klasse der *Vögel* ist der Hirnteil schon schwächer entwickelt als bei den Säugetieren. So weist Pokorny bei *Buteo buteo* auf die geringe Größe sowohl des Trichters als auch des Hinterlappens hin, welch beide dem Volumen nach bedeutend kleiner sind als entsprechende Anteile etwa gleich großer Gehirne von Säugetieren. Ein weiterer Unterschied ist, daß sich die Aussackung des Trichters weit in den Hinterlappen hinein erstreckt; Beispiele hierfür zeigen die Abbildungen Pokornys für *Sylvia atra* und *Apus apus*. Auch bei der *Ente* (s. Abb. 151d) und *Taube* (s. Abb. 177e) reicht der Recessus bis in den Hinterlappen. Ein besonderes Verhalten zeigt der Hinterlappen des *Huhnes* (s. Abb. 177f), der sich in einzelne zentral zusammenhängende Läppchen gliedert. Jedes der Läppchen aber enthält einen vom Recessus hypophyseus ausgehenden Hohlraum (s. Abb. 315).

Der Hirnteil der *Reptilien* zeigt sehr unterschiedliche Ausbildung. Bei *Schildkröten* (s. Abb. 151e) ist er hohl und ziemlich dünn, zum Teil wie bei *Emys europea* im Bereich des Hinterlappens in einzelne hohle Läppchen zerlegt (Herring 1913, Stendell). Ein ähnliches Verhalten kann er auch bei *Eidechsen* aufweisen. So trifft man bei *Lacerta agilis* und *muralis* verzweigte, läppchenartige Divertikel, die als Recessus hypophyseus aufzufassen sind (Gentes 1907, Stendell), ebenso bei *Anolis* (Poris und Charipper 1938; s. Abb. 151g). Bei *Lacerta viridis* finde ich einen unverzweigten großen Recessus (s. Abb. 151f). *Schlangen* besitzen meist einen kompakten Hinterlappen (s. Abb. 151i), den Siler bei *Thamnophis* durch bindegewebige Septen zerteilt findet. Bei *Coronella austriaca* (s. Abb. 151h) dringen kompakte fingerartige Fortsätze des Hinterlappens in das Drüsengewebe der Pars intermedia ein. Bei *Hatteria punctata* wird der Hinterlappen dagegen nur durch eine schwache Verdickung des Infundibularbodens dargestellt.

Unter den *Amphibien* haben die *Gymnophionen* einen kleinen, keulenförmig verdickten hohlen Hinterlappen, der durch einen dünnen, nur mikroskopisch wahrnehmbaren hohlen Stiel mit dem Infundibulum verbunden ist (Laubmann 1926). Bei den *Urodelen* ist der Hirnteil meist nur schwach entwickelt. Er beschränkt sich auf eine dünne transversal gestellte Zellplatte des Recessus infundibuli, die nicht viel mehr als eine Lage von Ependymzellen darstellt. Nur bei *Salamandra maculosa* verdickt sich die Zellplatte zu einem deutlich abgrenzbaren Hinterlappen, der etwa die Form eines Hufeisens besitzt. Auf dem Medianschnitt erscheint er daher nur am oberen Winkel der Trichterwand entwickelt, während er auf lateralen Schnitten bis zum unteren herabreicht. Er liegt mit seiner ganzen Vorderfläche der dünnen Trichterwand dicht an (Stendell). Bei *Necturus* dringt die Infundibularhöhle mit ependymausgekleideten Ausstülpungen in den Hirnteil ein (Atwell 1921, Charipper 1931). Bei Megalobatrachus bilden sich an der Pars neuralis einzelne Läppchen, die aus einem zentralen Gang und einer Lage spindelförmiger, um das Lumen angeordneter Zellen und einer faserigen Hülle bestehen (Kudo 1938).

Wesentlich kräftiger als bei den meisten *Urodelen* ist der Hirnteil bei *Anuren* entwickelt (s. Abb. 151k). Er stellt hier einen kompakten Lappen dar, der nur in seinem medialen unteren Teil mit der hinteren Trichterwand in Berührung steht. Auch hier sind die lateralen Teile umfangreicher als der mediale, so daß der Hirnteil Zwerchsackform zeigt.

In der Klasse der *Fische* ist der Hirnteil bei den *Elasmobranchiern* im ganzen schwächer entwickelt als bei den *Teleostomern*. Der Hirnteil der *Selachier* besteht meist aus dem verdickten caudalen Areal des Infundibularbodens, von dem aus kurze, solide Zapfen in den Zwischenlappen eindringen (s. Abb. 151 p). Bei *Raja clavata* ist der Hirnteil, den Abbildungen von HOWES (1936) nach zu schließen, sogar recht kräftig entwickelt. Es trifft also nicht zu, daß der Hirnteil wie LUCIEN, PARISOT und RICHARD (1934) angeben, bei *Selachiern* vollständig fehlt. Bei *Hexanchus* und *Heptanchus* sind die Fortsätze des Hirnteils als ziemlich lange, peripherwärts blind geschlossene Hohlschläuche ausgebildet (STENDELL). Noch ausgeprägter ist dieses Verhalten bei *Ganoiden (Acipenser, Lepidostens)*. Das Lumen der zahlreichen dicken Schläuche steht mit der Trichterhöhle in Verbindung. Der Hirnteil der *Dipnoer* (LEPIDOSIREN, DE BEER 1926, KERR 1933) zeigt in seinen Lageverhältnissen gewisse Ähnlichkeit mit dem der *Anuren*. Er nimmt einen großen Teil der dorsalen Hälfte der Hypophyse ein. *Crossopterygier (Polypterus,* s. Abb. 151 o) besitzen einen kompakten verästelten Hirnteil.

Dem Hirnteil der *Teleostier* ist gemeinsam, daß er sich mit zahlreichen wurzelförmigen, oft fein verästelten Fortsätzen in das benachbarte Drüsengewebe, also namentlich in die Pars intermedia einsenkt. Die Fortsätze sind bei *Mugil* und bei *Anguilla vulgaris* ähnlich wie bei den *Ganoiden* noch hohl und in Verbindung mit dem Recessus infundibuli (STENDELL, V. HAGEN 1936; in Abb. 151 n sind die Fortsätze, um die Abbildung bei der geringen Größe nicht unklar zu machen, kompakt gezeichnet). Bei allen anderen bis jetzt untersuchten Knochen*fisch*arten sind sie kompakt. Im übrigen lassen sich unter den Knochen*fischen* zwei Gruppen unterscheiden. Bei der einen, der primitiveren, liegt die Hypophyse dem Boden des Zwischenhirns dicht an [*Mormyrus aeschive* (STENDELL), *Anguilla vulgaris* (STENDELL, VON HAGEN 1936), *Gasterostens aculeatus* (BOCK 1928)], so daß der Hirnteil unmittelbar dem verdickten, sich verästelnden Infundibularboden entspricht (s. Abb. 151 m und n). Bei der zweiten Gruppe dagegen ist die Entwicklung eines Hypophysenstieles und damit die Abgrenzung eines Hinterlappens zu erkennen [z. B. bei *Esox lucius* (s. Abb. 151 l), *Carassius auratus* (BELL 1938), *Cyprinus carpio, Fundulus heteroclitus, Gadus moschus, Salmo fario*]. Der Stiel ist für gewöhnlich kurz und dick. Nur bei *Lophius piscatorius* gewinnt er im Laufe der ontogenetischen Entwicklung eine außergewöhnliche Länge: die Drüse kommt beim erwachsenen Tier weit frontalwärts vom Chiasma zu liegen, bleibt aber durch einen dünnen, großenteils hohlen Hypophysenstiel mit dem Zwischenhirnboden verbunden (EDINGER, STENDELL).

Sehr primitiv ist die Ausbildung des Hirnteils bei den *Cyclostomen*. Bei *Petromyzon* (STENDELL, TILNEY 1937; s. Abb. 151 r) erfährt der Zwischenhirnboden im caudalen Abschnitt des Recessus infundibularis eine mäßige Verdickung, die dem Hinterlappen entspricht. Ein weiteres Merkmal ist eine leichte Zähnelung seiner Oberfläche und die dichte unmittelbare Anlagerung an den Zwischenlappen, während zwischen dem vorderen Teil des Recessus infundibuli und dem Vorderlappen eine Bindegewebsschicht zwischengeschaltet ist (in Abb. 151 r als schmaler Spalt zu sehen).

Bei *Myxine* (s. Abb. 151 s) zeigt der Zwischenhirnboden im Bereich des von ihm durch Bindegewebe getrennten Drüsenteils noch keine besondere Verdickung oder Differenzierung (STENDELL), so daß sich wohl kaum von einem eigentlichen Hirnteil sprechen läßt.

b) Die histologische Struktur des tierischen Hirnteils.

Wie beim Menschen wird auch in der tierischen Hypophyse das Parenchym des Hirnteils vorwiegend von Neuroglia und Nervenfasern gebildet, zwischen deren Fasergeflechten häufig eine interfibrilläre Substanz nachweisbar ist. Dazu kommen in wechselndem Ausmaß Blutgefäße und Bindegewebe.

α) Die Neuroglia des Hirnteils.

Stärker als beim Menschen machen sich im Hirnteil der Tiere die Ependymzellen bemerkbar. Das ist namentlich dann der Fall, wenn sich, wie es bis zur Klasse der Säugetiere beinahe die Regel ist, der mit Ependymzellen ausgekleidete Recessus infundibularis als Recessus hypophyseus mehr oder weniger weit in den Hinterlappen erstreckt. In diesem Falle trifft man zwischen dem Fasergewebe als besonderen Bestandteil die vom Recessus meist radiär gegen die äußere Wand des Hirnteils verlaufenden Ependymfasern an. Ependymzellen mit typischen Fortsätzen finden sich bei *Vögeln, Reptilien* und Knochen*fischen* in sehr reichlichem Maße vor. Abweichend ist der Befund bei *Cyclostomen, Selachiern* und einem Teil der *Amphibien,* deren Ependymzellen mehr oder weniger der Fortsätze entbehren. Auch beim *Stichling* (Bock 1928) sind die Ependymzellen des Trichterbodens, die einer bindegewebigen Basalmembran aufsitzen, fortsatzlos; da, wo die Neurohypophyse ihre größte Mächtigkeit erreicht, ist die Basalmembran nicht mehr ausgebildet und die Ependymzellen besitzen kurze basale Fortsätze, die stark abgebogen sind, so daß sie nicht senkrecht, sondern parallel zum Trichterboden verlaufen. Die den Recessus hypophyseus auskleidenden Ependymzellen besitzen dagegen gestreckte basale Stützfasern.

Die Angaben, die im Schrifttum über die Gliazellen der tierischen Neurohypophyse vorliegen, beschränken sich vorwiegend auf die Klasse der Säugetiere. Aber auch bei diesen war die Struktur des Gliagewebes lange Zeit nur sehr dürftig bekannt, da sich die Aussagen darüber beinahe ausschließlich auf Golgi-Präparate stützten, die bestenfalls nur über die Umrisse einzelner Zellen Aufschluß geben. Die wenigen diesbezüglichen Arbeiten, die man bei Stendell (1914) zusammengestellt findet, besagten, daß im Hirnteil der Säugetiere neben Ependymzellen auch Gliazellen vorkommen, die im Hypophysenstiel weitgehend den Gliazellen des Gehirns gleichen, im Hinterlappen dagegen in Länge und Anordnung ihrer Fortsätze gegenüber jenen eine Reihe von Unterschieden aufweisen. Auch den vergleichenden Untersuchungen, die Trautmann am Hirnteil verschiedener Haussäugetiere *(Wiederkäuer, Schwein, Einhufer, Fleischfresser)* ausführte, und bei denen sich für die einzelnen Arten gewisse Unterschiede in der Form und Menge der Gliazellen ergaben, liegen Golgi-Präparate zugrunde.

Das Interesse an diesem scheinbar unwesentlichen Bestandteil der Hypophyse war im übrigen aber so gering, daß es erst 1930 Bucy unternahm, die Neurohypophyse des *Rindes* mit den neueren, zur Darstellung der Glia gebräuchlichen Methoden zu untersuchen. Dabei ergab sich, daß sich die Gliazellen der Neurohypophyse so sehr von allen bisher bekannten Typen unterscheiden, daß Bucy es für gerechtfertigt hielt, für die Gliazellen des Hinterlappens eine besondere Bezeichnung einzuführen („Pituicyt", weiteres darüber s. S. 394 ff.). Merkwürdigerweise währte es eine Reihe von Jahren, bis die Arbeit den ihr gebührenden Wiederhall fand. Erst Griffiths (1938a) befaßte sich mit der Frage, ob sich ähnliche Zellen auch bei anderen Säugetieren und bei niedrigeren Tierklassen nachweisen lassen. Aus der Klasse der Säugetiere untersuchte Griffiths die Neurohypophyse eines australischen Beuteltieres *(Sarcophilus harristi)* mit dem Ergebnis, daß auch hier zahlreiche, den Pituicyten BUCYs gleichende Zellen festzustellen sind, die zum Teil mit außergewöhnlich langen Gefäßfortsätzen versehen sind. Die Mehrzahl der Zellen ist uni- oder bipolar, ein kleinerer Teil multipolar. Das Cytoplasma ist in einem Teil der Zellen fein granuliert, in anderen imprägniert es sich dicht schwarz; beide Zustände können auch in ein und derselben Zelle vorkommen. Grobe Pigmentgranula fehlen. Übereinstimmend vermochte OLDHAM (1938) im Hinterlappen des Gürteltieres mit der PENFIELDschen Methode Zellen mit mehr oder weniger zahlreichen Fortsätzen darzustellen, die er als „gliaartige Zellen" bezeichnet und die ohne Zweifel den Pituicyten entsprechen. Außerdem fand OLDHAM cytoplasmareiche, mit bläschenförmigem Kern versehene Zellen, die durch ihre Größe auffallen und in beträchtlicher Zahl vorhanden sind. Sie treten gewöhnlich in Gruppen auf; da die Zellgrenzen gelegentlich nicht erkennbar sind, können sie den Eindruck vielkerniger Zellen erwecken. Die Kerne dieser Zellen sind 2—3mal so groß als die der gliaartigen Zellen, das Cytoplasma fein granuliert und bald stärker, bald schwächer basophil.

Was die niedrigeren Tierklassen betrifft, so fand GRIFFITHS beim *Huhn* die Pituicyten zwischen den Nervenfasern der Läppchen und des Interstitiums verteilt. Sie sind kleiner als bei Sarcophilus. Gefäßfortsätze sind häufig; sie endigen an Bindegewebssepten und Blutgefäßen. Das Cytoplasma der in ihrer Größe stark schwankenden Zellen ist zum Teil fein gekörnt, zum Teil intensiv geschwärzt; gelegentlich finden sich auch einige grobe Granula in der Zelle. Auch bei einer *Eidechsenart (Tiliqua)* konnte GRIFFITHS Pituicyten nachweisen; sie sind hier sehr klein, spärlich und mit den üblichen Fortsätzen versehen; gegenüber den kräftig entwickelten Ependymzellen und deren Fortsätzen treten sie stark zurück.

Aus der Klasse der *Amphibien* untersuchte GRIFFITHS die Neurohypophyse von *Hyla caerulea*, in der er jedoch nur wenige, mit Fortsätzen versehene Zellen imprägniert fand. Gefäßfortsätze konnten nur bei einer einzigen Zelle beobachtet werden.

Bei *Knochenfischen (Neoplatocephalus macrodon)* fand GRIFFITHS zahlreiche außerordentlich kleine Pituicyten vor, die diffus über den ganzen Bereich des Hirnteils verteilt sind. Die Zellen variieren beträchtlich in der Form. Die Fortsätze sind meist nicht sehr lang, Gefäßfortsätze sind aber vorhanden. Die *Teleostier*pituicyten sollen sich von allen anderen dadurch unterscheiden, daß sich gelegentlich die Fortsätze von 2 oder 3 Zellen miteinander vereinigen. Bei *Selachiern* schließlich *(Raja australis)* zeigen die Pituicyten ein besonderes, sonst nicht zu beobachtendes Verhalten: Die in der Größe variablen Zellen zeigen gleichmäßige Form und besitzen nur 1—2 kurze Fortsätze, die häufig auch fehlen. Der Kern ist relativ groß, chromatinarm, das Cytoplasma fein granuliert oder schwarz imprägniert. HOWES (1936) dagegen beschreibt bei *Raja clavata* Gliazellen mit großen Kernen, welche von einer dünnen Cytoplasmaschicht umhüllt sind, die ihrerseits lange verästelte Fortsätze bildet.

So spärlich die Angaben über die Pituicyten in vergleichend histologischer Beziehung zur Zeit auch noch sind, so dürfte sich aus dem vorliegenden Material doch folgern lassen, daß im Hirnteil aller Tierarten ein spezifisch entwickelter Gliazelltypus nachzuweisen ist, der sehr wohl auch mit einer sekretorischen Tätigkeit in Verbindung gebracht werden kann. In Übereinstimmung damit steht, daß GERSH (1939) kürzlich in der Neurohypophyse der verschiedensten *Mammalier (Didelphys, Myotis, Macaca mulatta, Dasypus, Mus musculus, Rattus norvegicus, Cavia, Hepus, Canis, Felis, Sus, Ovis, Bos)* drüsenzellartige mit Eiweiß- oder Lipoidgranula versehene „glandular cells" beschrieb, die wohl gleichfalls den Pituicyten zuzurechnen sind, (s. auch S. 426).

β) Das Nervengewebe des Hirnteils.

Über das Vorkommen und Verhalten der Nervenfasern im Hirnteil von Säugetieren wurde schon bei Besprechung der menschlichen Neurohypophyse berichtet, so daß hier lediglich die spärlichen Angaben, die darüber für niedrigere Tierklassen vorliegen, anzuführen sind.

Für die Neurohypophyse der *Vögel* fand ich nur die kurze Bemerkung, daß sie Nervenfasern enthält. In eigenen Präparaten konnte ich bei *Taube* wie *Huhn* dichte Geflechte von marklosen Nervenfasern nachweisen, die namentlich beim *Huhn* eine sehr charakteristische Anordnung zeigen (s. Abb. 315). Wie

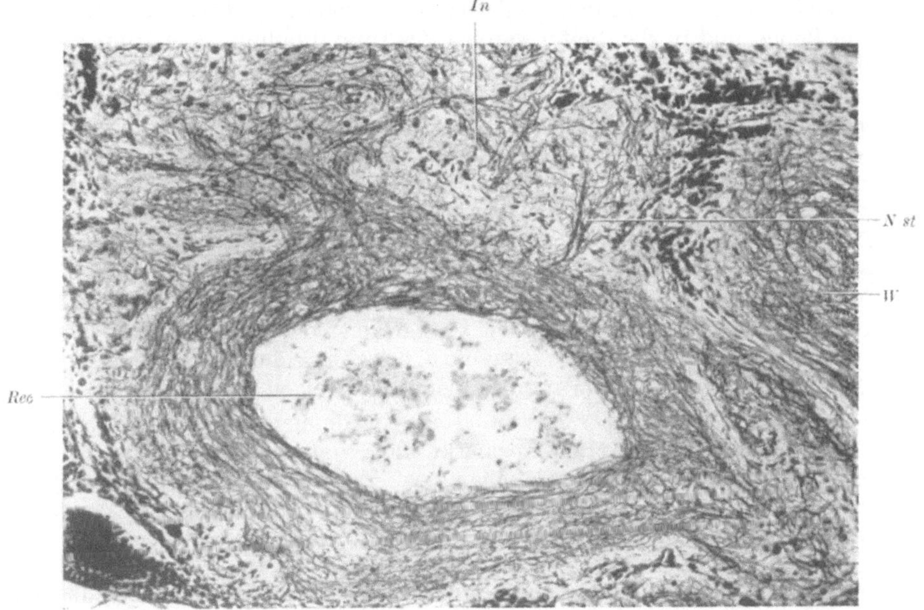

Abb. 315. Nervengeflechte in der Neurohypophyse eines *Huhnes*. In der Mitte ist eine Ausstülpung des Recessus hypophyseus (*Rec*) auf dem Querschnitt getroffen. Die Wandung wird von einem dichten Geflecht markloser Nervenfasern umsponnen; *In* Inselbildung im lockeren faserärmeren Interstitium; *N st* Nervenstämmchen, das sich in ein Wandgeflecht einsenkt; *W* Wandgeflecht auf dem Anschnitt. Geschlechtsreifer Hahn. Fix. Sublimat-Formol-Eisessig. Paraffin 15 μ. Nervenimprägnation nach BODIAN. Vergr. 1:235.

schon S. 467 erwähnt, enthält der Hinterlappen des *Huhnes* läppchenartige Ausstülpungen der Trichterhöhle. Diese Ausstülpungen findet man bei Darstellung der Nervenfasern von einem durchschnittlich 50 μ breiten dichten Geflecht von Nervenfäserchen umsponnen, derart, daß sich 1—2 Schichten in ihrer Hauptverlaufsrichtung überkreuzen. Die innerste Lage liegt unmittelbar unter dem ependymalen Epithel. Das Geflecht wird von einer größeren Zahl von Nervenstämmchen gespeist, die bald hier, bald dort senkrecht auf die Wandung losziehen und sich dann in zahlreiche Ästchen aufsplittern, die sich dem Geflecht beimengen. In den zwischen den Läppchen gelegenen Interstitium sind die Nervengeflechte viel weniger dicht. Hier finden sich dann ähnliche Inselbildungen, wie sie für den menschlichen Hinterlappen beschrieben wurden.

Über das Vorkommen von Nervenfasern im Hinterlappen von *Reptilien* ist mir keine Angabe aus dem Schrifttum bekannt. Nach KRAUSE (1922) besteht die Substanz des Hirnteils der *Eidechse* ausschließlich aus Gliafasern. In eigenen Untersuchungen konnte ich im Hinterlappen von *Lacerta viridis* neben Ependymfasern auch ein reiches Geflecht von marklosen Nervenfasern nachweisen.

Für *Amphibien* liegt eine Reihe positiver Beobachtungen vor. Bei *Salamandra* ziehen Nervenfasern von Zellen im ventralen Teil des Hypothalamus durch die ventrale Wand des Trichters in den Hinterlappen, wo sie sich zu einem äußerst dichten Nervenfilz aufsplittern (BOCHENEK 1902). Einige der Fasern dringen auch in die Pars intermedia ein. STENDELL steht dieser Angabe skeptisch gegenüber und glaubt, daß man den von BOCHENEK behaupteten Reichtum an Nervenfasern „auf eine gewisse Anzahl herabschrauben" muß. Indessen kann auch HERRICK (1921, 1933) in sehr sorgfältigen Untersuchungen in Übereinstimmung mit BOCHENEK das gleiche Verhalten für *Ambystoma* nachweisen. Auch bei *Necturus* nehmen die zum Hinterlappen ziehenden Fasern von Nucleus praeopticus und am ventralen Teil des Hypothalamus ihren Ausgang, um dann im Boden und in den Seitenwänden des Infundibulums zum Hinterlappen zu ziehen, wo sie dichte Geflechte bilden. Einen Eintritt der Fasern in die Pars intermedia und Pars anterior konnte HERRICK im Gegensatze zu seinen Befunden an *Ambystoma* nicht feststellen. Im Hinterlappen von *Anuren* (*Rana esculenta*) konnte STADERINI (1908) feine Nervenfasern darstellen, die zum Teil in die Pars intermedia (von STADERINI als „lobo anteriore" bezeichnet) eindringen. STADERINI beobachtete auch schon den Ursprung der Fasern aus einem dorsal vom Chiasma gelegenen Kern, der zweifellos dem Nucleus supraopticus entspricht. Im Gegensatz dazu findet sich bei KRAUSE (1923) die Angabe, daß der Faserfilz des Hinterlappens beim *Frosch* ausschließlich aus Gliafasern und den zugehörigen Gliazellen besteht. In meinen eigenen Präparaten von *Rana esculenta* sehe ich in Bestätigung der Angaben STADERINIs ein dichtes Geflecht von Nervenfäserchen, die sich zum Teil auch in der Pars intermedia verzweigen.

Ob im Hirnteil der *Fische* Nervenfasern vorkommen, ist noch Gegenstand der Kontroverse. KRAUSE (1923) bemerkt kurz, daß der Hirnteil des *Hechtes* Nervenfasern enthält, die aus Ganglien des Hypothalamus stammen. BOCK (1928) erhielt beim *Stichling* mit den Methoden von CAJAL und BIELSCHOWSKY nur negative Resultate. Die im Hirnteil nachweisbaren Fasern deutet er zum größeren Teil als Bindegewebe, zum kleineren als Gliafasern. BURR (1933) beschreibt bei *Orthagoriscus mola* (Mond*fisch*) zahlreiche Nervenfasern, die sich mit den Verästelungen des Hirnteils verzweigen und zwischen den Zellen des Drüsenteils endigen. Nach KAPPERS (1933) erhalten die Blutgefäße der Hypophyse bei Knochen*fischen* durch den Tractus thalamo-hypophyseus-saccularis Fasern aus dem Nucleus magnocellularis praeopticus und dem ihm verwandten Nucleus hypothalami lateralis, welche sich dadurch als sympathische Kerne dokumentieren. Unter (soviel ich sehe irrtümlicher) Bezugnahme auf HOLMGREN und VAN DER HORST (1925) nimmt KAPPERS an, daß der genannte Tractus auch Endigungen um die Drüsenzellen der Hypophyse hat. In eigenen Präparaten finde ich im Hirnteil der *Forelle* mit Hilfe der BODIANschen Methode typische marklose Nervenfasern, die sich in der Infundibularwand bis zum Nucleus magnocellularis verfolgen lassen. Ein Eindringen der Nervenfasern in den Drüsenteil kann ich dagegen nicht beobachten.

γ) Die interfibrilläre Substanz.

Seit den Untersuchungen von HERRING, STENDELL, COLLIN und anderen Autoren ist bekannt, daß das Fasergewebe des tierischen Hinterlappens teils diffus, teils in Tropfen von einer kolloidartigen Substanz durchtränkt ist. Bei Säugetieren ist in der Regel auch das Eindringen von Zellen der Pars intermedia festzustellen. Häufig kommt es dabei (so namentlich bei *Hund* und *Katze*) zur Bildung kleinerer und größerer Cysten, deren kolloidartiger Inhalt schließlich unter Auflösung der Wandung in das Gewebe des Hinterlappens übertritt. Auf diese Verhältnisse wurde schon S. 373 f. und 441 ff. aufmerksam gemacht, so daß sich weitere Ausführungen darüber an dieser Stelle erübrigen.

Für die Herkunft der interfibrillären Substanz wurde lange Zeit allgemein die Pars intermedia und deren Abkömmlinge verantwortlich gemacht. In den letzten Jahren erkannte man jedoch, daß auch sie ohne Mitwirkung des Zwischenlappens im Hinterlappen selbst an Ort und Stelle gebildet werden kann. So wurden von GEILING und TARR (1935) in der Neurohypophyse von *Walen* große Mengen von Kolloid angetroffen, obwohl hier eine Pars intermedia völlig fehlt und Vorderlappen und Hinterlappen überdies durch starke Bindegewebsschichten vollständig voneinander getrennt sind. Da auch direkte Gefäßverbindungen zwischen beiden Lappen fehlen, kann das Kolloid in diesem Falle nur im Hinterlappen selbst entstanden sein.

In gleicher Weise läßt sich der bei vielen *Vogel*arten zu erhebende Befund deuten. Auch hier ist häufig das Fehlen einer Pars intermedia und eine Trennung von Vorder- und Hinterlappen zu beobachten und trotzdem zeichnet sich der Hinterlappen der *Vögel* oft sogar durch besonderen Kolloidreichtum aus. COLLIN (1926), der die Verhältnisse bei *Huhn, Ente* und *Gans* eingehender verfolgte, nimmt allerdings an, daß das Kolloid auch hier im Vorderlappen entsteht und durch die Spalten des trennenden Bindegewebes wie auch namentlich der VIRCHOW-ROBINschen Räume der Gefäßscheiden in den Hinterlappen gelangt, um dann im Sinne der Neurocrinie bis zum Hypothalamus weiter zu dringen.

Über das Verhalten der interfibrillären Substanz bei *Reptilien* liegen nur wenige Angaben vor; so von COLLIN, der die Neurocrinie bei *Tropidonotus* für gesichert, bei *Vipera* und *Lacerta* noch für zweifelhaft hält. ALTLAND (1939) erwähnt im Hinterlappen einer *Eidechsen*art *(Sceloporus undulatus)* rundliche kolloidartige Massen, deren Entstehung er mit keiner Zellkomponente des Hinterlappens in Verbindung bringen kann. Reichlicher sind die Befunde bei *Amphibien*. Schon STENDELL (1914) stellte im Hinterlappen von *Bufo* die Anwesenheit von Kolloidtropfen fest, die nach seiner Auffassung aus dem Zwischenlappen stammen, wogegen schon S. 380 verschiedene Einwände vorgebracht wurden. FLORENTIN (1934) fand die Neurohypophyse der *Kröte* zur Zeit der Brunst und des Ablaichens in ihrem ganzen Umfang von Kolloid durchtränkt, das in Gestalt von Körnern sowie kleineren und größeren Tropfen auftritt. Am Ende der Laichperiode und zu Beginn des Sommers dagegen konzentriert sich das Kolloid um die Blutgefäße, wie wenn es nach einer langen Speicherperiode fortschreitend in den Blutstrom abgegeben würde. Die Bilder erinnern an jene, die COLLIN bei *Vögeln* beschrieb, nur daß es bei der *Kröte* keine differenzierten perivasculären Gliascheiden gibt. Ein Teil des Kolloids gelangt durch Hydrencephalocrinie in die Trichterhöhle, ein anderer dringt im Nervengewebe bis in die Gegend des Tractus opticus, ohne daß es immer gelingt, die Kolloidtropfen bis zum Nucleus supraopticus zu verfolgen (FLORENTIN).

Sehr reich an interfibrillärer Substanz ist der Hinterlappen der Knochen-*fische*. Dabei ist häufig auch ein Einwandern von Zellen des Zwischenlappens festzustellen, die dann im weiteren Verlauf zu Kolloid einschmelzen. BOCK (1927) bezeichnet die Hypophyse des *Stichlings* geradezu als Musterbeispiel dafür, daß das Sekret der Drüse in den Hirnteil abgegeben wird. Selbst bei jugendlichen Tieren ist der Hirnteil schon überaus stark mit Sekret angefüllt, das dem Zwischenlappen, dem Übergangsteil und wahrscheinlich auch dem Vorderlappen entstammen soll. An dem im Hirnteil gespeicherten Sekret sind nach BOCK mit Sicherheit zwei Anteile zu unterscheiden: 1. zahlreiche kleinere Brocken, die überall verstreut im Hirnteil liegen und sich mit Eisenhämatoxylin schwarz, mit Azan leuchtend rot färben. Sie sollen Zerfallsprodukten von Drüsenzellkernen vorwiegend des Zwischenlappens entsprechen; 2. aus den Drüsenzellen stammendes Sekret, das sich mit Eisenhämatoxylin-Säurefuchsin blaurötlich, mit Azan leuchtend rot färbt. Dazwischen sieht BOCK noch orangefarbenes und bläuliches Sekret. Das Sekret kann sich ferner zu größeren Kolloidballen zusammenschließen, die dann immer in der Nähe des Trichterlumens liegen. Nach BOCK „erscheint es in der *Stichlings*hypothese fast unmöglich, an der inkretorischen Bedeutung der kolloiden Substanzen des Hirnteils zu zweifeln".

Auch FLORENTIN (1934) findet im Hirnteil der verschiedensten Knochen*fische (Salmo irideus, Cyprinus carpio, Tinca, Leuciscus, Perca, Phoxinus, Anguilla, Gobio)* eine kolloidartige Substanz vor, die sich ähnlich verhält, wie es COLLIN für höhere Wirbeltiere beschrieb: Ein Teil des Kolloids gelangt nach dem Modus der Neurocrinie zum Hypothalamus, ein anderer tritt durch das Ependym in die Trichterhöhle (Hydrencephalocrinie). Bei *Perca, Tinca, Cyprinus carpio* und *Phoxinus* ist die Trichterhöhle zeitweise von einer dichten kolloidartigen Flüssigkeit erfüllt. Wenn die Tätigkeit der Drüse abnimmt und das Kolloid im Hirnteil verschwindet, dann wird auch die Trichterhöhle frei von chromophiler Substanz (FLORENTIN).

Daß sich bei der *Forelle* sehr schön beobachten läßt, wie die in den Verzweigungen des Hirnteils angehäuften Kolloidschollen zum großen Teil aus Sekretfortsätzen der Intermediazellen entstehen, wurde schon S. 381 beschrieben.

Bei *Selachiern* ist das Vorliegen einer Neurocrinie nach COLLIN (1934) noch zweifelhaft.

So ergibt sich, daß bei der überwiegenden Zahl der Tierarten unverkennbare Anzeichen für eine enge funktionelle Beziehung zwischen Hinterlappen und Zwischenlappen bestehen, deren Bedeutung jedoch, nachdem GEILING und TARR zeigten, daß Vasopressin, Oxytocin und Adiuretin im Hinterlappen auch ohne Beteiligung des Zwischenlappens entstehen können, noch ganz im Dunklen liegt.

E. Die Gefäßversorgung der Hypophyse.

1. Die arteriellen Zuflußwege.

Die arterielle Blutversorgung der menschlichen Hypophyse erfolgt aus zwei Quellen: durch die Aa. hypophyseos inferiores („untere Hypophysenarterien", „Hypophysenarterien", „Artères hypophysaires proprement dites") und die Aa. hypophyseos superiores („obere Hypophysenarterien", „Artères hypothalamiques", „Hypothalamic arteries"). Zwischen beiden Arteriengruppen bestehen namentlich in der Grenzschicht von Vorder- und Hinterlappen, in der sich der Plexus intermedius (BENDA) ausbreitet, kollaterale Verbindungen.

Eine zwiefache Blutversorgung gibt schon ENGEL (1839) an, der sie folgendermaßen schildert: „Mehrere zarte Arterienzweigchen aus der sich vorbeiwindenden Carotis, ingleichen feine Gefäßchen im Umfange des Trichters verlaufend, führen der Hypophyse arterielles Blut zu und bedingen den ziemlichen Blutreichtum dieses Organes, während das venöse Blut in den anliegenden Ringblutleiter sich ergießt." Auch LUSCHKA (1860) schreibt: „Der vordere Lappen des Hirnanhanges empfängt im Verhältnis zu seiner Größe sehr viel Blut. Dasselbe wird ihm durch dünne Zweige der Carotis interna zugeführt, welche hauptsächlich da von dieser Ader entspringen, wo sie im Sinus cavernosus verläuft. Fast regelmäßig entspringt noch ein Zweigchen aus der Carotis während ihres Durchtrittes durch die Dura mater in die Schädelhöhle oder kurz nach demselben. Das Gefäßchen erhebt sich zum Trichter und verteilt sich in Reiser, welche nach abwärts zur Hypophyse und nach aufwärts zur Basis des Infundibulum gelangen. Einiges Blut fließt in den vorderen Lappen der Hypophyse auch aus dem feinen, der Pia mater des Trichters angehörigen Netzwerke."

Diese Angaben erfuhren im Laufe der Jahre mannigfache Abänderungen, zum Teil dadurch, daß Beobachtungen an tierischen Hypophysen auf das menschliche Organ übertragen wurden, zum Teil auch dadurch, daß man auf neue Untersuchungen am Objekt verzichtete und die vorliegenden Angaben lediglich schematisierte. Nur so läßt sich erklären, daß eine Anzahl von Autoren den Vorderlappen durch Äste, die im Bereich des Sinus cavernosus aus der Carotis interna abgehen, versorgen läßt, die Durchblutung des Hinterlappens aber Gefäßästen der Pia mater zuschreibt. Die sorgfältigen Untersuchungen von GENTES, LAUNOIS und LHUERRE blieben vielfach unbeachtet. Erst in den letzten Jahren aber erkannte man, daß die Blutversorgung der Hypophyse verwickelter ist als bis dahin angenommen wurde. Eine Reihe neuer Beobachtungen wurde beigebracht, ohne daß man bis jetzt behaupten könnte, damit den Mechanismus der Durchblutung völlig geklärt zu haben. So ergibt sich die Notwendigkeit, die sich zum Teil widersprechenden Meinungen etwas eingehender zur Darstellung zu bringen.

a) Die Aa. hypophyseos inferiores.

Die unteren Hypophysenarterien entspringen aus der rechten und linken A. carotis interna innerhalb des Sinus cavernosus. Nach LAUNOIS (1904) liegt die Abgangsstelle im Bereich des ersten (proximalen) Bogens oder im Beginn des horizontalen Segmentes im äußeren Teil der oberen Fläche der Carotis. LHUERRE (1912) dagegen beobachtete, daß die Hypophysenarterie so ziemlich aus allen Abschnitten des intrakavernösen Teiles der Carotis ihren Ursprung nehmen kann. Auch die Seite wechselt; bald entspringt die Arterie auf der äußeren, bald auf der inneren oder oberen Fläche der Carotis. Wie variabel die Lage der Abgangsstelle ist, zeigt die Angabe LHUERREs, daß sich bei 15 Injektionspräparaten nicht zweimal übereinstimmende Lageverhältnisse vorfanden. Ja, nach POPA und FIELDING (1935) kommt es vor, daß die untere Hypophysenarterie aus der Carotis erst nach deren Durchtritt durch den Sinus cavernosus entspringt. Im allgemeinen scheint mir aber die von LAUNOIS geschilderte Lage, die sich auch mit den Angaben bei GENTES (1903) und BENDA (1932) deckt, am häufigsten zu sein.

Nach ihrem Ursprung verläuft die untere Hypophysenarterie schräg nach innen durch den Sinus cavernosus. Dabei gibt sie bald nach ihrem Abgang zwei Äste ab: einen vorderen, der nach vorne und außen gegen den N. oculomotorius zu zieht und einen hinteren, der nach hinten und außen zur Spitze des Felsenbeines läuft. Etwas später gibt sie noch einen dritten Ast nach unten, innen ab, der zu den Seitenrändern des Keilbeinkörpers zieht und hinter den Proc. clinoid. post. zum Clivus gelangt, wo er sich zwischen Knochen und Dura mater aufzweigt (LAUNOIS 1904, ähnlich TESTUT 1923).

Nach Abgabe des letztgenannten Astes durchquert die untere Hypophysenarterie die innere Wand des Sinus cavernosus und tritt in die Loge der Hypophyse, wo sie im Stratum vasculosum der Kapsel über dem Sellaboden zu der zwischen Vorderlappen und Hinterlappen gelegenen Furche zieht. Die Arterie ist während ihres Verlaufes stark gewunden (GENTES, LAUNOIS, LHUERRE). Ihre Länge beträgt in entknäueltem, gestrecktem Zustand etwa das Dreifache der Entfernung zwischen ihrem Ursprung und ihrer Aufteilungsstelle an der Hypophyse. GENTES vermutet, daß durch die starke Schlängelung ein allzu plötzlicher Blutandrang in die Drüse verhindert wird.

Gelegentlich trifft man auf der rechten oder linken Seite zwei nebeneinander laufende Hypophysenarterien an, eine größere und eine kleinere, auch doppelseitig kann diese Abweichung vorkommen (LHUERRE).

In unmittelbarer Nähe der Hypophyse teilt sich die Arterie in eine Reihe von Ästen auf, die zum Hinterlappen, Plexus intermedius und Vorderlappen ziehen. Auch die Hüllen der Hypophyse erhalten eine Reihe von Zweigen. Die im Stratum vasculosum der Kapsel verlaufenden Äste liegen dabei häufig derart der Wandung der venösen Bluträume an, daß die Hälfte oder Dreiviertel

ihres Umfanges in das Lumen des erweiterten venösen Gefäßes vorspringt
(s. Abb. 316, ferner Abb. 42 *A*, S. 59).   An diesen Stellen ist die Adventitia
des arteriellen Gefäßes nur schwach entwickelt, so daß das Endothel des Blut-
raumes der Media der Arteriole, nur durch eine dünne Bindegewebslage getrennt,
dicht anliegt.   Die Verhältnisse treten nur an Präparaten, die lebensfrisch durch
Durchspülung im Zustand der Erweiterung fixiert wurden, deutlich hervor.

Was das weitere Verhalten der Äste der unteren Hypophysenarterie betrifft,
so breiten sich die zum Hinterlappen ziehenden Zweige zunächst über die Oberfläche des Stratum fibrosum der Kapsel aus, um dann an verschiedenen Punkten
in das Innere der Neurohypophyse einzutreten.   Ein kräftiger hinterer Ast
läuft gewöhnlich jederseits auf der Rückseite des Hinterlappens weit nach

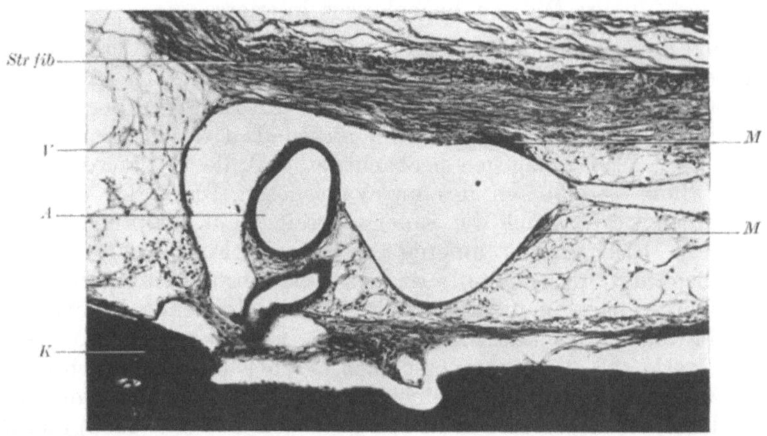

Abb. 316. Venöses und arterielles Gefäß im Stratum vasculare der Hypophysenkapsel. *A* Arteriole; *K* Knochen
lamelle der Sella turcica. Der zwischen Knochengewebe und Stratum periostale (s. S. 59) sichtbare Spalt ist
artifiziell durch Schrumpfung bedingt); *M* Muskelring in der Wandung der Kapselvene; *Str fib* Stratum fibrosum
der Kapsel; *V* Kapselvene. Hinger. 30 J., ♂. Fix. Alkohol. Formol. Paraffin. 15 μ;
Hämalaun-Eosin. Vergr. 1:65.

aufwärts (s. Abb. 46, S. 65).   Er splittert sich erst am hinteren Pol der Neurohypophyse in mehrere Zweige auf, die dann in das Parenchym eindringen.   Ausläufer des Astes können auf der Kapsel noch bis auf die Oberseite der Neurohypophyse weiterziehen.

Ein weiterer großer Ast der unteren Hypophysenarterie zieht zu der Grenz-
furche, die auf der Unterseite wie an beiden Seitenflächen der Hypophyse
an der Grenze von Vorder- und Hinterlappen verläuft („Grenzstelle der Kapsel"
nach Fuchs).   In dieser unteren wie auch in den seitlichen Furchen trifft man
stets Zweige des obengenannten Astes — sie sind auf Abb. 31, S. 48 wie 217,
S. 330 als quergetroffene Gefäße sichtbar —, die an der Unterfläche der Hypophyse mit jenen der Gegenseite anastomosieren und auf diese Weise einen fast
geschlossenen arteriellen Ring um die Hypophyse bilden, der auch von Benda
(1927, 1932) beschrieben und abgebildet wurde und dessen Vorhandensein ich
auf Grund meiner Präparate bestätigen kann.

Von diesem Gefäßring aus gehen weitere Äste nach zwei Richtungen hin
ab (Fuchs): die einen ziehen zur Kapsel des Hinterlappens, um sie schließlich
zu durchbohren und in die Substanz des Hinterlappens zu gelangen, wo sie sich
rasch in Capillaren aufteilen.   Der zweite Teil der Gefäße aber dringt in Gestalt
von größeren und kleineren arteriellen Ästen in die zwischen Vorder- und Hinterlappen gelegene, bindegewebsreiche Zwischenzone ein.   Sie bilden hier ein Netzwerk von Gefäßen, das durch Kollaterale auch mit Ästen der Aa. hypophyseos

superiores in Verbindung steht. Von diesem Gefäßnetz aus treten einzelne, zum Teil recht kräftige Äste in die Neurohypophyse wie auch in das Parenchym des Vorderlappens ein. In Begleitung der arteriellen Gefäße befinden sich rückläufig venöse Gefäße, die in der Zwischenzone ebenfalls plexusartig verbunden sind. Diese arteriellen und venösen Gefäßnetze werden als Plexus intermedius bezeichnet.

Unter den arteriellen Gefäßen der Zwischenzone tritt nach Fuchs im unteren Drittel der Hypophyse auf einer Seite ein kräftiges arterielles Gefäß hervor, das genau in der Bindegewebsschicht nach oben und median ziehend zum oberen Drittel der Hypophyse verläuft. „Auf diesem ganzen Wege gibt es Gefäße nach rückwärts in die Substanz des Hinterlappens und nach vorn an den Zwischenlappen ab. Schließlich vereinigen sich die Endäste dieses Gefäßes im oberen Drittel der Hypophyse mit den von oben herkommenden Ästen der Aa. hypoph. superiores und gehen mit ihnen teilweise in die Substanz des Vorderlappens über." Auf der anderen Organseite fand Fuchs statt dieses großen Gefäßes nur eine Reihe von dünnen, sich ebenso verteilenden Ästen.

So ergibt sich, daß der Hinterlappen der menschlichen Hypophyse in erster Linie von den Ästen der Aa. hypophyseos inferiores versorgt wird, die nicht nur von allen Seiten seiner Außenfläche, sondern auch von der Zwischenzone her in ihn eindringen. Die Äste der unteren Hypophysenarterie beschränken sich aber nicht auf den Hinterlappen allein, sondern führen in individuell wechselndem Ausmaß auch dem Vorderlappen und der Kapsel Blut zu.

Abweichend von der obigen Darstellung beschreiben Popa und Fielding (1935) das Verhalten der unteren Hypophysenarterien. Nach ihnen gelangen diese Gefäße von rückwärts her rechts und links vom Hypophysenstiel zur Oberseite der Hypophyse, die sie an der Grenze von Vorder- und Hinterlappen, am „posterior-superior angle", erreichen (s. Abb. 332). Bevor sie dann am sog. Hilus der Drüse in den Vorderlappen eindringen, geben sie Äste an den Hinterlappen und manchmal auch an den unteren Teil des Hypophysenstieles ab. Nach Popa und Fielding (1935) erhält der ganze Vorderlappen nur von diesen beiden Punkten aus arteriellen Zufluß. Das ist sicher unrichtig; nach meinen eigenen Beobachtungen bezweifle ich, daß der von Popa und Fielding angegebene Verlauf der unteren Hypophysenarterien der Norm entspricht und der Vorderlappen nur vom Hilus aus mit arteriellem Blut versorgt wird. Auch die arterielle Versorgung des Hinterlappens ist, wie aus dem vorausgehend Gesagten hervorgeht, anders als sie Popa und Fielding darstellen.

Die in der Zona intermedia verlaufenden und von hier in den Hinterlappen eindringenden arteriellen Gefäße des Plexus intermedius sind häufig dadurch ausgezeichnet, daß ihre Media von ähnlichen epitheloiden Zellen gebildet wird, wie sie erstmals von v. Schumacher (1907) in Gefäßen des Glomus coccygicum beschrieben wurden. Ein Beispiel zeigt Abb. 317, in der eine Arteriole mit einem nach unten in den Hirnteil abzweigenden Ast auf dem Längsschnitt wiedergegeben ist. Der arterielle Charakter des Gefäßes ist an seiner Elastica interna leicht zu erkennen. Sehr deutlich treten die epitheloiden Zellen in Abb. 318 hervor, in der oben die Wandung einer Arteriole, unten die eines venösen Gefäßes sichtbar ist. Die Größe der epitheloiden Zellen geht aus einem Vergleich mit den im venösen Gefäß liegenden Erythrocyten deutlich hervor. Die Zellen besitzen, wie die Untersuchung aufeinanderfolgender Schnitte wie auch von Schrägschnitten lehrt, eine kurze, abgestumpfte, ja oft rundliche Gestalt. Das Cytoplasma der epitheloiden Zellen sieht eigentümlich hell und glasig, wie gequollen aus. Von Myofibrillen ist häufig nichts oder nur wenig zu erkennen. Die Kerne sind bläschenförmig, hell, chromatinarm. Die Übereinstimmung dieser Zellen mit den epitheloiden Muskelzellen v. Schumachers (den Quellzellen Havliceks) ist nicht zu bezweifeln. Die Zellen erscheinen im

Azanpräparat durch feine blaugefärbte Fibrillennetze, die argyrophilen Charakter besitzen, getrennt; doch trifft man auch Stellen, an denen zwei oder mehrere Quellzellen syncytial zusammenhängen.

Außer diesen, die Wandung des Gefäßes bildenden Zellen ist in Abb. 318 im perivasculären Bindegewebe noch eine sehr große isoliert liegende kugelige Zelle sichtbar, deren abgeplatteter Kern dicht unter der Zelloberfläche gelegen ist. Die Zellen erreichen Durchmesser bis zu 30 und 40 µ. Das Cytoplasma erscheint fein gekörnt, die zahlreichen, nur undeutlich sichtbaren Körnchen färben sich mit Azan verschwommen blaß violett. Die Zellen gleichen keinem der im Drüsenteil vorhandenen Zelltypen. Manche Beobachtungen führen zu dem noch weiter zu prüfenden Gedanken, daß sich die beschriebenen Zellen aus abgespaltenen epitheloiden Zellen der Gefäßmedia entwickeln.

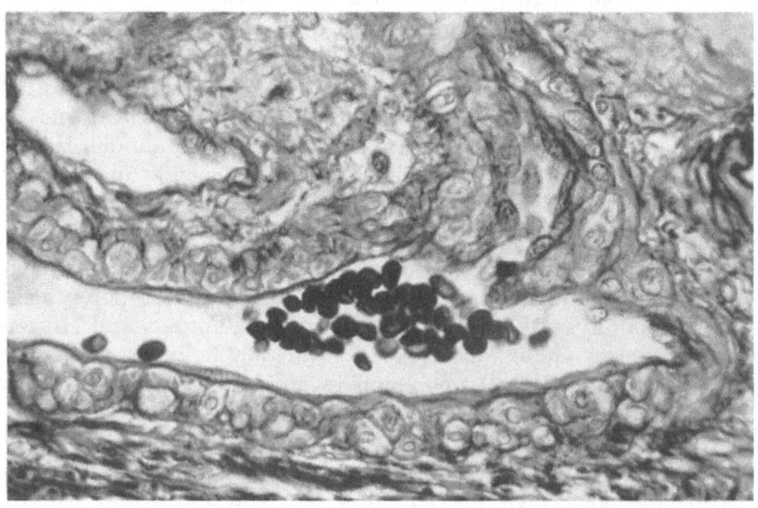

Abb. 317. Arteriole aus der Zwischenzone einer menschlichen Hypophyse. Die Media besteht aus epitheloiden Zellen. Nach unten Abzweigung eines in den Hinterlappen eindringenden Astes. Hinger. 25 J., ♂. Fix. Susa. Paraffin. 7 µ; Azan. Vergr. 1 : 550.

Es liegt nahe, diese Zellen, die auch zu zweit oder dritt auftreten können, mit den Polkissenzellen zu vergleichen, die von GOORMAGHTIGH und BECHER in der Nachbarschaft des Vas afferens der Niere beschrieben wurden. Bemerkenswerterweise soll in den Zellinseln nach BECHER ein Stoff bereitet werden, der der Gruppe der sog. H-Substanzen (Histamin, Tyramin, Acetylcholin) zugehört und ödembildende, gewebsquellende Eigenschaft besitzt. Es sollen dadurch Quellzellen der anliegenden Arteriole je nach der Menge des Wirkstoffes mit einer Zunahme oder Abnahme ihrer Turgescenz antworten, eine Wirkung, die auch für die Gefäße der Hypophyse von großer Bedeutung sein müßte.

Auch WINTERSTEIN (1937) beschreibt an Arterien der Hypophyse Zellkomplexe, die er den von BECHER beobachteten zur Seite stellen möchte. Doch vermögen weder die Beschreibung noch die sehr schlechten Abbildungen WINTERSTEINS davon zu überzeugen. Gänzlich in die Irre geht die Deutung, die WINTERSTEIN von den bekannten Plattenepithelinseln der Pars tuberalis (s. S. 272f.) gibt. Sie haben mit den Arterien der Pars tuberalis funktionell nicht das geringste zu tun. Auch die Bilder, die WINTERSTEIN (1937, 1938, 1939) von Arterien mit epitheloid modifizierter Media bringt, lassen von den wirklichen Verhältnissen nicht viel erkennen.

Von den größeren Gefäßen, wie sie die Abb. 317 und 318 zeigen, führt eine lückenlose Reihe von Übergängen zu kleineren, die das typische Aussehen arteriovenöser Anastomosen bieten, die sich auch tatsächlich im Bereich der

Zwischenzone wie des angrenzenden Hinterlappens nachweisen lassen. Abb. 319 zeigt eine Gruppe solcher Gefäße auf dem Querschnitt.

Ohne Zweifel sind diese mit Quellzellen versehenen Arteriolen und die mit ihnen in Verbindung stehenden arteriovenösen Anastomosen für die Regulation der Durchblutung des Drüsenteils und vielleicht noch mehr des Hinterlappens von großer Bedeutung. Vielleicht erklärt sich aus ihrem Vorhandensein die Beobachtung, daß bei menschlichen Hypophysen, die nach Durchspülung mit amylnitrithaltiger RINGER - Lösung auf dem Gefäßweg fixiert wurden, ein großer Teil der Gefäße des Hinterlappens stark kontrahiert ist, während die Gefäße des Vorderlappens, der Pars tuberalis und der ganzen Umgebung der Hypophyse der Norm entsprechend maximal dilatiert sind.

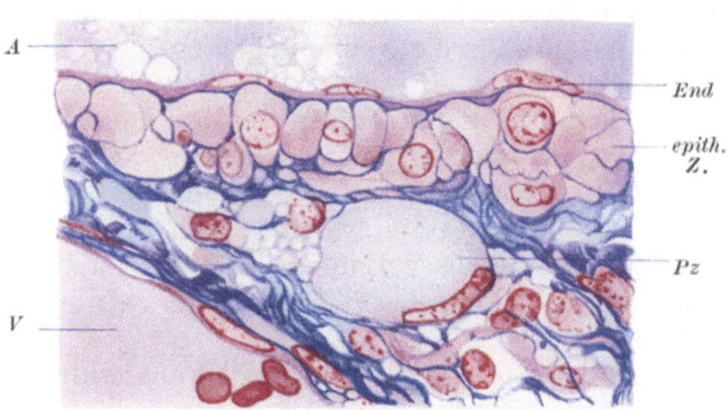

Abb. 318. Kleine Arterie *(A)* und Vene *(V)* aus der Zwischenzone einer menschlichen Hypophyse. *End* Endothel, *epith. Z.* epitheloide Zellen. *Pz* große cytoplasmareiche Zelle (Polsterzelle?). Im Bindegewebe ist neben der Polsterzelle eine Gruppe von kleinen Vakuolen sichtbar. Hinger. 25 J., ♂. Fix. Susa. Paraffin. 7 μ; Azan. Vergr. 1 : 920.

Sehr merkwürdig ist, daß die gleichen Gefäße, die in der einen Hypophyse überaus deutlich ihren Aufbau aus epitheloiden Zellen erkennen lassen, in anderen wieder das Aussehen gewöhnlicher Arterien und Arteriolen zeigen. Ob

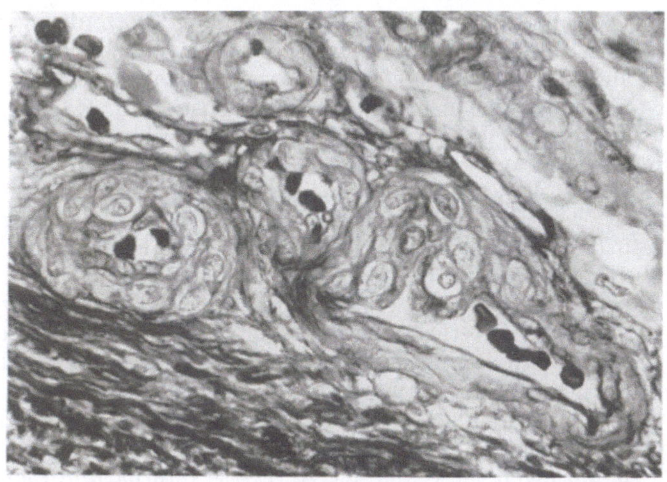

Abb. 319. Quergeschnittene arteriovenöse Anastomosen. Hinger. 25 J., ♂. Fix. Susa. Paraffin. 7 μ; Azan. Vergr. 1 : 550.

diesem differenten Verhalten konstitutionelle oder funktionelle Unterschiede zugrunde liegen, vermag ich zur Zeit nicht zu entscheiden.

b) Die Aa. hypophyseos superiores.

Die oberen Hypophysenarterien, die schon ENGEL (1839), LUSCHKA (1860), DURET (1872), LAUNOIS (1904), THAON (1907) und andere erwähnten, wurden in letzter Zeit mehrfach einer erneuten Untersuchung unterzogen. Nach

FUCHS (1924) zweigen vom vorderen Abschnitt der A. communicans posterior 2—3 dünne Ästchen (Rami infundibulares) ab, die in der weichen Hirnhaut an beiden Seiten des Tuber cinereum ein zartes Netz bilden. Aus ihm wird „das Gebiet des Tuber cinereum und des anliegenden Trichterteiles mit den hier befindlichen Elementen der Pars juxtaneuralis (= Pars tuberalis) versorgt". „Diese Äste stehen in nächster Beziehung zu den drüsigen Elementen, treten hauptsächlich in diese ein und gelangen erst nach ihnen in die Masse des Trichters und des Tuber cinereum." Aber auch der Vorderlappen erhält nach FUCHS aus dem Circulus arteriosus cerebri seine Blutzufuhr. Die Hauptäste sind die Aa. hypophyseos superiores, die von der A. carotis interna nach deren Durchtritt durch die Dura mater oder vom Anfangsteil der A. communicans posterior abzweigen. Teilweise schließen sich ihnen auch Rami infundibulares an. Die genannten Gefäße verlaufen, ihren Bau als Arterien bewahrend, hauptsächlich der vorderen Peripherie des Trichters entlang in der Drüsensubstanz der Pars tuberalis.

NIKOLSKAJA (1929) teilt die überaus zahlreichen Gefäße, die den vom Circulus arteriosus cerebri umgrenzten Raum radiär durchziehen, in zwei Systeme. Das eine beginnt von beiden Seiten der Art. communicans post. und zieht zu den Corpora mamillaria. Das andere, viel reichere setzt sich aus den lateral und nach vorne liegenden Gefäßen zusammen. Die Mehrzahl dieser Gefäße geht von der A. communicans posterior ab und wird durch Zweige von der A. carotis interna und der A. communicans anterior ergänzt. Die lateralen Gefäße aus der A. communicans post. sind kaum zu zählen, da sie äußerst dicht liegen und sehr dünn sind; es sind jederseits zum mindesten sieben, die sich sofort bürstenartig in kleinste Äste verzweigen und gegen das Zentrum des Kreises zu konvergieren. Vom Stamme der A. carotis int. kommen dazu noch jederseits 2 bis 3 Zweige. Auch aus dem auf dem Chiasma liegenden Netz, das von Zweigen der A. cerebri anterior und A. communicans anterior gebildet wird, treten einige Äste heran. Alle diese 20—25 Gefäßzweige dringen teils in das Tuber cinereum ein, teils nähern sie sich dem Hypophysenstiel, um dann ihm entlang zu ziehen und auf diesem Wege zur Hypophyse zu gelangen.

In schroffem Gegensatz zu diesen Angaben von FUCHS und NIKOLSKAJA findet BENDA (1927, 1932) nur vier kleine Stämmchen, die vom Circulus arteriosus her zu zweit an der Vorderfläche, zu zweit an der Hinterfläche des Stieles innerhalb der den Stiel bekleidenden weichen Hirnhäute und der Pars tuberalis herabsteigen und nur als feine Ästchen den Drüsenkörper erreichen. Auch nach POPA und FIELDING (1935) versorgen die oberen Hypophysenarterien („hypothalamic arteries") nur Tuber cinereum und Infundibulum (s. Abb. 332). Ihre Äste können entlang der Pars tuberalis nach abwärts ziehen, erreichen aber nur ausnahmsweise die Hypophyse.

In einer von WISLOCKI und KING (1936) veröffentlichten Abbildung, die die oberen Hypophysenarterien in ihrer Lage auf der Basis des menschlichen Gehirnes zeigt, entspringen diese aus der A. carotis interna und dem Anfangsteil der A. communicans posterior; es sind jederseits 3—4 Äste gezeichnet, die bemerkenswerterweise nicht von entsprechenden Venen begleitet sind. Die venösen Ästchen der Venae basilares ziehen vielmehr für sich und reichen nur bis zur äußeren Grenze des Infundibulums. Die Arteriolen verbinden sich gegenseitig netzartig und umschließen weiterhin auch den Hypophysenstiel mit einem lockeren, längsgestreckten Netz, von dem aus Äste zur Pars tuberalis, Stiel und Vorderlappen ziehen.

Bei meinen eigenen Untersuchungen fand ich, daß in der Pars tuberalis stets mehrere (4—6) recht kräftige Arteriolen, deren jede in erweitertem Zustand einen Durchmesser von 80—100 μ aufweisen kann, ferner 10—15 kleine

Arteriolen zum Vorderlappen ziehen. Dazu kommen noch des öfteren 1—2 subarachnoideal und außerhalb der Pars tuberalis verlaufende kleine Arterien von 100—120 μ Durchmesser, die auf der Vorderseite des Hypophysenstieles durch die Öffnung des Diaphragma treten und dann von oben her in den Vorderlappen eindringen.

Noch gegensätzlicher als die Aussagen über Zahl und Verlauf der oberen Hypophysenarterien sind die Angaben über das weitere Verhalten der oberen Hypophysenarterien innerhalb des Vorderlappens. Nach BENDA (1927) läßt sich an jedem Injektionspräparat erkennen, „daß weder

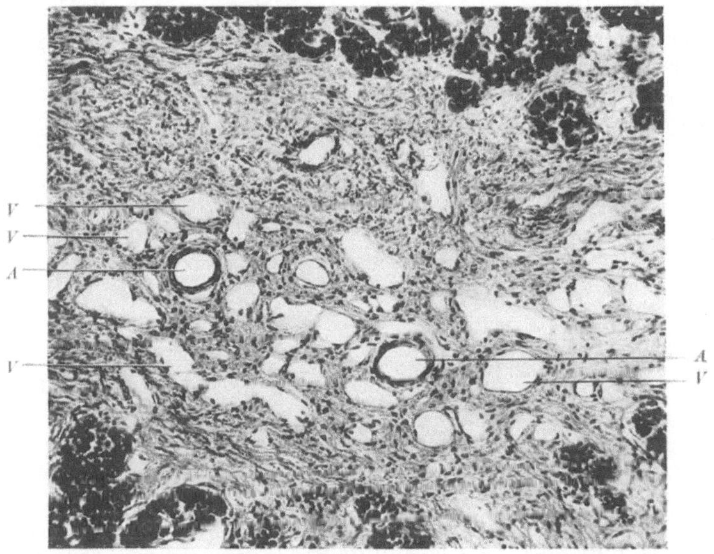

Abb. 320. Querschnitt durch den seitlichen Bindegewebe-Gefäßstrang. A kleine Arterie, V venöses Gefäß. Hinger. 30 J., ♂. Fix. Alkohol-Formol auf dem Gefäßweg. Paraffin. 10 μ; Hämalaun-Eosin. Vergr. 1 : 112.

die zwei kleinen Gefäßchen, die regelmäßig an der Vorderseite des Stieles herabsteigen, noch die ganz feinen, unregelmäßigen Ästchen an seiner Hinterseite anders als in kleinen Endverzweigungen aufgelöst den Stielansatz erreichen". FUCHS dagegen sieht die oberen Gefäße als kleine Arterien in den Hirnanhang eintreten und nahe der Mittellinie entlang der Grenze von Vorder- und Hinterlappen in der hier gut entwickelten Bindegewebsschicht („angrenzende Bindegewebszone") nach abwärts ziehen. Auf diesem Verlauf verteilt sich eine ganze Reihe von bereits dünnwandigen Zweigen strahlenförmig in den Vorderlappen. Auch an den Plexus intermedius gehen Zweige ab.

Ungefähr an der Grenze zwischen dem oberen und mittleren Drittel der Hypophysenhöhe (oder etwas weiter oberhalb) weichen die Gefäße nach FUCHS zusammen mit der sie umgebenden Bindegewebsschicht lateralwärts auseinander, um in die bekannten seitlichen Bindegewebe-Gefäßstränge (Fasciculi laterales hypophyseos, s. Abb. 320; ferner Abb. 139—141, S. 225) überzugehen. In diesen ziehen die Endäste der oberen Hypophysenarterien nach abwärts; sie zweigen sich dabei in dünnwandige Gefäße auf, die in die Sinuscapillaren des Vorderlappens ausmünden.

FUCHS deutet also die in den seitlichen Bindegewebe-Gefäßsträngen sichtbaren Querschnitte von Arteriolen (s. auch Abb. 320) als Ausläufer der oberen Hypophysenarterien; der gleichen Auffassung sind LAUNOIS (1904), sowie WISLOCKI

und KING (1936). BENDA (1927) dagegen läßt sie aus dem Plexus intermedius
entspringen, der nach ihm aber ausschließlich von den unteren Hypophysenarterien gespeist wird. In seiner späteren Veröffentlichung (1932) nimmt BENDA
zu der Frage nicht klar Stellung. Nach POPA und FIELDING (1935) gehen sie
aus den am rechten und linken Hilus eindringenden unteren Hypophysenarterien (s. Abb. 332,3) hervor, die seitlich auseinanderweichen und in den
Seitensträngen nach abwärts ziehen. Etwa in der Mitte der Seitenteile winden
sich die Arterien in Spiraltouren zu einem Knäuel, von dem aus nach allen
Richtungen Äste (präsinusoidale Arterien) ausstrahlen, die in Sinusoide (Sinuscapillaren) übergehen. Diese auch aus gewundenen venösen Gefäßen bestehenden
Knäuel bezeichnen POPA und FIELDING als „Gefäßzentren" des Vorderlappens.

Bei dieser Divergenz der Befunde ergeben sich natürlich auch große Gegensätze in der Beantwortung der Frage, welche Bedeutung jeweils den
unteren und den oberen Hypophysengefäßen für die arterielle Versorgung der Hypophyse zukommt. Nach LAUNOIS sind beim Embryo beide

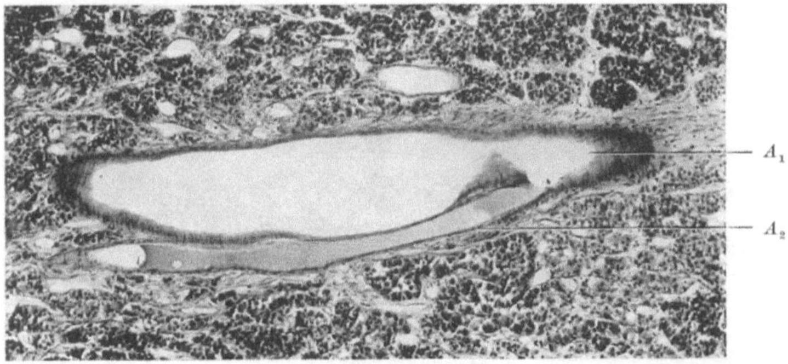

Abb. 321. Längsschnitt durch eine im Vorderlappen gelegene kleine Arterie (A_1), von der ein Ast (A_2) zum
seitlichen Bindegewebe-Gefäßstrang abgeht. Beide Gefäße sind in stark erweitertem Zustand fixiert. Hinger.
30 J., ♂. Fix. Alkohol-Formol auf dem Gefäßweg. Paraffin. 10 μ; Hämalaun-Eosin. Vergr. 1 : 68.

Gefäßsysteme, die er als „système extrinsèque" und „système intrinsèque"
unterscheidet, beteiligt. Mit Ausbildung der Kapsel werden dagegen die verschiedenen Gefäßverbindungen der corticalen Teile der Drüse beinahe vollständig
unterbrochen, so daß beim Erwachsenen die Hypophyse, mit Ausnahme vielleicht
des Hinterlappens, nur durch das „système intrinsèque" (d. i. durch die oberen
Hypophysenarterien) versorgt wird. Auch THAON erkennt die Hauptversorgung
den oberen Arterien zu. FUCHS und NIKOLSKAJA sind der Auffassung, daß der
Vorderlappen durch die oberen, der Hinterlappen vor allem durch die unteren
Hypophysenarterien ernährt wird. BENDA (1932) dagegen mißt den oberen
Arterien für die Versorgung des Vorderlappens nur geringe Bedeutung bei;
nach ihm erfolgt die Ernährung des Vorder- wie auch die des Hinterlappens vor
allem durch die unteren. Nach POPA und FIELDING vollends werden Vorder-
wie Hinterlappen von den unteren Hypophysenarterien versorgt, während die
aus dem Circulus arteriosus cerebri entspringenden Arterien nur die Pars tuberalis
ernähren.

In meinen eigenen Präparaten konnte ich die mit der Pars tuberalis eintretenden Arteriolen mit Sicherheit stets noch weit in den Vorderlappen hinein
verfolgen, wobei auch zahlreiche Übergänge in Sinuscapillaren festzustellen
waren. Ich kann mich daher dem ablehnenden Standpunkt von BENDA, POPA
und FIELDING nicht anschließen. Da das Lumen jedes dieser Gefäße in
erweitertem Zustand 80—100 μ und mehr beträgt, so ist der Blutzufluß, den der
Vorderlappen aus ihnen erhält, doch recht beträchtlich. Die gegenteiligen

Angaben der genannten Autoren erklären sich, soweit es sich um makroskopische Feststellungen an Injektionsmaterial handelt, vielleicht daraus, daß die oberen Hypophysenarterien, wie Lhuerre (1912) beobachtete, sich mit dickflüssigen Injektionsmassen nur schwer füllen lassen. Ob und wieweit auch individuelle Unterschiede in der Ausbildung der oberen und unteren Arterien eine Rolle spielen, läßt sich zur Zeit nicht entscheiden.

Auch das Verhalten der in den Vorderlappen eingedrungenen Arteriolen scheint individuelle Unterschiede aufzuweisen. So konnte ich sie nicht in jeder Drüse bis in die seitlichen Bindegewebsstränge durch verfolgen. Bei einer Hypophyse, die einschließlich der ganzen Umgebung in eine lückenlose Sagittalschnittserie zerlegt ist, entspringen die in den Bindegewebssträngen gelegenen arteriellen Gefäße vielmehr jederseits von einer Arterie, die aus dem Circulus arteriosus cerebri kommt und subarachnoidal und außerhalb der Pars tuberalis durch das Foramen diaphragmatis zur Oberseite der Hypophyse zieht. Hier bildet sie gegen den vorderen Rand des Vorderlappens zu einen kleinen Knäuel, von dem eine kräftige Arteriole von 176 μ Durchmesser abgeht. Diese dringt in den Vorderlappen ein und läuft dann bogenförmig nach rückwärts zur Zona intermedia, wo sie sich unter Knäuelbildung aufteilt. Auf dem Wege durch den Vorderlappen gibt die Arterie kurz vor der tiefsten Stelle ihres Bogens einen kräftigen Ast von 47 μ Durchmesser ab, der noch eine Strecke weit neben dem Hauptgefäß läuft (Abb. 321) und dann in den Bindegewebe-Gefäßstrang abbiegt. Der Befund ist auch in Hinblick auf die nachfolgenden Angaben von Winterstein von Interesse.

c) Die Anastomosen zwischen unteren und oberen Hypophysenarterien.

Schon oben wurde darauf hingewiesen, daß im Plexus intermedius der Zwischenzone Äste der unteren und oberen Hypophysenarterien ineinander übergehen. Zu diesen Anastomosen kommt nach den Untersuchungen von Winterstein (1937, 1938, 1939) eine durch den Vorderlappen verlaufende Arterie, die ebenfalls untere und obere Hypophysenarterie miteinander verbindet und meist auf beiden Seiten, manchmal aber auch nur einseitig vorhanden ist. Nach der letzten Darstellung Wintersteins (1939) speist die untere Hypophysenarterie mit der Mehrzahl ihrer Äste die Sinuscapillaren des Vorderlappens, die nach der Vorstellung des genannten Autors in jeder Hälfte des Drüsenteils strahlenkugelartig nach einem aus besonders weiten Bluträumen und einem derben Bindegewebsknoten bestehenden Zentrum hingerichtet sind (Winterstein meint damit den bekannten seitlichen Bindegewebe-Gefäßstrang). Während diese Arterienäste sehr bald in Sinuscapillaren übergehen, zieht ein großer Ast mit epitheloid modifizierter Media unverästelt durch den Drüsenteil hindurch und gewinnt Anschluß an die obere Hypophysenarterie, die von der Duradurchtrittsstelle der Carotis interna oder von einem höher gelegenen Ursprung aus zum Fußpunkt des Hypophysenstiels zieht und dort auch ihrerseits feine Äste an das Netz der Sinuscapillaren abgibt. Dieser Ast bildet also eine Anastomose zwischen unterer und oberer Hypophysenarterie und mit dieser zusammen eine Kollaterale zur Carotis interna. Aus dieser Kollateralen gehen nach Winterstein innerhalb der Hypophyse nur zwei Äste ab. Der eine verläuft zum „Hypophysenknoten" (= seitlichen Bindegewebe-Gefäßstrang), um in dessen weite Bluträume überzugehen; der zweite aber steigt nach seiner Abzweigung seitlich in der Pars tuberalis in die Höhe und mündet in eine Arterie ein, die vom Circulus arteriosus ausgeht und in bogenförmigem Verlauf durch die Pars tuberalis hindurch zum Neuralteil des Stieles vordringt. Neben der Anfangsstrecke der Anastomose wie neben jedem der beiden großen Äste findet Winterstein besondere Zellgruppen, die nach Art der Polsterzellen Bechers für die Regulierung der Gefäßweite von Bedeutung sein sollen (s. auch S. 478).

Die Kollaterale soll nach WINTERSTEIN (1937) im Bedarfsfall nach dem Prinzip einer Wasserstrahlpumpe auf den zum Bindegewebe-Gefäßstrang abzweigenden Ast Saugwirkung ausüben und die in den Sinuscapillaren aufgestapelten Hormone ableiten können (Düsenarterie).

2. Das portale Zuflußsystem des Vorderlappens nach WISLOCKI und KING.

Aus der vorausgehenden Darstellung ergibt sich, daß die Frage, wieweit die oberen Hypophysenarterien für die Versorgung des Vorderlappens von Bedeutung sind, im Schrifttum recht unterschiedlich beantwortet wird. Eine neue Wendung erhielt das Problem durch die Untersuchungen von WISLOCKI und KING (1936) sowie WISLOCKI (1937, 1938), nach denen sich an der Blutzufuhr zum Vorderlappen auch jene weiten „venösen“ Gefäße beteiligen, die von der Pars tuberalis her in den Vorderlappen eindringen und bisher allgemein als venöse Abflußwege des Vorderlappens betrachtet wurden. Diese Gefäße werden von WISLOCKI und KING als blutzuführende Pfortadervenen gedeutet, während sie POPA und FIELDING (1930) als blutableitende Pfortadervenen werten (s. S. 492 und Abb. 332). Im einzelnen verhält sich die Sache nach der Darstellung der amerikanischen Autoren, die sich allerdings vorwiegend auf tierische Präparate *(Katze, Rhesusaffe)* stützen, kurz folgendermaßen. Ein Teil der den Aa. hypophyseos superiores entstammenden Arteriolen (s. oben S. 480, Abs. 4), die den Hypophysenstiel entlang zum Vorderlappen ziehen, gibt Zweige ab, die unmittelbar gegen den Hypophysenstiel vordringen und hier in zweierlei Weise endigen: die einen teilen sich in ein außerordentlich reiches Geflecht sinusartiger Capillaren auf, das sich zwischen dem bekleidenden Mantel der Pars tuberalis und dem darunter liegenden Stiel ausbreitet (zur Vereinfachung der Darstellung bezeichne ich es als „Mantelplexus“); die anderen dringen in Gestalt von unregelmäßig sich verzweigenden Ästen in die Substanz des Hypophysenstieles ein. Sie teilen sich hier in ein Netz von sinusartigen Capillaren auf, die wiederum mit den Capillaren des Mantelplexus anastomosieren. Die kürzeren dieser eindringenden Gefäße besitzen das Aussehen von Capillaren, die längeren, tief eindringenden, splittern sich in Capillaren auf, die sich auf ihrem Rückweg zuerst zu kleinen Venen vereinigen, die schließlich ebenfalls in den „Mantelplexus“ einmünden. Mantelplexus wie die eindringenden Gefäßbäumchen sind auch in Abb. 334 gut sichtbar. Aus diesem reichen Netz von Gefäßen gehen dann jene weiten, als Pfortadervenen bezeichneten Gefäße hervor, die in der Pars tuberalis neben den Arterien in gestrecktem Verlauf nach abwärts ziehen und bogenförmig von oben her in den Vorderlappen eindringen (s. Abb. 165, S. 262). Sie gehen dann zum Teil schon gleich in die Sinuscapillaren des Parenchyms über, zum Teil ziehen sie mit den Arteriolen im mittleren Bindegewebskörper nach abwärts, um in die seitlichen Bindegewebe-Gefäßstränge zu gelangen. Die in Abb. 320 sichtbaren, nur aus Endothel und einer geringen Adventitia bestehenden Gefäße wären nach WISLOCKI und KING als Endausläufer dieses blutzuführenden Pfortadersystemes zu deuten. Sie münden nach ihrer Darstellung allmählich in die Sinuscapillaren des Vorderlappens aus. Der Annahme von WISLOCKI und KING nach empfängt demnach der Vorderlappen arterielles Blut durch Arteriolen aus den Aa. hypophyseos superiores und „Pfortader“-Blut durch venenartige Gefäße, die den gleichen Arterien entstammen, zunächst aber ein primäres Capillarnetz im Hypophysenstiel bilden, sich wieder sammeln und erst dann in die Sinuscapillaren des Vorderlappens übergehen. Untersuchungen über die embryonale Entwicklung der Hypophysengefäße des Menschen ergaben nach WISLOCKI (1937), daß deren Verhalten mit den Beobachtungen an erwachsenen Tieren in vollem Einklang steht. Über die gegenteilige Deutung dieses Systems durch POPA und FIELDING siehe S. 492.

3. Das parenchymatöse Capillarnetz.

a) Die Sinuscapillaren des Vorderlappens.

Die Sinuscapillaren (Sinusoide) des Vorderlappens liegen mit ihrem geschlossenen Endothelrohr dem Netzwerk von Drüsenzellsträngen dicht an. Sie bilden ein überaus reich entwickeltes Gefäßnetz, dessen Dichte erst bei Stauung des Gefäßinhaltes oder an Injektionspräparaten in voller Ausdehnung hervortritt. Auch Präparate, die wie bei Abb. 87, S. 113 mittels Durchspülung fixiert sind, zeigen den Reichtum an Sinuscapillaren, die in erweitertem Zustand Durchmesser von 27—37 µ erreichen.

Die feinere Struktur der Sinuscapillaren wie auch ihr Verhalten zum interstitiellen Fasergewebe und zur Basalmembran der Drüsenzellstränge wurde schon S. 228—236 eingehend besprochen.

b) Das Capillarnetz des Hinterlappens.

Der Hinterlappen der menschlichen Hypophyse wird nicht selten als gefäßarm bezeichnet. So bemerkt STENDELL (1914, S. 146), daß man im Hinterlappen wohl sehr reichlich Bindegewebe, aber nur wenig Blutgefäße antrifft. Dieser Eindruck der Gefäßarmut wird zum Teil dadurch bedingt, daß die Blutcapillaren des Hinterlappens im fixierten Präparat zumeist stark kontrahiert sind, zum Teil dadurch, daß ihre Lichtung auch in erweitertem Zustand wesentlich enger ist, als die der Sinuscapillaren des Vorderlappens, dessen Gefäßreichtum dadurch verstärkt betont wird. Vergleicht man jedoch das Gefäßnetz der Neurohypophyse mit dem des Gehirns, so ist ihr Reichtum an Capillaren sicher nicht geringer als der der weißen Substanz; stellenweise mag er sogar den der grauen erreichen. Genaue vergleichende Messungen des Gefäßvolumens liegen für den Menschen nicht vor. Bei der *Katze* jedoch fand STEVENS (1937), daß die Blutversorgung des Hinterlappens annähernd jener entspricht, die CRAIGIE (1920, 1931) für den motorischen Facialiskern der *Ratte* ermittelte. Der Durchmesser der Gefäße des Hinterlappens stimmt nach STEVENS mit dem Durchmesser der Hirngefäße überein. Bei einem Vergleich von Hinterlappen und Vorderlappen verhält sich dagegen bei der *Katze* das Volumen der Gefäße im gleichen Volumengewebe wie 1 : 6; der Durchmesser der Gefäße aber ist im Vorderlappen doppelt so groß wie im Hinterlappen. Beim *Hund* stellte MORIN (1939) bei den Sinuscapillaren des Vorderlappens einen durchschnittlichen Durchmesser von 14 µ fest. Die Capillaren der Pars tuberalis und die der anliegenden Trichterwand zeigen übereinstimmend einen solchen von 10 µ, während die Capillaren des Hinterlappens mit 6 µ an letzter Stelle stehen.

Die in den Hinterlappen eindringenden Arterien teilen sich nach ihrem Eintritt meist rasch auf, so daß man in der Tiefe nur vereinzelt noch größere Arterien trifft. Die Muscularis der Media vermindert sich sehr bald auf eine einschichtige Lage von ringförmig verlaufenden Muskelzellen, die anfangs geschlossen ist, dann aber auseinandergezogen wird, so daß zwischen breiteren und schmäleren Muskelringen mehr oder weniger muskelfreie Abschnitte auftreten. Das elastische Gewebe bleibt auf der arteriellen Seite des Gefäßnetzes viel länger erhalten als auf der venösen. Arteriolen mit 35—40 µ Durchmesser zeigen im Innern noch eine deutliche Elastica interna; dazu kommen noch elastische Fasernetze in der Adventitia. Präcapillaren von 12—15 µ Lichtung fehlt eine Elastica interna, in der Adventitia dagegen finden sich noch immer elastische Fasern. Dagegen entbehren Venulen von 25—30 µ Durchmesser noch

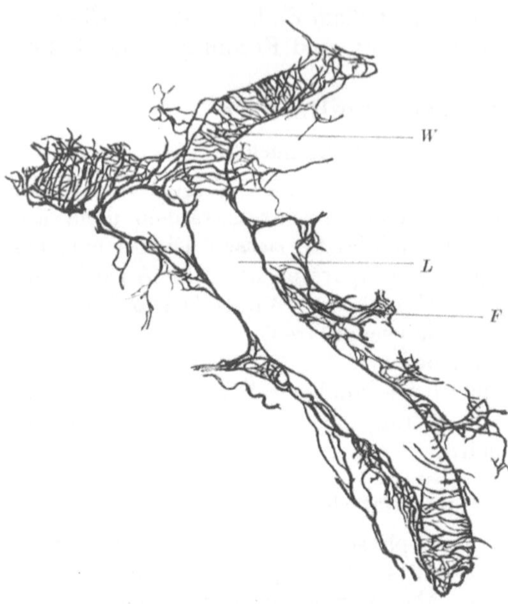

Abb. 322. Gitterfasernetze um eine Blutcapillare des Hinterlappens. *F* in das Parenchym eindringende Gitterfasern, *L* Lichtung der längs angeschnittenen Blutcapillare, *W* flachgetroffene Wandung der Capillare mit querverlaufenden Fasernetzen. Hinger. 20 J., ♂. Formol. 10 μ; imprägniert nach VOLTERRA. Vergr. 1:500.

gänzlich des elastischen Gewebes; solche von 60 μ zeigen nur sehr vereinzelte elastische Fasern in der Adventitia; selbst bei kleinen Venen von 80—90 μ Durchmesser sind sie noch ganz zart und spärlich. Erst bei den größeren Sammelvenen ist die Elastica externa etwas kräftiger entwickelt.

Die Blutcapillaren des Hinterlappens werden von einem durchgehend geschlossenen Endothelrohr gebildet, das von einem Grundhäutchen umgeben ist. In diesem lassen sich mit den Silbermethoden von HORTEGA, VOLTERRA, GOMÖRY oder dergleichen zahllose feinste Gitterfasern nachweisen, die vorwiegend quer zur Längsrichtung des Gefäßes angeordnet sind (s. Abb. 322). Dazu kommen gröbere adventitielle Gitterfasern, deren Verlaufsrichtung vorwiegend der Richtung der Capillaren folgt. Sie umgeben

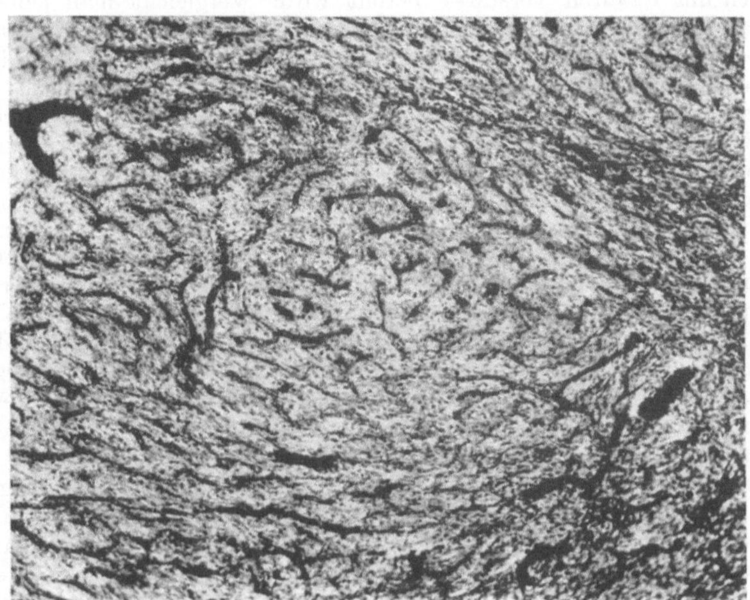

Abb. 323. Gefäßnetz im menschlichen Hinterlappen. 23 J., ♂. Pneumonie. Fix. Formol. Paraffin. 15 μ; DOMINICI. Vergr. 1:68.

das Capillarrohr mit einem lockeren Fasergeflecht, das mit dem Fasergeflecht des Grundhäutchens zusammenhängt. Von dieser adventitiellen Faserhülle zweigen immer wieder einzelne Fasern und Fasergruppen ab, um mehr oder weniger weit in das umgebende Neuralgewebe einzudringen (s. Abb. 322, ferner Abb. 304) und eventuell benachbarte Gefäßhüllen zu verbinden. Andererseits wird aber der adventitielle Faserfilz der Capillaren auch von Gliagewebe durchsetzt. Eine geschlossene Membrana limitans, wie sie um die Gefäße des Zentralnervensystems ausgebildet ist, kann bei den Gefäßen der Neurohypophyse nicht nachgewiesen werden. In Begleitung der Capillaren finden sich vereinzelte Fibrocyten, Histiocyten, Mastzellen und Pigmentzellen.

Die Blutcapillaren stehen gegenseitig durch zahlreiche Anastomosen in Verbindung. Sie bilden ein Netzwerk wechselnder Dichte, dessen Maschen je nach Lage und Schnittrichtung bald in die Länge gezogen, bald rundlich oder arkadenförmig erscheinen. Da die Capillaren des Hinterlappens im fixierten Präparat meist in kontrahiertem, blutleerem Zustand angetroffen werden, so treten sie häufig nur sehr wenig hervor, zumal wenn sich, wie in Hämatoxylin-Eosinpräparaten, auch das adventitielle Bindegewebe der Gefäße vom umgebenden Neuralgewebe durch den Farbton nur wenig unterscheidet. So läßt sich meist erst an Injektionspräparaten oder bei zufälliger Stauung der Blutkörperchen in den Gefäßen, wie sie in Abb. 323 zu sehen ist, eine zutreffende Vorstellung von der Dichte des Capillarnetzes gewinnen. Auch Gitterfaserpräparate geben oft einen guten Überblick über die große Zahl der Gefäße (s. Abb. 255, S. 391 und Abb. 303, S. 453).

4. Die venösen Abflußwege der Hypophyse.

a) Der Abfluß in die venösen Bluträume der Hypophysenkapsel.

Der Abfluß des den Vorderlappen durchflutenden Blutes erfolgt zum großen Teil in die venösen Bluträume der Kapsel[1], die den Hypophysenkörper umschließen. Dabei treten jedoch die Sinuscapillaren des Vorderlappens nicht einzeln an beliebigen Punkten aus dem Parenchym aus, um das Stratum fibrosum der Kapsel zu durchbrechen und sich in einen der Bluträume zu ergießen; es ist vielmehr zu beobachten, daß sich die Sinuscapillaren eines bestimmten Bezirkes zunächst innerhalb des Vorderlappengewebes zu einem größeren, dicht unter der Kapsel gelegenen dünnwandigen Blutgefäß sammeln; erst dieses durchbricht dann das Stratum fibrosum, um in eine der zahlreichen, im Stratum vasculare gelegenen Kapselvenen einzumünden. Einzelne kleine, zwischen den Zellsträngen des Parenchyms an die Oberfläche tretende Sinuscapillaren bilden lediglich ein unter der Kapsel gelegenes Gefäßnetz.

Sehr schön treten die im Drüsenparenchym radiär auf einen Punkt zu laufenden Gefäße in Abb. 324 hervor, in der sie unter dem Einfluß einer unmittelbar nach dem Tode vorgenommenen Durchspülung maximal erweitert sind. In diese weiten, gestreckt verlaufenden Gefäße, die als Sammelvenulen bezeichnet seien, münden von allen Seiten her die Sinuscapillaren des Bezirkes ein. Die Sammelvenulen unterscheiden sich von den dem Stoffaustausch dienenden Sinuscapillaren vielfach dadurch, daß ihr adventitieller Fasermantel etwas reichlicher entwickelt ist (vgl. Abb. 325 mit Abb. 146, S. 231). Sie liegen daher auch den Parenchymsträngen nicht so dicht an wie jene.

Gewöhnlich vereinigen sich mehrere dieser Sammelvenulen unter der Kapsel zu einer großen Sammelvene, die dann in meist schrägem Verlauf durch das fibröse Gewebe der Kapsel einem Blutraum entgegenzieht. Auch diese Sammelvenen sind sehr dünnwandig (s. Abb. 326). Eine Muscularis ist nicht sichtbar; die Wandung besteht zumeist nur aus Endothel, Grundhäutchen und einer schmalen Adventitia. An der Austrittsstelle wird die Vene, wie auch in Abb. 326

---

[1] Die venösen Bluträume der Kapsel werden abgekürzt als Kapselvenen bezeichnet.

zu sehen ist, häufig noch eine Strecke weit von einem Drüsenzellbalken begleitet. Ob diese Zellplatte bei Druck von außen her (z. B. durch die gefüllten Kapselvenen) als Klappe wirken und den Abfluß drosseln kann, ist unbekannt.

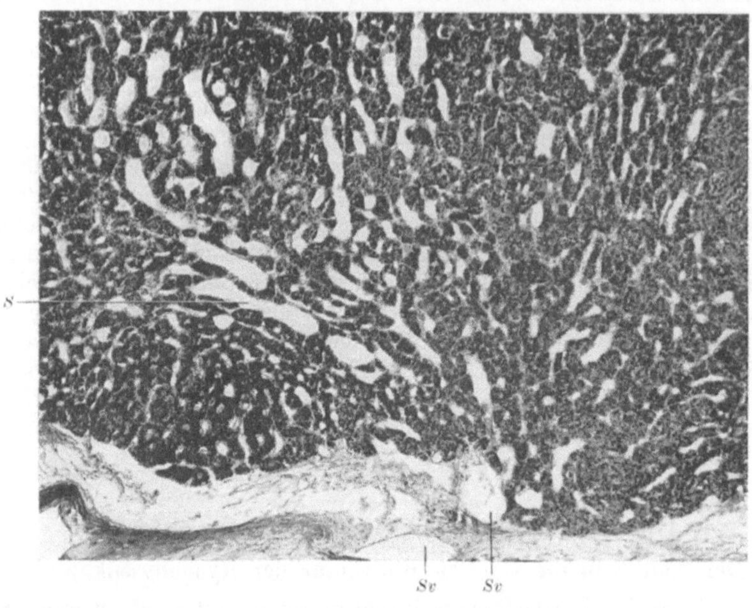

Abb. 324. Sammelvenülen *(S)*, die in radiären Zügen auf eine an der Unterfläche des Vorderlappens gelegene Sammelvene *(Sv)* zu laufen. Hinger. 30 J., ♂. Fix. Alkohol-Formol auf dem Gefäßweg. Paraffin. 15 μ; Hämalaun-Eosin. Vergr. 1 : 38.

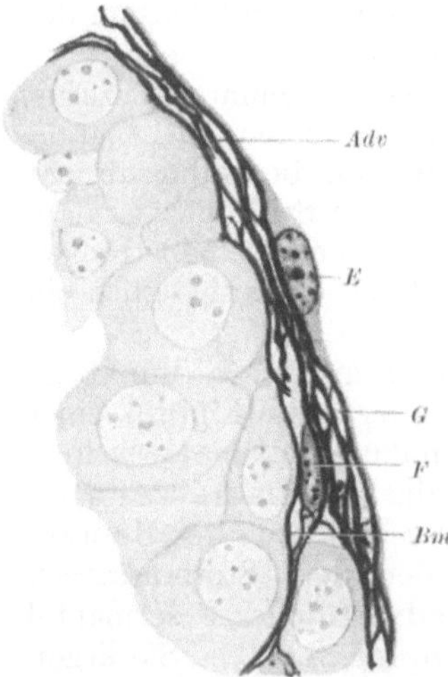

Abb. 325. Halbschematische Darstellung der Wandung einer Sammelvene. *Adv* Adventieller Gittermantel, *Bm* Basalmembran auf Drüsenzellstrang, *E* Endothelzelle, *F* Fibrocyt, *G* Grundhäutchen mit Gitterfasern. Hinger. 25 J., ♂. Fix. Susa. Paraffin. 5 μ; Azan. Vergr. 1 : 1060.

Abflußstellen der geschilderten Art finden sich regelmäßig an der Unterfläche des Vorderlappens, und zwar ziemlich symmetrisch beiderseits im Bereich der Seitenteile. Auch die Abb. 324 und 326 stammen aus dieser Region, in der sie am stärksten entwickelt sind. Sie entsprechen vermutlich den Venenstämmchen, die LHUERRE (1912) makroskopisch in der Basalregion der Hypophyse beobachtete.

POPA und FIELDING (1930, 1935) geben an, daß venöse Gefäße aus dem Vorderlappen direkt in den Sinus cavernosus einmünden. In zwei schematischen Zeichnungen (1935, Fig. 11 und 12) zieht eine weite Vene vom seitlichen Bindegewebsstrang („Gefäßzentrum") direkt zum Sinus cavernosus, ein Verhalten, das vielleicht in einem Sonderfall zu beobachten war, aber sicher nicht allgemein zutrifft. Kürzlich haben WISLOCKI und KING (1937) beim *Rhesusaffen* am lateralen Pol des Vorderlappens eine große Sammelvene beschrieben, die, noch innerhalb des Vorderlappens gelegen, das Blut der Sinuscapillaren sammelt und dann in den benachbarten Sinus cavernosus einmündet.

Auch gegen die Oberfläche (Facies diaphragmatica) des Vorderlappens zu sind Sammelvenen zu beobachten; die austretenden Gefäße erreichen jedoch gewöhnlich nicht die Größe wie an der Unterfläche des Organes; sie dringen hier in Gestalt mehrerer kleiner Stämmchen durch die Kapsel (s. Abb. 327).

Große Sammelvenen treten ferner regelmäßig in Begleitung von Arterien in der zwischen Vorder- und Hinterlappen verlaufenden Furche aus, sowohl an

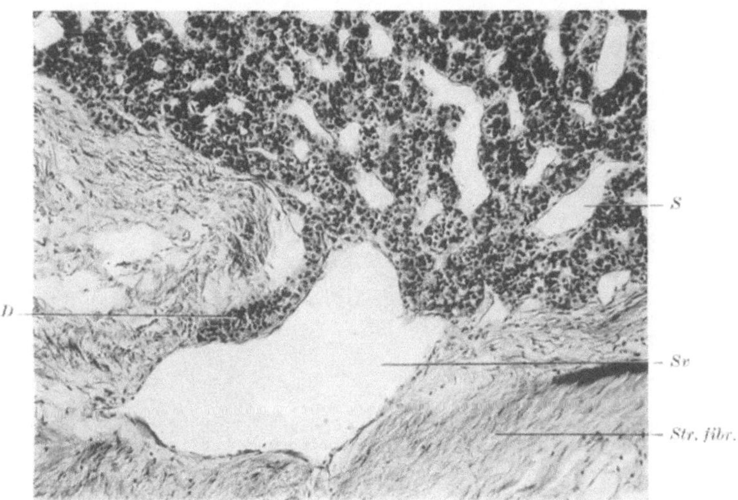

Abb. 326. Sammelvene *(Sv)*, die das Stratum fibrosum der Hypophysenkapsel *(Str. fibr.)* durchbricht, *D* begleitender Drüsenzellstrang, *S* Sammelvenüle. Hinger. 30 J., ♂. Fix. Alkohol-Formol auf dem Gefäßweg. Paraffin. 15 μ; Hämalaun-Eosin. Vergr. 1 : 91.

den Seitenflächen wie an der Unter- und Oberfläche der Hypophyse. Hierher gehört auch die Vene, die nach POPA und FIELDING am Hilus des Vorderlappens

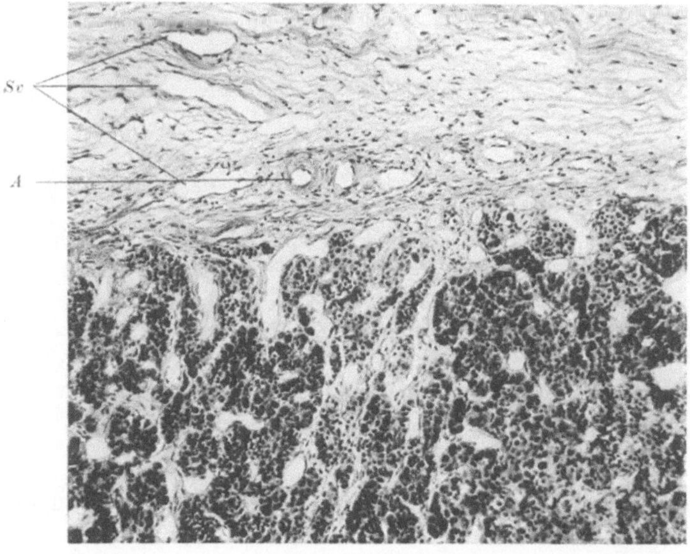

Abb. 327. Kleine Sammelvenen *(Sv)*, die auf der oberen Fläche des Vorderlappens das Stratum fibrosum der Hypophysenkapsel durchbrechen. *A* kleine Arterie. Herkunft und Technik wie Abb. 326. Vergr. 1 : 91.

als Begleitvene der Arterie austritt und zum Sinus cavernosus zieht. Sie dienen vor allem dem Gefäßnetz des Plexus intermedius zum Abfluß, nehmen aber auch Äste aus dem Vorder- und Hinterlappen auf; sie münden in die weiten dünnwandigen Venen, die den arteriellen Gefäßring dieser Furche (s. S. 476) begleiten. Abb. 328 zeigt eine dieser Sammelvenen, die dicht unter der Hypophysenhöhle verläuft, die in dieser Hypophyse stark mit Kolloid gefüllt ist.

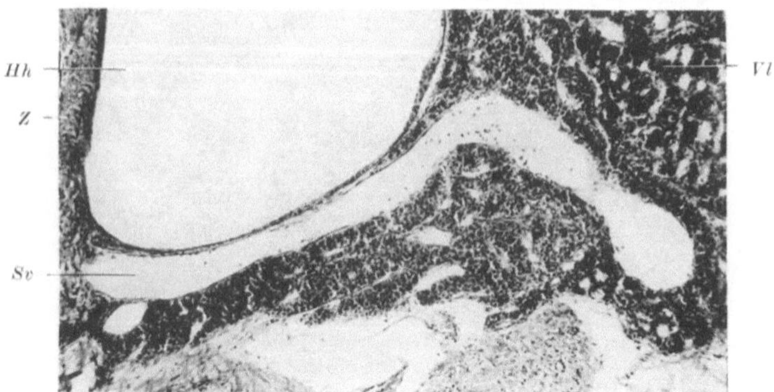

Abb. 328. Dicht unter der Hypophysenhöhle *(Hh)* verlaufende Sammelvene *(Sv)*. *Vl* Vorderlappen, *Z* Zwischenzone. Herkunft und Technik wie Abb. 326. Vergr. 1 : 63.

Die an der Unterfläche der Hypophyse gelegenen Sammelvenen entsprechen wohl den von BRANDER (1933) beschriebenen Gefäßen, die nach ihm an der Grenze von Vorder- und Hinterlappen einen einheitlichen, intraglandulären

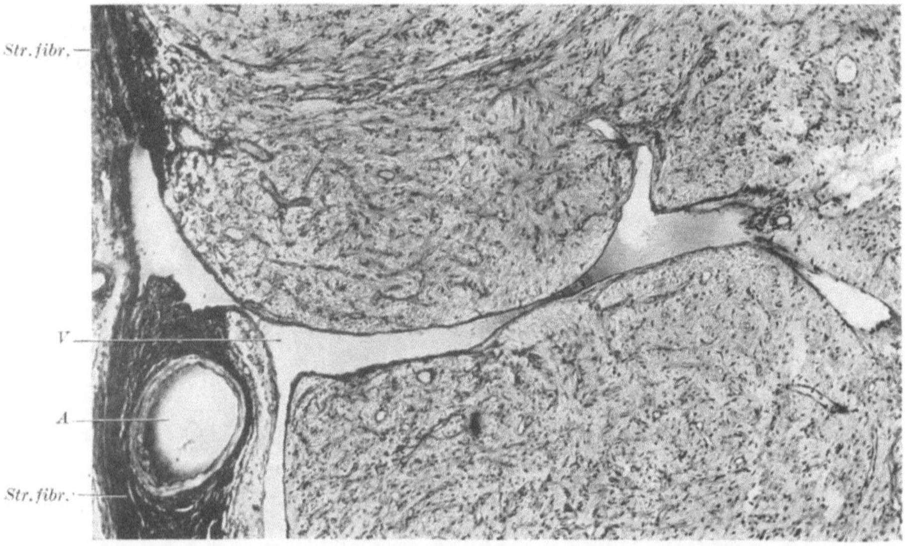

Abb. 329. Vene des Hinterlappens *(V)*, die nach Aufnahme mehrerer kleiner Venen das Stratum fibrosum *(Str. fibr.)* der Hypophysenkapsel durchbricht. *A* Ast der Art. hypophyseos inferior. Hinger. 30 J., ♂. Fix. Alkohol-Formol. Paraffin. 10 μ; Azan. Vergr. 1 : 68.

Blutraum bilden, der sich bis zur Hypophysenhöhle vorschiebt. Nach BRANDER soll sich das Kolloid der Höhle durch Einreißen der dünnen trennenden Gewebsschicht direkt ins Blut entleeren können. Ich selbst konnte jedoch niemals eine offene Verbindung zwischen Hypophysenhöhle und Blutraum feststellen, ebensowenig RASMUSSEN (1933) und STEVENS (1937). Die obige Abbildung aus einer in situ fixierten Drüse läßt aber erkennen, wie dünn die trennende Zwischenschicht ist und wie leicht es in solchen Fällen bei Herausnahme des Organes aus dem Türkensattel künstlich zu einem Einreißen derselben kommen kann.

In den übrigen Bezirken des Vorderlappens wird die Kapsel nur ab und zu von einer Sammelvene geringer Größe durchbohrt.

Die Capillaren des Hinterlappens sammeln sich in gewöhnlicher Weise zu Venulen und kleinen Venenstämmchen, die dann die Kapsel durchbrechen (s. Abb. 329). In der Wandung der beiden letztgenannten Gefäße sind elastische Fasernetze nachweisbar, die bei den Sammelvenen des Vorderlappens fehlen. Auch sind sie im Gegensatze zu den großen Sammelvenen des Vorderlappens stets von Arterien begleitet. Eintrittsstellen der Arterien und Austrittsstellen der Venen stimmen also beim Hinterlappen überein. Sie sind an verschiedenen Stellen der Kapsel anzutreffen; besonders große Gefäße finden sich ständig am hinteren Pol der Neurohypophyse. Aber auch nach vorne in die zwischen Vorderlappen und Hinterlappen gelegene Zwischenzone besteht reichliche Abflußmöglichkeit.

All diese Gefäße des Vorder- und Hinterlappens münden schließlich in die weiten, dünnwandigen Kapselvenen des Stratum vasculosum, die sich zu beiden Seiten, wie auf Vorder- und Hinterseite der Hypophyse ausbreiten (s. Abb. 32, 42—44). Dieselben stellen sinusartige Bluträume dar, die auf lange Strecken der glatten Muskulatur entbehren; nur stellenweise ist ihre Wandung durch einen schmalen Ring von glattem Muskelgewebe verstärkt (s. Abb. 316, *Mr*). Die Kapselvenen stehen nach aufwärts mit dem unter dem Diaphragma gelegenen Sinus circularis[1] in Verbindung. Nach abwärts kommunizieren sie mit dem unter der Hypophyse verlaufenden Sinus transversalis (TROLARD, LAUNOIS) oder subhypophyseus (LHUERRE), der quer über den Boden der Sella zieht und seitlich mit mehreren Ästen in den Sinus cavernosus mündet. LHUERRE stellte auf jeder Seite mindestens drei derartige Verbindungsgefäße fest, die die Scheidewand des Sinus cavernosus durchbrechen. In der Nähe der Einmündungsstellen sind des öfteren schwache klappenartige Vorsprünge ins Gefäßlumen zu sehen (s. Abb. 42, S. 59).

Neben dieser Abflußmöglichkeit in den Sinus circularis und Sinus cavernosus bestehen noch weitere in die Markhöhle des Os sphenoidale. Schon ENGEL und frühere Autoren beobachteten, daß die Knochenlamelle der Sella Poren aufweist, durch die einige kleine Gefäße aus der Sattelgrube in die Markhöhle des

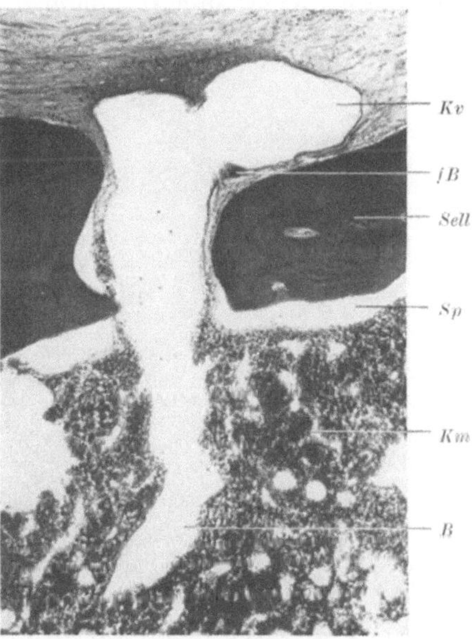

Abb. 330. Direkte Verbindung zwischen einer Kapselvene *(Kv)* mit einem Blutraum *(B)* im Knochenmark *(Km)* des Keilbeins. *fB* fibröses Bindegewebe. *Sell* Knochenlamelle der Sella turcica, *Sp* künstlicher, durch Schrumpfung entstandener Spaltraum. Hinger. 30 J., ♂. Fix. Alkohol-Formol-Paraffin. 15 μ; Hämalaun-Eosin. Vergr. 1 : 50.

---

[1] Im Blutraum des Sinus circularis flottieren nicht selten Arachnoidalzotten (s. Abb. 41, *Arz*), die vom Foramen diaphragmatis her in den Sinus vordringen. Bei Farbinjektionsversuchen kommt es bei verstärktem Druck leicht zu einer Ruptur ihrer dünnen Gefäße und damit zu einem Übertritt von Farbstoff in den Sinus und die mit ihm kommunizierenden Kapselvenen, was HUGHSON veranlaßte, irrtümlich eine die Hypophyse umschließende arachnoidale Hülle anzunehmen (s. auch S. 62).

Keilbeins dringen. Neuerdings wurden diese stets nachweisbaren Verbindungen zwischen Bluträumen der Kapsel und Bluträumen des Knochenmarkes von BRANDER (1932) beschrieben und von COLLIN (1932) für das Meerschweinchen bestätigt. Man findet sie im Bereich von Vorder- wie Hinterlappen. Es sind weite sinusartige Gefäße, die in ihrem Bau den Bluträumen der Kapsel gleichen und von diesen abgehen. Sie durchbrechen wie in Abb. 320 die Knochenplatte der Sella und gehen unmittelbar in dünnwandige Sinusoide des Knochenmarkes über. Im Bereich des Hinterlappens kann es sogar zu einem unmittelbaren Gefäßübertritt aus dem Parenchym der Neurohypophyse durch Kapsel und Knochenlamelle ins Knochenmark kommen. Auch kleine arterielle Zweige gelangen auf diesem Weg in das Knochenmark. BRANDER glaubt, daß die Gefäßverbindungen zum Knochenmark normalerweise den Hauptabfluß des aus der Hypophyse kommenden Blutes darstellen. Damit dürfte jedoch meines Erachtens diesen Gefäßen eine zu große Bedeutung zugesprochen sein, da der Querschnitt der Abflußwege zum Sinus cavernosus und Sinus circularis doch erheblich größer ist, so daß der Abfluß überwiegend in dieser Richtung erfolgten dürfte.

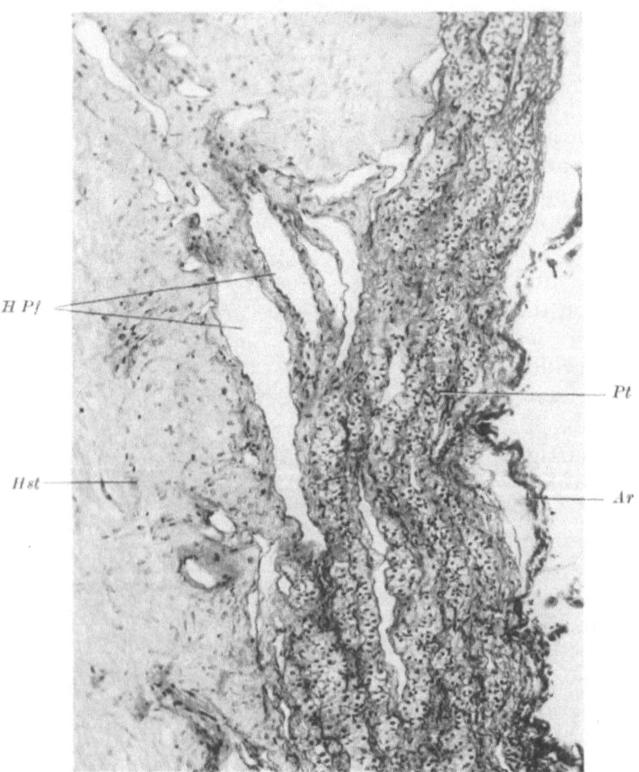

Abb. 331. Längsschnitt durch Pars tuberalis und Hypophysenstiel. *Ar* Arachnoidea, *H Pf* Gefäße des hypophysären Pfortadersystems, *Hst* Hypophysenstiel, *Pt* Pars tuberalis. Hinger. 30 J., ♂. Fix. Alkohol-Formol. Paraffin. 10 μ; Hämalaun-Eosin. Vergr. 1 : 110.

b) Der Abfluß durch die Venen des Hypophysenstieles. — Das hypophysäre Pfortadersystem nach POPA und FIELDING.

Eine weitere Abflußmöglichkeit für das Blut des Vorderlappens bieten nach der Auffassung vieler Autoren die Venen, die den Hypophysenstiel entlang gegen das Gehirn zu führen. Sie entstehen im Vorderlappen an der Basis der Pars tuberalis durch Zusammenfluß zahlreicher Sinuscapillaren und ziehen dann als weite Gefäße innerhalb des Trichterlappens nach aufwärts (s. Abb. 165, S. 262). Besonders auf Längsschnitten treten die vielfach parallel laufenden Gefäße überaus deutlich hervor. Sie werden auch bereits von LUSCHKA, LOTHRINGER, DOSTOIEWSKI, HERRING, TRAUTMANN, EDINGER, TELLO und andere Autoren erwähnt und als einfache venöse Abflußwege zu den Venen der Hirnbasis gedeutet. Der unverzweigte, gestreckte Verlauf, wie die meist gut entwickelte Adventitia unterscheiden diese Gefäße ohne weiteres von den dünnen gewundenen Sinuscapillaren des Drüsengewebes (s. Abb. 160—162). Während letztere dem Stoffaustausch zwischen Tuberalisgewebe und Blut dienen, nehmen die Venen lediglich ihren Weg durch den Trichterlappen, ohne für die Drüsenzellen von funktioneller

Bedeutung zu sein (PIETSCH). Die Muscularis dieser Gefäße ist sehr schwach entwickelt, so daß sie sich oft dem Nachweis entzieht. POPA und FIELDING (1930b) stellten das Vorkommen von Muskelzellen in Abrede, trafen nachträglich aber doch Venen mit glatten Muskelzellen an.

Etwa an der Grenze von mittlerem und oberem Drittel der Pars tuberalis, aber auch an anderen Stellen, dringt ein großer Teil dieser Gefäße in das Neuralgewebe des Hypophysenstieles ein (s. Abb. 331), in dem sie dann weiter nach aufwärts ziehen. Das auffallende Verhalten wurde schon von BERKLEY (1894), HERRING (1908), COLLIN (1928) u. a. beobachtet. Die physiologische Bedeutung des Vorganges wird namentlich von PIETSCH betont: ,,Da es morphologische (Kolloid in den Gefäßen) und pharmakologische (Hypophysingehalt des Venenblutes) Anhaltspunkte dafür gibt, daß das Vorderlappensekret zum Teil durch die Gefäße abgeführt wird, könnte man aus dem Eindringen der Venen in den Stiel und das Tuber cinereum vermuten, daß nicht bloß die Saftspalten des gliösen Stieles für den Sekretstrom vom Vorderlappen zu den hypothalamischen Zentren in Betracht kommen, sondern auch der Gefäßweg.''

Eine wesentliche Erweiterung erfuhr dieser Gesichtspunkt in

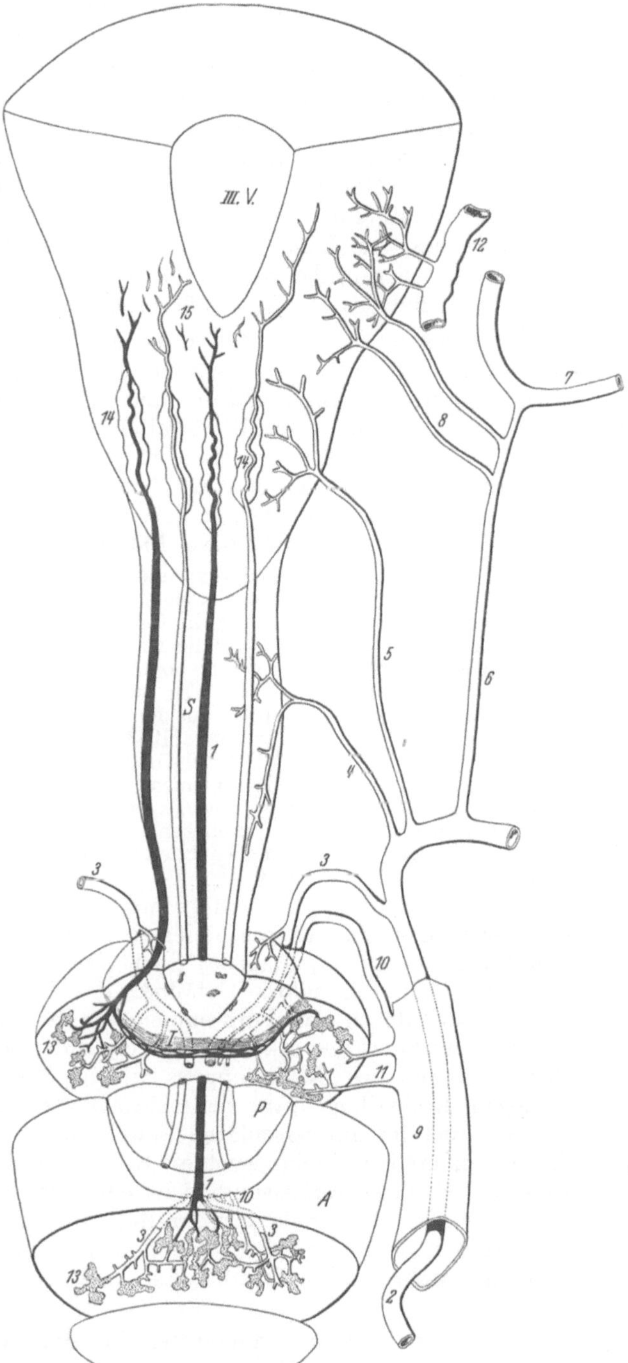

Abb. 332. Schematische Darstellung der Blutversorgung der Hypophyse nach POPA und FIELDING [aus J. of Anat. **65**, 90 (1930)]. Bezeichnungen (nach POPA und FIELDING). *1* Hypophysäre Pfortadergefäße; *2* Carotis interna; *3* Hypophysenarterie; *4* kleine Arterie für die Pars tuberalis; *5* kleine Arterie für den Tuber cinereum; *6* Ramus communicans posterior; *7* Art. cerebri posterior; *8* kleine Arterie zum Infundibulum; *9* Sinus cavernosus; *10* Hypophysenvene; *11* kleine Hypophysenvenen; *12* Basalmembran; *13* Sinusoide; *14* dichte Gliascheide um ein hypophysäres Pfortadergefäß; *15* sekundäres Verteilungsnetz. *A* Pars anterior, *I* Pars intermedia, *P* Pars posterior, *S* Hypophysenstiel.

den Arbeiten von POPA und FIELDING (1930a und b, 1933) durch die Aufstellung eines hypophysären Pfortadersystems (s. Abb. 332). Nach POPA und FIELDING sammeln die in der Pars tuberalis verlaufenden Venen einen Teil des Blutes aus Pars anterior, intermedia, posterior und tuberalis. Die Venen ziehen, 12—15 und mehr an Zahl, zuerst im Trichterlappen in die Höhe, meist an der Vorderseite des Stieles und treten dann in verschiedenen Gruppen in die Neuralsubstanz des Stieles ein. Hier steigen sie, mit dicken Gliascheiden versehen, zum Boden des Recessus infundibularis in die Höhe, wo sie die Gliahüllen verlieren und sich in ein reiches, aus feinen Capillaren bestehendes sekundäres Verteilungsnetz auflösen, das sich in der Region des Tuber cinereum ausbreitet. Es ist auf der vorderen Wand des Recessus stärker entwickelt als auf der hinteren.

Die Gliascheiden sind nach POPA und FIELDING (1935) nur um die Pfortadervenen entwickelt. Sie bestehen aus sehr feinen Gliafasern, die derart miteinander verflochten sind, daß um das Gefäß ein Labyrinth von Spalten entsteht, in denen oft Kolloid liegt. Die Spalten wurden auch von CELESTINO DA COSTA (1923) und COLLIN (1927) gesehen und als Abfuhrstraße des Kolloids gedeutet. Manchmal liegen 2 oder 3 Pfortadervenen in einer Scheide. Während ihres Verlaufes durch die Gliascheiden geben die Gefäße keine Äste an das umgebende Gewebe ab (POPA und FIELDING 1935).

Als Vorläufer von POPA und FIELDING sei THAON (1907) erwähnt, der bei seinen Versuchen, die Venen der Pars tuberalis nach der GEROTAschen Methode zu injizieren, in zwei Fällen beobachtete, daß sich die in die Gefäße eingespritzte Farbmasse weiter oben in den Piagefäßnetzen benachbarter Hirnteile wieder ausbreitete. THAON wirft dabei die Frage auf, ob sich vielleicht die aus der Hypophyse kommenden Venen in Berührung mit Hirnteilen wieder aufs neue verästeln. Er betont die erhebliche physiologische Bedeutung, die dem Nachweis zukäme, daß das aus der Hypophyse austretende Blut direkt zum Gehirn gelangt. Auch POPA und FIELDING (1933) nahmen vom Vorderlappen aus Injektionen (mit Tusche) vor. Sie fanden die Tusche nicht nur im Sekundärnetz in der Nähe des Bodens des 3. Ventrikels, sondern auch in kleinen Gefäßen, die dicht unter dem Ependym der seitlichen Ventrikelwände gegen den Nucleus paraventricularis zu ziehen. Innerhalb des Kernes konnten sie jedoch keine Tuscheteilchen feststellen, ebensowenig zwischen den Zellen des Nucleus supraopticus, doch glauben POPA und FIELDING, daß das Sekundärnetz Ausläufer nach beiden Kernen aussendet.

Der springende Punkt ist die Entscheidung der Frage, in welcher Richtung sich der Blutstrom des geschilderten Pfortadersystems bewegt. Nach POPA und FIELDING (1930a, b; 1933) fließt das Blut vom primären Gefäßnetz der Hypophyse zum sekundären Gefäßnetz des Tuber cinereum. Als Beweis hierfür führen die Autoren das Vorkommen von Kolloid im Innern der Gefäße wie in der Umgebung des sekundären Verteilungsnetzes an. Sie beobachteten in Sinuscapillaren des Vorderlappens wie in Pfortadervenen der Pars tuberalis homogene Kolloidkugeln von der mehrfachen Größe eines roten Blutkörperchens. Da aber auch im intervasculären Gewebe des Stieles und in der Nachbarschaft des sekundären Verteilungsnetzes Kolloidkugeln vorkommen, und diese im Gehirn nach ihrer Auffassung nicht entstehen können, so erachten sie damit die Strömungsrichtung als in ihrem Sinne erwiesen. Auch RASMUSSEN (1927/28) und PIETSCH erwähnten das Vorkommen von Kolloid in den Venen der Pars tuberalis, während BASIR und ESPINASSE in diesen Gefäßen kein Kolloid antrafen.

Das hypophysäre Pfortadersystem im Sinne von POPA und FIELDING wurde von COLLIN (1931a, b) beim *Meerschweinchen*, von BASIR (1933) beim *Hund* und von FLORENTIN (1936) bei *Knochenfischen* bestätigt. COLLIN findet beim *Meerschweinchen* das Sekundärnetz, in dem er namentlich nach Insulininjektion reichlich Kolloid antrifft, sehr stark entwickelt. Die Blutcapillaren legen sich im Bereich des „Noyau retrochiasmique" den Ganglienzellen innig an, so daß jede dieser Zellen von einer Gefäßschlinge umschlossen erscheint. Ja verschiedentlich sollen die Blutcapillaren sogar den Zelleib von Ganglienzellen durchbohren (peri- und endocelluläre Lage der Capillare).

Die Angaben von POPA und FIELDING, COLLIN u. a. sind, wie JORES bemerkt, vom physiologischen wie klinischen Standpunkt aus, sehr befriedigend. Trotz allem ist die Sachlage meines Erachtens jedoch keineswegs geklärt. So kann das Auftreten von Kolloid in der Nähe der Ganglienzellen des Nucleus supraopticus usw., seitdem SCHARRER diesen Zellen die Fähigkeit der Kolloidsekretion zuschreibt (s. S. 443), nicht mehr ohne weiteres als Beweis dafür gelten, daß es von den Gefäßen durch Hämoneurocrinie aus der Hypophyse in den Hypothalamus gebracht wurde. Ungeklärt ist auch, wieweit die Einwände, die GERSH und TARR (1935) gegen die Existenz der in der Neurohypophyse beschriebenen Kolloidtropfen vorbringen, auch für das in den Zentren des Tuber cinereum sichtbare Kolloid Gültigkeit besitzen.

'ESPINASSE (1933) lehnt auf Grund embryologischer Untersuchungen die Bezeichnung als „hypophysäres Pfortadersystem" ab, da diese Gefäße entwicklungsgeschichtlich Abzweigungen der Carotiden, also arteriellen Ursprunges sind. Nach diesem Autor nimmt jener Abschnitt der Gefäße, der im Laufe der Entwicklung in den Vorderlappen eingeschlossen wird, sinusoiden Charakter an (= Sinuscapillaren); der folgende aber, der sich dem Gehirn nähert, gewinnt seine ursprüngliche arterielle Gestalt wieder. An der Basis des Gehirnes endlich lösen sich die Arterien in Capillarnetze auf. Nach 'ESPINASSE stellen demnach die in Rede stehenden Gefäße einen Teil der arteriellen Gefäßversorgung des Gehirnes dar.

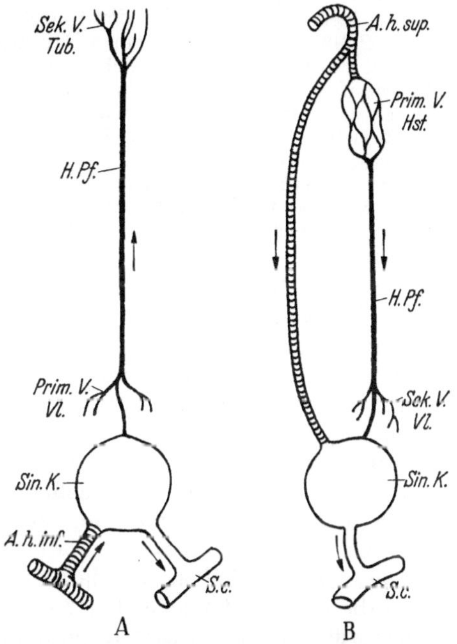

Besonders gegensätzlich sind die Einwände, die WISLOCKI und KING gegen die Befunde von POPA und FIELDING wie gegen deren Deutung vorbringen. Auch sie nehmen zwar

Abb. 333 a u. b. Schematische Darstellung der Blutversorgung der Hypophyse A nach POPA und FIELDING, B nach WISLOCKI und KING. *A. h. inf.* Arteria hypophyseos inferior, *A. h. sup.* Arteria hypophyseos superior, *H. Pf.* hypophysäres Pfortadersystem, *Prim. V. Hst.* Primäre Verzweigung im Hypophysenstiel, *Prim. V. Vl.* Primäre Verzweigung im Vorderlappen, *Sek. V. Tub.* Sekundäre Verzweigung im Tuber cinereum, *Sek. V. Vl.* Sekundäre Verzweigung im Vorderlappen, *Sc* Sinus cavernosus, *Sin. K.* Sinuscapillaren. (Nach COLLIN und FONTAINE, 1936.)

das Vorhandensein eines hypophysären Pfortadersystems an, lassen in ihm aber das Blut gerade in entgegengesetzter Richtung strömen wie POPA und FIELDING (s. Abb. 333; s. ferner auch S. 484). Die eingehende Untersuchung von Injektionspräparaten überzeugte sie, daß das primäre Verteilungsnetz des Systems im Hypophysenstiel, das sekundäre aber in der Hypophyse liegt und den Sinuscapillaren entspricht. Das erstere empfängt weder vom Vorder- noch vom Hinterlappen venöse Gefäße. Weiterhin stellen WISLOCKI und KING in Abrede, daß Stiel und vegetative Zentren des Hypothalamus durch Venen oder Arterien nennenswerter Größe verbunden sind. Nach ihnen bestehen lediglich Verbindungen gewöhnlicher Art durch kollaterale Capillaren. Die Gegend des Hypothalamus besitzt eine unabhängige Blutversorgung, die jener des Gehirnes gleicht und nicht von den Gefäßen des Hypophysenstieles herkommt. Die Existenz der von POPA und FIELDING im Hypophysenstiel beschriebenen, mit Gliascheiden versehenen Venen stellen die amerikanischen Autoren in Abrede: Die „Gliascheiden" POPAs sind nach ihnen nichts anderes als die reich verästelten Gefäßnetze der in den Hypophysenstiel eindringenden Äste der oberen Hypophysenarterien (s. S. 484 und 497).

Die Gegensätze in der Auffassung von POPA und FIELDING (Gefäßverbindung: Hypophyse — Hypothalamus) und WISLOCKI und KING (Gefäßverbindung: Infundibulum — Hypophyse) kommen in einem von COLLIN und FONTAINE (1936) veröffentlichten Schema (s. Abb. 333) gut zum Ausdruck. Die Verfasser selbst schließen sich dabei POPA an, der seine Auffassung auch experimentell zu stützen versucht.

Dabei klemmte POPA (1937) den freigelegten Hypophysenstiel (Kaninchen) in Narkose während 2 Minuten mit einer feinen Pinzette ab und fixierte dann in situ und noch intra vitam mit Formalin. Es ergab sich, daß die Pfortadergefäße unterhalb der abgeklemmten Stelle erweitert und stark mit Blutkörperchen gefüllt, oberhalb derselben aber geschlossen und leer waren. In weiteren Versuchen wurde der Stiel durchschnitten. Sechs der operierten Tiere überlebten den Eingriff mehr als 50 Tage. Bei ihnen waren die Pfortadergefäße im hypophysären Stumpf ausnahmslos dilatiert und mit Blut gefüllt, im cerebralen dagegen kollabiert und leer. In einer dritten Versuchsreihe brachte POPA die Gefäße des Hypothalamus durch intraventrikuläre Injektion von KCl zur Kontraktion, mit dem Erfolg, daß in den Pfortadervenen des Hypophysenstieles starke Stauung eintrat.

In diesen Versuchsergebnissen erblickt POPA (1937, 1938) erneute Beweise dafür, daß die Richtung des Blutstromes in den Pfortadergefäßen so, wie er es schon 1930 beschrieb, von der Hypophyse zum Hypothalamus verläuft. Die Beweiskraft der Versuche POPAS wird jedoch von MORATO (1939) mit dem Hinweis darauf bestritten, daß durch den experimentellen Eingriff POPAS die normalen Gefäßverhältnisse verändert und umgekehrt werden. Die Stauungserscheinungen sollen sich daraus erklären, daß dem durch die Art. hypoph. infer. über den Hinterlappen weiter zuströmende Blut die Passage im Stiel verlegt ist. MORATO selbst versuchte die Frage der Strömungsrichtung in den Pfortadergefäßen durch Injektion von gefärbtem Fett zu lösen. MORATO geht dabei von der Tatsache aus, daß die Fettemboli in jenem capillaren Verzweigungsnetz stecken bleiben, das sie zuerst passieren. Bei Injektion von gefärbtem Fett in die Carotis der lebenden Katze traf MORATO im Gefäßnetz des Hinterlappens wie der Pars tuberalis und der Trichterwand zahlreiche Emboli an, während sie im Vorderlappen nur sehr spärlich waren. Injizierte er ferner in die Carotis des toten Tieres zuerst schwarz gefärbtes und dann rotgefärbtes Fett, so waren die Sinuscapillaren der tiefen Abschnitte des Vorderlappens mit schwarzem, die Gefäße der Pars tuberalis und Trichterwand dagegen mit rotem Fett gefüllt. MORATO folgert daraus, daß die Richtung des Blutstroms in den Pfortadergefäßen im Sinne WISLOCKIS nach abwärts gegen Hypophyse zu verläuft.

Die Ansichten der einzelnen Autoren über das Verhalten der Gefäße stehen sich demnach zur Zeit noch scharf gegenüber. Ich selbst gewann bei der Bearbeitung der Frage der Gefäßversorgung den Eindruck, daß das zur Zeit vorliegende Beobachtungsmaterial zu einer endgültigen Stellungnahme noch nicht hinreicht. Eine Reihe von Fragen ist noch zu klären. Dazu gehört unter anderem auch das Verhalten der Gefäße im Hypophysenstiel. Nach meinen Beobachtungen sind unter den in den Hypophysenstiel eindringenden Arterien zwei Arten zu unterscheiden. Die einen entsprechen den von WISLOCKI und KING, WISLOCKI, MORIN beobachteten kleinen Stämmchen, die sich nach ihrem Eindringen sehr bald in capillare Gefäße auflösen, die bäumchenartig das Gefäß umgeben. Diese kleinen Gefäßkomplexe sind in Abb. 334, die einen Ausschnitt aus der Trichterwand wiedergibt, in maximal erweitertem Zustand gut zu sehen. Auch im kompakten Teil des Hypophysenstiels sind sie in großer Zahl vorhanden. Davon verschieden sind einzelne größere Arterien, die, wie in Abb. 335 von unten her, in den Hypophysenstiel eindringen und in dessen Längsrichtung in die Höhe ziehen, im Gegensatze zu der oben erwähnten kleinen Ästchen, die mehr senkrecht zur Oberfläche des Stieles in diesen eindringen. Daß es sich bei dem in erweitertem Zustand fixierten Gefäß um ein arterielles handelt, wird durch den charakteristischen Bau der Wandung (typische Elastica interna, muskuläre Media) erwiesen. Diese großen Gefäße entsprechen vermutlich dem von WINTER-STEIN beobachteten oberen Ast der Kollaterale. Die in Abb. 334 sichtbaren Gefäße würden dann dem Gebiet der oberen, die in Abb. 335 getroffene Arterie dagegen dem Gebiet der unteren Hypophysenarterien zugehören. Auch unter den venösen Gefäßen sind zwei Typen zu unterscheiden: kleine, die den Gefäß-bäumchen zugehören und große, die unabhängig davon verlaufen (s. Abb. 335,

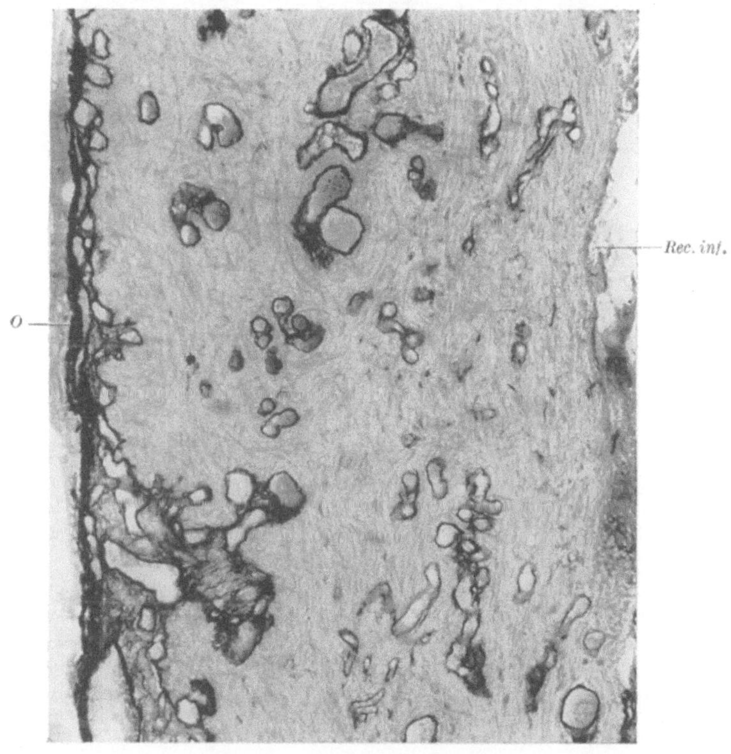

Abb. 334. Sagittalschnitt durch die Wandung des Trichters. *O* Oberfläche des Trichters mit Mantelplexus (s. S. 484); *Rec. inf.* Recessus infundibularis. Hinger. 45 J., ♀. Fix. Carnoy. Celloidin-Paraffin. 10 μ. Azan. Aufnahme mit Rotfilter. Vergr. 1:85.

PfSt). Auch hier bedarf es noch weiterer Untersuchungen darüber, wie diese Gefäße in das ganze System einzuordnen sind.

Zusammenfassend ergibt sich zur Zeit folgendes Bild: Die arterielle Blutversorgung der menschlichen Hypophyse erfolgt durch Äste der Art. hypoph. inferior und superior. Die erstere versorgt beim Menschen außer dem Hinterlappen auch einen mehr oder weniger großen Teil des Vorderlappens. Die bei Säugetieren feststellbare Beschränkung auf den Hinterlappen trifft für den Menschen nicht zu. Die Äste der oberen Hypophysenarterien verlaufen ent-lang dem Hypophysenstiel teils innerhalb der Pars tuberalis, teils außerhalb der-selben im subarachnoidalen Gewebe. Ein Teil der Äste dringt in Gestalt kleiner arterieller Stämmchen in den Hypophysenstiel ein, die circumscripte capillare Geflechte bilden, welche ihrerseits wieder in ein die Oberfläche des Hypophysen-stieles umschließendes Gefäßnetz (Mantelplexus) münden. Ein anderer Teil der Arterien verläuft zur Oberfläche der Hypophyse und dringt in diese ein. Einzelne

Ästchen können dabei über den mittleren Bindegewebe-Gefäßstrang in die seitlichen Bindegewebe-Gefäßstränge gelangen.

Äste der unteren und oberen Hypophysenarterien sind durch Anastomosen in der Zona intermedia miteinander verbunden. Sie bilden den Plexus intermedius. Die hier verlaufenden arteriellen Gefäße zeigen häufig epitheloide Wandung (Quellzellen), ebenso die vom Plexus in den Hinterlappen eindringenden Äste, während die von der Kapsel her in die Neurohypophyse eintretenden Äste der

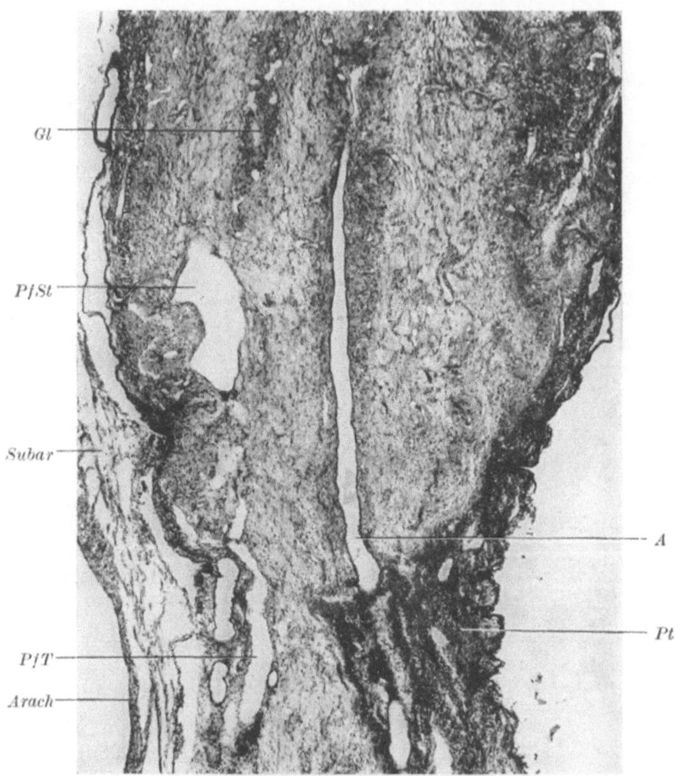

Abb. 335. Seitlicher Sagittalschnitt durch den Hypophysenstiel. *A* Arterie, die in der Verlaufsrichtung des Stieles in diesen eindringt und in gestrecktem Verlauf in die Höhe zieht; *Arach* Arachnoidea; *Gl* Gliascheide um verzweigte Gefäße; *PfSt* Pfortadergefäß im Stiel; *PfT* Pfortadergefäß in der Pars tuberalis; *Pt* Pars tuberalis; *Subar* Subarachnoidales Gewebe. Hinger. 30 J., ♂. Fix. Alkohol-Formol auf dem Gefäßweg. Paraffin. 15 µ. Hämalaun-Eosin. Vergr. 1:32.

Art. hypophys. inf. die gewöhnliche Bauart aufweisen. Im Bereich des Plexus intermedius sind auch arteriovenöse Anastomosen anzutreffen. Art. hypophys. inferior und superior sind ferner häufig durch eine durch den Drüsenteil ziehende Kollaterale verbunden, die einen zum seitlichen Bindegewebe-Gefäßstrang ziehenden und einen zweiten, in den Hypophysenstiel eindringenden Ast abgibt.

Der Abfluß des Blutes erfolgt aus den Sinuscapillaren des Vorderlappens durch Sammelvenülen in dünnwandige Sammelvenen, die an der Unter- oder Seitenfläche des Vorderlappens austreten und in das Geflecht der Kapselvenen münden. Im Hinterlappen wird das Blut aus dem reich entwickelten Capillarnetz durch typische venöse Gefäße gesammelt und ebenfalls den Kapselvenen zugeführt. Die letzteren münden in den Sinus circularis, in den Sinus cavernosus und in Bluträume des Knochenmarkes des Keilbeins.

Zu diesen arteriellen und venösen Gefäßen kommen noch die **hypophysären Pfortadergefäße**, die zwischen Capillarnetze des Hypophysenstieles und Sinuscapillaren des Vorderlappens eingeschaltet sind. Es ist noch strittig, ob diese Pfortadergefäße Zufluß- oder Abflußwege des Blutes darstellen. Meines Erachtens wäre aber auch an die Möglichkeit zu denken, daß die Strömungsrichtung in diesen Gefäßen je nach den in der Hypophyse herrschenden Druckverhältnissen wechseln könnte. Das Bestehen starker Kollateralverbindungen wie das Fehlen von Klappen innerhalb der Pfortadergefäße läßt dies als durchaus möglich erscheinen.

Das Ausdehnungsgebiet der hypophysären Pfortadergefäße beschränkt sich hirnwärts auf den Hypophysenstiel. Die Kerne des Hypothalamus liegen außerhalb seines Bereiches.

5. Die Blutversorgung der tierischen Hypophyse.

Über die Blutversorgung der *Säugetier*hypophyse liegen eingehende Untersuchungen von HERRING (1908, *Katze*), DANDY und GOETSCH (1911, *Hund*), BROWN (1924, *Ratte*), DAVID (1932, *Meerschweinchen, Ziege, Rind, Schwein, Katze, Fuchs, Hund*), BASIR (1932, *Hund*), CORNELIAC (1935, *Meerschweinchen, Maus, Rind, Schwein, Katze, Hund*), POPA (1935, *Hund, Schwein*), WISLOCKI und KING (1936, *Kaninchen, Rhesusaffe*), STEVENS (1937, *Katze*), WISLOCKI (1937, *Katze*, 1938 *Rhesusaffe*), MORATO (1939, *Katze*) und MORIN (1939, *Hund*) vor. Aus den Untersuchungen geht zunächst hervor, daß sich die bei einer Tierart beobachteten Verhältnisse nicht ohne weiteres auf andere Tierarten übertragen lassen, da in den Einzelheiten beträchtliche Unterschiede vorkommen. Ganz im allgemeinen ist jedoch festzustellen, daß auch die Hypophyse der *Säugetiere* von zwei Seiten aus arteriellen Zufluß erhält, durch obere und untere Hypophysenarterien, wobei die ersteren vorwiegend Vorderlappen und Pars tuberalis, die letzteren hauptsächlich Hinterlappen und Zwischenlappen versorgen. Die Aa. hypophyseos inferiores, die aus rechter und linker Carotis interna entspringen, vereinigen sich abweichend von den Verhältnissen beim *Menschen*, bei vielen *Tier*arten zunächst zu einer unpaaren, median gelegenen Arterie, die zum hinteren Pol der Neurohypophyse zieht, um von hier aus in das Organ einzudringen (s. Abb. 187, S. 289).

Von der Blutversorgung der *Hunde*hypophyse gibt BASIR (1932) folgende Darstellung: Die oberen Hypophysenarterien, die aus dem Circulus arteriosus Willisi kommen und den Vorderlappen versorgen, treten zusammen mit dem Stiel in den Vorderlappen, wo sie in Sinuscapillaren übergehen. Von diesen fließt das Blut zum Teil in die Venae basilares des Circulus Willisi ab, zum Teil in die Sinuscapillaren der Pars tuberalis, die außerdem auch Blut aus direkten Zweigen der oberen Hypophysenarterien empfängt. Beide Zuflüsse vereinigen sich zu den Sinuscapillaren der Pars tuberalis, aus denen das Blut teils zum Circulus Willisi, teils in den Stiel, teils in die Pars posterior abfließt. Etwas Blut gelangt direkt in den Tuber cinereum.

Der Hinterlappen empfängt Blut aus der vereinigten unteren Hypophysenarterie und von den Sinuscapillaren der Pars tuberalis. Die Gefäße bilden einen Plexus von Capillaren auf der Oberfläche des Hinterlappens, von welchem aus Gefäße in sein Inneres wie in die Pars intermedia eindringen. Die Gefäße, die zum letztgenannten Abschnitt ziehen, sind spärlich.

Aus dem Hinterlappen fließt das Blut zum Teil durch eine Reihe kurzer paralleler Gefäße, die BASIR als Pfortadervenen bezeichnet, innerhalb der Neuralsubstanz zum Tuber cinereum, der auch direkten arteriellen Zufluß („systemic vessels") vom Circulus Willisi empfängt. Die letztgenannten gewöhnlichen Gefäße sind von einem VIRCHOW-ROBINschen Raum umschlossen, der den Gefäßen des hypophysären Pfortadersystemes fehlt. Die Pfortadergefäße versorgen die Kerne der grauen Substanz des Tuber cinereum. Ferner bilden sie ein gut ausgebildetes Capillarnetz unter dem Ependym des Recessus infundibularis und in der Gegend des Nucleus paraventricularis, dessen Ependym lange, tubulöse, drüsenähnliche Einstülpungen zeigt.

Im Gegensatz zu BASIR, der in der Blutversorgung der *Hunde*hypophyse das POPAsche Schema des Pfortaderkreislaufes verwirklicht sieht, findet WISLOCKI (1937) bei der Hypophyse der *Katze* ein Verhalten, das ganz den Vorstellungen entspricht, die er zusammen mit KING für die Hypophyse des *Menschen* und des *Rhesusaffen* entwickelte. In Kürze dargestellt erfolgt die Versorgung von Hypophysenstiel und Vorderlappen durch die oberen Hypophysenarterien, wobei jederseits ein einzelner Ast zum Hinterlappen zieht; die unteren Hypophysenarterien speisen dagegen ausschließlich Hinterlappen und Zwischenlappen. Außerdem besitzt die *Katzen*hypophyse ein System von Pfortadergefäßen, die von Plexusnetzen der Pars tuberalis und des Hypophysenstieles entspringen und zum Vorderlappen ziehen, um hier in die Sinuscapillaren überzugehen. Ein Satz von gewöhnlichen Venen geht vom Vorderlappen in die anliegenden kavernösen Sinusse der Dura; ein anderer zieht in ähnlicher Weise vom Hinterlappen und der Pars intermedia in die benachbarten kavernösen Sinusse. Zwischen der Hypophysis und den oberhalb der Eminentia mediana des Tuber cinereum gelegenen hypothalamischen Zentren bestehen keine venösen Verbindungen. Zwischen der Peripherie der Pars tuberalis und den basilaren Piavenen sind nur schwache venöse Verbindungen nachweisbar. Die Blutversorgung der *Katzen*hypophyse ist, von einigen wenigen capillaren Anastomosen abgesehen, von jener des eigentlichen Gehirns unabhängig. Die Blutversorgung des Hinterlappens und der Pars intermedia ist unabhängig von der des Hypophysenstieles und des Vorderlappens, doch bestehen zwischen beiden Gruppen zahlreiche capillare Verbindungen, die auch von MORATO nachgewiesen wurden. Die Gefäßversorgung der *Affen*- und *Katzen*hypophyse stimmt also im allgemeinen überein; der Hauptunterschied besteht darin, daß beim *Affen* selbst die spärlichen Venulen und Capillaren, die bei der *Katze* von der Oberfläche des Hypophysenstiels zu den der Hirnbasis anliegenden Basilarvenen ziehen, vollständig fehlen.

Das Blutgefäßnetz der Neurohypophyse soll bei manchen *Tier*arten, wie *Ratte, Maus, Meerschweinchen,* wesentlich stärker entwickelt sein, als beim *Menschen.* BROWN (1925) findet die Capillaren im Hinterlappen der *Ratte* sogar zahlreicher und engmaschiger als im Vorderlappen. Der Durchmesser der Capillaren erreicht aber nur die Hälfte des Durchmessers der Sinuscapillaren des Vorderlappens, weshalb sie am nicht injizierten Präparat lange nicht in der Dichte hervortreten, in der sie tatsächlich vorhanden sind (s. auch S. 485, Abs. 4). BROWN zieht aus der reichen Blutversorgung die Folgerung, daß die Tätigkeit des Hinterlappens nicht geringer ist als die des Vorderlappens.

Über die Blutversorgung niedrigerer *Tier*arten liegen Untersuchungen vor von DAVID (1932, *Fisch, Frosch, Huhn, Taube*), CORNELIAC (1935, *Frosch, Taube, Huhn, Ente, Gans*), POPA (1935, *Taube*), FLORENTIN (1936, *Teleostier*), ROOFE (1938, *Amblystoma tigrinum*), TAYLOR und CRAIGIE (1938, *Rana pipiens*), CRAIGIE (1938, *Urodelen*; 1939, *Rana pipiens*).

6. Die Lymphgefäße der Hypophyse.

Lymphgefäße im eigentlichen Sinne des Wortes, also geschlossene, mit Endothel ausgekleidete Kanälchen wurden bis jetzt weder im Parenchym des Vorderlappens noch in dem des Hinterlappens nachgewiesen. THAON bemühte sich vergeblich durch interstitielle Injektionen von Silbernitrat oder durch Injektionen nach der typischen Methode von GEROTA Lymphgefäße darzustellen; er stellt daher ihr Vorkommen in der Hypophyse in Abrede. Auch TRAUTMANN kam bei seinen Untersuchungen zu negativen Resultaten. Die veralteten positiven Angaben von THOM, CREUTZFELDT, CARELLI und EDINGER beziehen sich mehr auf sog. Lymphspalten, deren Zusammenhang mit typischen Lymphgefäßen ebensowenig erwiesen ist, wie die von CREUTZFELDT behauptete Einmündung von Lymphgefäßen des Vorderlappens in subarachnoidale Lymphräume. Bei BARTELS (1909) ist von Lymphgefäßen der Hypophyse nichts erwähnt. LUCIEN, PARISOT und RICHARD (1934) kommen zur Feststellung, daß die Hypophyse der Lymphgefäße völlig zu entbehren scheint.

In eigenen Präparaten konnte ich weder im Vorderlappen nach im Hinterlappen Lymphgefäße auffinden. Dagegen traf ich in der Zwischenzone eines 25jährigen Hingerichteten neben gut entwickeltem lymphoidem Gewebe einzelne dünnwandige, mit Endothel ausgekleidete Gefäße, die auf lange Strecken nur koaguliertes Plasma und spärliche Lymphocyten aber kein einziges rotes Blutkörperchen enthalten und nach allem zu schließen, Lymphgefäßen entsprechen. Ähnliche Gefäße beobachtete ich auf der Dorsalfläche des Vorderlappens und auf der Oberfläche der Pars tuberalis.

F. Die Nervenversorgung der Hypophyse.

1. Vorderlappen.

a) Herkunft und Art der Nerven des Vorderlappens.

Die ersten diesbezüglichen Untersuchungen liegen weit zurück. Sie versuchten die Frage der Innervation auf anatomisch präparatorischem Wege zu lösen. Dabei war wohl BOCK (1817) der erste, der die Feststellung machte, daß ein feines aus dem Ganglion caroticum stammendes Nervenfäserchen zusammen mit einer Arterie innerhalb des Sinus cavernosus von der Carotis interna abzweigt und sich schließlich in die Hypophyse einsenkt. Ähnlich berichtete HIRZEL (1824). Auch KRAUSE (1843) fand 1—2 vom Plexus caroticus abgehende Nervenfäserchen, die zur Hypophyse ziehen. BOURGERY (1845) ließ aus dem Plexus caroticus einen Plexus pituitaire hervorgehen, der mit 4—5 Fäden endigt, die an der oberen und unteren Seite der Hypophyse eindringen. Der Nachweis von Nervenfasern beanspruchte damals um so größeres Interesse, als eine Reihe von Forschern (z. B. GAL, CARUS, BOURGERY, TIEDEMANN) die Hypophyse mit einem Ganglion des Sympathicus verglich.

Da das Vorhandensein dieser Nervenfasern damals von einer Anzahl von Autoren wie BURDACH und E. H. WEBER bestritten wurde, befaßte sich LUSCHKA (1860) eingehender mit der Frage, wobei er die bei makroskopischer Präparation leicht mögliche Verwechslung von Nervenfaser und Bindegewebe durch mikroskopische Kontrolle der fraglichen Fasern nach Aufhellung mit Essigsäure auszuschließen suchte. Da seitdem mit Ausnahme einer auf LUSCHKA fußenden Darstellung von HENLE (1879) über die Verhältnisse beim Menschen keine Originaluntersuchungen mehr veröffentlicht wurden, seien die Angaben LUSCHKAs, trotzdem sie schon Jahrzehnte zurückliegen, ausführlicher wiedergegeben. In der Abbildung LUSCHKAs ist das Ganglion cervicale craniale und das vom N. caroticus internus desselben ausgehende Geflecht des Plexus caroticus internus sichtbar. „Die in den Vorderlappen gelangenden Nervenfädchen gehen da vom Plexus caroticus ab, wo die Carotis interna im Begriffe ist den Sulcus caroticus des Keilbeinkörpers zu verlassen. Ein Zweigchen läuft, von der äußeren Seite der Ader kommend, über ihren oberen Umfang hinweg, die beiden anderen

dagegen treten von der inneren Seite derselben ab." „Die äußerst feinen, meist
nur aus wenigen Primitivröhrchen bestehenden Zweiglein verlaufen in einzelnen
jener fibrösen Balken, welche den cavernösen Blutleiter durchziehen." „Die
Fädchen sind immer nur in kleiner Anzahl, höchstens jederseits zu 2—3 vorhanden." „Beim Übergang der Nervenröhrchen in den vorderen Lappen
verlieren sich jene fibrösen Scheiden zunächst in der Umhüllung des Organs,
während die Nervenröhrchen zunächst in die das Parenchym umschließende
Haut eintreten, um hier einige selbst da und dort mit Teilung der Röhrchen verbundene Ramifikationen zu erfahren." „Von ihr aus senken sich die Röhrchen
in die eigentliche Drüsensubstanz ein, sind aber hier ihrer geringen Anzahl wegen
schwer zu finden und nur an glücklich geführten Schnittchen bis zu einiger Tiefe

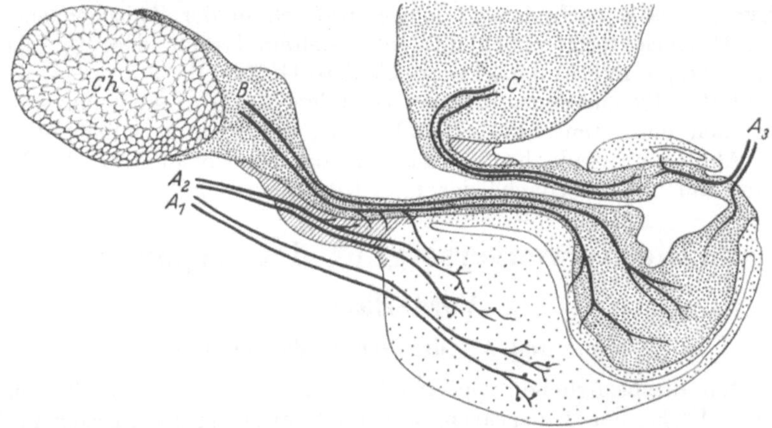

Abb. 336. Schematische Darstellung von Ursprung und Verteilung der die Hypophyse der Katze versorgenden
Nerven. Nach HAIR [Anat. Rec. 71, 148 (1938)]. A_1—A_3 *sympathische Nervenfasern* vom Plexus caroticus
internus (Ganglion cervicale craniale, die in Begleitung von Gefäßen in die Hypophyse eindringen. A_1 Fasern,
die mit Ästen der Art. hypophys. super. direkt zum Vorderlappen verlaufen. A_2 Fasern, die mit Ästen der
Art. hypophys. super. durch die Pars tuberalis zum Vorderlappen ziehen. A_3 Fasern, die mit Ästen der Art.
hypophys. infer. zum Hinterlappen gelangen. B und C *Infundibularnerven*: B Fasern des Tractus supraoptico-
hypophyseus, die vom Nucleus supraopticus durch den Hypophysenstiel zum Hinterlappen und Zwischenlappen ziehen. Sie geben auch an Pars tuberalis und Vorderlappen einige Äste ab. c Fasern des Tractus tubero-
hypophyseus, die von den Nuclei tuberis aus zum Hinterlappen ziehen. Ch Chiasma.

in das Bindegewebsgerüst hinein zu verfolgen. Über ihre Endigung habe ich
trotz aller Bemühungen bis jetzt nichts Sicheres ermitteln können."

Erst Jahrzehnte später wurde die Frage der Nervenversorgung von DANDY
(1913) für die *Hunde-* und *Katzen*hypophyse mit Hilfe der vitalen Methylen-
blaufärbung untersucht, mit dem Ergebnis, daß auch hier die Hypophyse vom
Plexus caroticus internus versorgt wird. Die zahlreichen Fasern verlaufen mit
den vom Circulus Willisi kommenden Blutgefäßen der Hypophyse radiär auf
den Stiel zu, um dann gleich in die Substanz des Vorderlappens einzutreten
und zu verschwinden. Alle zur Hypophysis verlaufenden Nerven sind in Kontakt
mit den Hüllen kleiner Gefäße, wobei die Mehrzahl der Gefäße nur von 1—2
unverzweigten Ästchen begleitet ist. Die Verteilung in der Drüse konnte DANDY
nicht verfolgen. Die Außenseite der Vorderlappenkapsel war frei von Nervenfasern. Auch HAIR (1938) stellte bei der *Katze* fest, daß von dem starken Plexus,
der die Carotis interna und die Gefäße des Circulus arteriosus cerebri umspinnt,
eine Reihe von marklosen Nervenfasern abzweigt, die mit den oberen Hypophysis-
arterien zum Vorderlappen ziehen. Die Zahl der begleitenden Fasern scheint
der Größe des Gefäßes proportional zu sein. Die zum Vorderlappen ziehenden
Nervenfasern lassen sich entsprechend dem Verlauf der Gefäße (s. HAIR 1938)
in zwei Gruppen teilen (s. Abb. 336). Die erste (A_1) zieht mit einem Gefäßbündel

direkt zur Oberfläche des Vorderlappens, wobei jedes Gefäß von 7—8 marklosen Nervenfasern begleitet ist. Viel schwächer ist die zweite Gruppe (A_2); sie verläuft mit Gefäßen, die erst auf dem Umweg über die Pars tuberalis, in der sie ein umfangreiches Gefäßnetz bilden, zum Vorderlappen gelangen. Hier werden nur einzelne der Gefäße von 1—2 Nervenfasern begleitet.

Für den Menschen berichtet RASMUSSEN (1938), daß sich in der Bindegewebskapsel der Hypophyse etwa 200 marklose Nervenfasern finden, die zusammen mit den Gefäßen vom Plexus caroticus kommen. Besonders zahlreich sind sie auf der oberen Fläche des Vorderlappens.

Was den Charakter dieser Nervenfasern betrifft, so sind alle Autoren darüber einig, daß sie dem Plexus carotideus und damit dem Ganglion cervicale craniale des Sympathicus entstammen. Manches deutet jedoch darauf hin, daß dem Plexus wie den davon kommenden Hypophysisnerven auch noch einige Fasern anderen Ursprungs beigemengt sind. So berichten HAIR (1938) wie BROOKS und GERSH (1938), daß nach cervicaler Sympathektomie ein Teil der Fasern erhalten bleibt. HAIR folgert daraus, daß die Fasern nicht ausschließlich vom cervicalen Sympathicus kommen und vermutet, daß ein Teil dem „glossopalatine nerve" entstammt und parasympathischen Ursprungs ist.

Zu den beschriebenen Nervenfasern sympathischen Ursprungs kommt beim Menschen noch eine unbedeutende Zahl von Fasern, die vom Hinterlappen her die Zwischenzone durchziehen und eine kurze Strecke weit in den Vorderlappen eindringen (TELLO 1912, RASMUSSEN 1938 und eigene Beobachtungen).

b) Das Verhalten der Nerven im Parenchym des Vorderlappens.

Die erste eingehendere Schilderung des Verhaltens der Nerven innerhalb des Vorderlappens gab BERKLEY (1894). Er fand in Golgipräparaten tierischer Hypophysen nicht sehr zahlreiche Bündel von dünnen Nerven, die dem Verlauf der Gefäße folgen. Von ihnen zweigen in wechselnden Abständen einzelne Fasern oder Äste ab, die dann sehr unregelmäßig durch die Drüsensubstanz verlaufen. Dabei sieht man häufig einzelne Fasern, wie sie, Venen und Bindegewebszüge überkreuzend, für eine beträchtliche Strecke die Oberfläche der Zellstränge entlang laufen und schließlich in eine Endaufteilung mit zahlreichen knopfartigen Endigungen übergehen, die in der „intercellulären Kittsubstanz" zu liegen scheinen. Nervenzellen konnte BERKLEY im Vorderlappen nicht feststellen.

Später beschrieb PINES (1925) im Vorderlappen von *Katze* und *Hund* marklose Nervenfasern, die sich in eine große Menge feiner, sich wiederholt teilender Fädchen aufsplittern. Letztere anastomosieren miteinander und bilden so intercelluläre Geflechte mit groben variкösen Verdickungen. Diese stellen Knotenpunkte dar, von denen nach allen Richtungen feine Fäden abgehen, die zwischen die einzelnen Drüsenzellen eindringen und sich in eine große Zahl feinster Nervenfädchen aufsplittern, die unter wiederholter Teilung miteinander anastomosieren, so daß ein dichtes Endnetz entsteht, in dessen Maschen die Drüsenzellen liegen. Die feinsten Fädchen sind mit Knöpfchen besetzt; sie umwinden und umflechten die einzelnen Zellen und bilden so pericelluläre Kränze oder Ringe, die der Zelloberfläche eng anliegen. Aus diesen engen Beziehungen zu den Drüsenzellen folgert PINES, daß die Nervenfasern sekretorischer Natur sind.

CROLL (1928) konnte mit Hilfe einer etwas modifizierten Ransontechnik im Vorderlappen des *Kaninchens* nur ein paar marklose Fasern darstellen, die gewöhnlich mit knopfartigen Endigungen endigten. Auch HAIR (1938) beschreibt im Vorderlappen von *Hund* und *Katze* marklose Fasern, die mit knopfartige Endigungen an den Vorderlappenzellen enden, während BROOKS und GERSH (1938) um eosinophile wie basophile Zellen Endigungen finden, die einen großen Teil der Zelloberfläche in ein engmaschiges Netzwerk einschließen.

Für den menschlichen Vorderlappen liegen außer einer kurzen Angabe von BLAIR BELL (1919 zit. nach RASMUSSEN 1938, der die Abbildung des Verfassers als nicht überzeugend bezeichnet) nur die eingehenden Untersuchungen von RASMUSSEN (1938) vor. Nach diesen finden sich auf der oberen Fläche des Vorderlappens sehr reichliche marklose Nervenfasern, von denen ein beträchtlicher Teil in das Parenchym eindringt, um sich vorne und seitlich der Bindegewebsstränge auszubreiten und die Gefäße der Oberflächenregion zu begleiten. Dabei splittern sich die Nervenfasern mehr und mehr zu Einzelfasern auf, die im Gefäßbindegewebe zwischen den Zellsträngen zu sehen sind und ab und zu auch zwischen die Epithelzellen eindringen.

Ein besonderes Bündel von etwa 50 Fasern dringt auf jeder Seite unmittelbar seitlich des Infundibulum auf eine beträchtliche Strecke in den Vorderlappen ein. Es begleitet gewöhnlich eine Arterie und einige große Venen. Einige dieser Fasern verzweigen sich schließlich zwischen den Zellsträngen einer begrenzten, tief in jeder Hälfte des Vorderlappens liegenden Region.

Weiterhin finden sich kleine Nerven, die in der Kapsel mit größeren Blutgefäßen verlaufen und von Zeit zu Zeit ins Parenchym eintreten. Auf diese Weise wird die oberflächliche Schicht des Vorderlappens von einigen Nervenfasern durchdrungen, die im allgemeinen nur eine kurze Strecke weit in die Drüsensubstanz verfolgt werden können. Die größeren Faserbündel verlaufen zusammen mit Blutgefäßen; in die anliegenden Zellstränge dringen nur einzelne Fasern ein.

Netz- oder knopfartige Nervenendigungen konnte RASMUSSEN nicht auffinden. Die circumscripten Verbreiterungen der Nervenfasern haben nichts damit zu tun. Man kann sie auch an Fasern, die durch Bindegewebe verlaufen, beobachten. RASMUSSEN kommt zu dem Ergebnis, daß ein großer Teil des menschlichen Vorderlappens so arm an Nervenfasern zu sein scheint, daß sekretorische Fasern für diesen Abschnitt der Hypophyse sehr fraglich bleiben. Die vorhandenen Fasern stehen wahrscheinlich in Beziehung zum Gefäßsystem.

Meine eigenen Untersuchungen an menschlichen Vorderlappen, die nach den Methoden von BIELSCHOWSKY (Pyridin-Silbermethode), SCHULTZE-STÖHR, RANSON und BODIAN behandelt waren, führten mich zu Resultaten, die mit den Beobachtungen RASMUSSENs völlig übereinstimmen. Wie dieser fand auch ich, namentlich im Innern des Vorderlappens nur eine verhältnismäßig kleine Zahl von Nervenfasern vor. „Knopfartige Endigungen" entpuppten sich bei näherer Untersuchung stets als Querschnitte aufbiegender Nervenfasern; von netzartigen pericellulären Endigungen konnte ich im Vorderlappen niemals etwas entdecken. Nach allem muß ich gestehen, daß ich beim Betrachten der Abbildungen von PINES bezweifle, daß es sich bei den dort dargestellten Netzen tatsächlich um Nervenfasern handelt.

2. Die Nervenversorgung der Pars bzw. Zona intermedia.

Die Beobachtungen CAJALs, daß sich zwischen den Zellen der Pars intermedia der *Mäuse*hypophyse feine variköse Nervenfäserchen vorfinden, die vom Hinterlappen her in sie eindringen, wurde auch für eine Reihe anderer Tierarten bestätigt. GEMELLI (1906, *Pferd, Rind, Hund*) bildet ein überaus reiches Netz von Nervenfäserchen ab. Die dem Hinterlappengeflecht entstammenden Fasern dringen in die Schicht des Zwischenlappens ein und durchlaufen sie perpendikulär, wobei sie zahlreiche Kollaterale abgeben, die die gleiche Richtung halten. Schließlich endigen alle Fäserchen mit Knöpfchen, kleinen Anschwellungen oder Plättchen. TRAUTMANN (1909) erwähnt das Vorkommen von Nervenfasern im Zwischenlappen von *Ziege, Schwein, Esel, Hund* und *Rind*; dabei schien es ihm, daß die Nerven in der Nähe der Zellen sich stark verästelnd Terminaläste bilden und zum Teil auch knopfartig anschwellend endigen. Auch PINES (1926, *Hund*) trifft im Zwischenlappen eine große Anzahl von Nerven, die schließlich eine sehr reiche Zahl von Endverzweigungen bilden, die frei zu liegen scheinen und nicht zu weit von der Oberfläche der Drüsenzellen endigen. Beim *Kaninchen* kann CROLL (1928) in der Pars intermedia eine große Zahl von Nerven nachweisen, die zuletzt in keulenförmige Endigungen auslaufen. Im Gegensatze dazu finden RANSON, FISHER und INGRAM (1936), sowie FISHER (1937) die Zahl der Nervenfasern im Zwischenlappen von *Ratte*, *Katze* und *Affen* nur sehr gering. Die Fasern sollen auch nicht sehr tief ins Drüsengewebe eindringen. HAIR (1938) dagegen findet die Pars intermedia der *Katze* reich mit Nervenfasern versorgt, die die ganze Epithelschicht bis in unmittelbare Nähe der Hypophysenhöhle durchdringen, wobei sie zahlreiche Äste abgeben, die zwischen den Epithelzellen einen stark gewundenen Verlauf nehmen. Sie endigen mit Knöpfen oder Keulen, zum Teil an der Wandung von Gefäßen, zum Teil an Epithelzellen. In eigenen Präparaten finde ich das reichliche Vorkommen von Nervenfasern bei *Meerschweinchen* und *Hund* bestätigt.

Über das Verhalten der Nervenfasern in der Zona intermedia des Menschen wurden erstmals von TELLO (1912) genauere Angaben gemacht. Auch hier stammen die eindringenden Fasern von Infundibularfasern des Hinterlappens. Sie splittern sich in dem zwischen den Cysten verlaufenden Bindegewebe in feine Fasern auf. Endäste dieser Fasern treten schließlich mit eiförmigen oder rundlichen Zellen der Cysten in Verbindung, indem sie zu kelchförmigen oder knopfartigen Endigungen anschwellen, die intracellulär dem Kern anliegen. Auch RASMUSSEN (1938) sieht Nervenfasern des Hinterlappens in die Zwischenzone eindringen und sich zwischen den Epithelzellen verflechten. Viele scheinen jedoch die Zwischenzone mehr zu durchlaufen, als in ihr zu enden. Große Strecken ihres Gebietes können auch frei von nachweisbaren Nervenfasern sein. Anordnung und Zahl der Fasern sind dem Anschein nach zum großen Teil vom Zufall abhängig. Punktartige Endigungen an Epithelzellen sind gewöhnlich nur durch Querschnitte von einzelnen Nervenfasern vorgetäuscht. Den von TELLO beschriebenen intracellulären Endigungen steht RASMUSSEN skeptisch gegenüber. Ab und zu fand er zwar eine ähnliche becherartige Endigung, ist sich aber nicht sicher, ob der dunkel imprägnierte intracelluläre Teil, der mit der Nervenfaser zusammenzuhängen scheint, auch tatsächlich in diese übergeht. Aber selbst wenn es wirklich einige solcher Nervenendigungen gibt, so spricht nach dem Autor doch ihre Spärlichkeit gegen ihre Eigenschaft als sekretorische Nervenfasern.

In meinen eigenen Präparaten konnte ich in der Zona intermedia stets einige vom Hinterlappen stammende marklose Nervenfasern beobachten, die sich im Bindegewebe verzweigten. Weiterhin fand ich ab und zu zwischen den Bindegewebsfasern große keulenförmige oder lappige Reticulare. Auch eine becherförmige Endigung, wie sie RASMUSSEN abbildet, konnte ich beobachten, und zwar in einer im Bindegewebe liegenden Zelle unbestimmbarer Art. Niemals gelang es mir dagegen, die von TELLO in den Cystenepithelien beschriebenen Endigungen aufzufinden.

3. Die Nervenversorgung der Pars tuberalis.

Bei CAMERON (1929) findet sich die Bemerkung, daß beim Menschen Nervenfasern des Hypophysenstieles bis in die Pars tuberalis verfolgt werden können, wo sie bei den Zellsträngen endigen. HAIR (1938) stellte bei der *Katze* fest, daß die Pars tuberalis einmal sympathische Nervenfasern erhält, die mit den Gefäßen zur Pars tuberalis gelangen (s. Abb. 336); außerdem dringt aber auch eine geringe Zahl von Infundibularnerven in den Trichterlappen ein. Die Stelle ihres Austritts aus dem Stiel ist nicht konstant; sie kann am oberen Ende der Pars tuberalis oder weiter unten liegen; die Mehrzahl der Fasern findet sich im unteren Teil. Die Fasern scheinen dem Tractus supraoptico-hypophyseus anzugehören und den Stiel einzeln oder zu Paaren zu verlassen. Sie ziehen oft, aber nicht immer, in Begleitung von Gefäßen. Der Verlauf der Fasern ist, sobald sie einmal die Pars tuberalis erreicht haben, wegen ihres gewundenen Verlaufs schwer zu verfolgen. Manche von ihnen vereinigen sich auch mit Nervenfasern, die vom Plexus caroticus kommen.

Auch beim Menschen gelangen einzelne Fasern aus dem Hypophysenstiel in die Pars tuberalis (RASMUSSEN 1938). Ein Teil derselben zieht wieder zum Hauptbündel zurück; die Möglichkeit, daß manche dieser Fasern in ihr auch enden, kann nicht in Abrede gestellt werden. Eine enge Beziehung zwischen Drüsenzellen und Nervenfasern, die als Nervenendigung aufzufassen wäre, wurde aber von RASMUSSEN in der Pars tuberalis niemals gesehen. Meine eigenen Beobachtungen stehen damit in Übereinstimmung.

4. Die Nervenversorgung des Hinterlappens.

Im Hinterlappen ist zwischen zwei Gruppen von Nervenfasern zu unterscheiden: den Infundibularnerven, die durch den Hypophysenstiel zum Hinterlappen gelangen, und den sympathischen Nervenfasern aus dem Ganglion cervicale craniale, die mit den Ästen der Art. hypophys. inferior eintreten und sich in Begleitung der Gefäße über das Organ verteilen. Die schematische Darstellung der Abb. 336 gilt prinzipiell auch für die Verhältnisse beim Menschen. Weiteres über das Verhalten der Nervenfasern in Hinterlappen und Hypophysenstiel s. S. 434f. und 460f.

Sensible Nerven. Die nach TROCELLO (1931) bei manchen Tierarten im Hypophysenstiel und im Hinterlappen vorkommenden markhaltigen Nervenfasern werden von COLLIN (1937) als sensibel bezeichnet. Beim Menschen stellt ihr Vorkommen dagegen einen außergewöhnlichen Befund dar (s. S. 435 und 461). Von COLLIN (1933) wurden beim Menschen in der unmittelbaren Nachbarschaft des Hypophysenstiels, und zwar im Gewebe des Diaphragma sellae drei VATER-PACINIsche Körperchen gefunden. Einen ähnlichen Befund erhoben COLLIN und DE OLIVEIRA E SILVA (1934) beim *Meerschweinchen* wo sie über der Dorsalseite der Hypophyse zwischen Diaphragma und den weichen Hirnhäuten des Hypothalamus kleine eingekapselte Körperchen antrafen. COLLIN (1937) bringt diese Körperchen mit einer lokalen sensiblen Innervation in Verbindung.

G. Das Verhalten der Hypophyse bei Vitalfärbung.

Schon PARI (1910) hatte bei Vitalfärbungsversuchen mit Lithiumcarmin gefunden, daß einzelne Gefäßendothelien der Hypophyse den Farbstoff in Körnerform festhalten, während die Parenchymzellen selbst ungefärbt bleiben. Zum gleichen Ergebnis kam KIYONO (1914), der außerdem die Anwesenheit von Histiocyten (Klasmatocyten) feststellte, die das Carmin in Form zahlreicher grober Körnchen speicherten; auch hier blieben die Drüsenzellen ungefärbt. Entsprechend diesen Ergebnissen ordnet ASCHOFF die Reticuloendothelien der Hypophyse in das reticuloendotheliale System in engerem Sinne ein; er stellt sie also den Zellelementen der Lymphsinus, der Lymphknoten und Blutsinus, den KUPFFERschen Sternzellen der Leber, den Capillarendothelien des Knochenmarkes und der Nebennierenrinde gleich. Die Farbstoffspeicherung in Endothel-, Adventitia- und Reticulumzellen der Hypophyse wurde auch von VOLTERRA (1924, *Meerschweinchen*) nach wiederholter subcutaner oder intraperitonealer Trypanblauinjektion beobachtet.

Der erste, der auch von einer Färbung der Drüsenzellen spricht, ist SCHULEMANN (1912a, b); er fand nach Vitalfärbung mit Trypanblau in den Drüsenzellen des Vorderlappens feine hellblaue Tröpfchen, die er für das vital gefärbte Sekret des Vorderlappens hielt. Außerdem traf er blaß granulierte Zellen vom Typus der GOLDMANNschen Pyrrolzellen an. In der Neurohypophyse war das Trypanblau an denselben Stellen abgelagert wie das Pigment. Von einer Farbstoffablagerung in den Capillarendothelien erwähnt SCHULEMANN nichts. Die Befunde in der Neurohypophyse wurden von KIYONO wie GOLDMANN bestätigt.

Auch MANDELSTAMM und KRYLOW (1927) stellten bei intravenöser Injektion von Trypanblau eine Ablagerung des Farbstoffes in der Hypophyse und Infundibulargegend, sowie Recessus opticus fest. Ganz anders war das Ergebnis nach suboccipitaler Injektion des Farbstoffes in den Liquor (MANDELSTAMM und KRYLOW 1928). In diesem Falle blieb bei *Kaninchen* und *Hund* das gesamte Hypophysengebiet, das bei intravenöser Injektion die Farbe gespeichert hatte, ungefärbt, während das Gehirn gefärbt war. Pars anterior, intermedia, tuberalis und posterior einschließlich des Hypophysenstieles erwiesen sich auch bei mikroskopischer Untersuchung als ungefärbt. Auch die Histiocyten waren ohne Farbgranula. Nur in der Pars tuberalis wiesen Drüsenzellen an den Berührungsstellen mit der arachnoidalen Bedeckung feine Granula auf. Die Grenze zwischen ungefärbtem und gefärbtem Gebiet war sehr scharf. Sie reichte so weit, wie die Pars tuberalis die Gehirnsubstanz überdeckte; wo sie aufhörte, wies auch das Nervengewebe wieder eine intensive Speicherung auf. Suboccipitale Injektion gibt also das Spiegelbild der intravenösen.

SINCKE (1928) fand bei *Ratten*, daß das Trypanblau bei intravenöser oder subcutaner Injektion besonders reichlich von den Capillarendothelien und Histiocyten („Adventitiazellen") der Pars intermedia aufgenommen wurde. Orte stärkster Farbstoffablagerung waren die Gefäßverzweigungen an der Grenze zwischen Hinterlappen und Zwischenlappen. Die Kolloidsubstanz der Hypophysenhöhle war diffus schwach blau gefärbt. In den Parenchymzellen des Zwischenlappens war dagegen kein Farbstoff sichtbar, ebensowenig in jenen des Vorderlappens, in welchen nur sehr viele Capillarendothelien und mesodermale Elemente Farbstoff speicherten. Ebenso waren die Capillarendothelien des Hinterlappens feinkörnig mit Trypanblau beladen. Während demnach bei *Ratten* die Drüsenzellen der Hypophyse keinen Farbstoff aufnahmen, traten bei *Kaninchen* wie in den Versuchen SCHULEMANNs auch in einzelnen Drüsenzellen des Vorderlappens feine dunkelblaue Farbkörnchen und größere hellblaue Tropfen auf. Das gleiche war bei einigen Zellen der Pars intermedia der Fall. Ganz anders verhielten sich jedoch die Capillarendothelien der Hypophyse gegenüber verschiedenen Metallhydrosolen: hier kam es in der *Ratten*hypophyse trotz reichlicher Zufuhr zu keiner Speicherung. Auch Tusche wurde weder von den Gefäßzellen noch von anderen Zellelementen der Hypophyse aufgenommen. Die Capillarendothelien der Hypophyse verhielten sich also nicht anders als die des Herzens oder der Skeletmuskulatur, die ebenfalls zwar Trypanblau, nicht aber Metallhydrosolen oder Tusche speichern und deshalb auch nicht zum reticuloendothelialen System im engeren Sinn gerechnet werden. Dies veranlaßt SINCKE auch für die Capillarendothelien der Hypophyse, entgegen ASCHOFF, die Einordnung in das reticuloendotheliale System im engeren Sinne abzulehnen. Auch SAWADE (1929) und BERBLINGER (1932) vertreten diesen Standpunkt.

Jedenfalls geht aus all diesen Untersuchungen hervor, daß die Capillarendothelien und Histiocyten der Hypophyse Trypanblau speichern. Das wird auch neuerdings wieder durch Untersuchungen von WISLOCKI und KING (1936) bestätigt. Auch hier sind im Vorderlappen vor allem Endothelzellen und Histiocyten („Makrophagen") mit dem Farbstoff beladen; am stärksten bei *Kaninchen*, schwächer bei *Katzen*, am schwächsten bei *Affen*. Diese Unterschiede beruhen wohl in erster Linie auf Dosierungsunterschieden; denn da *Affen* gegenüber Trypanblau viel empfindlicher sind als *Kaninchen,* so konnte ihnen auch nur eine wesentlich geringere Menge von Farbstoff zugeführt werden. Ähnliche Unterschiede bestehen auch im Verhalten der Drüsenzellen. Beim *Kaninchen,* das den Farbstoff am besten verträgt, konnten WISLOCKI und KING in Übereinstimmung mit SCHULEMANN und SINCKE auch in den Drüsenzellen des Vorderlappens (und der Pars tuberalis) Trypanblau nachweisen. Bei der *Katze* dagegen enthielten nur einige Drüsenzellen des Vorderlappens Farbstoff, während die des Trichterlappens unbeladen waren. Beim *Affen* vollends war das Drüsengewebe durchgehends ungefärbt. Die Drüsenzellen der Hypophyse nehmen demnach das Trypanblau erst bei Hochtreiben der Färbung durch wiederholte Injektionen auf. Erwähnt sei noch die Angabe von WISLOCKI und KING, daß die Wandzellen der Blutcapillaren des Vorderlappens bei *Kaninchen* nach einmaliger oder wiederholter intravenöser Injektion von Tusche in gleicher Weise speicherten wie in der Leber, eine Beobachtung, die in schroffem Gegensatz zu den oben berichteten Angaben von SINCKE steht.

Von besonderem Interesse ist das Verhalten des Hirnteiles der Hypophyse, das namentlich von WISLOCKI und KING eingehender untersucht wurde. Neurohypophyse, Hypophysenstiel wie der angrenzende, von TILNEY als Eminentia mediana bezeichnete Teil des Tuber cinereum zeigen starke Trypanblaufärbung, während die Hauptteile des Tuber cinereum einschließlich der vegetativen Zentren (Nuclei lateralis, Nucleus supraopticus und paraventricularis) völlig ungefärbt sind und hierin dem übrigen Gehirn gleichen. Es läßt sich daraus folgern, daß die Eminentia mediana noch dem Hypophysenstiel zuzurechnen ist. Die Grenze zwischen dem gefärbten und ungefärbten Bezirk ist ziemlich scharf.

Die Färbung des Hirnteils beruht nur zum kleineren Teil auf einer Farbstoffspeicherung in den Gefäßendothelien und Histiocyten; vor allem findet sich das Trypanblau in Gliazellen und in Form feiner Körnchen auch frei in den Interstitien des Fasergewebes. Diese Art der Farbstoffablagerung ist charakteristisch für die Neurohypophyse und einige wenige Bezirke des Gehirns, die, wie z. B. die Area postrema ebenfalls Trypanblaufärbung zeigen; sie unterscheidet sich grundsätzlich von der Speicherung im Bindegewebe des Körpers, in dem der Farbstoff nur dann in granulärer Form auftritt, wenn er in das Cytoplasma lebender Zellen aufgenommen wird.

Die Färbung der Neurohypophyse tritt schon auf die einmalige intravenöse Verabreichung einer großen Dosis hin hervor. Sie ist durch einen raschen Durchtritt des Farbstoffes durch die Gefäßwand in das Gewebe bedingt, wird also nicht etwa durch die in den besonders reich verzweigten Blutgefäßen enthaltene Farblösung bedingt. WISLOCKI und KING konnten dies dadurch erweisen, daß sie eine Stunde nach der Farbstoffinjektion das Gefäßsystem mit Kochsalzlösung blutleer spülten. Während sich dadurch das leicht blau gefärbte Gehirn völlig entfärbte, blieb die Blaufärbung der Neurohypophyse usw. unverändert enthalten.

Den gleichen Färbeeffekt wie mit Trypanblau konnten WISLOCKI und KING auch durch intravenöse Durchspülung mit Eisenammoniumcitrat und Kaliumferrocyanid und nachfolgende Fixierung in Formalin mit Salzsäurezusatz erzielen (Bildung von Berlinerblau). Auch hierbei trat die gleiche Verteilung auf Neurohypophyse, Hypophysenstiel und Eminentia mediana hervor, während der übrige Teil des Tuber cinereum und die Zentren des Hypothalamus wieder ungefärbt blieben. WISLOCKI und KING betrachten die besondere lockere Struktur des Hirnteiles der Hypophyse als den entscheidenden Faktor für das leichte Eindringen der Lösungen und die anschließende Farbstoffablagerung. Das Gewebe ist offenbar so gebaut, daß Substanzen, die im zirkulierenden Blut vorhanden sind, ohne Schwierigkeit in den Hirnteil eintreten und sich in ihm ausbreiten können. Ein weiteres Vordringen dieser Stoffe aus dem Hypophysenstiel und der Eminentia mediana gegen die Ganglien des Hypothalamus ist dagegen sehr unwahrscheinlich, da das Gewebe des Tuber cinereum, das auch in seiner Struktur wesentlich abweicht, bei intravenöser Verabreichung von Farbstoffen stets ungefärbt bleibt.

Bemerkenswert ist der Unterschied, den Trypanblau und die Komponenten des Berlinerblaus hinsichtlich des Durchtrittes in den Recessus infundibuli und damit in den 3. Ventrikel zeigen: Während Trypanblau anscheinend zurückgehalten wird, treten die leichter diffusiblen krystalloiden Bestandteile des Berlinerblaus ausnahmslos durch, woraus hervorgeht, daß lösliche Stoffe aus dem Hirnteil der Hypophyse leicht in den 3. Ventrikel gelangen können.

Das unterschiedliche Verhalten von Neurohypophyse und Zentralnervensystem gegenüber intravenös oder subcutan verabreichtem Trypanblau dürfte sich vor allem aus einem differenten Zustand der Grenzflächen der jeweiligen Gefäße bzw. ihrer Hüllen erklären. Schon BEHNSEN (1927) machte Unterschiede in der Abdichtung der Gefäße dafür verantwortlich, daß Stärke und Ausdehnung der Farbablagerung im Zentralnervensystem in verschiedenen Alterszuständen variieren. Aber auch die örtlich wechselnde Stärke der Speicherung ist nach BEHNSEN wahrscheinlich durch einen örtlich verschiedenen Bau der Gefäßgrenzflächen bedingt. Eine Bestätigung dieser Schlußfolgerung ergibt sich aus dem Nachweis BASIRS (1932), daß beim *Hund* die in Hinterlappen und Hypophysenstiel eindringenden „Pfortadervenen" im Gegensatze zu den gewöhnlichen Gefäßen des Zentralnervenystems eines „VIRCHOW-ROBINschen Raumes" entbehren. Ebenso fehlt auch beim Menschen um die Gefäße des Hinterlappens und des Hypophysenstieles eine geschlossene Membrana limitans, deren Grenzfläche bei den Gefäßen des Zentralnervensystems wohl das Haupthindernis gegen das Eindringen des Farbstoffes bildet.

H. Das histologische Verhalten der Hypophyse bei Transplantation.

Die ersten Versuche, Hypophysengewebe zu transplantieren, erfolgten durch SACERDOTI (1903, 1905). Der Autor verpflanzte die Hypophyse erwachsener *Ratten* homoioplastisch unter die Haut oder das Peritoneum mit dem Ergebnis, daß der zentrale Teil des Implantates nach wenigen Tagen nekrotisch wurde, während in der Peripherie desselben Zeichen einer Proliferation auftraten, die einige Zeit anhielten. 45—60 Tage nach der Operation waren jedoch vom Transplantat nur noch Spuren vorhanden. DEL CONTE (1907) nahm einen Implantationsversuch mit embryonaler Drüse vor. Er übertrug ein Stückchen einer embryonalen *Hunde*hypophyse in die Großhirnrinde eines erwachsenen *Hundes* und glaubte nach 60 Tagen in dem Implantat noch typische chromophile Vorderlappenzellen nachweisen zu können, was nach Beschreibung wie Abbildungen jedoch mehr als zweifelhaft ist. 1909 führte CARRARO unter RIBBERT eine größere Zahl von Versuchen aus, wobei er die Hypophyse erwachsener *Kaninchen* homoioplastisch in toto in Hauttaschen überpflanzte. Dabei kam es in der ersten Periode (3—16 Tage) zu einer Nekrose der zentralen Zone, die allmählich durch Bindegewebe ersetzt wurde. In der Randzone dagegen traten im Vorder- wie Zwischenlappen lebhafte Mitosen und Regenerationsvorgänge auf. Die neugebildeten Zellen erreichten aber niemals den Differenzierungsgrad der überpflanzten normalen Drüsenzellen, die ihrerseits sich allmählich unter Verlust ihrer Chromophile entdifferenzierten. Am Ende der 2. Periode (17—40 Tage) fanden sich nur noch Drüsenzellen mit sehr blassem, feinkörnigem Cytoplasma vor. In der 3. Periode (45—75 Tage) bestand das implantierte Drüsengewebe vorwiegend aus großen, blassen Epithelzellen mit vakuolisiertem Cytoplasma. In der Peripherie der reich vascularisierten Implantate waren mitunter noch Zellen mit feinkörnigem, nicht vacuolisiertem Cytoplasma nachzuweisen. Mitosen fehlten nun vollständig. Gegen Ende der Periode kam es zu völliger Atrophie. Im Gegensatze zum Drüsenteil zeigte der Hinterlappen auch in der ersten Zeit kein An zeichen von Regeneration. CLAIRMONT und EHRLICH (1909), die die Hypophyse möglichst junger Tiere *(Ratte, Meerschweinchen, Hund, Kaninchen)* vorwiegend in die Milz ver pflanzten, fanden schon nach 11 Tagen schwere Schädigungen der Drüsenzellen; selbst in der Randzone waren nur mehr Eosinophile nachzuweisen, während basophile Zellen und Hauptzellen angeblich fehlten. Nach 21 Tagen waren nur in einem Implantat noch Reste lebensfähiger Zellen vorhanden, alle übrigen Implantate waren nekrotisch oder durch Narbengewebe ersetzt. Die Autoren kommen zu dem Ergebnis, daß eine Überpflanzung der Hypophyse unter Fortbestehen einer spezifischen Sekretion nur für kurze Zeit möglich ist. CROWE, CUSHING und HOMANS (1909) übertrugen die Hypophyse bei *Hunden* nach totaler oder partieller Hypophysektomie vorwiegend in die Hirnrinde mit dem Erfolg, daß sich nach 10—26 Tagen in der Randzone der Implantate noch Flecken mit normal gefärbten Drüsenzellen vorfanden. Der Erfolg war jedoch nur von beschränkter Zeitdauer: ein nach $2^1/_2$ Monaten untersuchtes Implantat bestand nur mehr aus Bindegewebe. Als bemerkenswert heben die Autoren hervor, daß sich in dem die Implantate umgebenden Großhirngewebe stets reichliche Kolloidkörper vorfanden. EXNER (1909) implantierte jungen *Ratten* homoioplastisch 7—10 Hypophysen in das Retroperitonealgewebe. Die Trans plantate waren nach 56—146 Tagen durchgehends resorbiert.

Die Ergebnisse dieser Implantationsversuche waren demnach im ganzen wenig ermutigend, insofern das Drüsengewebe der Hypophyse nach einer kurz dauernden Regenerationsperiode schon nach verhältnismäßig kurzer Frist zu grunde ging. Mit diesen geringen Erfolgen mag es zusammenhängen, daß das Interesse am morphologischen Verhalten von Hypophysenimplantaten für lange Zeit erlosch. Erst 1926 wurden die Versuche an *Säugetieren* durch MEURET und JUNKER wieder aufgenommen. Sie verpflanzten die Hypophyse bei *Ratten* und *Meerschweinchen* in Hoden, Milz, Leber oder Niere. Auch in ihren Versuchen kam es in den ersten 6—10 Tagen zu einer weitgehenden Nekrobiose aller Paren chymteile des Implantates, im Zentrum stärker als in der Randzone, in der schon nach 6 Tagen Einwuchern von Capillaren und sonstige Zeichen der Organisation festzustellen waren. In der Randzone, vereinzelt auch im Innern, blieben einige gut gefärbte Zellgruppen erhalten, die sich im weiteren Verlauf wieder erholten. Von ihnen geht eine Neubildung von Hauptzellen aus, die sich vereinzelt auch zu Eosinophilen, Übergangszellen und Basophilen differenzieren. Dann verschwinden die Eosinophilen und Basophilen mehr und mehr, während Haupt- und Übergangszellen noch erhalten bleiben. Eine ähnliche Resistenz wie die Hauptzellen des Vorderlappens zeigen die Zellen des Zwischenlappens, bei denen die Autoren sogar eine gewisse Neigung zur Differenzierung in Baso phile zu erkennen glauben. Das Gewebe des Hinterlappens geht dagegen rasch zugrunde. Nach dem 20. Tag schrumpft das Implantat sehr rasch zusammen; die Parenchymzellen degenerieren, so daß sehr bald selbst die Hauptzellen nicht mehr als solche zu erkennen sind. Aus den Versuchen geht hervor, daß die Widerstandsfähigkeit der chromophilen Zellen im Gegensatz zu manchen Angaben früherer Autoren am geringsten, die der Chromophoben dagegen am größten ist. Vermutlich handelt es sich dabei vor allem um undifferenzierte Zellen und junge γ-Zellen. Wie weit entdifferenzierte Chromophile beteiligt sind, ist unsicher. Hinsichtlich der Lebensdauer der Implantate sind die Ergeb nisse in den Versuchen von MEURET und JUNKER nicht besser als in jenen früherer Autoren.

Erst in den letzten Jahren wurden namentlich durch günstigere Wahl des Implantationsortes Fortschritte in der Lebensdauer der Implantate erzielt. Als besonders günstig erwies sich das Parenchym des Hodens und namentlich die vordere Augenkammer. GARDNER und HILL (1934) implantierten die Hypo physen 22—50tägiger *Mäuse* in die Hoden gleich alter Geschwister mit dem Erfolg, daß die Hauptmasse des Parenchyms 12 Wochen nach Implantation noch erhalten war. Das Vorderlappengewebe war in allen Fällen gut vascularisiert. In Anordnung und Struktur glich es normalem Drüsengewebe. Die Zelltypen fanden sich anscheinend im normalen Zahlenverhältnis vor. Nicht so gleichmäßig wie der Vorderlappen erhielt sich in den meisten Fällen der Zwischenlappen; der Hinterlappen vollends ging stets zugrunde. In späteren Versuchen, bei denen HILL und GARDNER (1936) die Bedeutung der genetischen Gleichheit von Spender und Wirt für intratestikuläre Implantation betonen, fand sich das Implantat bei hypophysektomierten Tieren in einem Fall noch nach $4^1/_2$ Monaten in funktionstüchtigem Zustand vor.

Noch günstigere Lebensbedingungen scheinen die Implantate in der vorderen Augenkammer zu finden. HATERIUS, SCHWEIZER und CHARIPPER (1935a und b) berichten über erfolgreiche Homoiotransplantation des Vorderlappens. Bei *Kaninchen* fanden sie 31 Tage nach der Implantation gut differenzierte und färbbare Drüsenzellen vor. Bei *Meerschweinchen* zeigten die Implantate nach 36 Tagen normale Anordnung und Differenzierung. Nach 91 Tagen waren die interstitiellen Spalten etwas verbreitert, Mitosen in allen Gesichtsfeldern nachweisbar, an den Rändern des Implantates keine Zeichen von Zellinfiltration. Selbst 114 Tage nach der Implantation war nach den Autoren die typische Anordnung des Parenchyms noch vorhanden; die Zwischenräume waren größtenteils verschwunden, aber an den Endothelzellen noch leicht erkennbar, die Färbbarkeit der Zellen noch normal erhalten. Nach späteren Versuchen (SCHWEIZER, CHARIPPER und HATERIUS 1937) werden intraokulare wie extraokulare Implantate (letztere ins laterale subconjunctivale Gewebe) vorwiegend basophil und behalten ihre follikelstimulierende Wirkung bei völlig hypophysektomierten *Meerschweinchen* bei. Aus dem Fehlen vollreifer Follikel und von Ovulation schließen die Autoren auf die Abwesenheit von luteinisierendem Hormon. Als Ursache für den Verlust des Zykluscharakters der implantierten *Meerschweinchen*hypophyse vermuten sie die Abtrennung der Hypophyse von ihrer normalen neuralen Verbindung.

Auch MAY (1935) erzielte durch Implantation der Hypophyse embryonaler oder neugeborener Tiere („greffe brephoplastique") in die vordere Augenkammer gute Ergebnisse. Ein 135 Tage altes Implantat zeigte normale Größe und Struktur. In späteren Versuchen (1937) waren die nach 5—6 Monaten entnommenen Implantate in cytologischer Hinsicht vollständig erhalten, dagegen topographisch desorganisiert. Die Implantate besaßen volle hormonale Wirkung auf Wachstum wie Geschlechtszyklus. Ebenso beobachtete BUXTON (1936) bei normalen und hypophysektomierten Ratten nach Auto- wie Homoitransplantation der Hypophyse in die Augenkammer ein Erhaltenbleiben der eosinophilen, basophilen und chromophoben Zellen (Beobachtungsdauer 3—6 Wochen). MAY wie BUXTON fanden die Implantate im Gegensatz zu HATERIUS und Mitarbeitern reich vascularisiert.

GREEP (1936), der die Hypophyse bei 28tägigen *Ratten* nach Hypophysektomie wieder in die leere Sella implantierte, macht keine Angabe über den histologischen Erhaltungszustand der Implantate. Funktionell stellte er Fortdauer des Wachstums, Erlangen der Geschlechtstätigkeit und sogar Schwangerschaft fest, doch fehlt eine histologische Kontrolle darüber, wie weit tatsächlich die Totalexstirpation gelungen war.

Über heteroplastische Implantationsversuche berichtete KYLIN (1937), der kleine Stückchen von *Kalb*shypophyse auf *Kaninchen* überpflanzte (Peritonealtasche). Bei der 3 Monate nach der Implantation erfolgten histologischen Untersuchung soll die Randzone der Implantate ein Bild geboten haben, das angeblich völlig dem eines normalen Hypophysenparenchyms glich. Nach KYLIN waren Eosinophile, Basophile und Hauptzellen deutlich erhalten. Ferner soll das Implantat durch Gefäße des Wirtstieres gut vascularisiert sein. KYLIN folgert aus seinen Versuchen die Möglichkeit der heteroplastischen Implantation von Hypophysenstückchen. „Die so implantierten Hypophysen wachsen an und können 3 Monate lang vascularisiert bleiben." Ich muß gestehen, daß mich die von Kylin seiner Mitteilung (1937a) beigegebenen Mikrophotographien von dem trefflichen Erhaltungszustand der Drüsenzellen des Implantates nicht überzeugten.

In therapeutischer Auswertung seiner Versuche führte Kylin (1936, 1937c) auch bei zahlreichen Fällen von Magersucht, die auf einer Unterfunktion der Basophilen beruhen soll, sowie von Simmondsscher Krankheit heteroplastische Hypophysentransplantationen aus. Dabei wurden kleine Stückchen möglichst frischer *Kalbs*hypophysen nach Entfernung der Kapsel in das Omentum eingenäht. Nähere Angaben über das histologische Verhalten dieser Implantate fehlen. Funktionell wurde nach Kylin (1937c) in den meisten Fällen ein guter Erfolg erzielt, der mindestens 2 Jahre bestehen bleibt. Auch Waldorp, Mumbrives und Luchetti (1936), die *Kalbs*hypophysen beim Menschen intramuskulär implantierten, berichten über gute Erfolge.

Über die Regenerationsfähigkeit von in situ gebliebenen Hypophysenresten ist wenig bekannt. Zwar wird von vielen Autoren, namentlich in der älteren Literatur angenommen, daß Reste von Hypophysengewebe, die bei Hypophysektomie zurückgelassen werden, hypertrophieren können, exakte Beweise liegen hierfür jedoch nicht vor. Auch die Angaben von Koster und Geesing (1929) über eine kompensatorische Hypertrophie von Resten der Pars tuberalis sind meines Erachtens nicht stichhaltig (s. S. 271, Abs. 2).

Für die menschliche Hypophyse liegt eine Angabe von Kraus (1923) vor, der bei einem Addisonkranken im Vorderlappen zahlreiche, zum Teil adenomartige Zellhyperplasien fand. Dieselben setzten sich aus Hauptzellen, Übergangszellen und schwach granulierten Basophilen zusammen und können angesichts des sklerosierenden Prozesses im Vorderlappen vielleicht als Regenerationserscheinung gedeutet werden. Im übrigen hält auch Kraus die Regenerationsfähigkeit des spezifischen Vorderlappenparenchyms trotz der ausgesprochenen Neigung zu hyperplastischen Vorgängen, wie sie z. B. bei Schwangerschaft sowie nach Kastration und Thyreoidektomie auftreten, nur für sehr gering. Weiterhin berichtet Berblinger (1927) über einige Fälle von kompensatorischer Hypertrophie von Vorderlappenzellen, die er im Sinne einer Regeneration deutet.

Transplantationsversuche an embryonalem Material. Durch Versuche von Smith wurde festgestellt, daß bei *Amphibien* die vollständige Entfernung der Anlage des Drüsenteils eine Unterentwicklung des Hinterlappens und Infundibularbodens zur Folge hat. Die volle Entwicklung des Hirnteiles der Hypophyse ist demnach von der Anwesenheit der Anlage des Drüsenteils abhängig. Bei teilweiser Entfernung der Anlage des Drüsenteils ergab sich folgendes: Kommt der zurückgebliebene Rest des Drüsenteils in seine normale Lage, so erfolgt Differenzierung von Vorder-, Zwischen- und Hinterlappen. Gerät der Rest in atypische Lage, so unterbleibt die Differenzierung eines Zwischenlappens. Dagegen kommt es seitens des Infundibulum am ektopischen Berührungspunkt zu einer neurohypophysenartigen Differenzierung. Die Differenzierung des Zwischenlappens tritt also nur ein, wenn die Anlage des Drüsenteils mit der Anlage des Neurohypophysenteils in Berührung kommt. Dagegen vermag ein atypisch liegender Teil der ektodermalen Anlage eine Hypertrophie des anliegenden Neuralgewebes hervorzurufen.

Diese Feststellungen wurden in der Folgezeit durch eine Reihe weiterer Versuche ergänzt. Dabei zeigte sich, daß der Erfolg des Eingriffes von der verwendeten Tierart, dem Umfang des Transplantates und vor allem auch vom

Zeitpunkt der Entwicklung bestimmt wird. So geht aus den Versuchen von ALLEN (1925a, b; 1928) hervor, daß die Implantation von isoliertem Vorderlappen oder von Zwischenlappen mit Hinterlappen oder von isolierter Pars intermedia des erwachsenen *Frosches* auf hypophysenlose *Kaulquappen* von vollem funktionellen Erfolg begleitet war. Im Gegensatze dazu mißlang BLOUNT (1930) die Implantation, wenn er bei jungen *Axolotl*-Embryonen (Stadium 29—31 nach HARRISON) nur die epitheliale Anlage der Hypophyse verpflanzte. Übertrug er dagegen die ganze Hypophysenregion einschließlich der Anlage des Neuralteils, so erhielt er positive Resultate. BLOUNT folgert aus diesen Beobachtungen, daß die Entwicklung des Drüsenteils von Einflüssen abhängt, die vom Neuralteil ausgehen. In späteren Versuchen stellte BLOUNT (1932, 1935, 1939) fest, daß es nach sorgfältiger Entfernung des Gehirn auf Stadium 31 unter Vermeidung einer Verletzung der Anlage des Drüsenteils zu keiner Entwicklung der Pars intermedia kommt; auch der Vorderlappen bleibt morphologisch und funktionell unterentwickelt. Der Zeitpunkt, von dem an das Gehirn entfernt werden kann, ohne daß die Entwicklung des Vorderlappens völlig unterdrückt wird, liegt nach dem Stadium 24. BLOUNT kommt zu dem mit SMITH übereinstimmenden Ergebnis, daß die Pars intermedia in ihrer Entwicklung vom Infundibularteil des Diencephalons abhängig ist.

Die Bedeutung des Zeitfaktors in der Hypophysenentwicklung geht auch aus Versuchen von BYTINSKI-SALZ (1935) hervor, der heteroplastische Hypophysentransplantationen bei *Ambystoma mexicanum* und *tigrinum* ausführte. Wurde hierbei die Hypophyse sehr frühzeitig exstirpiert oder das Implantat bald resorbiert, so blieb die Wand des Infundibulums dünn. Trat der Verlust der Hypophyse erst in späteren Stadien ein, so kam es zu einer normalen Verdickung der Infundibularwand (Hinterlappenbildung). BYTINSKI-SALZ folgert daraus, daß der letztgenannte Vorgang durch den Drüsenteil induziert wird.

Im Gegensatze zu BLOUNT kommt ATWELL (1935, 1937) zu dem Ergebnis, daß Differenzierung und Funktion des Vorderlappens unabhängig vom Kontakt mit Nervengewebe vor sich geht und auch unabhängig von der Pars intermedia verläuft. Zur Differenzierung und Funktion der Pars intermedia dagegen scheint der Kontakt mit Neuralgewebe nötig zu sein, doch braucht dies nach ATWELL nicht das Neuralgewebe der Infundibularregion zu sein. ATWELL entfernte bei seinen Versuchen die Hypophysenanlage bei Embryonen von *Rana sylvatica, R. pipiens* und *Ambystoma punctatum* auf dem Schwanzknospenstadium und implantierte sie autoplastisch zwischen Ohrbläschen und Nachhirn. Dabei wurde darauf geachtet, weder Neuralgewebe noch Entoderm mitzunehmen. Bemerkenswerterweise war die Implantation bei *Rana sylvatica* häufig, bei *Rana pipiens* selten, bei *Ambystoma* aber (wie bei BLOUNT) nie erfolgreich, was auf einen Einfluß der Tierart hindeutet.

Während BLOUNT, ETKIN und ATWELL die Operationen auf dem Schwanzknospenstadium vornahmen, entfernte BURCH (1938) bei *Hyla regilla* schon zu Beginn des Gastrulastadiums ein kleines, die drei Keimblätter umfassendes Stück aus der präsumptiven Medullarregion und reimplantierten das um 180° gedrehte Stück an der gleichen Stelle, mit dem Ergebnis, daß die sich entwickelnden *Kaulquappen* albinotisch wurden. In diesen Larven bildete die Infundibularregion an Stelle des Bodens des Diencephalons den des Myelencephalons. Der Drüsenteil der Hypophyse gelangte in normale Lage, erreichte aber das Infundibulum nicht und blieb klein und undifferenziert. Die Entwicklung einer Pars intermedia war unterdrückt. In einer zweiten Versuchsreihe wurde die präsumptive Anlage des Drüsenteils auf dem Gastrulastadium mit ihrer Unterlage ausgeschnitten und mit einem kleinen Stück von der Dorsalseite kurz vor der dorsalen Urmundlippe ausgetauscht. In diesem Falle fehlte der

Drüsenteil in der normalen Lage; dagegen entwickelte sich ein solcher an der Wandung des Myelencephalons, wo er anscheinend eine Hyperplasie des Neuralgewebes induzierte. Da auch diese Tiere *Albinos* waren und in Übereinstimmung damit eine Pars intermedia trotz des Kontaktes mit Nervengewebe fehlte, so folgert BURCH, daß das Nervengewebe, das die Differenzierung der Pars intermedia bedingt, mehr oder weniger spezifisch ist. Auch beim *Huhn* scheinen sich die Anlagen von Drüsenteil und Hirnteil, wie Transplantationsversuche von Hypophysisanlagen früher Stadien auf die Chorioallantois zeigen, in ihrer Entwicklung und Differenzierung gegenseitig zu beeinflussen (K. STEIN 1929).

Versuche von ETKIN (1935, 1937) weisen darauf hin, daß transplantierte Hypophysenanlagen schon sehr bald thyreotropes Hormon zu produzieren imstande sind. ETKIN transplantierte bei *Rana pipiens* die Hypophysenanlage auf dem Schwanzknospenstadium autoplastisch unter die Haftnäpfe in die Nähe der Schilddrüsenanlage. Nach 20 Tagen war die Schilddrüse dieser Larven, die auch Entwicklungsbeschleunigung zeigten, gegenüber den *Kontrolltieren* stark vergrößert und aktiviert. Bei einer zweiten Serie transplantierte er eine überzählige Schilddrüsenanlage in die Nähe der Hypophysenanlage mit dem Erfolg, daß die in normaler Lage befindliche Schilddrüse keine Beeinflussung zeigte, während die transplantierte vergrößert und aktiviert war. Die jugendliche Hypophyse scheint also in beiden Fällen thyreotropes Hormon zu produzieren, das in ihrer unmittelbaren Nähe in wirksamer Menge vorhanden ist, aber quantitativ nicht hinreicht, um entferntere Organe zu beeinflussen.

Auffallende heteroplastische Transplantationsergebnisse erhielt STUDITSKY (1938), wenn er Hypophysenvorderlappengewebe zusammen mit einem rasch wachsenden und sich differenzierenden Gewebe, wie z. B. Periost oder Knorpelanlagen, auf die Chorioallantois von *Hühner*embryonen überpflanzte. Während reine Vorderlappenfragmente in wenigen Tagen degenerieren, soll es im angegebenen Fall zu Zellteilungen und Differenzierungsvorgängen kommen. Nach STUDITSKY treten in der sich bildenden Wachstumszone eosinophile, basophile und chromophobe Zellen auf. Die Differenzierungsvorgänge im Implantat sollen auf endokrinem Wege durch den sich entwickelnden *Hühner*embryo erfolgen. Andererseits soll auch die Schilddrüse des *Hühner*embryos durch Hormonwirkung des Hypophysenimplantates beeinflußt werden.

J. Das Verhalten der Hypophyse in der Gewebekultur.

Explantationsversuche mit Hypophysengewebe wurden erst in den letzten Jahren veröffentlicht, so daß das darüber vorliegende Beobachtungsmaterial nicht sehr umfangreich ist. KASAHARA (1935a, b) züchtete Vorderlappen-, Zwischenlappen- und Hinterlappenfragmente der *Kaninchen*hypophyse, ANDERSON und HAYMAKER (1935) Vorderlappen- und Hinterlappengewebe einschließlich Pars intermedia von *Ratten*, LEWIS (1936) Vorderlappengewebe der verschiedenen Laboratoriumstiere, Pars intermedia der *Maus*, Pars posterior von *Gürteltier* und *Huhn*, ferner sechs verschiedene Anteile der Hypophysen von *Hundshai* und *Rochen*, ENGEL und WERBER (1937a, b) Hypophysengewebe der *Maus*, GAILLARD (1937a, b, 1939) Vorderlappen- und Hinterlappenteile des *Kaninchens*, CUTTING und LEWIS (1938) Vorderlappengewebe der *Ratte*. Ein Teil dieser Versuche diente dem Nachweis von Hormonen, ein anderer berücksichtigte vor allem das morphologische Verhalten der Explantate.

Am leichtesten gelingt die Züchtung von Vorderlappengewebe. Nach LEWIS (1936) wachsen die Kulturen aller gebräuchlichen Laboratoriumstiere rasch und üppig, ohne Rücksicht auf das Alter des gewebespendenden Tieres. KASAHARA erhielt die besten Resultate mit Vorderlappen von 2—4 Wochen alten *Kaninchen*, schlechter war die Ausbeute mit Hypophysen erwachsener oder trächtiger *Kaninchen*, doch ergaben auch diese positive Resultate. Bei letzterem Material ist die Latenzperiode etwas länger; wenn aber das Wachstum einmal einsetzte, dann war die Intensität der Proliferation nicht geringer als bei jungen Drüsen. Wie die Versuche GAILLARDs (1937a, 1939) zeigen, ist auch das Alter des Mediumspenders von Einfluß. GAILLARD benützte als Zuchtmaterial den Vorderlappen 3—5 Monate alter *Kaninchen*. Wurden die Explantate unter Zusatz von Preßsaft 13—16tägiger *Kaninchen*embryonen gezüchtet, so wurden sie innerhalb von 2—6 Tagen vollkommen nekrotisch; Preßsaft älterer Embryonen oder Blutplasma junger Tiere gab bessere Resultate. Am besten aber gelang die Züchtung im Blutplasma erwachsener *Kaninchen*. Die Explantate konnten in diesem Falle $3^{1}/_{2}$ Monate lang gezüchtet werden. Das Alter des Züchtungsmediums wirkte sich auch auf die Größe der Kernvolumina aus, insofern Explantate von 3 Monate alten *Kaninchen* bei Züchtung im Blutplasma eines erwachsenen Tieres Kernvolumina wie in der erwachsenen Hypophyse, bei Züchtung im Preßsaft von 21tägigen Embryonen dagegen die größeren Kernvolumina eines Embryos dieses Alters zeigten.

Die Vorderlappenkulturen scheinen unter normalen Bedingungen gewöhnlich in Form stark wuchernder Epithelmembranen auszuwachsen. Dabei wird übereinstimmend angegeben, daß das epitheliale Gewebe weitaus überwiegt, während der mesenchymale Anteil stark zurückgedrängt ist, so daß es in kurzer Zeit gelingt, Reinkulturen von Epithelgewebe zu gewinnen. Die letzteren zeigen polygonale Form; sie stehen über die zwischen den Zellen sichtbaren Intercellularspalten hinweg durch feine Intercellularbrücken miteinander in Verbindung. Die Wachstumsform der epithelialen Vorderlappenkulturen wird, wie auch sonst, natürlich weitgehend durch die Beschaffenheit des Mediums beeinflußt. Dabei ist von Bedeutung, daß die aus Vorderlappengewebe gezüchteten Epithelzellen in besonderem Maße die Fähigkeit besitzen, das Plasma zu verflüssigen. Nach KASAHARA übertreffen sie hierin alle anderen Zellarten normaler Gewebe. Infolgedessen kann es sehr leicht zu Abänderungen des membranösen Wachstums kommen. KASAHARA beobachtete neben Epithelmembranen noch 7 weitere Wachstumsformen (Epithelinseln, Epithelringe, Epithelstränge, Epithelisation des Mutterstückes, epitheliales Syncytium, Epithelperlen und Konglomerate, isolierte Epithelzellen).

Was den Charakter der aus Vorderlappengewebe gezüchteten Epithelzellen betrifft, so stimmen fast alle Angaben dahin überein, daß schließlich jegliche spezifische Granulierung der Zellen verschwindet. Der Zeitpunkt des völligen Verschwindens wird jedoch verschieden angegeben. Nach KASAHARA unterscheiden sich die gezüchteten Vorderlappenzellen schon nach wenigen Tagen von den in vivo vorhandenen. Sie gleichen weder eosinophilen noch basophilen oder Hauptzellen, sondern haben das Aussehen indifferenter Epithelzellen. Sie sind entdifferenzierte Epithelzellen, d. h. Zellen, die sich an die abnormale, im Körper niemals vorhandene Umgebung angepaßt haben. Wenn in einzelnen dieser Zellen kolloide oder hyaline Tröpfchen auftreten, so handelt es sich nach KASAHARA nicht um einen Differenzierungsprozeß, sondern um einen Vorgang, der als Beginn regressiver Veränderungen zu deuten ist. Er bezeichnete diese Zellen als „deflektierte Zellen" und nimmt an, daß sowohl „eosinophile" wie „basophile deflektierte Zellen" entstehen können. In den Gewebekulturen GAILLARDs scheinen sich die granulierten Zellen des Vorderlappens länger erhalten zu haben als bei KASAHARA; denn GAILLARD gibt an, daß in den Zellmembranen der Wachstumszone anfangs die gleichen Zelltypen vorkommen wie im zentralen Gewebsfragment und erst nach mehreren Passagen von chromophoben (besser gesagt entdifferenzierten) Zellen völlig verdrängt werden. Dann traten während einer Beobachtungsdauer von 3 Monaten keine wichtigen Veränderungen mehr auf. Das Vorderlappengewebe bewahrt also nach GAILLARD im Plasma des erwachsenen Tieres einerseits am längsten seine ursprüngliche

Struktur, andererseits entsteht nach einigen spezifischen Veränderungen ein relativ stabiler Zustand, bei dem die Vorderlappenzellen ein gleichbleibendes undifferenziertes Aussehen annehmen. In den Kulturen von LEWIS (1936) behielten die Epithelzellen des Vorderlappens, wie ich den kurzen Angaben von STREETER (1938) entnehme, ihre Differenzierung und fuhren fort ihre spezifischen Granula zu bilden; doch wurden diese spärlicher als im Originalgewebe.

Unter bestimmten Bedingungen glaubt KASAHARA (1935b) eine Redifferenzierung dieser entdifferenzierten Zellen erzielen zu können. Es ist dazu nötig, daß die entdifferenzierten Vorderlappenzellen zuerst unter reichlicher Versorgung mit Sauerstoff in einem Medium, das als wirksamste wachstumsstimulierende Substanz Placentaextrakt enthält, zu reichlichem Wachstum gebracht und dann für 3—7 Tage bei niederer Temperatur (28—30⁰) gehalten werden. Unter diesen Voraussetzungen soll es nach KASAHARA gelingen, die entdifferenzierten Zellen wieder in typische eosinophile und chromophobe Zellen zu verwandeln. Auch basophile Zellen sollen auftreten, doch hält KASAHARA darüber noch weitere Untersuchungen für notwendig.

Bei Zusatz von Tusche zeigen die aus Vorderlappen gezüchteten Epithelzellen eine starke phagocytäre Fähigkeit (KASAHARA).

Bemerkenswert ist, daß Hypophysenvorderlappenkulturen auf gleichzeitig mitgezüchtete Osteoblasten einen starken wachstumserregenden Einfluß ausüben (GAILLARD). Diese Wirkung ist auch nach 23tägiger Kultur, wenn nur noch entdifferenzierte Zellen übrig sind, noch ungeschwächt vorhanden.

In Gewebekulturen von Vorder- mit Zwischenlappen treten nach KASAHARA Epithelzellen, Endothelzellen und Histiocyten auf. Die Epithelzellen sind von jenen, die in reinen Vorderlappenkulturen wachsen, schwer zu unterscheiden.

In Hinterlappenkulturen entwickeln sich nach KASAHARA im Gegensatze zu den Vorderlappenkulturen vor allem Endothelzellen, Histiocyten und Fibroblasten. Die Endothelzellen treten in Membranform, als celluläres Netzwerk, in Form von Zellsträngen oder als freie Zellen auf. In einzelnen Kulturen wuchsen auch Epithelzellen, die KASAHARA auf aus Vorderlappen oder Pars intermedia eingewanderte Elemente zurückführt. In Kulturen von jungen Tieren glaubt KASAHARA auch eine Auswanderung von überlebenden Nervenzellen und eine Entwicklung von Nervenfasern beobachtet zu haben. Die Zellen sollen vom Mutterfragment ins Plasma auswandern, wo sie einen bis zu 1 mm langen, nicht verzweigten Fortsatz aussenden, der in einer Endplatte oder mit kurzen, fingerförmigen Kolben endigt. Die „Nervenfaser" kann auch eine kurze spindelförmige Anschwellung zeigen und färbt sich ebenso wie der Zelleib intensiv mit Hämatoxylin. Den Kern beschreibt KASAHARA als chromatinreich. KASAHARA legt dem Befund, der übrigens nur mit jungem, nicht mit erwachsenem Hinterlappengewebe und auch dann nur vereinzelt zu erhalten war, insofern Bedeutung bei, als durch ihn das Vorkommen von Nervenzellen im Hinterlappen erwiesen würde. Es ist indessen sehr fraglich, ob es sich dabei wirklich um Ganglienzellen handelt. Die in Abb. 38 der Arbeit wiedergegebene Zelle ist jedenfalls nicht beweisend. Es könnte sich hier auch um einen aus dem Mutterstück ausgeschwemmten Faserpituicyten handeln.

Wie sich die Nervenfasern und Pituicyten in der Gewebekultur verhalten, bedarf noch näherer Untersuchung.

Für die schon bei Besprechung der embryonalen Implantationsversuche berührte Frage, wie weit die Ausbildung des Zwischenlappens durch eine Induktionswirkung des Hinterlappens beeinflußt wird, sind Explantationsversuche von GAILLARD (1927) von Interesse. Der Autor züchtete Fragmente von Vorderlappen und von Hinterlappen in einem Kulturtropfen, derart, daß beide Stückchen Seite an Seite lagen. In 85% der Fälle bildete das Vorderlappengewebe an der Berührungsstelle mit dem Hinterlappengewebe eine zwischenlappenartige Struktur aus, insofern die chromophilen Zellen verschwanden und Cysten auftraten. Wurde an Stelle von Hinterlappen Hoden, Schilddrüse, Nebenniere, Placenta, Corpus luteum oder osteogenes Gewebe verwendet, so blieb die Erscheinung aus. GAILLARD folgert daraus, daß die Struktur der Pars intermedia und Pars tuberalis durch einen direkten Einfluß des Hinterlappens oder Hypophysenstiels auf den ihnen anliegenden Teil des Vorderlappens hervorgerufen wird.

Was die Frage der Hormonproduktion in Gewebekulturen betrifft, so fanden ANDERSON und HAYMAKER, daß die Zellen der Pars intermedia nach 6tägiger Züchtung in Carrelflaschen ihre Fähigkeit zur Produktion von Melanophorenhormon noch bewahrt hatten, während eine Produktion von Wachstumshormon seitens der Vorderlappenzellen nicht nachgewiesen werden konnte. Auch der Nachweis von gonadotropem Hormon in Kulturen erwachsener *Mäuse*hypophysen mißlang (ENGEL und WERBER 1937a). Dagegen stellten GEILING und LEWIS (1935) in Hinterlappenkulturen von *Ratte* und *Maus*, die etwas Intermediagewebe enthielten, Vasopressin wie Melanophorenhormon fest. Zwischenlappenkulturen besaßen nur Melanophorenwirkung. CUTTING und LEWIS, die *Ratten*vorderlappen nach der Rollmethode von GEY-LEWIS züchteten, folgern aus ihren Versuchen, daß diese Gewebekulturen weder thyreotropes noch adrenotropes oder gonadotropes Hormon liefern. Positive Wirkungen, die bei Injektion von Nährflüssigkeit in den ersten 10—20 Tagen (in Spuren auch zwischen 40.—50. Tag) auftraten, führen sie auf Beimengungen aus dem autolytisch zerfallenden Mutterstück zurück. Später entnommene Nährflüssigkeit war wirkungslos.

K. Die Beeinflussung des Hypophysenbildes durch innere und äußere Faktoren.

In diesem Abschnitt soll ein Überblick uber die Veränderungen gegeben werden, die durch experimentelle Eingriffe und Einwirkungen oder gleichsinnige pathologische Prozesse am normalen histologischen Bild der Hypophyse hervorgerufen werden. Die physiologischen Veränderungen, die im Rahmen des Geschlechtszyklus sowie bei Schwangerschaft auftreten, wurden schon in vorausgehenden Abschnitten besprochen (s. S. 188—197; ferner S. 203—215). Dabei wurde auch die Beeinflussung des Zellbildes normaler Drüsen durch Placenta, Chorion, Schwangerenharn, Follikelhormon und Luteohormon besprochen (S. 215—224). Auf eine zusammenfassende Darstellung der Altersveränderungen der Hypophyse wird verzichtet, da diese bereits bei den einzelnen Drüsenabschnitten gesondert besprochen wurden.

Schrifttum über Altersveränderungen der Hypophyse: ANDREIS 1934, LUCIEN 1909, 1929, ROMEIS 1932. Beobachtungen an senilen *Ratten*hypophysen bei WOLFE, BRYAN und WRIGHT (1938).

1. Die Beeinflussung der Hypophyse durch Störungen im endokrinen System.

a) Die Wirkung der Keimdrüsen auf das Strukturbild der Hypophyse.

α) Die Wirkung des Keimdrüsenmangels auf die tierische Hypophyse.

1905 beobachtete FICHÉRA als erster, daß die Wegnahme der Keimdrüsen bei den verschiedensten Tierarten *(Rind, Büffel, Meerschweinchen, Kaninchen, Haushuhn)* zu einer wesentlichen Gewichtszunahme der Hypophyse führt. Die Feststellung ist um so bedeutsamer, als die von FICHÉRA bei kastrierten Tieren gefundenen Hypophysengewichte durchgehends über dem Schwankungsbereich der normalen Drüsen liegen (s. Tabelle 20). Histologisch trifft FICHÉRA neben einer Erweiterung der Gefäße eine starke Vermehrung der eosinophilen Zellen an, die zum Teil auffallend vergrößert sind.

Die Beobachtungen FICHÉRAs wurden in der Folgezeit von einer Reihe von Autoren bei den verschiedensten Tierarten (auf die Veränderungen beim *Menschen* soll später eingegangen werden) bestätigt. Dabei zeigte sich allerdings auch, daß die Verhältnisse, namentlich in histologischer Hinsicht, verwickelter sind, als anfänglich nach den Beobachtungen von FICHÉRA zu erwarten war. Im nachfolgenden sei nun zunächst eine allgemeine Zusammenstellung der Ergebnisse des vorliegenden Schrifttums gegeben.

Tabelle 20. Gewichtsverhalten der Hypophyse nach Kastration. Nach FICHÉRA.

	Durchschnittsgew. in cg	Variationsbreite in cg	Zahl der Tiere
Hahn	1,33	1,29—1,45	50
Kapaun	2,67	2,48—2,75	50
Stier	3,35	3,00—4,10	5
Ochs	4,46	4,15—5,12	5
Büffel, normal . . .	1,80	1,70—1,96	5
Büffel, kastriert . . .	3,45	3,10—3,90	5

Eine Vergrößerung der Hypophyse nach Kastration fanden beim *Kaninchen:* CIMORONI (1908), KOLDE (1912), BRAUER (1929), SMITH, SEVERINGHAUS und LEONARD (1933), letztere beim ♀ stärker als beim ♂); bei *Ratten:* BIEDL und ZACHERL (1912), HATAI (1913, beim ♂ stärker als beim ♀), SCHLEIDT (1914), ADDISON (1917), KOJIMA (1917), IZUMI (1922), MOTHRAN und CRAMER (1923), NUKARIYA (1926), SCHENK (1927), SATWORNITZKAJA (1927), LEHMANN (1928), KINUGASA (1930), ANDERSEN und KENNEDY (1933, nur beim Männchen), STEIN (1933), ELLISON und WOLFE (1935) (s. auch S. 521), LAWLESS (1936). Bei *Meerschweinchen:* KOLDE (1912), TUCHMANN (1937); bei *Hunden:* CIMORONI (1908), TRAUTMANN (1909), PARHON und GOLDSTEIN (1909), OBROSSOW (1918); bei *Katzen:* TRAUTMANN (1909), SCHENK (1927); bei *Ochsen:* TRAUTMANN (1909), WITTEK (1913), ROSTA (1931, bei der *Kuh*); bei *Pferden:* TRAUTMANN, der auch bei *Esel, Schaf, Ziege* eine Vergrößerung beobachtete; beim *Schwein:* KOSTNER (1931); bei *Kapaunen:* MARASSINI und LUCIANI (1911), MASSAGLIA (1920); bei *Tauben:* SCHOOLEY (1937).

Diesen positiven Befunden steht eine kleinere Zahl von negativen gegenüber; so stellen MARASSINI und LUCIANI das Auftreten einer Hypophysenvergrößerung bei *Kaninchen, Meerschweinchen, Hunden, Ochsen* und *Hammeln* in Abrede, LIVINGSTONE (1916) für das männliche und weibliche *Kaninchen*, BAKER (1928) für das *Schwein.* KÜHN (1910) fand bei seinen Messungen an 70 Wallachen sogar eine Verkleinerung der Hypophyse (Wallach im Durchschnitt 2,432 g; Stute 2,645 g, Hengst 2,701 g). Auch der von SAITO (1923) für Wallachen gefundene Durchschnittswert von 1,76 g liegt unter dem Wert, den er für nichtträchtige Stuten (1,84 g) fand. SCHÖNBERG und SAKAGUCHI (1917) fanden die Hypophyse des *Ochsen* im Durchschnitt zwar um 1 g schwerer als die des *Stieres* (4,35 g gegen 3,34 g), so daß ihre Durchschnittswerte mit denen FICHÉRAs fast übereinstimmen, in den Einzelwerten bekamen sie aber so starke Überschneidungen, daß sie die Kastrationsvergrößerung der Hypophyse als inkonstant bezeichnen.

Die Ergebnisse sind also zum Teil widersprechend. Im ganzen genommen dürfte es aber doch feststehen, daß es bei einer Reihe von Tierarten nach Kastration zu einer deutlichen Vergrößerung der Hypophyse kommt. Dabei spielt ohne Frage auch der Zeitraum, der zwischen Kastration und Untersuchung verflossen ist, eine wichtige Rolle. Als Beispiel führe ich die Feststellungen SCHOOLEYs (1937) bei der *Taube* an, bei der 1,3 Monate nach der Kastration noch keine Vergrößerung, 1,7 Monate p. op. dagegen eine solche von durchschnittlich 50% festzustellen war.

Daß auch das Geschlecht für das Gewichtsverhalten der Hypophyse nach Kastration von Bedeutung sein kann, zeigen Untersuchungen bei der *Ratte.*

Die Hypophyse infantiler und erwachsener Männchen vergrößert sich nach Kastration; so ergab sich bei den Wägungen von ELLISON und WOLFE (1935) im Durchschnitt ein Gewichtsanstieg von 7,5 mg normal auf 13,0 mg (180 Tage p. op.). Bei Weibchen dagegen zeigt das Gewicht der Hypophyse nach der Kastration entweder keine Änderung (ANDERSEN und KENNEDY 1933, FREUDENBERGER und BILLETER 1935), nur geringe Vergrößerung (HALPERN und D'AMOUR 1936) oder sogar Abnahme (ANDERSEN 1935, BILLETER 1935). LANSON, HELLER und SEVERINGHAUS (1937), die die Frage statistisch untersuchten, fanden das Durchschnittsgewicht der Hypophyse bei Weibchen 20 Tage nach der Kastration unverändert. Das verschiedene Verhalten von männlicher und weiblicher *Ratten*hypophyse gegenüber der Kastration wird neuerlich auch durch eine Arbeit von BROLIN (1940) bekräftigt. Der Autor stellte bei *Ratten*-männchen, die im Alter von 8 Monaten kastriert waren, 30 Tage nach der Operation eine deutliche Vergrößerung, bei entsprechenden Weibchen eine statistisch gesicherte Abnahme des Vorderlappens fest.

Verabreichung von Follikelhormon führt bei männlichen wie weiblichen *Ratten*kastraten zu einer Gewichtszunahme der Hypophyse (LEIBY 1933, KORENSCHEVSKY und DENNISON 1934, ANDERSEN 1935, ELLISON und BURCH 1936, GRUMBRECHT 1936, HALPERN und D'AMOUR 1936, McEWEN, SELYE und COLLIP 1936, NELSON 1936, WOLFE 1937). LAUSON, HELLER und SEVERINGHAUS (1937) fanden sie beim Weibchen auch statistisch gesichert; sie steigt prozentual mit der Höhe der Dosis.

Auch bei nichtkastrierten, erwachsenen Männchen und Weibchen kommt es nach Verabreichung von Follikelhormon zu einer Vergrößerung der Hypophyse KORENSCHEVSKY und DENNISON 1934, SELYE, COLLIP und THOMSON 1935, WOLFE 1935, 1937, HALPERN und D'AMOUR 1936, NELSON 1936); bei nicht-kastrierten infantilen Weibchen bleibt sie dagegen aus (LEONARD, MEYER und HISAW 1931, SELYE, COLLIP und THOMSON 1935, ELLISON und BURCH 1936, FREUDENBERGER und CLAUSEN 1937).

Aus den Untersuchungen von STEIN (1933) geht hervor, daß die Vergrößerung bei der *Ratte* vor allem den Vorderlappen betrifft, dessen absolutes wie relatives Gewicht bei den kastrierten Tieren erhöht ist. Das absolute Gewicht von Zwischenlappen und Hinterlappen der Kastraten zeigt gegenüber dem der Kontrollen keinen Unterschied.

Sehr gegensätzlich sind die Angaben über das histologische Verhalten der Kastrationshypophyse; bald wird diese, bald jene Zellform als verändert beschrieben, bald überhaupt jede Veränderung in Abrede gestellt.

Eine Vermehrung der eosinophilen Zellen beschreiben bei *Ratten:* IZUMI (1922), LEHMANN (1928), besonders bei Spätkastraten; STEIN (1933); bei *Kaninchen:* CIMORONI (1908), KOLDE (1912), BRAUER (1928); bei *Meerschweinchen:* KOLDE (1912), TUCHMANN (1937); bei *Katzen* und *Hunden:* CIMORONI (1908), PARHON und GOLDSTEIN (1909), TRAUTMANN (1909), OBROS-SOW (1918), BERBLINGER (1932); beim *Pferd:* TRAUTMANN (1909); beim *Ochsen:* SCHLEE (1909), SCHÖNBERG und SAKAGUCHI (1917).

Eine Abnahme der Eosinophilen findet bei *Ratten:* SCHLEIDT (1914); bei *Meerschweinchen* (mäßig): KIRKMAN (1937); keine beträchtliche Abnahme der Zahl, dagegen eine Abnahme der Größe und Färbbarkeit der Eosinophilen beobachteten bei *Ratten:* ADDISON (1917), NUKARIYA (1926), SEVERINGHAUS

(1934); beim *Ochsen:* WITTEK (1913), beim *Schwein:* KOSTNER (1931), bei der *Taube:* SCHOOLEY (1938).

Über eine Zunahme der Basophilen berichten bei *Ratten:* ADDISON (1917), HAYAMI (1919), NUKARIYA (1926), SCHENK (1927), SATWORNITZKAJA (1927), LEHMANN (1928), STEIN (1933, geringe Zunahme), SEVERINGHAUS (1934), DESCLIN (1934), ELLISON und WOLFE (1935), GATZ (1938); beim *Meerschweinchen:* NELSON (1934), KIRKMAN (1937); beim *Kaninchen:* SMITH, SEVERINGHAUS und LEONARD (1933); bei *Ochsen:* SCHLEE (1922); beim jungen *Hund:* OBROSSOW (1919), bei der *Taube:* SCHOOLEY (1938).

Eine Vermehrung der chromophoben Zellen trifft OKINTSCHITZ (1914) beim *Kaninchen*, SCHÖNBERG und SAKAGUCHI beim *Stier*.

Eine Abnahme der chromophoben Zellen findet bei der *Ratte:* NUKARIYA (1927), ferner LEHMANN (1928), STEIN (1933).

Das Auftreten von großen, blasigen Zellen (Kastrationszellen) beobachten bei der *Ratte:* BIEDL und ZACHERL (1912), SCHLEIDT (1914), ADDISON (1917), HAYOMI (1919), IZUMI (1922), NUKARIYA (1926), SCHENK (1927), SATWORNITZKAJA (1927), STEIN (1933), DESCLIN (1934), ELLISON und WOLFE (1935), GATZ (1938); beim *Hund:* BIEDL (1916); beim *Kaninchen:* CLAUBERG (1936); beim *Ochsen:* SCHÖNBERG und SAKAGUCHI; beim *Kapaun:* MARASSINI und LUCIANI.

Keine celluläre Veränderungen finden MARASSINI und LUCIANI beim *Kaninchen, Meerschweinchen, Hund, Hammel* und *Ochsen*, WITTEK beim *Ochsen*, KÜHN beim *Pferd*, SCHENK beim *Kaninchen* und bei der *Katze*.

Das histologische Bild der Kastrationshypophyse ist demnach in der vorliegenden Literatur, selbst wenn man die Verhältnisse beim *Menschen* zunächst ganz außer Betracht läßt und nur die bei Versuchstieren gewonnenen Ergebnisse berücksichtigt, nichts weniger als einheitlich. Zum nicht geringen Teil beruht dies auf methodischen Mängeln der Untersuchung. Namentlich die älteren Autoren gründen ihre Schlußfolgerungen oft auf Präparate, die für die Unterscheidung der einzelnen Zellarten wenig geeignet sind. So führt besonders Hämatoxylin-Eosinfärbung leicht zu Verwechslungen, da sich bei länger dauernder Einwirkung des Eosins sehr häufig auch Zellen rot anfärben, die sich mit Hilfe besserer Methoden unschwer als nicht eosinophil erkennen lassen.

Weiterhin scheint aber auch ein Einfluß der Tierart zu bestehen, insofern der Umfang der morphologisch erkennbaren Veränderungen bei gewissen Tierarten größer ist als bei anderen. Eine eingehendere Charakterisierung dieser Unterschiede ist jedoch noch nicht möglich, da es an vergleichbarem Versuchsmaterial, das unter einheitlichen Gesichtspunkten gewonnen wurde, fehlt. Gegenseitige Vergleiche beliebiger Früh- und Spätstadien von verschiedenen Tierarten bringen wenig Aufklärung, zumal das Bild der Hypophyse auch nach Ausbildung der Kastrationszeichen, wie unter anderem die Untersuchungen von ELLISON und WOLFE (1935) zeigen, nicht unverändert bleibt.

In welchem Umfang der Zeitpunkt der Kastration für die Unstimmigkeiten in der Literatur von Bedeutung ist, läßt sich schwer entscheiden. Bei *Ratten* scheint er von geringerer Bedeutung zu sein. Denn nach SCHENK treten die Kastrationserscheinungen der Hypophyse bei früh- wie spätkastrierten Tieren in gleicher Weise auf, selbst wenn die Kastration schon lange vor der Geschlechtsreife stattgefunden hat. GOLDHAMMER und KRAINER (1937) kastrierten männliche *Ratten* schon 24 Stunden nach der Geburt und fanden in der Hypophyse dieser Tiere nach 22 bzw. 29 Tagen Veränderungen im Sinne einer Kastrationshypophyse. Naturgemäß waren sie bei den 3 Wochen alten Tieren quantitativ schwächer ausgebildet als bei den 4 Wochen alten und bei diesen wieder geringer als bei Tieren, deren Hypophyse erst zur Zeit der vollen Geschlechtsreife untersucht wurde — es bedarf eben einer gewissen Zeit, bis die Veränderungen voll entwickelt sind — qualitativ waren sie aber gleich.

Bei anderen Tierarten mag der Zeitpunkt der Kastration, namentlich ob sie vor oder nach der Geschlechtsreife stattfindet, für das Ausmaß der Veränderungen im Vorderlappen vielleicht von größerer Bedeutung sein. So berichtet OBROSSOW, daß die Vermehrung der Eosinophilen bei *Hunden*, die im geschlechtsreifen Zustand kastriert wurden, stärker ausgeprägt ist, als bei jung kastrierten, während die durch die Kastration bedingte Größenzunahme der Hypophyse bei letzteren beträchtlicher sein soll.

Nach dieser allgemeinen Übersicht sei noch etwas näher auf die Kastrationsveränderungen der *Ratten*hypophyse eingegangen, die dank ihres charakteristischen Bildes wie ihrer leichten, sicheren Reproduzierbarkeit für die experimentelle Forschung auch als Test besondere Bedeutung gewonnen haben. Die histologischen Veränderungen sind durch die Arbeiten von ADDISON, NUKARIYA, SCHENK, LEHMANN, SATWORNITZKAJA, DESCLIN, ELLISON und WOLFE, MARTINS und DE MELLO, GUYER und CLAUS, GATZ eingehend untersucht.

Die erste Erscheinung, die in der *Ratten*hypophyse nach Wegnahme der Hoden oder Ovarien hervortritt, besteht in einem raschen Anwachsen der Zahl der Basophilen. Ihre Vermehrung macht sich nach DESCLIN (1934) schon 3 Tage nach der Kastration bemerkbar. Diese Beobachtung findet ihre Bestätigung in den Zahlenanalysen von ELLISON und WOLFE (1934), nach welchen die Durchschnittsmenge der Basophilen 5 Tage nach der Operation bei weiblichen *Ratten* mit 6,3% an der oberen Grenze der normalen Schwankungsbreite liegt (normaler Durchschnittswert 4,6%). 10 Tage nach der Kastration läßt der Durchschnittswert von 8,6% mit Sicherheit eine ganz ausgesprochene Vermehrung der Basophilen erkennen. 30 Tage nach dem Eingriff haben die Basophilen mit einem Durchschnitt von 14,2% den Höhepunkt ihrer Vermehrung erreicht. Im weiteren Verlauf kommt es dann zu einem allmählichen Absinken (60 Tage: 12,8%; 90 Tage: 8,8%; 120 Tage 6,5%; 237 Tage: 4,9%; 500 Tage: 3%).

In der Hypophyse der männlichen *Ratte*, in der schon normal die Basophilen etwas reichlicher sind als beim weiblichen Tier (5,5% gegen 4,6%), fanden ELLISON und WOLFE (1935) die nach der Kastration eintretende Vermehrung noch etwas stärker. Der Höhepunkt ihres Anstieges wird hier mit 17% erst am 55. Tag erreicht. Auch hier geht dann die Zahl der Basophilen langsam zurück (120 Tage nach der Operation 10,6%; 180 Tage: 7,0%). Bei beiden Geschlechtern ist die Abnahme der Basophilen durch ihre zunehmende Umwandlung in Kastrationszellen bedingt.

POMERAT (1939) fand bei *Ratten*kastraten nach Colchicininjektion die mitotische Tätigkeit der Eosinophilen und Chromophoben gegenüber nicht kastrierten Tieren kaum beeinflußt; bei den Basophilen der Kastraten war dagegen nahezu die dreifache Zahl an Mitosen festzustellen.

Strukturell zeigt sich als erstes Symptom der Kastrationshypophyse eine außergewöhnliche Vergrößerung des Zelleibes der Basophilen, die sehr bald als cytoplasmareiche rundliche oder polygonale Zellen hervortreten. Sie finden sich einzeln im ganzen Vorderlappen, besonders reichlich aber sind sie im Verbreitungsgebiet der Basophilen anzutreffen, wo sie auch am frühesten auftreten. Hier können sie ganze Zellstränge einnehmen (s. Abb. 338. Man vergleiche damit die bei derselben Vergrößerung aufgenommene Abb. 337 einer normalen *Ratten*hypophyse.)

Das Cytoplasma der vergrößerten Zellen enthält ziemlich grobe, nicht sehr dicht liegende, oft flockig aussehende Granulationen, die sich bei Azanfärbung

oder MANNscher Färbung blau, bei DOMINICI violett färben. Neben dem bläschenförmigen exzentrisch gelegenen Kern findet sich eine sehr ausgesprochene
„Macula" (Centroplasma). Der Golgiapparat ist zumeist sehr groß, so daß
er schon in gewöhnlichen Präparaten im Negativbild als ringförmiges ungefärbtes
Gebilde hervortritt und anfänglich als charakteristische Kastrationsveränderung
gewertet wurde (s. auch S. 102).

Im weiteren Verlauf verwandelt sich ein großer Teil dieser hypertrophischen
Basophilen in sog. „Kastrationszellen"[1]. Dabei treten im Cytoplasma zunächst einige kleine, mit Kolloid gefüllte Vakuolen auf, die wahrscheinlich
durch Verflüssigung verklumpter Granula entstehen und gewöhnlich sehr bald
zu einer größeren verschmelzen. Durch zunehmende Ausdehnung der Vakuole

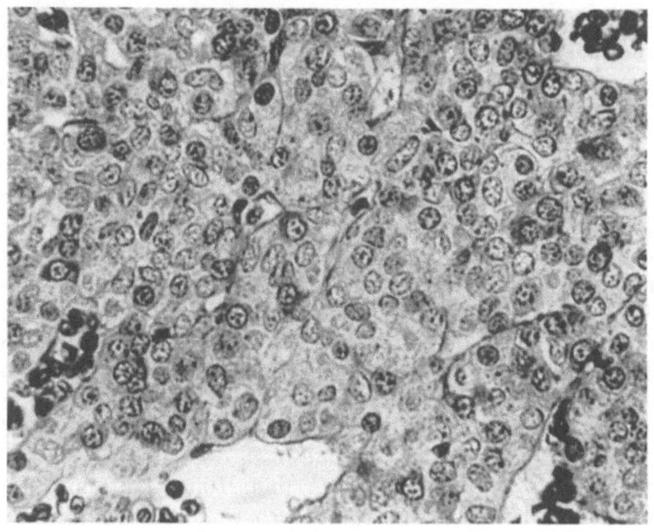

Abb. 337. Vorderlappen einer normalen 2¹/₂ Jahre alten männlichen *Ratte*. Fix. Zenker.   Paraffin 7 μ. Azan.
1 : 515.

werden Kern und Netzapparat immer mehr gegen eine Seite der Zelle gedrängt.
Schließlich nimmt die Vakuole beinahe den ganzen Zelleib ein, während
das Cytoplasma mit dem oft zusammengedrückten Kern auf eine schmale
Randzone beschränkt ist. In dieser Weise entstehen die „Siegelringformen"
SCHLEIDTs, die der Kastratenhypophyse ein überaus charakteristisches Aussehen
verleihen (s. Abb. 338). In vollentwickelten Kastrationszellen finden sich an
Stelle des Netzapparates oft nur noch einige Körnchen- oder fadenartige Reste
vor. Der Kern ist nicht selten pyknotisch.

Der Inhalt der Vakuole zeigt je nach der Fixierung ein verschiedenes Aussehen. Bei Fixierung nach REGAUD oder CHAMPY ist er kolloidartig geronnen
und füllt die ganze Vakuole aus. Er färbt sich bei Azan- oder MALLORY-Färbung
in diesen Präparaten bläulich. Nach Fixierung in sublimathaltigen Lösungen
oder in BOUINscher Flüssigkeit ist der Inhalt im Inneren der Vakuole feinkörnig,
flockig, grobkörnig, schollig oder fadenartig niedergeschlagen. Die Ausfällungen
tingieren sich bei Azanfärbung rötlich; gelegentlich traf ich zwischen den roten
Konglomeraten auch einzelne blau gefärbte Körnchen an. Die physikalische

---

[1] GATZ (1938) schlägt statt dessen die Bezeichnung „Sterilitätszellen" vor, da ihr
Auftreten nicht von der Kastration abhängt, sondern von einem Verlust des normalen
Keimepithels, der auch durch zahlreiche andere Faktoren, wie artifizieller Kryptorchismus,
Röntgenbestrahlung, Vasektomie, Senilität bedingt sein kann.

Beschaffenheit des Vakuoleninhaltes scheint auch durch die jeweiligen Versuchsbedingungen beeinflußt zu werden.   In dem in Abb. 339 wiedergegebenen

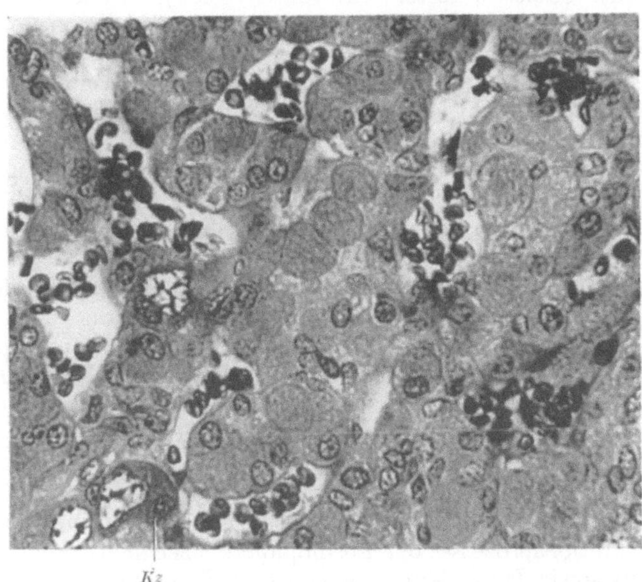

Abb. 338. Hypertrophische basophile Zellen aus dem Vorderlappen eines $2^{1}/_{2}$ Jahre alten *Ratten*kastraten.
Die Kastration erfolgte 8 Tage nach Geburt.   *Kz* Kastrationszelle mit siegelringartigem Cytoplasmaleib und
großer Vakuole. Fix. Zenker. Paraffin 7 μ. Azan. 1 : 515.

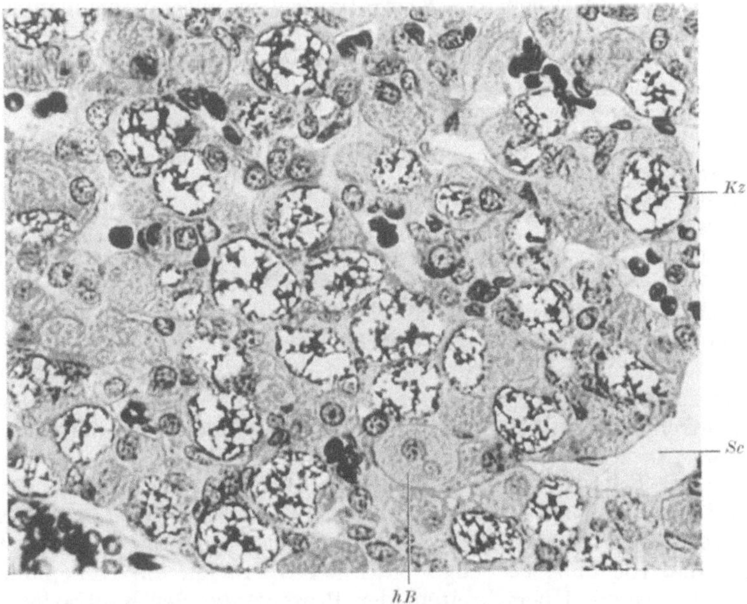

Abb. 339. Kastrationszellen (*Kz*) und hypertrophische basophile Zellen *(hB)* aus dem Vorderlappen des gleichen
Kastraten wie in Abb. 338.   *Sc* Sinuscapillare. Fix. Zenker. Paraffin 7 μ. Azan. 1 : 515.

Fall läßt sich aus der Art der Gerinnselbildung schließen, daß der Inhalt
relativ dünnflüssig war.   Möglicherweise spielt dabei die lange Versuchsdauer
(Kastration $2^{1}/_{2}$ Jahre vor Fixierung) eine Rolle.

Im frischen oder formolfixierten Präparat wird der Inhalt der Vakuole weder mit Sudan noch Nilblausulfat gefärbt. Er enthält weder Neutralfette noch Lipoide oder Cholesterinester (Satwornitzkaja). Mit der Kolloidfärbung nach E. Kraus färbt er sich rot (Nukariya), ebenso nach Dominici (Desclin). Ihrem ganzen Verhalten nach ist die in den Kastrationszellen aufgespeicherte Substanz von dem Kolloid des normalen Vorderlappens zweifellos verschieden. Nach Gatz (1938) entspricht sie gespeichertem gonadotropem Hormon.

Die vollentwickelten Kastrationszellen erreichen eine beträchtliche Größe (etwa $25 \times 30 \mu$). In einzelnen dieser großen Zellen kommt es zu einem teilweisen Verschwinden des Kolloids (vielleicht richtiger gesagt zu einer Verflüssigung des Kolloids, R.) aus der großen Vakuole, was sich im fixierten Präparat in Gestalt rundlicher das Kolloid durchsetzender Löcher bemerkbar macht. Ellison und Wolfe deuten diese von ihnen beobachtete Erscheinung als regressive Veränderung; sie bezeichnen den Vorgang als „sekundäre Vakuolisation". Collip, Selye und Williamson (1938) beobachteten in den nach chronischer Verabreichung eines Vorderlappenextraktes aufgetretenen Kastrationszellen, daß jeweils 2—3 der Siegelringzellen unter Verflüssigung einschmelzen und durch Zusammenfluß einer großen Zahl solcher Elemente wahre Cysten entstehen.

Die Kastrationszellen wurden bei der *Ratte* erstmals von Biedl (1912) an Hand der Präparate von Zacherl beschrieben und vermutungsweise als Endstadium des Sekretionsprozesses der Eosinophilen bezeichnet. Auch Schönberg und Sakaguchi sowie Izumi leiten sie von den Eosinophilen her, was daraus verständlich ist, daß sich die hypertrophischen Basophilen wie die Kastrationszellen bei einfacher Hämalaun-Eosinfärbung rötlich färben. Später wiesen Addison, Nukariya, Schenk, Satwornitzkaja, Desclin, Ellison und Wolfe, Gatz u. a. nach, daß sich die Kastrationszellen unter zunehmender Vakuolisierung aus Basophilen entwickeln.

In den letzten Jahren nahm Möller-Christensen (1935) noch eine Entstehung aus eosinophilen Zellen an (Färbung mit Hämatoxylin-Eosin!), während Müller und Müller (1937) sie vorwiegend von basophilen, in sehr beschränktem Maß auch von eosinophilen Zellen herleiten. Die als Beleg für letzteres beigegebene Mikrophotographie erweckt den Verdacht, daß die Autoren irrtümlich eine eosinophile Zelle, die eine Chromophobe umfaßt (vgl. S. 145 die Endocytogenesebilder von Collin), für eine Siegelringzelle halten. Die Herkunft der Kastrationszellen aus eosinophilen Zellen ist also auch durch diese Arbeiten nicht bewiesen.

Was den Zeitpunkt des Auftretens und das Mengenverhältnis der Kastrationszellen betrifft, so findet sie Desclin vereinzelt schon wenige Tage nach der Kastration vor. Nach Ellison und Wolfe dagegen sind sie in den ersten Wochen noch sehr spärlich ($\male$ 15 Tage p. op. 0,2%, $\female$ 30 Tage p. op. 0,9%), nehmen aber dann rasch an Zahl zu. Jedenfalls kann man 2 bis 3 Monate nach dem Eingriff mit Sicherheit damit rechnen, sie in reichlicher Zahl anzutreffen. Der Höhepunkt der Veränderungen wird nach Satwornitzkaja etwa 70—100 Tage p. op. erreicht, vom 115. bis 120. Tag an soll eine Abnahme der Kastrationszellen zu bemerken sein. Nukariya findet die Veränderungen jedoch auch 10 Monate nach der Kastration noch in unverminderter Stärke vor. Aus den Zahlenangaben von Ellison und Wolfe ist zu entnehmen, daß 180 bzw. 120 Tage nach der Operation ein Höhepunkt erreicht wird, nach dessen Überschreiten der Prozentsatz der Kastrationszellen um Geringes zurückgeht. In eigenen Versuchen treffe ich hypertrophische Basophile wie typische Kastrationszellen noch $2^1/_2$ Jahre p. op. in sehr großer Zahl an (s. Abb. 338 und 339).

Neben den Kastrationszellen beschreiben Ellison und Wolfe noch einen zweiten Zelltypus („spongy" type of basophils, „Schwammzellen"). Er entsteht dadurch, daß im Cytoplasma einzelner hypertrophischer Basophilen zahlreiche kleine Vakuolen auftreten, die den Zellen ein schwammartig durchlöchertes Aussehen verleihen. Die Vakuolen enthalten kein färbbares Kolloid. Die Autoren nehmen an, daß diese Zellen nicht Vorstufen der Kastrationszellen sind, sondern einen eigenen Zelltypus darstellen. Sie sind vom 15. Tag an nachzuweisen.

Über das Verhalten der eosinophilen Zellen in der Hypophyse der *Ratten*kastraten finden sich selbst in der Literatur der letzten Jahre recht widersprechende Angaben. Nach NUKARIYA zeigen die Eosinophilen in der vollentwickelten Kastratenhypophyse hinsichtlich Zahl und Verteilung keine wesentliche Abweichung vom Normalbild, jedoch ist des öfteren eine Abnahme ihrer Granulationen sowie eine mäßige Zunahme ihrer Zellgröße zu beobachten. LEHMANN (1927) hält dagegen daran fest, daß die Eosinophilen namentlich bei Spätbeobachtung (9 Monate p. op.) vermehrt sind. SEVERINGHAUS (1934) spricht von einer wesentlichen Verkleinerung der Eosinophilen und DESCLIN (1934) findet sie ihrem Aussehen nach unverändert, an Zahl aber vermindert. Am eingehendsten sind auch hier wieder die Untersuchungen von ELLISON und WOLFE (1934, 1935), aus welchen hervorgeht, daß bei weiblichen Kastraten während der ersten 60 Tage ein leichter Anstieg im Prozentgehalt der Eosinophilen festzustellen ist, der später wieder zurückgeht. Bei männlichen Kastraten dagegen kommt es zu einer leichten Abnahme des Prozentsatzes; ausgesprochene Veränderungen wurden jedoch nicht beobachtet. Das Kolloid finden ELLISON und WOLFE in den Hypophysenspalten bei weiblichen wie männlichen *Ratten*kastraten vermehrt. ALLANSON (1937) konnte nach Kastration bei den Eosinophilen keine Größenänderung feststellen. GATZ (1938) beobachtete nach Verlust des Keimepithels eine fortschreitende Atrophie der Eosinophilen, die sich auf Cytoplasma, Korn und Golgimaterial erstreckt.

Bei diesem charakteristischen Verhalten der Hypophyse kastrierter *Ratten* sollte man erwarten, daß sich auch bei anderen Tierarten ähnliche sinnfällige Veränderungen nachweisen ließen. Das scheint jedoch nach den bisher vorliegenden Beobachtungen nur in beschränktem Maße der Fall zu sein. So konnte SCHENK trotz seiner Erfahrungen an der *Ratte* weder bei *Kaninchen* noch *Katzen* ähnlich tiefgreifende Veränderungen auffinden. Auch MARASSINI und LUCIANI stellen bei *Kaninchen, Meerschweinchen, Hunden, Hammeln* und *Ochsen* eine Veränderung der Zellstruktur in Abrede. Nur BIEDL beobachtete bei einem *Hund* 4 Jahre nach der Kastration große blasige Zellen, die er den Kastrationszellen der *Ratten*hypophyse gleichsetzt. Im übrigen findet man meist nur die Angabe einer Vermehrung der eosinophilen Zellen (s. die Übersicht auf S. 519), die indessen gewöhnlich auf Schätzung einzelner Schnitte, nicht auf exakter Analyse beruht. Bei 4—12 Monate alten *Meerschweinchen*kastraten beschreibt NELSON (1935 b) eine schwache, aber unverkennbare Vermehrung der Basophilen, die in ihrem Ausmaß jedoch hinter dem Befund bei *Ratten* zurückbleibt. Es fehlen auch vakuolisierte Kastrationszellen. Als charakteristisch hebt NELSON die Anordnung der Zellen in follikelähnlichen, mit Kolloid versehenen Zellnestern hervor. In der Hypophyse kryptorcher *Meerschweinchen* treten ähnliche Veränderungen auf wie bei kastrierten, aber langsamer (NELSON, 1935 b). Nach KIRKMAN (1937) kommt es bei *Meerschweinchen*kastraten beiderlei Geschlechts zu einer Vermehrung der relativen Zahl und Größe der dunklen granulareichen Basophilen, die vom 3. Monat an statistisch nachweisbar wird. Eine Zunahme der hellen Basophilen ist dagegen statistisch nicht gesichert. Die Eosinophilen nehmen an Zahl und Größe ab. Der Effekt ist bei Weibchen stärker als bei Männchen. Besondere Kastrationszellen treten nicht auf. Das Kolloid nimmt etwas zu. Im Gegensatze dazu beobachtet TUCHMANN (1927) beim kastrierten

Meerschweinchen eine starke Vermehrung der Eosinophilen, die auch größer und granulareicher werden.

Bei *Kaninchen* beobachteten SMITH, SEVERINGHAUS und LEONARD (1933) eine starke Vermehrung der basophilen Zellen, während die Eosinophilen eine Abschwächung ihrer Färbbarkeit zeigten. Den Kastrationszellen der *Ratten* vergleichbare vakuolisierte Elemente waren dagegen nicht festzustellen. Hervorgehoben wird noch die ungleichmäßige Verteilung der Zellen: so besteht der zentrale Teil des Vorderlappens beim Kastraten fast gänzlich aus Basophilen. In der Peripherie dagegen treten die Eosinophilen stärker hervor. CLAUBERG (1936) findet auch beim *Kaninchen* den Kastrationszellen der *Ratte* vergleichbare Veränderungen. Die Entwicklung großer, blasig aufgetriebener Zellen mit blaß gefärbtem Kern und Cytoplasma soll aber beim *Kaninchen* viel langsamer vor sich gehen als bei der *Ratte* und sich über Monate erstrecken. Eine spontane Rückbildung der Veränderungen konnte CLAUBERG auch nach 2 Jahren nicht beobachten.

Beim *Ziesel* kommt es nach NELSON (1936) nach Kastration zu einer Zunahme der Basophilen. Kastrationszellen treten jedoch nicht auf. SCHOOLEY (1937) fand $2^{1}/_{2}$ Monate nach Kastration eine Abnahme und Atrophie der Eosinophilen, eine Zunahme von Größe und Zahl der Basophilen. Die letzteren, die das Bild beherrschen, zeigen das histologische Bild aktiver Hormonproduktion. Ringzellen treten nicht auf, das Cytoplasma ist jedoch stark vakuolisiert.

In der *Tauben*hypophyse treten nach Kastration nach SATWORNITZKAJA (1928) nur vermehrte Übergangsformen von Eosinophilen und Basophilen auf.

So ist bis jetzt also keine Tierart bekannt, in deren Hypophyse nach Kastration so leicht erkennbare, augenfällige Veränderungen auftreten, wie bei der *Ratte*. Bei dieser aber läßt sich die Reaktion so mühelos und sicher erzielen, daß sie schon vielfach als Testmethode zu Untersuchungen einschlägiger Probleme verwendet wurde. Dabei galt es vor allem festzustellen, welcher der verschiedenen Keimdrüsenanteile mit den Zellen des Vorderlappens in Korrelation steht. Werden die histologischen Kastrationsveränderungen des Vorderlappens durch Schädigung des Samenepithels, der SERTOLIschen oder LEYDIGschen Zellen des Hodens bedingt? Die Lösung dieser Fragestellung wurde auf mehrfachem Wege versucht.

Bei künstlichem Kryptorchismus durch Verlagerung der Hoden nach der SANDschen Technik trafen MARTINS und ROCHA (1931), sowie MARTINS und DE MELLO (1934) bei *Ratten* das typische Bild der Kastrationshypophyse an: Zunahme der basophilen und Abnahme der chromophoben Zellen, Erscheinen von Kastrationszellen, geringe Vermehrung der Eosinophilen. Die Hodenkanälchen zeigten in diesen Versuchen die typischen Degenerationserscheinungen des Samenepithels. Die akzessorischen Geschlechtsdrüsen waren bei den Kryptorchen bemerkenswerterweise voll entwickelt. Das maskulinisierende Hormon wurde demnach in einer für ihre Vollentwicklung hinreichenden Menge abgesondert. Trotzdem traten in der Hypophyse die typischen Kastrationserscheinungen auf. Dies spricht nach MARTINS und MELLO (1935) für die endokrine Rolle des ausgeschalteten Samenepithels. In entsprechenden Versuchen von DESCLIN (1934) boten die verlagerten Hoden 3—8 Monate später ein wechselndes Aussehen: die einen zeigten in den Samenkanälchen vollständige Degeneration des spermatogenetischen Anteils bis auf die SERTOLI-Zellen, andere dagegen nur unvollständige, obwohl auch sie im Abdomen lagen. Die Samenblasen waren in allen Fällen groß, turgescent, mit opaker Flüssigkeit gefüllt und mit Sekretgranula versehen. Der Hypophysenvorderlappen aber verhielt sich bei den einen wie bei den anderen wie nach Kastration. ELLISON und WOLFE (1935) dagegen fanden die Veränderungen des Vorderlappens bei experimentellem Kryptorchismus bedeutend schwächer entwickelt als nach Kastration, obwohl die Hoden auch in ihren Versuchen stark verkleinert und die Samenkanälchen bis auf die basalen Keimzellen und die SERTOLI-Zellen degeneriert waren. Prostata und Samenblasen waren 180 Tage p. op. kaum verkleinert. Trotzdem war die Hypophyse im ganzen nicht vergrößert. Die Basophilen waren nur wenig vermehrt (8,1% gegen 5,5% normal) und nur um Geringes größer als normal, die Kastrationszellen spärlich (2,8% gegen 9,5% beim Vollkastraten). Übereinstimmend damit fanden auch NELSON und GATZ die Veränderungen bei kryptorchen *Ratten* schwächer ausgeprägt.

Bei Unterbindung des Samenleiters bietet die Hypophyse nach DESCLIN (1934) 4—7 Monate nach dem Eingriff das gleiche Bild wie nach Kastration, obwohl die Hodenkanälchen der vasektomierten *Ratten* zum überwiegenden Teil normale Spermatogenese zeigen. Eine Hypertrophie der LEYDIG-schen Zellen fehlte, die Samenblasen waren normal ausgebildet. Auch VAN WAGENEN (1925) hat das Auftreten von Kastrationszellen nach Unterbindung der Vasa efferentia festgestellt ebenso, wenn auch nur in abgeschwächten Maße, GATZ (1937 b) nach Vasoligatur wie Vasektomie.

In der Hypophyse von *Ratten*, deren Hoden durch Einwirkung von Röntgenstrahlen schwer geschädigt waren, treten nach SCHENK (1927) gleichartige Veränderungen wie nach Kastration auf, aber langsamer und in viel geringerem Maße. In den Versuchen von DESCLIN wurden die Tiere 20, 50 oder 60 Tage nach der Bestrahlung getötet. Die Hoden besitzen noch etwa $1/4$ ihrer normalen Größe und zeigen verschiedene Grade der Schädigung von vollständigem Untergang des Samenepithels bis zu unvollständiger Degeneration, während SERTOLI-Zellen und LEYDIGsche Zellen stets gut erhalten sind. Die Samenblasen zeigen keine Rückbildung. In allen Fällen sind im Vorderlappen die Basophilen vermehrt und typische Kastrationszellen vorhanden; selbst dann, wenn einer der Hoden der Zerstörung entging.

Auch Senilität führt nach GATZ (1937 b) bei *Ratten* zu prinzipiell ähnlichen Veränderungen der Hypophyse, wenn sie auch graduell hinter der Wirkung eines totalen Keimdrüsenausfalles zurückbleiben.

Aus all diesen Versuchen geht zunächst hervor, daß der Hypophysen-vorderlappen namentlich bei der männlichen *Ratte* gegenüber Eingriffen an der Keimdrüse überaus empfindlich ist. Nach den DESCLINschen Versuchen würde er ja schon auf eine einfache Verminderung der Hodenmasse auf die Hälfte durch halbseitige Kastration mit morphologischen Veränderungen reagieren. Auffallend ist das divergente Verhalten von Vorder-lappen und akzessorischen Geschlechtsdrüsen. Denn während die letzteren auch bei Kryptorchen, vasektomierten oder bestrahlten *Ratten* den Ausbildungs-zustand eines geschlechtsreifen Tieres bewahren, kommt es im Vorderlappen bei all diesen Eingriffen zu typischen Kastrationsveränderungen. Schon MOTTRAM und CRAMER (1923), die übereinstimmende Beobachtungen an radiumbestrahlten *Ratten* machten, kamen dadurch zur Annahme, daß im Hoden zwei Hormone entstehen: eines im interstitiellen Gewebe und ein zweites im Samenepithel. Das erstere ist bei den Versuchstieren vorhanden und erhält die akzessorischen Geschlechtsdrüsen in normalem Zustand. Das letztere dagegen fehlt und dadurch kommt es zu den Veränderungen in der Hypophyse. Auch MARTINS und seine Mitarbeiter ROCHA und DE MELLO, sowie DESCLIN erblicken in dem Ausfall ihrer Versuche einen Beweis dafür, daß sich die hormonale Tätigkeit des Hodens nicht auf die Zwischenzellen beschränkt, sondern auch dem Keimepithel zu-kommt. Gerade das von den Samenzellen gelieferte Hormon ist es nach den genannten Autoren, das den Vorderlappen beeinflußt, während das Hormon des Zwischengewebes allein die normale Struktur des Vorderlappens nicht zu erhalten vermag.

So bestechend diese Deutung auch ist, so ist sie doch zur Zeit noch nicht einwandfrei erwiesen. Mit Recht macht NELSON (1933d) darauf aufmerksam, daß sich das widersprechende Verhalten von akzessorischen Geschlechtsdrüsen und Hypophysenvorderlappen auch dadurch erklären ließe, daß bei Fehlen des Keimepithels von den Zwischenzellen nicht die nötige Menge von Hodenhormon geliefert werden kann. Sie reicht zwar hin, um die akzessorischen Organe auf normalem oder fast normalem Ausbildungszustand zu erhalten, ist aber nicht genügend, um das gleiche beim Hypophysenvorderlappen zu bewirken. NELSON stützt sich dabei auf die Beobachtung (1933a), daß eine Dosis von Hodenhormon, die bei kastrierten *Ratten* Prostata und Samenblasen wieder in normalen Ausbildungsstand brachte, noch nicht hinreichte, um die Kastrationsveränderungen der Hypophyse zum Schwinden zu bringen. Jedenfalls sprechen diese Versuche dafür, daß die Reizschwelle von Hypophyse und von akzessorischen Geschlechtsorganen gegenüber dem Hodenhormon verschieden ist. Es darf auch nicht vergessen werden, daß die Kastrationsveränderung der Hypophyse bei experimentellem Kryptorchismus, Vasektomie, Röntgenbestrahlung usw. nach den Arbeiten von SCHENK, NELSON, ELLISON und WOLFE, GATZ u. a. im Gegensatze zur Darstellung DESCLINs doch nicht das Ausmaß erreichen wie es bei Vollkastration der Fall ist. Anscheinend übt die Anwesenheit des degenerierenden Samenepithels und der Zwischenzellen eine abschwächende Wirkung auf die Hypophysenveränderungen aus.

β) Die Wirkung des Keimdrüsenmangels auf die menschliche Hypophyse.

Das Beobachtungsmaterial, das über die Wirkung der Kastration oder des Keimdrüsenausfalls auf die Hypophyse des *Menschen* vorliegt, erlaubt es bis jetzt noch nicht, ein klares Bild der Kastrationshypophyse zu zeichnen. Wie ein Blick auf die Zusammenstellung der Tabelle 21 lehrt, sind die Befunde der einzelnen Autoren sehr widerspruchsvoll. Im Grunde genommen ist das gar nicht überraschend, da es sich ja dabei nicht um ein unter einheitlichen Voraussetzung gewonnenes Versuchsmaterial handelt, sondern um Krankheitsfälle, bei denen sich Wirkung von Kastration und Krankheit oft in schwer trennbarer Weise kombiniert. Dazu kommen die Mängel, die durch den Erhaltungszustand von Sektionsmaterial und die oft nicht hinreichende Untersuchungstechnik gegeben sind.

Was die Größe des Organes betrifft, so geht die landläufige Ansicht wohl unter dem Einfluß der Beobachtungen FICHÉRAs und anderer Autoren an tierischem Material häufig dahin, daß die Kastratenhypophyse auch beim *Menschen* wesentlich vergrößert ist. Die bisher vorliegenden Gewichtswerte vermögen diese Auffassung nicht zu stützen; nach ihnen zu urteilen, beantwortet die menschliche Hypophyse den Keimdrüsenausfall mit keiner oder zum mindesten mit keiner nennenswerten Vergrößerung. Verschiedene Autoren, wie TANDLER und GROSS, KOCH wollten eine solche sogar aus der Sellagröße des Kastratenschädels oder aus dem Röntgenbild entnehmen. Auf die Bedenken, die diesem Vorgehen entgegenstehen, wurde speziell für die Verhältnisse bei Kastraten von WAGENSEIL (1927, 1933) hingewiesen (s. auch S. 51 ff.). Nach ihm konnte ein einheitlicher Kastrationseffekt auf die Größe der menschlichen Hypophyse nicht nachgewiesen werden. Die Annahme von GARFUNKEL (1924), daß das Gewicht der Hypophyse bei eunuchoidem Hochwuchs vermindert, bei eunuchoidem Fettwuchs dagegen vermehrt sei, wird schon durch die Fälle von ALTMANN widerlegt.

Tabelle 21. Der Einfluß des Keimdrüsenmangels auf den Vorderlappen der menschlichen Hypophyse.

Untersucher	Jahreszahl	Art der Beeinflussung	Zahl der Fälle	Geschlecht	Einfluß auf	
					die Größe	das Zellbild der Hypophyse
Kon	1908	Kastration	6	♀	mäßig vergr.	Bedeutende Vermehrung der Eo. Vergrößerung der Bas.
Kolde	1912	Kastration	1	♀	nicht vergr.	Zunahme von Eo. und Bas. auf Kosten der Hauptzellen.
Rössle	1914	Kastration	28	♀	wechselnd nicht wesentl. vergr.	Reichtum an Eo., Heterotopie des. Armut an Bas., im übrigen Bild nicht einheitlich.
Berblinger . . .	1920 1931	Röntgenkastration	1	♀		Adenomartige Zunahme der Eo., Degen.veränderg. der Bas.
Olivet	1923	Anovarie	1	♀	„normalgroß"	Vermehrung der Eo.
Randerath . . .	1925	Anovarie	1	♀	klein	Vermehrung der Eo.
Schürmann . . .	1927	Anovarie	1	♀	1,05 g	Herdförmige Vermehrung der Eo.
Rössle und Wallart . . .	1930	Anovarie	1	♀	1 g	Eosinophilie, Hyperplasie.
Philipp	1930	Kastration	10	♀		Starke Vermehrung der Eo., die in einigen Drüsen außergewöhnlich groß sind.
Borak und Windholz	1931	Röntgenkastration	1	♀		Starke Vermehrung der Eo., Zunahme der Bas.
Berblinger . . .	1932	Kastration	16	♀	zum Teil vergr.	In 7 Fallen bedeutende Zunahme der Eo., in 6 geringer, in 2 Zunahme der Baso.
Biggart.	1934	Kastration	3	♀	nicht vergr.	Vermehrung der Bas.
Kon	1908	Kastration	1	♂	mäßig vergr.	Vermehrung der Hauptz. Abnahme von Eo. und Bas.
Garfunkel . . .	1924	Eunuchoider Hochwuchs	1	♂	nicht vergr.	Abnahme der Eo. und Bas. Auftreten von Hauptzellen mit Schwangerschaftscharakt.
		Eunuchoider Fettwuchs	1	♂	vergr.	Hauptzellen wie vorausgehend, dazu reichlich Chromophile.
Wagenseil	1927	Kastration	1	♂	nicht vergr.	Relative Eosinophilie.
		Eunuchoid	1	♂	nicht vergr.	Nicht untersucht.
Berblinger . . .	1928	Hodenatrophie	2	♂	nicht vergr.	Starke Vermehrung der Eo. Im einen Fall adenomartige Hauptzellenwucherung.
Altmann	1930	Anorchie	1	♂	vergr.	Vermehrung der Eo.; Vergrößerung der Hauptz.
		Spätkastrat.	1	♂		Zunahme und Vergr. der Hauptz. Große Eo.
		Eunuchoide	11	♂		Hauptz. oft vermehrt u. hypertrophisch. Eo. oft sehr zahlreich.
Biggart.	1934	Spätkastrat.	1	♂	schwach vergr.	Starke Vermehrung der Bas.

Histologisch wird als Folge der Kastration vielfach eine Vermehrung der eosinophilen Zellen hervorgehoben. Auch Berblinger (1932) kommt bei Besprechung der von ihm selbst beobachteten Fälle und der einschlägigen

Literatur zu dem Ergebnis, daß es „nach postpuberaler Kastration wie in der Folge angeborenen Eierstockmangel, ferner nach Röntgenbestrahlung der Ovarien und bei schweren Hodenatrophien zu einer deutlich erkennbaren Vermehrung der eosinophilen Epithelien des menschlichen Hirnanhanges" kommt. „Diese ist die häufigste Reaktion auf den Ausfall oder auf die erhebliche Einschränkung inkretorischer Keimdrüsentätigkeit." Doch trifft die in Rede stehende Veränderung des Vorderlappens auch nach BERBLINGER nicht konstant auf; im übrigen ist sie weder von der Dauer des Kastrationszustandes noch vom Zeitpunkt der Kastration abhängig. Die Abnahme der Basophilen bezeichnet BERBLINGER als inkonstante Reaktion auf den Keimdrüsenausfall.

Im Gegensatze dazu schildert BIGGART (1934) als charakteristische Veränderung der menschlichen Kastrationshypophyse eine merkliche Vermehrung der basophilen Zellen, in welchen ihm zudem Vakuolen und Kolloidtropfen auffallen. BIGGART stützt sich dabei auf die Befunde, die er in der Hypophyse von 4 menschlichen Spätkastraten erheben konnte. Der Autor glaubt, daß auch in den Fällen von JUTAKA KON nicht eine Vermehrung der eosinophilen, sondern der basophilen Zellen vorgelegen habe. KON habe sich durch die von ihm angewandte Färbemethode von SCHMIDT täuschen lassen, bei der sich die α-Granula mit dem basischen Farbstoff färben. Es mag sein, daß das zutrifft, doch werden damit die Befunde von ALTMANN, BERBLINGER, PHILIPP, SCHÜRMANN und andere Autoren (s. Tabelle 21) nicht erklärt, zu welchen auch BIGGART nicht Stellung nimmt. Eine Zunahme der Basophilen (und noch mehr der Eosinophilen) wird sonst nur in einem von BORAK und WINDHOLZ untersuchten Fall von Röntgenkastration mitgeteilt, während BERBLINGER (1920, 1931) in einem ähnlichen Fall besonders große Eosinophile, hypertrophische Hauptzellen und Entartungsvorgänge an den Basophilen sah. Nach alldem erscheint eine Vermehrung der Basophilen als allgemeine Kastrationsfolge beim Menschen noch nicht gesichert, man wird aber bei künftigen Fällen das Verhalten der Basophilen besonders berücksichtigen müssen, da eine Beeinflussung dieser Zellen im Sinne einer Vermehrung mit den Erfahrungen des Tierexperimentes gut übereinstimmen würde. Außerdem ist bekannt, daß sich auch die menschliche Kastratenhypophyse durch erhöhten Gehalt an gonadotropem Hormon auszeichnet und daß im Harn des menschlichen Kastraten Prolan auftritt (PEIRSON 1932).

Da Frauen über 60 Jahre in gewissem Sinne als physiologische Kastraten betrachtet werden können, sind im vorliegenden Zusammenhang auch Angaben über das Verhalten dieser Altershypophysen von Interesse. SEVERINGHAUS (1937) findet bei ihnen die Basophilen schätzungsweise vermehrt. In einem Fall boten sie auch das Bild starker Entgranulierung. Die Unterschiede, die RASMUSSEN bei der numerischen Analyse von weiblichen Altershypophysen ermittelte, sind indessen nicht sehr groß: Er fand bei Frauen über 50 Jahren nur um 1,7% mehr Basophile als bei Frauen zwischen 16 und 49 Jahren, während die Eosinophilen um 5,9% vermindert waren.

Schließlich wird von einzelnen Autoren wie ALTMANN, GARFUNKEL auch eine Vermehrung und Vergrößerung der Hauptzellen beschrieben. Auch BIGGART erwähnt das Auftreten großer chromophober Zellen, in welchen er des öfteren das Vorkommen von Vakuolen beobachtet. Ein Teil dieser Zellen enthält auch einige basophile Granulationen, was BIGGART veranlaßt, sie als Übergangsstadien zu basophilen Zellen zu deuten. GARFUNKEL findet bei Eunuchoiden „eine große Anzahl ungewöhnlicher abweichender Zellformen, die ebenfalls wie die eosinophilen und basophilen Zellen einen breiteren Protoplasmaleib besitzen, von rundlicher, ovaler bis polygonaler Gestalt sind, die aber ein etwas blasser eosinrosa gefärbtes, ganz homogenes Protoplasma besitzen und sich durch unscharfe Zellgrenzen auszeichnen". GARFUNKEL glaubt, daß die fraglichen Zellen teils den Übergangszellen KRAUS', teils den Schwangerschaftszellen ERDHEIMS außerordentlich nahestehen oder mit ihnen identisch sind. DAYTON beschreibt im Vorderlappen einer 35jährigen, die nur einmal im 15. Lebensjahr menstruierte, große Zellen mit hellrosa gefärbtem, fein und locker granuliertem, scharf begrenztem Cytoplasma. Die nach seinen Angaben normalerweise nicht vorkommenden Zellen waren in diesem Falle von Keimdrüsenunterfunktion in sehr großer Zahl vorhanden. Vermutlich handelt es sich bei all diesen Zellen um große γ-Zellen und in Entgranulierung begriffene δ-Zellen, wie sie in allen gut fixierten menschlichen Hypophysen anzutreffen sind. Jedenfalls fehlt bis jetzt der Beweis dafür, daß es sich um eine durch den Keimdrüsenausfall bedingte charakteristische Veränderung des Vorderlappens handelt.

Wie man sieht, ist das histologische Bild der menschlichen Kastrationshypophyse noch weitgehend ungeklärt und es wird noch zahlreicher Beobachtungen an gut erhaltenen Organen bedürfen, ehe die Art ihrer morphologischen Reaktion sichergestellt ist. Vor allem wäre es dringend nötig, statt der Schätzungen nach einzelnen Schnitten oder an Stelle der methodisch unzulänglich durchgeführten Zählungen einzelner Gesichtsfelder, wie sie von einigen Autoren vorgenommen wurden, Analysen nach den von RASMUSSEN oder WOLFE ausgearbeiteten Verfahren durchzuführen.

γ) Die Wirkung der Keimdrüsensubstitution auf das Kastrationsbild der Hypophyse.

Schon SCHLEIDT (1914) berichtet, daß er in der *Ratten*hypophyse das Auftreten der Kastrationszellen durch gleichzeitige Transplantation von Keimdrüsengewebe zu verhüten vermochte. LEHMANN (1928) brachte die Kastrationszellen durch eine erfolgreiche Transplantation von Hoden- oder Eierstockgewebe wieder zur Rückbildung, nahm dabei aber das Bestehen einer Geschlechtsspezifität an; zu Unrecht, da die Veränderungen in der Hypophyse kastrierter *Ratten*männchen auch durch Eierstocktransplantate verhütet oder rückgängig gemacht werden und umgekehrt (SCHLEIDT 1914, HATERIUS und NELSON 1932). Das Hormon scheint im Hoden schon frühzeitig in hinreichender Menge aufzutreten; denn nach TURNER (1937) werden die cellulären Veränderungen des Vorderlappens schon durch die Transplantation von Hoden der neugeborenen *Ratte* in die vordere Augenkammer verzögert.

Versuche, das gleiche durch Extraktinjektionen zu erzielen, waren anfänglich erfolglos. So erwies sich die intraperitoneale Injektion von frischem Hodenextrakt oder von Sperma in den Versuchen NUKARIYAS (1926) als unwirksam. Auch Follikulininjektionen brachten die Kastrationszellen in den Versuchen von ZONDEK und BERBLINGER (1931) sowie FLUHMANN und v. KULCHAR (1931) nicht zum Schwinden. Diese anfänglichen Mißerfolge erklären sich, wie HOHLWEG und DOHRN (1931, 1932) überzeugend nachwiesen, aus zu geringer Dosierung und zu kurzer Versuchsdauer. Wird dagegen eine hinreichende Hormonmenge verabreicht (z. B. täglich mindestens 5—6 RE Follikelhormon über eine Dauer von 3 Wochen), so läßt sich bei frühzeitiger Anwendung nicht nur das Auftreten der Kastrationserscheinungen verhüten, sondern es gelingt auch, das schon vollentwickelte Bild der Kastrationshypophyse wieder in das einer normalen Hypophyse zurückzuverwandeln. Dabei benötigt das Männchen etwa die sechsfache Menge an Follikelhormon wie das Weibchen. Übereinstimmende Ergebnisse erhielt NELSON (1933b, 1935a) sowie NELSON und GALLAGHER (1936) mit Follikelhormon (Oestrin) und Hodenhormon. Auffallenderweise war von letzterem auch beim Männchen eine 5—6mal höhere Dosis nötig als beim Weibchen. Ja SCHOELLER, DOHRN und HOHLWEG (1936), die mit sehr reinen Substanzen arbeiteten, kamen zu dem Ergebnis, „daß man zur Verhinderung der Kastrationsveränderungen des Vorderlappens beim Männchen mehrere hundertmal so viel von den bisher bekannten männlichen Wirkstoffen benötigt, als man dazu vom weiblichen Hormon bedarf". Um das Auftreten der Kastrationszellen mit Sicherheit zu verhindern, sind beim erwachsenen Männchen im Mittel 0,15 γ Oestradiolbenzoat nötig oder 150 γ Testosteronpropionat, 300 γ Testosteron oder 2000 γ Androsteron. Beim erwachsenen Weibchen sind 0,3 γ Oestradiolbenzoat nötig, von Androsteron nur 1500 γ, die Dosen von Testosteron und Testosteronpropionat liegen für beide Geschlechter gleich. Bei unreifen Tieren (29—33 g) sind die benötigten Dosen bedeutend kleiner. Nach KORENSCHEVSKY, DENNISON und SIMPSON (1935) läßt sich die vergrößerte Hypophyse von *Ratten*kastraten durch Androsteron, Androstanediol und Oestron wieder auf das normale Gewicht bringen; auch die histologische Struktur wird teilweise wieder hergestellt. Mit Testosteron und Testosteronpropionat wurde die Rückkehr zum normalen Gewicht nur unvollständig erzielt (KORENSCHEVSKY, DENNISON und ELDRIDGE 1937). WOLFE und HAMILTON (1937a) verhinderten das Auftreten der Hypophysenveränderungen bei unreifen *Ratten*kastraten durch 10malige Injektion von täglich 500 γ Testosteron, Testosteronpropionat oder Testosteronacetat. Die Wirkung des Follikelhormons (Estron) auf den Vorderlappen kastrierter *Ratten*weibchen wird teilweise unterdrückt, wenn gleichzeitig Testosteronacetat verbraucht wird (WOLFE und HAMILTON 1937b).

Nach ALLANSON (1937) kommt es in der Hypophyse der *Ratten*kastraten auf die Hormonbehandlung hin zuerst zu einer stufenweisen Abnahme der Zahl der vergrößerten Basophilen. Sie verschwinden zuerst im Innern des Vorderlappens, später auch an der Peripherie. Die relative Zahl von Basophilen und Chromophoben kehrt so zur Norm zurück. Anschließend kommt es zu einer Verkleinerung und zahlenmäßigen Reduktion der Kastrationszellen, die ebenfalls zuerst im Innern des Vorderlappens einsetzt. In der Randzone verschwieden sie dagegen, wie auch HALPERN und D'AMOUR (1936) nach 8 Wochen langer Verabreichung großer Dosen von Oestrin feststellten, nur sehr langsam. ALLANSON betrachtet eine Hypophyse als erfolgreich restituiert, wenn ihre Struktur mit Ausnahme einzelner kleiner Kastrationszellen normal ist. Durch Androstenedion, Testosteron und Testosteronpropionat konnte unter 13 verschiedenen krystallisierten männlichen Hormonpräparaten eine beinahe vollständige Wiederherstellung der Hypophyse erzielt werden. Nach WOLFE (1936) läßt sich das Auftreten der Kastrationszellen bei *Ratten* durch tägliche Verabreichung von 9 bis 10 Dihydroxy-9-10 Di-k-Propyl-9-10-Dihydro-1-2-5-6-Dibenzanthrazen verhindern. JACOBSEN (1939) brachte die Kastrationsveränderungen bei männlichen wie weiblichen *Ratten* durch Verabreichung des von DODDS, GOLDBERG, LAWSON und ROBINSON entdeckten 4,4¹-Dioxy-$\alpha\beta$-Diäthylstilben (DAES) zur Rückbildung.

Im Gegensatz dazu vermag reines Progestin (Luteohormon) das Bild der Kastrationshypophyse nicht zu beeinflussen (HOHLWEG 1935). CLAUBERG und BREIPOHL (1935) glaubten zwar ihm eine ähnliche Wirkung zuschreiben zu können wie dem Follikelhormon, HOHLWEG konnte jedoch nachweisen, daß ein derartiger Effekt nur dann eintritt, wenn das Progestin durch geringe Beimengungen von Follikelhormon verunreinigt ist. Durch gonadotropes Hormon sowie durch Prolan A und B aus Gravidenharn werden die Kastrationszellen der Hypophyse nicht zum Schwinden gebracht (B. ZONDEK und BERBLINGER 1931).

Die Zeitdauer, die seit der Kastration verstrichen ist, scheint nach den bisherigen Erfahrungen für die Reversibilität des Kastrationsbildes der Hypophyse ohne wesentliche Bedeutung zu sein. Denn die Veränderungen bildeten sich in den Versuchen von CLAUBERG und BREIPOHL (1934) auch dann zurück, wenn erst $^3/_4$ Jahre nach der Kastration in der Zeit von 3 Wochen eine Gesamtdosis von 600—1000 ME Follikelhormon verabreicht wurde.

Wie weitgehend dadurch die Kastrationsveränderungen der Hypophyse ausgeglichen werden, geht daraus hervor, daß die wiederhergestellte Kastrationshypophyse schließlich auf übermäßige Verabreichung von Follikelhormon in gleicher Weise reagiert wie die einer normalen geschlechtsreifen *Ratte*. Wird nämlich die oben angegebene, auf 3 Wochen verteilte Gesamtdosis in der Weise überschritten, daß die Tiere über diese Zeit hinaus noch weiter täglich 30 ME Follikelhormon erhalten, so kommt es zu einer Vergrößerung und Hyperämie des Vorderlappens; im histologischen Bild aber sind nun zahlreiche große Zellen mit großen, runden Kernen nachzuweisen, die sich von den früheren Kastrationszellen deutlich unterscheiden (CLAUBERG und BREIPOHL 1934). Es handelt sich zweifellos um die gleichen cellulären Veränderungen, wie sie schon S. 219ff. bei normalen Tieren als Folge einer Verabreichung übermäßiger Mengen von Follikelhormon beschrieben wurden. Daß die dabei auftretende Zellform nicht die gleiche ist wie nach Kastration, geht auch daraus hervor, daß der Vorderlappen nunmehr nur wenig oder gar kein gonadotropes Hormon enthält (CLAUBERG 1936), während es im Vorderlappen unbeeinflußter Kastraten bekanntlich vermehrt ist.

δ) Die Bedeutung der Kastrationsveränderungen
des Vorderlappens.

Die morphologischen Veränderungen der Kastratenhypophyse gewinnen dadurch an Interesse, daß der Vorderlappen, wie zuerst ENGLE (1929) sowie EVANS und SIMPSON (1929) bei der *Ratte* nachwiesen, nach Kastration einen erhöhten Gehalt an gonadotropem Hormon zeigt. Er ist im Implantationsversuch stärker wirksam als der Vorderlappen geschlechtsreifer Tiere. Das gleiche konnte für den Vorderlappen kastrierter *Meerschweinchen* nachgewiesen werden (SEVERINGHAUS 1932), ebenso für das *Kaninchen* (SMITH, SEVERINGHAUS und LEONARD 1933), und zwar für beide Geschlechter (gegen WOLFE 1932). Die Steigerung der Wirkung ist beim Vorderlappen des Weibchens größer als beim Männchen. Auch auf Einheiten bezogen ist der weibliche Vorderlappen wirksamer. Es ist naheliegend und ENGLE (1929) wie EVANS und SIMPSON (1929) haben diese Schlußfolgerung auch längst gezogen, die Vermehrung des Gehaltes an gonadotropem Hormon mit der Vergrößerung der Basophilen und dem Auftreten der Kastrationszellen in Verbindung zu bringen. Bemerkenswert ist, daß EMERY (1932) auch im Blut kastrierter *Ratten* gonadotropes Hormon nachweisen konnte, während es sich beim normalen Tier dem Nachweis entzieht. Es ist möglich, daß namentlich während der ersten Monate die Hypertrophie der Basophilen mit einer vermehrten Produktion und Abgabe von gonadotropem Hormon in Verbindung zu bringen ist, während später eine Hemmung der Hormonabgabe zu erhöhter Speicherung und damit zur Ausbildung von Kastrationszellen führt.

ε) Die Wirkung der Verabreichung von Geschlechtshormonen auf
die Hypophyse normaler nicht kastrierter Tiere.

Die Veränderungen, die die Zufuhr von Geschlechtshormonen in der Hypophyse normaler, nicht kastrierter Versuchstiere zur Folge hat, wurden schon in einem vorausgehenden Abschnitt (s. S. 219—221) beschrieben. Dazu sind aus der letzten Zeit noch einige weitere Beobachtungen nachzutragen. Der Einfluß der Dosierung und Behandlungsdauer geht aus einer Versuchsreihe von Weil und Zondek (1939) hervor. Wurden *Rattenweibchen* im Laufe von 12 Wochen 120000 Mäuseeinheiten Dimenformon verabreicht, so war der Vorderlappen durchschnittlich um das $1^1/_2$fache vergrößert. Chromophobe, Basophile wie Eosinophile waren etwas vergrößert, die letzteren von 38 auf 30% vermindert. Nach 600000 Mäuseeinheiten (in 17—30 Wochen) war der Vorderlappen auf das Doppelte angewachsen, die Eosinophilen auf 21—28% vermindert. Nach 780000 Mäuseeinheiten (in 32—63 Wochen) zeigte der Vorderlappen das 3—4fache seiner normalen Größe. Alle Zellarten waren stark geschwollen. Infolge der Anschwellung kam es auch zu einer Kompression von Zwischen- und Hinterlappen.

In den Versuchen von Wetzstein (1940) führte die lang dauernde orale Verabreichung eine Menge von Follikelhormon, die beim kastrierten weiblichen Tier gerade noch Oestrus erzeugt, im Vorderlappen normaler Männchen wie Weibchen, wie kastrierter Weibchen übereinstimmend nur zu mäßigen Veränderungen: es zeigte sich Vergrößerung, Degranulation und kolloidale Degeneration von Basophilen, deutliche Verminderung der durchschnittlichen Zahl sowohl der typischen wie der hypochromatischen Formen der Basophilen; Zunahme der Kolloidmenge und bei den weiblichen Tieren eine Erweiterung der Sinuscapillaren. An den Eosinophilen machte sich nur selten Granulaverlust bemerkbar.

Die schon S. 220 erwähnte Feststellung, daß es nach Verabreichung starker Oestrindosen in der Hypophyse öfters zum Auftreten von Adenomen kommt, wurde weiterhin bestätigt. Zondek (1938) traf in der Hypophyse von *Ratten*, die über 7 Monate lang wöchentlich 1 mg Oestradiolbenzoat erhielten, in 29 von 35 Fällen Tumoren an. McEuen, Selye und Collip (1939) fanden bei einer *Ratte*, die vom 24. bis 880. Lebenstag täglich Schwangerenharn (100 bis 150 I.E.) erhielt, ein pigmentiertes Adenom des Mittellappens vor.

b) Die Wirkung der Schilddrüse auf das Strukturbild der Hypophyse.

α) Die Wirkung des Schilddrüsenausfalles auf die tierische Hypophyse.

Ähnlichkeiten im histologischen Bau führten Rogowitsch (1889) zu der Schlußfolgerung, daß die Hypophyse gleich der Schilddrüse „eine sog. Blutdrüse ohne Ausführungsgang" ist und auch eine ihr entsprechende Bedeutung hat. Im Glauben, daß sich in diesem Falle beide Organe gegenseitig vertreten können und die Entfernung des einen Organes eine erhöhte Tätigkeit des anderen zur Folge hat, untersuchte Rogowitsch die Wirkung der Thyreoidektomie auf die histologische Struktur der Hypophyse. Er fand dabei in der Hypophyse von *Kaninchen* wie *Hunden* wesentliche Veränderungen, die er im Sinne einer erhöhten Tätigkeit deutete. Unter anderem beobachtete er auch das Auftreten abnorm großer, fein granulierter Zellen, die er von Hauptzellen herleitete, ferner eine Abnahme in der Färbbarkeit der mit Pikrinsäure tingierten Chromophilen (also der Eosinophilen), die auch erhöhte Vakuolisierung zeigten.

Der Arbeit Rogowitschs folgten zahlreiche weitere Untersuchungen experimenteller wie morphologischer Art, die die Wirkung des Schilddrüsenausfalles auf das rätselhafte Organ der Hypophyse zu ergründen strebten. Die Vorstellung, daß die Hypophyse kompensatorisch für die entfernte Schilddrüse eintritt, führte dazu, daß lange Zeit dem Verhalten des Gewichts eine besondere Bedeutung beigemessen wurde. Die diesbezüglichen Ergebnisse waren jedoch sehr widersprechend. So vermerken zahlreiche Autoren (Stieda, Gley, Horsley, Hofmeister, Guerrini, Lusena, Lucien und Parisot, Parhon-Goldstein, Biedl, Alquier, Viguier, Degener, Walter, Akopenko, Hagenbach, Cyon) nach Thyreoidektomie eine Vergrößerung und Gewichtszunahme der Hypophyse, während andere, wie Rogowitsch, Leonhardt, Schwarz, Ewald und Rockwell, Vassale, Traina, Thaon, Cimoroni, Verstroeten und Vandenlinden, Simpson und Hunter.

BERTELLI und FALTA das Gewicht des Organs nicht oder nur unbedeutend verändert fanden. Die Vergrößerung der Hypophyse wurde im allgemeinen einer Hypertrophie der Drüsenzellen des Vorderlappens zugeschrieben. Eine histologisch nachweisbare Beeinflussung des Drüsengewebes beschrieben ROGOWITSCH, STIEDA, TIZZONI und CENTANNI, ROSENBLATT, CIMORONI, ALQUIER. Andere Autoren wie HERRING, SCHWARZ, VASSALE, KATZENSTEIN, LUZZATO, VERSTROETEN und VANDENLINDEN, EDMUNDS, TATUM konnten im histologischen Bilde des Vorderlappens keine Veränderungen wahrnehmen. Über eine Beeinflussung des Zwischenlappens und Hinterlappens berichtet nur HERRING und zwar beschreibt er eine Vermehrung und erhöhte Tätigkeit der Zellen des Zwischenlappens wie eine Zunahme der hyalinen und granulären Körper des Hinterlappens, die namentlich bei *Hund* und *Katze*, wie auch BIEDL (1916) bestätigte, stark hervortreten. Ein ausführliches Referat über dieses gesamte ältere Schrifttum findet sich bei TRAUTMANN (1916).

Bei seinen eigenen eingehenden Untersuchungen über den Einfluß der Thyreoidektomie bei *Ziegen* kam TRAUTMANN zu dem Ergebnis, daß der Eingriff bei diesen Tieren keine oder höchstens eine vorübergehende schwache Gewichtszunahme der Hypophyse nach sich zieht. Sehr beträchtlich sind dagegen die Veränderungen der mikroskopischen Struktur, die im Vorderlappen vor allem durch das Auftreten abnorm großer, eigenartiger Zellen wechselnder Gestalt gekennzeichnet sind. Wie ROGOWITSCH und STIEDA leitet auch TRAUTMANN diese veränderten Zellen von den Hauptzellen (chromophoben Zellen) her. In den sich langsam vergrößernden Zellen treten zuerst feine, schwach eosinophile Granulationen auf, die allmählich eine kolloidartige Umwandlung erfahren. Dann erscheinen farblose Vakuolen, die mehr und mehr zunehmen und schließlich schaumartig den ganzen Zelleib durchsetzen. Zuletzt kommt es zu einem Zerfall dieser hochgradig veränderten Zellen. Die eosinophilen Zellen findet TRAUTMANN der Zahl nach vermehrt, ihre Größe dagegen vermindert. Die basophilen Zellen sind wenig zahlreich, sonst aber unbeeinflußt. Die Veränderungen entwickeln sich im allgemeinen um so stärker, je frühzeitiger die Tiere operiert werden. Die Hypophysenhöhle der thyreoidektomierten *Ziegen* ist, namentlich bei älteren Tiere und wenn längere Zeit seit der Operation verstrichen ist, stark erweitert und mit großen Mengen von Kolloid gefüllt. Im Hirnteil findet TRAUTMANN Veränderungen am Gliagewebe und eine Abnahme der Nervenfasern, ferner mitunter mächtige Pigmenthäufungen, während die Kolloidkugeln vermindert sind. In allen Anteilen der Hypophyse kommt es zu einer starken Vermehrung des Bindegewebes und einer vermehrten Ausbildung von Cysten; im Zwischenlappen trifft man oft pfützenartig sich ausbreitende, schwach basophile, homogene Sekretmassen. Eine Größenzunahme des Zwischenlappens konnte TRAUTMANN bei der *Ziege* nicht feststellen. Dies steht im Gegensatz zu den Beobachtungen von HERRING und BIEDL an *Hund* und *Katze*; bei thyreoidektomierten *Kaninchen* kann der Zwischenlappen sogar das 6fache des normalen Volumens erreichen (BIEDL 1916).

Wie verschieden die Hypophyse der einzelnen Tierarten auf die Thyreoidektomie reagiert, geht auch daraus hervor, daß TRAUTMANN die von ihm bei der *Ziege* beobachteten Veränderungen später (1918) bei *Hund* und *Katze* weniger ausgeprägt fand; immerhin treten auch bei diesen schon wenige Tage nach der Operation eigenartige kugelige Zellen auf, die auch CIMORONI (1907, 1908) sowie KOJIMA (1917) bei thyreoidektomierten *Hunden* beschrieben hat. Die deutlich abgegrenzten Zellen, die die eosinophilen und basophilen Zellen an Größe mitunter um das 2—4fache übertreffen, enthalten feine, locker verteilte, schwach acidophile Granula. Die Veränderungen schreiten hier aber nicht bis zur Kolloid- und Vakuolenbildung fort. Die Zellen gehen wie bei der *Ziege* aus Hauptzellen hervor. Die Eosinophilen sind auch beim *Hund* erheblich vermehrt; die Basophilen lassen keine Besonderheit erkennen. PUGLIESE (1931) findet beim *Hund* dagegen eine starke Vermehrung der Basophilen, sowie eine Hypertrophie und teilweise Degeneration der Hauptzellen. Ferner hebt er das Vorkommen von Zellen hervor, die im Innern basophile, am Rand aber eosinophile Granula zeigen.

Die von TRAUTMANN beim thyreoidektomierten *Hund* beschriebenen Zellen gleichen weitgehend den „Strumazellen", die ich in der Hypophyse von *Hunden* fand, die mit einer Struma adenomatosa behaftet waren (ROMEIS 1924). Auch diese Zellen entwickeln sich nach meinen Beobachtungen aus chromophoben Zellen (d. i. γ-Zellen), während SATWORNITZKAJA (1926) die bei *Hunden* nach Entfernung der Schilddrüse auftretenden „Thyreoidektomiezellen" aus Basophilen hervorgehen läßt.

Bei der Bedeutung, die der *Ratte* als Versuchstier in der Hormonforschung zukommt, ist es von Wichtigkeit, daß sich gerade bei dieser Tierart ähnlich wie nach Kastration auch nach Thyreoidektomie besonders deutliche Veränderungen der Hypophysenstruktur einstellen. Sie wurden zum erstenmal von KOJIMA (1917) beschrieben, der das Auftreten großer, geschwollener Zellen mit stark vakuolisiertem Cytoplasma, eine Abnahme der gewöhnlichen eosinophilen und basophilen Zellen, eine Zunahme des intrafollikulären Kolloids und eine Verdickung der Pars intermedia feststellte.

Auch beim Kaninchen nehmen die eosinophilen Zellen, wie BRYANT (1930) beobachtete, nach Wegnahme der Schilddrüse an Zahl stark ab; ja sie können in einzelnen Fällen sogar völlig verschwinden. Die Vergrößerung der Hypophyse thyreoidektomierter Tiere führt BRYANT auf eine Hypertrophie der chromophoben Zellen zurück; ein Teil dieser vergrößerten Zellen vakuolisiert und löst sich schließlich in körnige Zerfallsprodukte auf, die die Intercellulärlücken ausfüllen.

All diese Beobachtungen gewannen erhöhtes Interesse, als seit 1928 durch die Arbeiten von LOEB, ARON, SCHWARTZBACH und UHLENHUTH und anderer Autoren nachgewiesen wurde, daß die Hypophyse ein spezifisch auf die Schilddrüse wirkendes Hormon absondert. Die dadurch gegebenen neuen Gesichtspunkte wurden für die vorliegende Frage vor allem durch die aufschlußreichen Untersuchungen von HOHLWEG und JUNKMANN (1932) ausgewertet. Zunächst wiesen die genannten Autoren in Bestätigung KOJIMAs nach, daß in der *Ratten*hypophyse schon wenige Tage nach der Wegnahme der Schilddrüse große cytoplasmareiche Zellen auftreten, die an Kastrationszellen erinnern, sich bei genauerem Zusehen aber doch von diesen unterscheiden. So zeigen die Kastrationszellen schärfere Zellgrenzen und eine feinere Granulierung des Cytoplasmas. Die Thyreoidektomiezellen dagegen neigen früher als die Kastrationszellen zur Vakuolenbildung. „Die Vorderlappen von schilddrüsenexstirpierten *Ratten* machen nach verhältnismäßig kurzer Zeit den Eindruck von Altkastratenhypophysen." Bedeutungsvoll ist ferner der Unterschied im Verhalten der eosinophilen Zellen: während die Kastrationshypophyse stets zahlreiche Eosinophile enthält, sind diese in der Hypophyse schilddrüsenloser *Ratten* oft gänzlich verschwunden. Unter 60 Fällen vermißten sie HOHLWEG und JUNKMANN in 20 vollständig, in 30 waren sie mehr oder weniger stark vermindert und nur in 10 Hypophysen war keine merkliche Abnahme erkennbar.

Die Bedeutung dieser morphologisch feststellbaren Unterschiede wird unterstrichen durch den Nachweis, daß sie auch mit Unterschieden funktioneller Art verbunden sind. So ergab sich, daß die Thyreoidektomiehypophyse im Gegensatze zur Kastrationshypophyse, wie auch EVANS und SIMPSON (1930) beobachtet hatten, keine erhöhte gonadotrope Wirkung besitzt; sie verhält sich in dieser Beziehung nicht anders als die Hypophyse eines normalen Tieres. Damit steht in Einklang, daß die morphologischen Veränderungen der Thyreoidektomiehypophyse durch die Verabreichung von Follikelhormon nicht beeinflußt werden. Aus beiden Versuchsgruppen geht hervor, daß sich die nach

Thyreoidektomie und nach Kastration auftretenden Zelltypen trotz gewisser morphologischer Ähnlichkeiten grundsätzlich voneinander unterscheiden. Im gleichen Sinne spricht, daß HOHLWEG und JUNKMANN durch Verfütterung getrockneter Schilddrüsen wie durch Einspritzung von Thyroxin mit Sicherheit das Auftreten von Thyreoidektomiezellen verhindern konnten. Bei infantilen *Ratten* genügt hierfür die tägliche subcutane Injektion von 2,5 γ Thyroxin. Jodkali und Dijodtyrosin sind dagegen bei Fehlen von Schilddrüsengewebe auf das histologische Bild ohne Wirkung. — Die erhöhte gonadotrope Wirkung der Kastrationshypophyse, die bekanntlich auf eine Speicherung des Hormones in den Kastrationszellen zurückgeführt wird, legte die Annahme nahe, daß die Thyreoidektomiezellen in ähnlicher Weise thyreotropes Hormon speichern. Wider Erwarten ist dies jedoch nicht der Fall: die thyreotrope Wirkung des Hypophysenvorderlappens ist nach Thyreoidektomie nicht gesteigert.

Diese Ergebnisse wurden in ihren einzelnen Punkten durch die Arbeiten der letzten Jahre im wesentlichen bestätigt und darüber hinaus verschiedentlich ergänzt (SEVERINGHAUS, SMELSER und CLARK 1934 b, MARINE, ROSEN und SPARK 1935, ZECKWER, DAVIDSON, THOMAS und LIVINGOOD 1935, ZECKWER 1936, LEBEDEWA 1936, GUYER und CLAUS 1937, SEVERINGHAUS 1937, SMELSER 1939).

Was den Einfluß der Thyreoidektomie auf die Größe der Hypophyse betrifft, so scheint hier zum mindesten bei *Ratten* und *Kaninchen* ein auffallender Geschlechtsunterschied zu bestehen, auf den zum erstenmal HAMMETT (1923, 1925) aufmerksam machte; er sah nach Thyreoparathyreoidektomie bei der männlichen *Ratte* eine deutliche Hypertrophie der Hypophyse, die bei weiblichen Tieren ausblieb. Durch Parathyreoidektomie allein wurde das Gewicht der Hypophyse bei keinem der beiden Geschlechter beeinflußt. HAMMETT weist darauf hin, daß sich der gleiche Geschlechtsunterschied auch in den Protokollen von SIMPSON und HUNTER (1911, *Schaf*) und LIVINGSTON (1913, *Kaninchen*) erkennen läßt. Auch bei den thyreoidektomierten *Ratten* von LEBEDEWA (1936), die ein Hypophysengewicht von 8—14 mg gegen 4—5,5 mg bei den Kontrollen zeigten, handelt es sich um Männchen, desgleichen bei SMELSER (10,14 mg $\pm$ 0,5 gegen 8,06 mg $\pm$ 0,59). Die Gewichtszunahme der Hypophyse kann durch Transplantation von Schilddrüse, wie LEBEDEWA feststellte, wieder herabgedrückt werden. Ebenso bleibt bei *Kaninchen* die Hypertrophie aus, wenn sie nach der Thyreoidektomie mit Schilddrüse gefüttert werden (LIVINGSTON). Auch das Alter scheint für das Ausmaß der Hypertrophie der Hypophyse von Bedeutung zu sein: nach MARINE und Mitarbeitern macht sich dieselbe insbesondere bei jungen thyreoidektomierten *Kaninchen* bemerkbar, während sie bei alten weniger augenfällig ist. Bei männlichen *Tauben* kommt es nach Thyreoidektomie zu keiner Vergrößerung der Hypophyse (SCHOOLEY 1937).

Die Größenzunahme der Hypophyse ist, wie übereinstimmend angenommen wird, vor allem durch eine Hypertrophie bestimmter Drüsenzellen des Vorderlappens, durch vermehrte Kolloidablagerung und durch Erweiterung der Blutgefäße verursacht. Daß die Gewichtszunahme nicht lediglich durch stärkere Durchtränkung mit Flüssigkeiten bedingt ist, geht daraus hervor, daß nach Thyreoidektomie auch der Trockensubstanzgehalt der Hypophyse vermehrt ist (ZECKWER und Mitarbeiter).

Nicht ganz einheitlich sind die Ansichten über den Charakter der hypertrophischen Zellen, der Thyreoidektomiezellen. Während HOHLWEG und JUNKMANN sowie LEBEDEWA ebenso wie früher ROGOWITSCH, STIEDA, TRAUTMANN, ROMEIS, BRYANT die Thyreoidektomiezellen von den Chromophoben ableiten, betrachtet sie SEVERINGHAUS (1927) durchgehends als vakuolisierte Basophile, die aus Chromophoben der basophilen Linie (s. S. 132 und das dazugehörige Schema in Abb. 104) entstehen. Auch in der Beurteilung des

Funktionszustandes der Thyreoidektomiezellen bestehen Meinungsverschiedenheiten. BRYANT, SEVERINGHAUS, LEBEDEWA u. a. deuten die Vakuolisation
dieser Zellen als Veränderungen degenerativer Natur, ZECKWER und Mitarbeiter
dagegen betrachten sie als Zeichen erhöhter Sekretion und Sekretspeicherung.
Besonders eingehend befaßten sich GUYER und CLAUS mit dieser Frage, die bei
einem Vergleich von Kastrations- und Thyreoidektomiezellen von *Ratten* zu
dem Ergebnis kommen, daß die Vakuolisation bei ersteren durch aktive Speicherung von Sekret bedingt ist, während sie nach Thyreoidektomie einen
degenerativen Vorgang, wahrscheinlich hydropischer Natur darstellt; wie
HOHLWEG und JUNKMANN trennen also auch GUYER und CLAUS zwischen
Thyreoidektomie- und Kastrationszellen, während SEVERINGHAUS und Mitarbeiter (1933/34) diese anfänglich nicht scharf auseinanderhielten.

Als Hauptunterschiede zwischen Kastrationszellen (Kz) und Thyreoidektomiezellen (Thz)
geben GUYER und CLAUS u. a. an: Kz: Golgiapparat gewöhnlich in Netzform, Thz:
Golgiapparat granulär oder diffus. Kz: enthält gewöhnlich eine große Vakuole, Thz:
enthält meist mehrere kleinere Vakuolen. Kz: Die Vakuole liegt gewöhnlich auf einer
Seite des Kernes, Thz: Die Vakuolen umgeben den Kern. Kz: Kerne nicht vakuolisiert,
Thz: Kerne häufig vakuolisiert. Kz: nur gelegentlich Cytolyse, Thz: häufige Cytolyse zu
vakuolisierten Intercellularmassen.

Daß Thyreoidektomiezellen und Kastrationszellen entgegen der Annahme
von SMELSER (1939) histologisch verschieden sind, geht auch daraus hervor,
daß bei gleichzeitiger Thyreoidektomie und Kastration in der *Ratten*hypophyse
(♂ und ♀) beide Zelltypen nebeneinander auftreten. Die Hypertrophie des
Vorderlappens ist nach Wegnahme von Schilddrüse und Keimdrüsen stärker als
nach einem dieser Eingriffe allein (ZECKWER 1937). Auch bei *Tauben* ist das
histologische Bild nach Kastration und Thyreoidektomie verschieden (SCHOOLEY
1937). Weiterhin zeigte sich, daß die Thyreoidektomiezellen der *Ratte* nur auf
Schilddrüsenhormon, nicht aber auf Oestron, die Kastrationszellen nur auf
letzteres, aber nicht auf ersteres reagieren (ZECKWER 1938a).

Die Stärke der Vakuolisation der Thyreoidektomiezellen ist bei den einzelnen
Tierarten sehr verschieden. Schon TRAUTMANN stellte in dieser Hinsicht zwischen
Ziege, Hund und *Katze* starke Unterschiede fest; sie bestehen auch zwischen
Ratte, Kaninchen und *Meerschweinchen.* Ähnlich wie nach Kastration erreicht
die Vakuolisation auch nach Thyreoidektomie bei der *Ratte* den stärksten Grad.
Schwächer ist sie beim *Kaninchen,* dessen Thyreoidektomiezellen mehr degranuliert als vakuolisiert erscheinen; beim weiblichen Meerschweinchen schließlich
sind selbst 75 Tage nach der Operation nur die Anfangsstadien einer Vacuoli-
sierung zu beobachten (SEVERINGHAUS 1937).

Die Reaktion der Hypophyse auf die Wegnahme der Schilddrüse ist nicht
auf die *Säugetiere* beschränkt. So beschrieb schon VIGNIER (1911) bei *Eidechsen
(Uromastix acanthinurus)* neben starker Hyperämie das Auftreten von großen
Zellen mit granuliertem Cytoplasma, das sich mit Pikrinsäure intensiv gelb
färbt, und von Zellen mit feinen „basophilen" Granulationen, die sich mit Eisenhämatoxylin färben. SILER (1936) beobachtete bei *Schlangen (Thamnophis
radix)* nach Entfernung der Schilddrüse eine Vergrößerung von chromophoben
Zellen und deren Umbildung zu β-Zellen, ferner eine Vakuolisierung von β-
Zellen und deren Umbildung zu großen nicht granulierten, chromophoben Zellen,
die schließlich zu kleinen Zellen mit pyknotischem Kern und schmalem, nicht
granuliertem Cytoplasmasaum degenerieren. Ferner fand SILER eine Abnahme
der α-Zellen. Bei *Tauben* zeigt das Drüsengewebe des Vorderlappens nach
Thyreoidektomie vorwiegend basophilen Charakter. Die Basophilen sind aber
nicht vergrößert wie nach Kastration, sondern zeigten gleich atrophischen
Basophilen eine Kondensation ihrer Granula. Der Gehalt an gonadotropem
Hormon ist vermindert, die Hoden sind atrophisch (SCHOOLEY 1937). In der

Hypophyse von *Urodelen (Triturus torosus)* kommt es nach GROBSTEIN (1938) zu einer Vakuolisierung degranulierter, basophiler Zellen. Außerdem beobachtete er in den Kernen dieser wie auch nicht vakuolisierter Basophiler eine Ansammlung von basophilem Material, die er als Zeichen eines Degenerationsvorganges deutet.

Die Abnahme der eosinophilen Zellen nach Thyreoidektomie, auf die KOJIMA, BRYANT, wie HOHLWEG und JUNKMANN aufmerksam machten, konnte bei *Ratten* und *Kaninchen* auch von allen späteren Untersuchern bestätigt werden. Auch nach gleichzeitiger Thyreoidektomie und Kastration verschwinden die Eosinophilen weitgehend (ZECKWER 1937, *Ratte*). Sie ist nicht durch eine Degeneration der Zellen, sondern vor allem durch eine Degranulation derselben bedingt, die von keiner Wiederauffüllung der Granulation gefolgt ist (SEVERING-HAUS und Mitarbeiter, ZECKWER und Mitarbeiter, LEBEDEWA). Ungeklärt war anfangs, warum das Phänomen in so wechselndem Ausmaß, von mäßiger Abnahme bis zu völligem Fehlen auftritt. Die Frage dürfte durch die Untersuchungen von LEBEDEWA gelöst sein; denn danach kommt es nur dann (etwa vom 30. Tag p. op. an) zu einem vollständigen Verschwinden der Eosinophilen, wenn die Schilddrüse restlos entfernt wurde. Schon geringe Reste von Schilddrüsengewebe genügen, um die Eosinophilen mehr oder weniger zu erhalten, so wie auch nachträgliche Implantation von Schilddrüsengewebe sie wieder zu restituieren vermag. LEBEDEWA glaubt, daß in allen jenen Fällen des Schrifttums, in welchen die Eosinophilen nicht vollständig verschwanden, unvollständige Exstirpationen vorlagen. Für *Ratten* und *Kaninchen* ist diese Schlußfolgerung nach allem berechtigt; ob sie auch bei *Hunden, Katzen* und *Ziegen* zutrifft, bei denen TRAUTMANN (1916, 1918) und andere Autoren nach, wenn auch unvollständiger, Thyreoidektomie eine Vermehrung der Eosinophilen, beobachteten, bedarf noch weiterer Untersuchung. Auch beim *Meerschweinchen*, bei dem SEVERINGHAUS die Eosinophilen nur vermindert bzw. granulaärmer fand, könnten besondere Verhältnisse vorliegen. ZECKWER und Mitarbeiter bringen den Wachstumsstillstand thyreoidektomierter *Ratten* mit dem Verschwinden der Eosinophilen in Verbindung, die wiederum des Schilddrüsenhormons zur Ausbildung ihrer Granula bedürfen.

Die gleichen Veränderungen wie durch Thyreoidektomie lassen sich im Vorderlappen von *Kaninchen* auch durch alimentär erzeugten parenchymatösen Kropf hervorrufen (MARINE, ROSEN und SPARK 1935). Auch bei *Ratten* treten bei experimentell erzeugtem Kropf im Vorderlappen große, blasse Zellen von schaumigem Aussehen auf, die in Nestern zu 5—20 Zellen zusammenliegen. Die abnorme Größe der oft gut begrenzten Zellen ist durch eine Vermehrung des Cytoplasmas bedingt, das um den chromatinarmen Kern fein granuliert, in der Peripherie dagegen vakuolisiert ist (NELSON und WARKANY 1938). Dadurch sind die Beobachtungen von ROMEIS (1924) an strumösen *Hunden* experimentell bestätigt. Ebenso wie bei Thyreoidektomie lassen sich auch die bei parenchymatösem Kropf auftretenden Veränderungen des Vorderlappens durch Verabreichung von Schilddrüsenhormon wieder rückgängig machen. Auch Zufuhr von Jod, die bei totaler Thyreoidektomie wirkungslos ist, vermag dies, wenn das Tier das Jod in seiner erkrankten Schilddrüse zur Bildung von Thyroxin verwerten kann.

Was die thyreotrope Wirkung des Vorderlappens thyreoidektomierter *Ratten* betrifft, so hatten unabhängig von HOHLWEG und JUNKMANN auch HOUSSAY, NOVELLI und SAMMARTINO (1932) festgestellt, daß diese nicht gesteigert ist. Zum gleichen Ergebnis kamen KUSCHINSKY (1933) und LEBEDEWA (1936). Letzterer fand die thyreotrope Wirkung sogar vermindert. Auch im Parabioseversuch produziert der thyreoidektomierte Partner die thyreotrope

Substanz nicht in verstärktem Ausmaße (HOUSSAY und Mitarbeiter). Nur ZECKWER (1936) findet den Gehalt an thyreotropem Hormon in der Hypophyse thyreoidektomierter *Ratten* erhöht.

Die gonadotrope Wirkung der männlichen *Ratten*hypophyse wird nach SMELSER (1939) durch die Thyreoidektomie weder vermindert noch gesteigert. Es ist aber wahrscheinlich, daß die in den Blutstrom abgegebene Menge an gonadotropem Hormon verringert ist. Bei männlichen *Tauben* fand SCHOOLEY (1937) nach Wegnahme der Schilddrüse eine Abnahme an freiem gonadotropem Hormon. Das steht in Einklang mit der nach Thyreoidektomie vielfach beobachteten Abnahme der Samenbildung.

β) Die Wirkung des Schilddrüsenausfalles beim Menschen.

Die neuen experimentellen Erkenntnisse bringen auch Klärung in das so wechselnde Bild, das die menschliche Hypophyse bei Ausfall oder Unterfunktion der Schilddrüse zeigt, da sie gestatten, aus dem Vielerlei von Befunden die wesentlichen Symptome herauszuschälen. Mit den Thyreoidektomieversuchen sind insbesondere die Befunde bei Thyreoaplasie, Thyreohypoplasie und Kachexia strumipriva zu vergleichen, worüber Arbeiten von ASCHOFF (1899), MACCALLUM und FABYAN (1907), SCHILDER (1911), ZUCKERMANN (1913), SCHULTZE (1914), RÖSSLE (1920), WEGELIN (1925), VRYMAN (1929) vorliegen. Makroskopisch wurde in der Mehrzahl dieser Fälle eine deutliche Vergrößerung der Hypophyse gefunden. So wog in dem von RÖSSLE untersuchten Fall (28jährige Zwergin von 99 cm Länge mit auch histologisch festgestellter totaler Thyreoaplasie) die Hypophyse 725 mg. Das histologische Bild wird zumeist von einer Vermehrung und Vergrößerung der Hauptzellen beherrscht. SCHILDER beschreibt dabei eine aus Hauptzellen hervorgehende Zellform, die zu syncytienartigen Bildungen neigt. Nach ZUCKERMANN betrifft die Hyperplasie ausschließlich die Hauptzellen, die sehr groß sind und einen lichten Kern besitzen. Das Cytoplasma ist sehr reichlich, unscharf begrenzt und mit feinen Körnchen versehen, die sich mit Eosin blaßrot färben und sich nach Eisenhämatoxylin rasch entfärben. Nach ZUCKERMANN erinnern sie an Schwangerschaftszellen. Auch SCHULTZE, RÖSSLE und VRYMAN vergleichen sie damit; nach BERBLINGER sind sie von typischen Schwangerschaftszellen nicht zu unterscheiden, während KRAUS die hypertrophischen Hauptzellen „thyreoprive Zellen" nennt. Mehrmals wird auch das Vorkommen von Hauptzellenadenomen festgestellt.

Auch bei einem von WEGELIN untersuchten Fall einer Kachexia strumipriva überwiegen die Hauptzellen und die aus ihnen hervorgehenden Zellen, die WEGELIN als KRAUSsche Übergangszellen bezeichnet, bei weitem. Die letzteren sind größer als Hauptzellen, besitzen einen deutlich abgrenzbaren Zelleib, unterscheiden sich aber von Schwangerschaftszellen durch den Mangel jeglicher eosinophiler Granulation.

Eine weitere Übereinstimmung zwischen Tierexperiment und den genannten Erkrankungen besteht im Verhalten der eosinophilen Zellen. Diese sind nach den Beobachtungen von ZUCKERMANN, SCHULTZE, VRYMAN bei Thyreoaplasie und -hypoplasie deutlich vermindert. Auch bei Kachexia strumipriva sind sie auffallend spärlich (WEGELIN). Die basophilen Zellen zeigen dagegen keine regelmäßige Beeinflussung, sie werden teils als leicht vermehrt, teils als etwas vermindert bezeichnet. Das Kolloid ist meist vermehrt.

Ganz ähnliche Erscheinungen wurden von BRAUCHLI (1925) bei Kretinismus und endemischem Kropf gefunden[1]. Auch hier ist häufig eine Vergrößerung

---

[1] Der erste Hinweis auf eine Vergrößerung der Hypophyse bei endemischem Kropf und Kretinismus findet sich bei NIÈPCE (1851).

der Hypophyse, eine Hyperplasie und Hypertrophie der Hauptzellen, sowie eine Verminderung der Eosinophilen festzustellen. Bei großen Strumen sind die Erscheinungen meist ausgesprochener als bei kleinen. SCALABRINO (1935) konnte dagegen bei endemischer Strumabildung in der Hypophyse keine gesetz- oder regelmäßige Veränderungen feststellen. Im übrigen hebt auch BRAUCHLI hervor, daß bei Hypothyreosen wie auch bei Kretinismus Hypophysen vorkommen, die gegenüber dem Durchschnittsbefund nur sehr geringe, oft kaum erkennbare Veränderungen aufweisen; selbst bei hochgradigen Hypothyreosen und Schilddrüsenveränderungen kann das der Fall sein. Das gleiche betonen WEGELIN (1927) und BERBLINGER (1932) in ihren zusammenfassenden Darstellungen.

Eine Erklärung für das schwankende Verhalten des Hypophysenbildes bei Hypothyreosen ergibt sich für einen Teil der Fälle möglicherweise daraus, daß die Mehrzahl der unter Schilddrüsenmangel leidenden Kranken kürzere oder längere Zeit Schilddrüsen- oder Jodpräparate erhielten. Man wird daher beim Menschen die durch Schilddrüsenausfall bedingten Hypophysenveränderungen nur selten in ganz reiner Form vorfinden. Es ist vielmehr anzunehmen, daß das Bild der Hypophyse, ähnlich wie im Tierversuch, dadurch mehr oder weniger stark beeinflußt wird.

γ) Die Wirkung des experimentellen Hyperthyreoidismus.

Die Wirkung der Verabreichung von Schilddrüsensubstanz auf die Hypophyse ist noch wenig geklärt. Dies gilt für die Verfütterung von frischer oder getrockneter Schilddrüsensubstanz so gut wie für die Injektion von Thyroxin. Schon die Angaben über die Beeinflussung der Organgröße schwanken. Nach HOSKINS (1916) wird das Wachstum der Hypophyse bei weiblichen *Ratten* durch Verfütterung kleiner Schilddrüsenmengen gehemmt, bei männlichen gefördert. Nach HERRING (1917) dagegen erstreckt sich die Wachstumshemmung, wenn das Gewicht der Hypophyse nicht mit dem Körpergewicht, sondern mit der Körperlänge in Beziehung gebracht wird, auch auf die Hypophysen der männlichen *Ratten*. EVANS und SIMPSON (1930), sowie CAMPBELL, WOLFE und PHELPS (1934) fanden die Hypophysen schilddrüsengefütterter *Ratten* leichter als normal, COHEN (1935) dagegen etwas schwerer. Bei männlichen *Mäusen* erstreckt sich die nach Schilddrüsenfütterung auftretende Größenabnahme auf Vorder-, Zwischen- und Hinterlappen. Vorder- und Hinterlappen zeigen gleichzeitig eine starke Hyperämie. Auch bei Hunger kommt es zu einem Rückgang der Hypophysengröße, der aber vor allem durch eine Verkleinerung des Zwischenlappens bedingt ist (SCHATZ 1933). Im ganzen läßt sich aus dem bisher vorliegenden Material wohl folgern, daß die Zufuhr von Schilddrüsensubstanz bei den genannten Tierarten eine Gewichtsabnahme zur Folge hat.

Noch widerspruchsvoller sind die Angaben, die über die Beeinflussung des histologischen Bildes der Hypophyse durch experimentellen Hyperthyreoidismus vorliegen. Am häufigsten wurde seine Wirkung bisher bei der *Ratte* untersucht, weshalb zunächst die bei dieser Tierart gewonnenen Resultate kurz zusammengestellt seien.

KOJIMA (1917) beobachtete nach Schilddrüsenfütterung anfänglich eine Verminderung, in späteren Stadien eine Vermehrung der Eosinophilen. KIYONARI und NISHIMURA (1927) fanden die Hauptzellen im Anfang etwas vermehrt. Ein Teil derselben verwandelte sich in sog. spezifische Zellen, die Ähnlichkeit mit Schwangerschaftszellen hatten. Im weiteren Verlauf machten sich bei den chromophilen Zellen, die zahlenmäßig abnahmen, degenerative Veränderungen, wie Schrumpfung der Zellen und Vakuolisierung des Cytoplasmas bemerkbar. Die Stärke der Veränderungen war von der Fütterungsdauer, der Gesamtmenge der verabreichten Schilddrüsensubstanz und vom Alter der Tiere abhängig. MOMOSE (1933) traf nach kleinen Dosen eine Vermehrung der eosinophilen und basophilen Zellen, nach großen eine Atrophie dieser Zellen bei gleichzeitiger Vermehrung der Hauptzellen. CAMPBELL, WOLFE und PHELPS (1934) fanden die basophilen Zellen leicht vermehrt und vergrößert, ihren Granulagehalt erhöht und in der Färbbarkeit verändert, während die Zahl der eosinophilen leicht vermindert war. SEVERINGHAUS, SMELSER und CLARK (1934a) beschreiben eine Vermehrung und Vakuolisierung der Basophilen. Die Vakuolisation ist nach diesen Autoren von der bei Kastration und Thyreoidektomie auftretenden nicht zu unterscheiden. Die eosinophilen Zellen sind deutlich vermehrt, größer, die Intensität ihrer Färbung gesteigert. Da sich auch zahlreiche degranulierte Zellen vorfinden und GOLGI-Apparat und Mitochondrien hypertrophisch sind, so folgert SEVERINGHAUS in einer späteren Arbeit (1937), daß die Eosinophilen nicht lediglich passiv mit Granula angefüllt sind, sondern sich in lebhafter Tätigkeit befinden. Das Verhalten der Eosinophilen bei Hyperthyreoidismus steht nach SEVERINGHAUS im Gegensatz zu dem bei Thyreoidektomie oder Kastration beobachteten, wo sie im ersten Fall mehr oder weniger vollständig degranuliert sind, im zweiten an Größe und Zahl abnehmen. Auch COHEN (1935) beobachtete ein Anwachsen von Zahl und Größe der Basophilen; typische Siegelringzellen traf er jedoch nicht an. COHEN beurteilte die Veränderungen als schwachen Kastrationseffekt infolge einer durch die Schilddrüsenfütterung bewirkten mäßigen Keimdrüsenschädigung. SCIAKY (1938) fand eine Abnahme der chromophilen Zellen, sowie eine Hyperämie und ein Ödem des Stromas (ebenso bei *Kaninchen* wie *Meerschweinchen*). Nach NEUHAUS (1940) sind die auffälligsten und zugleich konstantesten Veränderungen an den Eosinophilen festzustellen. Sie bestehen in einer Abnahme der Eosinophilie mit Schwund der Granula, in einem Rückgang der Zellgröße und einer häufigen Pyknose der Kerne. Die Zahl der Eosinophilien ist dagegen, wenn überhaupt, so nur wenig vermindert. Bei den Basophilen waren die Veränderungen etwas weniger ausgeprägt, wobei die einen einen Verlust ihrer Granula und Zerfall des Cytoplasmas, die anderen eine übermäßige Basophilie aufwiesen. An den Hauptzellen konnte NEUHAUS keine wesentlichen Veränderungen feststellen, ebensowenig im Hinterlappen. Im Zwischenlappen fand er mehrmals geschrumpfte Epithelzellen mit pyknotischen Kernen. (Sie dürften wohl den hyperchromatischen Zellen entsprechen, s. S. 376.) Der Kolloidgehalt der Hypophyse ließ keine Beeinflussung erkennen.

Bei *Kaninchen* fand NEUMANN (1936) eine Abnahme der Eosinophilen, in deren Cytoplasma (ebenso wie bei den Basophilen) zum Teil Vakuolen auftraten. Mit Steigerung der Dosis ging die Zahl der Eosinophilen unter Zunahme der Degenerationszeichen immer mehr zurück. In den Versuchen von CONNOR (1937) war die Hypophyse zum Teil unbeeinflußt, zum Teil war die Zahl der Eosinophilen und Basophilen vermindert, ihr Cytoplasma reduziert, während die Hauptzellen vorherrschten. Wie KIYONARI und NISHIMURA bei *Ratten* sah auch CONNOR den Schwangerschaftszellen ähnliche Formen auftreten. KOSZYK (1937/38) beobachtete nur eine Abnahme der Zahl der Eosinophilen, aber keine strukturellen Veränderungen derselben. Basophile und Hauptzellen waren unverändert.

Bei *Meerschweinchen* beschreibt FRANCK (1937) starke Abnahme oder sogar Verschwinden der Basophilen, Degranulation der Eosinophilen, leichte Zunahme der Chromophoben. Auch ZECKWER (1938) stellt eine Verminderung der eosinophilen Granula fest.

Überblickt man das Gesamtbild dieser Versuche, so lassen sich im großen und ganzen zwei Reaktionsgruppen unterscheiden, die allerdings durch Übergänge miteinander verbunden sind. Bei der einen Gruppe zeigt sich als Folge des Hyperthyreoidismus vor allem eine Zunahme von Zahl und Größe der Basophilen, verbunden mit mehr oder weniger starker Vakuolisierung. Auch eine Vermehrung der Eosinophilen wird teilweise vermerkt. In der zweiten Gruppe treten dagegen als Hauptsymptome regressive Veränderungen der chromophilen Zellen hervor, so vor allem eine Entgranulierung, Verkleinerung und zahlenmäßige Abnahme der Eosinophilen; auch die Basophilen können in wechselndem Grade ähnliche Erscheinungen zeigen.

Nach NEUHAUS erklären sich diese Unterschiede in der Reaktion vor allem aus der Verschiedenheit der zugeführten Dosen, der Dauer der Verabreichung und der verwendeten Tierspecies. In diesem Sinne sprechen auch die Beobachtungen von KIYONARI und NISHIMURA, sowie von MOMOSE. Bei Berücksichtigung der angegebenen Faktoren ergibt sich, daß das Bild der ersten Gruppe bei Einwirkung kleiner Dosen zustande kommt. Die Erscheinungen der zweiten Gruppe treten dagegen auf, wenn große Dosen während kurzer Zeit oder kleine über lange Zeit hin verabreicht werden. NEUHAUS führt die regressiven Veränderungen der zweiten Gruppe vor allem auf eine toxische Schädigung durch das Schilddrüsenhormon zurück, wie sie auch an an anderen Organen zu beobachten ist.

Die thyreotrope Wirkung der Hypophyse wird durch Thyroxinbehandlung beträchtlich vermindert (HOHLWEG und JUNKMANN 1932, KUSCHINSKY 1933). Die Hypophysen der behandelten *Ratten* beiderlei Geschlechts zeigen im Durchschnitt nur $1/4$ der thyreotropen Wirksamkeit der Hypophysen von Kontrolltieren. Wieweit diese Wirkung durch die Höhe der Dosierung beeinflußt wird, bedarf noch weiterer Untersuchung. Für anorganisches Jod wurde jedenfalls gezeigt, daß die Produktion und Abgabe des thyreotropen Hormons je nach der Größe der verabreichten Menge eingeschränkt oder vermehrt wird (LOESER). So beobachtete KUSCHINSKY (1933) nach Verabreichung großer Mengen Jod (17mal täglich 50 mg NaJ), daß die Hypophysen der jodbehandelten *Ratten* bedeutend stärkere thyreotrope Wirkung zeigten als die der Kontrollen. Noch stärker war sie bei jodbehandelten thyreoidektomierten Tieren. Demgegenüber fand LOESER (1934) nach Zufuhr von kleinen Jodmengen (in 13 Tagen im ganzen 2,4—0,0375 mg KJ) die thyreotrope Wirkung des Vorderlappens vermindert.

Die gonadotrope Wirkung der Hypophyse schilddrüsengefütterter Tiere ist erhöht (EVANS und SIMPSON 1930, VAN HORN 1931 und 1933, COHEN 1935; sämtliche Versuche an *Ratten*weibchen).

δ) Der Einfluß des Hyperthyreoidismus beim Menschen
(bei Morbus Basedowii).

Der Vergrößerung der Hypophyse bei Unterfunktion der Schilddrüse steht eine Verkleinerung des Organes bei Hyperthyreoidismus gegenüber, wie sie, zwar nicht ausnahmslos, aber doch recht häufig, beobachtet wurde (z. B. von BENDA 1903, KRAUS 1923 u. a.). Das histologische Bild ist sehr wechselnd, so daß bei Untersuchung mehrerer Fälle oft vom gleichen Autor gegensätzliche Befunde erhoben werden; ja verschiedentlich wurden irgendwelche wesentlichen Veränderungen vermißt (ASKANAZY 1898, KON 1908, PETTAVEL 1912, 1914, AOYAGI 1911). Recht häufig wird eine Verminderung der Zahl und Größe der eosinophilen Zellen hervorgehoben (BENDA, PETTAVEL, KON, RÖSSLE 1914, RAUTMANN 1915, KRAUS 1923, 1927, BERBLINGER 1932). Ferner beschreibt KRAUS in einem Teil der Fälle schwere degenerative Veränderungen an den basophilen Zellen, ohne sie jedoch als einen für Morbus Basedowii spezifischen Prozeß zu betrachten. Auch KIYONO (1925) wie BERBLINGER (1932) konnten an den Basophilen starke Entartungsvorgänge feststellen. Die Hauptzellen erscheinen auf Kosten der Chromophoben oft vermehrt, doch fehlen dabei die großen hypertrophischen Formen, wie sie bei Schilddrüsenmangel auftreten. WEGELIN (1938) fand bei Basedow (20 Fälle) vor allem degenerative Veränderungen in den Drüsenzellen des Vorderlappens: Pyknose der Kerne, Vakuolisierung des Cytoplasmas, Degranulierung und Zellzerfall. Am stärksten sind die Basophilen betroffen, aber auch Eosinophile und Hauptzellen sind in Mitleidenschaft gezogen. An den Eosinophilen fällt vor allem der Rückgang ihrer Zellgröße, der Schwund ihrer Granula und die Pyknose ihrer Kerne auf. Außerdem stellte WEGELIN eine starke Hyperämie, ein pericapilläres Ödem und eine Dissociation der Drüsenzellen fest. Zona intermedia und Hinterlappen zeigen keine Veränderungen. Im Hinterlappen fällt das meist vollständige Fehlen des Pigments auf. Kolloidschollen sind selten.

Im ganzen sind demnach die bei Hyperthyreose in der Hypophyse auftretenden Veränderungen, wie BERBLINGER (1932) hervorhebt, degenerativer Natur. Auch WEGELIN kommt zum Ergebnis, daß die in der Basedowschilddrüse festzustellenden degenerativen Veränderungen eindeutig gegen eine Überfunktion des Vorderlappens sprechen. In Übereinstimmung damit fand er, daß der Gehalt an thyreotropem Hormon in der Schilddrüse (und im Blut) der Basedowkranken nicht erhöht ist.

c) Die Wirkung der Nebenniere auf das Strukturbild der Hypophyse.

Die ersten Beobachtungen, die von einer Beeinflussung der Hypophyse durch Ausfall der Nebennieren sprechen, liegen schon lange zurück: so behauptete MARENGHI (1903), daß es bei *Hunden, Katzen, Meerschweinchen* und *Ratten* nach Exstirpation der Nebennieren zu einer Hypertrophie des Vorderlappens der Hypophyse mit zahlreichen Mitosen und Zeichen einer Hyperaktivität komme. Die Angaben MARENGHIS konnten indessen weder von PENDE (1903) noch von ALQUIER (1907, *Hund*) bestätigt werden. Keiner dieser Autoren traf in der Hypophyse epinephrektomierter Tiere morphologische Veränderungen an, die für eine Überfunktion des Organes sprechen würden.

Nach diesen widersprechenden Ergebnissen wurden die Versuche erst in neuerer Zeit wieder aufgenommen. IGURA (1927) beobachtete bei *Ratten*, bei denen die linke Nebenniere vollständig, die rechte zu zwei Dritteln exstirpiert war, im Vorderlappen eine Verminderung der Eosinophilen bei gleichzeitiger Vermehrung der Hauptzellen. LEHMANN (1929) fand bei *Ratten* nach doppelseitiger Epinephrektomie eine geringe zahlenmäßige Abnahme der Eosinophilen ohne Kern- oder Plasmaänderung. Die basophilen Zellen traf er nach Zahl und Struktur im Gegensatze zur Kastrationshypophyse unverändert. Die Hauptzellen waren dagegen etwas vermehrt. Einzelne von ihnen zeigten eine Vergrößerung des Plasmaleibes unter gleichzeitiger Quellung. Der Kern dieser Zellen war äußerst klein und dicht, zum großen Teil karyolytisch verändert. Im Zwischenlappen stellte LEHMANN nur einen Schwund des bei dunkelhaarigen Tieren physiologisch vorhandenen Pigmentes fest, im Hinterlappen hochgradiges Ödem. Bei Vorhandensein von akzessorischem Interrenalgewebe fehlten die angegebenen Veränderungen. Nach MARTIN (1932) bewirkt doppelseitige Epinephrektomie bei weißen *Ratten* eine Abnahme der Größe wie der Färbereaktion der Eosinophilen des Vorderlappens. Die Wirkung auf die Basophilen ist schwankend.

SHUMAKER und FIROR (1934) verabreichten einem *Hund*, um eine chronische Nebenniereninsuffizienz zu erzeugen, nach doppelseitiger Epinephrektomie zunächst 100 Tage lang unzureichende Mengen von Rindenhormon und stellten dann die Hormonbehandlung ganz ein, worauf das Tier nach weiteren 28 Tagen starb. Im Vorderlappen dieses *Hundes* war ein völliges Verschwinden der Basophilen festzustellen. Auch bei *Ratten* und *Katzen* beobachteten GROLLMANN und FIROR (1936) eine Verminderung der Basophilen, wenn sie durch unvollständige Exstirpation oder durch Unterbindung der Nebennierengefäße den Zustand einer chronischen Rindeninsuffizienz erzeugten.

Im Gegensatze dazu konnte NICHOLSON (1936) bei 25 epinephrektomierten *Hunden*, die die Operation zum Teil 100—160 Tage überlebten, im Vorderlappen keine histologische Veränderung feststellen.

Von besonderem Interesse ist der Befund, den WETZSTEIN (1940) in der Hypophyse von weiblichen *Mäusen* erheben konnte, deren Nebennieren durch langdauernde Verabreichung kleiner Dosen von Follikelhormon amyloid entartet waren (DANNER 1938, 1940). Es ergab sich, daß bei all diesen Tieren, die als Symptom der Nebenniereninsuffizienz Adynamie und fortschreitende Kachexie zeigten, die β-Zellen zum allergrößten Teil degranuliert und in ihrer Zahl sehr stark vermindert sind.

Die tierexperimentellen Ergebnisse von SHUMAKER und FIROR, GROLLMANN und FIROR, sowie von WETZSTEIN stehen im Einklang mit Beobachtungen, die pathologischerseits bei ADDISONscher Krankheit erhoben wurden. Als erster berichtete KRAUS (1923), daß in 3 von 4 Fällen neben einer Verminderung der Zahl und Größe der eosinophilen Zellen eine Armut an normalen schön granulierten Basophilen auffiel. Die meisten basophilen Zellen zeigten Kernpyknose, überreichliche Körnerelimination, Umwandlung in eine wabige, fast zusammenfließende Masse, Kleinheit und unregelmäßige Form des Zelleibes, mangelhafte Körnelung und undeutliche Zellgrenzen. Die Hauptzellen waren zum Teil auf Kosten der anderen Zellformen vermehrt, zeigten manchmal pyknotische Zellkerne und keinen erkennbaren Zellein. KRAUS faßt diese Veränderungen nicht als spezifisch für die Erkrankung auf, erblickt jedoch in ihnen eine Folgeerscheinung des Leidens, wobei er an eine Toxinwirkung als Ursache der schweren Zellveränderung denkt (KRAUS 1926). Übereinstimmende Veränderungen fand KRAUS (1927) in weiteren 6 Fällen mit Nebennierenausfall, von denen 4 einen typischen Morbus Addison hatten. In einem 7. Fall waren die Erscheinungen nur gering.

Auch andere Autoren berichten über ähnliche Erscheinungen bei ADDISONscher Krankheit. So fand HEWER (1923) eine Verminderung der großen Basophilen; KIYONO (1926, 2 Fälle) traf eine ausgesprochene Abnahme der Zahl der Basophilen und Eosinophilen, während BRENNER (1928, 5 Fälle) in 2 Fällen die Eosiniophilen, in einem anderen die Basophilen als stark vermehrt bezeichnet. BERBLINGER (1932, 4 Fälle) sah zweimal bei totaler Verkäsung der Nebennieren zweimal eine starke Verminderung der basophilen Zellen, in einem dritten war sie wenig hervortretend, in einem vierten fehlte sie. CROOKE und RUSSEL (1935, 12 Fälle) stellten meist eine äußerst starke Armut an Basophilen fest, die auch durch Zählungen bestätigt wurde. Der Prozentsatz an reifen Basophilen betrug $^1/_{50}$—$^1/_{500}$ der von RASMUSSEN gefundenen Normalwerte. In einzelnen Zellen schienen die Granula zu unregelmäßigen Massen agglutiniert. Die Eosinophilen waren leicht vermindert, die Chromphoben, die wechselnde Menge außergewöhnlicher großer Formen zeigen, zahlenmäßig vermehrt. MESSEN (1935, 2 Fälle) fand in einem Fall Atrophie der Zona intermedia, Verminderung der Basophilen und der großen Eosinophilen, während die kleinen Eosinophilen das Bild beherrschten. NICHOLSON (1936) traf bei 3 Fällen mit Rindenatrophie eine zahlenmäßige Reduktion der Basophilen an, während bei 4 Fällen mit Tuberkulose der Nebennieren auffallenderweise eine Abnahme der Basophilen fehlte.

Zusammenfassend ergibt sich, daß im Vorderlappen der Hypophyse bei schwerer chronischer Insuffizienz der Nebennierenrinde im

Experiment wie bei Erkrankung häufig eine mehr oder weniger starke Entgranulierung und Abnahme der basophilen Zellen festzustellen ist. Das durch Ausfall der Nebennierenrinde bedingte Strukturbild des Vorderlappens unterscheidet sich also, wie auch BERBLINGER (1932) hervorhob, sowohl von dem nach Kastration wie nach Thyreoidektomie auftretenden Bilde. Der starke Rückgang der Basophilen wurde mehrfach als Ursache der bei ADDISONscher Krankheit bestehenden Blutdruckerniedrigung betrachtet; möglicherweise besteht auch die Hypoglykämie damit in Zusammenhang.

Über Veränderungen des Hypophysenbildes durch Zufuhr von Nebennierenrindenextrakt oder von Cortin liegen widersprechende Angaben vor. COREY und BRITTON (1931, *Ratten*) berichten, daß sie durch Injektion von Rindenextrakt eine Hypertrophie des Vorderlappens und eine deutliche Zunahme der Eosinophilen erzeugen konnten. HIROYUKKI (1933, *Ratte*) fand dagegen nach Verabreichung von Rindenextrakt oder Implantation von Nebennieren eine Vermehrung der Hauptzellen. KRAUS und TRAUBE (1928) geben an, daß 72,7% der Menschen mit großen, an doppelt brechendem Lipoid sehr reichen Nebennieren (von 12 g Gewicht und darüber) im Hinterlappen eine Vermehrung der Basophilen über das Durchschnittsmaß aufweisen. BERBLINGER (1932) konnte dagegen bei Hyperplasien der Nebennierenrinde niemals irgendwelche eindeutige Abweichungen in der Hypophysenstruktur beobachten. In Übereinstimmung damit gibt auch LIPPROSS (1937), *Ratten*) an, daß er durch längere Behandlung mit *Cortin* (Degewop) an der Hypophyse keine charakteristischen morphologischen Veränderungen erzeugen konnte. Auf keinen Fall waren die Basophilen vermehrt.

FRANCK (1937, *Meerschweinchen*) fand als Folge der subcutanen oder intraperitonealen Zufuhr von Cortin oder Ecortan im Vorderlappen eine mehr oder weniger ausgesprochene Degranulation der Eosinophilen. Alle Übergänge zwischen typischen normalen Eosinophilen und ganz degranulierten Zellen mit schwach färbbarem, homogenem, acidophilem Cytoplasma waren sichtbar. Doch traten die Färbungen nicht so häufig und gleichmäßig auf wie nach Thyroxin. Die verschiedenen Formen der Basophilen waren in normaler Menge vorhanden, Pars tuberalis, intermedia und posterior zeigten keine Beeinflussung. Im Gegensatze dazu berichtet JORES (1938) und sein Schüler HEIDEN (1936), daß es nach Verabreichung von Cortidyn bei *Ratten* zu einer Vermehrung der Eosinophilen von 36,6 auf 46,4% und zu einer Abnahme der Basophilen von 14,2 auf 7,0 bis 4,9% gekommen sei, während die Hauptzellen nur geringgradig vermindert waren. Auch die Struktur der genannten Zellen zeigte gewisse Änderungen: Die Eosinophilen erschienen größer, stärker gefärbt, mit dunklen Kernen versehen, während die Basophilen neben einer verminderten Färbbarkeit ihrer Granula eine Auflockerung und Vakuolisierung ihres Zellkörpers aufwiesen. Zu übereinstimmenden Ergebnissen kam KAHLAU (1939), der namentlich die Abnahme der Basophilen und die bei ihnen festzustellenden degenerativen Veränderungen hervorhebt.

Verabreichung von Adrenalin hat nach COLLIN, DROUET, WATRIN und FLORENTIN (1932, *Meerschweinchen*) zur Folge, daß sich die Hypophyse 45 bis 60 Minuten nach der Injektion in voller Excretionstätigkeit befindet, die sich im Vorder- und Zwischenlappen in einer überstürzten Bildung von Kolloid bemerkbar macht. FRANCK (1936, *Meerschweinchen*) berichtet, daß die Degranulation der eosinophilen Zellen, die er nach Einspritzung von Nebennierenrindenhormon beobachten konnte, nach Adrenalin ausbleibt. LIPPROSS (1937, *Ratten*) konnte nach längerer subcutaner Zufuhr von Suprareninchlorid keine morphologischen Veränderungen finden, während JORES, HEIDEN und KAHLAU nach Adrenalin im akuten wie chronischen Versuch die gleiche Beeinflussung beobachten, wie nach Nebennierenrindenpräparaten (Zunahme der Eosinophilen, Abnahme der Basophilen).

Die Annahme von GUIZZETTI und REGGIANI (1928), daß die bei ADDISONscher Krankheit festzustellende Schädigung der Basophilen mit der Zerstörung des Nebennierenmarkes und einer dadurch bedingten Abnahme der Adrenalinproduktion zusammenhängt, ist durch die neueren Feststellungen über die Rolle, die die Nebennierenrinde in der Ätiologie dieser Krankheit spielt, überholt. Auch die Mutmaßung von KRAUS (1927), daß es bei einem Addisonkranken nach lang dauernder Verabreichung von Adrenalin zu einer Regeneration der Basophilen gekommen sei, hat wenig Wahrscheinlichkeit für sich.

d) Die Wirkung des Pankreas auf das Strukturbild der Hypophyse.

Die vollständige oder beinahe vollständige Exstirpation des Pankreas hatte bei *Katzen,* die den Eingriff 8—80 Tage überlebten, in den Versuchen von KRAUS (1921) eine Gewichtsabnahme der Hypophyse zur Folge, die auch mit histologischen Veränderungen verbunden war. Im Vorderlappen war des öfteren die Zahl der Eosinophilen in auffallender Weise vermindert, die Zellen selbst waren stark verkleinert, schwächer eosinophil. Die Hauptzellen dagegen waren in allen Fällen auf Kosten der Eosinophilen vermehrt. KRAUS deutet die Veränderungen am „eosinophilen Zellapparat" als evidente Zeichen einer Unterfunktion. Der Zwischenlappen war nach KRAUS infolge einer Verkleinerung seiner Zellen, die sehr kleine undurchsichtige Kerne zeigten, deutlich verschmälert. Der Hinterlappen war „stellenweise dichtmaschig, stellenweise feinst gekörnt, stärker mit Eosin färbbar und ähnlich einer fein geronnenen Eiweißmasse. Die Kerne waren fast durchwegs verkleinert, abgerundet und undurchsichtig". Auch diese Veränderungen sind nach KRAUS als Ausdruck einer herabgesetzten Tätigkeit zu werten.

Gerade das Gegenteil wird von BINET, VERNE und MESSIMY (1934) von der Hypophyse total pankreatektomierter Hunde berichtet: Sie finden ein ausgesprochenes Überwiegen der Eosinophilen, die pyknotische Kerne zeigen, eine Abnahme der übrigen Zellarten und einen Überfluß an Kolloid in Zwischen- und Hinterlappen. Die Autoren deuten diese Veränderungen im Sinne einer Hypertrophie und Hyperfunktion des Organs. Auch GENTILE und AMATO (1936, *Hund*) beobachteten nach vollständiger Wegnahme des Pankreas in der Hypophyse neben einer Vergrößerung sämtlicher Zellen ein deutliches Überwiegen der Eosinophilen. Daß diese Veränderungen durch den Ausfall des Inselgewebes und nicht durch die nach Verlust des Pankreas auftretende Hyperglykämie bedingt ist, geht nach GENTILE und AMATO daraus heraus, daß in Hypophysen von normalen *Hunden,* die durch parenterale Zufuhr von Zucker dauernd hyperglykämisch gehalten wurden, ein ganz anderes Zellbild auftritt: Bei ihnen sind die Zellen des Vorderlappens verkleinert, während die Eosinophilen eine diffuse Eosinophilie des Cytoplasmas zeigen.

Auch die Berichte, die über das Verhalten der Hypophyse bei Diabetes mellitus vorliegen, sind widersprechend. KRAUS (1920) fand etwa in der Hälfte der Fälle und namentlich bei jüngeren Individuen eine deutliche Verkleinerung der Hypophyse; histologisch stellte er eine auffallende Verarmung an eosinophilen Zellen fest, die durch ihre geringe Größe, durch pyknotische Kernveränderungen und ihre mehr oder weniger starke Entgranulierung gekennzeichnet sind, KRAUS glaubt, daß im eosinophilen Zellapparat des Vorderlappens der Träger einer den Zuckerstoffwechsel regulierenden Funktion zu suchen ist und deutet die Verminder der Eosinophilen beim Diabetes mellitus als Ausdruck einer automatisch einsetzenden regulatorischen Funktionseinschränkung derselben zwecks Entlastung des insuffizienten Inselapparates. Auch in späteren Arbeiten hielt KRAUS (1926, 1933) an den Veränderungen der Eosinophilen fest; sie seien so häufig zu beobachten, daß ein genetischer Zusammenhang zwischen ihnen und dem Diabetes wohl angenommen würden dürfe, auch wenn sie nicht ausnahmslos angetroffen würden. Unter Hinweis auf die Arbeiten von Houssay und Lucke bringt Kraus die Eosinophilen mit der Bildung des kontrainsulären Hormons in Verbindung. Neben den Veränderungen an den Eosinophilen fand Kraus (1926, 1933, 1928 mit Traube), wenn auch viel seltener, bei Diabetikern auch solche an den Basophilen, und zwar in Form einer bis zur vollständigen Verflüssigung gehenden hydropischen Degeneration, wie er sie bisher bei keinem anderen Leiden beobachten konnte.

Die Befunde von Kraus konnten von anderen Autoren nur teilweise bestätigt werden; ich verweise in dieser Hinsicht auf die ausführliche Zusammenstellung des vorliegenden Materials bei Bini (1937). Aus ihr geht hervor, daß die bei Diabetes mellitus in der Hypophyse auftretenden Veränderungen so wechselnd sind, daß dem von Kraus von der Diabetikerhypophyse gezeichneten Bilde vorerst nur eingeschränkte Gültigkeit zugebilligt werden kann. Auch Berblinger (1932) bezeichnet es als wenig geklärt, inwieweit die an Eosinophilen und Basophilen zu beobachtenden Veränderungen mit der gestörten inneren Sekretion des Pankreas zusammenhängen.

Die Angaben über den Einfluß der Insulinzufuhr auf die histologische Struktur der Hypophyse sind wenig einheitlich. Nach Igura (1927, *Ratte*) hat eine wiederholte Injektion von Insulin eine Gewichtsabnahme der Hypophyse zur Folge. Histologisch fand er eine zahlenmäßige Vermehrung und eine Größenzunahme der Eosinophilen. Auch Eaves (1926, *Kaninchen*) beobachtete nach mehrmaliger Injektion eine Vergrößerung der Hypophyse. Histologisch bot sie das Bild der Hyperaktivität. Im Vorderlappen war die Zahl der Eosinophilen vermehrt; sie erschienen größer als normal, mit undeutlichen zusammenfließenden Zellgrenzen, ähnlich wie bei Thyreoidektomie. Im Zwischenlappen fand Eaves eine Vergrößerung der Zellen und eine Zunahme des Kolloids. Schereschewsky und Mogilnitzky (1928, *Meerschweinchen, Hunde*) dagegen konnten in der Hypophyse von Tieren, die im Insulinshock getötet wurden, keine histologischen Veränderungen feststellen; zum gleichen Ergebnis kam Muthmann (1932, *Kaninchen*) nach wiederholten Injektionen. Watrin und Florentin (1929, *Meerschweinchen*) trafen im Vorderlappen sehr viel Zellen im Zustand der kolloidalen Einschmelzung, aber wenig Eosinophile. Der Zwischenlappen war vergrößert und sehr kolloidreich. Collin, Drouet, Watrin und Florentin (1932, *Meerschweinchen*) fanden, daß die Hypophyse unmittelbar und mit großer Aktivität auf Insulin reagiert. Im Vorder- und Zwischenlappen kommt es zu übermäßiger Bildung von Kolloid, das sich auch in den Capillaren des Hinterlappens und Stieles bis zu den Nervenzellen des Tuber cinereum verfolgen läßt. Außerdem war eine Abnahme der Zahl der Eosinophilen und eine Vermehrung der Basophilen festzustellen. Moeda (1932, *Meerschweinchen*) sah bei chronischer Insulinzufuhr anfänglich eine Anhäufung von Eosinophilen mit reichlicher Sekretion und gut entwickeltem Golgiapparat. Bei Fortdauer der Insulineinspritzung ging die Zahl der Eosinophilen immer mehr zurück. Im Gegensatz dazu berichtete Kahn (1935, *Meerschweinchen*), daß die Menge der Eosinophilen wie auch ihr Granulagehalt mit der Zahl der Injektionen ansteigt. Nach 26 Injektionen (0,5 E. pro Kilogramm subcutan) war sie beinahe um 100% erhöht. Die Basophilen waren dagegen weder quantitativ noch qualitativ verändert. Die Zahl der chromophoben Zellen ging zurück. Zwischenlappen und Hinterlappen boten keine Veränderungen. Franck (1937, *Meerschweinchen*) fand nach 40 bis 80 E. Insulin starke Veränderungen namentlich an den Basophilen. Die typischen Basophilen nahmen stark ab, während teilweise oder vollständig entgranulierte Zellen mit oft pyknotischen Kernen einschließlich ihrer Zwischenformen gesteigert auftraten. Die Eosinophilen waren nach Franck dagegen nur wenig betroffen; die Zahl der typischen war vermindert, die Menge der kleinen Formen vermehrt. Pars intermedia, tuberalis und posterior zeigten nichts Besonderes. Die nach Injektion von Insulin im Vorderlappen eintretenden Veränderungen gleichen jenen, wie man sie nach Injektion des pankreotropen Prinzips erhält (FRANCK).

Ohne Zweifel ist ein großer Teil dieser beträchtlichen Widersprüche in Differenzen in der Dosierung und im Zeitpunkt der Untersuchung begründet; auch Unterschiede in der Untersuchungstechnik mögen eine Rolle spielen; jedenfalls sind zur Klärung noch weitere systematische Untersuchungen nötig.

2. Die Beeinflussung des Hypophysenbildes durch Exstirpation oder Reizung des Ganglion cervicale craniale.

Schon in den vorausgehenden Abschnitten (s. S. 438 und S. 501ff.) wurde dargelegt, daß in alle Teile der Hypophyse zusammen mit den Blutgefäßen auch sympathische Nervenfasern eindringen, die über den Plexus caroticus mit dem Ganglion cervicale craniale in Verbindung stehen. Eine Reihe von Autoren, wie z. B. ROUSSY und MOSINGER (1936) sind der Auffassung, daß die hormonale Tätigkeit des Vorder-, Zwischen- und Hinterlappens vom Ganglion cervicale craniale wie auch vom Hypothalamus aus geregelt wird, während andere Autoren den vom obersten Halsganglion kommenden Fasern nur vasomotorische Bedeutung zuerkennen und einen sekretorischen Einfluß, zumindest auf den Vorderlappen, bestreiten.

Bei dieser Sachlage kommt der Frage, ob nach Eingriffen am Halssympathicus in der Hypophyse auch morphologische Veränderungen festzustellen sind, besondere Bedeutung zu. ROUSSY und MOSINGER (1936) beobachteten beim *Hund* nach Exstirpation des Ganglion cervicale craniale eine Hypersekretion der Hypophyse, die sich auch in einer vermehrten Durchtränkung des Hypothalamusgebietes, namentlich des Nucleus supraopticus mit „Hypophysenkolloid" auswirkte. Weitere positive Angaben liegen aus dem COLLINschen Institut vor. So fanden COLLIN und HENNEQUIN (1936a, *Kaninchen*) in den ersten Tagen nach der Operation eine anhaltende Dilatation der Capillaren der ganzen Hypophyse, rapides Verschwinden der Eosinophilen, Überwiegen des basophilen Charakters, abundante Excretion von Kolloid in die Gefäße und interstitiellen Bindegewebsspalten, in den Hinterlappen und den Recessus infundibularis. Am 7. Tag nach der Exstirpation ist der Vorderlappen durchgehend chromophob; dann setzt wieder eine allmähliche Restitution unter Auftreten von chromophilen Zellen ein. Am 10. Tag trifft man am vorderen Pol der Prähypophyse eine kleine Zone mit Eosinophilen und einzelnen Basophilen. Am 21. Tag (COLLIN und HENNEQUIN 1936c) sind die Chromophoben wieder mit zahlreichen Eosinophilen und Basophilen untermischt, wobei die Basophilen, die sich zum Teil schon wieder auf dem Wege zur Kolloideinschmelzung befinden, überwiegen. Die Gangliektomie führt also nach einer Phase der Basophilie und massenhaften Excretion zu einem chromophoben Typus, der von einer Regeneration der Chromophoben und dann von einer neuen Phase der Basophilie und Excretion gefolgt ist.

Nach $^1/_2$—$^3/_4$stündiger elektrischer Reizung des Ganglion cervicale craniale zeichnet sich die Hypophyse nach COLLIN und HENNEQUIN (1936b) durch einen außerordentlichen Reichtum an eosinophilen Zellen aus.

Besonders eingehend befaßte sich COLLINs Schülerin FONTAINE (1939, *Kaninchen*) mit der Frage der Sympathektomie und ihrer Wirkung auf die Hypophyse. Dabei ergab sich, daß eine einseitige Exstirpation des Ganglion cervicale cran. keine feststellbaren Veränderungen in der Hypophyse nach sich zieht. Die doppelseitige hat dagegen sehr einschneidende Umwandlungen zur Folge, die schon in den ersten Stunden nach der Operation einsetzen, um sich im Laufe einiger Wochen zum Höhepunkt zu entwickeln. Der Vorderlappen nimmt unmittelbar nach dem Eingriff basophilen Charakter an. Es kommt dann zu einer kräftigen Excretion durch Kolloideinschmelzung von Zellen oder häufiger durch Entleerung von Kolloid an einem Pol der Zellen. Vom 3.—9. Tag ist das Bild das Vorderlappens sehr stark chromophob; die durch die sekretorische Tätigkeit erschöpften Zellen regenerieren sich unter Umwandlung in kleine Hauptzellen, worauf sehr langsam die Bildung neuer chromophiler Zellen, vorwiegend basophiler Art einsetzt. Dann kommt es zwischen dem 28. und 70. Tag in individuell wechselnden Zeiträumen zur Wiederherstellung des normalen Zellbildes des Vorderlappens, das durch die ungleichmäßige Verteilung der drei Zellarten über den ganzen Lappen charakterisiert ist. Der Zwischenlappen zeigt beinahe ständig ein chromophobes Aussehen; er wird fast ausschließlich von erschöpften, mit parapyknotischen, kondensierten Kernen versehenen Zellen gebildet, zwischen denen einige im Stadium der Sekretspeicherung befindliche basopile Zellen liegen, ein Übergangsstadium, das sehr bald von einer schwer zu fassenden Sekretabgabe gefolgt ist. Hinterlappen und Hypophysenstiel der operierten Tiere sind während der ersten drei Wochen reich mit Kolloid beladen, das besonders in den Recessus infundibularis einzudringen scheint. In der Pars tuberalis konnten keine besonderen Veränderungen festgestellt werden.

Eine einseitige kurzdauernde faradische Reizung des Halssympathicus im Bereich oder kurz caudal vom Ganglion cervicale craniale ruft eine Gefäßerweiterung im Vorderlappen und eine sehr ausgesprochene Verstärkung der Chromophilie im Vorder- und Zwischenlappen, sowie eine starke Neurocrinie im Hinterlappen hervor. Eine doppelseitige Reizung hat eine etwas geringere Gefäßerweiterung und den Beginn der Excretion in die Capillaren des Vorder- und Zwischenlappens sowie in die Gewebsspalten des Hinterlappens und Hypophysenstieles zur Folge.

Verschiedentlich wurde versucht, die Wirkung einer Reizung oder Durchtrennung des Halssympathicus auf die Hormonproduktion der Hypophyse im biologischen Experiment nachzuweisen (s. z. B. die Arbeiten von Vogt 1931, Hinsey und Markee 1933, Haterius 1934, Friedgood und Pincus 1935, Friedgood und Cannon 1936, Zeckwer 1937). Zusammenfassende Darstellungen bringen Collin (1937) und van Dyke (1936), welch letzterer vom Einfluß sekretorischer Fasern nicht überzeugt ist.

Nach Eaves und Clark (1926, *Kaninchen*) kommt es in der Hypophyse auch nach Durchtrennung des rechten Vagus zu sehr augenfälligen Veränderungen; einige Wochen nach der Vagotomie sollen die Zellen des Vorderlappens Zunahme ihrer Größe und verstärkte Eosinophilie zeigen. 21 Wochen p. op. beschränkt sich die Eosinophilie auf Flecken hypertrophischer grob granulierter Zellen, die zum Teil vakuolisiert sind. Um sie herum liegen vakuolisierte chromophobe Zellen, die nach den Autoren durch Sekretabgabe aus Eosinophilen entstehen. In der Pars intermedia fanden sie vermehrtes Kolloid. Im ganzen gleichen die Veränderungen jenen, die Eaves nach Insulininjektion beschrieb (s. S. 548).

3. Die Beeinflussung der Hypophyse durch äußere Faktoren.

a) Vitamine.

Bei Vitamin-A-freier Kost stellten Sutton und Brief (1938) in der Hypophyse von *Ratten* eine merkliche Zunahme der Zahl der Basophilen fest, was sie als schwachen Kastrationseffekt deuten. Die Wirkung war bei Männchen stärker als bei Weibchen. Typische Kastrationszellen traten jedoch auch bei Männchen nur sehr spärlich auf. Wolbach und Howe (1925), Tatcher und Sure (1932), Mitzkewitsch (1934) und Franck (1937) fanden bei Vitamin-A-Mangel in der Hypophyse keine Veränderungen. Korenschevsky (1923) beobachtete bei der *Taube* eine Vermehrung der „hellen" Zellen.

Mangel an „Vitamin B" soll im Vorderlappen der *Tauben*hypophyse zum Auftreten vakuolisierter Zellformen führen, die aus den Basophilen hervorgehen (SATWORNITZKAJA und SIMMITZKY 1932).

Eingehender sind die Angaben über die Folgen eines Mangels an Vitamin E. Wie VAN WAGENEN (1925) und NELSON (1933d) feststellten, treten im Vorderlappen der *Ratten*hypophyse in diesem Falle ähnliche Veränderungen auf wie nach Kastration. Bekanntlich kommt es bei Fehlen des Vitamin E zu einer schweren Degeneration des Samenepithels, während die LEYDIGschen Zellen des Hodens, sowie Prostata und Samenbläschen ihre normale Ausbildung bewahren. Die Kastrationsveränderungen erreichen im Vorderlappen der vitaminfrei ernährten Tiere jedoch nicht das bei Vollkastraten zu beobachtende Ausmaß (NELSON). So kommt es bei ihnen zwar zu Hyperämie sowie zu Vergrößerung und Vermehrung der Basophilen, typische Kastrationszellen (Siegelringformen) fehlen aber. Es ist also ein Bild, wie es sich auch bei kryptorchen *Ratten* (5 Monate) findet (NELSON). Auch MÜLLER und MÜLLER (1937) erzielten bei *Ratten*männchen trotz einer sich über 280 Tage erstreckenden Fütterung mit Vitamin-E-freier Kost nur „das abgeschwächte Bild der Kastratenhypophyse", während bei Weibchen eine wesentliche Beeinflussung überhaupt ausblieb. In den Hypophysen schwangerer oder nichtschwangerer Weibchen traf NELSON wie auch STEIN (1935) bei Vitamin-E-Mangel keine Veränderungen an.

KONEFF (1939) fand bei Vitamin-E-frei ernährten *Ratten*männchen die stärksten Veränderungen an den basophilen Zellen des Vorderlappens. Sie zeigten eine deutliche Zunahme an Zahl und Größe, Siegelringformen (im Gegensatz zu NELSON), vergrößerten Golgiapparat, Vergrößerung der Kerne und prozentuale Zunahme der bläschenförmigen Kerne, an einzelnen Kernen Faltung der Kernmembran und Vergrößerung der Kernkörperchen. Bei den Eosinophilen war im allgemeinen eine Zunahme der Zellgröße und eine Abnahme der Zahl der teilweise degranulierten Formen zu erkennen. Die Chromophoben schienen an Zahl vermehrt. Auffallenderweise traten die für Vitamin-E-Mangel charakteristischen Zellveränderungen in der Hypophyse in abgeschwächten Grade auch dann auf, wenn zur Vitamin-E-freien Kost α-Tocopherol oder Weizenkeimlingöl zugegeben wurde, obwohl dadurch die Veränderungen an den Samenkanälchen und die Herabsetzung der Befruchtungsfähigkeit verhindert wurden.

Über den Einfluß von Provitamin D, des Ergosterins liegen Untersuchungen von AGDUHR (1932, *Maus*) vor. Darnach hat die Zugabe von Ergosterin bei Weibchen eine deutliche Gewichtszunahme der Hypophyse zur Folge, die relativ am größten beim Zwischenlappen, am kleinsten beim Hinterlappen zu sein scheint. Bei Männchen ist sie dagegen statistisch nicht gesichert. Was die histologischen Befunde betrifft, so zeigt sich, daß die Ergosterinzugabe im Vorderlappen der Weibchen das Wachstum der Drüsenzellmasse und ihrer sekretorischen Oberfläche beträchtlich steigert: Unter ihrer Wirkung nimmt die Anzahl der Drüsenzellen um etwa 38%, die Drüsenzellmasse um etwa 68% und die sekretorische Fläche um etwa 57% zu. Von den Drüsenzellen zeigen die Eosinophilen zahlenmäßig die größte (Zuwachsrate 85%), die Basophilen die geringste Zunahme (Zuwachsrate 6%).

b) Hunger.

Bei jungen *Ratten*, die durch Unterernährung auf konstantem Gewicht gehalten werden, ist der Vorderlappen der Hypophyse etwas verkleinert, während Zwischenlappen und Hinterlappen dadurch relativ größer erscheinen. Bei chronischer Inanition erwachsener Tiere erscheinen Vorder- und Zwischenlappen reduziert, der Hinterlappen vergrößert, bei akuter Inanition ist der Vorderlappen relativ vergrößert, der Zwischenlappen verkleinert, der Hinterlappen unverändert.

Nach lang dauerndem Hungerzustand bleibt das relative Volumen der einzelnen Lappen auch nach Wiederkehr voller Nahrungszufuhr dauernd anormal (JACKSON 1917).

Histologisch ist nach dem gleichen Autor bei akutem und chronischem Hunger im Vorderlappen eine Zunahme des Gefäßstromas von 10,6% auf 17% festzustellen. Im Vorderlappen bleiben die Drüsenzellen mancher Bezirke annähernd unverändert, andere zeigen äußerste Atrophie und Degeneration. Das Cytoplasma der Zellen ist dann gewöhnlich reduziert, häufig vakuolisiert. In den chromophilen Zellen sind die Granula stark vermindert und schwächer färbbar. Die Kerne zeigen vielfach Neigung zu Hyperchromasie und Pyknose. Im Zwischenlappen neigt das Cytoplasma zu Verlust seiner fein granulären Struktur, die Kerne sind gelegentlich pyknotisch; im allgemeinen machen sich aber hier wie im Hinterlappen nur verhältnismäßig geringe Veränderungen bemerkbar. Das Kolloid bleibt in beiden Anteilen unbeeinflußt. Bei Wiederfütterung kommt es zu allmählicher Wiederherstellung der normalen Struktur, doch können einzelne atrophische Bezirke für unbestimmte Zeit erhalten bleiben.

Über das Verhalten der Hypophysen unzureichend ernährter oder verhungerter Menschen aller Altersklassen liegen Angaben von SEDLEZKY (1924) vor. Die Gewichtsabnahme der Hypophyse ist nur sehr gering. Die histologischen Veränderungen sind in der Hypophyse jugendlicher Individuen ausgeprägter als bei Erwachsenen. Neben einer starken Hyperämie tritt hier eine Hypoplasie des Drüsengewebes, eine Verarmung an eosinophilen Zellen und ein Überwiegen basophiler Zellen hervor. Ferner kommt es zu frühzeitiger vermehrter Ablagerung von vorwiegend basophilem Kolloid.

Auch in den Versuchen von HUDITZA (1935, *Meerschweinchen*) wie SCHUBOTHE (1940, *Meerschweinchen*) zeichnet sich der Vorderlappen verhungerter Tiere durch besonders starke Hyperämie aus, die SCHUBOTHE aus einer jeweils kurz vor dem Tode eintretenden Vasomotorenlähmung erklärt. Auch die starke Abnahme der Eosinophilen konnten beide Autoren in ihren Versuchen bestätigen; sie wie die allgemeine Verkleinerung der Drüsenzellen ist nach SCHUBOTHE im Sinne einer Atrophie zu deuten. Im Zwischen- und Hinterlappen konnte SCHUBOTHE keine besonderen Veränderungen feststellen.

Als Hauptsymptome der Hungerhypophyse können demnach hochgradige Hyperämie des Vorderlappens, Atrophie seiner Drüsenzellen und Verarmung an eosinophilen Zellen angeführt werden.

c) Kälte.

Über den Einfluß der Kälte auf das Strukturbild der Hypophyse liegen Untersuchungen von BAILLIF (1938) vor, in denen erwachsene *Ratten* für die Dauer von 9—56 Stunden Temperaturen von 0—7° C ausgesetzt wurden. Die Hypophysen dieser Tiere sind äußerlich durch eine Größenzunahme charakterisiert, die besonders den Vorderlappen betrifft und zur Hauptsache durch die starke Anfüllung der Sinuscapillaren mit Blut bedingt ist. Daneben finden sich auch histologische Veränderungen. Eine der ersten besteht in einer Degranulation der α-Zellen. Sie beginnt mit einem Verlust der Chromophilie der α-Granula, der von der Bildung kleiner Vakuolen gefolgt ist. Eine direkte Ausstoßung des Sekretes aus der Zelle kann jedoch nicht beobachtet werden; es scheint, daß das Material in Flüssigkeit umgewandelt wird, die direkt durch die Zellmembran zu dringen vermag. Wenn auf diese Weise die Mehrzahl der α-Granula verschwunden ist, schrumpft die Zelle zusammen und der Kern wird pyknotisch. Die β-Zellen werden unter der Einwirkung der Kälte größer, ihre Färbbarkeit geringer. Ihr Cytoplasma ist übervakuolisiert, von den Granula bleiben nur einzelne erhalten. Die großen Vakuolen, an deren Bildung sich anscheinend auch der Golgiapparat beteiligt, werden von der Zelle ausgestoßen. Die chromophoben Zellen werden durch die Kältewirkung nicht verändert. Bei sehr starker Beeinflussung können Teile des Vorderlappens vollständig zerfallen.

Der Zwischenlappen wird durch die Kälte nicht sehr stark beeinflußt. Bei intensiver Kältewirkung kann die Vakuolisierung des Cytoplasmas in einzelnen Zellen zunehmen; unter Umständen kommt es zu degenerativen Veränderungen und Einschmelzung zu Kolloid. Im Hinterlappen besteht die sichtbarste Veränderung in einer Ansammlung von intercellulärer Flüssigkeit. Die Pituicyten sind morphologisch unverändert, die Zahl der „Schaumzellen" (s. S. 426) vermehrt. Auch zu einer Anhäufung von Kolloid kann es kommen.

BAILLIF deutet die nach Kälteeinwirkung eintretenden Veränderungen als Phasen einer Hypersekretion. Die Bildung von Kolloid ist die Folge von Zelldegeneration; sie hat mit dem Prozeß der Hormonproduktion nichts zu tun.

d) Unterdruck.

SCHUBOTHE (1940) setzte *Meerschweinchen* eine bestimmte Zeit lang oder bis zum Eintritt des Spontantodes der Wirkung stark verdünnter Luft aus. Der dabei zur Anwendung gelangte Unterdruck entspricht etwa einer Nennhöhe von rund 8500 m. Bei den spontan verstorbenen Tieren ergab sich in der Hypophyse eine starke Hyperämie, die als Ausdruck einer agonal eintretenden Vasomotorenlähmung gedeutet wird. Als Ursache der bei Tieren mit hohem Gewichtsverlust festzustellenden Verkleinerung der Drüsenzellen der Hypophyse sowie der zahlenmäßigen Abnahme der Eosinophilen wird eine vom Unterdruck unabhängige Hungeratrophie angesehen. Bei den Unterdruckversuchen fanden sich in der Hypophyse keinerlei Zell- und Kerndegenerationen, die zu den bei anderen Organen zu beobachtenden hypoxämischen Veränderungen in Parallele gesetzt werden könnten. SCHUBOTHE schließt daraus auf eine relativ größere Widerstandsfähigkeit der Hypophysiszellen gegenüber mangelhafter Sauerstoffversorgung, wie sie auch dem Herzmuskel-, Ganglien-, Leber- und Nierenparenchym eigen ist.

Der Einfluß einer gegenteiligen Versuchsbedingung, die **Wirkung chronischen Hirndruckes** auf die Hypophyse wurde von HERLANT (1937) untersucht. Der Autor erzielte diese chronische Druckerhöhung bei *Ratten* durch beiderseitige Unterbindung der Jugularvenen, durch intracerebrale Injektion hypertonischer Kochsalzlösung und durch subdurale Injektion von Paraffin. Als Folge des Eingriffes beobachtete HERLANT eine sehr ausgesprochene Vermehrung der basophilen Zellen, die namentlich 96 Stunden nach Beginn des Versuches den ganzen Vorderlappen durchsetzten.

e) Dunkelheit.

Mehrstündiger Aufenthalt im Dunkeln hat keine morphologisch nachweisbare Veränderung in der Hypophyse zur Folge. Auch nach 24stündigem Lichtabschluß sind die Erscheinungen noch gering. Sie bestehen nach den Versuchen von SANCHEZ-CALVO (1937, *Meerschweinchen, Kaninchen*) in einer leichten Vergrößerung der eosinophilen Zellen, deren Grenzen nicht so deutlich wie sonst hervortreten. Basophile und chromophobe Zellen sind noch unbeeinflußt. Das Kolloid ist im Vorder-, Zwischen- und Hinterlappen etwas vermehrt. Nach 48 Stunden findet man die Zahl der Basophilen vermindert. Ferner berichtet SANCHEZ-CALVO vom Auftreten eosinophiler Zellen, die sich von den typischen durch ihre geringere Größe, ihren kleinen Kern und ihre spärlichen Granula unterscheiden.

Das Maximum der Veränderungen wird nach 72stündigem Aufenthalt im Dunkeln erreicht. Neben einer sehr starken Vermehrung der Eosinophilen ist nun ein völliges Verschwinden der Basophilen festzustellen. Kern und Zelleib der Eosinophilen sind vergrößert, die Granula sind stark färbbar, die Zellgrenzen unscharf. Der Zwischenlappen ist leicht verdickt und auffallend kolloidreich. Auch im Hinterlappen macht sich Hyperämie und Kolloidreichtum in verstärktem Maße bemerkbar. SANCHEZ-CALVO erblickt in dem Kolloidreichtum einen Beweis dafür, daß die Hypophyse durch den Abschluß des Lichtes in den Zustand der Hyperfunktion versetzt wird.

FLORENTIN und STUTINSKI (1936) beobachten dagegen in der Hypophyse von *Fröschen (Rana temporaria)*, die für 36 Stunden im Dunkeln gehalten wurden, Neigung zu allgemeiner Chromophilie; namentlich die Eosinophilen sollen stark hervortreten. Nach 7tägigem Aufenthalt im Dunkeln finden sich fast nur Eosinophile, basophile Zellen sind spärlich, chromophobe Zellen fehlen vollständig. Der Zwischenlappen enthält vermehrte Mengen von Kolloid. Auch in der Hypophyse von *Kröten (Bufo vulgaris)* ist nach 8tägigem Aufenthalt im Dunkeln, vor allem in der Pars intermedia eine verstärkte Sekretion von Kolloid nachzuweisen (FLORENTIN 1937). Letzteres wird durch die Gefäße zum Hypothalamus gebracht, wo besonders die Portio magnocellularis des Nucleus supraopticus große Mengen von Kolloid aufnimmt. Gleichzeitig beobachtet FLORENTIN in diesem Kern die Degeneration zahlreicher Nervenzellen, wie auch die Regeneration neuer Zellen, die hier unter dem Einfluß des Hypophysensekretes vor sich gehen soll.

Eine sich über 7 Tage erstreckende Dauerbelichtung (mit einer bzw. drei 50 Wattlampen) soll dagegen bei *Rana esculenta* nach STUTINSKI (1936) eine Verarmung an Eosinophilen und ein Überwiegen der Chromophoben zur Folge haben. Die Chromophoben der Versuchstiere unterscheiden sich deutlich von jenen der Kontrolltiere: Während letztere leer, ungranuliert und schaumig aussehen, enthält das Cytoplasma der ersteren eine große Zahl von mehr oder weniger basophilen Granulationen; oft kann der Autor auf einem bläulichen Grund des Cytoplasmas auch eine Mischung eosinophiler und basophiler Granula unterscheiden. Typische Basophile fehlen.

Die widersprechenden morphologischen Beobachtungen lassen sich mit den experimentell-biologischen Befunden über die Beeinflussung der hormonalen Tätigkeit der Hypophyse durch optico-hypophysäre Reflexe (s. die Arbeiten von KOLLER und RODEWALDT, BENOIT, BISONNETTE, COLLIN, JORES) vorerst nur schwer in Einklang bringen.

Schrifttum [1].

Abramow: Über die Veränderungen der Hypophyse bei der experimentellen Diphtherie. Virchows Arch. **214**, 408—412 (1913). — **Achûcarro, H.** y **J. M. Sacristán:** Investigaciones histologica é histopathologicas sobre la glândula pineal humana. Trab. Labor. Invest. biol. Univ. Madrid **10**, 185—208 (1912). — **Adachi, Kwonn:** Trans. jap. path. Soc. **14**, 72 (1924); **15**, 207 (1925). — **Addisson, W. H. F.:** The cell-changes in the hypophysis of the albino rat after castration. J. comp. Neur. **28**, 441—461 (1917). — **Addison, W. H. F.** and **M. Adams:** A comparison, according to sex, of the relative weights of three parts of the hypophysis in the albino rat. Anat. Rec. **33**, 1—11 (1926). — **Addison, W. H. F.** and **W. A. Fraser:** Variability of pigmentation in the hypophysis and parathyroids of the gray rat. J. comp. Neur. **55**, 513—523 (1932). — **Adler, C.:** Metamorphosestudien an *Batrachier*larven. I. Exstirpation endokriner Drüsen. A. Exstirpation der Hypophyse. Arch. Entw.mechan. **39**, 21—45 (1914). — **Agduhr, E.:** Zur Kenntnis des Einflusses der Graviditäten und des Ergosterins auf das Wachstum. Uppsala Läk.för. Förh., N. F. **38**, 1—82 (1932). — **Ahlström, C. G.:** Das Vorkommen basophiler Zellinfiltration in der Neurohypophyse bei hypostonischon Zuständcn. Klin. Wschr. **1935 II**, 1456—1459. — **Akopenko:** Über die Wirkung der Thyreoidektomie auf das Wachstum des Knochen- und Nervensystems bei jungen Tieren. Erg. Path. 5 (1898). — **Alexander, C.:** Zur Anatomie der Hypophyse und des Infundibulum Diencephali der *Selachier*. Anat. Anz. **64**, 213—235 (1927). — **Alezais** et **Peyron:** Sur la présence de globules rouges nuclées dans les vaisseaux sanguins de l'hypophyse. C. r. Soc. Biol. Paris **69**, 204 (1911). — **Allanson, M.:** (a) The growth of the pituitary body in the female rabbit. J. of exper. Biol. **9**, 117 (1932). (b) The effect of androgenic compounds on the histological structure of the pituitary in the castrated *rat*. Proc. roy. Soc. Lond.B **124**, 196—209 (1937). — **Allen, B. M.:** (a) The relation of the pituitary and thyroid glands of *Bufo* and *Rana* to iodine and metamorphosis. Biol. Bull. Mar. biol. Labor. Wood's Hole **36**, 405—417 (1919). — (b) The production of size growth in *Rana larvae* by implants of the anterior lobe of hypophysis. Anat. Rec. **31**, 302 (1925a). — (c) Color changes induced in *Rana larvae* by implantation of the intermediato lobe of the hypophysis. Anat. Rec. **31**, 302 (1925). — (d) The influence of different parts of the hypophysis upon size growth of *Rana tadpoles*. Physiologic. Zool. **1**, 153—171 (1928). — **Alquier:** Sur les modifications de l'hypophyse après l'exstirpation de la thyroide ou des surrénales chez le chien. J. Physiol. et Path. gén. **9**, 492 (1907). — **Altland, P. D.:** Cytology of the hypophysis of the fence lizard. Anat. Rec. **74**, 109—127 (1939). — **Altmann, Franz:** Über Eunuchoidismus. Virchows Arch. **276**, 455—547 (1930). — **American Medical Association:** Die Drüsen mit innerer Sekretion. Deutsche Ausgabe. Wien-Leipzig: Aesculap-Verlag 1937. — **Amprino, R.:** Un perfectionnement technique à la methode d'Achucarro, pour les fibrilles grillagées avec quelques considérations sur les méthodes de coloration élective de tissu conjonctif. Bull. Histol. appl. **13**, 223—234 (1936). — **Andersen, D. H.:** (a) Weight of pituitary and thyroid of the *rat* at various stages of the oestrus cycle. Proc. Soc. exper. Biol. a. Med. **30**, 657—659 (1933). (b) The effect of ovarian hormone on the pituitary, thyroid and adrenal glands of spayed female *rats*. J. of Physiol. **83**, 15—25 (1935). — **Andersen, D. H.** and **H. S. Kennedy:** The effect of gonadectomy on the adrenal, thyroid and pituitary glands. J. of Physiol. **79**, 1—30 (1933). — **Anderson, E.** and **W. Haymaker:** Elaboration of hormones by pituitary cells growing in vitro. Proc. Soc. exper. Biol. a. Med. **33**, 313—316 (1935). — **Anderson, O.:** Zur Kenntnis der Morphologie der Schilddrüse. Arch. f. (Anat. u.) Physiol. **1894**, 177—224. — **Andreis, N.:** Contributo allo studio istologico delle manifestazioni di senescenza dell'ipofisi umana. Arch. ital. Anat. e Istol. pat. **5**, H. 6 (1934).— **Andriezen, W. L.:** The morphology, origin and evolution of function of the pituitary body and the relation to the central nervous system. Brit. med. J. **1**, 54—58 (1894). — **Anselmino, K. J.** u. **F. Hoffmann:** (a) Antidiuretische Komponente des Hypophysenhinterlappenhormons bei Nephropathie und Eklampsie der Schwangeren. Klin. Wschr. **1931 II**, 1438—1441. — b) Das Fettstoffwechselhormon des Hypophysenvorderlappens. I. Nachweis, Darstellung und Eigenschaften des Hormons. Klin. Wschr. **1931 II**, 2380—2382. (c) Die pankreatrope Substanz aus dem Hypophysenvorderlappen. I. Über die Darstellung und die Eigenschaften der pankreatropen Substanz. Klin. Wschr. **1933 II**, 1435, 1436. (d) Über die pathologisch-anatomischen Grundlagen einer gesteigerten Hypophysenhinterlappenfunktion bei der

---

[1] Die aufgeführten Arbeiten wurden von mir bis auf wenige Ausnahmen, die mir nicht zugänglich waren, im Original durchgearbeitet.

Eklampsie. Zbl. Gynäk. **58**, 2363—2369 (1934). (e) Über die Blutzuckerwirkungen von Hypophysenvorderlappenfraktionen. Arch. f. exper. Path. **179**, 273—285 (1935). — **Anselmino, K. J., L. Herold** u. **Fr. Hoffmann:** (a) Über die pankreatrope Wirkung von Hypophysenvorderlappenextrakten. Klin. Wschr. **1933 II**, 1245—1247. (b) Über eine weitere adrenalotrope Wirkung des Hypophysenvorderlappens. Klin. Wschr. **1934 II**, 1724. — **Anselmino, K. J., Fr. Herold** u. **L. Hoffmann:** (a) Über die parathyreotrope Wirkung von Hypophysenvorderlappenextrakten. Klin. Wschr. **1934 I**, 1944. (b) Über das corticotrope Hormon des Hypophysenvorderlappens. Klin. Wschr. **1934 I**, 209—211. (c) Über die adrenalotrope Wirkung von Hypophysenextrakten. Klin. Wschr. **1933 II**, 1944. — **Aoyagi, T.:** Studien über die Veränderungen des sympathischen Nervensystems, insbesondere der Neurofibrillen bei Morbus Basedowi. Dtsch. Z. Nervenheilk. **42**, 177—195 (1911). — **Arai, H.:** Der Inhalt des Canalis craniopharyngeus. Anat. H. **33**, 413—451 (1907). — **Arena, G.:** Ulteriore contributo allo stato presente della questione sull'ipofosi faringea nell'uomo. Arch. ital. Laring. **30**, 4 (1910). — **Arnold, Fr.:** Bemerkungen über den Bau des Hirns und des Rückenmarkes, S. 49. Zürich 1838. — **Aron, M.:** (a) L'histogenèse de l'hypophyse chez les mammifères. C. r. Assoc. Anat. Paris **24**, 26 (1929). (b) Action de la préhypophyse sur la thyroide chez la cobaye. C. r. Soc. Biol. Paris **102**, 682—684 (1929). (c) L'hormone préhypophysaire excito-sécrétice de la thyroide. Rev. franç. Endocrin. **8**, 472 (1930). (d) Particularités histologiques de la réaction de la thyroide aux extraits de lobe antérieur d'hypophyse. C. r. Soc. Biol. Paris **103**, 145 (1930). (e) Sur la spécifité du principe excito-sécréteur de la thyroide renfermé dans les extraits de préhypophyse. C. r. Soc. Biol. Paris **105**, 974 (1930). — **Arujiro, Arei:** Der Inhalt des Canalis craniopharyngeus. Anat. H. **1907**, H. 100. — **Aschner, B.:** (a) Demonstration von *Hunden* nach Exstirpation der Hypophyse. Wien. klin. Wschr. **1909 II**, 1730. (b) Über die Folgeerscheinungen nach Exstirpation der Hypophyse. **39**. Verslg dtsch. Ges. Chir. Berlin 1910. (c) Über einen Fall von hypoplastischem Zwergwuchs mit Gravidität nebst Bemerkungen über die Ätiologie des Zwergwuchses. Mschr. Geburtsh. **32**, 644 (1910). (d) Über die Funktion der Hypophyse. Pflügers Arch. **146**, 1 (1912a). (e) Zur Physiologie des Zwischenhirns. Wien. klin. Wschr. **1912 I**, 1012. (f) Über die Beziehungen zwischen Hypophysis und Genitale. Arch. Gynäk. **97**, 200 (1912c). (g) Über das „Stoffwechsel- und Eingeweidezentrum im Zwischenhirn", seine Beziehungen zur inneren Sekretion (Hypophyse, Zirbeldrüse) und zum Diabetes insipidus. Berl. klin. Wschr. **1916 II**. — **Aschoff, L.:** (a) Über einen Fall von angeborenem Schilddrüsenmangel. Dtsch. med. Wschr. **1899**, Vereinsbeilage 33. (b) Morphologische Veränderungen der Hypophyse während des Alterns. Münch. med. Wschr. **1913 I**, 783. (c) Das reticulo-endotheliale System. Erg. inn. Med. **26 I**, 1—118 (1924). (d) Gibt es eine Pars intermedia in der menschlichen Hypophyse? Beitr. path. Anat. **84**, 273—282 (1930). (e) Über die Hypophyse bei den Anthropoiden. Endokrinol. **21**, 225—230 (1939). — **Ascoli, G.** e **T. Legnani:** (a) Della alterazioni consecutive all'ablazione dell'ipofisi. Boll. Soc. med.-chir. Pavia **24** (1911). (b) Die Folgen der Exstirpation der Hypophyse. Münch. med. Wschr. **1912 I**, 518—521. — **Asher, L.:** Physiologie der inneren Sekretion, S. 343—386. Leipzig-Wien 1936. — **Askanazy:** Pathologisch-anatomische Beiträge zur Kenntnis des Morbus Basedowi. Dtsch. Arch. klin. Med. **61** (1898). — **Atwell, W. J.:** (a) The relation of the chorda dorsalis to the entodermal component of the hypophysis. Anat. Rec. **10**, 19—38 (1915). (b) The development of the hypophysis cerebri of the rabbit. Amer. J. Anat. **24**, 271—337 (1918a). (c) The development of the hypophysis of the *Anura*. Anat. Rec. **15**, 73—92 (1918b). (d) On the nature of the pigmentation changes following hypophysectomy in the *frog* larva. Science (N. Y.) **49**, 48—50 (1919). (e) The morphogenesis of the hypophysis in the tailed *amphibia*. Anat. Rec. **22**, 373—390 (1921). (f) The development of the hypophysis cerebri in man, whit special reference to the pars tuberalis. Amer. J. Anat. **37**, 159—193 (1926). (g) Characteristics of the Golgi apparatus in the different types of cells in the anterior lobe of the *Cats* hypophysis. Anat. Rec. **42**, 44 (1929). (h) On the finer structure of the pars tuberalis of the hypophysis. Endocrinol. **5**, 1—9 (1929a). (i) The cytology of the pars tuberalis of the hypophysis of the *Cat*. Anat. Rec. **42**, Abstr. 4 (1929b). (k) Functional relation of the hypophysis and the brain. Endocrinology **16**, 242—250 (1932). (l) Characteristics of the Golgi apparatus in the different types of cells of the anterior hypophysis. Anat. Rec. **55**, 11—22 (1933). (m) Differentiation and function of heterotopic autoplastic transplants of the amphibian hypophysis. Proc. Soc. exper. Biol. a. Med. **33**, 224—226 (1935). (n) Functional transplants of the primordium of the epithelial hypophysis in *Amphibia*. Anat. Rec. **68**, 431—447 (1937). (o) The pars tuberalis of the hypophysis in toads. Anat. Rec. **72**, Suppl. 38 (1938). (p) The morphogenesis of the hypophysis cerebri of the domestic fowl during the second and third weeks of incubation. Anat. Rec. **73**, 57—72 (1939). — **Atwell, W. J.** and **E. Holley:** Exstirpation of the pars intermedia of the hypophysis in the young *Amphibian* with subsequent silvery condition and metamorphosis. J. of exper. Zool. **73**, 23—41 (1936). — **Atwell, W. J.** and **C. J. Marinus:** A comparison of the activity of extracts of the pars tuberalis with extracts of other regions of the ox pituitary. Amer. J. Physiol. **47**, 76—91 (1918/19). — **Atwell, W. J.** and **I. Sitler:** The early appearance of the anlagen of the pars tuberalis in the hypophysis of the chick. Anat. Rec. 15, 181—187 (1918). — Atwell, W. J. and E. Woodworth: The relative volumes of the three epithelial parts of the hypophysis cerebri. Anat. Rec. 33, 377—386 (1926).

Baber: (a) Contributions of the minute anatomy of the thyroid gland of the dog. Philos. Trans. roy. Soc. Lond. 166 (1877). (b) Researches on the minute structure of the thyroid gland. Philos. Trans. roy. Soc. Lond. 172 (1881). — Bachner, F.: Über typische Veränderungen der weiblichen Rattenhypophyse durch Ovarialhormon. Z. Geburtsh. 106, 87—93 (1933). — Bacon, A. R.: A comparative study of the anterior hypophyse in the pregnant and nonpregnant states. Amer. J. Obstetr. 19, 352—355 (1930). — Bailey, P.: (a) Cystological observations on the pars buccalis of the hypophysis cerebri of man, normal and pathological. J. med. Res. 42, 349—381 (1921). (b) Die Funktion der Hypophysis cerebri. Erg. Physiol. 20 (1922). (c) The structure of the hypophysis cerebri of man and of the common laboratory mammals; in Special Cytology, Edit. b. Cowdry, Vol. II, p. 771—786. 1932. — Bailey, P. and H. Cushing: Studies in acromegaly. VII. The microscopical structure of the adenomas in acromegalic dyspituitarism. Amer. J. Path. 4, 545 (1938). — Bailey, P. and L. M. Davidoff: Concerning the microscopic structure of the hypophysis cerebri in acromegaly. Amer. J. Path. 1, 185—207 (1925). — Baillif, R. M.: Microscopic changes in the hypophysis of the albino rat following exposure to cold, and their relationship to the physiology of secretion. Amer. J. Anat. 62, 475—496 (1938). — Baker, J. R.: The influence of age at castration on the size of various organs. Brit. J. exper. Biol. 5, 187—195 (1938). — Balfour, F. M.: (a) A preliminary account of the development of the elasmobranch fishes. Quart. J. microsc. Sci. 1874. (b) A monograph on the development of elasmobranch fishes. London 1878. (c) A treatise on comperative embryology. London 1881. (d) On the structure and development of Lepidosteus. Philos. Trans. roy. Soc. Lond. 173, 359—442 (1882). — Baniecki, H.: (a) Schwangerschaftshypophyse und Ovarialhormon. Arch. Gynäk. 134, 693—702 (1928). (b) Hypophysenvorderlappenhormon und Hypophyse (experimentelle Untersuchungen an der weißen Ratte). Arch. Gynäk. 149, 478—487 (1932). (c) Über die Wirksamkeit des Ovarialhormons sowie des Hypophysenvorderlappenhormons auf das Zellbild der Kastrationshypophyse. Zbl. Gynäk. 58, 1034—1041 (1934). — Bartelmez, G. W. and H. M. Evans: Development of the human embryo during the period of somite formation including embryos with 2—16 pairs of somites. Contrib. to Embryol. 17, 1—67. Carnegie Inst. Washington, Publ. No. 362. 1926. — Bartels, P.: Das Lymphgefäßsystem. Jena 1909. — Basir, M. A.: The vasculary supply of the pituitary body in the dog. J. of Anat. 66, 387—398 (1932). — Basir, M. A. and D. V. S. Reddy: Structure and significance of the hypophysio portal system. Indian J. med. Res. 22, 21—28 (1934). — Bates, R. W., T. Laanes and O. Riddle: Evidence from dwarf mice against the individuality of growth hormone. Proc. Soc. exper. Biol. a. Med. 33, 446 (1935). — Baudot: Contribution à l'étude de l'hypophyse. Thèse de Nancy 1922. — Baumgartner, E. A.: (a) The development of the hypophysis in Squalus acanthias. J. of Morph. a. Physiol. 26, 391—446 (1915). (b) The development of the hypophysis in reptiles. J. of Morph. a. Physiol. 28, 209 bis 285 (1916). — Beato: Über die Pars intermedia der Hypophyse bei den Haustieren. Endokrinol. 15, 145—152 (1935). — Becher, H.: (a) Über Wirkung und Bedeutung besonderer regulatorischer Einrichtungen an der Arteriola afferens der menschlichen Niere. Verh. anat. Ges. 1936, 134—138. (b) Über besondere Zellgruppen und das Polkissen am Vas afferens in der Niere des Menschen. Z. Mikrosk. 53, 205—214 (1936). (c) Über die Blutzirkulation in der Niere und die Wirkungen des Polkissens an den Arteriolae afferentes. Sitzgsber. Ges. Naturwiss. Marburg 78, 95—109 (1936/37). (d) Über Wirkung und Bedeutung besonderer regulatorischer Einrichtungen an der Arteriola afferens der menschlichen Niere. Verh. anat. Ges., 44. Verslg Mailand 1937, 134—138. — Behnsen, G.: Über die Farbstoffspeicherung im Zentralnervensystem der weißen Maus in verschiedenen Alterszuständen. Z. Zellforsch. 4, 515—572 (1927). — Blickenstaff, Perry H.: Some studies on the hypophysis cerebri of cattle. Vet. Alumni Quart. 21, 132—148 (1934). — Bell, W. R.: (a) Morphology of the hypophysis of the common goldfish (Carassius auratus). Zoologica (N.Y.) 23, 219—234 (1938). (b) Studies on the endocrines of teleosts. I. The morphology of the hypophysis of the goldfish (Carassius auratus). Anat. Rec. 70, 122 (1938). — Bell, W. Blair: (a) The Pituitary. London: William Wood and Co. 1919. (b) The pituitary body and the therapeutic value of the infundibular extract in shock, uterine atony and intestinal paresis. Brit. med. J., 4. Dez. 1909. — Benda, C.: (a) Über den normalen Bau und einige pathologische Veränderungen der menschlichen Hypoph. cerebr. Arch. f. (Anat. u.) Physiol. 1900a, 373—380. (b) Beiträge zur normalen und pathologischen Histologie der menschlichen Hypophysis cerebri. Berl. klin. Wschr. 1900b, 1205—1210. (c) Über vier Fälle von Akromegalie. Dtsch. med. Wschr. 1901. (d) Pathologische Anatomie der Hypophysis. Handbuch der pathologischen Anatomie des Nervensystems, herausgeg. von Flatau, Jacobsohn u. Minor. Bd. 2, S. 1419—1439. Berlin 1903. (e) Die Akromegalie. Dtsch. Klin. 3 (1903). (f) Beiträge zur normalen und pathologischen Morphologie der Hypophyse. Zbl. Path, 40, Erg.-H., 185—190 211—215 (1927). (g) Hypophysis cerebri. In Anatomie und Pathologie der Spontanerkrankungen der kleinen Laboratoriumstiere, herausgeg. von R. JAFFE, S. 333—348. Berlin 1931. (h) Hypophysis cerebri. In Handbuch der inneren Sekretion, herausgeg. von M. HIRSCH, Bd. 2, S. 867—909. 1932. — **Benjamin, J. A.**: The occurence of pigment in the pars intermedia and pars tuberalis of the hypophysis, and in the hypophyseal leptomeninges of the *rat* (domestic and wild). Anat. Rec. 61, 331—340 (1935). — **Benoit, J.**: (a) Rôle des yeux dans l'action stimulante de la lumière sur le développement testiculaire chez le canard. C. r. Soc. Biol. Paris 118, 669 (1935). (b) Stimulation de développement testiculaire par l'éclairage artificiel. C. r. Soc. Biol. Paris 118, 664 (1935a). (c) Rôle de l'hypophyse dans l'action stimulante de la lumière sur le développement testiculaire chez le canard. C. r. Soc. Biol. Paris 118, 672 (1935). (d) Maturité sexuelle et ponte obtenues chez la cane domestique par l'éclairement artificiel. C. r. Soc. Biol. Paris 120, 905 (1935). (e) Stimulation par la lumière artificielle du développement testiculaire chez des canards aveuglés par section du nerf optique. C. r. Soc. Biol. Paris 120, 133 (1935). (f) Stimulation par la lumière artificielle da développement testiculaire chez des canards aveuglés par énucléation des globes oculaires. C. r. Soc. Biol. Paris 120, 135 (1935). (g) Sur la croissance de testicule de canard immature déclanchée par l'éclairement artificiel. Étude histologique. C. r. Soc. Biol. Paris 120, 1323 (1935). (h) Hypophysectomie et éclairement chez le canard mâle. C. r. Soc. Biol. Paris 120, 1326 (1935). (i) Stimulation par la lumière de l'activité sexuelle chez la canard et la cane domestique. Bull. biol. France et Belg. 70, 487 (1936). — (k) Facteurs externes et internes de l'activité sexuelle. II. Étude du mécanisme de la st mula tion par la lumière de l'activité testiculaire chez le *canard domestique*. Bull. biol. France et Belg. 71, 393—437 (1937). — **Benoit, J.** et **R. Kehl**: Nouvelles recherches sur les voies nerveuses photoréceptrices et hypophyso-stimulantes chez le *canard domestique*. C. r. Soc. Biol. Paris 131, 89—93 (1939). — **Benoit, W.**: Über die histologischen Färbemethoden der Hypophyse. Handbuch der biologischen Arbeitsmethoden, herausgeg. von ABDERHALDEN, Abl. 8, Teil 1/II, S. 1557—1573. 1932. — **Berblinger, W.**: (a) Über experimentell hervorgerufene Hypophysenveränderungen. Verh. dtsch. path. Ges. 17, 184—192 (1914). (b) Zur Basophilenvermehrung im menschlichen Hirnanhang. Zbl. Path. 30, 617—619 (1920). (c) Die genitale Dystrophie in ihrer Beziehung zu Störungen der Hypophysenfunktion. Virchows Arch. 228, 151—186 (1920). (d) Die Hypophyse bei Hypothyreose, nebst Bemerkungen über die Schwangerschaftshypophyse. Mitt. Grenzgeb. Med. u. Chir. 33, 92 (1921). (e) Der Hypophysenvorderlappen bei Nierenkrankheiten. Virchows Arch. 258, 232—237 (1925). (f) Zur Hypophysenpathologie (kompensatorische Hypertrophie von Vorderlappenzellen). Verh. dtsch. path. Ges. Danzig 1927, 191—196. (g) Kritisches zur Hypophysenpathologie. Frankf. Z. Path. 35, 497—524 (1927). (h) Die korrelativen Veränderungen an der Hypophyse des Menschen. Klin. Wschr. 1928 I, 9—12. (i) Die Menge der basophilen Epithelien in der Adenohypophyse des Menschen bei chronischer Glomerulonephritis, entzündlicher Schrumpfniere, bei den Nephrosklerosen und bei der Urämie. Virchows Arch. 275, 230—249 (1930). (k) Über die Hypophyse. Med. Ges. Jena, 10. Dez. 1930. Klin. Wschr. 1931 I, 525. (l) Hypophysenbefund nach Bestrahlung der Ovarien. Klin. Wschr. 1931 II, 1445—1446. (m) Pathologie und pathologische Anatomie der Hypophyse des Menschen. In Handbuch der inneren Sekretion, herausgeg. von M. HIRSCH, Bd. 2, S. 910—1097. 1932. (n) Die Korrelationen zwischen Hypophyse und Keimdrüse. Klin. Wschr. 1932b II, 1329—1333. (o) Allgemeiner Teil der Inkretologie. In Handbuch der Gynäkologie, herausgeg. von STÖCKEL, Bd. 9, S. 1—108. 1936. (p) Die Wechselbeziehungen zwischen Hypophyse und Keimdrüse. Erg. Vitamin- u. Hormonforsch. 1, 191—212 (1938). — **Berblinger** u. **Burgdorf**: Neue Färbemethode zur Darstellung der Gewebebestandteile der Hypophyse des Menschen. Endokrinol. 15, 381—388 (1935). — **Berblinger** u. **Muth**: Das histologische Bild der Adenohypophyse bei Krebs- und Sarkomleiden im Vergleich zur Schwangerschaftshypophyse. Zbl. Gynäk. 45, 1713—1723 (1923). — **Berg, W.**: (a) Über den Übertritt von Kernstoffen in das Cytoplasma. Z. mikrosk.-anat. Forsch. 28, 565—577 (1932). (b) Über Fett- und Pigmenteinschlüsse in den Leberzellkernen des Menschen. Z. mikrosk.-anat. Forsch. 38, 644—659 (1935). — **Bergman, G.**: Welche Wirkung haben Prolaninjektionen auf die Hypophyse männlicher Tiere? Klin. Wschr. 1934 I, 136, 137. — **Bergstrand, H.**: Luteinisierung der Ovarien bei einem Fall von basophilem Hypophysenadenom mit Cushings Symptomenkomplex. Virchows Arch. 293, 413—428 (1934). — **Berkley, H. J.**: (a) The nerve elements of the pituitary gland. Hopkins Hosp. Rep. 4, Neur. II, 117—127 (1894). (b) The finer Anatomy of the infundibular region of the cerebrum including the pituitary gland. Brain. 17, 515—547 (1894). — **Bevacqua**: Sulla presenza di vere formazioni glandolari nel lobo posteriore dell' ipofisi cerebrale di un bambino. Anat. Anz. 38, 445—454 (1911). — **Bickford, E.**: The hypophysis of the Calamoichthys calabaricus (Smith). Anat. Anz. 10, 435—470 (1895). — **Biedermann, H.**: Über das färberische Verhalten der Epithelien der menschlichen Hypophyse. Virchows Arch. 264, 217—223 (1927). — **Biedl, A.**: (a) Über Hypophysenexstirpation. Wien. klin. Wschr. 1897 I, 195. (b(Innere Sekretion, 1. Aufl. Berlin-Wien 1910; 2. Aufl. 1913; 3. Aufl. 1915. (c) Physiologie und Pathologie der Hypophyse, 81 S. München-Wiesbaden: J. F. Bergmann 1922. Refer. 34. Kongr. inn. Med. Wiesbaden. (d) Über das

Hormon des Hypophysenvorderlappens. Endokrinol. 2, 241—248 (1928). (e) Die funktionelle Bedeutung der einzelnen Hypophysenanteile. Endokrinol. 3, 241—255 (1929). (f) Die Hypophyse. In Handbuch der Physiologie, herausgeg. von BETHE usw., Bd. 16, H. 1. Korrelationen II/1, S. 401—492. 1930. — Bierring, K.: (a) Action de l'extrait préhypophysaire sur le pancreas chez le *rat*. Bull. Histol. appl. 11, 297—301 (1934). (b) Action de l'extrait hypophysaire sur les surrénales chez le *Rat*. Bull. Histol. appl. 12, 269—273 (1935). — Biggart, J. H.: The hypophysis of the human castrate. Bull. Hopkins Hosp. 54, 157 (1934). — Billeter, O. A.: The effect of spaying and theelin injections on body growth and organ weights of the albino *rat*. Amer. J. Anat. 60, 367—396 (1937). — Binet, L., G. Verne et R. Messimy: Réactions endocriniennes chez des Chiens atteints de diabète pancréatique expérimentale. C. r. Soc. Biol. Paris 116, 812 (1934). — Bini, G.: Ricerche istologiche sul sistema diencefaloipofisario e sulle ghiandole endocrine in casi di diabete mellito di origine pancreatica. Arch. Sci. med. 64, 511—548 (1937). — Biondi, G.: Eine neue Zellart im Vorderlappen der Hypophyse? Arch. f. Psychiatr. 104, 431—434 (1936). — Bissonette, T. H.: (a) Studies on the sexual cycle in birds IV. Experimental modification of the sexual cycle in males of the *European Starlings* by changes in the daily period of illumination and of muscular work. J. of exper. Zool. 58, 281—319 (1931). (b) Dass. V. Effects on light of different intensities upon the testis activity of the *European Starling*. Physiologic. Zool. 4, 542—574 (1931). (c) Sexual Photoperiodicity. J. Hered. 27, 171 (1936). — Björkman, H.: Bidrag till hypofisens aldersanatomi hos *kaninen*. Uppsala Läk.för. Förh., N. F. 21, 49 (1915). — Blount, R. F.: (a) Transplantation and extirpation of the pituitary rudiment and the effects upon pigmentation in the *Urodele embryo*. J. of exper. Zool. 63, 113—137 (1932). (b) The dependence of the epithelial hypophysis upon the nervous component in development. Anat. Rec. 61, Abstr. 6 (1935). (c) Size relationships as influenced by pituitary rudiment implantation and extirpation in the *Urodele embryo*. J. of exper. Zool. 70, 131—185 (1935). (d) The influence of additional pituitaryanlagen upon the circulatory system of the developing *urodele*. A condition paralleling hypertension in the mammal. J. of exper. Zool. 71, 421—448 (1936). (e) Heteroplastic transplantation of the hypophysis between different species of ambystoma. Proc. Soc. exper. Biol. a. Med. 40, 212—214 (1939). (f) The question of developmental dependence for the hypophysis upon the brain. Anat. Rec. 73, Abstr., 7 (1939). — Bochenek, A.: Neue Beiträge zum Bau der Hypophysis cerebri bei Amphibien. Bull. internat. Acad. Sci. Cracovie. Cl. Sci. Math. et Nat. 1902, 397. — Bock: Beschreibung des fünften Hirnnerven. Leipzig 1817. — Bock, F.: Die Hypophyse des *Stichlings (Gasterosteus aculeatus L.)* unter besonderer Berücksichtigung der jahrescyclischen Veränderungen. Z. Zool. 131, 645—710 (1928). — Bodian, D.: The staining of paraffin sections of nervous tissues with activated protargol. The role of fixatives. Anat. Rec. 69, 153—162 (1937). — Boenheim, F. u. F. Heimann: Das fettstoffwechselregulierende Hormon des Hypophysenvorderlappens im Inkretan. Z. exper. Med. 83, 637—640 (1932). — Böttger, G.: (a) Pigmenthormon und antidiuretisches Princip der Hypophyse. Klin. Wschr. 1936 I, 73—76. (b) Über das Pigmenthormon. I. Mitt. Der Test. Z. exper. Med. 101, 42—47 (1937). (c) Über das Pigmenthormon. II. Mitt. Zur Darstellung und zur Frage der Diuresewirkung. Z. exper. Med. 101, 48—54 (1937). (d) Über das Pigmenthormon. III. Mitt. Zur Frage der Einheitlichkeit und über die aktive Substanz alkalischer Extrakte. Z. exper. Med. 101, 55—61 (1937). — Bokelmann, O.: Die specielle Anatomie der Sella turcica und ihre klinische Bedeutung für die Erkenntnis der Hypophysengröße, zugleich ein Beitrag zur Frage der Beziehungen der Hypophysengröße sowie Größe und Form der Sella zum anatomischen und funktionellen Hypogenitalismus. Fortschr. Röntgenstr. 49, 364—396 (1934). — Bolk, L.: (a) Over de ontwikkeling der hypophyse van de Primaten in't bijzonder bij Tarsius en den mensch. Versl. Akad. Wetensch. Amsterdam 1910, S. 667—675. (b) Over de ontwikkeling der hypophyse van de Primaten in't bijzonder bij Tarsius en den mensch. Nederl. Tijdschr. Geneesk. 2, 667—675 (1917). — Borak u. Windholz: Hypophysenbefund nach Röntgenbestrahlung der Ovarien. Geb.-gynäk. Ges. Wien, 13. Jan. 1931. Wien. klin. Wschr. 1931 I, 335. — Borberg, N. Chr.: Das Adrenalin und der Nachweis desselben. Skand. Arch. Physiol. (Berl. u. Lpz.) 27, 341 (1912). — Borchardt, L.: Die Hypophysenglykosurie und ihre Beziehungen zum Diabetes bei der Akromegalie. Z. klin. Med. 66, 332—348 (1908). — Bourgery: Memoires sur l'extrémité cephalique de grand sympathique dans l'homme et les animaux mammifères. C. r. Acad. Soc. Paris 1845, 1014. — Bourne, G.: (a) Vitamin C in the adrenal gland. Nature (Lond.) 131, 874 (1933a). (b) The staining of vitamin C in the adrenal gland. Austral. J. exper. Biol. a. med. Sci. 11, 201 (1933b). (c) Vitamin C in the human foetal adrenal and the physical state of the vitamin in the gland cell. Nature (Lond.) 132, 850 (1933c). (d) The distribution of vitamin C in the organs of the *fox (Vulpes vulpes)*. Austral. J. exper. Biol. a. med. Sci. 13, 113—125 (1935). (e) Mitochondria, Golgi apparatus and vitamins. Austral. J. exper. Biol. a. med. Sci. 13, 239—249 (1935). (f) The role of vitamin C in the organism as suggested of its cytology. Physiologic. Rev. 16, 442—449 (1936). (g) The vitamin C technique as a contribution to cytology. Anat. Rec. 66, 369—385 (1936). — Boyces and Beadles: A further contribution to the study of the hypophysis cerebri. J. of Path. 1 (1893). — **Braem, F.:** Epiphysis und Hypophysis von *Rana*. Z. Zool. **63**, 433 (1898). — **Brahms, S.:** The development of the hypophysis of the *cat*. Amer. J. Anat. **50**, 251—281 (1932). — **Brander, John:** The intraglandular cleft of the pituitary body and its connections. J. of Anat. **66**, 202—209 (1932). — **Brauchli:** Beiträge zur pathologischen Anatomie der Hypophyse. Frankf. Z. Path. **31**, 459—478 (1925). — **Brauer:** Experimentelle Untersuchungen über die Einwirkung der Kastration auf Nebenniere und Hypophyse des *Kaninchens*. Z. mikrosk.-anat. Forsch. **16**, 101—139 (1929). — **Brill, L.:** Vergleichende Messungen der Sella turcica im Kindesalter. Mschr. Kinderheilk. **57**, 1—6 (1933). — **Brindean, Bronta** et **Simmonet:** Rapport au Congrès de Gynécolog. Bruxelles. Gynéc. et Obstétr. **1929**. — **Brolin, S. E.:** Bestimmungen der Größenverhältnisse der Hypophysenlappen postpuberal kastrierter *Ratten*. Endokrinol. **22**, 331—344 (1940). — **Brooks, Ch. McC.** and **J. Gersh:** Pericellular nerve fiber terminations in the pars nervosa and pars distalis of the rat pituitary. Anat. Rec. **70**, Suppl. 10 (1938). — **Brown, Alan:** The vascularity of the lobes of the hypophysis in the *rat*. Anat. Rec. **29**, 380 (1925). — **Bruni, A. C.:** (a) Sullo sviluppo del lobo ghiandolare dell'ipofisi negli Amnioti. Internat. Mschr. Anat. u. Physiol. **31**, 129 (1915). (b) Sullo sviluppo della porzione ghiandolare dell'ipofisi nell'uomo. Arch. ital. Anat. **15**, 139 (1917). — **Bryant, A. R.:** The effect of total thyroidectomy on the structure of the pituitary gland in the *rabbit*. Anat. Rec. **47**, 131—145 (1930). — **Bryant, W. S.:** Sensory elements in the human cerebral hypophysis. Anat. Rec. **11**, 25—27 (1916). — **Bucher, O.:** Untersuchungen über den Einfluß verschiedener Fixationsmittel auf das Verhalten des Schilddrüsenkolloids. Z. Zellforsch. **28**, 359—381 (1938). — **Bucy, P. C.:** (a) The pars nervosa of the bovine hypophysis. J. comp. Neur. **50**, 505—520 (1930). (b) The hypophysis cerebri in Cytology and cellular pathology of the nervous system. Herausgeg. von W. Penfield, 2. Vol., p. 705 bis 738. 1932. — **Büttner:** Die Hypophyse bei Eklampsie (Norddeutsche Gesellschaft für Gynäkologie). Zbl. Gynäk. **59**, 2445, 2446 (1935). — **Burch, A. B.:** Suppression of the Pars intermedia of pituitary body in *Hyla regilla* by operations upon the gastrula. Proc. Soc. exper. Biol. a. Med. **38**, 608—610 (1938). — **Burdach, C. F.:** Vom Bau und Leben des Gehirns, Bd. 2, S. 328. 1822; Bd. 3, S. 469. 1826. — **Burgdorf, A. L.:** Systematische Untersuchungen über den Wert der verschiedenen Hypophysenfärbungen mit Bemerkungen über die Zahlenverhältnisse der Vorderlappenepithelien und deren gegenseitige Beziehungen. Endokrinol. **16**, 148—160 (1935). — **Burn, J. H.** and **H. W. Ling:** (a) Effect of pituitary extract and adrenalin on ketonurie and liver glycogen. Quart. J. Pharmacol. **2**, 1—16 (1929). (b) Ketonurie in *rats* on a fat diet after injection of pituitary extract. J. of Physiol. **69** (1930). — **Burr, H. S.:** The central nervous system of Orthagoriscus mola. J. of comp. Neur. **45**, 33—128 (1928). — **Busi, A.** et **R. Balli:** Saggio di uno studio di anatomia normale descrittiva e radiografica della sella turcica. Boll. Soc. med.-chir. Modena **1910/11**. — **Butt, E. M.** and **R. M. Van Wart:** A histopathological study of one hundred hypophyses. Amer. J. Path. **11**, 891, 892 (1936). — **Buxton, C. L.:** Transplantation of the hypophysis cerebri to the anterior chamber of the eye in albino *rats*. Anat. Rec. **64**, 277—284 (1936). — **Byron** and **Wilson:** The alleged pituitary origin of the eclamptic and pre-eclamptic „toxaemias" of pregnancy. Quart. J. Med. **53**, 361—368 (1934). — **Bytinski-Salz:** Heteroplastic transplantation of the hypophysis in Amblystoma. *Amblystoma*. J. of exper. Zool. **72**, 51—73 (1935).

Cagnetto, G.: Zur anatomischen Frage der Beziehungen zwischen Akromegalie und Hypophysentumoren. Virchows Arch. **176**, 115—168 (1904). — **Cajal, R. y:** (a) Alcunas contribuciones al conoscimiento de los ganglios del cerebro. III. Hipofisis. Ann. Soc. exper. Hist. Nat., II. s. **3** (1894). (b) Textura del sistema nervioso, 1910. — **Cameron, G. R.:** Die Beziehungen der Pars tuberalis hypophysis zum Hypophysenapparat. Veröff. Kriegs- u. Konstit.path. **5**, 1—57 (1929). — **Campbell, M., Z. M. Wolfe** and **D. Phelps:** Effect of feeding thyroid on anterior hypophysis of the female albino *rat*. Proc. Soc. exper. Biol. a. Med. **32**, 205—208 (1934). — **Carere-Comes, O.:** Sulla funzione delle diverse cellule del lobo anteriore dell'ipofisis. Atti Accad. Fisiocritici Siena XI. s. 4, **4**, 5 (1936). — **Caro, L. de** u. **M. Giani:** Oxydationsschutz der Ascorbinsäure durch tierisches Gewebe. Hoppe-Seylers Z. **228**, 13 (1934). — **Carraro:** Über Hypophysisverpflanzung. Arch. Entw.mechan. **28**, 168—180 (1909). — **Carus:** Versuch einer Darstellung des Nervensystems, S. 141. Leipzig 1814. — **Caselli, A.:** (a) Studii anatomici e sperimentali sulla fisiopatologia della glandola pituitaria. Reggio Emilia, 1900. (b) Influence de la fonction de l'hypophyse sur le développement de l'organisme. Riv. sper. Freniatr. **37** (1900). — **Castelli, M. R.:** Contribution à l'étude des substances grasses de l'hypophyse humaine. Arch. de Méd. expér. et Anat. path. **26**, 182—203 (1914/15). — **Celestino da Costa, A.:** (a) Sur les aspects histologiques du fonctionnement de l'hypophyse. C. r. Assoc. Anat., 18. Sess. Lyon **1923**. (b) Sur les images histologiques d'excrétion dans le lobe postérieur de l'hypophyse. C. r. Soc. Biol. Paris **92**, 1246 (1925). — **Chadwick, C. S.:** Cyclic morphologic variations in the anterior hypophysis of the guinea pig. Amer. J. Anat. **60**, 129—147 (1936). — **Charipper, H. A.:** (a) Studies on *amphibian* endocrines. II. The pituitary gland of Necturus maculosus. Anat.

Rec. **49**, 345—357 (1931). (b) Pregnancy cells in *rat* pituitary: Influence of lipoidal corpus luteum extract. Proc. Soc. exper. Biol. a. Med. **32**, 402—404 (1934). (c) The morphology of the hypophysis in lower *vertebrates*, particulary *fish* and *Amphibia*, with some notes on the cytology of the pituitary of *Carassius auratus* (the *goldfish*) and *Necturus maculosus* (the *mudpuppy*). Cold Spring Harbor Symposia on Quantitative. Biology. **5**, 151—164 (1937). — **Charipper, H. A.** and **H. O. Haterius:** (a) The history of the anterior pituitary of albino *rats* in relation to the oestrous cycle. Anat. Rec. **45**, 210 (1930). (b) The histology of the anterior pituitary of the albino *rat* in relation to the oestrous cycle. Anat. Rec. **54**, 15—28 (1932). — **Chiarugi, G.:** Sull'esistenza di una gemma bilaterale nell'abozzo della ipofisi dei mammiferi. Monit. zool. ital. **5**, 184—188 (1894). — **Christeller:** Die Rachendachhypophyse des Menschen unter normalen und pathologischen Verhältnissen. Virchows Arch. **218**, 185—223 (1914). — **Chrzanowski, B.** u. **S. J. Grzycki:** Das pankreatrope Hormon des Vorderlappens der Hypophyse und die LANGERHANSschen Inseln der Bauchspeicheldrüse. Klin. Wschr. **1937** I, 488—490. — **Ciardullo, E.:** Sul significato morfologico dell'ipofisi faringea. Ann. Laring. ecc. **2**, 220—224 (1926). — **Cimoroni:** Sur l'hypertrophie de l'hypophyse cerebrale chez les animaux thyréoidectomisés. Arch. ital. de Biol. (Pisa) **48**, 387—400 (1908). — **Citelli, S.:** (a) Ipofisi faringea nei bambini. Boll. Mal. Or., Nov. **1908**. (b) L'ipofisi faringea nella prima e seconda infanzia. Suoi rapporti colla mucosa faringea e coll'ipofisi centrale. Anat. Anz. **38**, 242—256, 279—302, 334—349 (1911). (c) Sul significato e sulla evoluzione della ipofisi faringea nell'uomo. Anat. Anz. **41**, 321—334 (1912). — **Civalleri, S.:** (a) Sull'esistenza di una „Ipofisi pharyngea" sull'uomo adulto. Commun. R. Accad. med. Torino, 13. Dez. **1907**. (b) L'ipofisi faringea sull'uomo. Internat. Mschr. Anat. etc. **26** (1909). — **Clairmont, P.** u. **H. Ehrlich:** Über Transplantation der Hypophyse in die Milz von Versuchstieren. Arch. klin. Chir. **89**, 596—608 (1909). — **Clauberg, C.:** Ovarium, Hypophyse, Placenta und Schwangerschaft in ihrer innersekretorischen Beziehung zur Frauenheilkunde. In Handbuch der Gynäkologie, herausgeg. von STOECKEL, Bd. 9, S. 109—579. 1936. — **Clauberg, C.** u. **W. Breipohl:** (a) Zur Regulierung der Hypophyse durch das Ovarium. Arch. Gynäk. **158**, 567—581 (1934). (b) Follikel- und Luteohormon in ihrer Rückwirkung auf den Hypophysenvorderlappen. Klin. Wschr. **1935** I, 119—121. — **Cleveland, R.** and **Z. M. Wolfe:** (a) A differential stain for the anterior lobe of the hypophysis. Anat. Rec. **51**, 409—413 (1932). (b) Cyclic histological variations in the anterior hypophysis of the sow (Sus scrofa). Amer. J. Anat. **53**, 191—220 (1933). — **Clunet, J.** et **V. Jounerco:** Le pigment du lobe postérieur de l'hypophyse chez l'homme. C. r. Soc. Biol. Paris **69**, 626 (1910). — **Cohen, R.:** Effect of experimental produced hyperthyroidism on the reproductive and associated organs of the male *rat*. Amer. J. Anat. **56**, 143—160 (1935). — **Collin, R.:** (a) Sur l'endocytogónèse. C. r. Soc. Biol. Paris **90**, 1419 (1924a). (b) Sur la régénération des cellules hypophysaires chez l'Homme. C. r. Soc. Biol. Paris **90**, 1053 (1924b). (c) Recherches sur l'élimination intra-cérébrale de la colloide hypophysaire. Rev. franç. Endocrin. **2**, 6 (1924c). (d) Passage de la colloide hypophysaire dans la substance cérébrale chez le Chien. C. r. Soc. Biol. Paris **91**, 1334 (1924d). (e) Sur la sécrétion hypophysaire. Bull. Acad. Méd. Paris **42**, 43 (1924e). (f) Sur le rôle neuro-endocrine de l'hypophyse. C. r. Assoc. Anat. 20 Réun. **1925a**. (g) La neurocrinie hypophysaire. Rev. franç. Endocrin. **3**, 4 (1925b). (h) Sur les relations fonctionnelles entre la glande pituitaire et les centres tubériens. Ann. Méd. **18**, 6 (1925c). (i) Sur l'excrétion de produits hypophysaires dans le liquide céphalorachidien. Rev. franç. Endocrin. **4**, 241 (1926). (k) Kystes à mucine et à épithelium cilié dans la glande pituitaire chez la poule. C. r. Soc. Biol. Paris **94**, 1249—1250 (1926). (l) Colloide hypophysaire et liquide céphalo-rachidien. C. r. Soc. Biol. Paris **95**, 107—109 (1926). (m) Sur les relations de la pars tuberalis de l'hypophyse avec infundibulum chez les mammifères. C. r. Soc. Biol. Paris **95**, 686—687 (1926). (n) Les gaines périvasculaires de la neurohypophyse. C. r. Soc. Biol. Paris **97**, 381—382 (1927). (o) La neurocrinie hypophysaire. Etude histophysiologique du complexe tubero-infundibulo-pituitaire. Arch. de Morph. **28**, 1—102 (1928). (p) Métastructure des cellules de la glande pituitaire. C. r. Soc. Biol. Paris **102**, 853—855 (1929a). (q) La voie céphalo-rachidienne d'excrétion de la colloide hypophysaire chez le *rat*. Archives Anat. microsc. **25**, 69—74 (1929b). (r) L'excrétion hémocrine et hydrencéphalocrine des produits élaborés par la glande pituitaire. Ann. d'Anat. path. **6**, 7, 1007 (1929c). (s) Métastructure des cellules de la glande pituitaire. C. r. Soc. Biol. Paris **106**, 204—206 (1931). (t) Sur la vascularisation fonctionelle du noyau accessoire de la bandelette optique chez le Cobaye, dans ses rapports avec la glande pituitaire. C. r. Assoc. Anat. 26e Réun. (Varsovie) **1931a**. (u) La circulation porte hypophysaire. Rev. franç. Endocrin. **9**, 2 (1931b). (v) Sur une disposition péri- et endocellulaire remarquable des capillaires sanguins dans le tuber cinereum chez le Cobaye. C. r. Soc. Biol. Paris **107**, 713 (1931c). (w) Connexions de la glande pituitaire avec les méninges de la selle turcique et les espaces médullaires du sphenoide chez le cobaye. C. r. Soc. Biol. Paris **111**, 67 (1932). (x) L'Hypophyse. Travaux originaux et Etudes. Nancy 1933. (y) Existe-t-il des preuves expérimentales de la neurocrinie hypophysaire? Ann. Méd. **33**, 255 (1933). (z) Sur l'origine histologique des hormones posthypophysaires. L'intermédine. C. r. Soc. Biol. Paris **112**,

1351 (1933). (aa) Les neurones sympathiques effecteurs possèdent-ils une fonction colloido-pexique et hormonopexique? C. r. Soc. Biol. Paris 114, 1012 (1933). (bb) Les fondements morphologiques de la notion de neurocrinie hypophysaire. État actuel de la question. Ann. de Physiol. 10, 953—962 (1934). (cc) Sur l'origine histologique des hormones hypo-physaires. Les cellules cyanophiles de la glande pituitaire sont elles la source du prolan? L'Anthrop. Suppl. 12, 9—18 (1934). (dd) Leçons sur les récepteurs de la sensibilité. Nancy: G. Thomas 1935. (ee) Sur l'existence probable d'une voie réflexe courte opto-hypothalamo-pituitaire. C. r. Soc. Biol. Paris 118, 1560 (1935). (ff) Réflexes neuro-endocriniens extéro-ceptifs. Scientia (Milano) 59, 20—29 (1936). (gg) L'Hypophyse. Travaux originaux et étu-des. 2ème Sér. Nancy 1937. (hh) L'innervation de la glande pituitaire (Anatomie et Physio-logie). Actual. Sci. et Industr. H. 470, p. 925. Paris 1937. (ii) La cellule vésiculeuse de la préhypophyse et ses rapports morphologiques avec les cellules granuleuses. C. r. Soc. Biol. Paris 124, 119—122 (1937). — Collin, R. et J. Baudot: Erythropoïèse dans l'hypophyse. C. r. Soc. Biol. Paris 86, 596 (1922). — Collin, R., P. L. Drouet, J. Watrin et P. Florentin: L'action histophysiologique de l'hypoglycémie insulinique sur les glandes endocrines et la problème de l'antagonisme entre l'hypophyse et le pancreas. Rev. franç. Endocrin. 10, No 4 (1932). — Collin et Florentin: (a) Sur l'origine des cellules cyanophiles de la glande pituitaire. C. r. Assoc. Anat. Bordeaux 1929 u. C. r. Soc. Biol. Paris 101, 1093 (1929). (b) La structure de la glande pituitaire du cobaye dans le post-partum. C. r. Soc. Biol. Paris 120, 143—146 (1935). — Collin, R. et Th. Fontaine: Deux conceptions de la circu-lation porte hypophysaire. Rev. franç. Endocrin. 14, 295—306 (1936). — Collin, R. et L. Hennequin: (a) Effets de l'extirpation du ganglion cervical supérieur sur la glande pituitaire chez le lapin. Soc. de Biol. 121, 81 (1936a). (b) Effets de l'excitation du ganglion cervical supérieur sur la glande pituitaire chez le lapin. Soc. de Biol. 121, 84 (1936b). (c) Réactions tardives de la glande pituitaire à la gangliectomie cervicale supérieure chez le lapin. Soc. de Biol. 121, 1405 (1936c). — Collin, R. et P. Kissel: Sur la structure du lobe nerveux de l'hypophyse chez le boeuf. Bull. Assoc. Anat. Paris 3, 94—98 (1928). — Collin, R. et F. Stutinsky: Amitoses, endocytoses, endocytogenèses dans la glande pituitaire de la grenouille. C. r. Soc. Biol. Paris 126, 334—336 (1937). — Collina, M.: Recherches sur l'origine et considérations sur la signification de la glande pituitaire. Arch. ital. de Biol. (Pisa) 32, 5—20 (1899). — Collip, J. B., E. M. Anderson and D. L. Thomson: The adrenotropic hormone of the anterior pituitary lobe. Lancet 2, 347 (1933). — Collip, J. B., H. Selye and D. L. Thomson: Histological changes in the hypophysis produced by chronic administration of hypophyseal extracts. Proc. Soc. exper. Biol. a. Med. 31, 682 (1934). — Collip, Selye, Thomson and Williamson: Replacement of gonadotropic action of pituitary in the hypophysectomized rat. Proc. Soc. exper. Biol. a. Med. 30, 665—667 (1933). — Collip, J. B., H. Selye and J. E. Williamson: Changes in the hypophysis and the ovaries of rats chronically treated with an anterior pituitary extract. Endocrinology 23, 279—284 (1938). — Comte: Contribution à l'étude de l'hypophyse humaine et de ses relations avec le corps thyroide. Thèse de Lausanne 1898 u. Beitr. path. Anat. 23, 90—110 (1898). — Connor, C. L.: Anatomic changes produced by thyreoid feeding and by injection of 3,5-diiodtyrosin. Arch. of Path. 24, 315 (1937). — Cooper, E.: The histology of the more important human endocrine organs at varions ages. Oxford University Press 1925. — Corey, E. L. and S. W. Britton: The induction of precocious sexual maturity by cortical extract. Amer. J. Physiol. 99, 33 (1931). — Corneliac, E. V.: Les Relations de la circulation labyrinthique avec les circulations de l'hypophyse et de l'épiphyse, p. 1—40. Jasi 1935. — Corner, G.: The hormonal control of lactation. Amer. J. Physiol. 95, 43 (1930). — Corner, G. W.: A well-preserved human embryo of 10 somites. Contrib. to Embryol. 20, 81—101. Carnegie Inst. Washington Publ. Nr 394. 1929. — Coulon, W. de: Über Thyreoidea und Hypophysis der Kretinen, sowie über Thyreoideal-reste bei Struma nodosa. Virchows Arch. 147, 53—99 (1896/97). — Covell, W. P.: Growth of the human prenatal hypophysis and the hypophyseal fossa. Amer. J. Anat. 38, 379—422 (1927). — Cowdry, E. V.: Anatomy, embryology, comparative anatomy and histology of the hypophysis cerebri. In Barkers Endocrinology and Metabolism Vol. 1, p. 704—718. New York 1922. — Craigie, E. H.: (a) On the relative vascularity of various parts of the central nervous system of the albino rat. J. comp. Neur. 31, 429—464 (1920). (b) The vascularity of parts of the spinal cord, brain stem and cerebellum of the wild Norway rat, in comparison with that in the domesticated albino. J. comp. Neur. 53, 309—318 (1931). (c) The vascularization of the hypophysis in tailed amphibians. Trans. roy. Soc. Canada Sect. 5, III. s. 32, 43—50 (1938). (d) Vascular connections of the hypophysis in the leopard frog (Rana pipiens). Anat. Rec. 74, 61—69 (1939). — Cramer, W. and E. S. Horning: The effect of oestrin on the pituitary gland. Lancet 23, 1056 (1936). — Creutzfeldt, H. G.: Ein Beitrag zur normalen und pathologischen Anatomie der Hypophysis cerebri des Menschen. Jahrbücher der Hamburger Staatskrankenanstalten, Bd. 13, Teil 2, S. 273—294. 1908. — Croll, Marg.: Nerve fibres in the pituitary of a rabbit. J. of Physiol. 66, 316—322 (1928). — Crooke, A. C.: A change in the basophil cells of the pituitary gland common to conditions which exhibit the syndrome attributed to basophil adenoma. J. of Path. 41, 339 (1935). — Crowe, S. J., H. Cushing and J. Homans: (a) Effects of hypophyseal transplantation following total hypophysectomie in the *canine*. Anat. J. exper. Physiol. 2, 389—400 (1909). (b) Experimental hypophysectomy. Bull. Hopkins Hosp. Rep., Mai 1910. — Cruishank, I. N. and M. S. Miller: The weight of foetal organs. Med. Res. conncil. Spec. Rep. Ser. Nr 86. London 1924. — Cushing, H.: (a) The hypophysis cerebri. J. Amer. med. Assoc. 53, 249 (1909). (b) Is the pituitary gland essential to the maintenance of life? Hopkins Hosp. Bull. 105 (1909). (c) The functions of the pituitary body. Amer. J. med. Sci. 1910, 473. (d) Cameron lectures. I. The third circulation and its channels. II. The pituitary gland as now known. Lancet 209, 851—857, 899—906 (1925). (e) Posterior pituitary activity from an anatomical standpoint. Amer. J. Path. 9, 539—548 (1933). (f) „Dyspituitarism", twenty years later. With special consideration of the pituitary adenomas. Arch. int. Med. 51, 487—557 (1933). (g) Hyperactivation of the neurohypophysis as the pathological basis of eclampsia and other hypertensive states. Amer. J. Path. 10, 145—175 (1934). — Cushing, H. and E. Goetsch: (a) Concerning the reaction of the infundibular lobe of the pituitary body and its presence in the cerebrospinal fluid. Amer. J. Physiol. 27, 60 (1910). (b) Hibernation and the pituitary body. J. of exper. Med. 22, 25—47 (1915). — Cutore: Il corpo pineale in alcuni mammiferi. Arch. ital. Anat. 9, 402—464, 599—659 (1911). — Cutting, W. C. and M. R. Lewis: Failure of the anterior lobe of the pituitary to produce hormones in tissue culture. Z. exper. Zellforsch. 51, 523, 524 (1938). — Cyon, v.: Zit. nach Trautmann, 1915.

Dale, H. H.: (a) On some physiological actions of ergotoxin. J. of Physiol. 34, 163 (1906). (b) The action of extracts of the pituitary body. Biochemic. J. 7, 427 (1912). — Dale, H. and H. S. Gasser: The pharmacology of degenerated mammalian muscle. I. The nature of the substances producing contracture. J. of Pharmacol. 29, 53 (1926). — Dandy, W. E.: The nerve supply to the pituitary body. Amer. J. Anat. 15, 333—343 (1913). — Dandy, W. E. and E. Goetsch: The blood supply of the pituitary body. Amer. J. Anat. 11, 137—150 (1911). — Danner, M.: (a) Die Einwirkung lang dauernder peroraler Verabreichung geringer Mengen von Follikelhormon auf die Nebenniere. Klin. Wschr. 1938 I, 658—660. (b) Über die Wirkung lang dauernder peroraler Verabreichung von Follikelhormon auf die Nebenniere der weißen *Maus*. Roux' Arch. 140 (1940) im Druck. — David, M. I.: L'hypophyse et ses environs. Etude d'anatomie comparée. Thése de Iassy 1932. — Dawson, A. B.: (a) The relationsships of the epithelial components of the pituary gland of the rabbit and cat. Anat. Rec. 69, 475—486 (1937). (b) The epithelial components of the pituitary gland of the *opossum*. Anat. Rec. 72, 181—194 (1938). — Dawson, A. B. and H. B. Friedgood: (a) The occurence of a second type of acidophilic cell in the anterior pituitary of the female *cat* and its relation to sexual activity. Anat. Rec. 70, 21 (1938). (b) The differentiation of two classes of acidophiles in the anterior pituitary of the *rabbit* and *cat*. Stain. Technology. 13, 17—21 (1938a). (c) The ocurrence and distribution of a third type of granular cell in the anterior pituitary of the *cat*. Anat. Rec. 70, 129 (1938b). — Dayton, Theod. R.: Über die sogenannte Pars intermedia der menschlichen Hypophyse. Z. Anat. 81, 359—370 (1926). — de Beer, G. R.: (a) Some Observations on the Hypophysis of *Petromyzon* and of *Amia*. Quart. J. microsc. Sci. 67, 257—292 (1923). (b) Observations sur l'histologie de la glande pituitaire. Bull. Histol. appl. 2, 343—347 (1925). (c) Die Geschichte der Pars tuberalis der Pituitardrüse. Anat. Anz. 60, 97—104 (1915). (d) The comparative anatomy, histology and development of the pituitary body. Edinburgh-London 1926. — Degener, L. M.: The effect of thyroid exstirpation on the hypophysis cerebri in the *rabbit*. Quart. J. exper. Physiol. 6, 110—118 (1913). — Del Conte: Einpflanzung von embryonalem Gewebe im Gehirn. Beitr. path. Anat. 42, 193—202 (1907). — De Lawder, A. M., L. Tarr und E. M. K. Geiling: The distribution in the chickens hypophysis of the socalled posterior lobe principles. J. of Pharmacol. 51, 142—143 (1934). — Desogus, V.: (a) Contributo allo studio della pineale e dell'ipofisi degli uccelli in stato di maternita. Monit. zool. ital. 37, 273—282 (1926). (b) I lipoidi della pineale e dell'ipofisi negli uccelli in rapporto al ciclo di ovulazione. Monit. zool. ital. 39, 58—71. — Atti Soc. Cult. Sci. Med. e nat. Cagliari 30, 97—102 (1928). — Desclin, L.: (a) A propos du déterminisme des modifications gravidiques de l'hypophyse chez le cobaye. C. r. Soc. Biol. Paris 110, 608 (1932). (b) Influence de la lutéinisation provoquée de l'ovaire sur la structure du lobe antérieur de l'hypophyse chez le cobaye. C. r. Soc. Biol. Paris 3, 1085 (1933a). (c) Modifications de structure du lobe antérieur de l'hypophyse du *rat* après injection d'urine de femme enceinte. C. r. Soc. Biol. Paris 113, 1526 (1933b). (d) À propos de déterminisme des modifications structurales de l'hypophyse résultant de la castration chez le *rat* mâle. C. r. Soc. Biol. Paris 114, 552—554 (1933). (e) Contribution à l'étude expérimentale des rapports entre l'hypophyse et le tractus génital. Hypophyse de castration et hypophyse de grossesse. Archives de Biol. 45, 503—569 (1934). (f) Action de fortes doses d'hormone folliculaire sur la structure de l'ovaire et du lobe antérieur de l'hypophyse chez le *rat* blanc. C. r. Soc. Biol. Paris 120, 526—528 (1935). — Desclin, L. et L. Brouha:

Étude expérimentale des modifications gravidiques de l'hypophyse chez le cobaye. Archives de Biol. 42, 167—183 (1931). — Dialti, G.: Patologia e chirurgia dell'ipofisi Siena. Tip. d. Bernardino 1910. — Dieckmann, H.: Über die Drüsenelemente in der Neurohypophyse des Menschen. Virchows Arch. 252, 113—117 (1924). — Dimitrowa, J.: Recherches sur la structure de la glande pinéale chez quelques mammiferes. Névrax 2 (1901) oder Thèse de Nancy 1901. — Dodds, Golberg, Lawson and Noble: Nature (Lond.) 141, 247 (1938). — Dohrn, A.: (a) Der Ursprung der Wirbeltiere und das Prinzip des Funktionswechsels. Leipzig 1875. (b) Studien zur Urgeschichte des Wirbeltierkörpers. Mitt. zool. Stat. Neapel 3, 271 (1882). (c) Studien zur Urgeschichte des Wirbeltierkörpers. III. Die Entstehung und Bedeutung der Hypophysis bei Petromyzon Planeri. Mitt. zool. Stat. Neapel 4, 172—189 (1883). — Dostoiewsky, A.: (a) Militärärztl. J. (russ.) Okt. 1884. (b) Über den Bau des Vorderlappens des Hirnanhanges. Arch. mikrosk. Anat. 26, 592—598 (1886). — Dubrausky, V.: Über ein neues Verfahren zur Darstellung der Mikroglia. Z. Neur. 126, 230—235 (1930). — Duret, H.: Sur la distribution des artères nourricières du bulbe rachidien. Arch. Physiol. norm. et path. Paris, I. s. 5, 97—114 (1873). — Dursy: Zur Entwicklungsgeschichte des Kopfes, 1869.

Eaves, E. C.: Changes in the pituitary after repeated injections of insulin. J. of Physiol. 62 (Proc. of Physiol. Soc.), 7 (1926). — Eaves, E. C. and G. A. Clark: Changes in the pituitary after section of the right vagus. J. of. Physiol. 62 (Proc. of Physiol. Soc.), 1 (1926). — Ecker, A.: Blutgefäßdrüsen. In Handwörterbuch der Physiologie, Bd. 4, S. 107—166. 1853. — Economo, C. J. v.: (a) Zur Entwicklung der Vogelhypophyse. Sitzgsber. Akad. Wiss. Wien, Math.-naturwiss. Kl. 108, 281—297 (1899). (b) Zur Entwicklung der Vogelhypophyse. Sitzgsber. Akad. Wiss. Wien, Math.-naturwiss. Kl. 113, 537 (1904). — Edinger, L.: Die Ausfuhrwege der Hypophyse. Arch. mikrosk. Anat. 78, 496—505 (1911). — Edmunds, W.: The changes in the central nervous system resulting from thyro-parathyroid-ectomy. Proc. roy. Soc. Med. 5, 179 (1912). — Ehrhardt, K. u. B. T. Mayes: Beitrag zum Hormongehalt des menschlichen und tierischen Hypophysenvorderlappens. Zbl. Gynäk. 47, 2949 (1930). — Ellison, E. T.: Changes in the anterior hypophysis of the male albino rat after castration and experimental cryptorchism. Endocrinology 19, 160—169 (1935). — Ellison, E. T. and J. C. Burch: The effect of estrogenic substances upon the pituitary, adrenals andovaries. Endocrinology 20, 746—752 (1936). — Ellison, E. T. and J. M. Wolfe: Changes in the anterior hypophysis of the male albino rat after castration and experimental cryptorchism. Endocrinology 19, 160—168 (1935). — Emery, Fr. E.: Potency of pituitary implants after several days in the muscles or peritoneal cavity. Anat. Rec. 66, 253—255 (1936). — Engel, J.: Über den Hirnanhang und den Trichter, S. 40. Wien 1839. — Engel, P. u. E. Werber: (a) Über das Wachstum der Mäusehypophyse in der Gewebekultur. Klin. Wschr. 1937 I, 135. (b) Über das Wachstum der Mäusehypophyse in der Gewebekultur. Arch. exper. Zellforsch. 20, 194—197 (1937). — Engle, E. T.: The effect of daily transplants of the anterior lobe from gonadectomized rats on immature test animals. Amer. J. Physiol. 88, 101—106 (1929). — Erdheim, J.: (a) Zur normalen und pathologischen Histologie der Glandula thyreoidea, parathyreoidea und Hypophysis. Beitr. path. Anat. 33, 158—236 (1903). (b) Über Hypophysenganggeschwülste und Hirncholeste-atome. Sitzgsber. Akad. Wiss. Wien, Math.-naturwiss. Kl. 113, 537 bis 726 (1904). (c) Pathologie der Hypophysengeschwülste. Erg. Path. 21, 482—561 (1926). (d) Biologie der Schwangerschaftszellen und ihre Beziehung zum Skelett. Frankf. Z. Path. 94, 452 bis 478 (1936). — Erdheim, F. und Stumme: Über die Schwangerschaftsveränderungen bei der Hypophyse. Beitr. path. Anat. 46, 1—132 (1909). — Eskin, I. B.: Is prolan formed in the pituitary body or in the placenta? Bull. Biol. et Méd. exper. USSR. 1, 176 (1936). — Espinasse ,P. G.: The development of the hypophysio-portal system in man. J. of Anat. 68, 11—18 (1933). — Etkin, W.: (a) Effect of multiple pituitary primordia in the tadpole. Proc. Soc. exper. Biol. a. Med. 32, 1653 (1935). (b) A thyreotropic field surrounding the immature pituitary of the tadpole. Proc. Soc. exper. Biol. a. Med. 34, 508—512 (1937). (c) Further experiments on the thyreotropic field around the immature tadpoles pituitary. Anat. Rec. Suppl. 67, 69 (1937). — Evans, H. M.: The growth and gonad-stimulating hormones of the anterior hypophysis. Mem. Univ. California 11 (1933). — Evans, H. M., K. Korpi, M. E. Simpson, R. I. Pencharz and D. W. Wonder: On the reparation of the interstitial cell stimulating, luteinizing and follicle stimulating fractions in the anterior pituitary gonadotropic complex. Univ. California Publ. Anat. 1, 255—274 (1936). — Evans, H. M. and S. A. Long: (a) The effect of the anterior lobe administred intraperitoneally upon growth, maturity and oestrous cycles of the rat. Anat. Rec. 21, 62 (1921). (b) Characteristic effects upon growth, oestrous and ovulation induced by the intraperitoneal administration of fresh anterior hypophyseal substance. Anat. Rec. 23, 19 (1922). — Evans, H. M., R. Meyer and M. E. Simpson: Relation of Prolan to the anterior hypophyseal hormones. Amer. J. Physiol. 100, 141—156 (1932). — Evans, H. M. and M. E. Simpson: (a) Antagonism of growth and sex hormones of the anterior hypophysis. J. amer. med. Assoc. 91, 1337—1338 (1928). (b) A comparison of anterior hypophyseal implants from normal and gonadectomized animals with reference to their capacity to stimulate the immatury ovary. Amer. J. Physiol. **89**, 371 (1929). (c) A sex difference in the hormone content of the anterior hypophysis of the *rat*. Amer. J. Physiol. **89**, 375 (1929). (d) Some effects on the hypophysis of hyper- and hypothyroidism. Anat. Rec. **45**, 215 (1930). — **Evans, H. M., M. E. Simpson** and **R. I. Pencharz:** (a) Gonadotropic effects in hypophysectomized female *rats* of implants of pituitaries from castrated males. Proc. Soc. exper. Biol. a. Med. **32**, 1048—1049 (1935). (b) Effect of interstitial cell stimulating hormone on hypophysectomized mals *rats*. Anat. Rec. Suppl. **67**, 16 (1937). — **Evans, H. M., M. E. Simpson** and **M. A. Williams:** Univ. California Publ. Anat. **1**, 161 (1934). — **Ewald K. u. F. Rockwell:** Exstirpation der Thyreoidea. Pflügers Arch. **47**, 160 (1890). — **Ewing, J.:** Neoplastic Diseases, Edit. 3, p. 982. Philadelphia a. London: W. B. Saunders Company 1928. — **Exner, A.:** Über Hypophysentransplantationen und die Wirkung dieser experimentellen Hypersekretion. Dtsch. Z. Chir. **107**, 172—181 (1910).

Fahrenholz, C.: Eine Rachendachhypophyse bei *Chimaera monstrosa*. Anat. Anz. **66**, 342—348 (1928). — **Falta:** Die Erkrankungen der Schilddrüse, S. 96. Berlin: Julius Springer 1913. — **Fawcett, Edw.:** Origin and intracranial course of the ophthalmic artery. J. Anat. a. Physiol. **30** (1896). — **Fawcett, D. W.:** A study of the microscopic anatomy of the guinea pig hypophysis. Honors Thesis in Biology. Starvard College, 1938. — **Feldmann, N.:** Modifications histologiques de l'hypophyse sous l'action de l'insuline. Données éxperimentales. Bull. Soc. roum. Neur. etc. **15**, 126—133 (1934). — **Fellner:** Der Uterus als innersekretorisches Organ. Pflügers Arch. **231**, 410—425 (1932). — **Fels, E.:** Hypophysentumor und Hormonausscheidung. Klin. Wschr. **1933 I**, 504—506. — **Festig, I. M., A. I. Majanz** u. **Monossohn:** Über die endokrinologische Formel bei Kindern in verschiedenen Altersperioden. Jb. Kinderheilk. **115**, 363—370 (1927). — **Fevold, H. L., F. L. Hisaw, A. Hellbaum** and **R. Hertz:** Sex hormones of the anterior lobe of hypophysis. Amer. J. Physiol. **104**, 710 (1933). — **Fichera, G.:** Sur l'hypertrophie de la glande pituitaire consécutive à la castration. Arch. ital. de Biol. (Pisa) **43**, 405—426 (1905). — **Fischer, B.:** (a) Die Beziehungen des Hypophysentumors zur Akromegalie und Fettsucht. Frankf. Z. Path. **5**, 357 (1910). — (b) Hypophysis und Akromegalie. Frankf. Z. Path. **11**, 130—144 (1912). — **Fisher, Ch.:** The site of formation of posterior lobe hormones. Endocrinology **21**, 19 (1937). — **Fisher, C.** and **W. R. Ingram:** The effect of interruption of the supraoptico-hypophyseal tracts on the antidiuretic, pressor and oxytocic activity of the posterior lobe of the hypophysis. Endocrinology **20**, 762 (1936). — **Fisher, C., W. R. Ingram** and **S. W. Ranson:** (a) Relation of hypothalamico-hypophyseal system to diabetes insipidus. Arch. of Neur. **34**, 124—163 (1935). (b) The degeneration of the supraoptico-hypophyseal system in diabetes insipidus. Anat. Rec. **63**, 29—52 (1935). (c) Diabetes insipidus and the neurohormonal control of water balance. A contribution to the structure and function of the hypothalamico-hypophyseal system. Edwards Brothers, Inc., Ann. Arbor., Michigan 1938. — **Flesch, M.:** (a) C. R. des travaux présentés à la 67. session de la Société Helvétique des Scienc. natur., réunie à Locarno. Arch. Sci. phys. et natur. 1884, 112. (b) Über die Hypophysis einiger Säuger. Tagebl. 57. Verslg dtsch. Naturforsch. u. Ärzte Magdeburg 1884, H. 4, S. 195—196. (c) Tagebl. 58. Verslg dtsch. Naturforsch. u. Ärzte Straßburg 1885a, S. 411, 412. (d) Mitt. naturforsch. Ges. Bern **1885b**, 1103—1182 (757. Sitzg.). — **Florentin, P.:** (a) Histophysiologie comparée de l'hypophyse. L'excrétion de la colloide hypophysaire chez les *téléostéens*. Ann. de Physiol. **10**, 963—965 (1934). (b) Sur la vascularisation des noyaux végétatifs de diencephale chez les *téléostéens*. C. r. Soc. Biol. Paris **122**, 1090—1092 (1936). (c) La neurocrinie hypophysaire chez le crapaud (*Bufo vulgaris* Laur.). Etude expérimentale. C. r. Soc. Biol. Paris **126**, 331—334 (1937). — **Florentin** et **Stutinsky:** Modifications cytologiques de la glande pituitaire des grenouilles maintenues à l'obscurité. C. r. Soc. Biol. Paris **122**, 674 (1936). — **Florentin, P.** et **M. Weis:** (a) Etude histologique de l'hypophyse de *l'Anguille*. C. r. Soc. Biol. Paris **107**, 718 (1938). (b) Action des injections d'ovalbumine sur l'hypophyse et la glande thyroide de *cobaye*. C. r. Soc. Biol. Paris **115**, 1446—1448 (1934). — **Fluhmann, C. F.** and **v. Kulchar:** "Castration Cells" in anterior hypophysis of spayed *rat* following prolonged administration of estrin. Proc. Soc. exper. Biol. a. Med. **28**, 417—418 (1931). — **Förtig:** Über das Gewicht der Hypophyse. Inaug.-Diss. Würzburg 1920. — **Foges, A.** u. **R. Hofstätter:** Über Pituitrinwirkung bei post partum-Blutungen. Zbl. Gynäk. **1910**, 1500. — **Fontaine, Th.:** Corrélations hormonales de la glande pituitaire en fonction de son innervation sympathique chez le lapin, 235 p. Nancy: G. Thomas 1939. — **Franck, Sigurd:** (a) Histophysiologie de la préhypophyse. L'hypophyse du *cobaye* normal. C. r. Soc. Biol. Paris **119**, 411—415 (1935a). (b) Cycle secrétoire et régénération de la cellule hypophysaire chez le *cobaye*. C. r. Soc. Biol. Paris **119**, 416—418 (1935b). (c) Action de l'extract préhypophysaire alcalin sur l'hypophyse de *cobaye*. C. r. Soc. Biol. Paris **119**, 419—421 (1935c). (d) Histofysiologiske Undersøgelser af Hypofyseforlappen. Kopenhagen 1936. (e) Studies on the pituitary gland. VII. Histophysiology and endocrine interrelationship of the anterior pituitary. Acta path. scand. (Københ.) **14**, 339—382 (1937). (f) Studies on the thyroid gland. VIII. Anterior pituitary-thyroid. 1. After combined treatment with injection of alkaline hypophyseal extract and iodine and 2. after x-ray treatment of the anterior pituitary. Acta path. scand. (København.) **14**, 538—552 (1937). (g) Histophysiologie de la préhypophyse. C. r. Soc. Biol. Paris **125**, 569—573, 573—576, 580 bis 584 (1937). — **Frank, M.**: Untersuchungen über experimentelle Beeinflussung der Vitamin A-Mangelkrankheit. Arch. Kinderheilk. **110**, 91—99 (1937). — **Fraser, J.**: The pituitary gland in Children. Edinburgh med. J. **27**, 136—144 (1921). — **Frasin, J.**: La structure de l'hypophyse et son cycle cytologique, avec préface de Gr. Popa. Jassy 1935. — **Frazer, E.**: The pharyngeal end of Rathkes pouch. J. Anat. a. Physiol. **45**, III. s. vol. VI, Part III (avril 1911). — **Freudenberger, C. B.** and **O. A. Billeter**: The effect of spaying on body growth and the organ weights of the albino *rat*. Endocrinology **19**, 347—355 (1935). — **Freudenberger, C. B.** and **F. W. Clausen**: (a) The effect of continued theelin injections on the body growth and organ weights of young female *rats*. Anat. Rec. **68**, 133—144 (1937). (b) Quantitative effects of theelin on body growth and endocrine glands in young albino *rats*. Anat. Rec. **69**, 171—178 (1937). — **Frey, M.**: Morphologische und histologische Untersuchungen an der Hypophyse und Schilddrüse verschiedener *Hunde*rassen in Beziehung auf die einzelnen Konstitutionstypen. Endokrinol. **14**, 116—128 (1934). — **Friedgood, H. B.** and **W. B. Cannon**: Nervous control of the anterior hypophysis. Proc. amer. philos. Soc. March. **1936**, p. 54. — **Friedgood, H. B.** and **I. B. Dawson**: Cytological studies of the anterior pituitary of the rabbit before and after its physiological stimulation. Anat. Rec. Suppl. **67**, 18 (1937). — **Friedgood, H. B.** and **G. Pincus**: Studies on conditions of activity in endocrine organs. XXX. The nervous control of the anterior hypophysis as indicated by maturation of ova and ovulation after stimulation of cervical sympathetics. Endocrinology **19**, 710—718 (1935). — **Friedmann, B.**: The mesodermal relations of the pars buccalis of the hypophysis in the *duck*. J. Morph. a. Physiol. **55**, 611—631 (1934). — **Friedmann, E.** u. **Maas**: Über Exstirpation der Hypophysis cerebri. Berl. klin. Wschr. **1900**. — **Friedmann, F. F.**: Noch einige Erfahrungen über Exstirpation der Hypophysis cerebri und über Transplantation von Carcinom und Thyreoidea auf die Hypophysis. Berl. klin. Wschr. **1902 I**, 436—438. — **Fröhlich, A.**: Ein Fall von Tumor der Hypophysis cerebri ohne Akromegalie. Wien. klin. Rdsch. **47/48**, 833 (1901). — **Froriep, A.**: Kopfteil der Chorda dorsalis bei menschlichen Embryonen. Beiträge zur Anatomie und Embryologie, Festgabe für J. Henle, S. 26—40. Bonn 1882. — **Frossard, St. J.**: Le canal crano-pharyngien porte d'entrée des infections dans l'organisme. 19. Congrès franç. méd. Paris 1927. — **Fuchs, B.**: Die Blutversorgung des Hirnanhangs. Z. Anat. **72**, 383—389 (1924).

Gagel, O. u. **W. Mahoney**: Zur Frage des Zwischenhirn-Hypophysensystems. Z. Neur. **156**, 594 (1936). — **Gaillard, P. J.**: (a) Die Glandula hypophysis von *Kaninchen* in der Gewebezüchtung, ihre Strukturveränderungen und ihr Einfluß auf das Wachstum von mit diesen zusammen gezüchteten Kulturen osteogenetischer Zellen. Protoplasma (Berl.) **28**, 1—17 (1937a). (b) An experimental contribution to the origin of the pars intermedia of the hypo-. physis (by combined culturing of anterior and posterior lobe explants). Acta neerl. Morph. norm. et path. **1**, 3—11 (1937b). — (c) Die Glandula hypophysis des *Kaninchens* (Pars anterior) in vivo und in vitro. Arch. exper. Zellforsch. **22**, 65—67 (1939). — **Galasescu, P.**: Eritropoeza in hipofiza embrionasa la *om*. Spital. (rum.) **9**, 255—256 (1922). — **Gall**: Anatomie und Physiologie des Nervensystems, Bd. 1, 2. Abt., S. 629. Paris 1810. — **Gardner, W. K.** and **R. T. Hill**: Persistnce of pituitary grafts in the testis of the *mouse*. Proc. Soc. exper. Biol. a. Med. **32**, 1382—1384 (1935). — **Garfunkel, Berthold**: Zum Krankheitsbild des Eunuchoidismus auf Grund pathologisch-anatomischer Untersuchungen. Beitr. path. Anat. **72**, 475—504 (1924). — **Gatta**: Sulla distruzione della ghiandola pituitaria e tiroide. Gazz. Osp. **1896**. — **Gatz, A. J.**: (a) Comparative cytological study of the anterior lobe of the hypophysis of male albino *rats* affected by gonadectomy. Thesis Univ. Minnesota 1933. (b) The relationship of the Golgi material to secretion in the basophilic cells of the hypophysis in the albino *rat*. Anat. Rec. Suppl. **67**, 115 (1937a). (c) The cytological changes produced in the basophilic cells of the hypophysis by various treatments of the testes. Anat. Rec. Suppl. **67**, 67 (1937b). (d) The relation of the Golgi Material to the secretory process in the basophilic cells of the anterior hypophysis. Anat. Rec. **69**, 429—441 (1937c). (e) The cytological relationship between the hypophysis and the germinal epithelium of the testis. Anat. Rec. **70**, 619—641 (1938). — **Gaupp, E.**: Über die Anlage der Hypophyse bei *Sauriern*. Arch. mikrosk. Anat. **42**, 569—580 (1893). — **Gaupp, R.** jr.: (a) Die histologischen Befunde und bisherigen Erfahrungen über die Zwischenhirnsekretion des Menschen. Z. Neur. **154**, 314 (1935). (b) Über sekretorisch tätige Ganglienzellen im Zwischenhirn der Menschen. Dtsch. Z. Nervenheilk. **139**, 219 (1936). — **Gaupp, R.** jr. u. **E. Scharrer**: Die Zwischenhirnsekretion bei Mensch und Tier. Z. Neur. **153**, 327 (1935). — **Geiling, E. M. K.**: The hypophysis of the *finback (Balaenoptera physalus)* and *sperm (Physeter megalocephalus) whale*. Bull. Hopkins Hosp. **57**, 123—141 (1935). — **Geiling, E. M. K.** and **M. R. Lewis**: Further information regarding the melanophore hormone of the hypophysis cerebri. Amer. J Physiol. **113**, 534—537 (1935). — **Geiling, E. M. K., L. H. Tarr** and **D. L. Tarr**: The hypophysis cerebri of the *finback* and *sperm whale*. Bull.

Hopkins Hosp. 57, 123—141 (1935). — **Gelderen, Chr. van:** Die Morphologie der Sinus durae matris. IV. Die vergleichende Ontogenie der Hirnhäute, mit besonderer Berücksichtigung der Lage der neurokraniellen Venen. Z. Anat. 78, 339—489 (1926). — **Gemelli, A.:** (a) Contributo alla conoscenza della struttura della ghiandola pituitaria. Boll. Soc. med.-chir. Pavia 1900. (b) Nuove osservazioni sul'ipofisi delle marmotte durante il letargo e nella stagione estiva; contributo alla fisiologia dell'ipofisi. Biologica 1, 130 (1906). (c) Ulteriori osservazioni sulla struttura dell'ipofisi. Anat. Anz. 28, 613, 628 (1906). (d) Sul'ipofisi della marmotte durante il letargo e nella stagione estiva. Arch. Sci. med. 30, 341 (1906). (e) Region infundibulaire des poissons. J. l'Anat. 42, 77—86 (1906). (f) Les processus de la sécrétion de l'hypophyse des mammifères. Arch. ital. de Biol. (Pisa) 47, 185—204 (1907). (g) Sur la fonction de l'hypophyse. Arch. ital. de Biol. (Pisa) 50, 157 (1908). — **Gentes, L.:** (a) Structure de feuillet juxta-nerveux de la portion glandulaire de l'hypophyse. C. r. Soc. Biol. Paris 55, 100, 336 (1903). (b) Note sur la structure de lobe nerveux de l'hypophyse. C. r. Soc. Biol. Paris 55, 1559 (1903). (c) Structure de lobe nerveux de l'hypophyse. C. r. Assoc. Anat. 9. R. Lills 1907, 108—110. (d) Recherches sur l'hypophyse et le sac vasculaire des vertébrés. Soc. sci. Arcachon. Stat. biol. Bordeaux 10 (1907). (e) Lobe nerveux de l'hypophyse et de sac vasculaire. C. r. Soc. Biol. Paris 62, 499 (1907). (f) L'hypophyse des Vertébrés. C. r. Soc. Biol. Paris 63, 120 (1907). — **Gérard, P.** et **R. Cordier:** (a) Sur la région infundibulo-hypophysaire de *Polypterus*. Bull. Assoc. anatomistes 1936a, 160—169. (b) Sur la persistance d'une connexion buccohypophysaire chez les Crossoptérygiens adultes. Ann. Soc. roy. zool. Belg. 67, 87—90 (1936b). — **Gersh, I.:** The structure and function of the parenchymatous glandular cells in the neurohypophysis of the *rat*. Amer. J. Anat. 64, 407—444 (1939). — **Gersh, I.** and **A. L. Tarr:** The so-called hyaline bodies of Herring in the posterior lobe of the hypophysis. Anat. Rec. 63, 231—238 (1935). — **Gierke, E.:** (a) Physiologische und pathologische Glykogenablagerung. Erg. Path. 11, 871—900 (1907). (b) Das Glykogen in der Morphologie des Zellstoffwechsels. Beitr. path. Anat. 37 (1907). — **Giersberg, H.:** (a) Der Farbwechsel der *Fische*. Z. vergl. Physiol. 13, 258—279 (1930). (b) Der Einfluß der Hypophyse auf die farbigen Chromatophoren der *Elritze*. Z. vergl. Physiol. 18, 309 (1932). — **Gilbert, M. S.:** (a) The development of the hypophysis: factors influencing the formation of the pars neuralis in the *cat*. Amer. J. Anat. 54, 287—313 (1934). (b) Some factors influencing the early development of the mammalian hypophysis. Anat. Rec. 62, 337—359 (1935). — **Giroud, A.:** Repartition de la vitamine C dans l'organisme. Erg. Vitamin- u. Hormonforsch. 1, 68—113 (1938). — **Giroud, A.** et **C. P. Leblond:** (a) La vitamine C dans l'hypophyse. C. r. Soc. Biol. Paris 116, 629 (1934). (b) L'acide ascorbique dans la cellule. Bull. Histol. appl. 12, 19 (1935). (c) Localisations électives de l'acide ascorbique on vitamin C (cortex surrenale, testicule, corps jaune, hypophyse). Archives Anat. microsc. 31, 111—142 (1935). — **Giroud, A., C. P. Leblond** et **B. Ratsimamanga:** L'acide ascorbique on vitamin C dans les différentes parties de l'hypophyse. C. r. Soc. Biol. Paris 118, 1311—1312 (1935). — **Giroud, A., R. Ratsimamanga, M. Rabinowicz** et **H. Chalopin:** Comportement particulier de l'hypophyse vis-a-vis de l'acide ascorbique. C. r. Soc. Biol. Paris 124, 41 (1937). — **Gley:** (a) Note les fonctions de la glande thyroide chez le lapin et chez le chien. C. r. Soc. Biol. Paris 43, 843 (1891). (b) Des troubl s tardifs, consecutifs à la thyreoidectomie chez le *lapin*. C. r. Soc. Biol. Paris 44, 666 (1892). (c) Effets de la thyreoidectomie. C. r. Soc. Biol. Paris 44, 979 (1892). — **Glick, D.** and **G. R. Biskind:** The histochemistry of the hypophysis cerebri. The quantitative distribution of vitamin C. J. of biol. Chem. 110, 583—588 (1935). — **Gömöri, G.:** Silver impregnation of reticulum in paraffin sections. Amer. J. Path. 13, 993—1002 (1937). — **Goette:** (a) Kurze Mitteilungen aus der Entwicklungsgeschichte der *Unke*. Arch. mikrosk. Anat. 9, 397 (1873). (b) Entwicklungsgeschichte der *Unke*. Leipzig 1874. — **Goldhammer, H.** u. **L. Krainer:** Über die Kastrationshypophyse der infantilen männlichen *Ratte*. Klin. Wschr. 1937 I, 537. — **Goldmann, E.:** Vitale Färbung des Zentralnervensystems. Berlin 1913. — **Goldzieher, M.:** Über Sektionsbefunde bei Diabetes insipidus. Verh. dtsch. path. Ges. Marburg 1913. — **Gough, J.:** Vitamine C in the human pituitary. Lancet 226, 1279 (1934). — **Gough, J.** and **S. S. Zilva:** The silvernitrate staining reaction for ascorbic acid in the adrenal, pituitary and ovary of various species of animals. Biochemic. J. 27, 1279—1286 (1933). — **Greep, R. O.:** Functional pituitary grafts in *rats*. Proc. Soc. exper. Biol. a. Med. 34, 754—755 (1936). — **Gregory, E. H.:** Beiträge zur Entwicklungsgeschichte der *Knochenfische*. Anat. H. 20, 151—230 (1902). — **Grenell, R. S.:** The morphogenesis of the hypophysis in *Cryptobranchus alleghaniensis*. Anat. Rec. 73, 327—342 (1939). — **Greving, R.:** (a) Beiträge zur Anatomie der Hypophyse und ihrer Funktion. I. Eine Faserverbindung zwischen Hypophyse und Zwischenhirnbasis (Tr. supraoptico-hypophyseus). Dtsch. Z. Nervenheilk. 89, 179—195 (1926a). (b) II. Das nervöse Regulationssystem des Hypophysenhinterlappens (der Nucleus supraopticus und seine Fasersysteme). Z. Neur. 104, 466—479 (1926b). (c) Die zentralen Anteile des vegetativen Nervensystems. In Handbuch der mikroskopischen Anatomie des Menschen, herausgeg. von v. Möllendorff, Bd. 4,

Teil 1, S. 917—1060. 1928. (d) Das Zwischenhirn-Hypophysensystem. Seine Morphologie, Phylogenese und klinische Bedeutung. Klin. Wschr. 1928 I, 734—737. (e) Makroskopische Anatomie und Histologie des vegetativen Nervensystems. In Handbuch der Neurologie, herausgeg. von BUMKE und FOERSTER, Bd. 1, S. 874. 1935. — **Griffiths, Mervyn:** (a) Studies on the pituitary body. I. The phyletic occurrence of pituicytes with a discussion of the evidence for their secretory nature. Proc. Linnean Soc. U.S. Wales **63**, 81—88 (1938a). (b) Studies on the pituitary body. II. Observations on the pituitary in *dipnoi* and speculations concerning the evolution of the pituitary. Proc. Linnean Soc. U.S. Wales **63**, 89—94 (1938b). — **Grobstein, Cl.:** Appearance of vacuolated cells in hypophysis of *Triturus torosus*, following bilateral thyroidectomy. Proc. Soc. exper. Biol. a. Med. **38**, 801—803 (1938). — **Grollmann, A.** and **W. M. Firor:** Le rôle of the hypophysis in experimental chronic adrenal insufficiency. Amer. J. Physiol. **112**, 310 (1935). — **Groppali, Marcello:** Su le modificazioni cellulari del prolungamento linguiforme dell'ipofisi gravidica. Atti Soc. lombarda Sci. med. e biol. **15**, 383—390 (1926). — **Grueter, F.:** Contribution à l'étude de fonctionnement de lobe antérieur de hypophyse. C. r. Soc. Biol. Paris **98**, 1215—1217 (1928). — **Grueter, F.** u. **P. Stricker:** Über die Wirkung eines Hypophysenvorderlappenhormons auf die Auslösung der Milchsekretion. Klin. Wschr. 1929 II, 2322. — **Grünbaum, A. S.** and **H. G. Grünbaum:** Some points concerning the structure and function of the pituitary gland in man. J. of Physiol. **42**, 28 (1911). — **Grumbrecht, P.:** Morphologische Veränderungen von Hypophyse, Schilddrüse, Ovar und Uterus bei längerer Zufuhr von großen Dosen Follikulin (Progynon oleosum) B bei der *Ratte*. Arch. Gynäk. **161**, 288—292 (1936). — **Guerrini, G.:** (a) Sulla funzione della ipofisi. Sperimentale **58**, 837—882 (1904). (b) Über die Funktion der Hypophyse. Zbl. path. Anat. **16**, 177 (1905). (c) Sur la fonction de l'hypophyse. Arch. ital. de Biol. (Pisa) **43**, 1—9 (1905). (d) Sur une hypertrophie secondaire experimentale de l'hypophyse. Arch. ital. de Biol. (Pisa) **43**, 10—16 (1905). — **Guizzetti, P.:** (a) Sullo sviluppo dei cordoni di epitelio pavimentoso della porzione linguiforme del lobe anteriore dell'ipofisi umana. 17. internat. Congr. Med. Lond. 1913, p. 201—210. (b) Sulla porzione linguiforme dell'hypophysis cerebri nell'uomo e sui di lei cordioni di epitelio pavimentoso stratificato. Sperimentale **79**, 73—150 (1925). (c) Sulla struttura della pars intermedia dell'Hypophysis cerebri dell'uomo. Sperimentale **80**, 665—735 (1927a). (d) Secondo contributo sulla struttura della pars intermedia dell'hypophysis cerebri dell'uomo. Sperimentale **81**, 583—640 (1927b) (erschienen 1928). (e) Sulle glandole tubulare della pars intermedia dell'hypophysis cerebri dell'uomo. Endocrinologia 4, H. 4 (1929). (f) Sulle cellule basofile dell'hypophysis cerebri dell'uomo. Pathologica (Genova) **25**, 1—10 (1933). — **Guizzetti, P.** e **Reggiani:** Per la conoscenza della relazione tra surrenale e ipofisi nell Morbo d'Addison. Endocrinologia 1928, 3. — **Guyer, M. F.** and **P. E. Claus:** (a) Cell changes in the anterior lobe of the pituitary following cancer transplantation in *rats*. Anat. Rec. **52**, 225—239 (1932). (b) Cellular constituens of the anterior hypophysis after uterine implants of carcinoma in *rats*. Anat. Rec. **56**, 373—381 (1933). (c) The Golgi apparatus in relation to vacuolation in the basophiles of the anterior pituitary of castrate and of cancerous *rats*. Anat. Rec. **61**, 57—70 (1934/35). (d) Vacuolation of the anterior pituitary gland following castration, implantation of cancer tissue and thyroidectomy. Anat. Rec. **67**, 145—156 (1937).

Haas: Erfahrungen auf dem Gebiete der radiologischen Selladiagnostik. Fortschr. Röntgenstr. **33**, 419—422, 469—494 (1925). — **Haberfeld, W.:** (a) Rachendachhypophyse, andere Hypophysengangsreste und deren Bedeutung für die Pathologie. Beitr. path. Anat. **46**, 133—232 (1909). (b) Zur Histologie des Hinterlappens der Hypophyse. Anat. Anz. **35**, 98—104 (1910). — **Habermann, G.:** Das Intermediagebiet der menschlichen Hypophyse. Beitr. path. Anat. **100**, 560—581 (1938). — **Hagen, F. v.:** (a) Das chromophile und chromophobe Kolloid im Sekretionsprozeß der normalen und gestörten Schilddrüsenfunktion. Zool. Jb. Anat. u. Ontog. **64**, 87—130 (1928). (b) Die wichtigsten Endokrinen des *Flußaals*. Zool. Jb. Anat. u. Ontog. **61**, 467—538 (1936). — **Hagenbach:** Experimentelle Studie über die Funktion der Schilddrüse und der Epithelkörperchen. Mitt. Grenzgeb. Med. u. Chir. **19**, 112 (1907). — **Hagquist, C. W.:** Cellular changes in the anterior hypophysis during the reproductive cycle in the female guinea-pig. Anat. Rec. **72**, 211—229 (1938). — **Hair, Gene W.:** (a) The innervation of the hypophysis in the *cat*. Anat. Rec. Suppl. **67**, 21 (1937). (b) The nerve supply of the hypophysis of the *cat*. Anat. Rec. **71**, 141—160 (1938). — **Haller, B.:** (a) Untersuchungen über die Hypophyse und die Infundibularorgane. Morph. Jb. **25**, 31—114 (1898). (b) Über die Hypophyse niederer Placentalier und den Saccus vasculosus der urodelen *Amphibien*. Arch. mikrosk. Anat. **74**, 812—843 (19109). (c) Über die Ontogenese des Saccus vasculosus und der Hypophyse der Säugetiere. Anat. Anz. **37**, 242—246 (1910). — **Haller, V. v. Hallerstein:** (a) Über die Bildung der Hypophyse bei *Selachiern*. Morph. Jb. **53**, 95—135 (1924). (b) Entwicklung der Hypophyse bei *Reptilien*. Morph. Jb. **53**, 305—318 (1924). (c) Zerebrospinales Nervensystem. In Handbuch der vergleichenden Anatomie der Wirbeltiere, herausgeg. von BOLK, GÖPPERT, KALLIUS und LUBARSCH, Bd. 2, H. 1, S. 1—318. 1934. — **Haller, V. v. Hallerstein** u. **O. Mori:** Über die

Bildung der Hypophyse bei Säugetieren. Z. Anat. **76**, 159—187 (1925). — **Halliburton, W. P., J. P. Chandler** and **A. W. Sikes:** The human pituitary body. Quart. J. exper. Physiol. **11**, 229 (1909). — **Halpern, S. R.:** Quantitative cytological studies of the anterior lobe of the hypophysis of fetuses and children, correlated with sexual and skeletal development. Endocrinology **22**, 173—180 (1938). — **Halpern, S. R.** and **F. E. D'Amour:** Studies on the gonadal-hypophyseal complex in estrininjected *rats*. Amer. J. Physiol. **115**, 229—238 (1936). — **Hammar, J. Aug.:** (a) A quelle époque de la vie foetale de l'homme apparaissent les premiers signes d'une activité endocrine? Uppsala Läk.för. Förh. **30**, 1055 (1925). (b) Über Wachstum und Rückgang, über Standardisierung, Individualisierung und bauliche Individualtypen im Laufe des Postfetallebens. Konstitutionsanatomische Untersuchungen an *Kaninchen*. Z. mikrosk.-anat. Forsch. **29**, 1—539 (1932). — **Hammett, F. S.:** (a) Studies of the thyroid apparatus XIV. The effects of thyro-parathyroidectomy and parathyroidectomy at 100 days of age on the growth of the glands of internal secretion of male and femal albino *rats*. J. of Anat. **32**, 53—74 (1923). (b) Studies of the thyroid apparatus. XXXIV. The role of the thyroid apparatus in the growth of the hypophysis. Endocrinology **10**, 145—164 (1925). — **Hamperl, H.:** (a) Über einen Fall von Dystopie der Neurohypophyse. Zbl. Path. **41**, 97—100 (1927). (b) Über das Vorkommen von Onkocyten in verschiedenen Organen und ihren Geschwülsten. Virchows Arch. **298**, 327—375 (1936). — **Hann, F. v.:** Über die Bedeutung von Hypophysenveränderungen bei Diabetes insipidus. Frankf. Z. Path. **21**, 337—365 (1918). — **Hannover, A.:** Recherches microscopiques sur le système nerveux. Copenhague 1844. — **Hatai, S.:** (a) On the weights of the abdominal and the thoracic viscera, the sex glands, ductless glands and the eyeballs of the albino *rat* according to body weight. Amer. J. Anat. **15**, 87 (1913). (b) The effect of castration, spaying or semi-spaying on the weight of central nervous system and of the hypophysis of the albino *rat*. J. of exper. Zool. **15**, 297 (1913). (c) On the weight of some of the ductless glands of the norway and of the albino *rat* according to sex and variety. Anat. Rec. **8**, 511 (1914). — **Haterius, H. O.:** (a) The relation of pregnancy cells in the pituitary of the *rat* to the reproductive cycle. Anat. Rec. **54**, 343—354 (1932). — (b) The genital-pituitary pathway. Non-effect of stimulation of superior cervical sympathetic ganglia. Proc. Soc. exper. Biol. a. Med. **31**, 1112, 1113 (1934). — **Haterius, H. O.** and **H. A. Charipper:** Experimental studies of the anterior pituitary. II. The occurrence of pregnancy cells in mice following continous anterior lobe administration. Anat. Rec. **51**, 85 (1931). — **Haterius, H. O.** and **W. O. Nelson:** Experimental studies of the anterior pituitary. J. The influence of ovarian grafts on the castration cell type in the male *rat* pituitary. J. of expor. Zool. **61**, 175—183 (1932). — **Haterius, H. O., M. Schweizer** and **H. A. Charipper:** (a) The maintenance of homoplastic pituitary implants in the anterior eye chamber of rabbits and guinea pigs. Anat. Rec. **61**, 22 (1935a). (b) Experimental studies of the anterior pituitary. III. Observations on the persistence of hypophyseal transplants in the anterior eye chamber. Endocrinology **19**, 673—681 (1935b). — **Havlicek, H.:** (a) Vasa privata und Vasa publica. Neue Kreislaufprobleme. Hippokrates **2** (1929). (b) Die Leistungszweiteilung des Kreislaufes in Vasa privata und Vasa publica. Verh. dtsch. Ges. Kreislaufforsch. **8** (1935). — **Hayami, T.:** Über die Beziehungen zwischen den Zwischenzellen und der Hypertrophie der Hypophyse. Verh. jap.-path. Ges. **9**, 43 (1919). — **Heiden, R. A.:** Über die histologischen Änderungen der Hypophyse nach Injektion von Adrenalin und Cortidyn. Diss. Rostock 1936. — **Heidrich, L., Fels** u. **Matthias:** Testiculäres Chorionepitheliom mit Gynäkomastie und mit einigen Schwangerschaftsveränderungen. Bruns' Beitr. **150**, 349—384 (1930). — **Henle:** (a) Über das Gewebe der Hypophyse und Nebenniere. Z. ration. Med. **24** (1865). (b) Handbuch der systematischen Anatomie des Menschen, Bd. 3, Abt. 2, Nervenlehre, S. 290—293. 1871; ferner 2. Aufl. 1879. — **Herlant, M.:** Influence de l'hypertension intracranienne expérimentale sur l'hypophyse du *rat*. C. r. Soc. Biol. Paris **126**, 86, 87 (1937). — **Herrick, C. J.:** (a) The connections of the vomeronasal nerve, accessory olfactory bulb and amygdala in Amphibia. J. comp. Neur. **33**, 213—280 (1921). (b) The amphibian forebrain. IV. The cerebral hemispheres of Amblystoma. J. comp. Neur. **43**, 231—325 (1927). (c) The amphibian forebrain. VI. Necturus. J. comp. Neur. **58**, 1—288 (1933). (d) The hypothalamus of Necturus. J. comp. Neur. **59**, 375—429 (1934). — **Herring, P. T.:** (a) The histological appearances of the mammalian pituitary body. Quart. J. exper. Physiol. **1**, 121—159 (1908a). (b) The development of the mammalian pituitary and its morphological significance. Quart. J. exper. Physiol. **1**, 161—185 (1908b). (c) The physiological action of extracts of the pituitary body and saccus vasculosus of certain *fishes*. Quart. J. exper. Physiol. **1**, 186—188 (1908c). (d) A contribution to the comparative physiology of the pituitary body. Quart. J. exper. Physiol. **1**, 261—281 (1908d). (e) The effects of thyroidectomy upon the mammalian pituitary. Quart. J. exper. Physiol. **1**, 281—286 (1908e). (f) Further observations upon the comparative anatomy and physiology of the pituitary body. Quart. J. exper. Physiol. **6**, 71—108 (1913). (g) The origin of the active material of the posterior lobe of the pituitary body. Quart. J. exper. Physiol. **8**, 245—266 (1914). (h) The physiological activity of the pars intermedia and pars nervosa of the ox pituitary quantitatively compared. Quart. J. exper. Physiol. 8, 267—274 (1914). (i) The action of thyroid upon the growth of the body and organs of the white *rat.* Quart. J. exper. Physiol. 11, 231—253 (1917). — **Hett, J.:** Über den Austritt von Kernsubstanzen in das Protoplasma. Z. Zellforsch. 26, 239—248 (1937). — **Hill, M. and A. S. Parkes:** Studies on the hypophysectomized ferret. V. Effect of hypophysectomy on the reponse of the female ferret to additonal illumination during anoestrus. Proc. roy. Soc. Lond. 113, 537—540 (1933). — **Hill, R. T.:** Elaboration of gonadotropic hormones in pituitary implants. Anat. Rec. 61, 24 (1935). — **Hill, R. T. and W. U. Gardner:** Function of pituitary grafts in mice. Proc. Soc. exper. Biol. a. Med. 34, 78 (1936). — **Hinsey, J. C. and J. E. Markee:** Studies on prolan-induced ovulation in midbrain and midbrain-hypophysectomized rabbits. Amer. J. Physiol. 106, 48—54 (1933). — **Hiroyukki:** Nippon Fuyinkayakkai Zasshi 28, 49 (1933). Zit. nach Lippross, 1937. — **Hirsch, G. Chr.:** (a) Grundlinien einer Theorie der Golgikörper. I. Die Golgikörper im Raum. Proc. roy. Acad. Amsterd. 40, 614—624 (1937). (b) Grundlinien einer Theorie der Golgikörper. II. Die Golgikörper in der Zeit. Proc. roy. Acad. Amsterd. 40, 725—735 (1937). — **Hirzel, L.:** Nexus nervi sympathici cum nervis cerebralibus. Diss. Heidelbergae 1824. — **His, W.:** (a) Untersuchungen über die erste Anlage des Wirbeltierleibes. Leipzig 1868. (b) Die Entwicklung des menschlichen Gehirns während der ersten Monate. Leipzig 1904. — **Hochstetter, F.:** Beiträge zur Entwicklungsgeschichte des menschlichen Gehirns. II. Teil. 2. Lief. Die Entwicklung des Hirnanhanges. 80 S. Wien-Leipzig 1924. — **Hoenig, Ch.:** Untersuchungen zur Histologie der Hypophyse. Z. Neur. 79, 197—205 (1922). — **Höppli, R.:** Über das Strukturbild der menschlichen Hypophyse bei Nierenerkrankungen. Frankf. Z. Path. 26, 22—49 (1921). — **Hofbauer, J.:** Hypophysenextrakt als Wehenmittel. Zbl. Gynäk. 1911, 137. — **Hoffmann, C. K.:** (a) Zur Entwicklungsgeschichte der Hypophyse. Morph. Jb. 11, 189—191 (1885/86). (b) Beiträge zur Entwicklungsgeschichte der *Selachii.* Morph. Jb. 24, 209—286 (1896). — **Hoffmann, E. E. u. A. Rauber:** Lehrbuch der Anatomie des Menschen, 3. Aufl., Bd. 2, Abt. 2, S. 424. 1886. — **Hoffmann, F. u. K. J. Anselmino:** (a) Das Fettstoffwechselhormon des Hypophysenvorderlappens. II. Stoffwechselwirkungen und -regulationen des Hormons. Klin. Wschr. 1931 II, 2383—2386. (b) Die pankreatrope Substanz aus dem Hypophysenvorderlappen. II. Über die Stoffwechselwirkungen der pankreatropen Substanz. Klin. Wschr. 1933 II, 1436—1438. — **Hofmeister:** Experimentelle Untersuchungen über die Folgen des Schilddrüsenverlustes. Beitr. klin. Chir. 11, 441 (1894). — **Hogben, L. T.:** The pigmentary effector system. Edinbourgh 1924. — **Hogben, L. T. and D. Slome:** Studies on the pituitary. VIII. The relation of the pituitary gland to calcium metabolism and ovarian function in *Xenopus.* J. of exper. Biol. 8, 345—354 (1931). — **Hogben, L. T. and F. R. Winton:** The pigmentary effector system. I. Reaction of *frogs* melanophores to pituitary extracts. Proc. roy. Soc. Lond. Ser. B 93, Nr B 653, 318—329 (1922). — **Hohlweg, W.:** (a) Veränderungen des Hypophysenvorderlappens und des Ovariums nach Behandlung mit großen Dosen von Follikelhormon. Klin. Wschr. 1934 I, 92—95. (b) Corpus luteum-Hormon und Kastrationshypophyse. Klin. Wschr. 1935 I, 1027, 1028. — **Hohlweg, W. u. M. Dohrn:** (a) Beziehungen zwischen Hypophysenvorderlappen und Keimdrüsen. Wien. Arch. inn. Med. 21, 337—350 (1931). (b) Über die Beziehungen zwischen Hypophysenvorderlappen und Keimdrüsen. Klin. Wschr. 1932 I, 233—235. — **Hohlweg, W. u. K. Junkmann:** (a) Die hormonal-nervöse Regulierung der Funktion des Hypophysenvorderlappens. Klin. Wschr. 1932 I, 321—323. (b) Über die Beziehungen zwischen Hypophysenvorderlappen und Schilddrüse. Pflügers Arch. 232, 148—158 (1933). — **Holmgren, Nils:** Note on the development of the hypophysis in *Acipenser ruthenus.* Acta zool. (Stockh.) 12, 145—153 (1931). — **Holmgren, N. and C. J. van der Horst:** Contribution to the Morphology of the brain of Ceratodus. Acta zool. (Stockh.) 6, 59—165 (1925). — **Holzer:** Die Glianarbe im Nach- und Zwischenhirn nach Encephalitis epidemica. Z. Neur. 104, 503 (1926). — **Horning, E. S. and G. H. Scott:** A preliminary study of the distribution and changes in the inorganic salts during embryonic development of the *chick.* Anat. Rec. 52, 351 (1932). — **Horsley:** (a) Functional nervous disorders due to loss of thyroid gland and pituitary body. Lancet 1, 5 (1886). (b) Die Funktion der Schilddrüse. Eine historisch-kritische Studie. Internat. Beitr. wiss. Med. 1, 367 (1891). — **Hoskins, E. R.:** Growth as affected by feeding thyroid, thymus, hypophysis and pineal substance. J. of exper. Zool. 21, 295 (1916). — **Houssay, B. A.:** (a) Hypophyse et métabolisme. Rev. franç. Endocrin. 9, 423—444 (1931). (b) Action sexuelle de l'hypophyse sur les *poissons* et les *reptiles.* C. r. Soc. Biol. Paris 106, 377 (1931). (c) Diabeteserregende Wirkung des Hypophysenvorderlappenextraktes. Klin. Wschr. 1933 I, 773—775. — **Houssay, B. A. u. A. Biasotti:** Pankreasdiabetes und Hypophyse beim *Hund.* Pflügers Arch. 227, 664—684 (1931). — **Houssay, B. A., A. Biasotti et C. T. Rietti:** Action diabetogène de l'extract antèhypophysaire. C. r. Soc. Biol. Paris 111, 479—481 (1932). — **Houssay, B. A., L. Giusti et Lascano-Gonzalez:** Implantation d'hypophyse et stimulation des glandes et des fonctions sexuelles de *Crapaud.* C. r. Soc. Biol. Paris 102, 864—866 (1929). — **Houssay, B. A., A. Novelli et R. Sammartino:** Hypophyse et thyroide. Action excitothyreoidienne de l'hypophyse des animaux thyroprives. C. r. Soc. Biol. Paris

111, 830—832 (1932). — **Houssay, B. A.** et **Potick:** Antagonisme entre l'hypophyse et l'insuline chez le *crapaud.* C. r. Soc. Biol. Paris **101**, 940—942 (1929). — **Howell, W. H.:** The physiological effects of extract of the hypophysis cerebri and infundibular body. Amer. J. exper. Med. **3**, 245 (1898). — **Howes, N. H.:** A study of the histology of the pituitary gland of the *Skate.* Quart. J. microsc. Sci. (U.S.) **78**, 637—651 (1936). — **Huditza, M. St.:** (a) Les modifications histologiques de l'hypophyse après des injections de „lipadrenine" chez des animaux normaux et gravides. Bull. Sect. Endocrin. Soc. soum. Neur. etc. **1**, 281—284 (1935). (b) Les modifications histologiques de l'hypophyse pendant l'inanition chez lez le cobaye. Bull. Sect. Endocrin. Soc. roum. Neur. etc. **1**, 246—248 (1935). — **Hürthle, K.:** Beitrag zur Kenntnis der Sekretionsvorgänge in der Schilddrüse. Pflügers Arch. **56**, 1—44 (1894). — **Hughson, W.:** Meningeal relations of the hypophysis cerebri. Proc. amer. Assoc. Anat., Anat. Rec. **23** (1922) und Bull. Hopkins Hosp. **35**, 232 bis 234 (1924). — **Huschke, E.:** Schädel, Hirn und Seele des Menschen und der Tiere nach Alter, Geschlecht und Rasse. S. 105. Jena 1854. — **Huszak, St.:** Zur Chemie des Nebennierenmarkes. Hoppe-Seylers Z. **222**, 229—232 (1933).

Ibáñez, J. S.: Sur les éléments nerveux dans la neurohypophyse. Trav. Lab. Res. biol. Univ. Madrid **29**, 235—251 (1934). — **I Chuan Wen:** The anatomy of human embryos with seventeen to twenty-three pairs of somites. J. comp. Neur. **45**, 301—376 (1928). — **Igura:** (a) Experimentelle Untersuchung über die Veränderungen der innersekretorischen Organe nach Nebennierenexstirpation. Fol. endocrin. jap. **3** (1927). Ref. Zbl. inn. Med. **49**, 645 (1928). (b) Über die histologischen Veränderungen der Schilddrüse, Bauchspeicheldrüse und der Hypophysis nach Insulininjektionen. Fol. endocrin. jap. **3**, 1243—1270 (1927). — **Ingalls, N. W.:** A human embryo at the beginning of segmentation with special reference to the vascular system. Contrib. to Embryol. **11**, 61—90; Carnegie Inst. Washington Publ. Nr. 274 (1920). — **Izumi, G.:** Experimental contributions on the internal secretion of the pituitary body and of the parathyroid glands. Japan. med. World **2**, Nr 7 (1922).

Jacobsen, E.: Die Wirkung von 4,4¹ Dioxy-αβ-Diäthylstilben auf die Hypophyse gonadektomierter *Ratten.* Endokrinol. **21**, 20—24 (1939). — **Jackson, C. M.:** Effects of inanition and refeeding upon the growth and structure of the hypophysis in the albino *rat.* Amer. J. Anat. **21**, 321—358 (1917). — **Joly, M.:** Des divers aspects radiographiques de la selle turcique. Paris méd. **17**, 131—136 (1927). — **Jonesco:** Recherches sur l'origine du pigment du lobe postérieur de l'hypophyse humaine. Arch. Méd. expér. et Anat. path. **25**, 63—103 (1913). — **Jores, A.:** (a) Untersuchungen über das Melanophorenhormon und seinen Nachweis im Blut. Z. exper. Med. **87**, 266—282 (1933). (b) Einige prinzipielle Bemerkungen zur Hypophysenhormonforschung. Klin. Wschr. **1934 II**, 1269—1270. (c) Experimentelle Untersuchungen über die Wirkung der Nebennieren auf die Hypophyse. I. Änderungen in dem Gehalt der Hypophyse und des Blutes an Melanophorenhormon unter der Wirkung von Adrenalin und Cortidyn. Z. exper. Med. **97**, 805—812 (1936). (d) Die Krankheiten des Hypophysenzwischenhirnsystems. In Handbuch der Neurologie, Bd. 15, S. 201—388. Berlin 1937. (e) Experimentelle Untersuchungen über die Wirkung der Nebennieren auf die Hypophyse. 3. Mitt. Über die histologischen Änderungen des Hypophysenvorderlappens nach Zufuhr von Adrenalin und Cortidyn. Z. exper. Med. **102**, 289—291 (1938). (f) Über die Funktionen der Hypophyse. Klin. Wschr. **1938 I**, 689—693. — **Jores, A.** u. **O. Glogner:** Gibt es einen funktionstüchtigen Zwischenlappen der menschlichen Hypophyse. Z. exper. Med. **91**, 91—99 (1933). — **Jores, A.** u. **E. W. Lenssen:** Sind die Erythrophorenreaktion der *Ellritze* und die Melanophorenreaktion des *Frosches* identisch? Endokrinol. **12**, 90—101 (1933). — **Jores, A.** u. **G. Will:** Erythrophoren- und Melanophorenhormon. Z. exper. Med. **94**, 389 bis 393 (1934). — **Joris, H.:** (a) A propos de la nature glandulaire de la neurohypophyse. Bull. Soc. Sci. méd. natur. Bruxelles **1907**, No 4. (b) Contribution à l'étude de l'hypophyse. Mém. couronn. Publ. l'Acad. roy. Méd. Belg. **19**, 1—53 (1907). (c) Le lobe postérieur de la glande pituitaire. Mém. couronnés et autres mém. Publ. l'Acad. roy. Med. Belg. **19**, 1—29 (1908). — **Julin, M. Ch.:** Étude sur l'hypophyse des Ascidiens et sur les organes qui l'avoisinent. Bull. Acad. Méd. Belg. **1**, 895 (1881). — **Junkmann, K.** u. **W. Schoeller:** Über das thyreotrope Hormon des Hypophysenvorderlappens. Klin. Wschr. **1932 I**, 1176, 1177.

Kahn, K.: Action de l'hyperinsulation chronique sur l'histostructure de la pars anterior de l'hypophyse du cobaye. Bull. Histol. appl. **12**, 300—317 (1935). — **Kamm, O., T. B. Aldrich, T. W. Grote, L. W. Rowe** and **E. P. Bugbee:** The active principles of the posterior lobe of the pituitary gland. I. Demonstration of the presence of two active principles. II. The reparation of the two principles and their concentration in the form of potent solid preparations. J. Amer. chem. Soc. **50**, 573 (1928). — **Kappers, C. U. D.:** Feinerer Bau und Bahnverbindungen des Zentralnervensystems. In Handbuch der vergleichenden Anatomie der Wirbeltiere, herausgeg. von Bolk, Göppert, Kallius und Lubarsch, Bd. 2, H. 1, S. 421. 1934. — **Karlik, L. N.** u. **I. A. Robinson:** Zur Frage der Korrelationsbeziehung zwischen Hypophyse und Tuber cinereum. Über die Unentbehrlichkeit der Hypophyse. Pflügers Arch. **227**, 480—498 (1931). — **Karwicka, M. Dunin:**

Über das physikalische Verhalten und das physiologische Vorkommen der doppelbrechenden Lipoíde. Beitr. path. Anat. 50, 437—486 (1911). — **Kary, Clara:** Pathologisch-anatomische und experimentelle Untersuchungen zur Frage des Diabetes insipidus und der Beziehungen zwischen Tuber cinereum und Hypophyse. Virchows Arch. 252, 734—747 (1924). — **Kasahara, Shiro:** (a) On the cultivation in vitro of the hypophysis. Trans jap. path. Soc. 21, 117—121 (1931). (b) On the cultivation in vitro of the hypophysis. Arch. exper. Zellforsch. 18, 42—76 (1935). (c) Further contribution to the tissue culture of the hypophysis. Redifferentiation of epithelial cells in vitro. Arch. exper. Zellforsch. 18, 77—84 (1935). — **Kasche, Fritz:** Die Histologie der Pars intermedia der Hypophyse beim erwachsenen Manne. Z. mikrosk.-anat. Forsch. 6, 191—240 (1926). — **Katzenstein, J.:** Über einige experimentelle Beobachtungen an der Schilddrüse. Dtsch. med. Wschr. 1899 I, 796. — **Keene, M. F.** and **E. E. Hewen:** Glandular activity in human foetus. Lancet 207, 111, 112 (1924). – **Kemp, T.:** Heredity and the endocrine function. An inverstigation of hereditary anterior pituitary deficiency in the mouse. Acta path. scand. (Københ.) Suppl. 37, 290—305 (1938). — **Kemp, T. u. L. Marx:** (a) Beeinflussung von erblichem hypophysärem Zwergwuchs bei *Mäusen* durch verschiedene Hypophysenauszüge und durch Thyroxin. I. Wachstum und Geschlechtsfunktion. Acta path. scand. (Københ.) 13, 512—531 (1936). (b) Beeinflussung von erblichem hypophysärem Zwergwuchs bei *Mäusen* durch verschiedene Hypophysenauszüge und durch Thyroxin. II. Endokrine Organe. Acta path. scand. (Københ.) 14, 197—227 (1937). — **Kerr, J. F.:** The development of *Lepidosiren* paradoxa. III. Quart. J. microsc. Sci. 46, 417—459 (1902). — **Kerr, T.:** On the pituitary in *Lepidosiren* and its development. Proc. roy. Soc. Edinburgh 53, 147—150 (1933). — **Key, A. u. G. Retzius:** Studien in der Anatomie des Nervensystems und des Bindegewebes, Bd. 1. Stockholm 1875. — **Kido, I.:** Die menschliche Plazenta als Produktionsstätte des sog. Hypophysenvorderlappenhormons. Zbl. Gynäk. 1937, 1551—1555. — **Killian, G.:** Über die Bursa und Tonsilla pharyngea. Morph. Jb. 14, 618—711 (1888). — **Kingsbury, B. F.** and **H. B. Adelmann:** The morphological plan of the head. Quart. J. microsc. Sci. 68, 239 (1924). — **Kinugasa, Sh.:** On the function of the anterior lobe of the pituitary gland of castrated animals. Jap. chosen. med. Assoc. 20, Ser. 110, 476—477 (1930). — **Kirkman, H.:** A cytological study of the anterior hypophysis of the guinea pig and a statistical analysis of its cell typs. Amer. J. Anat. 61, 233—283 (1937). — **Kiyonari, Y. u. S. Nishimura:** Über die histologischen Veränderungen der Hypophyse an mit Schilddrüsensubstanz gefütterten weißen *Ratten.* Fol. endocrin. jap. 3, 592—610 (1927); nach Autoreferat in Ber. Ges. Biol. 7 (1928). — **Kiyono, K.:** Die vitale Carminspeicherung. Jena: Gustav Fischer 1914. — **Kiyono, H.:** Über das Vorkommen von Plattenepithelherden in der Hypophyse. Virchows Arch. 252, 118—145 (1924). — **Kiyono, P. T.:** Die Histopathologie der Hypophyse. Virchows Arch. 259, 388—465 (1926). — **Koch, W.:** Bericht über das Ergebnis der Obduktion des *Gorilla Bobby* des Zoologischen Gartens zu Berlin. Ein Beitrag zur vergleichenden Konstitutionspathologie. Veröff. Konstit.- u. Wehrpath. 9, H. 3 (1937). — **Kôchi, I.:** (a) On the development of the hypophysis of the Anura especially of Racophorus schlegelii. Okayama-Igakkai-Zasshi (jap.) 47, 2631—2654 (1935). (b) On the development of the hypophysis in the tailed amphibia especially of Diemyctilus pyrrhogaster and the movement of the pars anterior. Okayama-Igakkai-Zasshi 48, 1015 bis 1037 (1936). — **Koelliker, A.:** (a) Grundriß der Entwicklungsgeschichte des Menschen. 1. Aufl. 1880; 2. Aufl. 1884, S. 245. (b) Handbuch der Gewebelehre des Menschen. Bd. 2. Nervensystem des Menschen und der Tiere, 6. Aufl., S. 603f. 1896. — **Kohn, A.:** (a) Über das Pigment der Neurohypophyse des Menschen. Arch. mikrosk. Anat. 75, 337—374 (1910). (b) Morphologie der inneren Sekretion und der inkretorischen Organe. In Handbuch der normalen und pathologischen Physiologie, herausgeg. von BETHE, BERGMANN, EMBDEN und ELLINGER, Bd. 16, S. 1—66. 1930. — **Kojima, M.:** Studies on the endocrine glands. II. The relation of the pituitary body with the thyroid and parathyroid and certain other endocrine organs in the *rat.* Quart. J. exper. Physiol. 11, 319—338 (1917). — **Kolde, W.:** Untersuchungen von Hypophysen bei Schwangerschaft und nach Kastration. Arch. Gynäk. 98, 505—524 (1912). — **Koller, G. u. W. Rodewald:** Über den Einfluß des Lichtes auf die Hypophysentätigkeit des *Frosches.* Pflügers Arch. 232, 637—642 (1933). — **Koller, R.:** Zur vergleichenden Anatomie der Hypophysenumgebung. Z. Anat. 65, 183—203 (1922). — **Kolmer, W.:** Über das Vorkommen eines Knochenmark ähnlichen Gewebes bei einem *Selachier* (Knorpelmark von *Chimacra monstrosa*). Anat. Anz. 56, 529—534 (1923). — **Kon, Yutaka:** Hypophysenstudien. Beitr. path. Anat. 44, 266 (1908). — **Koneff, A. A.:** Pituitary changes in male *rats* reared and maintained on „pure" dietaries with and without vitamine E. Anat. Rec. 74, 383—400 (1939). — **Koppenhöfer, G. F.:** Untersuchungen über den Jodgehalt der menschlichen Hypophyse. Z. exper. Med. 94, 57—62 (1934). — **Korenschevsky, V.:** (a) Glands of internal secretion in experimental avian Beri-Beri. J. of Path. 26, 382—388 (1923). (b) The influence of cryptorchidism and of castration on body weight, fat deposition, the sexual and endocrine organs of male *rats.* J. of Path. 33, 607—636 (1930). — **Korenchevsky, V.** and **M. Dennison:** The effect of oestrone on normal and castrated mala *rats*. Biochemic. J. **28**, 1474 (1934). — **Korenschevsky, V.,** **M. Dennison** and **M. Eldridge:** The prolonged treatment of castrated and ovariectomized *rats* with testosterone propionate. Biochemic. J. **31**, 475—485 (1937). — **Korenschevsky, V.,** **M. Dennison** and **S. L. Simpson:** Assay of the gonadotropic hormone of pregnancy urine on male *rats*. Biochemic. J. **29**, 2522—2533 (1935). — **Koster, S.:** (a) Experimentelle Beiträge zur Kenntnis der Hypophysenfunktion. Nederl. Tijdschr. Geneesk. **71**, 2612—2613 (1927). (b) Desgl. 3. Mitt. Nederl. Tijdschr. Geneesk. **72**, 6052—6054 (1928). (c) Weiterer experimenteller Beitrag zur Kenntnis der Hypophysenfunktion. Z. exper. Med. **63**, 799—803 (1928). — **Koster, S. u. Geesink:** Experimentelle Untersuchung der Hypophysenfunktion beim *Hunde*. Pflügers Arch. **222**, 293—327 (1929). — **Kostner, M.:** Die Hypophyse des *Schweines* während der Gravidität. Diss. Wien 1931. — **Koszyk, Jan.:** Das histologische Bild der Blutdrüsen bei experimenteller Thyreotoxikose. Bull. internat. Acad. Gol. Sci. Cl. Méd. **1936**, 563—577. — **Kovács, A.:** Untersuchungen über die Sellagröße nach HAAS bei Kindern und bei Erwachsenen. Fortschr. Röntgenstr. **50**, 469—482 (1934). — **Koyano, T.:** Experimentelle Studien über den Einfluß des Preßsaftes vom Fötus und von den Geschlechtsorganen schwangerer *Kaninchen* auf die innersekretorischen Organe insbesondere auf die Hypophyse. Mitt. med. Fak. Tokyo **30**, 385 (1923). — **Krabbe, H.:** Histologische und embryologische Untersuchungen über die Zirbeldrüse des Menschen. Anat. H. **54**, 190 bis 319 (1916). — **Kraus, E. J.:** (a) Zur elektiven Darstellung der eosinophilen Zellen der Hypophyse. Frankf. Z. Path. **10**, 161 (1912). (b) Die Lipoidsubstanzen in der menschlichen Hypophyse und ihre Beziehung zur Sekretion. Beitr. path. Anat. **54**, 520—558 (1912). (c) Über die Entstehung der chromophilen Zellen in der menschlichen Hypophyse. Verh. Ges. dtsch. Naturforsch. **85**, 186 (1913). (d) Die Beziehungen der Zellen des Vorderlappens der menschlichen Hypophyse zueinander unter normalen Verhältnissen und in Tumoren. Beitr. path. Anat. **58**, 159—210 (1914). (e) Das Kolloid der Schilddrüse und Hypophyse des Menschen. Virchows Arch. **218**, 107—130 (1914). (f) Zur Kenntnis der Übergangszellen des menschlichen Gehirnanhangs. Beitr. path. Anat. **62**, 285 (1916). (g) Hypophyse und Diabetes mellitus. Virchows Arch. **228**, 68—133 (1920). (h) Pankreas und Hypophyse (eine tierexperimentelle Studie). Beitr. path. Anat. **68**, 258—277 (1921). (i) Zur Frage der Hypophysenveränderung beim Diabetes mellitus. Zbl. path. Anat. **43**, 113 (1923). (k) Zur Pathologie der basophilen Zellen der Hypophyse. Zugleich ein Beitrag zur Pathologie des Morbus Basedowi und Addisoni. Virchows Arch. **247**, 421—447 (1923). (l) Die Hypophyse. In Handbuch der Pathologie, herausgeg. von HENKE und LUBARSCH, Bd. 8, S. 810—950. 1926. (m) Zu der Arbeit von ALBERT SCHÖNIG. Frankf. Z. Path. **35**, 405, 496 (1927). (n) Über die Bedeutung der basophilen Zellen der menschlichen Hypophyse. Zbl. Path. **40**, Erg.-H., 196—201, 211—215 (1927). (o) Zur Pathologie des Morbus Addisonii. Beitr. path. Anat. **78**, 283 (1927). (p) Welche Zellen der menschlichen Hypophyse bilden außerhalb der Schwangerschaft das Vorderlappengeschlechtshormon? Klin. Wschr. **1932 I**, 1020. (q) Über Beziehungen der chromophilen Zellen der Hypophyse zum Kohlehydrat-, Fett- und Cholesterinstoffwechsel. Med. Klin. **1933 I**, 449—451. — **Kraus, E. J. u. O. Traube:** Über die Bedeutung der basophilen Zellen der menschlichen Hypophyse. Virchows Arch. **268**, 315—345 (1918). — **Krause:** Handbuch der menschlichen Anatomie. Hannover 1843. — **Krause, R.:** Mikroskopische Anatomie der Wirbeltiere in Einzeldarstellungen. Berlin-Leipzig 1921, 1922, 1923. — **Krause, W.:** Handbuch der menschlichen Anatomie, Bd. 1: Allgemeine und Mikroskopische Anatomie, S. 437. Hannover 1876. — **Kraushaar, R.:** Entwicklung der Hypophyse bei Nagetieren. Z. Zool. **41**, 79—98 (1885). — **Kremer, J.:** (a) Die morphologische Gestaltung der Gallensekretion. Z. mikrosk.-anat. Forsch. **33**, 485—524 (1933). (b) Das Problem der Pigmentablagerung in der Leber und Milz der Kaltblüter und seine Beziehungen zur Frage des Blutabbaues und Eisenstoffwechsels. Z. mikrosk.-anat. Forsch. **44**, 234—323 (1938). — **Kudo, T.:** (a) Über die Entwicklung des japanischen *Riesensalamanders*. II. Mitt. 2. Abschn. Über die Entwicklung der Hypophysis, Epiphysis und Paraphysis. Tokyo Iji Ss. Nr 2485. Ref. Jap. J. med. Sci., Anat. **1**, 3 (1926). (b) Über die Entwicklung der Hypophyse des japanischen lungenlosen *Salamanders*. Acta Inst. Anat. Niigata 4 (1934). (c) Normentafel zur Entwicklungsgeschichte des japanischen *Riesensalamanders* (*Megalobatrachus japonicus*). Jena: Gustav Fischer 1938. — **Kühn, W.:** Untersuchungen über die Einwirkung der Kastration auf die Hypophyse des *Pferdes*. Diss. Bern 1910. — **Kupffer, C. v.:** (a) Entwicklungsgeschichte des Kopfes. Erg. Anat. **2**, 501—564 (1893). (b) Die Deutung des Hirnanhanges, Sitzgsber. Ges. Morph. u. Physiol. Münch. **1894**, 59—87. — **Kuschinsky, G.:** Über die Bedingungen der Sekretion des thyreotropen Hormons der Hypophyse. Arch. f. exper. Path. **170**, 510—533 (1933). — **Kylin, Eskil:** (a) Über die Sekretion der Hypophyse. Acta med. scand. (Stockh.) **85**, 457—472 (1935). (b) Ergebnisse von 24 Hypophysentransplantationen. Klin. Wschr. **1936 II**, 1756. (c) Hypophysentransplantationen. Tierexperimentelle Untersuchungen und klinische Ergebnisse. Acta med. Scand. (Stockh.) **91**, 428—434 (1937a). (d) Tierexperimentelle Hypophysentransplantationen. Klin. Wschr. **1937 b I**, 447. (c) Magersucht in der weiblichen Spätpubertät. Ein eigentümliches Krankheitsbild sui generis. Dtsch. Arch. klin. Med. **180**, 115—152 (1937c).

Lacassagne, A. et **W. Hyks:** Sur les processus histologiques de la destruction de l'hypophyse par le radon. C. r. Soc. Biol. Paris 118, 956 (1934). — **Langen:** De hypophysi cerebri. Disquis. microscop. Diss. inaug. Bonn 1864. — **Langendorff, O.:** Beiträge zur Kenntnis der Schilddrüse. Arch. f. (Anat. u.) Physiol. 1889, 219—242. — **Langer, C.:** Über cystische Tumoren im Bereiche des Infundibulum cerebri. Z. Heilk. 13, 57 (1892). — **Laquer, F.:** Hormone und innere Sekretion, 2. Aufl., S. 206—267. Dresden-Leipzig 1934. — **Laruelle, L.:** (a) Le système végétatif meso-diencéphalique, partie anatomique. Revue neur. 61, 808—842 (1934). (b) L'appareil d'innervation des glandes endocrines. Journées médicales Bruxelles. Brux. méd. 1935, No 8. — **Laubmann, W.:** Die Entwicklung der Hypophyse bei Hypogeophis rostratus. Z. Anat. 80, 79—103 (1926). — **Launois, Fr.:** (a) Les cellules sidérophiles de l'hypophyse chez la femme enceinte. C. r. Soc. Biol. Paris 55, 450 (1903). (b) Recherches sur la glande hypophysaire de l'homme. Thèse de Paris 1904. — **Launois, P. E.:** Sur une sécrétion graisseuse de l'hypophyse chez les mammifères et en particulier chez l'homme. C. r. Assoc. Anat. Toulouse 1904. — **Launois, Loeper** et **Esmonet:** Sur une sécrétion graisseuse dans l'hypophyse. Bull. Soc. Chim. biol. Paris, 26. Mars 1904. — **Launois** et **Mulon:** (a) Les cellules cyanophiles de l'hypophyse chez la femme enceinte. C. r. Soc. Biol. Paris 55, 448 (1903). (b) Etudes sur l'hypophyse humaine à la fin de la gestation. Arch. Gynéc. et Obstétr. 1904. — **Lauson, H., C. G. Heller** and **E. L. Sevringhaus:** The effect of grand doses of estrin upon the pituitary, adrenal and thymus weights of mature ovariectomized *rats*. Endocrinology 21, 735—740 (1937). — **Lawless, J. J.:** Castration in the *rat* with and without removal of the epididymides. Anat. Rec. 66, 455—473 (1936). — **Lawrence, T. W. P.:** Position of the optic commissure in relation to the splenoid bone. J. Anat. a. Physiol., Proc. Anat. Soc. 28, 18 (1904). — **Leary, D. C.** and **H. M. Zimmerman:** Basophil infiltration in the Neurohypophysis. Amer. J. Path. 13, 213—228 (1937). — **Lebedewa, K. S.:** Der histophysiologische Effekt der Thyroidektomie im Hypophysenvorderlappen der *Ratte*. Arch. f. exper. Path. 183, 15—29 (1936). — **Le Gros Clark, W. E.:** Structure et développement de l'hypothalamus chez l'homme. Congrès neurolog. internat. Revue neur. 64, No 4 (1935). — **Lehmann, J.:** (a) Zur Frage der Geschlechtsspezifizität der Kastrationshypophyse der *Ratte*. Pflügers Arch. 216, 729—748 (1927). (b) Die Pigmentablagerung ist in der *Ratten*hypophyse eine physiologische Erscheinung. Zbl. Path. 42, 244—248 (1928). (c) Über das Strukturbild der Hypophyse kastrierter und nicht kastrierter *Ratten* unter dem Einfluß parenteral und enteral zugeführter Plazentarsubstanzen. Virchows Arch. 268, 346—373 (1928). — Die Struktur des Hirnanhanges nebennierenloser *Ratten*. Z. exper. Biol. 65, 129—140 (1929). — **Leiby, G. M.:** Effect of antuitrin S on weights of the pituitary, adrenal and thyroid. Proc. Soc. exper. Biol. a. Med. 31, 14—17 (1933). — **Lennon, G. G.:** The basophile cell of hypophysis cerebri stages in its life history. Edinburgh med. J. 44, 94—99 (1937). — **Leonard, S. L.:** Differential effect of prolan in decreasing the potency of the hypophysis in normal and castrate *rats*. Anat. Rec. 57, 45 (1933). — **Leonard, S. L., R. K. Meyer** and **F. L. Hisaw:** The effect of oestrin on development of the ovary in immature female *rats*. Endocrinology 15, 17—24 (1931). — **Leonhardt:** Experimentelle Untersuchungen über die Bedeutung der Schilddrüse für das Wachstum im Organismus. Virchows Arch. 149, 341 (1897). — **Levenstein, I.:** A comparison of the pituitary complex in two morphologically different varieties of the *goldfish (Carassius auratus)* with special reference to the cytology. Anat. Rec. 70, 51 (1938). — **Levitt, George:** The problem of an antidiuretic substance in the blood of patients with eclampsia and other hypertensive diseases. With observations on spinal fluid. J. clin. Invest. 15, 135—141 (1936). — **Lewis, D. D.:** A contribution to the subject of tumours of the hypophysis. J. amer. med. Assoc. 55 (1910). — **Lewis, D.** and **F. C. Lee:** On the glandular elements in the posterior lobe of the human hypophysis. Bull. Hopkins Hosp. 41, 241—277 (1927). — **Lewis, D., F. C. Lee** and **E. B. Astwood:** Some observations on intermedin. Bull. Hopkins Hosp. 61, 198—209 (1937). — **Lewis, M. R.:** Studies on the hypophysis cerebri by means of tissue cultures. Proc. Assoc. Res. in Nerv. a. Mental Dis. 17, 463—465 (1936). Zit. nach STREETER, 1938. — **Lewis, M. R.** and **E. O. Butcher:** Bull. Mt. Desert Island Biol. Labor., 16.—18. Jan. 1936. — **Lhuerre, M.:** Vascularisation sanguine de la glande hypophysaire de l'homme. Thèse de Bordeaux 1912. — **Liégeois:** Des glandes vasculaires sanguines. Thèse de Paris 1860. — **Lim, R. K. S.:** A note of the brown granules found in some endocrine organs. Proc. physiol. Soc. und J. of Physiol. 54, 29 (1920). — **Lippross, O.:** Untersuchungen über den Einfluß von Cortin-Degewop und von Suprareninchlorid auf die Struktur der Hypophyse, der Keimdrüsen und Nebennieren von *Ratten*. Endokrinol. 18, 18—26 (1937). — **Livingston, A. E.:** (a) Effect of thyroidectomy followed by thyroid feeding on the weight of the pituitary in *rabbits*. Proc. Soc exper. Biol. a. Med. 11, 67—69 (1913/14). (b) The effect of castration on the weight of the pituitary body and the other glands of internal secretion in the *rabbit*. Amer. J. Physiol. 40, 153—185 (1916). — **Livon, Ch.:** Pénétration par la voie nerveuse de la sécrétion interne de l'hypophyse. C. r. Soc. Biol. Paris 65, 744 (1908). — **Livon, Ch.** et **Peyron:** Sur les pigmentophores du lobe nerveux de l'hypophyse. C. r. Soc. Biol. Paris 70, 730 (1911). — **Loeb, L.** and **R. B. Basett:** Effect of hormones of anterior pituitary on thyroid gland in the guinea-pig. Proc. Soc. exper. Biol. a. Med. **26**, 860—862 (1929). — **Löffler, E.:** Über ortsfremde Zellen und Geschwülste im Hinterlappen und im Stiel der Hypophyse. Virchows Arch. **274**, 326—349 (1936). — **Loeschke, H. u. E.:** Pericyten, Grundhäutchen und Lymphscheiden der Capillaren. Z. mikrosk.-anat. Forsch. **35**, 533—550 (1934). — **Loeser, A.:** (a) Hypophysenvorderlappen und Jodgehalt der Schilddrüse. Arch. f. exper. Path. **163**, 530—533 (1931). (b) Die Bedeutung der Schilddrüse für die Wirkung des Hypophysenvorderlappens auf das Ovarium. Arch. f. exper. Path. **164**, 579—581 (1932). (c) Die Darstellung thyreotrop wirksamer Extrakte aus Hypophysenvorderlappen. Arch. f. exper. Path. **166**, 693—702 (1932). (d) Die Umstimmung der Schilddrüsentätigkeit durch Jod. Klin. Wschr. **1934** I, 533. — **Löwenstein, C.:** Die Entwicklung der Hypophysenadenome. Virchows Arch. **188**, 44 (1907). — **Loewi, O.:** Über humorale Übertragbarkeit der Herznervenwirkung. Arch. f. (Anat. u.) Physiol. **189**, 239 (1921); **193**, 201 (1922). — **Lothringer:** Untersuchungen an der Hypophysis einiger Säugetiere und des Menschen. Arch. mikrosk. Anat. **28**, 257—292 (1886). — **Lubarsch, O.:** Zur Kenntnis der im Gehirnanhang vorkommenden Farbstoffablagerungen. Berl. klin. Wschr. **1917** I, 65—69. — **Lubberhuizen, H. W.:** (a) Die Entwicklung der Hypophysis cerebri beim *Schaf.* Diss. Leiden 1927. (b) Die Entwicklung der Hypophysis cerebri beim *Schaf (Ovis aries).* Z. Anat. **96**, 1—53 (1931). — **Lucarelli, G.:** Modificazioni strutturali in animali maschi, sani e castrati, trattati con ormone sessuale ipofisario. Biochimica e Ter. sper. **19**, 63—70 (1932). — **Lucien, M.:** (a) Les cellules cyanophiles du lobe posterieure de l'hypophyse humaine. C. r. Soc. Biol. Paris **67**, 743 (1909). (b) Les poids, les dimensions et la forme générale de l'hypophyse humaine aux différents âges de la vie. C. r. Assoc. Anat. Treiz. Rénn. **13**, 147—158 (1911). — (c) Quelques particularités histologiques de l'hypophyse chez le vieillard. C. r. Soc. Biol. Paris **70**, 487 (1911). – (d) L'hypophyse chez le vieillard. Rev. franç. Endocrin. **7**, 441—455 (1929). — **Lucien, M. et J. Parisot:** Variations pondérales de l'hypophyse, consécutivement à la thyreoidectomie. C. r. Soc. Biol. Paris **65**, 771 (1908). – **Lucien, M., J. Parisot et G. Richard:** Traité d'endocrinologie. L'hypophyse. Paris: G. Doin 1934. — **Lucke, H.:** (a) Das kontrainsuläre Hormon des Hypophysenvorderlappens, sein Wirkungsmechanismus und seine Beziehungen zu anderen Hormonwirkungen des Vorderlappens. Verh. dtsch. Ges. inn. Med. **45**, 164 (1933). (b) Hypophysenvorderlappen und Kohlehydratstoffwechsel. Das kontrainsuläre Vorderlappenhormon. Erg. inn. Med. **46**, 94—150 (1934). — **Lucke, H., E. R. Heydemann u. R. Hechler:** Experimentelle Untersuchungen über ein spezifisch auf den Kohlehydratstoffwechsel eingestelltes, dem Insulin entgegenwirkendes Hormon des Hypophysenvorderlappens. Z. exper. Med. **88**, 65—67 (1933). — **Lunghetti:** (a) Contributo all'anatomia patologica della regione intermedia dell'ipofisi. Giorn. Biol. e Med. sper. **1** (1913). (b) Contributo allo studio della costituzione e dell'istologia dell'ipofisi. Atti Accad. Fisiocritici Siena **280**, 633 (1920). — **Lups, T.:** Über die Entwicklung der Hypophysis cerebri bei der *Ente* und beim *Hühnchen.* Anat. Anz. **67**, 161—180 (1929). — **Luschka, H.:** Der Hirnanhang und die Steißdrüse des Menschen. Berlin 1860. — **Lusena:** Zit. nach Biedl, 1912. — **Luzzatto, R.:** Ricerche citologiche sull'ipofisi di animali nutriti con grassi alogenati e privati dell'aparecchio tirso-paratiroideo. Ric. venet. Sci. med. **1903**.

MacCallum, W. G. and **M. Fabyan:** On the anatomy of a myxedematous idiot. Bull. Hopkins Hosp. **18**, 341—345 (1907). — **MacCallum, W. G., T. B. Futcher, Duff, G. Lyman** and **Ellsworth:** Relation of the Cushing syndrome to the pars intermedia of the hypophysis. Bull. Hopkins Hosp. **56**, 350—365 (1935). — **Maeda, M.:** Okayama-Igakkai-Zasshi **44** (1932). Zit. nach Kahn, 1935. — **Magistris, H.:** Das Stoffwechselhormon des Hypophysenvorderlappens. Wien. klin. Wschr. **1933** I, 908—911. — **Magnus, R.** and **E. A. Schäfer:** The action of pituitary extracts upon the kidney. Proc. physiol. Soc. 1901 und J. of Physiol. **27**, 9 (1901/02). — **Magoun, H. W.** and **S. W. Ranson:** Retrograde degeneration of the supraoptic nuclei after section of the infundibular stalk in the monkey. Anat. Rec. **75**, 107—123 (1939). — **Maier, O.:** Die Größe und Form der Sella turcica in Abhängigkeit von Größe und Form des Schädels und die Häufigkeit der Sellavarianten. Diss. München 1936. — **Majima, H.:** Über die Kernteilung im Vorderlappen der Hypophyse. Trans. jap. path. Soc. **16**, 58, 59 (1928). — **Mandelstamm, M. u. L. Krylow:** (a) Vergleichende Untersuchungen über die Farbspeicherung im Zentralnervensystem bei Injektion der Farbe ins Blut und in den Liquor cerebrospinalis. I. Mitt. Z. exper. Med. **58**, 256—275 (1927). (b) Vergleichende Untersuchungen über die Farbspeicherung im Zentralnervensystem bei Injektion der Farbe ins Blut und in den Liquor cerebrospinalis. II. Mitt. Z. exper. Med. **60**, 63—85 (1928). — **Marassini, A. e L. Luciani:** Effets de la castration sur l'hypophyse et sur d'autres organes glandulaires. Arch. ital. de Biol. (Pisa) **56**, 395 (1911). — **Marburg, O.:** Zur Frage der Pars intermedia der menschlichen Hypophyse. Endokrinol. **5**, 198—204 (1929). — **Marcano, A. G.:** Der Hypophysenhinterlappen bei Hypertonie. Klin. Wschr. **1935** II, 1525—1529. — **Marenghi, G.:** Sull'esportazione delle capsule surrenali in alcuni mammiferi. Rend. Ist. lombardo Sci. e Lettle **2**, 543 (1903). — **Maresch, R.:** Zur Anatomie und Pathologie der Hypophyse. Wien. klin. Wschr. **1930** I, 33—36. — **Marie, P.:** (a) Sur deux cas d'Acromegalie. Rev. Méd. **6**, 297—333 (1886). (b) Acromégalie. Nouv.

iconogr. Salpêtrière 1, 173—182, 229—257 (1888). (c) Acromégalie. Nouv. iconogr. Salpêtrière 2, 45—58, 96—102 (1889). (d) Anatomie pathologique de l'acromégalie. Nouv. iconogr. Salpêtrière 2, 139—145, 189—195, 224—240, 327—341 (1889). (e) Acromegaly. Brain 12, 59—81 (1890). — **Marie, P. et G. Marinesco:** Sur l'anatomie pathologique de l'acromégalie. Arch. Med. expér. et Anat. path. 1891. — **Marine, D. V., S. H. Rosen and C. Spark:** Effect of iodine and desiccated thyroid on anterior pituitary of goitrous and thyroidectomised *rats*. Proc. Soc. exper. Biol. a. Med. 32, 803 (1935). — **Marinesco, G.:** De la destruction de la glande pituitaire chez le *chat*. C. r. Soc. Biol. Paris 44, 509 (1892). — **Marinus:** The effect of feeding pars tuberalis and pars anterior proprior upon the early development of the white *rat*. Amer. J. Physiol. 49, 238 (1919). — **Marro, G.:** Ricerche anatomiche sull'ipofisi. Annali di freniatria e scienze affini del R. Il Manicomio Torino 15 (1905). — **Martin, S. J.:** The effect of complete suprarenalectomy on the oestrual cycle of the white *rat* with reference to suprarenal-pituitary relationship. Amer. J. Physiol. 100, 180 (1932). — **Martins, Th. and R. F. de Mello:** (a) Relative percentage of cell types present in the anterior hypophysis of normal and cryptorchid *rats*. Rev. Biol. e Hyg. 5, 80—85 (1934). (b) Pourcentage relative des types cellulaires dans l'hypophyse antérieure des *rats* normaux et des *rats* cryptorchides. C. r. Soc. Biol. Paris 118, 916 (1935). — **Martins, T. and A. Rocha:** (a) The regulation of the hypophysis by the testicle, and some problems of sexual dynamics. Endocrinology 15, 421—434 (1931). (b) A regulacao do lobo anterior da hypophyse por un hormonio testicular, especialmente sob o ponto de vista morphologico. Mem. Inst. Cruz (port.) 25, 73—80 (1931). — **Massaglia, A. C.:** The internal secretion of the testis. Endocrinology 4, 547—566 (1920). — **Matthews, S. A.:** (a) Variations of cell types in the pituitary of *Fundulus*. Anat. Rec. Suppl. 64, 69 (1936). (b) The pituitary gland of *fundulus*. Anat. Rec. 65, 357—367 (1936). (c) The development of the pituitary gland in *fundulus*. Biol. Bull. Mar. biol. Labor. Wood's Hole 73, 93—98 (1937). — **Matthias, E.:** Bericht über ein Chorionepitheliom mit deutlicher Schwangerschaftshypophyse. Arch. Gynäk. 152, 312—319 (1933). — **Maurer, S. and D. Lewis:** The structure and differentiation of the specific cellular elements of the pars intermedia of the hypophysis of the domestic pig. J. of exper. Med. 36, 141—156 (1922). — **May, M. and C. Veil:** L'hypophyse de la *torpille* (*Torpedo marmorata*). Bull. Soc. zool. France 63, 269—276 (1938). — **May, R. M.:** (a) La greffe brephoplastique de la hypophyse chez le *rat*. C. r. Soc. Biol. Paris 120, 807—870 (1935). (b) Fonctionnement sexuel normal et durable obtenu grace à la greffe brèptoplastique de l'hypophyse chez des *rates* hypophysectomisées. C. r. Soc. Biol. Paris 124, 920—923 (1937). — **McEuen, Selye and Collip:** (a) Some effects of prolonged administration of oestrin in *rats*. Lancet 23, 775 (1936). (b) A pigmented adenoma of the intermediate lobe in a *rat* chronically treated with oestrin. Proc. Soc. exper. Biol. a. Med. 40, 421—424 (1939). — **McQueen-Williams:** Decreased mammotropin in pituitaries of thyroidectomized (maternalized) male *rats*. Proc. Soc. exper. Biol. a. Med. 33, 406—407 (1935). — **Meessen:** Zur Pathologie der Hypophyse. Beitr. path. Anat. 95, 39—59 (1935). — **Meisser:** Zit. nach KIYONO, 1926. — **Mandibe, J. B. u. V. Deulofeu:** Ascorbinsäure in inneren Drüsen. Isolierung aus Hypophyse. Hoppe-Seylers Z. 236, 208—211 (1935). — **Merzbacher:** Untersuchungen über die Morphologie und Biologie der Abräumzellen im Zentralnervensystem. Histologie und Histopathologie. Arbeiten über die Großhirnrinde, Bd. 3. 1910. — **Meuret, W. u. H. Junker:** Versuche über die Regenerationsfähigkeit des Hirnanhanges. Dtsch. Z. Chir. 195, 194—209 (1926). — **Meyer, R.:** (a) Die Entstehung des Parenchympigmentes in der menschlichen Epiphysis cerebri. Z. Zellforsch. 25, 605—613 (1937a). (b) Theoretische Bemerkungen zur Ausstoßung des Inhalts, zur Form nucleolärer Blasen und zur Entstehung der Kernfalten. Z. Zellforsch. 25, 614—621 (1937b). — **Mezzena, C.:** Ricerche sulle cellule cromofile dell'ipofisi. Endocrinologia 1, 23—43 (1926). — **Mihalcovicsz, V.v.:** Wirbelsaite und Hirnanhang. Arch. mikrosk. Anat. 11, 389—442 (1874). — **Miller, M. M.:** A study of the hypophysis of the *pig*. Anat. Rec. 10, 226 (1916). — **Minkowski, O.:** Über einen Fall von Akromegalie. Berl. klin. Wschr. 1887 I, 371. — **Minot, C. S.:** (a) Human embryology. New York: Macmillan Company 1897. (b) On a hitherto unrecognized form of blood circulation without capillaries in the organs of Vertebrates. Proc. Boston Soc. Nat. Hist. 29, 185 (1900). — **Mitzkewitsch, M. S.:** Der Zustand der endokrinen Drüsen während der A-Avitaminose bei *Ratten*. Arch. f. exper. Path. 174, 339—351 (1934). — **Miyazoki, A.:** Über das Gewicht der Hypophyse. Fukuoka-Ikwadaigaku-Zasshi (jap.) 21, 490—497 (1928). Autoref. Zbl. Neur. 50, 433 (1928). — **Möller-Christensen, E.:** (a) Über einige Parabioseversuche mit hypophysektomierten *Ratten*. Acta path. scand. (Københ.) 10, 296—320 (1933). (b) Studien über das Zusammenspiel von Hypophysen- und Ovarialhormonen, insbesondere im Lichte von Parabioseversuchen. Acta path. scand. (Københ.) 22 (1935). — **Momose, M.:** Über die histologischen Veränderungen der Hypophyse bei experimentellem Hyperthyreoidismus der weißen *Ratten*. Fol. endocrin. jap. 9, 96—97 (1933). — **Morandi, E.:** Untersuchungen über die normale und pathologische Histologie der Hypophyse. Zbl. Path. 16, 703 (1905). — **Morato, M. J. X.:** (a) Quelques résultats de l'application de l'imprégnation argentique à l'étude de l'hypophyse. C. r. Soc. Biol. Paris 105, 156—158 (1930). (b) Les cytogenèse et les phénomènes sécrétoires du lobe antérieur de l'hypophyse étudié par la méthode de l'imprégnation argentique. C. r. Soc. Biol. Paris 110, 1028 (1932). c) Nouveaux résultats de l'application de l'imprégnation argentique à l'étude de l'hypophyse. C. r. Soc. Biol. Paris 110, 1029—1931 (1932). (d) Les lobes épithéliaux de l'hypohyse étudiés par l'imprégnation argentique. C. r. Assoc. Anat. 28. Réun. Lisbonne 1933, 471—482. (e) La cellule vésiculeuse de la préhypophyse et ses rapports morphologiques avec les cellules granuleuses. C. r. Soc. Biol. Paris 123, 617 (1936). (f) The blood supply of the hypophysis. Anat. Rec. 74, 297—320 (1939). — **Morin, F.:** Ricerche sulla vascolarizzazione dell'ipofisi e della sostanza nervosa contigua. Anat. Anz. 88, 369—380 (1939). — **Morozumi, N.:** Studien über den Hypophysenvorderlappen. Trans. Soc. path. jap. 23, 139—142 (1933). — **Mott, F. W.** and **I. M. Robertson:** Histological examination of the pituitary in 110 asylum and hospital cases. J. ment. Sci. 69, 296 (1923). — **Mottran, J. C.** and **W. Cramer:** On the general effects of exposure to radium on metabolism and tumor growth in the *rat* and the special effects on testes and pituitary. Quart. J. exper. Physiol. 13, 209—225 (1923). — **Müller, J. H.** and **C. Müller:** Über morphologische Veränderungen der Adenohypophyse der *Ratte* bei E-Avitaminose. Endokrinol. 18, 369—374 (1937). — **Müller, W.:** Über Entwicklung und Bau der Hypophysis und des Processus infundibuli cerebri. Jen. Z. Med. u. Naturwiss. 6, 3 (1871). — **Muthmann, W.:** Zur Frage nach dem Einfluß von Insulin auf die Struktur der Hypophyse. Z. exper. Med. 81, 13—16 (1932). — **Muto, Koji:** Zur Kenntnis der Basalmembran. Virchows Arch. 300, 652—669 (1937).

Naegeli, O. E.: Über die neueren Forschungen auf dem Gebiete der Physiologie und Pathologie der Hypophysis cerebri auf Grund eigener Beobachtungen. Inaug.-Diss. Freiburg 1911. — **Nelson, R. S.** and **J. Warkany:** Changes in the ant. pituitary gland of *rats* with experimental goiter. Proc. Soc. exper. Biol. a. Med. 39, 66—71 (1938/39). — **Nelson, W. O.:** (a) Histology of the anterior pituitary of the foetal pig with reference to growth and materity. Proc. Soc. exper. Biol. a. Med. 27, 596—597 (1930) und Anat. Rec. 45, 273 (1930). (b) Studies on the anterior hypophysis I. The development of the hypophysis in the pig. II. The cytological differentiation in the anterior hypophysis of the foetal pig. Amer. J. Anat. 52, 307—332 (1933a). (c) The prevention of castration changes in the *rat* hypophysis by the administration of oestrin and of the testis hormone. Anat. Rec. Suppl. 55, 31 (1933b). (d) The effect of large amounts of gonadhormones upon the anterior hypophysis of normal and gonadectomized *rats*. Anat. Rec. Suppl. 55, 70 (1933c). (e) Studies on the anterior hypophysis. III. The anterior hypophysis in vitamine E-deficient *rats*. Anat. Rec. 56, 241—253 (1933d). (f) A study of the anterior hypophysis and sex-accessory glands of castrated and experimental cyptorchid *rats*. Anat. Rec. Suppl. 58, 30 (1934a). (g) Effect of gonadotropic hormone injections upon hypophyses and sex accessories of experimental crypto-chid *rats*. Proc. exper. Biol. a. Med. 31, 1192—1194 (1934b). (h) Concerning the anterior pituitary-gonadal interrelations. Endocrinology 19, 187—198 (1935a). (i) Changes in the hypophysis of castrate and cryptorchid *guinea pigs*. Proc. Soc. exper. Biol. a. Med. 32, 1605—1607 (1935b). (k) The effect of hypophysectomie upon mammary gland development and function in the *guinea pig*. Proc. Soc. exper. Biol. a. Med. 33, 222—224 (1935c). (l) Gonad hormone effects in normal, spayed and hypophysectomized *rats*. Anat. Rec. Suppl. 64, 52 (1935d). (m) The hypophysis of the *ground squirrel (Citellus tridecemlineatus)* under normal and experimental conditions. Anat. Rec. Suppl. 64, 34 (1936). (n) Gonad hormone effects in normal, spayed and hypophysectomized *rats*. Anat. Rec. Suppl. 64, 52 (1936). — **Nelson, W. O.** and **Th. F. Gallagher:** Studies on the anterior hypophysis. IV. The effect of male hormone preparations upon the anterior hypophysis of gonadectomized male and female *rats*. Anat. Rec. 64, 129—146 (1935/36). — **Nelson, W. O.** and **J. Hickman:** Effect of oestrous on hypophyses and reproductive organs of thyroidectomized *rats*. Proc. Soc. exper. Biol. a. Med. 36, 828—830 (1937). — **Nelson, W. O.** and **J. J. Pfiffner:** Studies on the physiology of lactation. Anat. Rec. 51, 51 (1931). — **Neubert:** Über Glykogenbefunde in der Hypophyse und im Zentralnervensystem. Beitr. path. Anat. 45, 38—88 (1909). — **Neuhaus, A.:** Über die Wirkungen des Thyroxins auf die Hypophyse der *Ratte*. Endokrinol. 22, 90—112 (1939). — **Neumann, H. O.:** Klinische und pathologisch-anatomische Studien zum Problem der Neugeborenen-Schilddrüse. Arch. Gynäk. 163, 368—405 (1936). — **Neumayer, L.:** Zur Histologie der menschlichen Hypophysis. Sitzgsber. Ges. Morph. u. Physiol. Münch. 1900, H. 1. — **Nicholson, W. M.:** Observations on the pathological changes in suprarenalectomized dogs with particular reference to the anterior lobe of the hypophysis. Bull. Hopkins Hosp. 58, 405—417 (1936). — **Nièpce, B.:** Traité du goitre et du crétinisme. Paris: J. B. Ballière 1851. — **Nikolskaja, S.:** Die Blutversorgung der Hypophyse des Menschen. Anat. Anz. 67, 130—138 (1929). — **Noether, P.:** Jod im Kolloid der Rinderhypophyse. Klin. Wschr. 1932 I, 462, 463. — **Noronha, J. de:** Contribution à l'étude histologique de l'hypophyse. Arqu. Inst. bacter. Camara Pestana (port.) 4, 5—7 (1913). — **Norris, H. W.:** The general morphology of the *elasmobranch* hypophysis. Anat. Rec. Suppl. 64, 35 (1936). — **Novi:** Amygdale pharyngée et hypophyse. Soc. med.-chir. Bologna 1908. — **Nukariya, S.:** (a) Keimdrüse und Hypophyse. Klin. Wschr. 1925 II, 1307. (b) Über die Bedeutung der

Rückresorption des Spermas (auf Grund von Spermainjektion an Kastraten) und über mikroskopische Veränderungen an jung kastrierten weißen *Ratten*. Pflügers Arch. 214, 697—720 (1926). — **Nussbaum, J.**: Einige neue Tatsachen zur Entwicklungsgeschichte der Hypophysis cerebri bei Säugetieren. Anat. Anz. 12, 161—168 (1896).

Oberling, Gh.: Inclusion de glande salivaire séromuqueuse dans le lobe nerveux de l'hypophyse. Bull. Soc. Anat. Paris 94, 269—270 (1924). — **Oberndorfer, S.**: Die pathologischen Pigmente. Erg. Path. 19, 47—146 (1921). — **Obrossow, B.**: Über die Veränderungen im morphologischen Verband des Hirnanhangs unter der Einwirkung der Kastration. Arch. russ. d'Anat. etc. 2 (1918). — **Oldham. Fr. K.**: The pharmacology and anatomy of the hypophysis of the *armadillo*. Anat. Rec. 72, 265—292 (1938). — **Oldham, Fr. K., D. P. McCleery** and **E. M. K. Geiling**: A note on the histology and pharmacology of the hypophysis of the *manatee (Trichechus inunguis)*. Anat. Rec. 71, 27—32 (1938). — **Oliver, G.** and **E. A. Schaefer**: On the physiological action of extracts of pituitary body. J. of Physiol. 18, 277 (1895); Proc. physiol. Soc. 1894. — **Olivet**: Über den angeborenen Mangel der Eierstöcke. Zugleich ein Beitrag zur Frage der Kastration und der Behaarung. Frankf. Z. Path. 29, 477—491 (1923). — **Offenheim, F.**: Review of one hundret autopsies on Shanghai chinese. China med. J. Shanghai 39, 1011—1025 (1925). — **Orlandi, N.**: Sul pedunculo dell'ipofisi umana. Rev. sud. amer. Endocrin. 10, 839—896 (1927). — **Ostroumoff**: Zit. nach. v. Kupffer, 1893. — **Ott, I.** and **J. C. Scott**: The action of infundibulin upon the mammary secretion. Proc. Soc. exper. Biol. a. Med. 7, 48 (1910).

Painter, B. T.: The morphogenesis and cytogenesis of the pars buccalis in the *duck* pituitary. Anat. Rec. 72, 124 (1938). — **Paltauf, A.**: Der Zwergwuchs in gerichtlicher und anatomischer Beziehung. Wien 1891. — **Parhon** et **Goldstein**: Les sécrétions internes. Paris 1909. — **Pari, G. A.**: Über die Verwendbarkeit vitaler Karmineinspritzungen für die pathologische Anatomie. Frankf. Z. Path. 4, 1—29 (1910). — **Parker, K. M.**: The development of the hypophysis cerebri, preoral gut and related structures in the *Marsupialia*. J. of Anat. 51, 181—249 (1917). — **Parski**: Die Schilddrüse und die Veränderungen derselben in verschiedenen Altersstufen. Diss. Petersburg 1901. — **Parsons, R. J.**: The pituitary gland and its relation to age, hypertension and pathological processes: a study of 107 unrelated pituitaries. Medical Papers Delicated to Stenry Asbury Christian, p. 366—405. Baltimore: WaverleyPress 1936. — **Paulesco**: (a) Recherches sur la physiologie de l'hypophyse de cerveau. L'hypophysectomie et ses effets. J. Physiol. et Path. gén. 9, 441 (1907). (b) L'hypophyse de cerveau. Paris 1908. — **Pawlowa, J.**: Die strukturellen Veränderungen der Hypophysenzellen während der Sexualzyklen. Bull. Biol. et Méd. expér. URSS. 3, 275—278 (1937). — **Payne, F.**: General description of a 7 somite embryo. Contrib. to Embryol. 16, 115—124. Carnegie Inst. of Washington. Publ. 1925, Nr 361. — **Peirson**: J. of Urol. 18, 353 (1932). — **Pende, N.**: (a) L'alterazioni delle capsule surrenali in seguito alla resezione del plesse celiaca e dello splanchnico. Policlinico, sez. chir. 1903. (b) Studio di morfologia e di fisiopatologia dell'apparato ipofisario, con speciale riguardo alla neuroipofisi ed alla patogenesi dell'acromegalia. Il Tommasi 6 (1911). (c) Die Hypophysis pharyngea, ihre Struktur und ihre pathologische Bedeutung. Beitr. path. Anat. 49, 437—456 (1911). (d) Endocrinologia patologia e clinica degli organi a secrezione interna. Milano 1914. — **Penfield, W.**: A method of staining oligodendroglia and microglia (combined method). Amer. J. Path. 4, 153 (1928). — **Peremeschko**: Über den Bau des Hirnanhangs. Virchows Arch. 38, 329—342 (1867). — **Perna, G.**: (a) L' „eminentia saccularis" (Retzius) e il suo significato morfologico. Ricerche nella base diencefalica dell Uomo e di altri Mammiferi. Arch. ital. Anat. 8, 599—656 (1909). (b) Sulla presenza di un prolungamento ghiandolare posteriore nel pedunculo ipofisario dell'uomo. Anat. Anz. 38, 217—233 (1911). — **Peter, K.**: Paraganglien, Nebennieren, Zirbeldrüse und Hirnanhang. In Handbuch der Anatomie des Kindes, herausgeg. von Peter, Wetzel und Heiderich, Bd. 2, S. 795—844. 1938. — **Peters, G.**: Die Kolloidproduktion in den Zellen der vegetativen Kerne des Zwischenhirns und ihre Beziehung zu physiologischen und pathologischen Vorgängen im menschlichen Organismus. Z. Neur. 154, 323 (1935). — **Petersilie**: Das Hypophysengewicht beim Manne und seine Beziehungen. Diss. Jena 1920. — **Pettavel, Ch. A.**: (a) Beitrag zur pathologischen Anatomie des Morbus Basedowii. Z. Chir. 116, 488 (1912). (b) Weiterer Beitrag zur pathologischen Anatomie des Morbus Basedowii. Mitt. Grenzgeb. Med. u. Chir. 27, 694 (1914). — **Pfuhl, W.**: (a) Die Leber. In Handbuch der mikroskopischen Anatomie des Menschen, herausgeg. von W. v. Möllendorff, Bd. V, Teil 2. 1932. (b) Physiologische Anatomie der Blutcapillaren. Z. Zellforsch. 20, 390—416 (1934). — **Philipp, E.**: (a) Hypophysenvorderlappen und Placenta. Zbl. Gynäk. 54, 450—453 (1930a). (b) Die Bildungsstätte des Hypophysenvorderlappenhormons in der Gravidität. Zbl. Gynäk. 54, 1858—1866 (1930b). (c) Über den Zusammenhang von Histologie und innersekretorischer Wirkung des Hypophysenvorderlappens. Zbl. Gynäk. 54, 3076—3096 (1930 c). (d) Diskussion zum Vortrag Büttner in nordwestdtsch. Ges. Gynäk. Zbl. Gynäk. 59, 244 (1935). — **Philipps, P. H.** and **F. J. Stare**: The influence of chronic fluorosis upon vitamin C in certain organs of the *rat*. J. of biol. Chem. 105, 405 (1934a). — **Philipps, P. H., F. J. Stare** and **C. A. Elvehjem**: A study of tissue respiration and certain reducing substances in chronic fluorosis and scurcy in the *guinea pig*. J. of biol. Chem. **106**, 41—61 (1934b). — **Pietsch, K.**: Aufbau und Entwicklung der Pars tuberalis des menschlichen Hirnanhangs in ihren Beziehungen zu den übrigen Hypophysenteilen. Z. mikrosk.-anat. Forsch. **22**, 227—258 (1930). — **Pines, I. L.**: (a) Über die Innervation der Hypophysis cerebri. I. Mitt. J. Psychol. u. Neur. **32**, 80—88 (1925). (b) Über die Innervation der Hypophysis cerebri. II. Mitt. Z. Neur. **100**, 123—138 (1925). (c) Über die Innervation der Hypophysis cerebri. (Eine Richtigstellung zur Arbeit von R. Greving usw.) Z. Neur. **107**, 507—511 (1927). (d) Über die Innervation der innersekretorischen Drüsen. Dtsch. Z. Nervenheilk. **107**, 178—181 (1928). — **Pirrone, R.**: (a) Contributo sperimentale allo studio della funzione dell'ipofisi. Riforma med. **19** (1903). (b) Sulla fina struttura e sui fenomeni di secrezione dell'ipofisi. Arch. di Fisiol. **2**, 60—74 (1905). — **Pisenti, G.** u. **G. Viola:** Beiträge zur normalen und pathologischen Histologie der Hypophyse. Zbl. med. Wiss. **28**, 450—452, 481—484 (1890). — **Plaut, A.**: (a) Die Stellung der Pars intermedia im Hypophysenapparat des Menschen. Klin. Wschr. **1922** II a, 1557. (b) Die Hypophyse eines *Schimpansen*. Anat. Anz. **56**, 177—180 (1922b). (c) Die Hypophysis eines *Orang-Utan*. Nebst Bemerkungen über die sog. Pars intermedia bei *Menschenaffen* und Mensch. Anat. Anz. **68**, 408—415 (1930). (d) Diskussion zu Butt und van Wart. Amer. J. Path. **11**, 892 (1935). (e) Investigations on the pars intermedia of the hypophysis in *anthropoid apes* and man. J. of Anat. **70**, 242—249 (1936). — **Plaut, F.** u. **M. Bülow:** Über Unterschiede im C-Vitamingehalt verschiedener Teile des Nervensystems. Z. Neur. **153**, 182—192 (1935). — **Plenk, H.**: Über argyrophile Fasern (Gitterfasern) und ihre Bildungszellen. Erg. Anat. **27**, 302—412 (1927). — **Pokorny, Franz:** Zur vergleichenden Anatomie der Hypophyse. Z. Anat. **78**, 308—331 (1926). — **Politzer, G.** u. **H. Sternberg:** Über die Entwicklung der ventralen Körperwand und des Nabelstranges beim Menschen. Z. Anat. **92**, 277—379 (1930). — **Pomerat, G. R.**: Mitotic activity in the pituitary of the white *rat* following castration. Anat. Rec. **73**, Abstr., 42 (1939). — **Poos, F.**: Genese und Bedeutung der Reaktionsformen der Hypophysis cerebri. Z. exper. Med. **54**, 709 bis 784 (1927). — **Popa, Fl. Gr.**: Le recessus hypophysaire du troisième ventricule de cerveau. Vol. jubilaire du Parhon. Inst. de artegrafice „Brawo" Iasi 1934. — **Popa, Gr. T.**: (a) Les conditions morphologiques de la circulation hypophysaire. Vol. jubilaire du Parhon. Inst. de artegrafice „Brawo". Iasi 1934. (b) Le pouvoir hémoclasique de l'hypophyse, en Livre publié en hommage et dédié à la mémoire du professeur Cantacuzène, S. 618—642. Paris: Masson & Cie. 1934. (c) Les vaisseaux portes hypophysaires. Rev. franç. Endocrin. **15**, 122—135 (1937). (d) La désintégration de l'hématie. Ann. Méd. **41**, 235—245 (1937). — (e) Le drainage de l'hypophyse vers l'hypothalamus. Presse méd. **1938** II, 663—666. — **Popa, Gr. T.** and **K. Fielding:** (a) A portal circulation from the pituitary to the hypothalamus. J. of Anat. **65**, 88—91 (1930). (b) The vascular link between the pituitary and the hypothalamus. Lancet **219**, 238—240 (1930). (c) Hypophysio-portal vessels and their colloid accompaniment. J. of Anat. Lond. **67**, 227—232 (1933). (d) Studies on hypophysis and its relations. Acad. Romana Mém. Sect. St., III. s. **10**, 1—74 (1935). — **Poppi:** (a) Tonsilla faringea e ipofisi. Boll. Sci. med. Bologna **1908**. (b) Struttura e funzione delle cellule del tuber cinereum. Riv. Pat. nerv. **36**, 397—416 (1930). — **Poris, E. G.** and **H. O. Charipper:** Studies on the endocriner of reptiles. I. The morphology of the pituitary gland of the *Lizard (Anolis carolinensis)* with special reference to certain cell types. Anat. Rec. **72**, 473—489 (1938). — **Portella:** (a) Les váisseaux et les lacs sanguins dans l'hypophyse humaine. Anat. Rec. **28**, 309—311 (1924a). (b) Le lobe antérieur de l'hypophyse de foetus à terme. Anat. Rec. **28**, 313—315 (1924b). (c) Sur l'histophysiologie de l'hypophyse humaine. Anat. Rec. **30**, 155—164 (1925). — **Prather:** The early stages in the development of the hypophysis of *Amia calva*. Biol. Bull. Mar. biol. Labor. Wood's Hole **1**, 57 (1900). — **Prenant, A.**: Eléments d'embryologie de l'Homme et des Vertébrés, Tome 2. 1896. — **Priesel:** (a) Ein weiterer Beitrag zur Kenntnis der Dystopie der Neurohypophyse. Beitr. path. Anat. **71**, 209—221 (1922a). (b) Über Gewebsmißbildungen in der Neurohypophyse und am Infundibulum des Menschen. Virchows Arch. **238**, 423—440 (1922b). (c) Über die Dystopie der Neurohypophyse. Virchows Arch. **266**, 407—416 (1927). — **Puccinelli, E.**: Sulle reazioni istochimiche di alcuni pigmenti del lobo posteriore dell ipofisi. Pathologica (Genova) **18**, 311—321 (1926). — **Pugliese, R.**: Ricerche morfologiche sperimentali sulle correlazioni fra tiroidi, paratiroidi ed ipofisi nel cane. Arch. ital. Anat. **28**, 475—510 (1931). — **Putnam, T. J., E. B. Benedict** and **H. M. Teel:** Studies in acromegaly; experimental canine acromegaly produced by injection of anterior lobe extract. Arch. Surg. **18**, 1708 (1929). — **Putnam, T. J., H. M. Teel** and **E. B. Benedict:** The preparation of a sterile, active extract from the anterior lobe of the hypophysis. With some notes on its effects. Amer. J. Physiol. **84**, 157—164 (1928).

Raab, W.: (a) Das hormonal-nervöse Regulationssystem des Fettstoffwechsels (zugleich neue Beiträge zur Physiologie der Hypophyse und des Zwischenhirns). Z. exper. Med. **49**, 179—269 (1926). (b) Wirkung der blutfettsenkenden Hypophysensubstanz („Lipoitrin") am Menschen. Z. exper. Med. **89**, 588—615 (1933). (c) Fettstoffwechsel und Hypophysenstoffe. Klin. Wschr. **1934** I, 281—285. — **Raab, W.** u. **E. Kerschbaum:** Die blutfettsenkende Hypophysensubstanz „Lipoitrin" (tierexperimentelle Untersuchungen). Z. exper. Med.

90, 729—749 (1933). — **Rabl-Rückhard:** (a) Das gegenseitige Verhältnis der Chorda, Hypophysis und des mittleren Schädelbalkens usw. Morph. Jb. **6,** 535 (1880). (b) Das Gehirn der *Knochenfische* und seine Anhangsgebilde. Arch. f. (Anat. u.) Physiol. **1883,** 314. — **Rae, E. E.:** The development of the hypophysis cerebri in the *guinea pig.* Thesis Cornell Univ. Library 1930. — **Rahn, H.:** The morphogenesis and cytological differentiation of the *chick* pituitary. Anat. Rec. Suppl. **70,** 64 (1938). — **Randerath:** Über einen Fall von angeborenem Mangel beider Eierstöcke. Virchows Arch. **254,** 798—810 (1925). — **Ranson, S. W., C. Fisher** and **W. R. Ingram:** Hypothalamic regulation of temperature in the monkey. Arch. of Neur. **38,** 445 (1937). — **Ranson, S. W.** and **H. W. Magroun:** The Hypothalamus. Erg. Physiol. **41,** 56—163 (1939). — **Ranzi:** (a) Ipofisi e gestazione nei *selaci.* Atti Accad. naz. Lincei, VI. s. **23,** 365—368 (1936). (b) Gliandole endocrine, maturità sessuale e gestazione nei *selaci.* Atti Accad. naz. Lincei, VI. s. **24,** 528—530 (1937). — **Rasmussen, A. T.:** (a) The hypophysis cerebri of the woodchuck with special reference to hibernation and inanition. Endocrinology **5,** 33—66 (1921). (b) Histological evidence of colloid absorption directly by the blood vessels of pars anterior of the human hypophysis. Quart. J. exper. Physiol. **17,** 149—155 (1927). (c) Histological evidence of colloid absorption directly by the blood vessels of pars anterior of the human hypophysis. Anat. Rec. **35,** 47, 48 (1927). (d) The morphology of pars intermedia of the human hypophysis. Endocrinology **12,** 129 bis 150 (1928). (e) A statistical study of normal male adult human hypophysis. Proc. Soc. exper. Biol. a. Med. **25,** 513—515 (1928). (f) The weight of the principal components of the normal male adult human hypophysis cerebri. Amer. J. Anat. **42,** 1—27 (1928). (g) The percentage of the different age types of cells in the male human hypophysis. Amer. J. Path. **5,** 263—274 (1929). (h) Cell types and their proportion in pars anterior of adult male human hypophysis. Proc. Soc. exper. Biol. a. Med. **26.** 424—426 (1929). (i) Ciliated epithelium and mucussecreting cells in the human hypophysis. Anat. Rec. **41,** 273—284 (1929). (k) Origin of the basophilic cells in the posterior lobe of the human hypophysis. Amer. J. Anat. **46,** 461—472 (1930). (l) Proportions of the various constituents of the normal adult human female hypophysis. Proc. Soc. exper. Biol. a. Med. **28** (1931). (m) The percentage of the different types of cells in the anterior lobe of the hypophysis in the adult human female. Amer. J. Path. **9,** 459—471 (1933). (n) The incidence of tubular glands and concretions in the adult human hypophysis cerebri. Anat. Rec. **55,** 139—149 (1933). (o) The weight of the principal components of the normal hypophysis cerebri of the adult human female. Amer. J. of Anat. **55,** 253—275 (1934). (p) The relation of the basophilic cells of the human hypophysis to blood pressure. Endocrinology **20,** 673—678 (1936). (q) Copper hematoxylin, a stain for the acidophils of the human hypophysis. Proc. Soc. exper. Biol. a. Med. **34,** 760—762 (1936). (r) So-called endocytogenetic origin of chief cells (chromophobes) from chromophiles in the anterior lobe and the origin of the basophilic cells that invade the posterior lobe of human hypophysis. Anat. Rec. Suppl. **64,** 39 (1936). (s) Microscopic preparations of the human hypophysis. Anat. Rec. Suppl. **64,** 3, 71 (1936). (t) Reaction of the supraoptic nucleus to hypophysectomy. Proc. Soc. exper. Biol. a. Med. **36,** 729—731 (1937). (u) Innervation of the hypophysis. Endocrinology **23,** 263—278 (1938). (v) The nerve fibers of the human hypophysis. Anat. Rec. **70,** 64 (1938). — **Rasmussen, A. T.** and **R. Herrick:** A method for the volumetric study of the human hypophysis cerebri with illustrative results. Proc. Soc. exper. Biol. a. Med. **19,** 416—423 (1922). — **Rathke, H.:** Über die Entstehung der Glandula pituitaria. Arch. Anat., Physiol. u. wiss. Med. **1838,** 482—485. — **Rautmann, Hermann:** Pathologisch-anatomische Untersuchungen über die Basedowsche Krankheit. Mitt. Grenzgeb. Med. u. Chir. **28,** 489—618 (1915). — **Reese, J. D.:** Anterior hypophysis of the *rat* during the oestrous cycle. Anat. Rec. **52,** 74 (1932). — **Reese, J. D.** and **McQueen-Williams:** Prevention of „castration cells“ in the anterior pituitary of the male *rat* by administration of the male sex hormone. Amer. J. Physiol. **101,** 239—245 (1932). — **Reichert:** Der Bau des menschlichen Gehirns, Teil 2, S. 19. Leipzig 1871. — **Reichert, K. B.:** (a) Beschreibung einer frühzeitigen menschlichen Frucht im bläschenförmigen Bildungszustand nebst vergleichenden Untersuchungen über die bläschenförmigen Früchte der Säugetiere und des Menschen. Berlin 1873. (b) Über das vordere Ende der Chorda dorsalis bei frühzeitigen *Haifisch*-Embryonen. Berlin 1877. — **Reiss, P.:** L'appareil de Golgi dans les cellules glandulaires de l'hypophyse. Polarité fonctionelle et cycle sécrétoire. C. r. Soc. Biol. Paris **87,** 255—256 (1922). — **Retzius, G.:** (a) Die Neuroglia des Gehirns beim Menschen und bei Säugetieren. Biol. Unters., N. F. **6,** 1—28 (1894). (b) Über die Hypophyse von *Myxine.* Biol. Unters., N. F. **7,** 19—21 (1895). — **Riddle, O., R. W. Bates** and **S. W. Dykshorn:** (a) A new hormone of the anterior pituitary. Proc. Soc. exper. Biol. a. Med. **29,** 1211 (1932). (b) Prolactin, a new and third hormone of the anterior pituitary. Anat. Rec. **54,** 25 (1932). (c) The preparation, identification and assay of Prolactin — a hormone of the anterior pituitary. Amer. J. Physiol. **105,** 191 (1933). — **Rio-Hortega, P.:** Constitucion histologica de la glàndula pineal. Trab. Labor. Histopath. Madrid **23** (1923). — **Robeson, J. M.:** The development of the hypophysis cerebri in *Cyprinus carpio.* Anat. Rec. Suppl. **72,** 95 (1938). — **Rodewald, W.:** Die Wirkung des Lichtes auf die Hypophyse von *Rana temporaria*. Z. vergl. Physiol. **21**, 767—800 (1935). — **Rodriguez, H.**: Systematische Untersuchungen am Hirnanhang einiger Säugetiere über die Brauchbarkeit der Färbung nach BERBLINGER-BURGDORF zur Darstellung der Epithelien der Adenohypophyse. Endokrinol. **19**, 151—160 (1937). — **Rössle, R.**: (a) Das Verhalten der menschlichen Hypophyse nach Kastration. Virchows Arch. **216**, 248—264 (1914). (b) Über Myxödem bei totaler Thyreoaplasie. Korresp.bl. allg. ärztl. Ver. Thüringen **49**, 21—24 (1920). — **Rössle u. Wallart**: Der angeborene Mangel der Eierstöcke. Beitr. path. Anat. **84**, 401—452 (1930). — **Rössler, H.**: Über die diagnostische Bedeutung des Hypophysenvorderlappenhormons im Urin in Fällen von Blasenmole und Chorionepitheliom. Z. Geburtsh. **96**, 516—539 (1929). — **Rogowitsch, N.**: Die Veränderungen der Hypophyse nach Entfernung der Schilddrüse. Beitr. path. Anat. **4**, 455—469 (1889). — **Romeis, B.**: (a) Über die Veränderungen der Hypophysis bei Erkrankung der Schilddrüse (nach Untersuchungen bei Struma adenomatosa des *Hundes*). Virchows Arch. **251**, 237—252 (1924). (b) Altern und Verjüngung. In Handbuch der inneren Sekretion, herausgeg. von HIRSCH, Bd. 2, S. 1745—1984. 1931. — **Romiti, G.**: Sopra la estremita anteriore della corda dorsale ed il suo rapporto colla tasca ipofisaria o di Rathke nell'embrione di pollo. Boll. Soc. Cultori Sci. med. Siena **3**, 411—419 (1885). — **Rondinini, R.**: Ancora sulla differenziazione degli elementi ghiandolari della porzione anteriore della ipofisi negli embrioni d'uomo. Monit. zool. ital. Suppl. **43**, 342—344 (1933). — **Roofe, P. G.**: (a) The morphology of the hypophysis of Amblystoma. J. Morph. a. Physiol. **61**, 485—494 (1937). (b) The blood vascular system of the hypophysis of *Amblystoma tigrinum*. J. comp. Neur. **69**, 249—254 (1938). — (c) The blood vascular system of the hypophysis of Amblystoma tigrinum. Anat. Rec. **70**, 88 (1938). — **Rosenblatt, J.**: Sur les causes de la mort des animaux thyréoidectomisés. Arch. sci. biol. St. Petersbourg **3**, 53 (1895). — **Rossi, K.**: Sui lobi laterali della ipofisi. Monil. zool. ital. **7**, 240—243 (1896). — **Rosta, M.**: Große Schwankungen im Hypophysengewicht des *Rindes*. Allatorv. Közlöny (ung.) **1931**, 9—12. — **Roth, A.**: Über die Melanophorenwirksamkeit des menschlichen Hypophysenvorderlappens. Zbl. Path. **54**, 234—242 (1932). — **Roulet, F.**: Über das Verhalten der Bindegewebsfasern unter normalen und pathologischen Bedingungen. Erg. Path. **32**, 1—47 (1937). — **Roussy, G. et M. Mosinger**: (a) Le tuber cinereum et son rôle dans les principales fonctions du métabolisme. Métabolisme de l'eau, des glucides et des lipides. Ann. Méd. **33**, 193 (1933). (b) Rapports anatomiques et physiologiques de l'hypothalamus et de l'hypophyse. Ann. Méd. **33**, 301 (1933). (c) Rapports anatomiques de l'hypothalamus et de l'hypophyse. C. r. Soc. Biol. Paris **112**, 557—558 (1933). (d) Sur l'excrétion intravasculaire des produits hypophysaires. C. r. Soc. Biol. Paris **112**, 775—776 (1933). (e) A propos de l'hydrencéphalocrinie hypophysaire. C. r. Soc. Biol. Paris **112**, 1317 (1933). (f) Processus de sécrétion neuronale dans les noyaux végétatifs de l'hypothalamus chez l'Homme. La „neuricrinie". C. r. Soc. Biol. Paris **115**, 1143 (1934). (g) Le noyau tangentiel et ses connexions. Soc. Neur. Paris Janvier **1935**. (h) Les voies de conduction de la région sous-thalamique. Voies afférentes et efférentes (2° Mém.). Encéphale **30**, 614—648 (1935). (i) Sur la neuronolyse physiologique dans l'hypothalamus des Mammifères. C. r. Soc. Biol. Paris **118**, 414 (1935). (k) Sur la plurinucléose neuronale dans les noyaux végétatifs de l'hypothalamus des Mammifères. C. r. Soc. Biol. Paris **118**, 736 (1935). (l) Sur les réactions neuronales de l'hypothalamus consécutives à l'hyperneurocrinie hypophyso-hypothalamique expérimentale. C. r. Soc. Biol. Paris **119**, 797 (1935). (m) Le jeu de neuro-régulation del'hypophyse. C. r. Soc. Biol. Paris **119**, 931 (1935). (n) Sur les rapports entre les péricaryones et les capillaires dans la région sous-thalamique. C. r. Soc. Biol. Paris **112**, 719 (1936). (o) Le champ d'action de l'hypophyse par neurocrinie. C. r. Soc. Biol. Paris **122**, 643 (1936). (p) La régulation nerveuse du fonctionnement hypophysaire. Presse méd. **1936 II**, 1521 bis 1523. (q) Quelques données récentes fournies par l'étude histophysiologique du systeme neuro-végétatif. Presse méd., 20. mars **1937**, 433. — **Rowan**: Reproductive rythm in birds. Nature (Lond.) **2**, 11, 12 (1928). — **Rubaschkin, W.**: Studien über Neuroglia. Arch. mikrosk. Anat. u. Entw.mechan. **64**, 575—626 (1904). — **Rudel, E.**: Formentwicklung der menschlichen Hypophysis cerebri. Anat. H. **55**, 187—224 (1918). — **Rumph, P. and Ph. E. Smith**: The first occurence of secretory products and of a specific structural differentiation in the thyroid and anterior pituitary during the development of the foetus. Anat. Rec. **33**, 289—298 (1926).

Sacerdoti: Risultati di ricerche sul trapianto della ipofisi sperimentale. R. Accad. med. Torino **1903**, 459; **1905**, 68. — **Saguchi, S.**: Zytologische Studien, Heft 1—7. 1927 bis 1934. — **Saint-Remy, G.**: (a) Sur l'histologie de la glande pituitaire. C. r. Acad. Sci. Paris **1892**, No 13. (b) Contribution à l'histologie de l'hypophyse. Archives de Biol. **12**, 425—434 (1892). (c) Sur la signification morphologique de la poche pharyngienne de Seessel. C. r. Soc. Biol. Paris **47**, 423 (1895). (d) Recherches sur le diverticulum pharingien de Seessel. Archives Anat. microsc. **1**, 129 (1897). — **Saito, Y.**: Untersuchungen über die Hypophysengewichte von *Pferden*. Biochem. Z. **142**, 308—311 (1923). — **Saller, K.**: Untersuchungen über das Wachstum bei Säugetieren (Nagern). 5. T. Das extrauterine Wachstum der Hypophyse bei der weißen *Hausmaus*. Arch. Entw.mechan. **128**, 262—298 (1933). — **Salmon, A.**:

Sui rapporti fra le affezioni rinofaringea e le alterazioni ipofisarie. Riforma med., Sept. 1927. — **Salzer, H.:** Zur Entwicklung der Hypophyse bei Säugern. Arch. mikrosk. Anat. 51, 55—68 (1898). — **Sanchez Calvo, R.:** (a) Ist eine cytologische Lokalisation des thyreotropen Hormons der Hypophyse möglich? Virchows Arch. 300, 564—566 (1937). (b) Einfluß der Dunkelheit auf das Zellbild der Hypophyse. Virchows Arch. 300, 560—563 (1937a). (c) Ist eine Lokalisation des thyreotropen Hormons der Hypophyse möglich? Virchows Arch. 300, 564—566 (1937b). — **Sartorius:** Über die Möglichkeit einer objektiven Größenbestimmung der Sella turcica im Kindesalter. Mschr. Kinderheilk. 45, 259—267 (1929). — **Sato, K.:** (a) Studien über die Entwicklung der Hypophysenanlage. I. Bei den Amphibien, besonders Embryonen von *Bufo vulg. jap.* Okayama-Igakkai-Zasshi (jap.) 46, Nr 1 (1934a). (b) Studien über die Entwicklung der Hypophysenanlage. II. Bei den *Urodelen*, besonders *Hynobius.* Okayama-Igakkai-Zasshi (jap.) 46, Nr 11 (1934b). (c) Studien über die Morphologie und Histologie der *Anuren*hypophyse. III. Mitt. Okayama-Igakkai-Zasshi (jap.) 47, 1—23 (1935). — **Satwornitzkaja, S. A.:** (a) Beiträge zur Morphologie der Drüsenelemente des Hirnanhangs. I. Über die morphologische Bedeutung der sogenannten „Thyreoidektomie bzw. Strumazellen" der Hypophysis cerebri. Z. mikrosk.-anat. Forsch. 6, 443—466 (1926). (b) Beiträge zur Morphologie der Drüsenelemente des Hirnanhangs. II. Über die morphologische Bedeutung der sog. Kastrationszellen der Hypophyse. Z. mikrosk.-anat. Forsch. 8, 384—407 (1927). — **Satwornitzkaja, S. A. u. W. S. Simmitzky:** Die Hypophyse der *Vögel* im Lichte experimenteller Befunde. Arch. russ. d'Anat. etc. 11, 199—210 (1932). — **Savagnone:** Contributo alla conoscenza della fine struttura dell'ipofisi. Riv. ital. Neur., Psych. ed Elett. 1909. — **Sawade:** Gehören die Kapillarendothelien des Hirnanhangs zum retikuloendothelialen System? Frankf. Z. Path. 37, 506—537 (1929). — **Sawyer, El.:** (a) The cytology of the hypophysis cerebri of the *bat. Myotis lucifugus.* Anat. Rec. Suppl. 64, 1, 96 (1935). (b) The cytology of the hypophysis cerebri of the *bat.* Z. Morph. a. Physiol. 60, 127—157 (1936). — **Saxer:** Ependymepithel, Gliome und epitheliale Geschwülste des Zentralnervensystems. Beitr. path. Anat. 32, 276—350 (1902). — **Scaffidi, V.:** Über den feineren Bau und die Funktion der Hypophysis cerebri des Menschen. Arch. mikrosk. Anat. 64, 235—257 (1904). — **Scalabrino, R.:** Über die Beziehungen von Kropf und Hypophyse. Endokrinol. 15, 25—41 (1934). — **Schaeffer, J. Parsons:** Some points in the regional anatomy of the optic pathway, with especial references to tumors of the hypophysis cerebri and resulting ocular changes. Anat. Rec. 28, 243—279 (1924). — **Scharrer, E.:** (a) Über sekretorisch tätige Zellen im Thalamus von *Fundulus heteroclitus.* Z. vergl. Physiol. 11, 767—773 (1930). (b) Die Sekretproduktion im Zwischenhirn einiger *Fische.* Z. vergl. Physiol. 17, 491—509 (1932). (c) Secretory cells in the midbrain of the *European minnow.* J. comp. Neur. 55, 573—576 (1932). (d) Die Erklärung der scheinbar pathologischen Zellbilder im Nucleus supraopticus und Nucleus paraventricularis. Z. Neur. 145, 462 (1933). (e) Stammt alles Kolloid im Zwischenhirn aus der Hypophyse? Frankf. Z. Path. 47, 134—142 (1934). (f) Über die Beteiligung des Zellkerns an sekretorischen Vorgängen in Nervenzellen. Frankf. Z. Path. 47, 143—151 (1934). (g) Über die Zwischenhirndrüse von *Cristiceps argentatus.* Pubbl. Staz. zool. Napoli 15, 123—131 (1935). (h) Über die Zwischenhirndrüse der Säugetiere. Sitzgsber. Ges. Morph. u. Physiol. Münch. 42, 36—41 (1935). (i) Vergleichende Untersuchungen über die zentralen Anteile des vegetativen Systems. Z. Anat. 106, 169—192 (1936). (k) Bemerkungen zu den Mitteilungen von R. GAUPP und G. PETERS über die Kolloidbildung im Zwischenhirn des Menschen. Z. Neur. 155, 743—748 (1936). — **Scharrer, E. u. B.:** Über Drüsen-Nervenzellen und neurosekretorische Organe bei Wirbellosen und Wirbeltieren. Biol. Rev. Cambridge philos. Soc. 12, 185—216 (1937). — **Scharrer, E. u. R. Gaupp:** Neuere Befunde am Nucleus supraopticus und Nucleus paraventricularis des Menschen. Z. Neur. 148, 766 (1933). — **Schatz, W.:** Über den Einfluß des Hungers und der Schilddrüsenfütterung auf die Hypophyse bei der erwachsenen männlichen weißen *Hausmaus.* Diss. Göttingen 1933. — **Scheele, H.:** Beitrag zur Histologie und Anatomie der Hypophyse unter besonderer Berücksichtigung des nervösen Anteils. J. Psychol. u. Neur. 40, 70—84 (1929). — **Schenk, F.:** (a) Über die Veränderungen der *Ratten*hypophyse in der Gravidität. Z. Konstit.lehre 12, 705—711 (1926). (b) Über die Veränderungen der *Ratten*hypophyse nach operativer und Röntgenkastration. Z. Geburtsh. 91, 483—498 (1927). — **Schereschewsky u. Moguilnitzky:** Rev. Medico-Biologique 1928. Zit. nach KAHN, 1935. — **Schilder:** Über Mißbildungen der Schilddrüse (Thyreoidea). Virchows Arch. 203, 246—282 (1911). — **Schildmacher. H.:** Histologische Untersuchungen an *Vogel*hypophysen. I. Die Zelltypen der *Amsel. Turdus merula.* J. f. Ornithol. 85, 587—592 (1937). — **Schlee:** Diss. Gießen 1919. — **Schleidt, J.:** Über die Hypophyse bei feminierten Männchen und maskulierten Weibchen. Zbl. Physiol. 27, 1170 (1914). — **Schliefer, W.:** Die Entwicklung der Hypophyse bei Larven von *Bufo vulgaris* bis zur Metamorphose. Zool. Jb., Anat. u. Ontog. 59, 383—454 (1935). — **Schloffer:** Operation eines Hypophysentumors auf nasalem Weg. Wien. klin. Wschr. 1907 I, 621. — **Schockaert u. Liebke:** Gehalt des menschlichen Hypophysenvorderlappens an gonadotropen Hormonen. Zbl. Gynäk. 57.

2774—2782 (1933). — **Schönberg** u. **Sakaguchi:** Der Einfluß der Kastration auf die Hypophyse des *Rindes*. Frankf. Z. Path. **20**, 331—346 (1917). — **Schoeller, W., M. Dohrn** u. **W. Hohlweg:** Die Überlegenheit des weiblichen Hormons in seiner Wirkung auf die männliche und weibliche Kastratenhypophyse gegenüber männlichen Hormonen. Klin. Wschr. **1907/08, 1936.** — **Schönemann, A.:** Hypophysis und Thyreoidea. Virchows Arch. **129**, 310—336 (1892). — **Schönig, A.:** Die extrauterinen Entwicklungsphasen der Pars intermedia der menschlichen Hypophyse mit Berücksichtigung der Drüsenbildungen in der Neurohypophyse. Frankf. Z. Path. **34**, 482—503 (1926). — **Scholtz, G.:** Untersuchungen über die Beeinflussung der Hypophyse und des Gehaltes der Hypophyse an Melanophorenhormon bei länger dauernder Verabfolgung von Adrenalin und Nebennierenrindenhormon. Diss. Rostock 1935. — **Schooley, J. P.:** Pituitary Cytology in *Pigeons*. Cold Spring Harbor Symposion on quantitative Biology, Vol. 5, p. 165—179. 1937. — **Schooley, J. P.** and **O. Riddle:** (a) Cytological evidences of cyclic changes in the anterior pituitary of *dover* and *pigeons*. Anat. Rec. **64**, 42 (1936). (b) The Morphological basis of pituitary function in *pigeons*. Amer. J. Anat. **62**, 313—350 (1938). — **Schubothe, H.:** Untersuchungen über die Histologie der inkretorischen Organe bei allgemeiner Hypoxämie und bei Hunger. Endokrinol. **22**, 305—318 (1940). — **Schüller, A.:** Röntgenologie und Hypophyse. Wien. klin. Wschr. **1936 II**, 1259. — **Schürmann:** Allgemeiner Infantilismus, bedingt durch beiderseitigen Eierstocksmangel. Virchows Arch. **263**, 649—665 (1927). — **Schürmeyer, A.:** Über die Innervation der Pars intermedia der Hypophyse der Amphibien. Klin. Wschr. **1926 II**, 2311. — **Schulemann:** Beiträge zur Vitalfärbung. Arch. mikrosk. Anat. **79 I**, 223—246 (1912). — **Schultze, W. H.:** Tödliche Menorrhagie in einem Fall von Thyreoplasie mit Hauptzellenadenom der Hypophyse. Virchows Arch. **216**, 443—452 (1914). — **Schulze, E.:** Zur röntgenologischen Messung der Sellagröße im Säuglingsalter. Arch. Kinderheilk. **93**, 173—181 (1931). — **Schumacher, S. v.:** (a) Über das Glomus coccygicum des Menschen und die Glomeruli caudales der *Säugetiere*. Arch. mikrosk. Anat. **71**, 58—115 (1907). (b) Über die Bedeutung der arterio-venösen Anastomosen und der epitheloiden Muskelzellen (Quellzellen). Z. mikrosk.-anat. Forsch. **43**, 107—130 (1938). — **Schwalbe, G.:** Lehrbuch der Neurologie. Erlangen 1881. — **Schwartz, H. C.:** The meningeal relations of the hypophysis cerebri. Anat. Rec. **67**, 35—52 (1937). — **Schwartzbach, S.** and **E. Uhlenhuth:** Anterior lobe substance, the thyroid stimulator. I.—IV. Proc. Soc. exper. Biol. a. Med. **26**, 149—154 (1928). — **Schwarz, R.:** (a) Alcune considerazione proposito delle consequenze della completa tireoidectomia. Sperimentale **46**, II. 1 (1891). (b) Sur la valeur des injections de suc de thyréoide chez les chiens thyréoidectomisés. Arch. ital. de Biol. (Pisa) **17**, 330 (1892). — **Schwarzer, M., H. A. Charipper** and **H. O. Haterius:** Experimental studies of the anterior pituitary. IV. The replacement capacity and non cyclic behavior of homoplastic anterior pituitary grafts in the guinea-pig. Anat. Rec. Suppl. **67**, 47 (1937). — **Schwind, J. L.:** The development of the hypophysis cerebri in the albino *rat*. Amer. J. Anat. **41**, 295—320 (1928). — **Sciaky, J.:** Hyperthyreoidisme expérimentale chez différents espèces animales. Ann. d'Anat. path. **15**, 165 (1938). — **Scott, G. H.:** The localization of mineral salts in cells of some mammalian tissues by microincineration. Amer. J. Anat. **53**, 243 (1933). — **Scott, W. B.:** (a) On the development of the pituitary body in *Petromyzon*. Science (N. Y.) **2** (1883). (b) Notes on the development of *Petromyzon*. J. Morph. a. Physiol. **1**, 253—310 (1887). — **Scriba, Karl:** Die basophilen Zellen des Hypophysenhinterlappens und ihre Beziehungen zum Hochdruck und zur Eklampsie. Virchows Arch. **297**, 221—251 (1936). — **Seaman, E. C.:** Note on the presence of iodine in large quantities of *sheep*-pituitary gland. J. of biol. Chem. **43**, 1—2 (1920). — **Sedlezky, S. K.:** Über die Änderungen in der Hypophyse beim chronischen Hungern. Z. Konstit.lehre **10**, 356—366 (1924). — **Selye, H., J. B. Collip** and **D. L. Thomson:** (a) Loss of sensitivity to anterior pituitary-like hormone of pregnancy urine. Proc. Soc. exper. Biol. a. Med. **31**, 487 (1934a). (b) Loss of sensitivity to the gonadotropic hormone of the hypophysis. Proc. Soc. exper. Biol. a. Med. **31**, 566 (1934b). (c) Effect of oestrin on ovaries and adrenals. Proc. Soc. exper. Biol. a. Med. **32**, 1377—1381 (1935). — **Severinghans, A. E.:** (a) Cytological responses of the anterior pituitary to physiological changes in the body. Sex and internal secretion, Edit. by Edgar Allen, p. 805—812. Baltimore: Williams a. Wilkins Co. 1932. (b) A cytological technique for the study of the anterior lobe of the hypophysis. Anat. Rec. **53**, 1—5 (1932). (c) A cytological study of the anterior pituitary of the *rat*, with special reference to the Golgiapparat and to cell relationship. Anat. Rec. **57**, 149—175 (1933). (d) Structural changes in adult pituitary after injecting extracts of castrate or menopause urine. Proc. Soc. exper. Biol. a. Med. **31**, 1178, 1179 (1934). (e) Cytological studies on the *rat* pituitary after injections of pregnancy urine extract and pregnancy blood serum. Anat. Rec. **60**, 43—68 (1934). (f) A suggestive correlation of cytological changes with secretory activity in the cells of the normal human anterior hypophysis. Anat. Rec. Suppl. **61**, 61 (1935). (g) Cellular changes in the anterior hypophysis with special reference to its secretory activities. Physiologic. Rev. **17**, 556—588 (1937). —

Severinghans, A. E., G. K. Smelser and **H. M. Clark:** (a) Anterior pituitary changes in adult male *rats* following thyroxin injections or thyroid feeding. Proc. Soc. exper. Biol. a. Med. **31**, 1125 (1934a). (b) Anterior pituitary changes in the adult male *rats* following thyroidectomy. Proc. Soc. exper. Biol. a. Med. **31**, 1127 (1934b). — **Shapiro, H. A.** and **H. Zwarenstein:** (a) Metabolic changes associated with endocrine activity and the reproductive cycle in *Xenopus laevis*. I. The effects of gonadectomy and hypophysectomy on the calcium content of the serum. J. of exper. Biol. **10**, 186—195 (1933). (b) Metabolic changes associated with endocrine activity and the reproductive cycle in *Xenopus laevis*. IV. The effects of injection of ovarian and pituitary extracts on the serum calcium in normal, ovarectomised and hypophysectomized *toads*. J. of exper. Biol. **11**, 267—272 (1934). — **Shumaker, H. B.** and **W. M. Firor:** The interrelationship of the adrenal cortex and the anterior lobe of the hypophysis. Endocrinology **18**, 676 (1934). — **Siegmund:** (a) Über den Einfluß des Hypophysenvorderlappens auf den Funktionsablauf des weiblichen Genitales. Graz. Ver. Ärzte in Steiermark, 29. Febr. 1930. Münch. med. Wschr. **1930**. (b) Pubertas praecox als Folge chorionepitheliomatöser Wucherungen. Arch. Gynäk. **149**, 498—514 (1932). — **Siguret, A.:** Contribution à l'étude histologique de l'hypophyse pendant la gestation. Thèse de Paris **1912/13**. — **Siler, K. A.:** Cytological changes in the hypophysis cerebri of the *garter snake* (*Thamnophis radix*) following thyreoidectomy. J. Morph. a. Physiol. **59**, 603—623 (1936). — **Simmonds:** Zur Pathologie der Hypophysis. Verh. dtsch. path. Ges. **17**, 208 (1914). — **Simonds, J. P.** and **W. W. Brandes:** The pathology of the hypophysis. II. lymphocytic infiltration. Amer. J. Path. **1**, 273—280 (1925). — **Simpson, S.** and **A. Hunter:** The possible vicarious relationship between the pituitary and thyroid glands. Quart. J. exper. Physiol. **4**, 257—272 (1911). — **Sincke, G.:** Über die Zugehörigkeit der Capillarendothelien des Hirnanhangs zum reticuloendothelialen System. Z. exper. Med. **63**, 223—276 (1918). — **Sklower, A.:** Das inkretorische System im Lebenszyklus der *Frösche*. I. Schilddrüse, Hypophyse, Thymus und Keimdrüsen. Z. vergl. Physiol. **2**, 474—523 (1925). — **Skubizewski:** Die Mikrophysiologie der Hypophysis cerebri und ihr Einfluß auf die übermäßige Harnsekretion bei der genuinen Schrumpfniere. Virchows Arch. **256**, 402—423 (1925). — **Slobodnik, M.:** Rachendachhypophyse und Rachentonsille. Z. Hals- usw. Heilk. **22**, 165—173 (1928). — **Smelser, G. K.:** (a) Effect of thyroidectomy on testicular function. Anat. Rec. Suppl. **60**, 13 (1934). (b) The effect of thyreoidectomy on the reproductive system and hypophysis of the adult male *rat*. Anat. Rec. **74**, 7—16 (1939). — **Smith, P. E.:** (a) The development of the hypophysis of *Amia calva*. Anat. Rec. **8**, 499—506 (1914). (b) The pigment changes in *frog* larvae deprived of the epithelial hypophysis. Proc. Soc. exper. Biol. a. Med. **16**, 74—78 (1919). (c) On the effects of ablation of the epithelial hypophysis on the other endocrine glands. Proc. Soc. exper. Biol. a. Med. **16**, 81, 82 (1919). (d) The pigmentary, growth and endocrine disturbances induced in the anuran tadpole by the early ablation of the pars buccalis of the hypophysis. The amer. anat. Mem. Nr XI, 151 p. Philadelphia 1920. (e) Ablation and transplantation of the hypophysis in the *rat*. Anat. Rec. **32**, 221 (1926a). (f) Hastening development of female genitalsystem by daily homoplastic pituitary transplants. Proc. Soc. exper. Biol. a. Med. **24**, 131 (1926b). (g) The disabilities caused by hypophysectomie and their repair. J. amer. med. Assoc. **88**, 158 (1927). (h) Hypophysectomy and a replacement therapy in the *rat*. Amer. J. Anat. **45**, 205—274 (1930). (i) Increased skeletal effects in A. P. growthhormone injections by administration of thyroid in hypophysectomized, thyroparathyreoidectomized *rats*. Proc. Soc. exper. Biol. a. Med. **30**, 1252 (1933). — **Smith, Ph. E.** and **C. Dortzbach:** The first appareance in the anterior pituitary of the developing *pig* foetus of detectable amounts of the hormones stimulating ovarian maturity and general body growth. Anat. Rec. **43**, 277—298 (1929). — **Smith, P. E.** and **E. T. Engle:** Experimental evidence regarding the rôle of the anterior pituitary in the development and regulation of the genital system. Amer. J. Anat. **40**, 159—217 (1927). — **Smith, P. E.** and **E. C. MacDowell:** An hereditary anterior-pituitary deficiency in the *mouse*. Anat. Rec. **46**, 249—257 (1930). — **Smith, P. E., Severinghans** and **Leonard:** The effect of castration upon the sex-stimulating potency and the structure of the anterior pituitary in *rabbits*. Anat. Rec. **57**, 177—195 (1933). — **Smith, P. E.** and **I. P. Smith:** (a) The repair and activation of the thyroid in the hypophysectomized tadpole by the parenteral administration of fresh anterior lobe of the *bovine* hypophysis. J. med. Res. **43**, 267 (1922). (b) The topographical separation in the *bovine* anterior hypophysis of the principle reacting with the endocrine system from that controlling general body growth, with suggestions as to the cell types elaborating these incretions. Anat. Rec. **25**, 150 (1923a). (c) The reponse of the hypophysectomised tadpole to the intraperitoneal injection of the various lobes and colloid of the *bovine* hypophysis. Anat. Rec. **25**, 150 (1923b). — **Soderwell, A. L.** and **F. R. Steggerda:** The relationship of the pars tuberalis to melanophore response in *frogs* (*Rana pipiens*). Anat. Rec. **70**, 57 (1938). — **Soemmering:** De basi encephali et originibus nervorum e cranio egredientium. Gottinga 1778. — **Sóos, J. v.:** Vergleichende histologische Untersuchungen über die Topographie und die Bedeutung der basophilen Zellen der Hypophyse. Frankf. Z. Path. **47**,

82—96 (1934). — **Sóos, J.** u. **H. Czisek:** Die elektive Färbung der basophilen Granulen des Hirnanhanges. Endokrinol. **10**, 410—412 (1932). — **Soyer, C.:** (a) Contribution à l'étude cytologique de l'hypophyse humaine. C. r. Assoc. Anat. Paris **1909**, 245—263. (b) Études sur l'hypophyse. Archives Anat. microsc. **14**, 145—308 (1912). — **Spark, Ch.:** (a) Relation between basophilic invasion of the neurohypophysis and hypertensive disorders. Arch. of Path. **19**, 473—501 (1935). (b) A simple differential stain for the human hypophysis. y. Labor. a. clin. Med. **20**, 508—509 (1935). — **Spatz, H.:** Über den Eisennachweis im Gehirn, besonders in Zentren des extrapyramidalen Systems. Z. Neur. **77**, 261—390 (1922). — **Spielmeyer, W.:** Histopathologie des Nervensystems, Bd. 1. Berlin 1922. — **Staderini, R.:** (a) Lo sviluppo dei lobi dell'ipofisi nel *Gongylus ocellatus*. Arch. ital. Anat. **2**, 150—163 (1903). (b) La hypophysis cerebri degli anfibi. Arch. ital. Anat. **7**, 165—189 (1908). (c) Di un prolungamento ghiandolare dell'ipofisi accolto in uno speciale recesso premammillare nel cervello del *gatto* adulto. Anat. Anz. **33**, 271 (1908). (d) Di un lobulo ipofisario non ancora descritto (lobulo premamillare) e di altre particolarita anatomiche della ipofisi dei mammiferi. Arch. ital. Anat. **8**, 657—677 (1909). (e) Di alcuni particolari rapporti fra ipofisi cerebrale e seno intercavernoso. Arch. ital. Anat. (Suppl.) **18** (1922). — **Stämmler:** Über Struma congenita und ihre Beziehungen zu Störungen der inneren Sekretion. Virchows Arch. **219**, 226—245 (1915). — **Stefko, W.:** Les modifications des glandes à sécrétion interne à la suite d'une alimentation insuffisante chez l'homme. Rev. franç. Endocrin. **6**, 103—121 (1928). — **Steiert, Anton:** Über die kindliche Sella turcica, ihre normale Entwicklung und ihr Verhalten bei einer Reihe von abnormen Zuständen. Fortschr. Röntgenstr. **38**, 339—348 (1928). — **Stein, K. F.:** Early embryonic differentiation of the chick hypophysis as shown in chorio-allantoic grafts. Anat. Rec. **43**, 221—237 (1929). — **Stein, Sam J.:** (a) Experimental studies on the hypophysis cerebri. I. The effect of single pregnancy in the albino *rat*. Endocrinology **17**, 187—198 (1933). (b) Experimental studies on the hypophysis cerebri. II. The effect of castration in the male albino *rat*. Anat. Rec. **56**, 15—29 (1933). (c) Experimental studies on the hypophysis cerebri. III. The effect of several pregnancy in the albino *rat*. Endocrinology **18**, 721—729 (1934). (d) IV. The effect of vitamin-E-deficiency in the female albino *rat*. J. Nutrit. **9**, 611 (1935). — **Stendell, W.:** (a) Zur vergleichenden Anatomie und Histologie der Hypophysis cerebri. Arch. mikrosk. Anat. **82**, 289—332 (1913). (b) Die Hypophysis cerebri. In Lehrbuch der vergleichenden mikroskopischen Anatomie der Wirbeltiere, herausgeg. von Oppel, Bd. 8. Jena: Gustav Fischer 1914. — **Stengel, E.:** Über den Ursprung der Nervenfasern der Neurohypophyse im Zwischenhirn. Arb. neur. Inst. Wien **28**, 25—37 (1926). — **Stern, Ruby O.:** A note on the occurence and nature of the pigment in the pars nervosa of the human hypophysis. J. of Anat. **66**, 618—621 (1932). — **Sternberg, C.:** Ein Choristom der Hypophyse bei ausgebreiteten Ödemen. Zbl. Path. **31**, 585 (1921). — **Sterzi, G.:** (a) Intorno alla struttura dell'ipofisi nei vertebrati. Atti Accad. Sci. Veneto treat.-istr. **1**, 70 (1904). (b) Morfologia e sviluppo della regione infundibolare e dell'ipofisi nei Petromizonti. Arch. ital. Anat. **3**, 212—233, 249—287 (1904). (c) Hypophysis in: Il sistema nervoso centrale dei vertebrati. 1. *Ciclostomi* 1907. 2. *Pesci*. Libro 1. *Selaci*. 1909 u. 1912. — **Sterzi, G.:** Il sistema nervoso centrale dei vertebrati. Padova 1907. — **Stevens, Helen M.:** A study of the vascularity of the pituitary body in the *cat*. Anat. Rec. **67**, 377—394 (1937). — **Stewart, F. W.:** Contribution à l'étude des processus de sécrétion dans l'Hypophyse. Arch. de Morph. **7** (1922). — **Stieda, H.:** Die Hypophyse des *Kaninchens* nach Entfernung der Schilddrüse. Beitr. path. Anat. **7**, 537—551 (1890). — **Streeter, G. L.:** Annual report of the director of the department of embryology. Carnegie Inst. Washington, Year book No 37, for the year 1937/38. — **Studitsky, A. N.:** Wachstum und Differenzierung des Hypophysenvorderlappens bei den Transplantationen auf der Chorio-Allantois. Arch. Anat. (russ.) **18**, 147—164 (1938) u. dtsch. Zusammenf. S. 253—254. — **Studnička, F. K.:** Einige Bemerkungen zur Histologie der Hypophysis cerebri. Sitzgsber. böhm. Ges. Wiss. Prag, Math.-naturwiss. Kl. **1901**, Nr 32. — **Stumpf:** (a) Zur Histologie der Neurohypophyse. Virchows Arch. **206**, 70—79 (1911). (b) Untersuchungen über das Verhalten des Hirnanhangs bei chronischem Hydrocephalus und über den Ursprung der Pigmentgranulationen in der Neurohypophyse. Virchows Arch. **209**, 339 (1912). — **Stutinsky, F.:** (a) Sur la physiologie des erythrophores du *Vairon*. Action des extracts hypophysaires. Bull. Soc. zool. France **60**, 173—187 (1915). (b) Effets de l'illumination continue sur la structure de la glande pituitaire de la *grenouille*. Soc. de Biol. **122** (1936). — **Sumi, R.:** (a) On the morphogenesis of the epithelial hypophysis of the tailed amphibia. Fol. anat. jap. **2**, 83—96 (1924). (b) Beitrag zur Morphogenese der epithelialen Hypophyse der *Urodelen*. Fol. anat. jap. **4**, 271—282 (1926). — **Susman, William:** The significance of the different types of cells of the anterior pituitary. Endocrinology **19**, 592—598 (1935). — **Sutton, T. S.** and **B. J. Brief:** Cellular changes in the anterior hypophyses of vitamin-A deficient *rats*. Endocrinology **23**, 211—215 (1938). — **Szent-Györgyi:** (a) Observations on the function of peroxydase system, and the chemistry of the adrenal cortex. Dexcription of a new carbohydrate derivative. Biochemic. J. **22**, 1387—1409 (1928). (b) Hexuronic acid as the antiscorbutic factor. Nature (Lond.) **219**, 943 (1932). (c) L'acide ascorbique (vitamine C). Bull. Soc. Chim. biol. Paris **25**, 694 (1933).

Taddei, A.: Sulle modificazioni della preipofisi mediante innesti di decidua in animali interi e nei castrati. Pathologica (Genova) **26**, 668—679 (1934). — **Takashima, R. u. K. Terato:** Eine kurze Mitteilung über die Entwicklung des Nervenlappens von Hypophysis cerebri bei einigen japanischen Anurenarten. Fol. anat. jap. **14**, 421—434 (1936). — **Takasima, R. u. S. Yuba:** Ein Beitrag zur Morphogenese der Pars tuberalis von Hypophysis cerebri bei den verschiedenen japanischen Amphibien. Okajimao Fol. anat. jap. **14**, 665 bis 674 (1936). — **Tamburini, C.:** Beitrag zur Pathogenese der Akromegalie. Zbl. Nervenheilk. 1894. — **Tanabe, H. u. Hoshijima:** Über die Produktionszellen des thyreotropen Hormons der Hypophyse. Trans. jap. path. Soc. **23**, 127—129 (1933). — **Tatum, A.:** Morphological studies in experimental cretinisme. J. of exper. Med. **17**, 636 (1913). — **Taylor, S. J.:** The vascularity of the *frog* hypophysis. Trans. roy. Soc. Canada **3**, Ser. 31 (1937). — **Taylor, S. J. and E. H. Craigie:** The vascularity of the hypophysis of the *frog (Rana pipiens)*. Anat. Rec. **71**, 277—295 (1938). — **Teel, H. M. and H. Custing:** The separate growth-promoting and gonad-stimulating hormones of the anterior hypophysis. An historical review. Endocrinology **6**, 401—420 (1930). — **Tello, F.:** Algunas observaciones sobre la histologia de la hipofisis humana. Trab. Labor. Invest. biol. Univ. Madrid **10**, 145—184 (1912). — **Terato, K.:** (a) Embryologische Studien über die Hypophysis cerebri bei der japanischen *Kröte.* I. Über die larvale Entwicklung der Hypophyse. J. kumamoto med. Soc. **11**, Nr 5. (1935). (b) Embryologische Studien über die Hypophysis cerebri bei der japanischen *Kröte.* II. Über die postlarvale Entwicklung der Hypophyse. J. kumamoto med. Soc. **11**, Nr 5 (1935). — **Terato, K. u. S. Imamura:** Über die Entwicklung der Hypophyse bei *Rana nigromaculata.* Osaka-Tjishinshi **6**, H. 6 (1935). — **Terato, K. u. K. Yamade:** Über die Entwicklung der Hypophyse von *Rhacophorus Schlegelii arborea.* Osaka-Tjishinshi **6**, 6 (1935). — **Thaon, P.:** L'Hypophyse à l'état normal et dans les maladies. 2ᵉᵐᵉ Edit., 187 p. Paris 1907. — **Thatcher, H. S. and B. Sure:** Avitaminosis: III. Pathological changes in tissues of the albino *rat* during early stages of vitamin A deficieny. Arch. of Path. **13**, 756 (1932). — **Theobald, G. W.:** The alleged relation of hyperfunction of the posterior lobe of hypophysis to eclampsia and nephropathy of pregnancy. Clin. Sci. **1**, 225—239 (1934). — **Thom, W.:** Untersuchungen über die normale und pathologische Hypophysis cerebri. Arch. mikrosk. Anat. **57**, 632—652 (1901). — **Thompson, K. W. and H. Cushing:** Experimental pituitary basophilism. Proc. roy. Soc. Lond. B **115**, 88—100 (1934). — **Tiedemann, Fr.:** J. comp. Dis. Sci. méd. Paris **23**, 113 (1825). — **Tilney, Fr.:** (a) Study of the hypophysis cerebri with special reference to its comparative histology. Mem. of Wistar Instit., Vol. 2. Philadelphia 1911. (b) An analysis of the juxta-neural epithelial portion of the hypophysis cerebri, with an embryological and histological account of a hitherto undescribed part of the organ. Internal. Mschr. Anat. a. Physiol. **30**, 258—293 (1913). (c) The development and constituents of the human hypophysis. Bull. neur. Instit. New York **5**, 387—436 (1936). (d) The hypophysis cerebri in Petromyzon marinus. Bull. neur. Inst. New York **6**, 70—117 (1937). — **Tizzoni et Centanni:** Sugli effetti remoti della tiroidectomia nel cane. Arch. Sci. med. **14** (1890). — **Todaro:** Sur l'epiphyse et l'hypophyse des ascides. Archives de Biol. 1881. — **Tölken, R.:** Zur Pathologie der Hypophysis. Mitt. Grenzgeb. Med. u. Chir. **24**, 633 (1912). — **Toldt, C.:** Lehrbuch der Gewebelehre. Stuttgart 1888. — **Tomozawa, N.:** Veränderung des Vorderlappens nach Thyreoidektomie. Okayama-Tyakkai-Zasshi (jap.) **40**, 455 (1928). — **Tonutti, E.:** (a) Zur Biologie des Vitamin C. Z. klin. Med. **132**, 443—465 (1937). (b) Ergebnisse histochemischer Vitamin C-Untersuchungen. Protoplasma (Berl.) **31**, 151—158 (1938). — **Tonutti, E. u. K. H. Matzner:** Das Vitamin C in seinen Beziehungen zu Entwicklungs- und Rückbildungsvorgängen im Ovarium. Z. mikrosk.-anat. Forsch. **42**, 193—220 (1937). — **Tonutti, E. u. E. Plate:** Über das Vitamin C in der menschlichen Placenta. Arch. Gynäk. **164**, 385—397 (1938). — **Tourneux, J. P.:** Pédicule hypophysaire et hypophyse pharyngée chez l'homme et chez le chien. J. Anat. et Physiol. norm. et path. **48**, 233—258 (1912). — **Tourneux et Soulié:** Sur les premiers développements de la pituitaire chez l'homme. C. r. Soc. Biol. Paris **1898** 896. — **Traina:** Ricerche sperimentali sul sistema nervoso degli animali tireoprivi. Policlinico, sez. med. **5**, 441 (1898). — **Trautmann, A.:** (a) Die makroskopischen Verhältnisse der Hypophyse einiger Säuger. Arch. Tierheilk. **35**, 255 (1909). (b) Anatomie und Histologie der Hypophysis cerebri. Arch. mikrosk. Anat. **74**, 311—367 (1909). (c) Hypophysis cerebri. In Handbuch der vergleichenden mikroskopischen Anatomie der Haustiere, herausgeg. von ELLENBERGER, Bd. 2, S. 148—169. 1911. (d) Hypophyse und Thyreoidektomie. Frankf. Z. Path. **18**, 173—304 (1915). (e) Der Einfluß der Thyreoidektomie auf das strukturelle Verhalten der Hypophyse bei *Carnivoren.* Arch. Tierheilk. **44**, Suppl.-H. (1918). — **Trendelenburg, P.:** Die Hormone. Ihre Physiologie und Pharmakologie, Bd. 1, S. 98—184. Berlin 1929. — **Trocello, E.:** (a) Alcune particolaritá citologiche della ipofisi cerebrale. Rass. Clin., Ter. e Sci. affini **28**, 173—175 (1929). (b) Sulla presenza di fibre mieliniche nella neuripofisi umana. Rass. Chlin. Ter. e Sci. affini **30**, 6 (1931). — **Trossarelli, A.:** Eclaircissements sur l'histologie de la neurhypophyse. Bull. Histol. appl. **12**, 29—44 (1935). — **Tschassownikow, G. J.:** Zur Morphologie des Hirnanhanges. Tomsk. 1915. Zit. nach SATWORNITZKAJA, 1926. — **Tuchmann, H.:** Modifications de la structure histologique de l'hypophyse de *cobaye* normal et castré, à la suite d'injections hormonales. C. r. Soc. Biol. Paris **125**, 635 (1937). — **Turner, Cl. D.:** Homotransplantation of prepubertal *rat* testes to the anterior chamber of the eye. Anat. Rec. **67**, 112 (1937).

Uemura, Sh.: Zur normalen und pathologischen Anatomie der Glandula pinealis des Menschen und einiger Haustiere. Frankf. Z. Path. **20**, 381—488 (1917). — **Uhlenhuth, E.:** (a) The endocrine system of *Typhlomolge Rathbuni*. Biol. Bull. Mar. biol. Labor. Wood's Hole **45**, 303—324 (1923). (b) Die Morphologie und Physiologie der *Salamander*schilddrüse. I. Histologisch-embryologische Untersuchung des Sekretionsprozesses in den verschiedenen Lebensperioden der Schilddrüse des *Marmorsalamanders*. Roux' Arch. **109**, 616—749 (1927). (c) Die Morphologie und Physiologie der *Salamander*schilddrüse. IV. Die Sekretionsvakuolen und Sekretionskörner in der frühen Schilddrüse des amerikanischen gefleckten *Salamanders*. Z. Zellforsch. **7**, 595—672 (1928). — **Uhlenhuth, E. and S. Schwartzbach:** (a) Control of the thyroid function by the anterior lobe of the hypophysis. Anat. Rec. **34**, 119 (1926). (b) The morphology and physiology of the *salamander* thyroid gland. II. The anterior lobe as a control mechanism of the function of the thyroid gland. Brit. J. exper. Biol. **5**, 1—5 (1927). — **Uotila, U.:** (a) Beiträge zur Histophysiologie der Schilddrüse. Annal. Acad. Sci. Fennicae, Ser. A **40**, Nr 3 (Helsinki 1934). (b) Beiträge zur Histophysiologie und Histochemie des menschlichen Schilddrüsenepithels mit besonderer Berücksichtigung der Thyreotoxikose. Annal. Acad. Sci. Fennicae, Ser. A **43**, Nr 3 (Helsinski 1935). — **Urasov, I.:** (a) Die feinere Struktur der Zellen im Vorderlappen der Hypophysis der weißen *Maus* im Zusammenhange mit der Sekretion und der Schwangerschaft. Russk. Arch. Anat. **6**, 149—169 (1927). (b) Observations cytologiques sur le lobe intermédiaire de l'hypophyse chez la *souris blanche*. Russk. Arch. Anat. **7**, 279—296 (1928).

Valenti, G.: (a) Sullo sviluppo dell'ipofisi. Atti Accad. med.-chir. Perugia **1894**, 117. (b) Sullo sviluppo dell'ipofisi. Anat. Anz. **10**, 538—540 (1894/95). (c) Studio sulla origine e sul significato dell'ipofisi. Atti Acad. med.-chir. Perugia 8, 193—236 (1896). — **Valsö, J.:** Die Hypophyse des *Blauwals (Balaenoptera Sibbaldii)*. Makroskopische und mikroskopische Anatomie. Z. Anat. **105**, 715—719 (1936). — **Van Beneden** et **Julin:** (a) Le système nerveux central des *Ascidies* adultes et ses rapports avec celui des larves *urodèles*. Bull. Acad. Méd. Belg. **1884**. (b) Recherches sur le développement postembryonaire d'une *Phallusie*. Archives de Biol. **5** (1884). — **van den Velden:** (a) Die Nierenwirkung von Hypophysenextrakten beim Menschen. Berl. klin. Wschr. **1913 II**, 2083. (b) Beiträge zur Wirkung von Hypophysenextrakten. 85. Verslg Dtsch. Naturforsch. u. Ärzte 1914, S. 224. — **Vandesburgh:** The hypophysis of the *guinea-pig*. Anat. Rec. **12**, 95—112 (1917). — **van Dyke, H. B.:** The physiology and pharmacology of the pituitary body. Univ. of Chicago Press 1936. — **Van Horn, W. M.:** (a) Relation of the thyroid to the hypophysis and ovary. Anat. Rec. **51**, 38, Suppl. 1 (1931). (b) The relation of the thyroid to the hypophysis and ovary. Endocrinology **17**, 152 (1933). — **Vassale, G.:** Nouvelles expériences sur la glande thyréoide. Arch. ital. de Biol. (Pisa) **17**, 173—189 (1892). — **Vassale, G. e Sacchi:** (a) Sur la destruction de la glande pituitaire. Arch. ital. de Biol. (Pisa) **18**, 385—399 (1893). (b) Sulla distruzione della glandola pituitaria. Riv. sper. Freniatr. **18** (1891); **20** (1894). — **Vergara, M. A.:** (a) Contribucion al estudio de las relationes entre la hipofisis y los centros diencefalicos. Thèse de Faculté de Méd. Mexico **1924**. (b) Nota acerca de las relaciones entre la hipofisis y los centros diencefalicos en el *Macacus rhesus*. Rev. Mexicana Biol. **6**, 47—49 (1926). — **Verson:** Die Schilddrüse. In STRICKERS Handbuch der Gewebelehre, Bd. I. 1871. — **Verstraeten** et **Vanderlinden:** Etudes sur les fonctions de corps thyroide. Mem. Accad. roy. Belg. **13** (1894). — **Vignier, G.:** Modifications de l'hypophyse après thyroidectomie chez un *lézard. (Uromastix acanthiurus Bell)*. C. r. Soc. Biol. Paris **70**, 222—223 (1911). — **Virchow, R.:** Untersuchungen über die Entwicklung des Schädelgrundes, S. 93. Berlin 1857. — **Vogel, M.:** Das Pigment des Hinterlappens der menschlichen Hypophyse. Frankf. Z. Path. **11**, 166—191 (1912). — **Vogt, M.:** Über den Mechanismus der Auslösung der Gravidität und Pseudogravidität, zugleich ein physiologischer Beweis für die sympathische Innervation des Hypophysenvorderlappens. Arch. f. exper. Path. **162**, 197—208 (1931). — **Voitkevich, A. A.:** (a) Morphogenetic activity of different parts of the hypophysis. I. The rôle of the anterior lobe of the hypophysis in the growth and differentiation of *Anura*. Bull. Biol. et Méd. expér. URSS. **3**, 255—257 (1937a). (b) Morphogenetic activity of different parts of the hypophysis. II. The rôle of the anterior lobe of the hypophysis in the growth and differentiation of *Urodela*. Bull. Biol. et Méd. expér. URSS. **3**, 258—259 (1937b). (c) Desgl. III. Der Einfluß der verschiedenen Zonen des Hypophysenvorderlappens auf die Schilddrüse der *Amphibien*. C. r. Acad. Sci. URSS., N. s. **15**, 395 bis 398 (1937). (d) Desgl. IX. Über die gonadotrope Wirkung der Substanz aus der basophilen Zone des Hypophysenvorderlappens. C. r. Acad. Sci. URSS., N. s. **17**, 393—396 (1937). (e) Desgl. X. Zur Frage über den Mechanismus der Wirkung der basophilen Elemente des Hypophysenvorderlappens auf das Gefieder der *Vögel*. C. r. Acad. Sci. URSS., N. s. **17**, 443—444 (1937). (f) Studies on the rôle of the hypophysis in growth and differentiation processus. Bull. Biol. et Méd. expér. URSS. **6**,

85—88 (1938). (g) The effect of the action of the substance from various zones of the anterior lobe of the hypophysis in *chicken*. C. r. Acad. sci. URSS., N. s. **20**, 633—636 (1938). — **Volkmann, R. v.**: Histologische Untersuchungen zur Frage der Sekretionsfunktion der Zirbeldrüse. Z. Neur. **84**, 593—616 (1923). — **Volterra, M.**: Studio sull'anatomia comparata e la istologia della ipofisi in mammiferi e nell'uomo. I. Sul connettivo ipofisario ed altre particolarità di minuta struttura della ghiandola e della parte diencefaliche pro s̄ime. Arch. ital. Anat. **22**, 397—455 (1925). — **Vozza**: Über die Herkunft der sogenannten Hypophysenvorderlappenhormone in der Schwangerschaft. Z. Geburtsh. **102**, 468—480 (1932). — **Vryman, L. H.**: Über einen Fall von Thyreohypoplasie. Endokrinol. **4**, 9—24 (1929).

   Wade, H. J.: The exogenous cellular content of the neurohypophysis in man under normal condition. J. of Anat. **72**, 216—225 (1938). — **Wagenen, G. van**: Histological changes in the male *rat* hypophysis following degeneration of the germinal epithelium. Anat. Rec. **29**, 398—399 (1925). — **Wagenseil, F.**: (a) Beiträge zur Kenntnis der Kastrationsfolgen und des Eunuchoidismus beim Mann. Z. Morph. u. Anthrop. **26**, 264—304 (1927). (b) Chinesische Eunuchen. Z. Morph. u. Anthrop. **32**, 415—468 (1933). — **Waldorp, C. P., J. R.Membrives** y **S. E. Luchetti**: Transplante de hipôfisis bovina al ser humano. Semana méd. **43**, 1277 (1936). — **Waldschmidt**: Beiträge zur Anatomie des Zentralnervensystems und des Geruchsorganes von *Polypterus bichir*. Anat. Anz. **2**, 308—322 (1887). — **Walter, F. K.**: (a) Über den Einfluß der Schilddrüse auf die Regeneration der peripheren markhaltigen Nerven. Dtsch. Z. Nervenheilk. **38**, 1 (1910). (b) Beiträge zur Histologie der menschlichen Zirbeldrüse. Z. Neur. **17**, 65—79 (1913). — **Warbritton, E.** and **F. F. MacKenzie**: The pituitary glands of ewes in various phases of reproduction. Mo. Bull. agricult. exper. Stat. Res. **1937**, Nr 257, 1—89. — **Watanabe, T.**: (a) Über die Morphogenese der Hypophysis cerebri bei den *Vögeln*. I. Untersuchungen bei *Nysticorax nysticorax*. Okayana-Igakkai-Zasshi (jap.) **46**, 3176—3193 (1934). (b) Über die Morphogenese der Hypophysis cerebri bei den *Vögeln*. II. Untersuchungen bei *Uroloucha domestica*. Okayama-Igakkai-Zasshi (jap.) **47**, 611—628 (1935). — **Waterston, D.**: Development of hypophysis cerebri in man. Trans. roy. Soc. Edinburgh **55**, 125—145 (1926). — **Watrin, J.**: (a) Étude histologique de l'hypophyse au cours de la gestation. Rev. méd. Est. Nancy **1922**, 250. (b) Étude histologique de l'hypophyse au cours de la gestation. C. r. Assoc. Anat. Paris **17**, 321 (1922). (c) Foyers d'érythropoiè e dans l'hypophyse de *cobaye* gravide. C. r. Soc. Biol. Paris **86**, 1038 (1922). (e) Recherches expérimentales sur la fonction erythropoiètéque de l'hypophyse. C. r. Soc. Biol. Paris **87**, 907 (1922). — **Watrin** et **Baudot**: Considérations sur la neurohypophyse. Rev. méd. Est. **50** (1922). — **Watrin, I.** et **A. Florentin**: Action comparée de l'insuline et de la thyroxine sur les glandes endocrines. C. r. Soc. Biol. Paris **100**, 111 (1929). — **Weber, A.**: Observations sur les premiers phases de développement de l'hypophyse chez les *Chéiroptères*. Bibliogr. Anat. **6**, 151—158 (1898). — **Weber, E. H.**: Handbuch der Anatomie des Menschen, Bd. 3, S. 549. Stuttgart 1833. — **Wegelin, C.**: (a) Zur Kenntnis der Kachexia thyreopriva. Virchows Arch. **254**, 689—709 (1925). (b) L'hypophyse dans la maladie de Basedow. Ann. d'Anat. path. **15**, 703—731 (1938). — **Weil, A.** and **B. Zondek**: Histology of the pituitary of the white *rat* after injection of an estrogen. Arch. of Path. **27**, 948—949 (1939). — **Weinberg, E.**: Über die Beziehung der Nervenfaserverteilung zur Sekretausscheidung in der Pars nervosa und intermedia der Hypophyse. Anat. Anz. **76**, 155—159 (1933). — **Weis, M.**: (a) Contribution à l'étude histologique de la glande pituitaire du *cobaye* à l'état normal au cours de la gestation et dans le post partum. Nancy: Georges Thomas 1934. (b) Les modifications de la glande pituitaire du *cobaye* au moment de l'accouchement et après la mise-bas. Rev. franç. Endocrin. **13**, 195—201 (1935). — **Wenig, J.**: (a) Über das Vorkommen einer Chorda dorsalis bifida bei Anwesenheit von zwei Hypophysen bei einem abnormalen *Selachier*embryo. Anat. Anz. **63**, 114—122 (1927). (b) Über die normale und abnormale Hypophyse der *Selachier*. Anat. Anz. **66**, 81—109 (1928). — **Wenzel, J.**: Beobachtungen über den Hirnanhang fallsüchtiger Personen. Mainz 1820. (Auf S. 36 irrtümlich 1810 gesetzt.) — **Wenzel, J. u. C.**: De penitiori structura cerebri hominis et brutorum. Tubingae 1812. — **Westergaard, P.**: Vitamin C in the adrenal glands and the hypophysis cerebri of the *ox*. Biochemic. J. **28**, 1212 (1934). — **Wetzstein, R.**: Die Hypophyse der *Maus* bei lang dauernder peroraler Verabreichung geringer Mengen von Follikelhormon; ihr besonderes Verhalten bei gleichzeitig auftretender Degeneration der Nebennieren. Roux' Arch. **140** (1940) im Druck. — **Winterstein, J.**: (a) Über die Abscheidung von Hypophysenwerkstoffen auf dem Arterienweg im Rahmen einer periodischen Tätigkeit der Hypophyse. Z. Anat. **107**, 427—460 (1937). (b) Zur Kenntnis der Hypophysenarterien. Anat. Anz. **87**, 275—292 (1939). — **Wislocki, G. B.**: (a) The hypophysis of the *porpoise*. Arch. Surg. **18**, 1403—1413 (1929). (b) The meningeal rel ʾtions of the hypophysis cerebri. I. The relations in adult mammals. Anat. Rec. **67**, 273—294 (1937). (c) The vascular supply of the hypophysis cerebri of the *cat*. Anat. Rec. **69**, 361—387 (1937). (d) The meningeal relations of the hypophysis cerebri. II. An embryological study of the meninges and blood vessels of the human hypophysis. Amer. J. Anat. **61**, 95—130 (1937). (e) The topography of the hypophysis in the *Xenarthra*. Anat. Rec. 70, 472 (1938). (f) Further observations on the blood supply of the hypophysis cerebri of the rhesus *monkey*. Anat. Rec. 72, 137 bis 150 (1938). (g) Nota on the hypophysis of an adult indian *elephant*. Anat. Rec. 74, 321 bis 328 (1939). — **Wislocki, G. B.** and **E. M. K. Geiling:** The anatomy of 'the hypophysis of *whales*. Anat. Rec. 66, 17—42 (1936). — **Wislocki, G. B.** and **L. S. King:** The permeability of the hypophysis and hypothalamus to vital dyes, with a study of the hypophyseal vascular supply. Amer. J. Anat. 58, 421—477 (1936). — **Wittek, J.:** Über das Verhalten der Rinderhypophyse bei den verschiedenen Geschlechtern in der Gravidität und nach der Kastration. Arch. f. Anat. Suppl. 1913, 126—152. — **Woerdeman, M. W.:** (a) Über den Zusammenhang der Chorda dorsalis mit der Hypophysenanlage. Anat. Anz. 43, 378—388 (1913). (b) Vergleichende Ontogenie der Hypophysis. Arch. mikrosk. Anat. 86, 198—291 (1915). (c) Ovar ontwikkelings verschijnselen in het hypophysisgebied. Nederl. Tijdschr. Geneesk. 61, 955—963 (1917). (d) Over een weinig bekend gedeelte der Hypophyse. Nederl. Tijdschr. Geneesk. 62, 215 (1918). — **Wolbach, S. B.** und **P. R. Howe:** Tissue changes following deprivation of fatsoluble A-Vitamin. Z. of exper. Med. 42, 753—777 (1925). — **Wolfe, J. M.:** (a) Observations on a cyclic variation in the capacity of the anterior hypophysis to induce ovulation in the *rabbit*. Amer. J. Anat. 48, 391—419 (1931). (b) The effect of castration on the capacity of the hypophysis to induce ovulation. Amer. J. Anat. 50, 351—357 (1932). (c) Morphological comparison of anterior pituitaries of normal castrated female *rats* and those receiving injections of pregnancy urine extracts. Proc. Soc. exper. Biol. a. Med. 32, 184—186 (1934a). (d) Anterior pituitaries of infantile female *rats* receiving injections of pregnancy urine extract. Proc. Soc. exper. Biol. a. Med. 32, 214—216 (1934b). (e) Reaction of the anterior pituitaries of immature female *rats* to injection of pregnancy urine extracts. Amer. J. Physiol. 110, 159—164 (1934c). (f) Reaction of ant. pituitaries of mature female *rats* to injections of large amounts of oestrin. Proc. Soc. exper. Biol. a. Med. 32, 1192—1195 (1934d). (g) Quantitative studies on the reaction of the anterior pituitaries of immature female *rats* to extracts of pregnancy urine. Endocrinology 19, 471 bis 479 (1935). (h) Morphologic and quantitative reaction of ant. pituitaries of castrated female *rats* to oestrin injections. Proc. Soc. exper. Biol. a. Med. 32, 1189—1191 (1935). (i) Reaction of the anterior pituitaries of mature female *rats* to large amounts of oestrin. Proc. Soc. exper. Biol. a. Med. 32, 1192—1195 (1935a). (k) The normal level of the various cell types in the anterior pituitaries of mature and immature female *rats* and further observations on cyclic changes. Anat. Rec. 61, 321—330 (1935b). (l) Morphologic reaction of the anterior pituitaries of mature female *rats* to prolonged injections of pregnancy urine extracts. Anat. Rec. 63, 3—11 (1935). (m) The action of a synthetic oestrogenic agent on the anterior pituitary of the castrated female *rat*. Amer. J. Physiol. 115, 665—669 (1936). (n) Comparative action of injections of oestrin and a combination of oestrin and anterior pituitary-like substance on the anterior hypophysis. Anat. Rec. 68, 237—248 (1937). — **Wolfe, J. M., R. Bryan** and **A. W. Wright:** Observations on histologic structure of anterior pituitaries of old female *rats*. Proc. Soc. exper. Biol. a. Med. 38, 80—82 (1938). — **Wolfe, J. M.** and **C. S. Chadwick:** Quantitative studies on the structural changes induced in the anterior hypophysis by injections of oestrin. Endocrinology 20, 503—510 (1936). — **Wolfe, J. M.** and **R. Cleveland:** (a) Cyclic histological variations in the anterior hypophysis of the albino *rat*. Anat. Rec. 55, 233—249 (1933a). (b) Pregnancy changes in the anterior hypophysis of albino *rat*. Anat. Rec. 56, 33—45 (1933b). — **Wolfe, J. M., R. Cleveland** and **M. Campbell:** Cyclic histological changes in the anterior hypophysis of the dog. Anat Rec. 52, 44 (1932). — **Wolfe, J. M., R. Cleveland** and **Mary Campbell:** Cyclic histological variation in the anterior hypophysis of the dog. Z. Zellforsch. 17, 420—452 (1933). — **Wolfe, Ellison** and **Rosenfeld:** (a) Reaction of the anterior hypophysis of the female castrated *rat* to injections of pregnancy urine extract. Anat. Rec. Suppl. 58, 93—94 (1934a). (b) The reaction of the anterior hypophysis of the normal female *rat* to injections of pregnancy urine extract. Anat. Rec. Suppl. 58, 94 (1934b). (c) Morphological studies on the anterior pituitaries of mature female *rats* receiving injections of pregnancy urine extracts. Anat. Rec. 60, 357—367 (1934c). — **Wolfe, J. M.** and **J. B. Hamilton:** (a) Comparative action of testosterone compounds, of estrone and of combinations of testosterone compounds and estrone on the anterior hypophysis. Endocrinology 21, 603—610 (1937). (b) Action of testosterone and related compounds on the anterior hypophysis. Anat. Rec. Suppl. 67, 55 (1937). — **Wolfe, J. M.** and **D. Phelps:** Reactions of ant. pituitaries of male *rats* to administration of ant. pituitary-like substance and to oestrin. Proc. Sol. exper. Biol. a. Med. 32, 1305—1312 (1934). — **Wolfe, J. M., Phelps** and **Cleveland:** (a) Reaction of anterior hypophysis of immature *rat* to placental hormones. Proc. Soc. exper. Biol. a. Med. 30, 1092 (1933a). (b) The anterior hypophysis of the rabbit during oestrus and pseudopregnancy. Amer. J. Anat. 55, 363—405 (1934). — **Wolfe, J. M.** and **A. W. Wright:** Histologic effects induced in the anterior pituitary of the *rat* by prolonged injection of estrin with particular reference to the production of pituitary adenomata. Endocrinology 23, 200—210 (1938). — **Wulzen, R.:** The pituitary body of the *ox*. Anat. Rec. 8, 403—414

(1914). — **Wyeth, F. J.** and **R. W. H. Row:** The structure and development of the pituitary body in *Spenodon punctatus*. Acta zool. **4**, 1—63 (1923). — **Wyss, R. v.:** Über die Bedeutung der Schilddrüse. Korresp.bl. Schweiz. Ärzte **19** (1889).

Yamada, K.: Über die Entwicklung der Hypophyse von *Hynobius leechii*. Osaka-Ijishinshi **7**, H. 6 (1936). — **Yasumoto, K.:** Experimentelle Untersuchung über die hormonproduzierenden Zellen im Hypophysenvorderlappen. Fol. endocrin. jap. **9**, 29 (1933). — **Yuba, S.:** Über die Entwicklung der Hypophysis cerebri bei in Südkorea spezifischen *Cacopoides tornieri*. Mitt. med. Ges. Osaka **34**, H. 10 (1935).

Zahl, P. A.: (a) Cytological changes in frog pituitary considered in reference to sexual periodicity. Proc. Soc. exper. Biol. a. Med. **33**, 56—58 (1935). (b) Histologische Untersuchungen über die Hypophysis cerebri des weiblichen *Frosches*. Z. mikrosk.-anat. Forsch. **42**, 303—361 (1937). — **Zander:** Über die Lage und die Dimensionen des Chiasma opticum und ihre Bedeutung für die Diagnose und ihre Bedeutung für die Diagnose der Hypophysistumoren. Dtsch. med. Wschr. **1897 I**, 13 (Vereinsber.). — **Zeckwer, I. T.:** (a) Thyrotropic effect of pituitaries from cretin *rats*. Amer. J. Physiol. **10**, 285—296 (1936). (b) Morphological changes in the pituitaries of *rats* resulting from combined thyroidectomy and gonadectomy. Amer. J. Path. **13**, 985 (1937). (c) The adrenals of *rats* following combined thyroidectomy and gonadectomy, considered in relation to pituitary histology. Amer. J. Physiol. **119**, 426, 427 (1937). (d) Pituitary acidophile cells after excision of the superior cervical sympathetic ganglia in the *rat*. Proc. Soc. exper. Biol. a. Med. **35**, 573—575 (1937). (e) Differences between castration cells and thyreoidectomy cells of the pituitary of the *rat* in response to the administration of estrone and thyroid secret. Amer. J. Path. **14**, 773—782 (1938a). (f) Loss of acidophilic granules from the pituitary of the *guinea pig* under experimental conditions of increased metabolism. Arch. of Path. **25**, 802—810 (1938b). — **Zeckwer, I. T., L. W. Davison, T. B. Keller** and **C. S. Livingood:** The pituitary in experimental cretinism. Structural changes in the pituitary of thyroidectomized *rats*. Amer. J. med. Sci. **190**, 145—157 (1935). — **Zeiss:** Mikroskopische Untersuchungen über den Bau der Schilddrüse. Diss. Straßburg 1877. — **Zeleny, C.:** The early development of the hypophysis in *Chelonia*. Biol. Bull. Mar. biol. Labor. Wood's Hole **2**, 267—281 (1901). — **Zeynek, E.:** Über das Strukturbild der Hypophyse bei der sogenannten konstitutionellen Fettsucht. Frankf. Z. Path. **44**, 387—404 (1933). — **Zimmermann, A.:** Zur Histogenese der Hypophyse. Z. mikrosk.-anat. Forsch. **26**, 216—222 (1931). — **Zimmermann, K. W.:** Beiträge zur Kenntnis einiger Drüsen und Epithelien. Arch. mikrosk. Anat. **52**, 552—706 (658) (1898). — **Zondek, B.:** (a) Prolan in der Hypophyse. Klin. Wschr. **1933 I**, 22—24. (b) Hormone des Ovariums und des Hypophysenvorderlappens, 2. Aufl. Wien 1935. — (c) Hypophyseal tumors induced by oestro-genic hormone. Amer. J. Canc. **33**, 555 (1938). — **Zondek u. Aschheim:** Über die Funktion des Ovariums. Z. Geburth. **90**, 372 (1926). — **Zondek, B. u. W. Berblinger:** Der Einfluß des weiblichen Sexualhormons und der Hypophysenvorderlappenhormone auf die Struktur der *Mäuse-* und *Ratten*hypophyse. Klin. Wschr. **1931 I**, 1061—1064. — **Zondek, B. u. H. Krohn:** (a) Hormon des Zwischenlappens der Hypophyse. I. Die Rotfärbung der *Elritze* als Testobjekt. Klin. Wschr. **1932 I**, 405—408 (b) Hormon des Zwischenlappens. II. Intermedin im Organismus (Hypophyse, Gehirn). Klin. Wschr. **1932 I**, 849. (c) Hormon des Zwischenlappens. III. Zur Chemie, Darstellung und Biologie des Intermedins. Klin. Wschr. **1932 II**, 1293—1298. — **Zuckermann, St.:** Über einen Hypophysenbefund bei Schilddrüsenaplasie. Frankf. Z. Path. **14**, 143—150 (1913).

Nachtrag.

Die Arbeit an dem vorliegenden Band erforderte eine Reihe von Jahren, mehr, als ich noch zu Beginn der Niederschrift annahm. Oktober 1938 lag der Abschnitt über den Vorderlappen zum größten Teil im Umbruch, der des Trichter- und Zwischenlappens in Fahnen vor. Der Abschnitt „Zwischenlappen" wurde im August 1939, der Abschnitt „Hinterlappen" im März 1940 umbrochen. Die in diesen Abschnitten niedergelegten Beobachtungen erfolgten daher unbeeinflußt von Veröffentlichungen, die nach den angegebenen Zeitpunkten erschienen. Diese Arbeiten, wie einige andere, die mir nachträglich noch bekannt wurden, sind am Schlusse des Nachtrages aufgeführt. Damit dürfte das Schrifttum über die Morphologie der normalen Hypophyse des Menschen und der Tiere bis Anfang 1940 erschöpfend zusammengestellt sein.

Zu der auf S. 79 zur Darstellung der verschiedenen Zelltypen des Vorderlappens angegebenen Kresazanmethode ist folgendes nachzutragen: Nachdem ich zur Bereitung der unter 1. angegebenen Kresofuchsinlösung jahrelang mit bestem Erfolg den von der Firma Dr. K. HOLLBORN und Söhne bezogenen Farbstoff benutzt hatte, mußte ich Anfang 1938 feststellen, daß neu bezogene Farbstoffproben wohl noch elastisches Gewebe, nicht aber die β-Zellen der Hypophyse färbten. Meine Bemühungen, die Ursache des abweichenden Verhaltens der neuen Farbstoffproben zu ergründen, scheiterten daran, daß ich von der Firma keine genaue Auskunft über die Herstellung des Farbstoffes bekommen konnte. Infolge dieser Sachlage sehe ich seitdem von einer weiteren Verwendung des HOLLBORNschen Kresofuchsins ab und benutzte statt dessen eine selbst bereitete Resorcinfuchsinlösung, die in stets reproduzierbarer Weise den gleichen Erfolg gibt, wie die ursprünglich angewandte Kresofuchsinlösung.

Die Herstellung der Lösung erfolgt im Prinzip nach den Angaben WEIGERTs, wurde aber, um den Arbeitsgang zu vereinfachen, etwas modifiziert. Die Lösung soll zur Färbung der β-Zellen frisch bereitet und nicht länger als 2—3 Wochen gebraucht werden; es hat also keinen Zweck, sie auf Vorrat herzustellen.

Lösung A: 0,5 g Fuchsin und 1 g Resorcin (pro analys. „Kahlbaum") werden in einem Erlenmeyerkölbchen mit 50 ccm dest. Wasser übergossen.

Lösung B: 2 g Eisenchlorid (kryst. pro analys. „Kahlbaum") werden in einem Kölbchen mit 10 ccm dest. Wasser versetzt.

Dann erhitzt man Lösung A bis zum Kochen, gibt die inzwischen gelöste Lösung B zu und läßt bei kleiner Flamme unter mehrmaligem Umschwenken noch 5 Minuten kochen. Hierauf läßt man bei Zimmertemperatur erkalten, sammelt den Niederschlag auf einem kleinen Filter, bringt ihn mit diesem in das Erlenmeyerkölbchen zurück, übergießt ihn mit 70 ccm 96%igem Alkohol und erhitzt vorsichtig bis zum Kochen. Nach Erkalten wird filtriert und mit 0,7 ccm Salzsäure (spez. Gewicht 19 oder mit 1 ccm offizineller Salzsäure) versetzt. Die Anwendung der Lösung erfolgt wie auf S. 79.

Von anderer Seite wurde in letzter Zeit zur Darstellung der β-Zellen die Tannin-Eisenmethode von SALAZAR empfohlen. Als erster berichtete TAVARES DE SOUSA (1936, 1938) an schwer zugänglicher Stelle, daß sich mit dieser Methode nach Bouinfixierung (wichtig!) in bestimmten Drüsenzellen der Prähypophyse des Ochsen „tannophile Granulationen" darstellen lassen. Aus dem Verhalten und der Lage der Zellen folgert der Autor mit Recht, daß es sich dabei um basophile Zellen handelt. Die Angaben von TAVARES DE SOUSA wurden durch WALLRAFF (1939) auch für die menschliche Hypophyse bestätigt. WALLRAFF benützte dabei die Beobachtung, daß die mit Tannin-Eisen gefärbten Granula bei Nachfärben mit Toluidinblau diesen Farbstoff sehr stark festhalten, um die Methode weiter zu verbessern. Wenn WALLRAFF es aber so darstellt, als ob erst mit seiner Methode eine isolierte und von der Differenzierungsdauer unabhängige Darstellung der basophilen Zellelemente gelänge, so möchte ich darauf hinweisen, daß schon seit ERDHEIM und STUMME (1904) sich das gleiche für die Färbung mit Kresofuchsin oder Resorcinfuchsin behaupten läßt. Auch BERBLINGER und BURGDORF, v. SÓOS, ich selbst und andere haben die progressiv färbende, von der Differenzierung unabhängige Färbeeigenschaft des Kresofuchsins bzw. Resorcinfuchsins zur Darstellung der Basophilen (β-Zellen) mit Vorteil benutzt. Auch für die Darstellung des Kolloids gab es im Gegensatz zur Ansicht WALLRAFFs bereits eine Reihe ganz vortrefflicher Methoden; es sei nur an die Färbung mit polychromem Methylenblau-Tannin, an die Methode von KRAUS, an die Färbung mit Azan erinnert.

Auf Grund seiner Färbeergebnisse schließt sich WALLRAFF jener Gruppe von Autoren an, die, wie ich glaube mit Recht, eine getrennte Entstehung von α- und β-Zellen vertreten. WALLRAFF beschreibt dabei ähnliche Jugendformen, wie ich sie in Abb. 66 (S. 95), Abb. 82 (S. 109) und Abb. 107 (S. 140) wiedergegeben und beschrieben habe. Die Zellen der Pars tuberalis haben nach WALLRAFF „ein basophiles Protoplasma, sind aber ganz verschieden groß und geformt und verschieden granuliert". Er teilt sie ein in dunkelkernige Tuberaliszellen mit typischen basophilen bzw. tannophilen Granula und hellkernige Tuberaliszellen mit verschiedenem dichtem Protoplasma. Letztere können viel oder wenig große runde basophile Granula enthalten.

Auch VOIGT (1939) kommt für die Vorderlappenzellen des Huhnes zum Ergebnis, daß die eosinophilen wie die basophilen Zellen unmittelbar aus Chromophoben hervorgehen und demnach zwei cytogenetisch voneinander unabhängige Arten von Drüsenzellen darstellen. Einen Hinweis auf die Selbständigkeit beider Zellarten findet VOIGT auch in der Beobachtung, daß die eosinophilen Zellen während der embryonalen und eines Teiles der postembryonalen Entwicklung nach einer auffallenden Gesetzmäßigkeit auftreten, indem sich die Zellen in bestimmter Reihenfolge in einem Gewebsbezirk nach dem andern ziemlich geschlossen zu differenzieren beginnen, während die Basophilen unabhängig davon sporadisch in allen Teilen des Vorderlappens gleichzeitig erscheinen. Den Chromophoben erkennt VOIGT keine sekretorische Tätigkeit zu. Er faßt sie lediglich als undifferenzierte, wahrscheinlich noch differenzierungsfähige Zellen auf. Nach meinen Beobachtungen dürften sich jedoch unter der Sammelbezeichnung „Chromophobe" auch beim Huhn prinzipiell die gleichen Formen unterscheiden lassen, wie ich sie für die menschliche Hypophyse beschrieb (s. S. 77 und Abb. 105, S. 135).

Im Gegensatze zu den angeführten Arbeiten hält die COLLINsche Schule bis in die jüngste Zeit an der unizistischen Auffassung der Vorderlappenzellen fest. So kommt auch FONTAINE (1939, zit. S. 565) auf Grund der Veränderungen, die sie nach Exstirpation des Ganglion cervicale craniale im Vorderlappen des Kaninchens sah (s. S. 549), zur Auffassung, daß sich die cyanophilen (= basophilen) Zellen aus den eosinophilen entwickeln. Der Zyklus soll normalerweise nach dem Schema verlaufen: Hauptzelle — hypoeosinophile Zelle — eosinophile Zelle — Purpurzelle — cyanophile Zelle — entleerte Zelle — aufgeblähte Zelle — Hauptzelle. Als Purpurzelle bezeichnet FONTAINE einen Zelltypus des Kaninchenvorderlappens, der sich bei Malloryfärbung rötlich violett färbt und sich weder den eosinophilen noch den cyanophilen Zellen zuordnen läßt. Er soll das Übergangsstadium zwischen beiden bilden. Bemerkenswerterweise fügt aber FONTAINE bei, daß gelegentlich auch Abkürzungen des Zyklus stattfinden können, so daß sich neben dem genannten Zyklus noch die zwei folgenden ergeben: a) Hauptzelle-hypoeosinophile Zelle — eosinophile Zelle — entleerte Zelle — Hauptzelle und b) Hauptzelle — hypocyanophile Zelle — cyanophile Zelle — entleerte Zelle — Hauptzelle. Damit ist eine gewisse Annäherung an den pluralistischen Standpunkt gegeben.

Auch FARKAS (1940) ist der Ansicht, daß die Vorderlappenzellen einen einheitlichen Zelltypus mit verschiedenen Arbeitsphasen darstellen. Als Höhepunkte der Sekretion bezeichnet er die Basophilie. Die Hauptzellen des Vorderlappens faßt er „als solche auf, welche im Zustand der Basophilie einen großen Teil ihres Plasmas für die Sekretion aufgeopfert haben". Weiterhin glaubt FARKAS, daß die Basophilen „vom Vorderlappen aus von Etappe zu Etappe bis zum Zwischenhirn" gelangen können. Dementsprechend hält er auch die von SCHARRER im Nucleus supraopticus beschriebenen Kolloid sezernierenden Nervenzellen für „hingeratene Vorderlappenzellen". Die Ausführungen FARKAS' lassen jedoch zusammen mit dem aus den Mikroaufnahmen zu entnehmenden schlechten Erhaltungszustand seiner menschlichen Präparate und einem sichtlichen Mangel an Kritik die Lückenhaftigkeit seiner Beweisführung deutlich erkennen.

Außer TAVARES DE SOUSA und WALLRAFF haben in letzter Zeit BIENWALD, DAWSON, FAIN und WOLFE, FEYEL, FARKAS, HALL und HUNT, KAHLAU, KONEFF, SCRUGGS, VOIT sowie WALLART zur Darstellung des Vorderlappens neue Färbemethoden oder Modifikationen bekannter Methoden veröffentlicht. DAWSON unterscheidet mit Hilfe seines Verfahrens bei der *Katze* zwei Arten von acidophilen Zellen, die vermutlich meinen α- und ε-Zellen entsprechen. HALL bringt beim Rind zweierlei Typen von Basophilen zur Darstellung, die wahrscheinlich meinen β- und δ-Zellen gleichzusetzen sind.

BERBLINGER (1940a) bringt eine zusammenfassende Darstellung seines seit vielen Jahren vertretenen Standpunktes gegenüber der Zwischenlappenfrage. Er bezeichnet die entsprechende Region der menschlichen Hypophyse als Grenzzone. Seiner Angabe, daß die in der Grenzzone liegenden Cysten Reste der ursprünglichen Hypophysenhöhle sind, vermag ich nach dem, was auf S. 297—349 über die verschiedene Herkunft der Cysten gesagt wurde, nicht uneingeschränkt beizupflichten. Ich möchte auch daran festhalten, daß der tierische Zwischenlappen aus spezifischen Intermediazellen besteht, die mit den basophilen Zellen des Vorderlappens nichts zu tun haben. Das Auftreten von typischen Vorderlappenzellen in der tierischen Pars intermedia ist auf besondere Fälle beschränkt (s. z. B. S. 378, Abs. 2, *Meerschweinchen*). Es ist möglich, daß die Epithelien der Hinterwand der RATHKEschen Tasche, wie BERBLINGER annimmt, potentiell die Fähigkeit zur Bildung von α-Zellen besitzen. Jedenfalls kommt aber diese Fähigkeit normalerweise nicht zum Durchbruch, vermutlich deshalb, weil sie durch eine Induktionswirkung des Hinterlappens unterdrückt wird, wofür auch die Versuche von GAILLARD (s. S. 516, letzter Absatz) sprechen. Dann würde sich das Auftreten von Vorderlappengewebe im Bereiche der Pars intermedia des Rindes, das BERBLINGER auch in seiner zweiten Veröffentlichung (1940b) besonders hervorhebt — der Befund ist übrigens, was BERBLINGER entgangen ist, schon seit WUL ZEN (1914) bekannt (s. S. 365, Abs. 5) — in der Weise erklären, daß die Induktionswirkung des Hinterlappens für die zapfenartig verdickte Stelle des Rinderzwischenlappens nicht mehr ausreicht. Die Ausführungen BERBLINGERs über das Eindringen von Vorderlappengewebe in den Hinterlappen werden den entwicklungsgeschichtlichen Verhältnissen, namentlich was das caudale Ende der Hypophysenhöhle und den MARROschen Fortsatz betrifft, nicht voll gerecht (vgl. dazu S. 331f.).

In der menschlichen Altershypophyse fand NIZZI-NUTI (1938, 50 Fälle) im Gegensatze zu manchen früheren Untersuchern bei der Mehrzahl der Fälle weder eine Verminderung des Volumens noch eine solche des Parenchyms. Die Zunahme des Stromas bezeichnet er als verhältnismäßig gering, was mit dem auf S. 234, Abs. 5, Gesagten übereinstimmt. Als sicher gestellte Altersveränderungen führt NIZZI-NUTI eine gewisse Reduktion des Gefäßnetzes, eine starke Zunahme der basophilen Zellen im Vorderlappen wie Hinterlappen und eine beträchtliche Vermehrung des Pigments im Hinterlappen an. Die Zunahme der Basophilen im Vorderlappen steht in Widerspruch zu den Feststellungen RASMUSSENs (s. S. 190, Abs. 3), die Angaben bezüglich des Pigments zu jenen von KRAUS und anderen Autoren (s. S. 422).

Über die Rachendachhypophyse liegen aus den letzten Jahren Untersuchungen von MELCHIONNA und MOORE (1938) vor. Unter 54 untersuchten Fällen von 0 bis über 61 Jahren war sie 51mal nachweisbar, meist als einzelner, wohl umgrenzter Körper; nur einige Male erstreckten sich Zellstränge oder Inseln auch ins umgebende Gewebe hinein. Ein mit dem Alter fortschreitendes Wachstum der Rachendachhypophyse war in Übereinstimmung mit den Angaben CHRISTELLERs (s. S. 385) nicht festzustellen. Histologisch bestand sie vorwiegend aus undifferenzierten Epithelzellen; die chromophilen betrugen, auch wenn sie vorhanden waren, stets weniger als 1% aller Zellen. In 17 Fällen fehlten die eosinophilen, in 18 die basophilen Zellen, in 13 beide. In 7 dieser letztgenannten fehlten auch die Chromophoben. Kolloid war in 11 Fällen in beträchtlicher

Menge nachzuweisen. Eine Zunahme des Bindegewebes im Alter konnte nicht beobachtet werden.

Von Interesse sind einzelne Sonderfälle. So boten bei einer kurz nach der Geburt verstorbenen Frau die Zellen der Rachendachhypophyse durchgehends das Aussehen von angeschwollenen Übergangsepithelzellen („transitional epithelium"), aber nicht von eigentlichen Schwangerschaftszellen. Die Rachendachhypophyse eines Mannes mit Hodenteratom, der große Mengen Prolan ausschied, fiel durch ihren Reichtum an eosinophil granulierten Zellen auf, die sich aber von typischen Eosinophilen wie auch von Schwangerschaftszellen deutlich unterschieden. Bei einem Patienten mit Adamantinom des Hypophysenganges, das zu vollständiger Zerstörung der Hypophyse führte, war keine kompensatorische Hypertrophie der Rachendachhypophyse nachweisbar. Bei einem Addisonkranken, in dessen Hypophyse die basophilen Zellen vollständig fehlten, fanden sich in der Rachendachhypophyse einige typische, mit Vakuolen versehene Basophile.

Die Schlußfolgerungen von MELCHIONNA und MOORE, daß die Rachendachhypophyse unter normalen Verhältnissen wohl keine bedeutende physiologische Tätigkeit entfaltet, unter anormalen aber strukturelle Veränderungen zeigen und wohl auch endokrin tätig sein kann, stimmen mit dem auf S. 387f. Gesagten ziemlich überein.

Zu den vergleichend-mikroskopisch anatomischen Abschnitten sind folgende Arbeiten nachzutragen:

Säugetiere: FUSE (1939 *Callorhinchus ursinus* [*Seebär*]); GUASCHINO (1930, *Wiederkäuer*, entwicklungsgeschichtlich); HILLER (1934 *Pferd*); KAYSER und ARON (1938 *Hamster*); OBOUSSIER (*Fuchs, Schakal, Wolf*, verschiedene *Hunderassen*, nur makroskopisch-anatomisch); RINDONE (1926 *Fledermäuse*, entwicklungsgeschichtlich); VETULANI und SCHULTZE (1934, *Polnischer Konik*, nur makroskopisch anatomisch).

Vögel: FÉSÜS (1936, *Gans, Ente*); ROST (1939, *Haustaube*); VOIGT (1939, *Haushuhn*).

Amphibien: MEYER (1939, *Triton vulgaris*).

Fische: BUCHMANN (1940, *Hering*), CASTIGLI (1939, *Selachier*), EVANS (1938, *Anguilla vulgaris*), GAETANI (1930, *Scopelini* [*marine Knochenfische*]), LANGE (1936 verschiedene *Knochenfisch*-arten), NORRIS (1936, *Tigerhai*), SCRUGGS (1939, *Knochenfische*), WOODMAN (1939, *Seelachs*).

Für die lange umstrittene Frage, ob die Subneuraldrüse der Ascidien als phylogenetische Vorstufe der Hypophyse betrachtet werden kann, ist die Feststellung von HOGG (1937) von Bedeutung, daß Extrakte der Subneuraldrüse von *Polycarpa tecta* gonatrope Wirkung auf das Ovarium der infantilen *Maus* ausüben.

Angevine, D. M.: Pathologische Anatomie von Hypophyse und Nebennieren bei Anencephalie. Arch. of Path. **26**, 597 (1938).
Baló, J. v.: Über die Cysten der Hypophyse. Zbl. Path. **72**, 149 (1939). — **Barbara, M.:** La sella turcica nei diversi tipi costitizionale di cranio. Monit. zool. ital. Suppl. **43**, 272—278 (1933). — **Berblinger, W.:** (a) Die Pars intermedia des Menschen nebst Bemerkungen über die Ableitung der Hypophysenhormone. Endokrinol. **22**, 1—13 (1940). (b) Die Pars intermedia der Hypophyse des Menschen. Nachtrag nebst Bemerkungen über den Zwischenlappen der Rinderhypophyse. Endokrinol. **22**, 225—228 (1940). — **Bernardo-Comel, M. C.:** Comportamento delle granulazioni lipidiche nella ipofisi di Cogna sottoposte a oviectomia totale. Monit. zool. ital. Suppl. **43**, 335—339 (1933). — **Bienwald, F.:** Zur Histochemie des Hirnanhanges. Virchows Arch. **303**, 576—587 (1939). — **Bomskov, Ch.:** Methodik der Hormonforschung, Bd. 2: Ovar, Hoden, Hypophysisvorderlappen. Leipzig 1939. — **Boon, A.:** Comparative anatomy and physiopathology of the autonomic hypothalamic centres. Haarlem: De Erven F. Bohn N. V. 1938. — **Bordoli, L.:** Hypophyse und ADDISON-Syndrom. Endocrinologia **11**, 350—360 (1936). — **Buchmann, H.:** Hypophyse und Thyreoidea im Individualzyklus des Herings. Zool. Jb., Anat. u. Ontog. **66**, 191—262 (1940).

Castigli, G.: Vitamina C e istofisiologia dell'ipofisi dei selaci. Pubbl. Staz. zool. Napoli **17**, 183—192 (1939). — **Chuercy et R. de Lauchaud:** Sur l'hypophyse de l'homme adulte: lobe postérieur. Revue neur. **70**, 472 (1938).

Daineko, L. N.: The gonadotropic activity of the anterior pituitary of *cow* embryos. Bull. Biol. et Méd. expér. URSS. **7**, 422—425 (1939). — **Dawson, A. B.:** Differential staining of the anterior pituitary gland of the *cat*. Stain Technol. **14**, 133—138 (1939).

Ecker, A. D.: The hyaline changes in the basophil cells of the pituitary body not associated with basophilism. Endocrinology **23**, 609 (1938). — **Etkin, W. and L. Rosenberg:** Infundibular lesion and pars intermedia activity in the *tadpole*. Proc. Soc. exper. Biol. a. Med. **39**, 332 (1938). — **Evans, H. M.:** A note some seasonal changes in the pituitary gland of the *Eel (Anguilla vulgaris)*. Proc. zool. Soc. Lond. **107**, 483—485 (1938).

Fain, W. R. and J. M. Wolfe: A staining method for the anterior hypophysis of the *rat*. Stain Technol. **14**, 143—145 (1939). — **Farkas, K.:** (a) Über den Sekretionsmechanismus der Hypophyse. Zbl. Path. **74**, 389 (1940). (b) Cytologische Beiträge zur Mobilisation und zu den Transportwegen der Sekretionsprodukte der Hypophyse. Virchows Arch. **305**, 609 bis 626 (1940). — **Fésüs, G.:** Über den vergleichend-histologischen Bau der Hypophyse bei der *Gans* und *Ente*. Diss. Budapest 1936. — **Feyel, Th.:** (a) Sur les constituants cytoplasmiques et sur l'évolution de la cellule acidophile dans la pars anterior del'hypophyse du *cobaye*. C. r. Soc. Biol. Paris **131**, 560—562 (1939). (b) Structure cytologique de la pars tubéralis de l'hypophyse du *cobaye*. C. r. Soc. Biol. Paris **131**, 1021—1024 (1939). — **Friedgood, H. B. and A. B. Dawson:** Cytological evidence of the gonadotopic activity of the *rabbit's* anterior hypophysis. Endocrinology **22**, 674 (1938). — **Fukutara, J., K. Simpo u. K. Takeda:** Die Beschaffenheit der die Silberreaktion erzeugenden Substanzen im Gewebe. III. Die Silberreaktion erzeugende Substanz im Vorderlappen der Hypophyse, im Nebennierenmark und in der Pankreasinsel. Trans. jap. path. Soc. **28**, 46 (1938). — **Fuse, G.:** Über die Hypophyse beim *Seebären (Callorhinchus ursinus)*. Arb. anat. Inst. Univ. Sendai (jap.) **22**, 137—161 (1939).

Gaetani, L. de: Sull'ipofisi di „*Scopelini*". Scritti biol. **5**, 371—375 (1930). — **Geiringer, M.** Die Beziehung der basalen Opticuswurzel zur Hypophyse und ihre Bedeutung für den Farbwechsel der *Amphibien*. Anat. Anz. **86**, 202—207 (1938). — **Gräf, J.:** Zur Frage der Basophileneinwanderung bei Hypertonie. Beitr. path. Anat. **1938**, 101—109. — **Guaschino, G.:** Sullo sviluppo del lobo ghiandolare dell'ipofisi nei *Ruminati*. Arch. ital. Anat. **27**, 569 (1930). — **Guntermann, W.:** Über die Veränderungen der morphologischen Struktur des Hypophysenvorderlappens des kastrierten weiblichen *Kaninchens* nach Einwirkung von Follikelhormon. Med. Diss. Marburg 1936.

Hall, S. R.: (a) Possible evidence for a second type of basophile in the anterior pituitary of *cattle*. Anat. Rec. Suppl. **72**, 123 (1938). (b) Effect of castration on the basophiles of the bovine anterior pituitary, with a consideration of the freemartin. Anat. Rec. Suppl. **72**, 124 (1938). — **Hall, S. R. and J. D. Hunt:** A simple method for the sharp differentiation of the basophilic granules in the anterior pituitary. Anat. Rec. Suppl. **72**, 123 (1938). — **Hewer, H, R.:** On certain abnormalities occurring in the pituitary of the *frog*. Proc. roy. Soc. Lond. **97**, 41—49 (1924). — **Hiller, S.:** Beitrag zum Studium über die innere Struktur des Hirnanhanges (Hypophysis cerebri) beim *Pferd*. Bull. internat. Acad. Pol. Sci., Cl. Sci. math. et nat. **2**, 167—178 (1934). — **Hogg, B. M.:** Subneural gland of *ascidian (Polycarpa tecta)*: An ovarian stimulating action in immature *mice*. Proc. Soc. exper. Biol. a. Med. **35**, 616—618 (1937).

Juhn, M. and J. Br. Mitchell: On endocrine weights in Brown *Leghorns*. Amer. J. Physiol. **88**, 177—182 (1929).

Kadanoff, D.: Über die Beziehung zwischen der Größe der Sella turcica und der Schädelgröße. Anat. Anz. **87**, 321—333 (1939). — **Kahlau, G.:** Der morphologische Nachweis des Funktionszustandes der Hypophysenzellen. Frankf. Z. Path. **53**, 563—601 (1939). — **Kahn, K.:** Die histologische Analyse der Hypophyse und einiger anderer endokriner Drüsen nach totaler Pankreatomie. Arch. russ. d'Anat. etc. **21**, 181—208 (1939). — **Kayser, Ch. et M. Aron:** Cycle d'activité saisionère des glandes endocrines chez un hibernant le *Hamster (Cricetus frumentarius)*. C. r. Soc. Biol. Paris **129**, 225—226 (1938). — **Koch, H.:** Über die Einwanderung basophiler Zellen in den Hypophysenhinterlappen bei Aorteninsuffizienz. Beitr. path. Anat. **101**, 123 (1938). — **Koneff, A. A.:** Adaption of the Mallory azanstaining method to the anterior pituitary of the *rat*. Stain Technol. **13**, 49—52 (1938). — **Kraus, E. J.:** Chronischer Hirndruck, Hypophyse und Nebennierenrinde. Frankf. Z. Path. **52**, 255 (1938).

Lambertini, G.: Lamina epiteliale periinfundibulare a cordoni ghiandolari nell'infundibulo ipotalamico dei Mammiferi e dell' Uomo. Atti Soc. ital. Anat. **7**, 229—230 (1938). — **Lange, F.:** Morphologisch-physiologische Untersuchungen an der Hypophyse von *Fischen*. Állatorv. Közl. **33**, 65—83 (1936) (ungar.-dtsch. Zusammenfassung). — **Latimer, H. B.:**

Weights of hypophysis, thyroid, suprarenals and gonads in the *cat*. Anat. Rec. **70**, 50 (1938). — **Lucchese, G.**: Sulla presenza di glandole tubolari nella ipofisi umana. Valsalva **8**, 755—765 (1932).

Maiman, R. M.: Über die Zentren der Hypophysis cerebri. Z. Neur. **129**, 666—678 (1930). — **Majima, H.**: Über die Kernteilung im Vorderlappen der Hypophyse. Trans. jap. path. Soc. **16**, 58, 59 (1928). — **Mârza, E. V.** et **V. D. Mârza**: Inclusions de glandes salivaires dans l'hypophyse. Rev. franç. Endocrin. **12**, 479—483 (1934). — **Melchionna, R.** and **Moore**: The pharyngeal pituitary gland. Amer. J. Path. **14**, 763—772 (1938). — **Meyer, Arno**: Histologische Untersuchungen an normalen und operativ veränderten *Triton vulgaris*-Hypophysen. Roux' Arch. **139**, 309—362 (1939). — **Mine, Takeo**: Quantitative Untersuchung der Hypophyse bei japanischen Zwillingen. Fol. anat. jap. **15**, 190—227 (1937). — **Morgan, L. O.**: Cell groups in the tuber cinereum of the *dog*, with a discussion of their function. J. comp. Neur. **51**, 271—297 (1930). — **Morin, F.**: (a) Tessuto adenoipofisario del „tuber" e sua vascularizzazione nell'Uomo. Monit. zool. ital. **49**, 299—304 (1938). (b) Sui rapporti vascolari tra ipofisi ed ipotalamo. Boll. Soc. Biol. sper. **14**, 625—626 (1939).

Nilus, Fr. et le **Picard**: Recherches sur les sinus sphenoidales et la selle turcique chez l'homme et les vertébrées. Rev. franç. Endocrin. **2**, 97—107 (1933). — **Nizzi-Nuti, G.**: Ricerche sulla senescenza. Le modificationi strutturali dell'ipofisi nei vecchi. Sperimentale **92**, 131—146 (1938). — **Norris, H. W.**: The hypophysis of the *Tiger Shark*. Proc. Iowa Acad. Sci. **43**, 351—352 (1936).

Oboussier, H.: Zur Morphologie der *Caniden*hypophyse. Zool. Anz. **129**, 273—294 (1940). — **Ochiai, A.**: Die Homotransplantation des Epithelkörperchens und der Hypophyse in das Omentum bei erwachsenen *Kaninchen*. Trans. jap. path. Soc. **29**, 549 (1939). — **Oestern, H. F.**: Über das anatomische Verhalten der Hypophyse bei Anencephalen. Diss. Göttingen 1938. — **Okaba, G.**: Über die Größe und das Gewicht der Hypophysis cerebri bei Japanern, 1923. Ref. Jap. J. med. Sci., Trans. **3**, Nr 87 (1926). — **Omura, S. u. F. Osaku**: Über die Koⁿsche Silberreaktion der innersekretorischen Organe bei mit Lanolin und Lecithin gefütterten *Kaninchen*. Trans. jap. path. Soc. **28**, 40 (1938). — **Orlandi, N.**: Über die Epithelien der Neurohypophyse. Arch. ital. Anat. e Istol. path. **1**, 1 (1930).

Parhon, C. I. et **S. Atanasiu**: Recherches sur les glandes endocrines pendant la vie intra-utérine chez diverses espèces d'animaux. Bull. Soc. roum. Endocrin. **5**, 327—331 (1939). — **Patterson, Ch. A., E. Smith** and **A. D. Pickett**: Testes and hypophyses in gassed male *rats*. Proc. Soc. exper. Biol. a. Med. **38**, 455 (1938). — **Pawlowa, J.**: Structural and quantitative changes of cellular components of the anterior pituitary during pregnancy. Bull. Biol. et Méd. expér. URSS. **6**, 418—422 (1938). — **Phelps, D., E. T. Ellison** and **J. C. Burch**: Survival, structure and function of pituitary grafts in untreated *rats* and in *rats* injected with estrogen. Endocrinology **25**, 227—235 (1939). — **Popjak, G.**: Die histologischen Zeichen der Hypophysensekretion. Zbl. Path. **74**, 389 (1940). — **Pruett, B. S.**: On the dimensions of the hypophyseal fossa in man. Amer. J. physic. Anthrop. **11**, 205 (1928).

Rawless, M. E.: A study in the localization of organforming areas in the blastoderm of the head-process stage. J. of exper. Zool. **72**, 271—315 (1936). — **Reece, R. P.** and **J. P. Mixner**: Effect of testosterone on pituitary and mammary gland. Proc. Soc. exper. Biol. a. Med. **40**, 66 (1939). — **Rindone, A.**: Lo sviluppo dell'ipofisi nei *Chirotteri*. Arch. ital. Anat. **23**, 275—319 (1926). — **Roffo, L.**: Ricerche istologiche e microchimiche sulla porzione anteriore dell ipofisi nell'embrione umano. Fol. gynaec. (Genova) **30**, 287—294 (1934). — **Rost, H.**: Die Entwicklung der Hypophyse der *Haustauben* und ihre rassetypische Ausbildung bei der *Römertaube* und der *Mövchentaube*. Z. Zool. **152**, 221—276 (1939). — **Roussy, G.** et **M. Mosinger**: Etude du lobe intermédiaire de l'hypophyse. Ann. d'Anat. path. **11**, 655—672 (1934).

Scruggs, W. M.: The epithelial components of the teleost pituitary gland as identified by a standard method of selective staining. J. Morph. a. Physiol. **65**, 187—213 (1939). — **Severinghaus, A. E.** and **K. W. Thompson**: Cytological changes induced in the hypophysis by the prolonged administration of pituitary extract. Amer. J. Path. **15**, 391—412 (1939). — **Sheehan, H. L.**: Post-partum necrosis of the anterior pituitary. J. of Path. **45**, 189 (1937). — **Silvestroni**: Histologische und cytometrische Untersuchungen der endokrinen Drüsen der weißen *Ratte* nach Entfernung beider Nebennieren. II. Hypophyse (Vorderlappen). Atti Soc. med.-chir. Padova **13**, 59—70 (1935). — **Smolders, F. M. M.**: On the influence of the anterior lobe of the hypophysis upon the growth of explanted tissues. Acta neerl. Morph. norm. et path. **2**, 97, 152 (1939). — **Stutinsky, F.**: Modifications histologiques de l'hypophyse de la *grenouille* après lésion infundibulaire. C. r. Soc. Biol. Paris **123**, 421 (1936) und C. r. Assoc. Anat. 32. Ré. Marseille 1937. 396—406. — **Susman, W.**: Embryonic epithelial rests in the pituitary. Brit. J. Surg. **19**, 571—577 (1932).

Takeyama, K.: Morphologische Studien über die Innervation der Hypophysis cerebri. Referat in Jap. J. méd. Sci., Trans. Anat. **6**, Nr 3 (1936). — **Tavares de Sousa**: (a) Sur la présence et la signification de cellules avec granulations tannophiles dans l'hypophyse cérébrale du *boeuf*. Fol. anat. Conimbra **11**, 10 (1936). (b) Encore sur les cellules à granulations tannophiles de l'hypophyse du *boeuf* Fol. anat. Conimbra **13**, 85 (1938).

Ungar, G.: Sur le passage de fibres nerveuses à destination hypophysaires. Ann. d'Anat. path. **15**, 815 (1938). — **Uotila, N. N.**: On the role of the pituitary stalk in the regulation of the anterior pituitary with special reference to the thyrotropic hormone. Endocrinology **25**, 605 (1939).

Vetulani, T. u. **R. Schulze**: Einleitende Studien über die Hypophyse beim polnischen *Konik* (Steppen- und Waldtarpantypus) als Beitrag zu dessen Morphologie. Bull. internat. Acad. Pol. Sci., Cl. Sci. math. et nat. **2**, Nr 1/2, Teil 1: 17—34; Teil 2: 35—53; Teil 3: 117 bis 132; Teil 4: 133—148 (1934). — **Vivien, J. H.**: Sur les effets de l'hypophysectomie chez un téléostéen marin, *Gobius paganellus*. C. r. Acad. Sci. Paris **207**, 1452—1455 (1938). — **Voigt, A.**: Untersuchungen über die Cytogenese der Drüsenzellen im Hypophysenvorderlappen des Haus*huhns*. Z. Zellforsch. **29**, 502—552 (1939).

Wallart, J.: Essais de coloration de l'hypophyse. Bull. Histol. appl. **16**, 149—152 (1939). — **Wallraff, J.**: Beitrag zur Morphologie und Morphogenese der Hypophysenzellen des erwachsenen Menschen. Z. mikrosk.-anat. Forsch. **45**, 631—667 (1939). — **Winterstein, J.**: Über hassalähnliche Körperchen an Arterien der Hypophyse. Anat. Anz. **87**, 360—365, Erg. H. (1939). — **Wolfe, J. M.** and **J. R. Hamilton**: Action of testosterone propionate of the structure of anterior pituitary reference to the effects of prolonged administration on the levels of cells. Endocrinology **25**, 571 (1939). — **Woodman, A. S.**: The pituitary gland of the *Atlantic salmon*. J. Morph. a. Physiol. **65**, 411—435 (1939).

Yamakawa: Cytologische Untersuchungen über die Hypophyse. I. Das Verhalten der Vorderlappenzellen des embryonalen *Kaninchens*. Trans. Soc. path. jap. **23**, 376—378 (1933).

Ergänzung zum Schrifttumverzeichnis S. 555—590: **Bolsi, D.**: L'ipofisi in alcune malattie mentali. Studi neurologici dedicati a Eugenio Tanzi. Tipografia Sociale Torinese 1926. — **Collin, R.** et **J. de Oliveira e Silva**: Neurocrinie ou Neuricrinie une preuve inédite du rôle neurotrope de la glande pituitaire. Bull. Histol. appl. **11**, 241—251 (1934). — **Crooke, A. C.** and **D. S. Russel**: The pituitary gland in ADDISONs Disease. J. of Path. **40**, 255 (1935). — **Gentile, Fr.** e **G. Amato**: L'ipofisi nella ablazione del pancreas. Ricerche sperimentali. Riv. Pat. sper. **1936**, 41—44. — **Nicolesco** e **Raileanu**: A propos des lésions du système nerveux central dans le diabète sucré. Revue neur. **1927**, 31—41.

Namenverzeichnis.

Die *kursiven* Zahlen weisen auf das Literaturverzeichnis hin.

ABRAMOW 221, *555.*
ACHÛCARRO, H. und J. M. SACRISTÁN 408, *555.*
ADACHI, KWONN 215, *555.*
ADAMS, M. 42, 45, *555.*
ADELMANN, s. KINGSBURY 18, *572.*
ADDISSON, W. H. F. 42, 45 518, 519, 520, 521, 524, *555.*
— — — — und W. A. FRASER 377, *555.*
ADLER, C. 8, *555.*
AGDUHR 214, 551, *555.*
AHLSTRÖM, C. G. 298, 336 *555.*
AKOPENKO 534, *555.*
ALDRICH, s. KAMM, GROTE, ROWE und BUGBEE 11, *571.*
ALEXANDER 247, *555.*
ALEZAIS und PEYRON 237, *555.*
ALLANSON, M. 45, 46, 47, 525, 532, *555.*
ALLEN, B. M. 8, 513, *555.*
ALQUIER 534, 535, 544, *555.*
ALTLAND 243, 473, *555.*
ALTMANN, F. 173, 528, 529, 530, *555.*
AMATO s. GENTILE 547, *597.*
American Medical Association *555.*
D'AMOUR s. HALPERN 519, 532, *569.*
AMPRINO 230, 234, *555.*
ANDERSEN, D. H. 519, *555.*
— — — und KENNEDY 518, 519, *555.*
ANDERSON, E. M. s. COLLIPP und THOMSON 9, *562.*
— — und HAYMAKER 455, 514, 517, *555.*
— O. 358, *555.*
ANDREIS 517, *555.*
ANDRIEZEN *555.*
ANGEVINE *594.*
ANSELMINO und F. HOFFMANN 10, 336, *555, 556.*
— HEROLD und F. HOFFMANN *9, 556.*
AOYAGI 534, *556.*
ARAI 388, *556.*
ARENA 383, *556.*
ARNOLD, FR. 226, *556.*
ARON, M. 8, 138, 358, 536, *556.*
— s. KAYSER *594, 595.*

ARUJIRO ARAI 388, *556.*
ASCHHEIM s. ZONDEK 8, *590.*
ASCHNER, B. 6, 7, *556.*
ASCHOFF 291, 293, 294, 327, 329, 333, 506, 507, 540, *556.*
ASCOLI und LEGNANI 8, *556.*
ASHER, L. 7, *556.*
ASKANAZY 543, *556.*
ASTWOOD s. LEWIS und LEE 202, *574.*
ATWELL 11, 16, 20, 21, 25, 26, 27, 29, 32, 33, 45, 62, 88, 89, 90, 102, 114, 132, 159, 241, 242, 250, 251, 266, 271, 277, 278, 279, 281, 366, 380, 467, 513, *556.*
ATWELL und HOLLEY *556.*
— und MARINUS 270, 365, *556.*
— und SITLER 250, *556.*
— und WOODWORTH 45, 243, *557.*

BABER 358, *557.*
BACHNER, F. *219, 557.*
BACON 222, *557.*
BAILEY 62, 90, 125, 206, 270, 307, 355, 434, *557.*
— und CUSHING *557.*
— und DAVIDOFF 75, 78, 91, 106, 198, *557.*
BAILLIF, R. M. 148, 153, 154, 156, 169, 241, 377, 426, 552, 553, *557.*
BAKER, J. R. 518, *557.*
BALFOUR, F. M. 4, 19, *557.*
BALLI s. BURI 53, *560.*
BALÓ, J. v. *594.*
BANIECKI 200, 211, 216, 217, 218, 219, 221, *557.*
BARBARA *594.*
BARGMANN *358.*
BARTELMEZ und EVANS 13, *557.*
BARTELS, P. 501, *557.*
BASETT s. LOEB 8, *574.*
BASIR 494, 499, 500, 509, *557.*
— und REDDY *557.*
BATES, LAANES und RIDDLE 198, *557.*
— s. RIDDLE und DYKSHORN 8, *580.*
BAUDOT 127, 237, *557.*
— s. COLLIN 237, *562.*
BAUMANN 350.
BAUMGARTNER 21, 243, 247, 250, 278, 367, 379, 382, *557.*

BEADLES s. BOYCES *559.*
BEATO 241, 363, 378, *557.*
BECHER 478, 483, *557.*
BEHNSEN 509, *557.*
BELMONTE 396.
BELL, W. R. 246, 247, 279, 382, 413, 468, *557.*
— W. BLAIR 7, 158, 188, 504, *557.*
BELSI, D. *597.*
BENDA 6, 12, 28, 31, 32, 39, 41, 67, 68, 70, 71, 72, 73, 88, 92, 101, 105, 108, 109, 116, 125, 126, 137, 147, 152, 154, 157, 158, 159, 170, 173, 184, 187, 198, 205, 206, 238, 262, 264, 265, 268, 273, 275, 277, 293, 294, 348, 354, 364, 366, 372, 393, 394, 396, 399, 411, 413, 416, 422, 424, 425, 432, 433, 435, 441, 456, 474, 475, 476, 480, 481, 482, 543, *557, 558.*
BENEDICT s. PUTNAM und TEEL 8, *579.*
BENJAMIN, J. A. 377, 378, *558.*
BENOIT, J. 79, 92, *558.*
— und KAHL *558.*
— W. 466, 554, *558.*
BERBLINGER 40, 41, 42, 46, 132, 137, 138, 191, 198, 199, 202, 205, 206, 211, 213, 215, 221, 290, 292, 298, 303, 327, 329, 330, 331, 332, 336, 337, 342, 507, 512, 519, 529, 530, 540, 541, 543, 544, 545, 546, 548, *558, 593, 594.*
— und BURGDORF 78, 79, 80, 92, 104, 119, 206, *558, 591.*
— und MUTH 292, *558.*
— s. ZONDEK 217, 531, 532, *590.*
BERG, W. 151, *558.*
BERGMAN, G. 217, *558.*
BERGSTRAND, H. 199, *558.*
BERKLEY 372, 392, 397, 431, 433, 493, 503, *558.*
BERNARDO-COMEL *594.*
BERTELLI und FALTA 535.
BETHE 106.
BEVACQUA 338, 342, *558.*
BIASOTTI s. HOUSSAY *570.*
— — — und RIETTI *570.*

KAYSER und ARON 594, *595*.
KEENE und HEWEN *572*.
KELLER, s. ZECKWER, DAVISON und LIVINGOOD 537, 539, *590*.
KEMP, T. *572*.
— u. MARX 198, *572*.
KENNEDY, s. ANDERSEN *555*.
KERR, J. F. 245, *572*.
— T. 247, 468, *572*.
KERSCHBAUM, s. RAAB *579*.
KEY und RETZIUS 55, 58, *572*.
KIDO 222, *572*.
KILLIAN, G. 382, *572*.
KING, s. WISLOCKI *589*.
KINGSBURY und ADELMANN 18, *572*.
KINUGASA 518, *572*.
KIRKMAN 90, 103, 138, 149, 150, 188, 197, 211, 213, 224, 237, 241, 307, 519, 520, 525, *572*.
KISSEL, s. COLLIN.
KIYONARI und NISHIMURA 541, 542, 543, *572*.
KIYONO, C. 506, 507, *572*.
— P. T. 307, 325, 327, 336, 364, 416, 417, 421, 422, 423, 424, 425, 428, 429, 462, 544, 545, *572*.
KOCH, H. *594*.
— W. 241, 293, 528, *572*.
KÔCHI, T. *572*.
KOELLIKER, A. 3, 12, 431, 433, *572*.
KOHN, A. 159, 306, 319, 326, 372, 393, 394, 411, 413, 416, 417, 420, 422, 423, 424, 429, 432, 433, *572*.
KOJIMA 518, 535, 536, 539, 541, *572*.
KOLDE, W. 205, 211, 518, 529, *572*.
KOLLE, G. und RODEWALD 465, *572*.
KOLLER, R. 58, 61, 62, 64, 554, *572*.
— und RODEWALD 554, *572*.
KOLMER, W. 388, *572*.
KON, YUTAKA 529, 530, 543, *572*.
KONEFF 551, 592, *572, 595*.
KOPPENHÖFER 350, *572*.
KORENSCHEWSKY 550, *572*.
— und DENNISON 519, *572, 573*.
— — und ELDRIDGE *573*.
— — und SIMPSON 532, *573*.
KORPI, s. EVANS, SIMPSON, PENSCHARZ und WONDER 8, *564*.
KOSTER, S. 271, *573*.
— — und GEESINK 271, 512, *573*.
KOSTNER, M. 47, 214, 518, 520, *573*.

KOSZYK 542, *573*.
KOVÁCS, A. *573*.
KOYANO 215, *573*.
KRABBE, H. 151, *573*.
KRAINER, s. GOLDHAMMER 567.
KRAUS, E. J. 70, 74, 76, 84, 85, 88, 91, 116, 119, 131, 132, 137, 156, 158, 159, 163, 167, 170, 171, 173, 178, 179, 180, 184, 190, 200, 202, 205, 206, 291, 292, 294, 303, 315, 326, 333, 337, 353, 355, 360, 423, 428, 429, 512, 531, 540, 543, 545, 547, 548, *573, 595*.
— und TRAUBE 187, 191, 324, 325, 326, 327, 333, 546, 548, *573*.
KRAUSE 71, 433, 501, *573*.
— R. 217, 306, 366, 471, 472, *573*.
— W. 431, *573*.
KRAUSHAAR 20, *573*.
KREMER, J. 151, 418, *573*.
KROHN, s. ZONDEK *590*.
KRYLOW, s. MANDELSTAMM 507, *575*.
KUDO 467, *573*.
KÜHN, W. 518, 520, *573*.
KULCHAR, v. s. FLUHMANN 531, *565*.
KUPFFER, v. 4, 5, 20, *573*.
KUSCHINSKY, G. 539, 543, *573*.
KYLIN 463, 511, 512, *573*.

LACASSAGNE und NYKA 145, *574*.
LAMBERTINI *595*.
LANGE 594, *595*.
LANGEN 71, 156, *574*.
LANGENDORFF 358, *574*.
LANGER 429, *574*.
LANSON, HELLER und SEVERINGHAUS 519.
LAQUER 7, *574*.
LASCANO-GONZALEZ s. HOUSSAY und GIUSTI *570*.
LARUELLE 463, 464, 465, *574*.
LATIMER *595*.
LAUBMANN 243, 279, 367, 467, *574*.
LAUCHAUD DE, s. CHUERCY *595*.
LAUNOIS, FR. *574*.
— P. E. 77, 122, 166, 170, 172, 173, 174, 178, 180, 203, 227, 232, 272, 306, 350, 475, 479, 481, 482, 491, *574*.
— LOEPER und ESMONET *574*.
— und MULON 74, 203, *574*.
LAUSON, HELLER und SEVERINGHAUS 519, *574*.
LAWLESS, J. J. 518, *574*.

LAWRENCE 54, *574*.
LEARY und ZIMMERMANN 324, 325, 326, 336, *574*.
LEBEDEWA 202, 537, 538, 539, *574*.
LEBLOND s. GIROUD 181, 182, 183, 184, *567*.
— s. GIROUD und RATSIMA-MANGA *567*.
LEE, s. LEWIS *574*.
— s. LEWIS und ASTWOOD 202, *574*.
LE GROS CLARK 464, 465, *574*.
LEGNANI s. ASCOLI 8, *556*.
LEHMANN 102, 210, 215, 216, 221, 377, 378, 518, 519, 520, 521, 525, 531, 544, *574*.
LEIBY, G. M. 519, *574*.
LENNON 159, 170, 172, 442, *574*.
LENSSEN s. JORES *571*.
LEONARD *574*.
— MEYER und HISAW 519, *574*.
LEONARD s. P. E. SMITH und SEVERINGHAUS 520, 526, 533, *584*.
LEONHARDT 534, *574*.
LEVENSTEIN I. 247, *574*.
LEVITT 336, *574*.
LEWIS 327, 514, *574*.
— und LEE 293, 294, 324, 325, 327, 329, 333, 338, 339, 340, 341, 344, *574*.
— — und ASTWOOD 202, *574*.
— und BUTCHER 247, *574*.
— s. MAURER 75, *576*.
LHUERRE 475, 483, 488, 491, *574*.
LIEBKE s. SCHOCKAERT 222, *582*.
LIÉGEOIS *574*.
LIM 420, *574*.
LING s. BURN 9, *560*.
LIPPROSS 546, *574*.
LISON 419.
LIVINGOOD s. ZECKWER, DAVISON und KELLER 537, 539, *590*.
LIVINGSTON, A. E. 518, 537, *574*.
LIVON 39, 170, 441, *574*.
— und PEYRON 416, *574*.
LOEB 536.
— und BASETT 8, *574*.
LÖFFLER, E. 428, 429, *575*.
LOEPER s. LAUNOIS und ESMONET *574*.
LOESCHKE, H. und E. 232, *575*.
LOESER, A. 8, 543, *575*.
LÖWENSTEIN, C. 74, 291, 319, 321, 327, 332, *575*.
LOEWI, O. 455, *575*.
LOTHRINGER 12, 71, 72, 77, 86, 91, 125, 156, 157, 173, 235, 249, 251, 271, 285, 287, 290, 291, 306, 307, 353, 355, 368, 372, 393, 492, *575*.

Sachverzeichnis.